U0925002

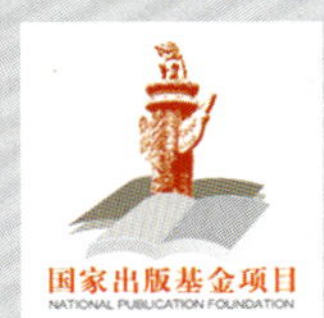

整形美容外科学全书 Vol.22

整形美容外科研究和创新探索

主编　王　炜

浙江出版联合集团　浙江科学技术出版社

图书在版编目(CIP)数据

整形美容外科研究和创新探索 / 王炜主编. — 杭州：浙江科学技术出版社, 2015.5
(整形美容外科学全书)
ISBN 978-7-5341-6317-3

Ⅰ.①整… Ⅱ.①王… Ⅲ.①美容－整形外科学 Ⅳ.①R622

中国版本图书馆 CIP 数据核字(2014)第 260487 号

丛 书 名 整形美容外科学全书
书 名 整形美容外科研究和创新探索
主 编 王 炜

出版发行 浙江科学技术出版社
杭州市体育场路 347 号 邮政编码:310006
办公室电话:0571-85176593
销售部电话:0571-85176040
网 址:www.zkpress.com
E-mail: zkpress@zkpress.com
排 版 杭州兴邦电子印务有限公司
印 刷 浙江海虹彩色印务有限公司

开 本 890×1240 1/16 印 张 39.25
字 数 1 030 000
版 次 2015 年 5 月第 1 版 印 次 2015 年 5 月第 1 次印刷
书 号 ISBN 978-7-5341-6317-3 定 价 440.00 元

责任编辑 刘 丹 责任校对 张 宁 马 融
封面设计 孙 菁 责任印务 徐忠雷

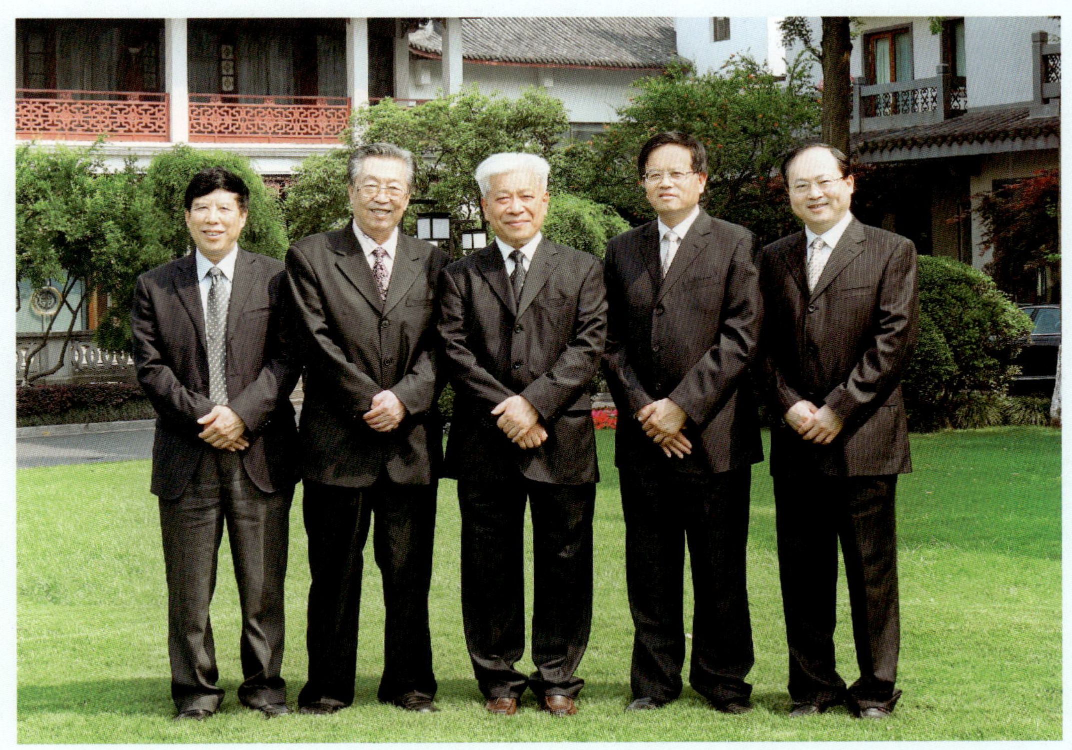

左起：艾玉峰、高景恒、王炜、张志愿、吴溯帆

《整形美容外科学全书》总主编简介

王炜(Wang Wei),1937 年生。整形外科终身教授,中国修复重建外科学会、中国医师协会整形美容分会的创始和筹建人之一,*Plastic and Reconstructive Surgery* 国际编委。在皮瓣移植、手畸形、食管缺损、晚期面瘫、腹壁整形、乳房整形、面部轮廓美化、年轻化及眼睑整形等方面有 40 余项国际国内领先创新。带教的医师成为大部分省、市的学科带头人,为美国、英国、意大利等国培养 20 多名教授和医师。编著中、英文图书 70 余部,发表论文 300 余篇,获国家发明奖等 20 余次。

张志愿(Zhang Zhiyuan),1951 年生。口腔医学博士、主任医师、教授、博士生导师,国家级重点学科——口腔颌面外科学科带头人,中华口腔医学会副会长,中国抗癌协会头颈肿瘤专业委员会主任委员。发表学术论文 313 篇(SCI 收录 68 篇),主编专著 10 部、副主编 5 部、参编 11 部(英文 2 部);以第一负责人承担部委级课题 18 项,以第一完成人获国家科技进步二等奖2 项。

高景恒 (Gao Jingheng),1935 年生。1985 年破格晋升正高级职称,*Plastic and Reconstructive Surgery* 国际编委。主编专著 5 部,主审 10 余部,创刊杂志 2 本,现仍担任卫生部主管的《中国美容整形外科杂志》主编;在显微外科及修复重建外科临床研究中获得省部级科技进步奖 3 项。

艾玉峰(Ai Yufeng),1948 年生。原西安第四军医大学西京医院整形外科主任医师、教授、硕士生导师、主任。现任四川华美紫馨医学美容医院院长、学科带头人。发表论文 100 余篇,主编、参编专著 30 余部。

吴溯帆(Wu Sufan),1964 年生。1985 年浙江大学本科毕业,2003 年日本京都大学博士毕业,一直工作于浙江省人民医院整形外科。发表学术论文 80 余篇,其中 SCI 收录的英文论文 18 篇,主编、参编图书 17 部。

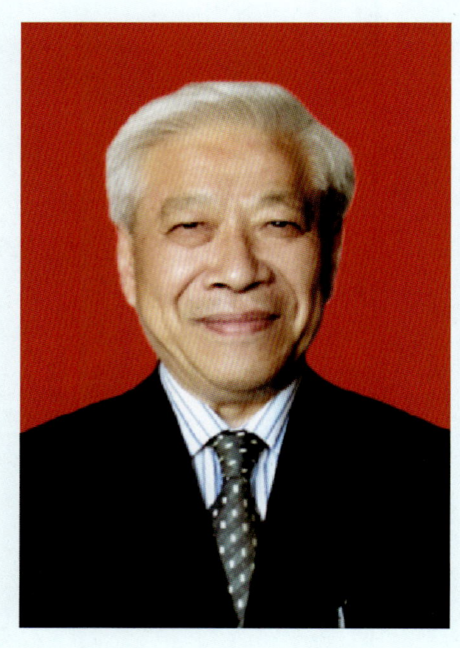

《整形美容外科研究和创新探索》主编简介

王炜(Wang Wei)

整形外科终身教授，中国修复重建外科学会、中国医师协会整形美容分会的创始和筹建人之一，*Plastic and Reconstructive Surgery* 国际编委，先后担任国内外30多个学会和杂志的主任、副主任委员、常委、副主编、编委等。

1961年从事整形外科，研究生毕业；大学四年级被选任上海瑞金医院心脏内科医师，管理26张床半年；1981～1982年为美国贝勒大学医学院等访问学者、客座教授。1967年起担任学科组长、副主任(常务)、主任，上海市医学重点学科和教育部"211工程"学科带头人。

1965年报告《大块皮肤组织瓣游离再植的实验研究》；1975年应用足背岛状皮瓣移植和游离移植；1977年进行游离空肠、空肠襻移植颈食管再造，近端空肠带蒂、远端血管吻合移植颈胸段食管再造；1985年被美国学者称为"世界上肠移植食管再造最有经验的医生"；1990年创造胸大肌肌皮瓣移植颈部食管再造；1991年创造背阔肌管状皮瓣移植颈段食管再造；1977年创造扩大第2足趾移植；1979年创新颞浅筋膜瓣加植皮治疗烧伤爪形手；1979年进行足底内侧岛状皮瓣移植；1979年将带0.8cm×5.0cm皮肤和神经血管的跖趾关节游离移植，用于手或颞颌关节再造；1980年与杨果凡同年报告前臂游离皮瓣移植；1980年编写的《医学百科全书》提出前臂游离皮瓣移植用于颈食管或阴茎再造，创造前臂逆行岛状皮瓣移植；1982年报告肢体淋巴水肿的病因及分类；1982年创造臀大肌瓣转移外伤性肛门括约肌再造，后用于直肠癌原位肛门括约肌再造；1985年创造微小血管"Y"形吻合法；1989年报告背阔肌游离移植一期治疗晚期面神经瘫痪；1995年以多神经蒂腹内斜肌瓣移植一期治疗晚期面神经瘫痪；在拇指发育不良的分类、美学再造、现代腹壁整形、假体隆乳、面部轮廓美化、年轻化、眼睑及鼻整形等方面有多项创新；1984年起实践"整形内科"与"美容内科"等，计40余项国内外领先成果在多国报告和发表。

为主管部门制定《中国整形外科医师培养目标细则》及《整形美容外科医疗范围和手术种类分类细则》。带教的医师成为大部分省、市的学科带头人，为美国、英国、意大利等国培养了20多名教授和医师。

编著中、英文图书70余部，发表论文300余篇。主编的《整形外科学》是主任医师晋升、考研的主要参考书，被新加坡教授在美国杂志撰文推荐为"整形外科教科书旗舰"。

获国家发明奖等20余次。被 *The History of Microsurgery* 一书及 *Who's Who* 等多个世界名人录收录。

《整形美容外科研究和创新探索》编委会

主　编　王　炜　上海交通大学医学院附属第九人民医院

副主编　祁佐良　中国医学科学院整形外科医院

林晓曦　上海交通大学医学院附属第九人民医院

戴传昌　上海交通大学医学院附属第九人民医院

王卫峻　上海市第一人民医院

高景恒　辽宁省人民医院

编　委　（按姓氏笔画排序）

丁祖鑫　深圳市第一人民医院

王志军　大连大学整形外科研究所

王晓泸　深圳阳光整形美容医院集团

朱　昌　上海交通大学医学院附属第九人民医院

朱　昕　青岛大学医学院第二附属医院

刘彦春　上海交通大学医学院附属第九人民医院

孙以鲁　复旦大学附属中山医院

李志海　上海德琳医疗美容医院

李青峰　上海交通大学医学院附属第九人民医院

杨　川　上海交通大学医学院附属第九人民医院

杨　群　上海交通大学医学院附属第九人民医院

杨志贤　中国人民解放军第 401 医院

吴溯帆　浙江省人民医院

邹永华　上海交通大学医学院附属第九人民医院

邹丽剑　上海一美整形外科医院

张　莉　蚌埠医学院第一附属医院

张　路　上海交通大学医学院附属第九人民医院

张余光　上海交通大学医学院附属第九人民医院

张涤生　上海交通大学医学院附属第九人民医院

陈　辉　上海交通大学医学院附属第九人民医院

陈守正　上海交通大学医学院附属第九人民医院

林李嵩　福建医科大学附属第一医院

赵平萍　上海交通大学医学院附属第九人民医院

胡晓洁　上海交通大学医学院附属第九人民医院

胡鸿泰　上海交通大学医学院附属第九人民医院

胡琼华　江西南昌博美医疗美容

钟　斌　上海交通大学医学院附属第九人民医院
施耀明　上海交通大学医学院附属第九人民医院
骆泉丰　北京大学口腔医院
顾　斌　上海交通大学医学院附属第九人民医院
徐春阳　上海交通大学医学院附属第九人民医院
徐靖宏　浙江大学医学院附属第一医院
郭树忠　第四军医大学西京医院
黄文义　上海交通大学医学院附属第九人民医院
曹谊林　中国医学科学院整形外科医院
董佳生　上海交通大学医学院附属第九人民医院
韩　岩　中国人民解放军总医院
覃兴炯　四川悦好医学美容医院
鲍国春　青岛市食品药品监督管理局
蔡佩佩　上海交通大学医学院附属第九人民医院
薛志辉　温州和平整形医院
绘　图　周洁琪

总 序 《整形美容外科学全书》

一

现代中国整形外科，若以1896年发表在《中华医学杂志》(英文版)上的一篇整形外科论文算起，至今已有118年的历史。在半殖民地半封建社会的旧中国，整形外科的发展较慢。1949年新中国成立以后，整形外科有了新的发展，尤其是改革开放后，整形外科获得了真正大发展的机遇。1977年，在上海召开的“医用硅橡胶在整形外科的应用交流会”期间，笔者统计了全国全职和兼职的整形外科医师为166人，床位732张，几乎是近600万人口中，才有1名整形外科医师。2011年有人统计，全国有3000多个整形外科医院、专科、诊所，有2万多名专业医师。30多年来，整形美容医疗的就诊人数、从医人员迅速增加，中国或许是整形美容医疗发展最快的国家之一。

整形外科的快速发展是不均衡的。重点医学院校的整形美容外科专业队伍，其临床实践能力和创新研究成果，与亚洲国家或欧美国家相比，都具有较强的竞争力，特别在显微再造外科方面，处于世界领先水平。但在新建立的许多专科、诊所中，具有较高学术水平的专业人员相对较少；受过系统和正规训练，受益于国内外学术交流并在实践中积累了丰富经验的高素质医师的数量，远远不能满足学科发展的需求，编著出版整形美容外科高水平的学术专著，是学科发展刻不容缓的任务。

1999年出版的两册《整形外科学》，已成为学界临床实践、研究、晋升、研究生考试的主要参考书。新加坡邱武才教授曾介绍：“《整形外科学》是包括日本、印度、澳大利亚、新西兰在内的最好的教科书，是东方整形外科的旗舰……”他还在美国《整形再造外科杂志》上撰文推荐。近年来，随着整形美容外科不断发展，需要有更新、更专业、涵盖学科发展和创新性研究成果的学术专著问世。笔者2006年策划，2009年12月向全国同行发起编撰《整形美容外科学全书》(以下简称《全书》)的邀请，迅速得到了国内外百余位教授、学者的积极响应。2010年9月由成都华美美容医院协助承办了《全书》的编写会议，有百余位相关人员参加，会议成为编撰《全书》的动员大会，以及明确编撰要求、拟定编撰大纲的学术研讨会。如今，《全书》第一辑10分册已于2013年出版，第二辑12分册拟在2014年出版。这项编撰整形外科学术专著的巨大工程已结出了硕果。

2012年3月《全书》第一辑被列为“2012年度国家出版基金资助项目”，2013年4月《全书》第二辑被列为“2013年度国家出版基金资助项目”，这是整形外科学历史上的第一次，让所有参编人员在完成巨著的“长征”中增添了力量。编撰者们希望她的出版，可为中国以及世界整形美容学界增添光彩，并为我国整形美容外科的发展提供一套现代的、科学的、全面的、实用的和经典的教科书式的学术专著。这对年青一代的迅速成长和中国整形美容外科全面向世界高水平的发展都会发挥作用。正如我们在筹划编撰这套书时所讲“是为下一代备点粮草”。

二

《全书》的编撰者，有来自大陆各地的整形美容外科教授、主任医师、博士生导师、长江学者、国家首席科学家，还有来自中国台湾，以及美国、加拿大、韩国、日本、巴西等国家的学者、教授；既有老一辈专家，又有一批实践在一线且造诣深厚的中青年学者、学科带头人。笔者参加了大部分分册的编撰和编审过程，深深感谢编撰者们为编著《全书》所作出的奉献。《全书》的编撰，是一次学术界同行集中学习、总结和提高的过程，编撰者们站到本学科前沿编著了整形美容外科的过去、现在，并展望中国以及世界整形美容外科的未来。编撰者们深有体会：这是一次再学习的好机会，是我国整形美容外科向更高水平发展的操练，也是我国整形美容外科历史上一次规模空前宏大的编撰尝试。

三

在当今世界整形美容外科学界的优秀学术专著中，美国 Mathes S. J.（2006）主编出版的《整形外科学》（8 分册）被认为是内容最经典和最全面的教科书式的学术专著，但它在中国发行量极少，并且其中有不少章节叙述较简洁，或有些临床需要的内容没有阐明，因此，编撰出版我们自己的《全书》，作为中国同行实践的教科书尤为迫切。

在《全书》22 个分册中，除了传统的整形内容外，《正颌外科学》、《手及上肢先天性畸形》、《唇腭裂序列治疗学》、《儿童整形外科学》、《头颈部肿瘤和创伤缺损修复外科学》等专著，较为集中地论述了中外学者的经验，是人体畸形、缺损修复的指南。值得一提的是《眶颧整形外科学》和《面部轮廓整形美容外科学》分册，这是我国学者在整形外科中前瞻性研究和实践的成果。笔者 1994 年在上海召开的“全国第二届整形外科学术交流会”闭幕词中，号召开展“眶颧外科”和“面部轮廓外科”的研究和实践。在笔者 1995 年开始主持的“上海市重点学科建设”项目中，以及在全国同行的实践中，研究和推广了“颧弓和下颌角改形的面部轮廓美容整形”，“下颌骨延长和面部中 1/3 骨延长”，“眶腔扩大、缩小、移位和再造研究与实践”，加上在眶部先天性和外伤后畸形修复再造中，应用再生医学成果和数字化技术，近 20 年来全国同行的数以万计的临床实践和总结，才有了《眶颧整形外科学》、《面部轮廓整形美容外科学》分册的面世。

《全书》中将《血管瘤和脉管畸形》列为分册。血管瘤、脉管畸形是常见疾病，不但损害患儿（者）的外形、功能，而且常常有致命性伤害。血管瘤、脉管畸形相关临床和基础研究，是近十多年来我国发展迅速的学科分支。对数十万计患儿（者）的治疗和研究积累，使得本分册的编撰者多次被邀请到美洲、欧洲和亚洲其他国家做主题演讲。世界著名的法国教授 Marchac 说：“今后我们有这样的病人，都转到你们中国去。”大量的实践和相关研究为本分册的高水平编撰打下了基础。

《肿瘤整形外科学》是一部填补空白的作品。它系统地介绍了肿瘤整形外科的基本概念、基本理论和临床实践，对肿瘤整形外科的命名、性质、范围、治疗原则和实践，以及组织工程技术在肿瘤整形外科的应用等做了详细论述。

《微创美容外科学》具体介绍了微创美容技术、软组织充填、细胞和干细胞抗衰老的应用和研究。

《全书》几乎涵盖了现今世界整形美容临床应用的各个方面，不仅有现代世界整形美容先进的基础知识和临床实践的论述，还有激光整形美容、再生医学、数字化技术、医用生物材料等医疗手段的应用指导，以及整形美容外科临床规范化、标准化研究和实践的最新成果。编撰者们力图为我国整形美容外科临床实践、研究、教育的发展建立航标。

从 1996 年《整形外科学》编撰起，到 2014 年《全书》全部出版，将历时 19 年，近百个单位、几百位学者参与。编撰者们参阅了中外文献几十万或百万篇，从数十万到数百万计的临床案例和经验总结中提炼出千余万字。中国现代整形外科发展的经验告诉我们，学习和创新是发展的第一要素，创新来自学习、实践和对结论的肯定与否定，经过认识→实践→肯定→否定→新认识→再实践→总结，不断循环前进。在学科前进的路途中，我们要清晰地认识自己，认识世界，要善于学习，不断创新，要有自己的语言和发展轨迹。

《全书》各个分册将陆续出版。虽然几经审校，错误和不足难以避免，恳切希望得到读者的批评和指正，以便再版时修正。

王炜

2014 年 4 月于上海

前言 PREFACE

事业的发展和前进在于不断地创新。

任何社会或学科发展的原因、动力和结果，是不断创新和发明积累的过程。

个人的创新思维和行为来自于独立自主和艰苦的学习-批判-实践不断循环的研究和发展过程。

医药学、生物学是创新要素密集发生和发展的领域，也是创新成果的高产领域，而整形再造外科是临床医学中创新高发的专业。

创新结果和价值可区分为点、线、面和系统创新。

自然科学以外的创新包括教育创新、体制创新、流程创新、管理创新等。市场创新也属于创新之中，常与自然科学创新互相促进或制约。

创新成果的实现常常需要依靠团队和专业化的运行。

复旦大学相关研究报告阐明，从2009～2013年，上海交通大学医学院附属第九人民医院（以下简称上海第九人民医院）整复外科在全国整形外科学科排行榜中连续五年排名第一，这是包括几十年学科发展中不断创新积累的结果。上海第九人民医院整复外科的成功引起了世界的瞩目，多名教授受邀赴美国、法国、意大利、瑞典、希腊、韩国、日本等国进行交流讲学。2007年，世界整形学界最高水平的杂志——美国《整形再造外科杂志》（*Plastic and Reconstructive Surgery, PRS*）主编Rod J. Rohrich写信给笔者，期望和上海合作，出版*PRS*杂志中文版。经上海交通大学医学院医学期刊编辑部原主任夏臻老师积极筹办，一切准备就绪，后因学科内部原因使合作受碍，两年后转移到沈阳，由笔者主持了*PRS*杂志和《中国美容整形外科杂志》合作中文出版签字仪式。

20世纪90年代，《欧洲整形外科杂志》邀请北京的李健宁担任杂志编委，《国际整形外科影像杂志》主编Plaza邀请笔者担任杂志编委。2011年美国*PRS*杂志邀请曹谊林（北京）、高景恒（沈阳）、王炜（上海）等担任国际编委，中国编委占据该杂志八名国际编委的一半，这是美国医学杂志创刊百余年以来的第一次，也是中国同行在整形外科学界创新和广泛交流引起世界关注的结果。2013年初，笔者和美国《显微外科杂志》（*Microsurgery*）主编Feng Zhang进行了交流，他说，被称为"美国显微外科之父"的Buncke教授说过，在现代医学发展中，中国落后于欧美，但是中国的显微再造外科在世界享有很高的威望。中国众多显微再造外科取得的成就大多发生在并不富裕的20世纪60～80年代。在美国著名教授、前国际显微再造外科协会主席Terzis编著出版的《世界显微外科历史》一书中，虽然作者并不完全了解中国显微外科发生发展的情况，却将陈中伟的贡献放在书中最显著的位置，并将其他两名中国学者收录于书中。

研究中国显微再造外科、整形外科发展创新的历史轨迹，对于中国整形外科的未来发展有益，笔者将上海第九人民医院整复外科的部分发展创新的过程和结果，以及部分著名院校、民营整形美容医院的创新和发展历程编入书中，期望探索和推进我国整形美容外科未来的研究创新之路。

2014 年 9 月于风雨斋

目录 CONTENTS

第一章

沉静下来，思考和探索中国整形外科创新发展之路

上海交通大学医学院附属第九人民医院　王炜

辽宁省人民医院　高景恒

第四军医大学西京医院　鲁开化

中国现代整形外科在改革开放后得到迅速发展，整形专科、医院、床位、就诊人数、专业医务人员、研究项目和经费，以及在国内外出版的论文和专业图书，均数以十倍或百倍地增加，目前从事整形专业的医师已有几万人。中国或许是整形外科发展最快的国家之一，也是世界上最大的整形美容外科集团军。

在国家医学院校、军事医学院校附属医院，军区或省市中心医院，以及部分优秀的民营医院，整形外科、显微再造外科、整形美容外科的临床研究和创新，为世界同行所瞩目。但是，由于近 30 年来人们生活水平的不断提高，对于整形美容需求的急剧增长，促使一些没有经过专科培训的人员进入整形美容外科队伍中，因此我国从事整形外科人员的平均水平远远达不到人们的期望。随着大量的整形美容诊所和医院的建立，其管理水平和技术水平的提高还在摸索前进之中。笔者曾在 20 世纪 90 年代的一次全国性美容外科学术交流会上号召："整形学界的学院派应向市场派学习，向市场传播学术经验和积极培训整形外科专业医师；市场派则应在管理上、科学实践上及学术研究上走向学院派，提高科学技术水平和管理水平。"

在整形外科发展过程中，专业人员的业务水平迅速提高，在一些重点大学医学院附属医院，整形外科部分学者的创新成果已达到世界先进水平；在一些地方医学院校、非一线城市的整形医院，或是一些民营整形美容医院，从事整形的医务人员也取得了一些创新性的研究成果。但是，在前进的道路上，尚存在着浮躁、急功近利、口气大水平低的现象，甚至有些地方的医务人员仍在使用着陈旧和错误的技术，这一切和我国成为世界第二整形大国的状况是很不适应的。我国整形外科的医务人员应该学习世界各国整形外科的研究成果，在实践中为世界整形外科事业的发展作出自己的贡献。

事业发展的源泉在于学习和创新。当今世界最著名的两位企业家——盖茨、乔布斯，他们的发明和创新改变了世界，改变了人们的思维和生活方式。虽然他们大学未毕业，却有着实现创新理想的执著追求，他们的作为是值得我们整形学界的同行学习的。

整形外科的创新之路是一个复杂的社会问题，它涉及个人奋斗、体制结构、团队、政策、教育、哲学、法律、文化传统等诸多方面的因素。创新是众人的欲望，没有创新，就没有发展的未来。如何实现创新，笔者愿意列出以下几点，和同道们商榷。

(1) 创新的第一源泉来自于科技人员独立和自由的奋斗，独立思考、艰苦奋斗、自由实践是创

新实践的基础。在现行体制下，学界的领导首先应该带头开辟和领导创新发展之路，并成为发展学科创新研究的榜样。同时，应该扩展向前的通道，让他人能独立自由地创新前进，特别要倡导著作自由。

（2）在中国，有一批学者在创新研究中已经取得了许多令世界同行瞩目的成果，但是我们的队伍中也存在着重视市场和经济效益、轻视学术研究创新、轻视团队建设的倾向，急功近利、限制年青一代成长和发展的阻力，在不同的地区有不同程度的表现。为此，我们向同道们号召："沉静下来，思考和探索中国整形外科创新发展之路。"其前提是开展全国性的全球整形外科技术新进展再教育，学习他人之长，走自己的发展之路，克服和杜绝前人所批判的浮躁学风："墙上芦苇，头重脚轻根底浅；山间竹笋，嘴尖皮厚腹中空。"

（3）现代整形外科发展的前提是学习，主要是学习西方整形外科的实践和研究成果，但是在学习中应该避免崇洋媚外，要走自己的发展道路，崇洋媚外将毁中国的根基。

（4）创新来自于基础知识的积累和新兴相关科技发展成果的应用。许多整形外科创造都是来自于创造者丰富的基础知识的积累和扩展应用，以及衍生新兴学科，例如显微再造外科、美学再造外科、面部轮廓外科、微创医学、整形美容内科医学、数字医学、再生医学在本学科的应用研究和发展等。

（5）创新来自于学习、批判和实践，来自于对世界成果的对比研究。学习知识的目的在于提高认知，并在学习和实践中发现前人经验的缺陷，寻找创新之路。不同的国家、不同的地区和不同的民族都积累了各自的整形外科实践经验，我们要在学习和对比研究中走中国整形外科的发展之路。

（6）创新来自于救死扶伤的需求。在整形外科临床实践中，医务人员对伤残者的治疗应抱有高度责任心，对伤病员要像亲人一样地爱护，在对伤病员组织器官缺损畸形的修复重建中和人体美学重塑中，用深厚的爱，丰富的理论、实践积累和技能，不断地创造出对伤病员救治和人体美化的新经验。

有创新才有前进，创新来自于学习、实践和对结论的肯定与批判，来自于不断地进行多学科知识的积累，经过认识→实践→肯定→否定→新认识→再实践→总结，不断前进。

第二章

皮瓣移植和显微再造外科

1963年以来的半个世纪中，有众多医师参加了上海第九人民医院整复外科的显微再造外科实践，笔者等积累了6000多例显微再造外科临床应用经验和众多的基础、临床研究成果，应用显微外科技术在整形外科的修复重建中创新了多种血管吻合方法、皮瓣移植、创伤缺损组织器官一期修复和美学再造等临床与基础研究成果。这些成果包括：①显微再造外科技术在修复重建外科的应用研究，有多项成果属于国际领先或先进，或国内领先。②培养了1000余名国内外进修医师，他们在后继的实践中，有的已成为国内外著名的专家、教授，如来自第四军医大学的显微外科进修医师葛竟，毕业回去即在西安成功地进行了十指断指再植，成为世界上第一位十指断指再植成功的先行者；来自第二军医大学的罗力生，进修后创造了大腿前外侧皮瓣游离移植，是世界上早期穿支皮瓣的报告人；更有早期进修的高景恒、李荟元、宁金龙、罗锦辉、杨志贤、陈宝驹、刘建民、韩秉公、周兴亮、熊泽华等，后来都成为全国各地的显微再造外科、整形外科学术带头人或国内外著名的整形外科教授。③培养了百余名博士、硕士。④培养和指导了数十名外国的整形医师、教授，他们分别来自美国、英国、法国、意大利、日本、韩国以及南美洲、大洋洲、非洲的一些国家，有的成为当地的学科带头人、著名教授，有的成为当地的专业学会主席等。⑤在国内外发表论文千余篇，参与撰写专著近百本。现将笔者和上海第九人民医院同行，以及国内部分同行在皮瓣移植和显微再造外科范围内的研究及创新内容记录如下。

世界上最早的皮瓣游离再植、移植的实验研究之一

——大块皮肤组织瓣游离再植的实验研究

1 研究创新内容　①是世界上最早的皮瓣游离再植、移植的实验研究报告之一；②是最早的微小血管吻合方法研究报告之一，取得了91%的后期通畅率；③是早期的导管微小血管成功吻合技术报告之一；④是最早的微小血管吻合器械设计报告之一。

2 研究背景　1961年，上海广慈医院整形外科（上海第九人民医院整复外科前身）张涤生主任收治了一名下肢撕脱伤的女演员。1958年她在拍摄电影时遭遇车祸，导致一小腿皮肤撕脱伤，瘢痕挛缩。住院后经受了腹部皮管制备、皮管延迟、皮管前臂转移携带、皮管断蒂转移到小腿等手术，最后皮管展平修复小腿。前后共进行了十余次手术，住院时间长达10个月。是20世纪60年代世

界整形外科的治疗过程使医师决心求变，期望通过血管吻合，血供重建，实现皮瓣组织游离移植，一次手术就可以使人体的畸形和缺损在结构、形态与功能上都得到重建。

3 立题和实践 1964 年，由张老师立题，笔者专职进行显微外科皮瓣游离再植和移植实验性研究，包括家犬腹股沟皮瓣游离再植、移植的实验设计和实践，微血管（直径 0.5～2mm）吻合方法的研究，微血管吻合器械的设计制造研究（设计和自制微血管缝针、微小血管夹、合金钢微血管吻合导管、血管壁持钩等），血管吻合黏合剂研究等。经过数月的实践，成功实现了 0.5～2mm 直径血管的吻合和皮瓣一期游离移植。

4 结果和价值 《大块皮肤组织瓣游离再植的实验研究》论文发表在《中华外科杂志》1965 年第 13 卷第 3 期上。多年后查阅文献发现，该研究是世界上最早的游离皮瓣再植、移植和微小血管吻合研究的报道之一，类似的论文，日本同道是 1973 年在杂志上报道的 。

5 论文 本篇由笔者（王炜）撰写论文并绘制插图，为尊重长者，自列为第四作者。

大块皮肤组织瓣游离再植的实验研究

上海第二医学院附属广慈医院 张涤生 王德昭 杨增年 王寿禄 林熙 黄文义 卫莲郡

在整形外科的临床治疗中，时常需要皮肤组织瓣（以下简称皮瓣）的移植以修复某些畸形或缺损。皮瓣游离移植成功的关键在于解决局部营养供给及代谢产物的清除，其可能的途径有两种：①将游离皮瓣的主要血管与接受皮瓣区域的血管进行直接吻合；②使用小型的体外循环装置供给皮瓣营养及回收代谢产物，待一定时间，皮瓣与接受皮瓣区域建立了新生循环后，再去除体外循环装置。我们在 1964 年上半年就第一种方法作了探索，得到一些初步结果，现报道于下。

一、实验方法

（一）动物

选杂种健康家犬，不论雌雄，体重 15～23.5kg。

（二）麻醉

2.5%戊巴比妥钠静脉麻醉，以 1ml/kg 的剂量从前肢贵要静脉注入。

（三）手术

在犬的腹后壁，根据腹壁后浅血管的滋养范围，制成包括皮肤、皮下组织在内的组织瓣，使之完全游离，然后通过腹壁后浅血管切断后的再吻合，恢复皮瓣的血液循环，将皮瓣原位再植。

1 手术步骤

（1）在犬腹壁一侧，腹股沟部前方，设计（5cm×5cm）～（10cm×10cm）的长方形皮瓣，用亚甲蓝（美蓝）画出图形（图 2-1）。

（2）按图形作皮肤切口，切开皮下组织直达深筋膜。在鞘状突附近游离出腹壁后浅动静脉的起始处，约 2cm 长。滴 2%盐酸普鲁卡因，约 10 分钟后痉挛的血管开始舒张，用两脚规测量血管外径，并记录之。完全游离皮瓣，阻断血流，切断动脉及静脉，使皮瓣完全离体（图 2-2，图 2-3）。

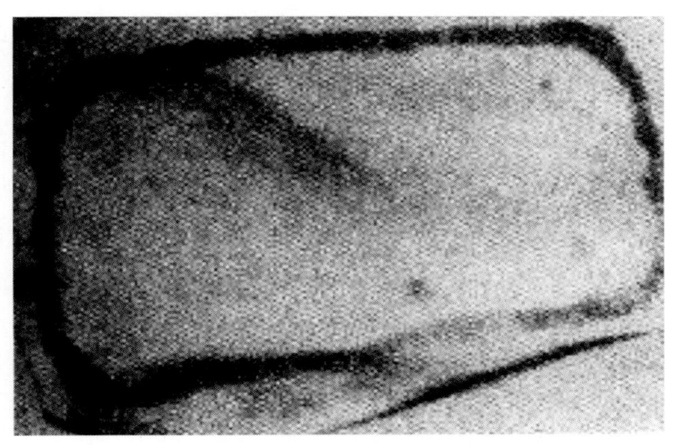

图 2-1　在犬腹壁用亚甲蓝画出皮瓣图形

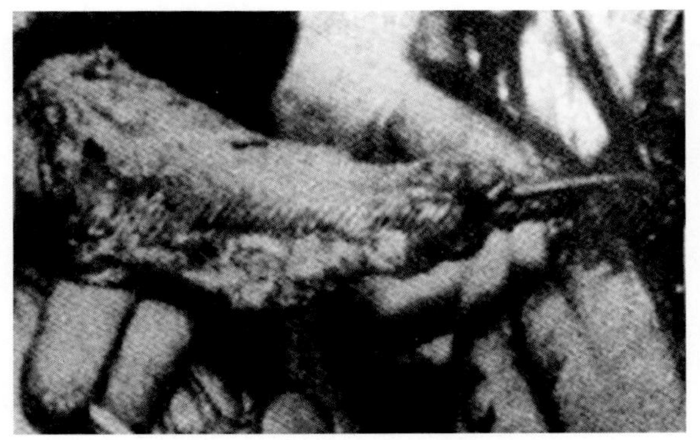

图 2-2　游离皮瓣，分离动静脉

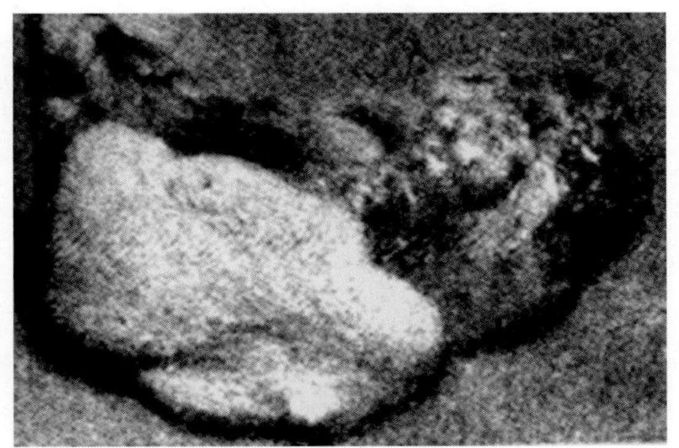

图 2-3　切断动静脉，皮瓣完全离体

（3）离体皮瓣用肝素溶液（1mg/ml）灌洗，从动脉灌入，至静脉回流液澄清为止，以清除皮瓣内可能积存的凝血块。

（4）在腹壁后浅动静脉的断端，各去除血管外膜 0.3～0.5cm。剪除因灌注肝素溶液时插针损伤的动脉部分。

（5）将游离皮瓣原位再植，分别进行动静脉血管吻合（图 2-4），最后细致缝合皮瓣的各层及皮肤。为了不使再植的皮瓣组织过于紧张，在皮瓣缝合前先适当地缝合一部分腹壁伤口，以缩小腹壁创面的面积（图 2-5）。

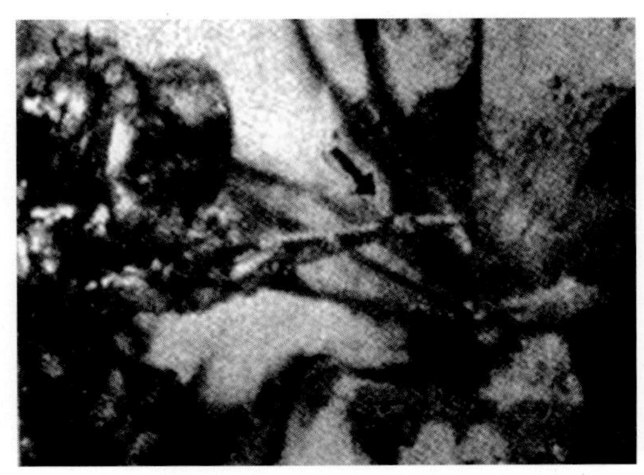

图 2-4　进行动静脉小血管吻合术后（本例系采用套管法吻合）

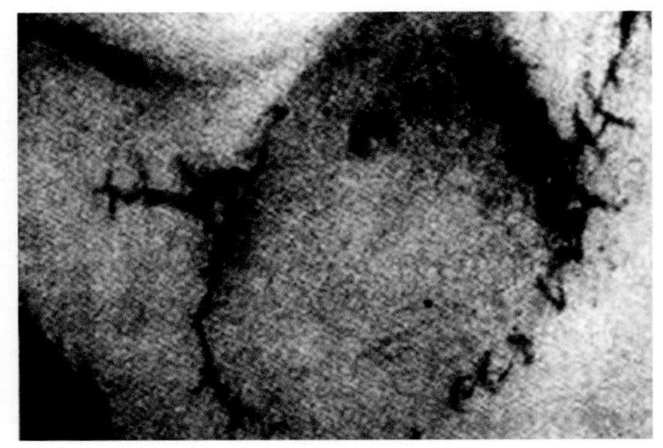

图 2-5　术后 12 日皮瓣全部成活

（6）再植肯定成功后（一般在术后 1 个月左右）进行解剖观察及血管造影，观察血管吻合情况及皮瓣的血液供应情况。

2 小血管吻合问题 本组皮瓣再植的关键性问题是血管的吻合，我们采用了两种吻合方法：

（1）套管法

1）材料：采用含钼合金钢制成的无缝钢管，经我们加工制成远齿套管（图 2-6）。套管长 1～1.5mm，尾部有 4 个呈放射状排列的锋利的直齿，齿长 0.5～1mm，向外倾斜，与管腔长轴成 15°～20°夹角。

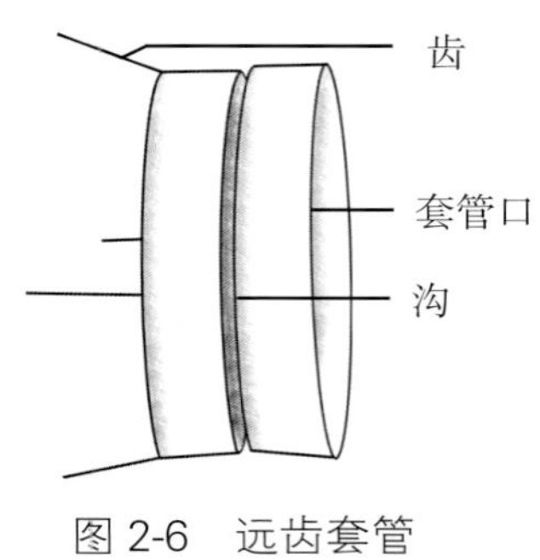

图 2-6 远齿套管

2）吻合方法

①取与血管口径相适应的套管，套在血管外面。由于本组血管外径偏小（1mm 左右外径的动脉进入套管腔有困难），我们使用血管壁持钩（图 2-7）来引导，使操作顺利完成。

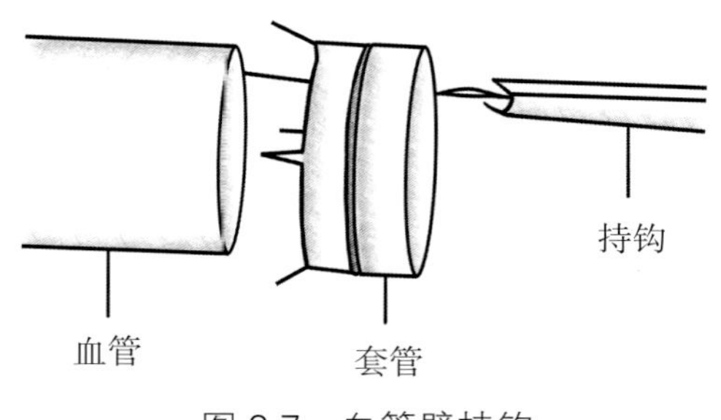

图 2-7 血管壁持钩

②用血管壁持钩及精细的无齿镊子轻轻地将血管壁外翻，并使翻转的血管壁钩在套管齿上（图 2-8，图 2-9）。翻转应争取一次完成，若不能一次完成，我们常规的做法是牺牲损伤部分重新翻转。

③将另一端血管套在套管上，并钩在套管齿上（图 2-10）。

④将套管吻合后，轻轻地在吻合口与套管齿之间绑上丝线（图 2-11），去除阻断血流的血管夹。若套管的大小合适，操作时做到轻巧，吻今完毕后一般是不会漏血的。

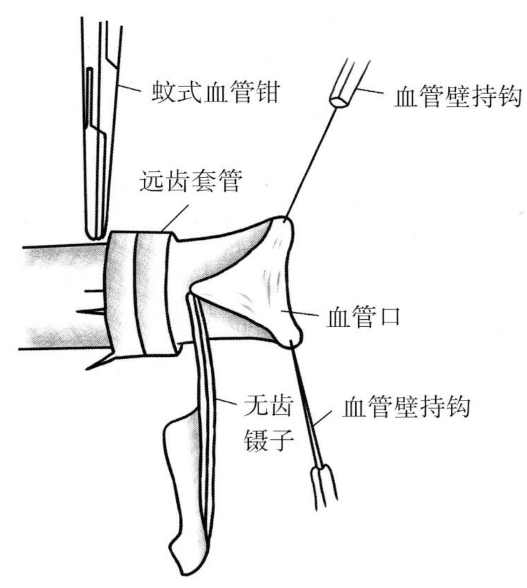

图 2-8　将血管壁外翻

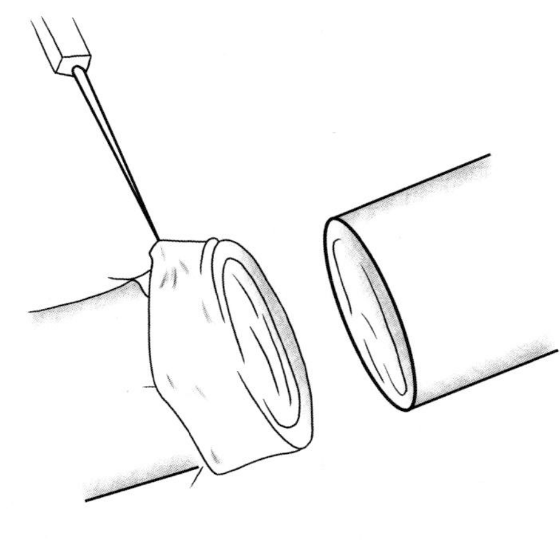

图 2-9　将翻转的血管壁钩在套管齿上

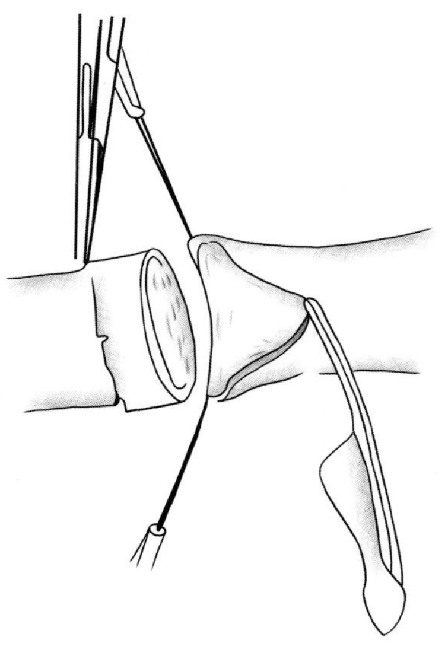

图 2-10　套上套管

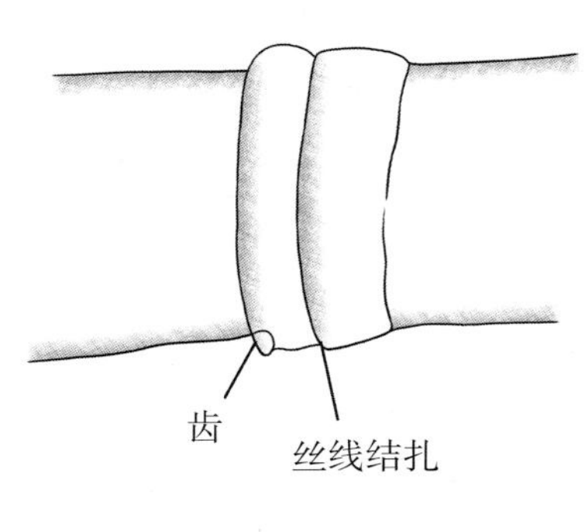

图 2-11　套管吻合后，绑上丝线

（2）缝合法：当血管外径小于 1mm 时（尤其是动脉），因血管翻转困难，均采用缝合法；外径 1mm 以上的血管亦有一部分采用缝合法。

1）材料

①缝针。采用上海缝针厂制造的 2×6 小血管缝合针（目前市面上出售的均定名为微血管缝合针，实际上应称小血管缝合针较妥）。也可采用我们自己制造的小血管缝针，其直径只有工厂制造的 1/3～1/2。对于外径 1mm 以下的血管，这种缝针比前种缝针优越。

②缝线。采用 8-0 卡普隆线，其直径平均为 54μm。

2）缝合方法：一般采用单纯间断缝合，有时亦用褥式缝合。

二、实验分组及结果

1 皮瓣游离再植组　皮瓣全部游离，动静脉切断皮瓣原位缝合后作血管吻合。共有 18 只犬，其中 3 只分别因麻醉致死、记录不详及手术时误伤血管不计在内。实验共作皮瓣游离再植 15 块，结果 5 块成功，其余 10 块分别在术后第 2～8 日坏死。5 块再植成功的皮瓣中，有 2 块分别在术后57 日及 73 日解剖观察与造影证明血管通畅。在再植的皮瓣中，共进行了 30 次小血管吻合，动脉、静脉各 15 条。动脉外径为 0.6～1.5mm；静脉外径除一条为 3.8mm 外，其余均在1.4～2.5mm 之间。血管吻合中采用缝合法者共 12 条（动脉、静脉各 6 条），采用套管法者共 18 条（动脉、静脉各 9 条），见表 2-1。

表 2-1　大块组织瓣游离再植血管吻合情况

动物编号	动脉外径（mm）	吻合方法	静脉外径（mm）	吻合方法	组织瓣成活情况
6417	1	套管法	2.5	套管法	成活（术后 57 日解剖）
6420	1.4	套管法	2.4	套管法	失败，成活 4 日
6421	1.1	套管法	2	套管法	失败，成活 6 日
6422	1	套管法	2	套管法	失败，成活 8 日
6413	1.4	套管法	3.8	缝合法	失败，成活 2 日
6407	0.6	缝合法	1.4	套管法	失败，成活 8 日
6426	1.3	套管法	2	套管法	成活（术后 73 日解剖）
6427	1.1	套管法	1.5	套管法	失败，成活 3 日
6430	1.1	套管法	2.5	套管法	失败，成活 2 日
6412	1.5	套管法	2.5	套管法	失败，成活 3 日
6424	0.6	缝合法	1.5	缝合法	失败，成活 3 日
6432	0.9	缝合法	1.4	缝合法	失败，成活 2 日
6409	1.1	缝合法	1.5	缝合法	成活
6431	1.3	缝合法	2	缝合法	成活
6434	1.3	缝合法	2.5	缝合法	成活

2 对照组

（1）皮瓣全部游离，但不切断腹壁后浅动静脉，缝合皮瓣观察之。共 2 只犬，术后愈合良好，无皮瓣坏死。其中一只在术后第 7 日因感染伤口裂开，日后亦自行愈合。

（2）皮瓣完全游离，动静脉也不切断，但剥除其外膜一段（5～10mm），用动脉夹分别阻断动脉及静脉血流 15 分钟。共 2 块，皮瓣缝合后检查结果，愈合正常。

三、讨论

（一）手术结果判断

1 早期判断　血管吻合后立即观察吻合是否成功。先去除静脉吻合口近心端的动脉夹，这时静脉血可倒流通过吻合口而使远心端充盈，迅速充盈者表示通畅，缓慢充盈者为狭窄，久不充盈者为失败。然后去除动脉吻合口近心端的动脉夹，若动脉吻合良好，则皮瓣迅速由苍白外观逐渐变成鲜红色，并且其表面毛细血管口有血液外溢，甚至有搏动性小出血点出现。在本实验组皮瓣再植

中,术后均立即可见这种情况,说明本组实验中血管吻合早期是全部成功的。在我们实验准备阶段,有时可以见到下列两种情况:

(1)动脉吻合失败:皮瓣呈现苍白色、干瘪,边缘无血液外溢,静脉塌陷,动脉吻合口远端充盈不好。

(2)静脉吻合失败:皮瓣在数分钟内显示发绀,10 分钟许可见有出血斑点,若不及时纠正,十几小时后呈黑褐色,不久即发生湿性坏疽、脱落。

2 中期判断 手术后 2~10 日,皮瓣逐渐出现水肿,第 3~5 日达高峰,1 周左右常因并发感染,使水肿期延长。若感染控制及时,一般在手术后 8~10 日皮瓣颜色恢复正常,水肿渐退。如能度过这个时期,再植即可望成功(若感染不严重,皮瓣水肿 7 日左右即消退)。在此阶段判断皮瓣成活与否,还可根据其颜色、水肿程度以及用细针头刺入真皮层看有无血液外溢以协助观察。

动脉如有狭窄或部分栓塞时,皮瓣早期显示苍白,水肿不明显,3~4 日才呈现明显水肿及发绀。静脉如有狭窄,皮瓣渐呈发绀,水肿明显,至 4~6 日皮瓣表面有大量渗液,往后液化脱落;若全部阻塞,则在 1~2 日内坏死脱落。

本期中水肿及感染是相互影响的,可严重影响皮瓣的成活,必须设法控制。

3 晚期判断 皮瓣再植后 10 日如生长良好,则成功的可能性极大。若术后 2~3 周皮瓣的颜色仍正常,就可以肯定成活。

(二)影响皮瓣游离再植成败的可能因素

1 一般带蒂皮瓣移植过程的注意事项在本实验中同样适用 注意事项包括无菌操作、轻巧细致的手术方法、彻底止血、无张力缝合以及术后良好的制动。前面四点是不难达到的,至于术后良好的制动,则非驯良的犬不能达到。我们曾设想用石膏制动,但考虑易被屎尿污染,故未采用。对一些较暴躁难驯服的犬,在术后最初 1 周采用冬眠麻醉,以达到制动目的,并根据需要适当补充营养。

2 术后积极处理的重要性 皮瓣再植后的水肿及感染严重地影响了局部循环,严重水肿给局部感染创造了有利条件,而感染可加重水肿,两者必然使局部循环量发生不足;血循环不足时,感染、水肿就更严重,形成了恶性循环。我们曾采用静脉注射高渗葡萄糖、葡萄糖酸钙、大量维生素 C,局部用针刺放出组织液,高渗溶液湿敷等措施,个别的还曾使用水蛭吸血。这些措施在保证皮瓣的成活上显示了一些有益之处,但究竟以哪种方法为主,或哪种方法无效,尚待证实。

3 血管吻合技术的优劣是皮瓣成活或失败的关键 在皮瓣游离再植中,本组手术后早期都可见到血供通畅的现象——皮瓣血供良好,边缘出血,颜色如同周围皮肤,但至中期仍然难免坏死。由于手术后血管吻合均显示通畅,因此曾想象是否有下列几种血管吻合以外的因素造成失败:

(1)皮瓣制作过大,超过腹壁后浅动静脉所能供应的范围。

(2)在血管吻合时,其他因素造成血管壁损伤,如血管夹阻断血流时或分离血管外膜时损伤血管、阻断时间太长等。

(3)游离皮瓣时组织损伤较多,使术后水肿明显,阻碍了静脉回流,造成皮瓣发生淤血性坏死。

以上因素经过预初实验及对照组实验均被一一否定了。首先,我们曾制成 10cm×20cm 大小的皮瓣,游离之但不切断血管,成活良好,这否定了上述第一个因素。其次,制成同样大小的皮瓣,游离血管及剥离外膜,并用动脉夹阻断血流 15 分钟,术后不但成活良好,而且几乎没有外观的水肿,这就否定了第二及第三个因素。皮瓣全部游离后,无论结扎动脉还是静脉,均致皮瓣迅速坏死,因此可以断言,皮瓣游离再植的根本问题是血管吻合问题,它不但影响皮瓣的成活,而且影响皮瓣术后水肿的程度。

在再植中我们观察到，皮瓣游离再植的血管吻合技术要求达到很通畅的程度，即使肉眼观察只有轻微狭窄，亦难免不使皮瓣最终坏死。因此在本组实验前，我们曾经做了单纯小血管吻合的实验研究，其中外径 0.6～3mm 的有 33 条，分别在术后 12～70 日行解剖观察，阻塞的只有 3 条，其成功率远高于皮瓣游离再植（前者的手术成功率为 30/33，而后者只有 10/30）。这说明皮瓣再植过程中要求血管吻合后的通畅程度，远高于一般在肢体上进行的小血管吻合实验时的要求。

在再植中还可见到另一种情况：术者对吻合过程很有把握，损伤亦少，皮瓣制作顺利，术毕皮瓣色泽佳，血管充盈良好，但到中期有时仍旧发生坏死。对于这种情况，虽然有人提出是否为血管切断后组织内产生毒性物质等所致，但目前我们还是相信，这是由于血管吻合欠佳，导致血流外周阻力增加、血流不畅而坏死。

（三）血管吻合应遵循的事项

（1）正确地测量血管外径，最好在血管舒张的状况下测量（我们采取普鲁卡因局部应用协调）。在套管法吻合中，精确地测量血管外径更重要，它可作为选择套管的依据。若套管太大，可造成血管损伤大、翻转困难；若套管过小，可导致吻合口狭窄。

（2）用特制的无齿镊子和血管壁持钩接触血管的断端，以尽可能少地损伤吻合处内膜。遇到较细的静脉，一经切断，断端血管口往往立即闭合，此时不宜用镊子粗暴夹持，可应用注射针抽吸生理盐水冲洗，使之开口。

（3）血管壁经常用 0.1%肝素溶液或生理盐水滴注，以保持湿润，并冲去可能积存在血管断端管腔中的血块。

（4）剥除血管断端 0.5cm 的外膜，防止外膜进入管腔。

（5）在缝合法中，为了防止外膜内翻，我们采用将缝针从内膜向外膜穿过的缝合法。可以想象，精确的褥式缝合一般不致把血管外膜卷入血管腔内面。

（6）血管夹的弹性应适当，不会因力量太大而损伤血管，或因力量太小而失去阻断血流的作用。

（7）血管吻合时避免血管扭转，组织缝合时张力不宜太大，避免压迫血管而影响血供。

（四）血管吻合方法的优劣

在小血管吻合中，到底是套管法好还是缝合法好，目前尚无定论。通过本实验，我们初步认为血管外径在 1mm 以上者应用套管法的效果尚好，手术操作比较方便快速；血管外径在 1mm 以下者用套管法存在较多缺点，血管翻转不易，容易造成血管壁破碎损伤，因此以缝合法较可靠。

四、结论

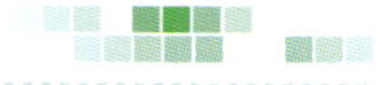

本文报道了应用小血管吻合技术进行皮瓣游离再植的动物实验结果。在 15 个腹壁皮瓣再植中，有 5 个皮瓣获得成活，其余 10 个分别在手术后 2～8 日坏死脱落。笔者等认为，皮瓣再植成败的关键性问题是小血管吻合技术，文中提出了小血管吻合技术的要点及经验。笔者认为，皮瓣的游离再植及移植在动物实验中尚存在着许多问题，有待继续研究解决：需进一步改进小血管的吻合方法，使成功率有更大的提高；应研究小血管吻合后的血流动力学改变、再植后的淋巴回流建立等问题。只有这些问题解决后，才有可能为临床应用提供可靠的保证。

（载于《中华外科杂志》1965 年第 13 卷第 3 期 P264-267）

附:皮瓣游离移植实验性研究

笔者1965年起进行家犬腹股沟游离皮瓣移植的实验性研究，并取得成功。由于读研究生，1965年10月下放到农村，接受贫下中农再教育1年，接下来是1966年开始的“文化大革命”，医学杂志停刊10～12年，论文未能发表。下面是实验成功的原始部分记录(图2-12)和2005年的论文。

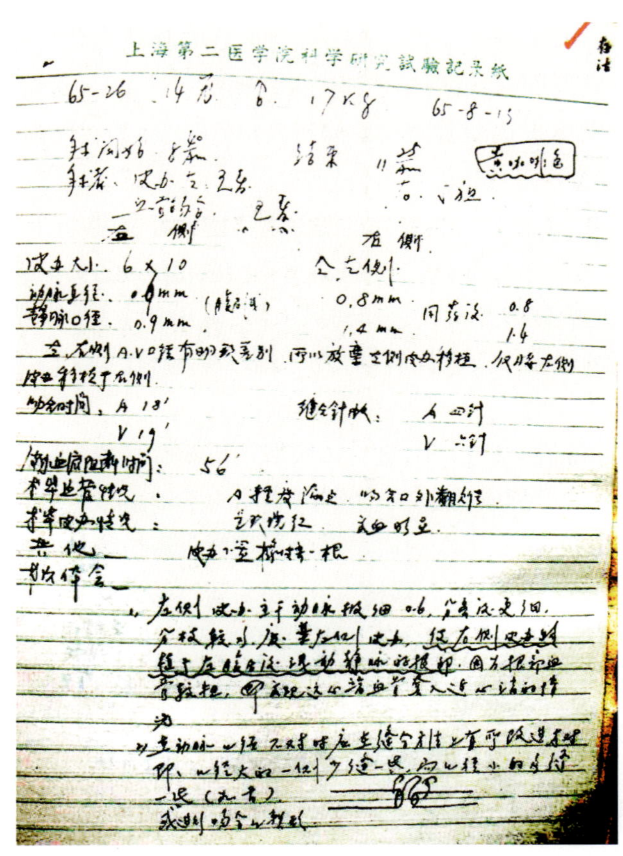

上海第二医学院科学研究試驗記录紙

图2-12　1965年，家犬腹股沟游离皮瓣移植，移植皮瓣获得成活的研究记录

显微再造外科临床应用的早期探索

1 研究创新内容　①在国内最早开创足背岛状皮瓣移植和游离移植；②在世界上最先创建扩大第2足趾移植(足背皮瓣和足趾合并游离移植)；③在国内最早开创游离大网膜移植修复头皮缺损之一；④在国内最早开创应用肠段游离移植行食管再造；⑤在国内最早创建足底岛状皮瓣移植修复足跟缺损之一——足底内侧皮瓣带蒂移植。

最早在临床上取得足底带血管神经皮瓣移植成功是在1979年10月，足底解剖研究是在临床应用数年前完成的。足底皮瓣移植的最早文献报道于1979年9月的美国整形外科杂志中，中国足底内侧皮瓣移植的应用是和世界同步的。

足底内侧皮瓣移植的优点：①创造了一种足底跖供区皮瓣(足底内侧皮瓣)移植方法；②为足跟和足底溃疡缺损的修复找到了一种简单易行的手术方法；③治疗修复周期从带蒂移植的3～4个月缩短到1～2周；④是一种带有血供和感觉神经支配的皮瓣(有足底内侧动脉、静脉和神经滋养)，手术后，移植皮瓣耐压和耐磨，不易使溃疡再发；⑤用足部皮瓣修复足部，术后形态良好，避免了移植皮瓣的臃肿；⑥由于足底皮瓣的皮下有众多纤维带，移植修复缺损后，行走时这种皮瓣不会滚动；⑦世界上最早应用颞浅筋膜游离移植加植皮治疗烧伤后爪形手，是一种超薄型游离皮瓣移植在手部创伤修复中的应用；⑧最早应用前臂骨间背侧皮瓣移植：前臂骨间背侧皮瓣是一种筋膜皮瓣，或是一种带血管的轴型皮瓣，可用于手部先天性畸形——Apert综合征的虎口开大和拇指再造；⑨在国内最早开展颞部毛发皮瓣游离移植修复瘢痕性秃发；⑩在国内最早开展大网膜异体游离移植研究，进行异体组织、器官移植的可行性探索。

2 研究背景　1965年，取得家犬腹股沟皮瓣游离移植和再植成功的经验；1966年和1973年，杨东岳进行人体腹股沟皮瓣游离移植、第2足趾游离移植取得成功；1974年，Buncke H. J. 、Danier R. K. 和Kleinert等参加的北美显微外科代表团访问上海，陈中伟主持，张涤生、杨东岳和笔者等参加。国内外显微外科应用的进展以及人体解剖知识提示，在身体上，有类似腹股沟皮瓣的供区可供游离移植。

3 立题、研究结果和价值　1973年，进行了腹股沟皮瓣移植修复腕部电击伤缺损取得成功，以及第2足趾游离移植再造拇指成功；在尸体解剖研究的基础上，1975年应用足背岛状皮瓣移植修复外踝皮肤缺损取得成功；1976年在国内率先采用足背皮瓣游离移植修复上肢缺损取得成功；1977年进行了足背皮瓣加第2足趾游离移植、大网膜和肠段游离移植、足底内侧岛状皮瓣游离移植修复足跟，均取得成功。由于积累了百余例显微血管吻合游离组织移植临床应用的成功案例，引起了全国同行的注意，20世纪70年代中期，上海第九人民医院整复外科每次进行显微再造外科手术时，都有来自全国各地的数十名医师参观。

4 论文

(1) 因“文化大革命”，医学杂志停刊，研究结果只能报告于中断14年后的第九届全国外科学术会议(1978，武汉)。论文均由笔者撰写，张主任为第一作者，寄出稿件时张主任将其中两篇的第一作者改为笔者。

(2) 此处收集的论文在杂志上发表时，均由笔者等进行课题的主要设计、临床实践以及论文的撰写。1984年前，多半以张老师为第一作者。

应用显微外科技术进行肠段移植修复食管缺损

(附动物实验及8例临床报告)

上海第二医学院附属第九人民医院　张涤生　王炜　孙以鲁　关文祥　程开祥

上海胸科医院　黄偶麟　彭刚　沈德魁

食管缺损(包括因食管癌切除后的缺损，因化学性灼伤后造成的颈段、胸段、颈胸段食管狭窄或闭锁)的修复，至今仍然是一个比较复杂的、难度较高的外科治疗问题。过去应用的将胃带蒂上移、空肠或结肠上移，或应用皮管修复等方法均有一定的缺点，易造成远端肠段坏死，导致手术失败。近年来，由于显微外科技术的发展，已有可能通过肠系膜血管吻合来进行空肠的游离移植，或将部分空肠带蒂、远段空肠进行小血管吻合的术式来建立新的血循环，以修复颈段或颈胸段的食管缺损。应用这种新的手术来进行高位食管或大段食管缺损的修复是具有显著优点的，1959 年以来国外相继有若干个案报告，国内尚未见这种手术的报告。

1977 年夏，上海第九人民医院整复外科开始在狗身上进行空肠游离移植的动物实验并获得成功。1977 年 10 月 13 日，为 1 例因化学性灼伤造成食管闭锁，经多次手术修复失败，仍留有颈及胸上段食管缺损的病例进行了 20cm 长的空肠游离移植以恢复食管通畅获得成功；同年 11 月 20 日，又为 1 例颈胸段食管闭锁的病例采用部分空肠带蒂、远段空肠作小血管吻合的术式进行修复，一次手术即获得完全成功。

我们两个医院迄今共为 8 名患者进行了这类手术，包括食管癌 3 例、化学性食管闭锁 5 例，其中男性 6 名、女性 2 名。在 8 例中，5 例手术获得成功，3 例失败。成功的 5 例中，3 例系应用空肠游离移植修复颈段食管缺损，2 例系应用部分空肠带蒂、远段空肠作小血管吻合的术式。在 3 例游离移植中，2 例的移植肠段分别为 20cm 及 15cm；1 例患者已经做了结肠上移手术，但术后颈部食管仍有 8cm 的狭窄区，手术中切除瘢痕后，发现 1/3 的后壁尚完整，故将 10cm 长的一段空肠剖开后以修补 2/3 的前壁组织。在 2 例部分空肠带蒂、远段空肠吻接小血管的术式中，1 例空肠上移达 50cm，1 例为 40cm。

在失败的 3 例中，2 例是在空肠经胸骨后径路上移的过程中因操作不慎，将肠系膜血管的最后一级弓拉断几处，致使手术无法继续进行，而改用其他方法来结束手术；1 例是在将空肠远段顺利地上移到颈下部后，发现空肠远段血供良好，肠组织鲜红，而颈部供应吻接的血管条件不是很理想，故主观地认为上移空肠的血供无问题，临时改变吻接血管的计划，手术后第 3 天，远段空肠发生坏死，只能立即再做手术，截除上移的空肠，术后患者发生脓胸并发症。这 3 名失败的病例提示我们：①必须在手术中谨慎细致地操作，切不可使脆嫩的肠系膜血管受到损伤，从而妨碍手术的继续进行；②应严格按照手术计划进行，上移的空肠远段一定要吻接新的血液供应，才能保证手术成功，切不可存有侥幸心理，导致手术失败及产生严重并发症。

1 空肠游离移植中肠段的选择 我们根据尸体解剖及临床观察，认为应用空肠上段较好。这段空肠暴露较易，血供丰富，肠管壁较厚实，是食管再造的较好替代物。此段肠系膜呈扇形分布，肠襻弯曲较大，虽不易伸展拉直，但如能细致地分离肠系膜动静脉，结扎到它的第二级血管弓，就可得到理想的展平。在进行部分空肠带蒂、远段空肠吻接血管的术式中，可在屈氏韧带下 6cm 处切开肠系膜，暴露通向空肠的第 1～4 肠系膜动静脉分支，该 4 支血管可滋养约 50cm 的空肠，足够修复颈胸段食管的缺损；保留第 5 动静脉分支，作为下段空肠的血管滋养蒂。为了松解肠襻，展直空肠，应分离结扎肠系膜动静脉的侧方分支，保留它的最后一级血管弓，并注意保持第 1～2 分支的适当长度及完整性，以便于和颈胸段食管的血管吻接。

2 接受肠段移植部位血管的选择 应根据不同情况而定，一般有 4 处血管可供考虑应用：①颈部以甲状腺上动脉和颈外静脉最佳，甲状腺上动脉口径较大（在 1.5mm 以上），血流量充足，动脉压力较高，是一支理想的吻接动脉，但它的起点位置较高，有时应用较为困难；②颈横动静脉也可选用，但位置较后；③胸廓内动静脉适用于胸段食管缺损的修复，但有时血管较细，血流量不足；④颈总动脉也可选用，本文有 1 例应用了与颈总动脉的端侧吻合，获得成功。

手术中应特别重视血管吻合技术，以保证术后血管通畅，否则血管发生栓塞易导致肠段坏死，造成严重的并发症。

（载于《第九届全国外科学术会议论文摘要》1978 年 P103-104）

应用大网膜游离移植修复头皮缺损

（附2例临床报告）

上海第二医学院附属第九人民医院　张涤生　王炜

应用大网膜移植来改善下肢淋巴或静脉回流障碍，或修复体表溃疡，是近年来组织移植的一项新进展。过去都是将大网膜的一侧胃网膜动静脉切断，游离大网膜后将它引出腹腔，作为一种带蒂移植来修复缺损，只有在显微血管外科技术发展的促进下，才能够将它作为一种游离移植的材料来达到更广泛的治疗目的。McLean 及 Buncke 在 1972 年报告了 1 例通过颞浅动静脉和胃网膜动静脉的吻合，将大网膜移植到头颅部以修复头皮缺损获得成功的病例；日本 Ikuta 在 1975 年又报告了 1 例相似的病例。

上海第九人民医院整复外科在 1977 年 12 月～1978 年 2 月间，先后对 2 例颅骨缺损及头皮破溃的病例应用大网膜游离移植进行修复获得成功。

第一例系一名 6 岁女孩，出生时枕后区即患有巨大黑色肿瘤，1 岁时曾住上海第九人民医院进行手术及植皮，病理诊断为幼年性黑痣（良性）。术后不久该区又破溃进展，此次来住院时已相隔 5 年。现枕后破溃区有 10cm×12cm 范围，黑色肿瘤组织高出表面约 1cm。研究讨论后决定采用将病变组织连同已被侵蚀的颅骨一并切除，然后用大网膜游离移植覆盖硬脑膜，并在大网膜上进行游离植皮的手术方案。手术在 1977 年 12 月 29 日进行，术中发现枕后区颅骨已被破坏，部分硬脑膜外层组织亦被波及。将肿瘤组织尽可能切除后，留下 16cm×16cm 的创面，随即剖腹采取大网膜，将它覆盖于枕后区创面上，并将胃网膜右动脉和右颞浅动静脉作端端吻合，血管吻合完毕后大网膜血循环立即恢复通畅。鉴于大网膜面积很大，故将它折叠成三层铺覆于枕后区创口上。再取中厚皮片移植在大网膜上，打包加压植皮区。术后 8 天打开创口检视，发现植皮成活约为 80%，20%皮片坏死的原因是由于将大网膜折叠成三层，导致大网膜血供障碍。后经换药，待肉芽组织生长后进行第二次植皮，创口最后愈合，患儿出院等待以后做颅骨修补术。

第二例系一名 23 岁的青年女工，因头皮撕脱伤造成颅顶部大片颅骨裸露，于 1977 年 5 月转来我院治疗。住院后先在颅骨外板上钻孔，待肉芽生长后在肉芽组织上进行游离植皮。术后创面虽大部愈合，但仍有散在溃疡和不稳定性瘢痕，时溃时愈，决定采用大网膜移植修复。手术在 1978 年 1 月 9 日进行，先将颅顶部不稳定瘢痕区及溃疡作彻底切除，因大片颅骨外板裸露，采取大网膜组织进行移植。将胃网膜右动静脉和右颞浅动静脉作端端吻合，但术中发现颞浅静脉很细，不能应用，遂采取大隐静脉一段，长约 10cm，将它移植在胃网膜静脉和右颈外静脉之间。血管吻接后，大网膜血供恢复良好，取中厚皮片移植在大网膜上，将大网膜挤拢，以缩小其面积，打包加压植皮区。术后 8 天打开敷料检视，皮片 100%成活。术后 2 个月随访，皮下质地柔软，富有弹性，头部不再破溃，佩戴假发后回原地工作。

（载于《第九届全国外科学术会议论文摘要》1978 年 P105-106）

足背皮瓣游离移植的临床应用

（附15例临床报告）

上海第二医学院附属第九人民医院 王炜 张涤生 徐春阳

应用显微外科技术进行皮肤组织游离移植已进入临床应用阶段，本文报告了15例足背皮瓣游离移植，用来修复手足部早期及晚期创伤。

足背皮瓣包括足背的皮肤及皮下组织。皮瓣系由胫前动脉的延伸部分——足背动脉及其分支所滋养，皮瓣的静脉回流主要依靠大隐静脉及小隐静脉。该皮瓣尚有腓浅神经分布。

足背皮瓣的特点是：①皮瓣菲薄，组织致密，韧性较强，可耐受摩擦；②皮瓣的血管分布较恒定，切取方便；③皮瓣血管的口径较粗大，血管吻合较易，而且蒂部可长可短，使用方便；④皮瓣面积可达10cm×15cm，可用来修复手足部相当大的皮肤缺损；⑤供皮瓣区经中厚皮片移植修复后不留功能障碍。

足背皮瓣游离移植的适应证很广，对于早期创伤后肌腱和骨骼外露、晚期瘢痕形成需作肌腱和骨骼修复前的皮肤覆盖，以及面部的皮肤缺损，均可利用，而且成活率很高。

本文提出了在切取皮瓣的过程中要注意勿使皮瓣组织和供养血管分离；术中一定要在深筋膜深面进行解剖，并把踇短伸肌包括在皮瓣内；供应血管周围应尽可能保留一些疏松组织，以保护血管，减少血管痉挛。

为了减少足背部供区手术后的并发症，文中提出在解剖过程中勿损伤肌腱旁膜，仔细结扎止血，以免造成植皮下血肿、术后肌腱粘连或植皮片坏死；术后持续应用弹力绷带包扎供皮瓣区2～3个月，以减轻术后水肿，协助更快恢复。

（载于《第九届全国外科学术会议论文摘要》1978年P110）

足部岛状皮瓣在足外科的应用

上海第二医学院附属第九人民医院 王炜 卫莲郡 胡鸿泰 （张涤生指导）

在足外伤中，遇有骨、关节外露伴有皮肤、皮下组织缺损以及因瘢痕挛缩引起踝关节畸形和软组织缺损时，其修复一直是比较棘手的问题，其中尤以足跟部皮肤、皮下组织缺损的修复最为艰巨。过去常用交腿皮瓣、交足皮瓣或远处皮管转移来修复，但这类手术次数多，肢体需要长时间的固定制动，而且术后足跟部容易发生溃疡。当前应用各类游离皮瓣进行修复，虽能一次完成手术，但手术复杂，并有一定的失败率。有人采用牺牲一两个足趾的方法，制成血管神经岛状皮瓣修复足底创伤，虽然效果良好，但因此造成了足部新的残疾，不易被医师和患者所接受。笔者从1975年3月起设计了足背岛状皮瓣，1979年10月设计了足底跖弓区岛状皮瓣，分别用于踝关节瘢痕挛缩引起的马蹄内翻足或外翻足的软组织修复、足底瘢痕挛缩引起的高弓足的修复、跖前部或足跟部软组织缺损的修复等。到 1981 年 4 月止，我们共应用足底跖弓区岛状皮瓣修复足跟部软组织缺损 3 例(4 块)、足背岛状皮瓣修复足外伤 3 例，均获得较好的效果(表 2-2，表 2-3)。

表 2-2　足底跖弓区岛状皮瓣的应用

姓名	性别	病变	皮瓣面积	结果
石××	男	下肢不全性瘫痪，右足跟灼伤后形成一控穴性溃疡(3cm×3cm×1.5cm)	3.5cm×3.5cm	成活
常××	男	右足跟因车祸造成皮肤撕脱，跟骨裸露 3cm×4cm	4cm×5.5cm	成活
侯××	男	双足跟医冻伤，分别形成 4cm×5cm 溃疡(左)和 4cm×5.5cm 溃疡(右)	4.5cm×5.5cm(左)，6cm×7cm(右)	成活

表 2-3　足背岛状皮瓣的应用

姓名	性别	病变	皮瓣面积	结果
严××	女	左足底灼伤后瘢痕挛缩引起的高弓足畸形	5.5cm×6.5cm(左足背皮瓣)	成活
张××	男	左足电击伤引起的第 1、2 趾远端缺损，第 1 跖骨胫侧部分缺损	10cm×6cm(左足背皮瓣)	成活
石××	男	右外踝灼伤后不稳定性瘢痕破溃	8cm×10cm(右足背皮瓣)	成活

一、足底岛状皮瓣

足底皮肤的表皮及真皮均较别处为厚，皮下组织致密，有富于结缔组织的脂肪垫，深层有坚韧的跖腱膜，在皮肤和跖腱膜间有锚状韧带相连，将皮下组织分成许多纤维间隔，使足底皮肤不易滑动，具有耐压、耐磨及较强的抗搓、抗捻的力量，所以它能承受身体的重量。类似这样的皮肤结构只出现于手掌。基于足底皮肤、皮下组织构造及功能的特殊性，故带来了一些缺损后修复的艰巨性。为了修复足跟部皮肤、皮下组织的缺损，必须达到下述要求：①供区的组织结构应类似于足跟部皮肤、皮下组织，具有耐压、耐磨、负重的功能；②修复组织血供良好，感觉存在；③供区不留功能障碍。本文介绍的是足底非负重区——跖弓区的岛状皮瓣，用以修复足跟，正可达到上述要求。

1 原理及应用解剖　在尸体解剖中发现，应用足底内侧动脉可制成跖弓区皮肤、皮下组织岛状皮瓣，或包括足底内侧神经在内的血管神经岛状皮瓣。跖弓区岛状皮瓣几乎可用于修复足跟任何部位的皮肤、皮下组织缺损。

胫后动脉在内踝后方穿过屈肌支持带，分出足底内侧动脉及外侧动脉，或在蹈展肌深面分出足底内侧动脉及外侧动脉，其中前者占 79%、后者占 21%。足底内侧动脉及外侧动脉穿过蹈展肌进入足底。足底内侧动脉行走于蹈展肌与趾短屈肌、足底方肌之间，它有细小的分支进入皮下组织和附近的肌腹内。向远端，足底内侧动脉参与构成第 1、2 趾的趾底动脉。静脉与动脉伴行。来自胫后神经的足底内侧神经位于动脉胫侧，其走向与动脉平行(图 2-13)。

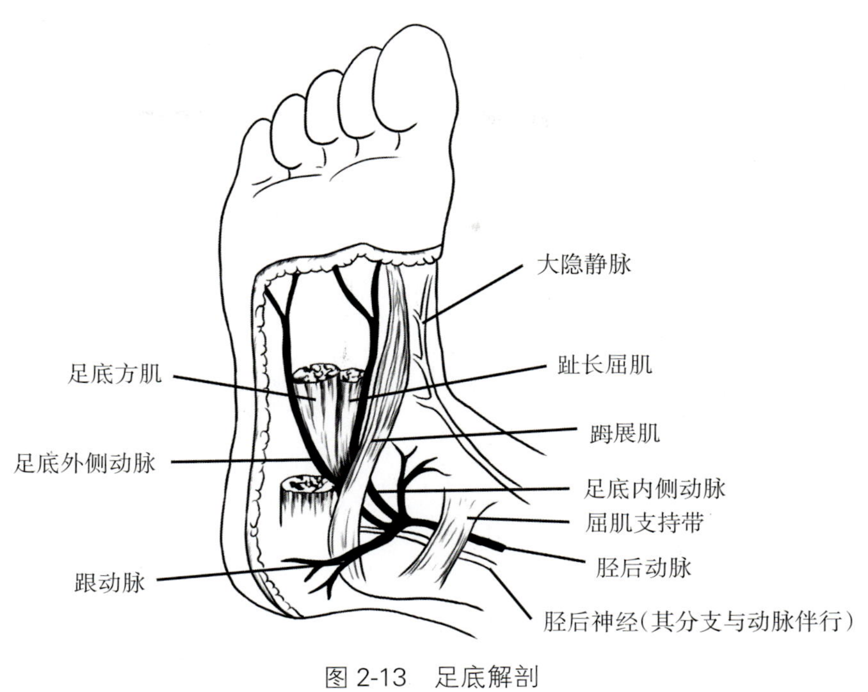

图 2-13　足底解剖

2 外科技术　根据足跟部缺损的范围，在跖弓区描绘出略大于缺损区的岛状皮瓣图形，皮瓣的内侧缘应正好是足底内侧动脉体表投影的部位。皮肤切口应有利于暴露足底内侧动静脉。沿皮瓣内侧缘向内上延伸，跨过踇展肌表面，到内踝与跟腱之间，这段切口线正好是足底内侧动脉的体表投影线。手术从暴露胫后动脉开始，在内踝后方切开皮肤及屈肌支持带，暴露胫后动脉、静脉及神经。追踪远行，在跟骨踇展肌止点处切断该肌的部分止点，即可清晰地显示足底内侧动静脉。掀起踇展肌，可见足底内侧动静脉紧贴足底皮肤及趾短屈肌。动静脉解剖完成后，制备岛状皮瓣，此时应由远心端向近心端解剖。在第 1 跖骨底部切断并结扎足底内侧动静脉向第 1、2 趾的延伸部分，神经一般不予切断。在动静脉暴露完毕后作皮瓣远端及外侧的切口。在跖腱膜表面分离皮瓣，当分离到距足底内侧动脉外侧约 0.5cm 处，纵向切开跖腱膜，包括趾短屈肌，目的是使足底内侧动静脉周围有较多的软组织与皮瓣相连，以保证皮瓣的血供。足底内侧动静脉的游离应在动静脉的深层进行。至此，岛状皮瓣已制成。动静脉蒂的长度可根据需要而定。在岛状皮瓣解剖分离过程中应不断检查皮瓣的血供状况。整个手术过程应以锐性分离为主，以保护组织少受创伤。然后将岛状皮瓣用以修复足跟缺损，供皮瓣区覆以中厚皮片，打包加压包扎。已切断的踇展肌予以复位，用铬制肠线缝合。术毕，足部用石膏托制动(图 2-14，图 2-15)。

二、足背岛状皮瓣

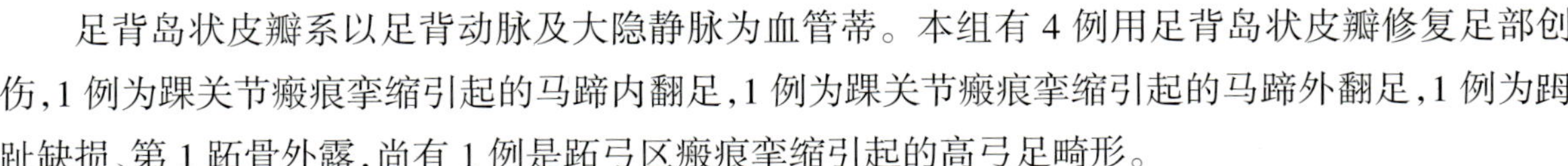

足背岛状皮瓣系以足背动脉及大隐静脉为血管蒂。本组有 4 例用足背岛状皮瓣修复足部创伤，1 例为踝关节瘢痕挛缩引起的马蹄内翻足，1 例为踝关节瘢痕挛缩引起的马蹄外翻足，1 例为踇趾缺损、第 1 跖骨外露，尚有 1 例是跖弓区瘢痕挛缩引起的高弓足畸形。

足背岛状皮瓣的设计及切取过程类似于足背游离皮瓣。先描绘出足背动脉、大隐静脉的体表投影线，再根据受区需要绘制出足背岛状皮瓣的范围，将足背动脉、大隐静脉包括到皮瓣内。皮瓣的切取自远端始，切口深达伸肌腱浅面，仅保留肌腱表面的腱旁组织，在此平面上解剖皮瓣，足背动脉即可包括在皮瓣内。注意勿使动脉与皮瓣分离。足背岛状皮瓣较易旋转，修复踝关节附近的缺损是很方便的；而对于较远处的创面，有时因动脉或静脉蒂不够长，影响皮瓣的应用，这时可切断动脉或静脉，移植一段静脉架桥，以增加皮瓣的可移动范围。

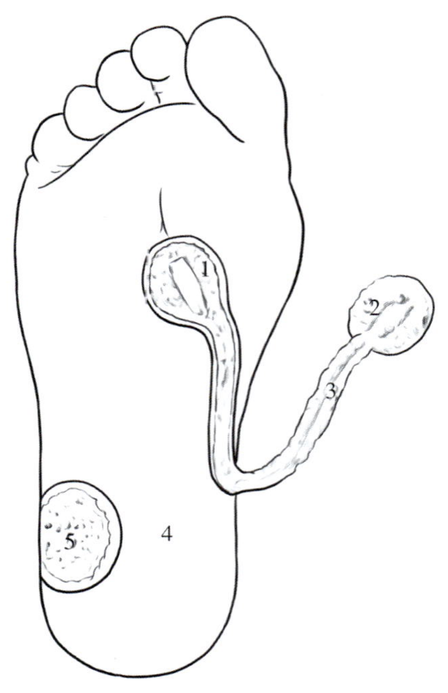

图 2-14　足底岛状皮瓣手术

1. 足底岛状皮瓣供区　2. 已游离的岛状皮瓣

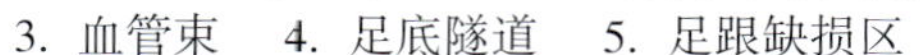

3. 血管束　4. 足底隧道　5. 足跟缺损区

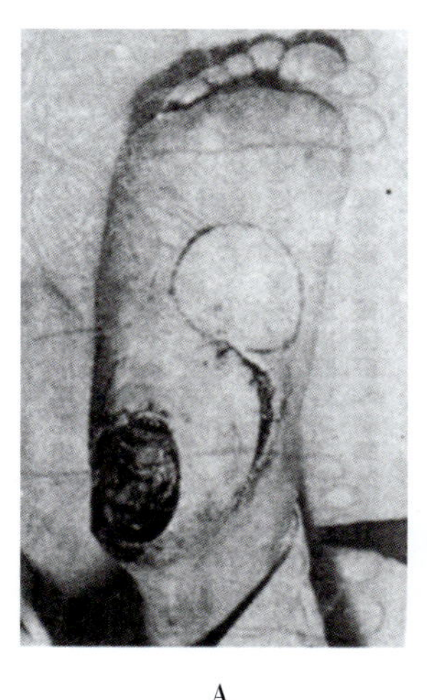

A

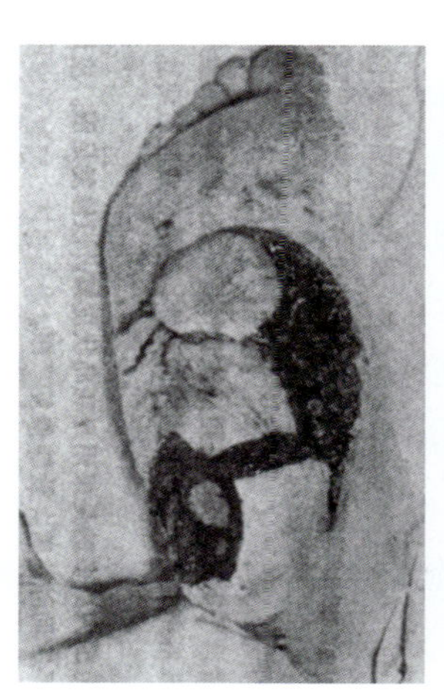

B

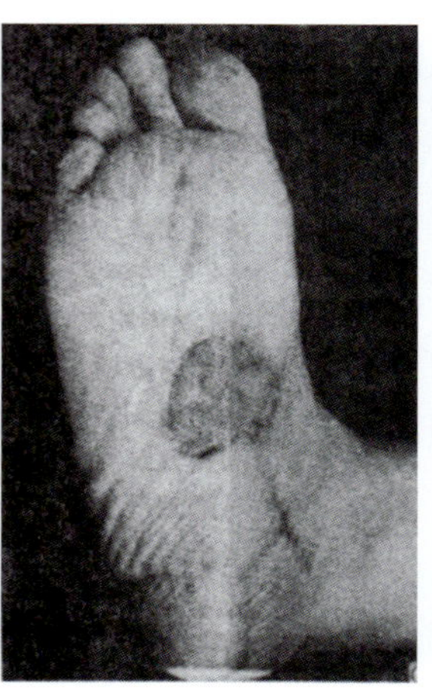

C

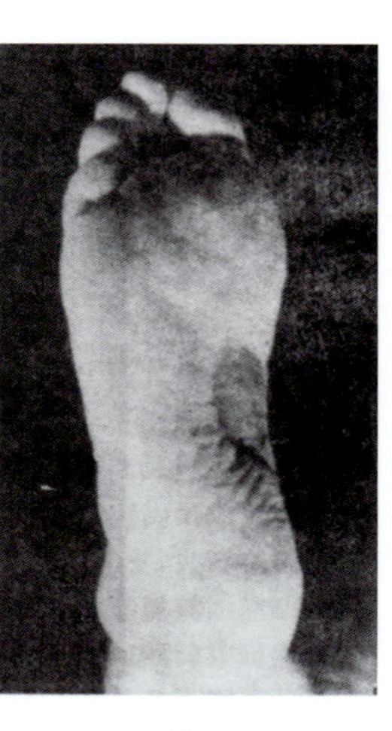

D

图 2-15　用足底岛状皮瓣修复足跟部皮肤缺损

A、B. 手术过程，足底岛状皮瓣面积约为 7cm×6cm　C. 足底岛状皮瓣修复术后足底观　D. 术后 1 年足底观

三、讨论

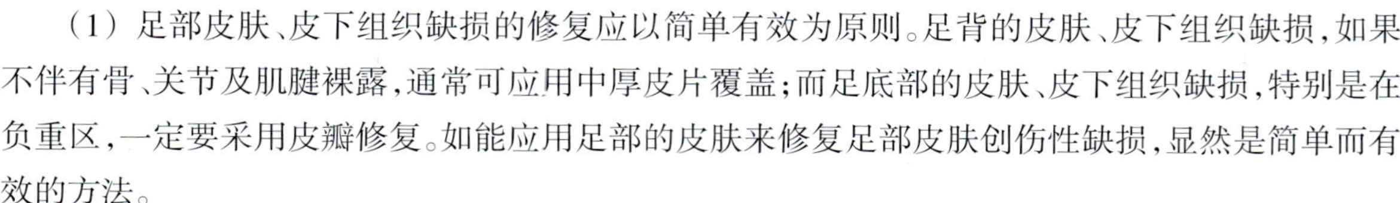

（1）足部皮肤、皮下组织缺损的修复应以简单有效为原则。足背的皮肤、皮下组织缺损，如果不伴有骨、关节及肌腱裸露，通常可应用中厚皮片覆盖；而足底部的皮肤、皮下组织缺损，特别是在负重区，一定要采用皮瓣修复。如能应用足部的皮肤来修复足部皮肤创伤性缺损，显然是简单而有效的方法。

20 世纪 60 年代中期之前，足部皮肤及皮下组织缺损的修复几乎都采用交腿皮瓣或远处皮瓣皮管转移的方法。虽然亦可采用足部非负重区的随意旋转皮瓣修复创伤，但足底皮瓣厚硬，难以旋转，而且皮瓣长宽的设计比例超过 1:1 时需要经过多次延迟手术，才能修复较小范围的缺损。

1969 年 Kaplan 采用跗趾制成血管神经岛状皮瓣，医治了 1 例足跟顽固性溃疡。该患者曾应用游离植皮修复及交腿皮瓣修复，均告失败。Kaplan 的设计是应用足部软组织修复足部的皮肤缺损，使足外伤的修复前进了一步。但是，这需要牺牲足趾。

1979 年 Shanahan 设计了跖弓区皮瓣修复足跟部缺损，这种方法较前种方法又前进了一步。该方法是利用包括足底内侧动脉分支和足底内侧神经皮肤分支的跖弓区轴型皮瓣，所以皮瓣不但血循环良好，而且有感觉。但是，该皮瓣蒂较宽，加之足底皮瓣厚而硬，有时旋转不易，或旋转后皮瓣蒂部有褶子，显得皮瓣不够平整。

笔者设计的足底岛状皮瓣不仅具有轴型皮瓣的优点，而且因为蒂部只有动静脉，所以旋转较易，修复足跟部缺损较为平整，不留褶子，同时可修复足跟外侧部的皮肤缺损。Reiffel 设计了包含足底内侧动脉、足底外侧动脉和跟动脉在内的轴型皮瓣，可修复各种足底创伤，有丰富的尸体解剖及临床资料。Hartrampf 的设计与笔者相似，但他的足底岛状皮瓣包括趾短屈肌的全部和整个跖腱膜。

在足跟缺损的修复中，除足底岛状皮瓣值得推荐外，Vasconez 及 Bostwick 提出的用带血管的趾短屈肌翻转覆盖足跟，再在其上游离植皮，也是一种简单且效果好的手术方法。

（2）应用足背岛状皮瓣修复足部皮肤、皮下组织缺损也是一种良好的方法，不仅可修复足背缺损、踝关节区缺损，还可以用于修复足底皮肤及皮下组织的缺损。但对于足跟部缺损的修复，其效果不一定很理想，因为足背皮肤较薄，为此需在术后早期穿矫形鞋以保护之。足背岛状皮瓣同样可包括感觉神经——腓浅神经，使之成为有感觉的皮瓣。

（3）足背或足底岛状皮瓣以及游离皮瓣、足底轴型皮瓣等在临床的应用和应用趾短屈肌翻转加植皮的方法，使足部创伤的修复得到发展，几乎已接近可摈弃交腿皮瓣移植的阶段了。

（4）一患者因在外地，仅能从来信中知其足跟溃疡修复后半年多又见渗出物流出，分析造成此后果的原因是由于该足跖部岛状皮瓣为孤立的岛状皮瓣，它被镶嵌在比它厚的足跟部皮肤之中，可能造成皮瓣下死腔，不易愈合。如果手术时在该岛状皮瓣下充填一块带血管蒂的趾短屈肌肌腹，术后疗效肯定会有所改善。

四、小结

本文报道了笔者设计的足背、足底岛状皮瓣在足外科应用的经验，同时简单地回顾了足外伤修复中足部皮瓣的应用情况。

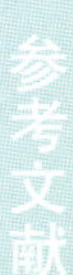

[1] 吴晋宝，程心恒，秦月琴，等.足背和足底的动脉分布[J].解剖学报，1980，11(1)：13.

[2] Kaplan I. Neurovascular island flap in the treatment of trophic ulceration of the heel[J]. Brit J Plast Surg, 1969, 22(2): 143-148.

[3] Shanahan R E, Gingrass R P. Medial plantar sensory flap for coverage of heel defects[J]. Plast Reconstr Surg, 1979, 64(3): 295-298.

[4] Reiffel R S, McCarthy J G. Coverage of heel and sole defects: a new subfascial arterialized flap[J]. Plast Reconstr Surg, 1980, 66(2): 250-260.

[5] Hartrampf C R, Scheflan M, Bostwick J. The flexor digitorum brevis muscle island pedicle flap: a new dimension in heel reconstruction[J]. Plast Reconstr Surg, 1980, 66(2): 264-270.

[6] Vasconez L O, Bostwick J, McCraw J. Coverage of exposed bone by muscle transposition and skin grafting[J]. Plast Reconstr Surg, 1974,53(5):526-530.

[7] Bostwick J. Reconstruction of the heel pad by muscle transposition and split skin graft[J]. Surgery, Gynecology & Obstetrics, 1976,143(6):973-974.

（载于《上海第二医学院学报》1982 年第 16 卷第 S1 期 P39-43）

20 世纪 70～80 年代原创的几种皮瓣
——颞浅筋膜瓣、前臂骨间背侧皮瓣等

上海第二医科大学附属第九人民医院　王炜

20 世纪 70～80 年代，在我科（上海第九人民医院整复外科，原上海广慈医院整形外科）显微外科范围内，有多种原创的皮瓣移植经历。由于历史性原因，没有在有影响力的杂志上发表，这是很可惜的事情，也应该引起青年学者的思考。

1963 年陈中伟教授断臂再植成功，开创了国际显微外科研究和临床实践的新阶段，在上海掀起了显微外科研究的高潮。

当时，我科在张涤生教授的领导和主持下开展了显微外科皮瓣移植的实验性研究。1963～1964 年，笔者直接参加了犬腹股沟皮瓣游离再植、移植和微血管吻合的实验性研究，1964 年写成论文发表在《中华外科杂志》上。其中，再植、移植的腹股沟皮瓣成活 15 例；移植皮瓣的血管吻合方法中，缝合吻合法 6 例，套管吻合法 9 例。

为使实验结果早日应用于临床，1965 年夏，笔者等人继续深入进行皮瓣移植的实验性研究（图2-16），但是好景不长，9 月笔者被派往上海郊县接受贫下中农再教育，皮瓣移植的实验性研究就此停止。直到 1966 年夏从郊县回到上海时，整形外科已迁移到上海第二医学院附属第九人民医院。当时正是"文化大革命"风起云涌之时，显微外科的实验性研究无法进行，只有断肢（指）再植的临床显微外科可继续进行。

1972 年，尼克松访华后，国内形势好转。1973 年夏，在 Buncke 教授带队的北美显微外科访华团来上海访问后，显微外科研究和实践的新阶段开始了。1973 年，我科成功地进行了第 2 足趾移植拇指再造，应用腹股沟皮瓣游离移植修复足趾跖背瘢痕挛缩畸形取得成功。这是我科显微外科临床应用的新起点。在我科显微外科的早期实践中，根据记载和回忆，有些原创性实践没有及时总结报道，或只在一般杂志上报道，是较为遗憾的，现举例如下。

1　足背岛状皮瓣移植修复足部创伤畸形　1975 年 3 月，我科成功地进行了足背岛状皮瓣移植修复足部创伤畸形，不久在临床上实现了足背皮瓣游离移植。查阅文献，这在当时是属于国际上先进或领先的，但直到 1978 年，才能在"文化大革命"后第一次恢复召开的第九届中华外科学术会议上交流。

2　足底跖弓区血管神经岛状皮瓣移植修复足跟软组织缺损　我科在 1978～1979 年进行了尸体解剖研究，1979 年 10 月在临床上应用足底跖弓区岛状皮瓣移植修复足跟软组织缺损获得成功，这和当时国际文献报道成果在同一时期。到 1981 年初，我科已完成 4 块（3 例）足底跖弓区血管神经岛状皮瓣移植。

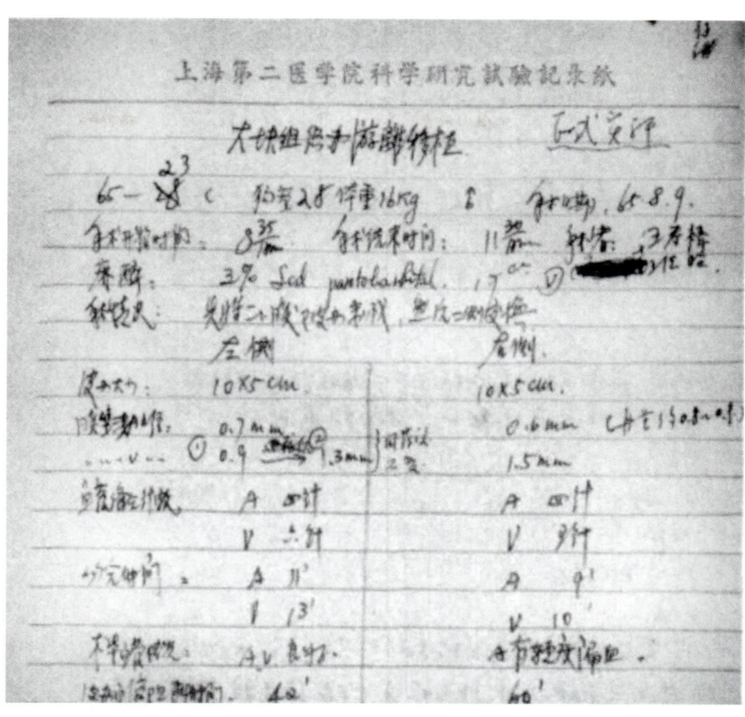
上海第二医学院科学研究試驗記录紙

图 2-16 1965 年夏，进行皮瓣移植实验性研究的原始实验记录

3 颞浅筋膜瓣移植加游离皮片移植治疗烧伤后爪形手 这也是我科原创性研究成果。1979 年和 1980 年，我们进行了颞浅筋膜瓣血管分布的尸体解剖研究，并于当年在临床上应用颞浅筋膜瓣移植加游离皮片移植治疗烧伤后爪形手，取得了良好的效果。这一成果直到 1981 年才发表在由黄恭康教授主编的《显微外科杂志》(这是中国第一本内部公开发行的显微外科杂志）上。1992 年在成都召开的手外科学术交流会上，顾玉东教授报告访问美国的体会时，介绍了美国医师的 24 例颞浅筋膜瓣移植在手部创伤修复中应用的先进经验，其实，该先进经验比我科的临床经验晚了十余年。

4 前臂骨间皮瓣移植修复手部创伤 1980 年 6～12 月，我科创造了前臂逆行岛状皮瓣移植修复手部创伤，取得 12 例成功经验，其基本原理是采用桡动脉逆行皮瓣。不久，我科又成功地进行了前臂骨间背侧逆行岛状皮瓣移植。1984 年，在修复 Apert 综合征的拇指功能性重建中，用前臂骨间背侧逆行岛状皮瓣移植作虎口再造取得了成功。当时手术拍摄照片记录的日期是 1984 年 11 月 26 日(图 2-17，图 2-18)，但这项成果一直没有报道过。路来金教授报道的前臂骨间背侧逆行岛状皮瓣的成果是在 1987 年。

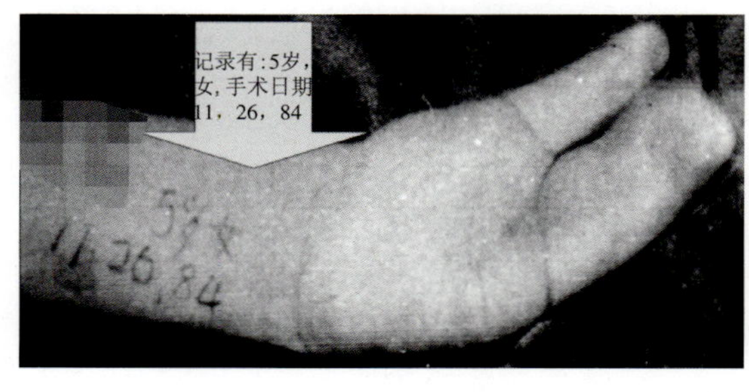

A

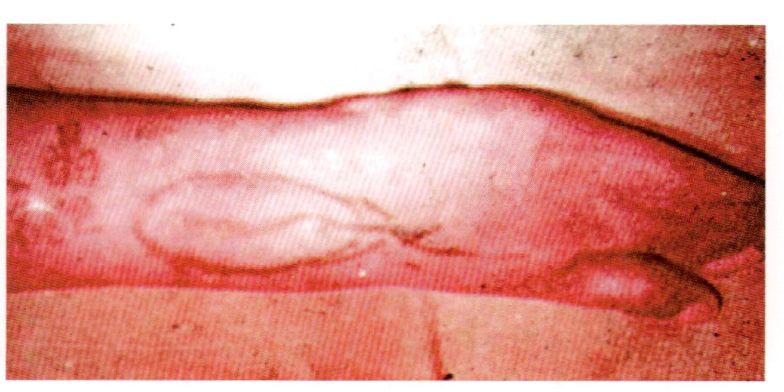

B

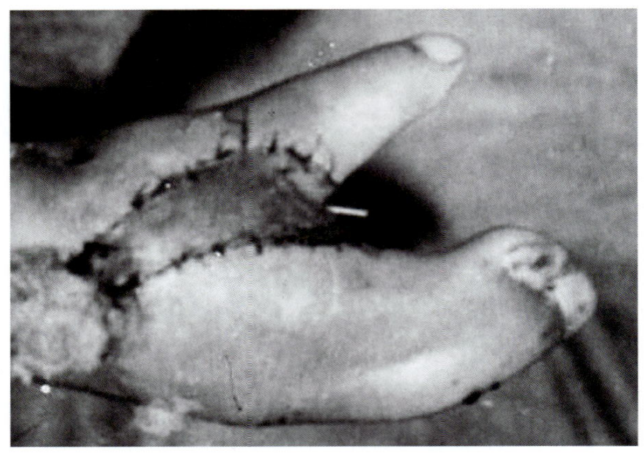

C

图 2-17　5 岁女孩，Apert 综合征并指，拇指功能缺失，用前臂骨间背侧逆行岛状皮瓣修复
A. 照片显示 1984 年 11 月 26 日手术　B. 设计前臂骨间背侧皮瓣移植再造虎口，进行拇指功能性重建
C. 拇指功能重建手术后，移植皮瓣成活，拆线前

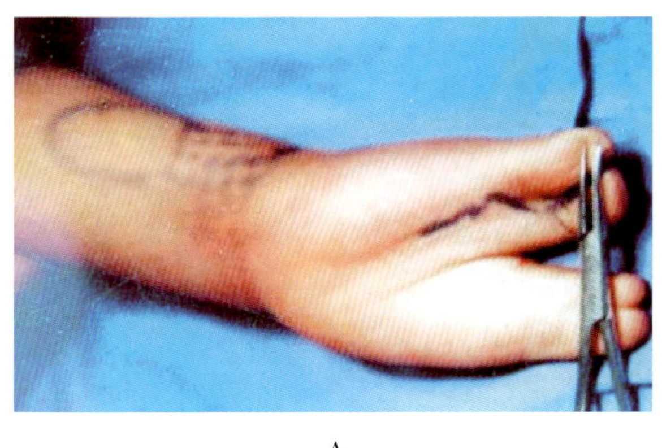

A

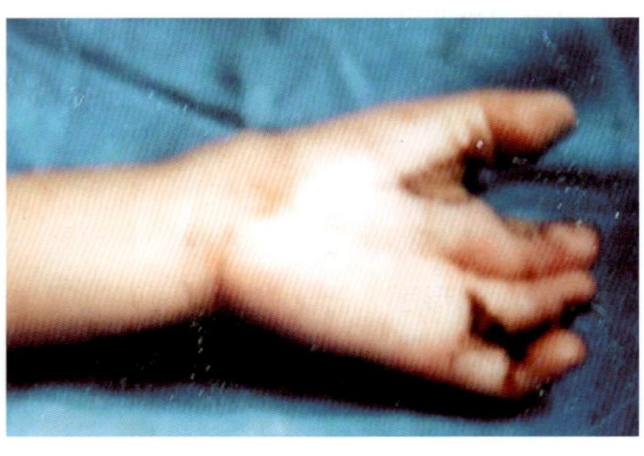

B

图 2-18　手发育不良，选用前臂筋膜皮瓣移植，第 1 掌骨截骨旋转成对掌位，虎口开大，拇指再造，并指矫正，1984 年手术
A. 手术前，皮瓣设计　B. 手术后

我科还有一些没有及时报道的其他原创性临床成果，有待以后再述。这一历史性回顾对于学科建设或是青年学者的成长是有利的，它可以拓展人们思考和行动的空间。

参考文献

[1] 张涤生，王德昭，黄文义，等.复合组织瓣游离再植和移植的实验性研究[J].中华外科杂志，1965，13(3)：264-267.

[2] Shanahan R E, Gingrass R P. Medial plantar sensory flap for coverage of heel defects[J]. Plast Reconstr Surg, 1979, 64(3): 295-298.

[3] Reiffel R S, McCarthy J G. Coverage of heel and sole defects: a new subfascial arterialized flap[J]. Plast Reconstr Surg, 1980, 66(2): 250-260.

[4] 王炜，卫莲郡，胡鸿泰.足部岛状皮瓣在足外科的应用[J].上海第二医学院学报，1982，16(S1)：39-43.

[5] 卫莲郡，王炜，施耀明，等.游离头皮筋膜瓣移植医治灼伤后爪形手畸形[J].上海第二医学院学报，1982，16(S1)：28-31.

[6] 路来金.前臂骨间背侧动脉逆行岛状皮瓣(附 6 例报告)[J].手外科杂志，1987，2：34.

[7] 王炜,黄文义,张涤生,等.前臂岛状皮瓣在手部创伤中的应用[J].上海第二医学院学报,1982,16(S1):31-35.

(载于《组织工程与重建外科杂志》2005 年第 1 卷第 6 期 P303-304)

头皮筋膜瓣游离移植医治灼伤后爪形手畸形

上海第二医学院附属第九人民医院 卫莲郡 王炜 施耀明 钱元仁 张涤生

灼伤后爪形手是手背部深度烧伤的后遗症,对于它的治疗一直是整复外科医师和手外科医师感到棘手的问题。因为爪形手不但有皮肤缺损和肌腱功能的破坏,而且伴有骨、关节及韧带的损害,给修复手术带来了困难。要解决爪形手的治疗问题,首先要有良好的皮肤覆盖。过去多采用皮管和皮瓣进行修复治疗,但须多次手术方可完成;现可采用多种皮瓣游离移植,但有时嫌皮瓣过厚臃肿,影响功能和外观。自 Harii 首次应用显微外科技术进行皮瓣游离移植取得成功以来,此后腹股沟游离皮瓣、足背皮瓣、胸肩峰皮瓣等相继问世。1980 年,Smith 报道了应用颞浅血管分布区的帽状筋膜进行游离移植再加移植皮片治疗下肢慢性溃疡取得成功。1980 年 10 月起,我科(上海第九人民医院整复外科)用显微外科技术进行头皮帽状筋膜瓣移植,再在筋膜上进行中厚皮片植皮,医治灼伤后爪形手 7 例,取得了良好疗效,兹报道如下。

帽状筋膜有丰富的轴型血管分布,其表面有皮下结缔组织,深层有疏松结缔组织与骨膜相隔。在保留头皮的情况下切下帽状筋膜,将其移植到受区进行血管吻合,再在筋膜表面植皮,其功效类同于一块游离皮瓣。由于帽状筋膜较薄,血管分布比较恒定,血管直径较粗大,术前能清楚地了解血管状况,切取后供区没有明显的瘢痕形成,对毛发生长没有影响,因此用来修复爪形手或其他有皮肤缺损的创面,可能是一个颇有前途的移植供区。

一、尸解资料

为了弄清头皮筋膜的血管分布、供应范围和外径,于 1980 年 10 月在本院解剖教研室的协助下解剖了 52 例侧面头皮血管,现将结果分析如下。

1 血管分布 头部的血供极为丰富,颞浅动脉顶支大多有静脉伴行,并向头顶部集中与对侧血管吻合,同时在行进中不断地相互再行吻合。各例的血管分布各不相同,在同一标本的两个侧面血管分布也不一致。颞浅动脉前支向颞前行走,与对侧及周围血管吻合。

2 血管口径 仔细解剖头部各血管,并用卡尺逐一测量其外径,结果如表 2-4 所示。

表 2-4 52 例面耳部血管外径数据

血管名称	血管外径(mm)						
	<1	1~1.4	1.5	2	2.5	3	3.5
耳屏前颞浅动脉(例数)	0	2	15	19	10	5	0
耳屏前颞浅静脉(例数)	0	2	5	26	7	3	1
耳屏上 5cm 处颞浅动脉(例数)	0	4	25	14	1	0	0
耳屏上 5cm 处颞浅静脉(例数)	2		29	8	1	1	0

3 顶前支分叉部位　颞浅动脉可分为顶支及前支，在不同病例中，顶前支分叉的位置也不同。52 例中顶前支血管在耳屏上 4～4.5cm 处分叉有 22 例，占 42.3%。这提示在临床应用时，可设计前支供应修复拇指背屈畸形范围，顶支供应修复第 2～5 指背屈畸形范围，这样分叉处正好分开，可一次修复第 1 指蹼。手术中事先了解血管分叉的部位，可防止虎口开得过深，避免切断分叉处血管而影响血供。

4 颞浅动静脉的关系　52 例解剖中发现动脉在静脉前面的有 35 例，占 67.3%；而静脉在动脉前面的有 17 例，占 32.7%。

5 耳后动静脉　52 例中有 44 例未见明显的耳后动静脉，仅 8 例见到明显的耳后动静脉。

通过尸体头皮的解剖，我们初步认为：①头皮筋膜血管呈网状，分支极多，有丰富的血液供应；②头皮颞浅动静脉的外径一般在 2mm 左右，有利于血管吻合；③对头皮筋膜顶前支分叉部位的了解有利于手术中一次修复虎口，避免发生暂时性并指；④头皮筋膜血管分布存在一定的变异情况；⑤头皮筋膜是一个良好的供区，可供一次修复严重的灼伤后爪形手。

二、手术步骤

术前剃除患者头发，用触诊及多普勒超声血流探测仪查清颞浅动静脉的走向，并用颜色标记之。手术在全麻下分两组同时进行，一组进行爪形手瘢痕切除、关节畸形矫正等手术，另一组切取头皮帽状筋膜。在颞部设计 T 形切口，切口的纵轴正好落在颞浅动脉顶支与前支夹角的分角线上，帽状筋膜瓣即在纵轴的两侧切取，T 形切口的横轴平行于顶部矢状线。沿 T 形切口线切开皮肤全层，慎勿深及皮下层，在皮下组织表面掀起切口两侧头皮瓣。由于头皮下皮下组织甚少，掀起头皮瓣不宜过深，否则会损伤皮下组织内的颞浅动静脉网；也切忌过浅，因过浅可损伤头皮瓣中的毛囊，造成术后该区毛发缺失。待切口两侧的头皮瓣分离到能足够切取帽状筋膜瓣时，将帽状筋膜（包括其深层的薄层疏松组织）在颅骨骨膜上方一并切下，切断颞浅动静脉蒂，移植到爪形手的手背，进行血管吻合。待血供重建后，在筋膜表面移植中厚皮片，给予轻轻加压包紧。帽状筋膜瓣供区的头皮原位回复缝合，加压包紧。

颞部可供移植的帽状筋膜瓣约为 10cm×15cm，枕部每侧也可供应 10cm×15cm 左右。颞浅动静脉的直径多在 1.5mm 以上；枕部动静脉更粗一些，多在 2mm 以上。

三、病例展示

1 病例一　男，18 岁，左手被火焰灼伤，后期因爪形手入院。局部检查示拇指及手背瘢痕挛缩，拇指过伸畸形，第 1 掌指关节向背侧全脱位，拇指内收，第 1 指蹼消失。

在全麻下分两组进行手术，一组切取帽状筋膜，一组作爪形手修复。在止血带下手术，切除拇背瘢痕约 8cm×4cm，切除第 1 掌指关节两侧的侧副韧带，使脱位的掌指关节复位。拇长伸肌作 Z 形延长，拇短伸肌及拇展肌腱缺失，切断拇内收肌横头，开大虎口，显示 8cm×10cm 两创面。解剖桡动脉及头静脉，移植相应大小的颞部帽状筋膜，用 9-0 无损伤血管缝针作血管端端吻合，然后再植中厚皮片。术后应用抗血管痉挛药物及低分子右旋糖酐 5 天，创口一期愈合。术后随访，拇指背屈和内收畸形得到矫正，第 1 掌指关节脱位得到复位。术后 2 个月作桡动脉血管造影，见颞部帽状筋膜内血管良好。术后 6 个月随访，拇指及第 1 指蹼功能及外形良好（图 2-19）。

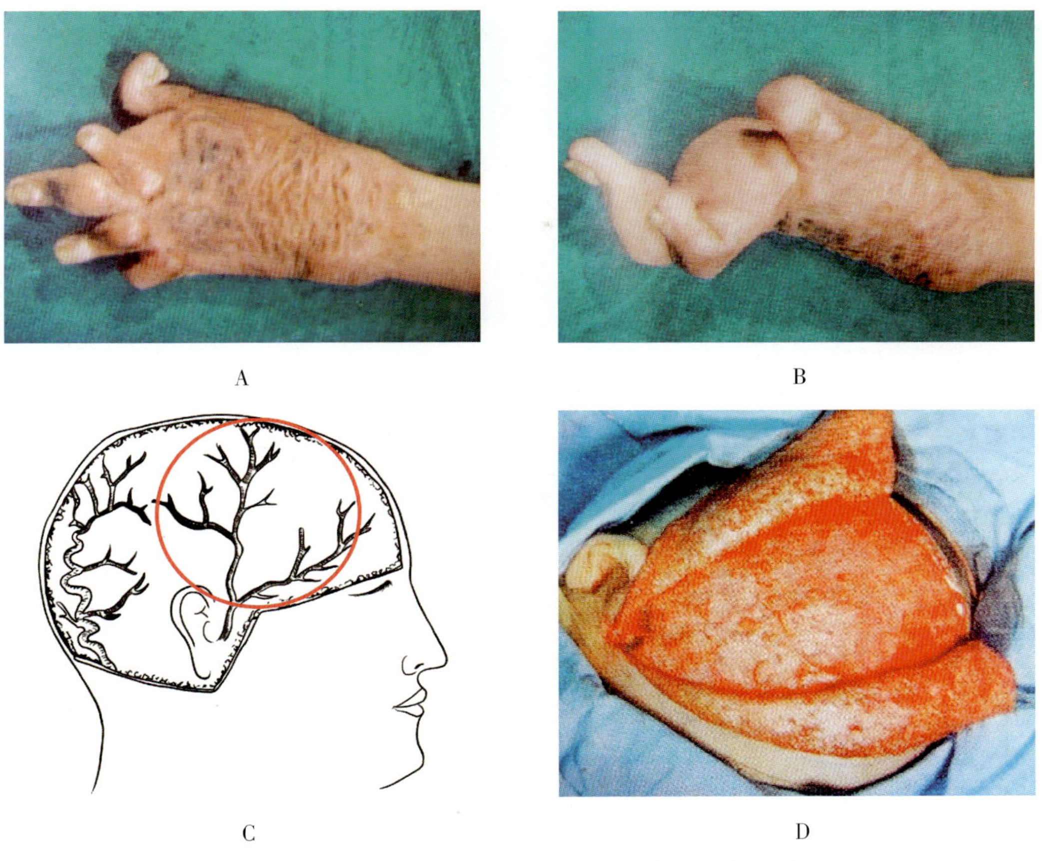

A　B　C　D

图 2-19　灼伤后爪形手，颞浅筋膜瓣游离移植加植皮
A、B. 手术前　C、D. 颞浅筋膜瓣切取

2 病例二　男，25 岁，1 年前右手被沥青灼伤，入院时呈爪形手畸形。局部检查示各掌指关节均向背侧脱位，拇指尤甚，拇指内收，手背全是挛缩的瘢痕组织。手术分两组进行，一组切除手背瘢痕，作拇内收肌横头切断，开大虎口，延长拇伸肌腱，各掌指关节均作侧副韧带切除，使各掌指关节脱位得到矫正；另一组切取颞部帽状筋膜 12cm×13cm，移植至右手背作血管吻合，血供重建后在筋膜表面游离植皮。

术后爪形手畸形得到矫正，恢复了对掌功能。术后 2 个月，桡动脉血管造影见帽状筋膜内血管充盈良好（图 2-20）。

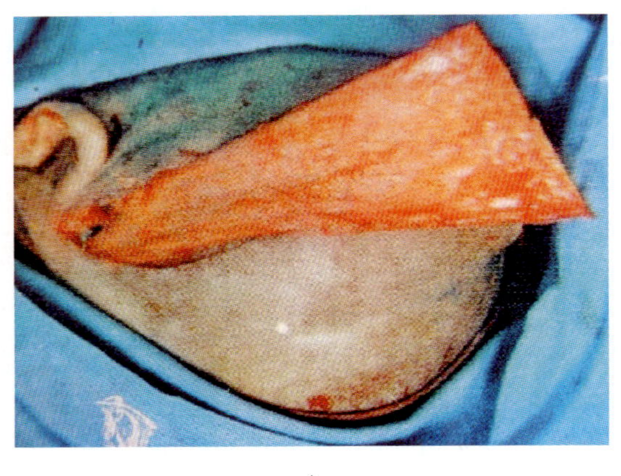

A

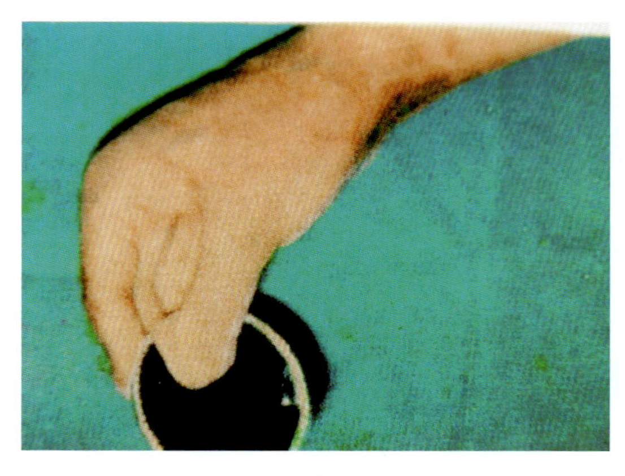

B

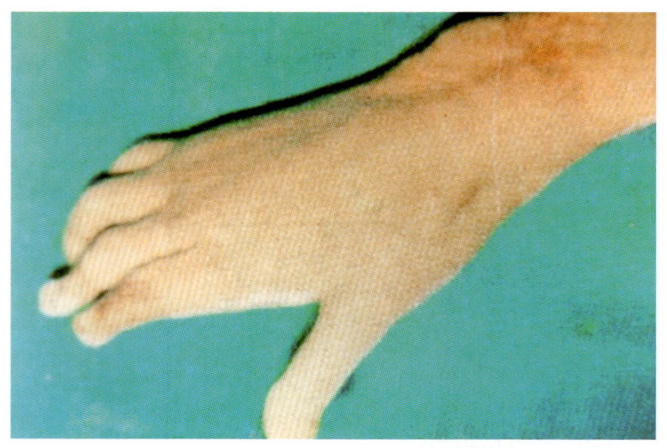

C

图 2-20　右手灼伤后爪形手，颞浅筋膜瓣游离移植加植皮

A. 颞浅筋膜瓣切取　B、C. 术后

四、讨论

应用头皮帽状筋膜游离移植治疗灼伤后爪形手具有一定的优点：①可一次完成爪形手的手术矫正，较以往的皮管移植或带蒂游离皮瓣移植为快，缩短了治疗时间。爪形手矫正中，游离皮瓣修复手背皮肤后往往还要行虎口开大术，一期开大虎口可能破坏游离皮瓣远端的血供，造成坏死，而应用颞浅动脉分布区域的帽状筋膜修复时，可利用颞浅动脉的两支分支（前支和顶支）一期进行虎口开大，用一根动脉蒂形成两个轴型皮瓣，前支用来修复拇指，顶支用来修复另外几个手指。②头皮帽状筋膜组织较薄且致密，在手背创伤的修复上较适宜。③供区颞浅动静脉的直径多在 1.5mm 以上，受区桡动脉及头静脉的直径多在 1.5～2mm 以上，这类血管吻合的通畅率很高，因此，只要术中稍加注意，这类组织移植可达到极好的效果。④颞部帽状筋膜供区的切口瘢痕可被梳理整齐的头发所遮盖。其缺点是：①该筋膜组织较致密，伸展性较小，对修复手指关节表面的较薄组织来说，比弹性较好、伸展性较强的组织移植欠缺；②本方法的临床应用时间还短，病例不多，应进一步作长期观察和疗效比较；③我们在尸解中发现桡动脉分布区域血管粗大，可供筋膜范围较广，但此处筋膜有枕肌附着，且手术切取时患者体位不易安放，易与患肢安放的体位产生矛盾，因此还有待今后在临床上继续应用观察。

五、小结

（1）通过 52 例尸体头皮解剖，了解颞浅动静脉的分布及供应范围，发现其外径较粗，便于血管吻合。

（2）通过 7 例爪形手手背瘢痕切除、关节矫正复位及肌腱延长等手术，应用头皮筋膜瓣游离移植，再在其上行中厚皮片移植，一次完成手术，疗效尚满意。本法可能是一个颇有前途的移植供皮瓣区。

参考文献

[1] Harii K, Omori K, Omori S. Successful clinical transfer of ten free flaps by microvascular anastomoses[J]. Plast Reconstr Surg, 1974, 53(3): 259-270.

[2] Smith R A. The free fascial scalp flap[J]. Plast Reconstr Surg, 1980, 66(2): 204-209.

（载于《上海第二医学院学报》1982 年第 16 卷第 S1 期 P28-31）

头皮游离皮瓣修复额鬓部瘢痕性秃发

上海第二医学院附属第九人民医院 张涤生 王炜 王德昭 赵平萍 卫莲郡 陆正康

大面积瘢痕性秃发，特别是位于额鬓部、颞部及枕后部者，对患者的容貌损害非常突出，使其在社会生活中和精神上都受到严重影响；在儿童，还可以影响到心理发育。治疗瘢痕性秃发的手术方法很多，Harii 第一个应用显微外科小血管吻合术进行头皮游离移植来治疗秃发畸形。我科（上海第九人民医院整复外科）自 1977 年 9 月以来应用此法为 3 例较大面积的额鬓部瘢痕性秃发患者进行了治疗并获得成功，兹报道如下。

一、手术原理

带血管的头皮皮瓣游离移植是采取健侧的颞浅动静脉或耳后动静脉或枕动静脉为蒂的一块头皮皮瓣，移植到对侧秃发区，并立即做小血管吻合术，使它在受区成活，生长出茂盛的头发。本组 3 例均是男青年，采用颞浅动静脉为蒂的头皮皮瓣，与对侧受区的颞浅动静脉作端端吻合。由于这块头皮皮瓣属于轴型皮瓣，故可依据颞浅动脉的走向设计和切取皮瓣，其长度和宽度颇有伸展余地。

二、术前准备

术前准备的重点在于了解颞浅动静脉的走向和分布情况。可在剃发后用触诊法测出颞浅动脉的走向。颞浅动脉通常在耳郭上方 5cm 处分成顶支和额支，我们选用顶支分布区。静脉的测定可压迫静脉的近心端，以显现其位置，较可靠的方法是应用超声测试仪测定。用亚甲蓝在头皮上标记出颞浅动静脉的径路和分布，并确切地画出切取皮瓣的面积和部位。由于切取皮瓣后在供区又形成一个新的秃发区，故术前必须考虑到本侧额鬓区的头发能否掩盖此新的秃发区，从而慎重决定切取皮瓣的大小和部位。

三、手术程序

一般都在全麻下手术。

先在受区解剖出颞浅动静脉，观察它们能否接受血管吻接。如血管条件良好，即分离出一段动静脉，并去除 0.2～0.3cm 的外膜备用。如发现颞浅静脉很细，不能作静脉端端吻合时，需解剖出面静脉或颈外静脉备用。如血管蒂长度不足，应作静脉移植以补充血管短缺。

沿前额发际边缘和鬓际设计切除头皮瘢痕的切口，并切除一块头皮瘢痕组织，以作为头皮移植的受区。瘢痕切除的范围应根据移植头皮皮瓣的面积而定。

然后在供区沿颞浅动脉顶支走向设计头皮皮瓣的大小和部位。可将颞浅动脉的体表投影线作为纵轴，向两侧等距离扩展皮瓣的宽度，一般在 2～4cm 之间。若皮瓣太狭，可造成移植成活后所生长的头发不足以掩盖瘢痕区；如皮瓣太宽，则供区面积太大，又会形成新的难以掩盖的秃发区。手术中应注意设计皮瓣的前缘离正常发际线至少 2.5cm 以上，这样可以保证发际缘后的头发足以掩盖供皮瓣区的秃发畸形。

待受区准备妥当后即可切断供区皮瓣的颞浅血管蒂，进行皮瓣移植。供皮瓣区如创面不宽，可在两侧作潜行分离后拉拢缝合，但一般来说张力过大，多不能直接缝合，需用中厚皮片（或对侧切除的瘢痕皮片）移植修复。植皮区打包加压包扎。

头皮皮瓣移植到受区后，先在周围作几针定位缝合，随即作血管端端吻合，先静脉后动脉。颞浅动静脉口径一般为1.3～1.5mm，仍应在手术显微镜下进行吻合。血管吻合完毕后，移植头皮皮瓣边缘立即有活跃出血。皮瓣下放入一小片橡皮片引流，用丝线缝合皮瓣四周创缘。术后常规应用低分子右旋糖酐500ml静脉滴注，每日2次，3日后可停止。术后10～14天拆线，如皮瓣已成活，可以明显地看到头发已在生长。

四、病例展示

1 病例一　男性，26岁，1975年被硫酸烧伤，导致右颞部、头顶部瘢痕性秃发，秃发区面积为14cm×12cm。1977年9月在全麻下行左颞部头皮皮瓣游离移植，皮瓣面积为12cm×4cm。在右侧颞鬓部受区切取相应面积的瘢痕组织作为移植床，将皮瓣供区的颞浅动静脉和受区的血管作端端吻合，颞浅动脉口径为1.3mm、静脉口径为1.7mm。术后10天拆线，皮瓣全部成活，毛囊全部成活，毛发生长旺盛。9个月后随访，秃发区头发覆盖满意（图2-21）。

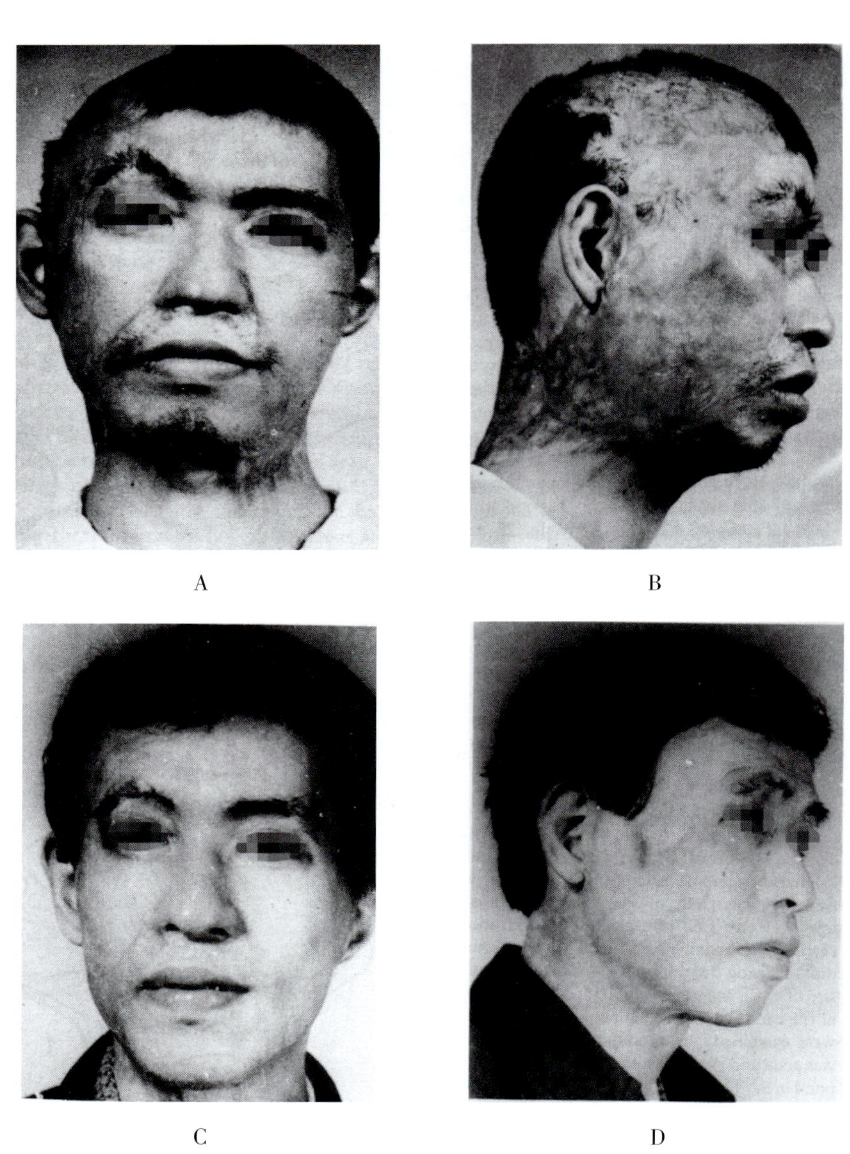

A　B　C　D

图2-21　病例一

A、B. 术前所见　C、D. 术后所见

2 病例二　男性，20 岁，在婴儿时期头部烫伤造成右颞部瘢痕性秃发，秃发区面积为7cm×8cm。1979 年 7 月在全麻下行左颞部头皮皮瓣移植于右侧额鬓部秃发区手术，皮瓣面积为7cm×2.5cm，颞浅动脉口径为 1.2mm。由于受区颞浅静脉已损毁，不能应用，故取一段大隐静脉移植，与面后静脉作吻合。手术后头皮皮瓣全部成活，但皮瓣远端 1/3 区域的毛发生长欠佳，比较稀疏，这是由于在采取皮瓣时皮瓣远端的静脉受损伤，影响了该部毛囊的成活。

3 病例三　男性，25 岁，在婴儿期被天然气烧伤，造成左颞部瘢痕性秃发，秃发面积为 13cm×9cm。1980 年 11 月进行右侧颞顶部头皮皮瓣游离移植手术，皮瓣面积为 13cm×4cm。供区颞浅动静脉口径均为 1.7mm；受区颞浅动脉口径为 1.3mm，静脉口径为 1.2mm，均进行了端端吻合。术后皮瓣全部成活。术后半年发现皮瓣远端毛发生长较稀疏，分析原因是由于该部术中解剖深度不够，使部分毛囊受损。最后毛发覆盖情况满意。

五、讨论

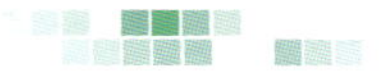

引起瘢痕性秃发的原因主要有三种：①生物源性感染，可造成头皮散在性秃发斑，俗称瘌瘢，现已少见；②各种原因所致的头皮烧伤，造成头皮大面积的毛囊破坏，形成广泛的秃发区；③头皮撕脱伤等外伤后形成大面积秃发畸形。后两者是目前最常见的秃发畸形。

文献上治疗局部性或广泛性秃发畸形的报道很多。较小的秃发区可以应用分期切除的方法来缩小或消除，但分期切除常受瘢痕的形状、位置及分布所限制，如果瘢痕过于宽大，就很难彻底切除，恢复头发覆盖。位于额鬓部的瘢痕也难以应用此法得到有效治疗。很早以前，Dunham 采用头皮旋转皮瓣来覆盖秃发区，这种治疗原则迄今仍被采用 。它是利用正常生长头发的头皮，按照带蒂皮瓣的手术设计原则，用旋转、滑行、延伸等方式来修复秃发区瘢痕切除后的创面，供皮瓣区的创面则应用中厚皮片移植修复。这种手术常可一期完成；但在较复杂的病例中，由于设计上的困难，也需分期进行移植手术。

Ortichochea 分别在 1967 年和 1971 年报道将整个头皮分成三等份或四等份后完全切开剥离，然后再作等份转移拉拢缝合，以缩小或消除秃发区。此法手术创伤大、切口长、出血多，作者是采用控制性降压麻醉完成此手术的。此外，本法对于修复额鬓部的秃发区也很难奏效。

毛囊插植法是应用点状带有毛囊的小块头皮，按一定的间距插植在秃发区，但这种方法常需多次手术才能达到毛发生长较满意的密度。此外，种植部位还应该具有丰富的血供。故此法应用于脂溢性秃发效果较好，对于血供较差的瘢痕性秃发区其成活率必然降低。

对于较大面积的额鬓部秃发区的修复，上述几种治疗方法都未能收到满意的治疗效果，故此，应用显微外科血管吻合技术，一次将健侧一定面积的头皮皮瓣移植到对侧缺损部位来修复秃发畸形，就成为一个效果良好、值得推广的手术方法。本文报告 3 例，均在一期手术中完成，术后毛发生长良好，均能满意地掩盖剩余的秃发区。病例二、病例三术后皮瓣远端毛发生长比较稀疏，其原因主要在于分离过程中损伤了静脉或毛囊，如能在术中给予充分注意，并熟练手术操作，必然能够避免。

参考文献

[1] Harii K, Ohmori K, Ohmori S, et al. Hair transplantation with free scalp flaps[J]. Plast Reconstr Surg, 1974, 53(4): 410-413.

[2] Dunham T. A method for obtaining a skin-flap from the scalp and a permanent buried vascular pedicle for covering defects of the face[J]. Ann Surg, 1893, 17(6): 677-679.

[3] Heimburger R A. Single-stage rotation of arterialized scalp flaps for male pattern

baldness: case report[J]. Plast Reconstr Surg, 1977,60(5):789-791.

[4] Ortichochea M. Four flaps scalp reconstruction technique[J]. Br J Plast Surg, 1967,20(2):159-171.

[5] Ortichochea M. New three flaps scalp reconstruction technique[J]. Br J Plast Surg, 1971,24:184-188.

[6] Huang T T, Larson D L, Lewis S R. Burn alopecia[J]. Plast Reconstr Surg, 1977,60(5):763-767.

（载于《中华外科杂志》1982 年第 20 卷第 3 期 P168-170）

狗的同种大网膜移植实验研究的初步报告

上海第二医学院附属第九人民医院　张涤生　王炜　徐春阳　朱昌　胡鸿泰
顾敬枚　陆昌语
上海第二医学院　刘昌茂

大网膜是一块富有血管及淋巴管的网状组织，在整复外科中有广泛的用途。McLean 以及 Buncke 在实验性研究的基础上，于 1972 年用显微外科技术在人体上成功地进行了大网膜自体移植。其后，不同的作者将大网膜游离移植应用于半面萎缩症的充填、颅部创伤和下肢慢性溃疡的修复、乳房切除术后顽固性溃疡的治疗、慢性骨髓炎死腔的充填以及肢体慢性淋巴水肿的治疗等。我们在 1977 年也成功地应用大网膜游离移植修复颅骨缺损、硬脑膜暴露的创面以及头皮撕脱伤等。1978 年，北京积水潭医院设计应用大网膜携带上腹部皮瓣游离移植于头颅部以修复颅部皮肤缺损取得成功。但是，自体大网膜移植必须剖腹切取网膜，有一定的并发症，如术后早期胃功能紊乱、后期肠粘连等，文献中尚有因此手术而死亡的报道，使临床应用受到一定的约束。为此，我们探求同种大网膜移植的可能性，以期能替代自体移植。本实验开始于 1979 年初，主要目的是通过免疫抑制剂的应用，以延长同种大网膜的成活时间。

一、动物选择

杂种狗，雌雄不拘，体重 10～20kg，共 37 只，其中 2 只为预初试验，13 只因饲养或麻醉不善死亡，剩余 22 只为用药组 12 只、对照组 10 只。

在选用狗之前曾选家兔为实验动物，共解剖家兔 4 只，其大网膜几乎缺如，仅有 5cm×5cm 一块薄如半膜样的网膜组织。据整复外科临床经验估计，在移植这种薄层组织上植皮时，即使不吻接血管，移植皮片也常能成活，故放弃了这种动物。

二、实验方法

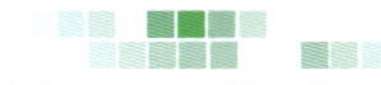

1 麻醉　2.5%硫喷妥钠 0.6～1ml/kg，中麻 2 号 2mg，氯丙嗪 25mg，异丙嗪 25mg，均作腹腔内注射，并作气管插管。

2 手术方法　每次任选 2 只体重相似的杂种狗，两台手术同时进行。作上腹正中切口，沿胃大弯切断、结扎胃网膜血管，切取 10cm×10cm 左右的大网膜供移植。以胃网膜左动静脉作为移植吻合血管(如果血管损伤,则采用胃网膜右动静脉),其动脉直径均在 1mm 以上,静脉直径最粗可达3mm。2 只狗的大网膜交叉移植至颈部皮下。颈部作胸锁乳突肌前缘切口,长 10～13cm,皮下潜行分离为袋状,作为大网膜移植床,并解剖出供吻合的动静脉(甲状腺上动脉及颈外静脉)。血管吻合均在 10 倍手术显微镜下操作,用 9-0 无损伤的血管缝针作端端吻合。血管吻合成功后,大网膜作定位性缝合,关闭颈部切口。

三、实验分组

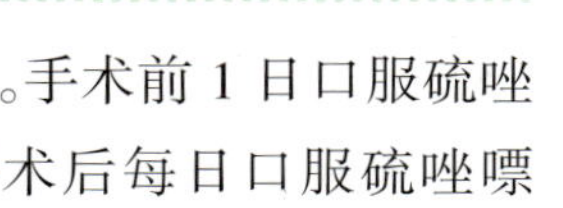

1 用药组　进行狗的同种网膜移植时,术前、术后均应用免疫抑制剂。手术前 1 日口服硫唑嘌呤4mg/kg、泼尼松 4mg/kg,手术当日氢化可的松 20mg/kg 静脉滴注,手术后每日口服硫唑嘌呤2mg/kg、泼尼松 2mg/kg,直至移植后的大网膜血供中断、坏死为止。为保证药物全部被吞服,狗分笼分食饲养,药物混合在食物之中,并检查核对吞服药物是否完全。

2 对照组　一切实验步骤均同用药组,但不用免疫抑制剂。

四、观察

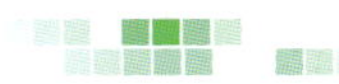

1 观察方法　①大体检查:切开大网膜移植区,观察网膜的外形、颜色、血供情况以及是否感染;②组织学检查:包括普通 HE 染色及派络宁染色,少数选择做电镜检查;③免疫学检查:做玫瑰花结试验。

2 观察时间　将 22 只狗随机分成两组进行观察,一组是术前和术后第 1、3、5、7 周,另一组是术前和术后第 2、4、6、8 周,用药组与对照组平均分配。每次检查均包括大体检查、组织学检查及免疫学检查。

五、结果

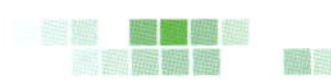

(一)大体检查结果

定期切开狗的颈部大网膜移植区,检查狗的同种大网膜移植术后成活情况。无论是用药组还是对照组,移植的同种大网膜及其周围组织大多有明显的改变。以用药组为例,12 只狗术后第一次(术后第1～2 周)切开探查时,只有 4 只狗移植的大网膜保持原来一样的鲜红,网膜上有清晰的血管网分布,脂肪组织有色泽明亮的颗粒;其他 8 只狗移植的大网膜或是与周围组织广泛粘连,或是大网膜增厚而结成团块状,大网膜的血管虽可见,但是失去了原有的蛛网样结构,或是网膜充血水肿、脂肪组织失去光泽。在 12 只狗中,有 4 只狗移植的大网膜周围有结缔组织包膜围绕,如囊状,有时在囊腔中有数毫升到近百毫升不等的积液。

在用药组或对照组切开探查中,如果见到移植的大网膜呈灰暗色,失去血管结构,剪开大网膜边缘不出血,或是呈暗褐色团块状,或是呈干酪样,都是大网膜坏死的表现;反之,如果切开探查中见到大网膜有正常的血管结构,剪开大网膜边缘有出血者,则可作为大网膜成活的标志。术后网膜成活情况见表 2-5。

表 2-5 狗的同种大网膜移植术后网膜成活情况

组别	术后网膜成活时间(周)						
	1	2	3	4	5	6	7
用药组(12 只狗)	10 (83.3%)	9 (75%)	7 (58.3%)	6 (50%)	2 (16.7%)	2 (16.7%)	2 (16.7%)
对照组(10 只狗)	3 (30%)	1 (10%)	1 (10%)				

注:从表中可以看出用药组大网膜成活时间较对照组长,用药组最长成活时间为 7 周,对照组最长成活时间为 3 周;用药组的成活率也较对照组为高。

(二)组织学检查结果

组织学检查与切开大网膜受区肉眼观察网膜成活情况的结果相似,表现为用药组成活率高,成活时间长。用药组及对照组各有 2 个标本的组织学检查结果与肉眼大体观察结果不符,即在肉眼观察下移植的大网膜已坏死,没有血供,血管结构不明显;而在组织学检查中还有部分大网膜成活,其或许是受到来自周围皮下组织的血管的滋养。对于这类结果的评价,从今后临床应用的目的来考虑,我们仍以大网膜已坏死为结论。

1 大网膜的炎症情况 用药组共有 28 份标本,其中 11 份有不同程度的炎症情况,即 12 只狗中有 5 只狗移植的大网膜有严重的炎症表现;而对照组 10 只狗的标本中,仅有 1 只有炎症表现。

2 排斥反应情况 排斥反应表现为淋巴样细胞、浆细胞浸润,坏死和小血管内膜增生,派络宁染色时在淋巴样细胞内见有红色细微颗粒。两组的排斥反应相似。若以手术后 3 周为界分前、后期,排斥反应无明显差别,唯在晚期显示小血管内膜增生及纤维化为多见。光学显微镜及电镜检查见图 2-22。

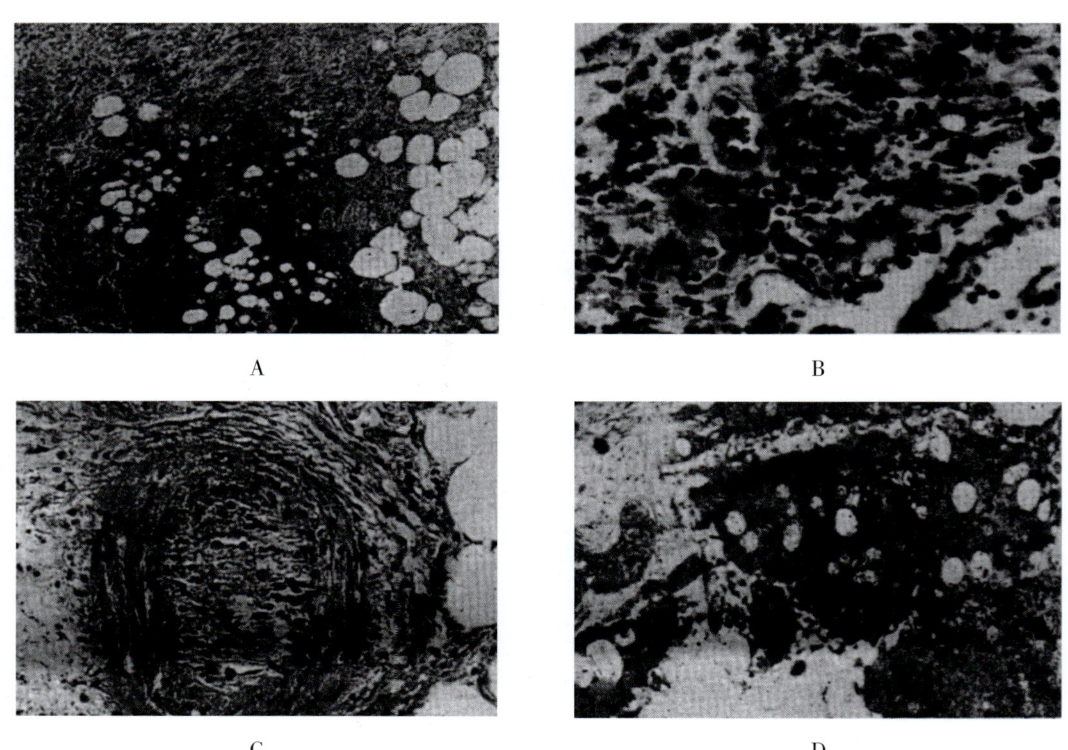

A B C D

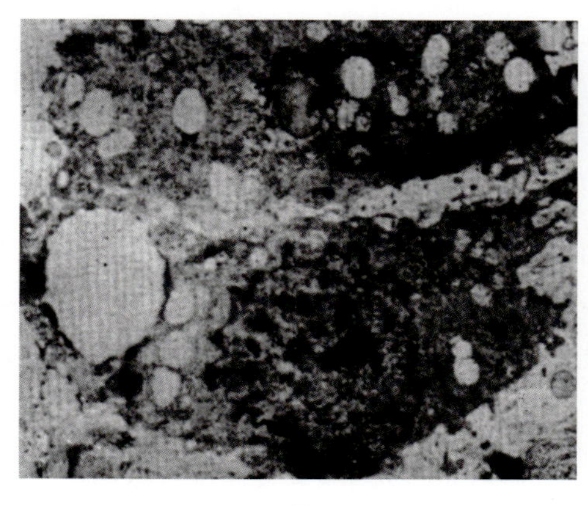

E

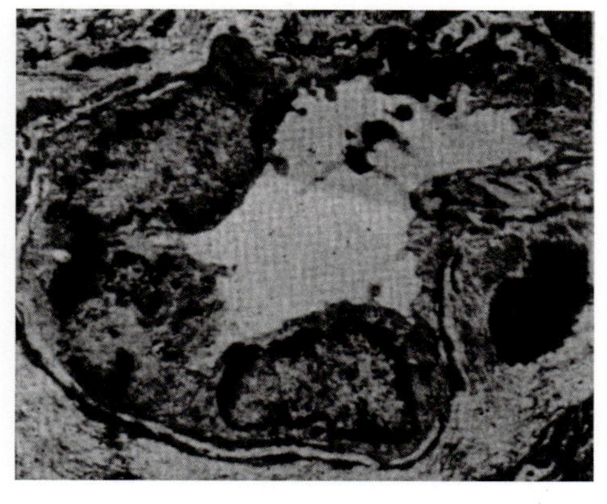

F

图 2-22　狗的同种大网膜移植实验研究的光学显微镜及电镜检查结果

A. 同种大网膜移植后 1 周的光镜图像：发生排斥反应，有广泛性坏死及炎性细胞浸润　B. 排斥反应时，光镜下有大量淋巴样细胞及少量浆细胞浸润　C. 同种大网膜移植后 3 周，光镜示小动脉内膜增生，致管腔闭塞　D. 同种大网膜移植 1 周后的电镜图像：发生排斥反应，大网膜广泛性坏死，间质细胞器的细微结构消失　E. 电镜示淋巴样细胞之线粒体及粗面内质网肿胀　F. 同种大网膜移植后 3 周，电镜示小动脉内膜细胞明显增生

（三）免疫学检查结果

狗的玫瑰花结试验的正常值不稳定，术前波动较大，术后变化也较大。从群体上来观察，手术前后玫瑰花结试验的均值没有明显的差别；从个体上来分析，有近 1/3 的狗手术前后玫瑰花结试验的数值有变化，这些变化不能预测同种大网膜移植狗的免疫反应的情况。

六、讨论

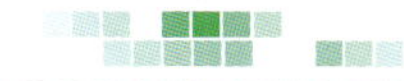

（1）本组实验是严格地按照原计划进行的，但在动物实验早期，狗的麻醉选择欠妥，加之术后管理不善，致使动物死亡率较高。不过我们在总结该实验结果时发现，剩下的 22 只狗已足够达到本实验的目的，并部分地反映了同种大网膜移植的动态变化。实验证明，应用免疫抑制剂的用药组，其移植的同种大网膜的成活时间较不用药物的对照组为长，术后的成活率也高于对照组。在组织学检查中，用药组及对照组均呈现排斥现象，但在镜下难以区分两组的排斥现象有何不同。可是，在成活率上两组是有明显差异的：术后 1 周，用药组的成活率为 83.3%，而对照组仅为 30%（$P<0.05$）；术后 2 周，用药组与对照组的比较达到了十分显著的差异（$P<0.01$）；术后 3 周，两组之间虽有差别，但不显著（$P>0.05$）。实验证明，用硫唑嘌呤、泼尼松作为免疫抑制剂是能抑制受体的排斥反应的，特别是在术后 1～2 周较为明显。但是，药物的抑制作用还不完全，特别是术后 3 周之后，移植的大网膜迅速坏死，至术后 7 周，狗的成活率仅为 16.7%。显然，这样的实验结果用于临床是不够成熟的，即使同种大网膜移植术后 3 周的成活率达到了 85%～95%，但还需进一步研究在同种大网膜表面游离植皮或携带皮瓣的成功率。

（2）本组实验中，无论是用药组还是对照组，术后 1 周，同种大网膜移植均为一定的成活率，这除了早期即有排斥反应外，还可能与部分血管吻合不够细致及实验狗术后不易护理有关。

（3）用药组同种大网膜移植后的炎症现象多于对照组，这或许是用药组移植后期成活率较低的原因之一，因为免疫抑制剂降低了动物的抗感染能力。因此，如果给应用免疫抑制剂的动物加用一些抗炎措施，可能是有益的。

（4）本组选择免疫抑制剂的原则与一般同种组织移植相同，剂量也与人体肾移植时的用量相仿。但是，同样的药物、同样的剂量，在术后 3 周后似乎免疫抑制作用显得不足。根据本实验结果，可以考虑在术后 2 周开始加大免疫抑制剂的剂量，以延长同种大网膜移植后的成活时间，提高移植成功率。

（5）本实验还说明，应用玫瑰花结试验作为免疫学检查是不够理想的。

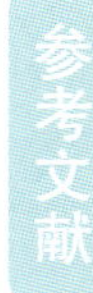

［1］Harii K. Clinical application of free omental flap transfer[J]. Clin Plast Surg, 1978, 5(2):273-281.

［2］McLean D H, Buncke H J. Autotransplant of omentum to a large scalp defect, with microsurgical revascularization[J]. Plast Reconstr Surg, 1972, 49(3):268-274.

（载于《中华器官移植杂志》1981 年第 2 卷第 2 期 P86-88）

前臂游离皮瓣和前臂岛状皮瓣的发明和实践

1 研究创新内容

（1）根据文献记载，上海第九人民医院和沈阳军区总医院的杨果凡在同时期（1979）发明和应用前臂游离皮瓣移植。杨果凡、陈宝驹、高玉智等撰写的《前臂皮瓣游离移植术（附 56 例报告）》刊登在《中华医学杂志》1981 年第 61 卷第 3 期上（1980 年 4 月投稿），上海第九人民医院的《前臂游离皮瓣移植在手外科的应用》刊登在《上海医学》1981 年第 4 卷第 8 期（1980 年 7 月投稿），两者的投稿和发表时间在同一时期。

（2）1980 年，笔者率先应用前臂岛状皮瓣移植修复手部创伤。

（3）1982～1984 年，金一涛发明了前臂岛状筋膜瓣移植修复手部创伤。

（4）1980 年，《中国医学百科全书：外科学基础》分册显微外科内容的编写会议在无锡惠山梅园召开，参加人员有陈中伟、张涤生、杨东岳、程绪西、尹大庆和笔者等，笔者负责编著前臂皮瓣章节。笔者率先提出前臂游离皮瓣可作为阴茎再造、食管再造的供区，并提出设计方法。

（5）1982 年进行前臂静脉筋膜游离移植、动脉化预制皮瓣实验研究取得成功，在临床上应用“三明治”末节断指再植取得成功，1983 年在第十届中华外科学会交流会（天津）上交流，1984 年在法国南锡第二届中法显微外科、手外科学术交流会上交流。

2 研究背景　到 1979 年，笔者等已在临床上积累了 100 余例腹股沟皮瓣游离移植、足背皮瓣游离移植、第 2 足趾游离移植、空肠游离移植、大网膜游离移植以及颞浅筋膜游离移植等。因为熟悉前臂血管和神经解剖，选择前臂作为皮瓣移植的供区是顺理成章的，但是对切取皮瓣后留有身体暴露区域的植皮色素沉着存有顾虑，一直在犹豫之中。

3 立题和实践　1979 年杨果凡选用前臂皮瓣作为供区，在没有得到他们资料的情况下，1979 年 9 月用前臂游离皮瓣移植修复创伤。

4 结果和价值　上海第九人民医院和沈阳军区总医院的杨果凡同样是在 1979 年将前臂游离皮瓣移植用于临床，同样是在 1980 年报道的。

前臂岛状皮瓣移植很快在世界上得到推广。1981～1982 年笔者在美国休斯敦贝勒大学医学院做访问学者期间，曾对美国同道作前臂岛状皮瓣尸体解剖示教和临床应用指导。1984 年，在法国南锡召开的第二届中法显微外科、手外科学术交流会上，法国手外科学会前主席 Micheon 教授在接待中国上海第九人民医院整复外科代表团时，特别将他们应用中国前臂岛状皮瓣移植修复手部创伤的病例带到了会场，并将该皮瓣作为他们的博士生研究课题。法国博士研究生还将前臂岛状皮瓣的论文交给中国同行征求意见。交流会上对足趾移植、前臂静脉筋膜游离移植、动脉化预制皮瓣实验研究和“三明治”末节断指再植等进行了交流，受到同时参加学术交流会的世界著名手外科专家——法国 Raoul Tubiana 教授和美国William Littler 教授的赞扬（图 2-23～图 2-25）。

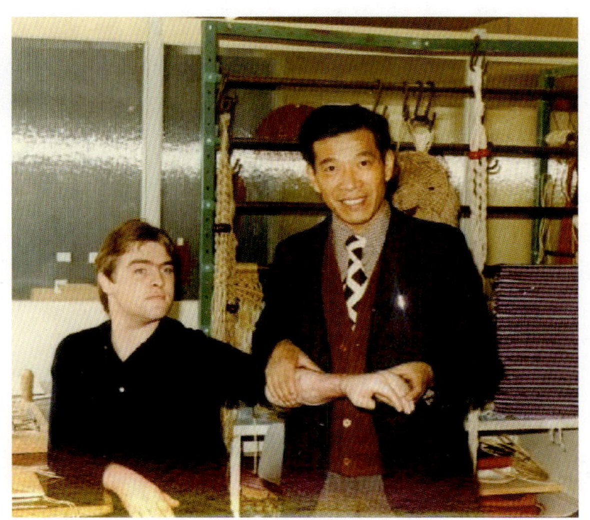

图 2-23　1984 年，法国手外科学会前主席 Micheon 教授将应用中国前臂岛状皮瓣移植修复手部创伤的病例带到会场，参与接待中国代表团

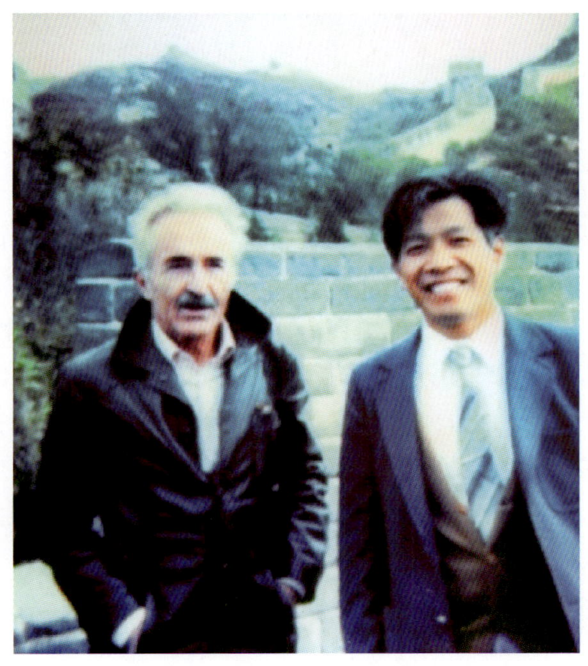

图 2-24　1985 年，Micheon 教授在北京长城

5 论文　1980 年 6 月，撰写了《前臂游离皮瓣移植在手外科的应用》论文，以张老师为第一作者，在国内外发表。

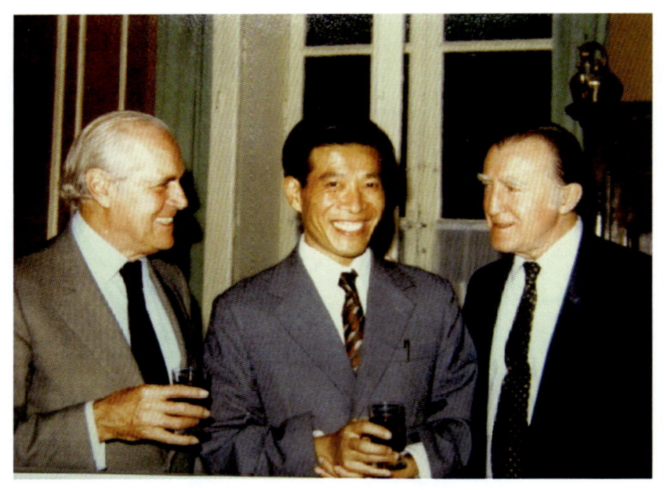

图 2-25　1984 年，法国手外科教授 Raoul Tubiana（左）、美国手外科教授 William Littler（右）在法国南锡学术交流会期间和笔者在一起

前臂游离皮瓣移植在手外科的应用

上海第二医学院附属第九人民医院　张涤生　王炜　徐春阳　顾敬枚　胡鸿泰

前臂是一个优质的游离皮瓣供区，继沈阳军区总医院的杨果凡等于 1979 年 8 月创用前臂游离皮瓣后，我院在 1979 年 9 月～1980 年 5 月期间，应用该皮瓣修复各类创伤缺损 15 例，其中 13 例应用于手外伤，移植皮瓣全部成活，术后手功能恢复良好，皮瓣最大面积达275cm²，并认为前臂是修复手部及腕部缺损的理想供皮区。本文就前臂游离皮瓣移植在手外科的应用报道如下。

一、临床资料

本组病例主要是因深度烧伤、电击伤及皮肤撕脱伤等引起的手部创伤畸形，病史均在 1 年以上。损伤往往是综合性的，既有皮肤、皮下组织的广泛缺损，又有肌腱损害及多个关节畸形，伴功能障碍。病损的特点有两类：一是因烧伤、电击伤、皮肤撕脱伤引起的手背瘢痕挛缩，手呈爪形，手背皮肤及皮下组织缺损，肌腱缺损或粘连，各掌指关节向背侧过伸脱位，拇内收畸形等；二是手掌瘢痕挛缩，手呈握拳形，手有纵、横两方向的挛缩，各掌骨间隙缩小，指屈曲，拇指处于内收、对掌屈曲位，或伴有第 1 掌指关节纤维性强直。这些患者如应用游离植皮修复，治疗效果不良，而局部又无大块皮瓣可供转移，因此，我们采用前臂皮瓣移植修复皮肤及皮下组织缺损，对于肌腱损害及关节畸形也可予以矫正。本组 13 例中，男性 8 例，女性 5 例，年龄 5～50 岁；皮瓣面积为 48～275cm²，平均面积为 127cm²。本组有 5 例作手掌或手背皮肤、皮下组织缺损的修复，8 例在修复手外伤的同时作腕关节及前臂皮肤、皮下组织缺损的修复。

二、前臂皮瓣的应用解剖

前臂皮瓣的血液供应来自桡动脉的皮肤分支，以头静脉及桡动脉的伴行静脉作为该皮瓣的回流静脉。桡动脉在肱二头肌止点前方由肱动脉分出，上 2/5 段在肱桡肌深面通过，中 1/5 段在肱桡肌肌腱下行走，下 2/5 段在肱桡肌肌腱与桡侧腕屈肌肌腱之间的桡侧沟内。

桡动脉的皮肤分支主要有上、下两组，上组是桡动脉在肱桡肌深面向肌间隔及肱桡肌边缘发出的分支(3～5 支不等)，这些分支也延及前臂皮肤；下组是桡动脉下 2/5 段向皮肤发出的分支，该段动脉紧贴皮肤，一般有 4～7 条细小分支。如果保护上述两组分支，可提供全部前臂皮肤及皮下组织的血供来源，但通常切取前臂皮瓣的范围不是很大，只需保护好下组血管分支即足够。

头静脉是该皮瓣的主要回流静脉，直径粗大(可达 3～4mm)，体表标志明显，易解剖。桡动脉的伴行静脉有 2 条，紧贴桡动脉，相互间有较多的吻合支。

前臂外侧有两组皮神经：①前臂外侧皮神经，在头静脉附近行走，切取前臂皮瓣时被切断并包括在皮瓣内。②桡神经浅支，在离桡动脉 2～3mm 处与桡动脉同方向前进，到腕关节水平转向手背。该神经在手术中应尽可能地保护好，不予切断，但若不慎切断也无严重后果，仅在虎口背部皮肤留下一小片麻木区。

三、前臂皮瓣的切取

手术在臂丛麻醉或高位硬膜外麻醉下进行，应用止血带，但不驱血。

患者平卧，臂外展，在前臂肘横纹中点下方 2.5cm 处设一点，是桡动脉起始处的体表标志；再在桡动脉腕横纹交叉处设另一点，两点的连线构成了桡动脉在前臂行走途径的体表标志。前臂皮瓣在该连线的两侧等分对称设计，或背侧大一些，掌侧小一些(图 2-26)。沿设计图形切开前臂皮肤及皮下组织直达前臂筋膜，在皮瓣边缘区前臂筋膜浅层进行分离，至桡侧腕屈肌及肱桡肌区时则在前臂筋膜层下分离。注意保护好这两条肌腱的腱旁组织，使之完整地保留。在腱旁组织上植皮不但成活率高，而且可以防止肌腱粘连。

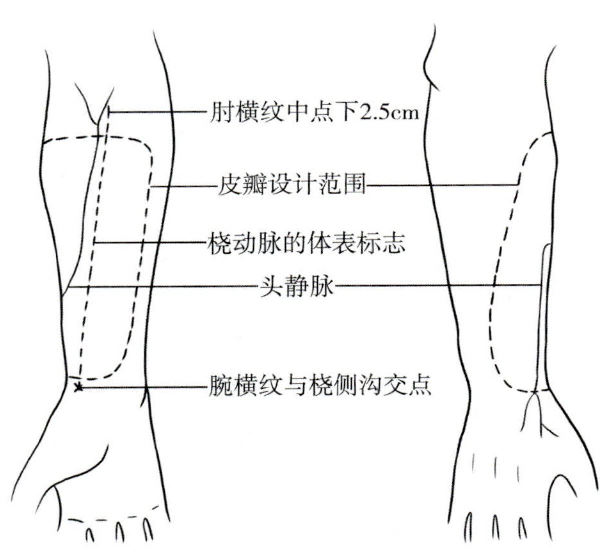

图 2-26 前臂游离皮瓣的设计

在腕横纹处切开皮肤后，头静脉首先被暴露，予以切断结扎。头静脉背侧有桡神经浅支，予以保留；头静脉掌侧有数支前臂外侧皮神经，可以切断。于桡侧沟内切断结扎桡动脉及其伴行静脉，自远心端向近心端解剖，切断结扎桡动脉沿途走向深层的分支，保护好桡动脉与皮肤的联系，即可保证前臂皮瓣供血的完整。拉开肱桡肌，将桡动脉走向肌间隔及皮肤的分支保护好，切下部分肌间隔或少许肌腹组织，动脉上段走向皮肤的分支即可完整无损。待解剖至前臂中部时可见桡神经浅支由肱桡肌旁穿出，切勿损伤。分离近肘部时皮瓣全部游离，只剩下动静脉蒂相连。待受区准备妥当后切下皮瓣供移植，前臂创面用 0.4～0.5mm 厚的皮片覆盖。

四、病例展示

1 病例一　男性，28 岁，1979 年 10 月 10 日入院。入院诊断：双手烧伤后爪形手。

（1）病况：1979 年 3 月因酒精烧伤，造成双手背瘢痕挛缩，呈爪形手。左手背烧伤瘢痕挛缩，肌腱及关节无严重损害，可游离植皮修复。右手背烧伤瘢痕挛缩，伴有各掌指关节纤维性强直向尺侧偏斜，拇指掌指关节过伸畸形，呈全脱位，拇内收及外展幅度仅为数毫米，伸指伸拇肌腱粘连。

（2）手术：在全麻下分两组进行。受区组切除右手背瘢痕，松解伸肌腱，拇指掌指关节作侧副韧带切断，切开背侧关节囊，松解伸腱帽，切断拇内收肌横头，拇内收畸形得到矫正，以克氏针作暂时性固定。供区组在左前臂切取 10cm×15cm 的皮瓣，桡神经浅支未予损伤，保留在左前臂。待受区准备妥当后作皮瓣移植，皮瓣桡动脉与受区桡动脉端端吻合，皮瓣头静脉与受区头静脉端端吻合，皮瓣桡动脉伴行静脉与受区头静脉属支吻合，供皮瓣区域作中厚皮片移植。皮瓣一期成活，术后右手功能恢复良好，供区也没有功能障碍（图 2-27）。

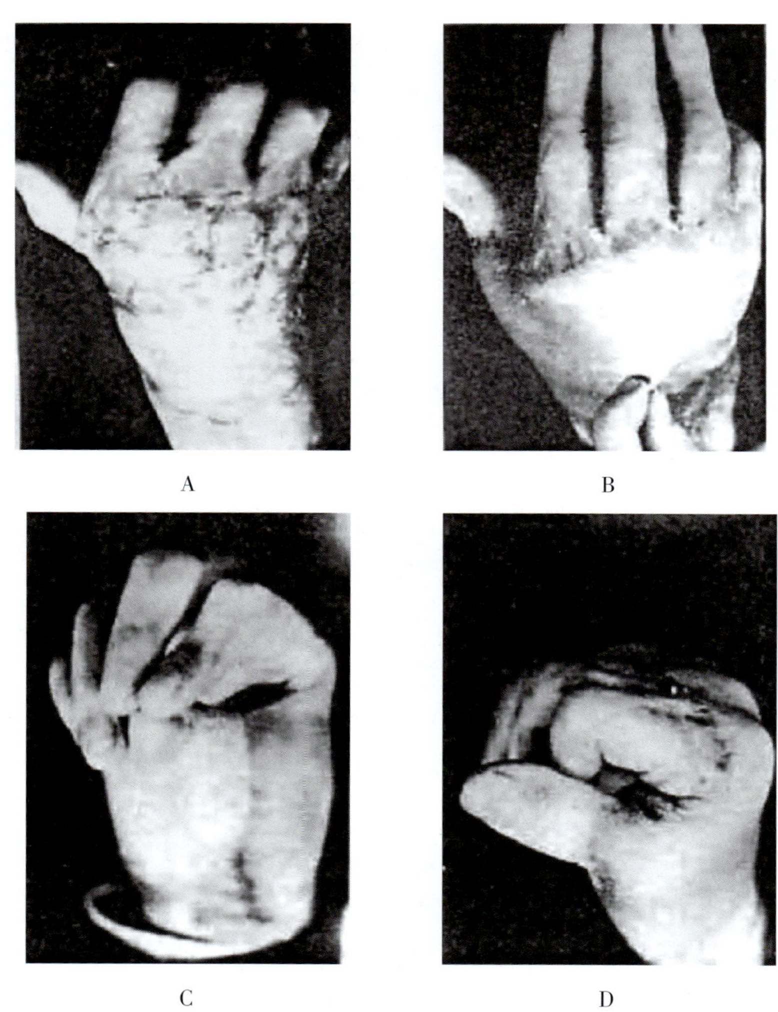

图 2-27　病例一

A. 术前手外形　B. 术后手外形　C、D. 术后显示皮瓣柔软菲薄，功能恢复良好

2 病例二 女性，20 岁，1980 年 1 月 16 日入院。入院诊断：右前臂烧伤后伸肌腱粘连，腕过伸畸形。

（1）病况：1979 年 3 月因灼热液态玻璃烧伤右前臂及右手背，导致瘢痕挛缩，腕关节不能活动，腕过伸畸形达 120°，并向尺侧偏斜 30°，伸肌腱瘢痕粘连，伸指受限。

（2）手术：在高位硬膜外麻醉下分两组进行。切除右前臂背侧瘢痕 6cm×12cm，作伸肌腱松解及修补。瘢痕松解后暴露了 6.5cm×19cm 的创面，在左前臂取皮瓣作游离移植，吻合桡动脉及头静脉。供皮瓣区作中厚皮片植皮。术后患肢功能良好，供区没有功能障碍（图 2-28）。

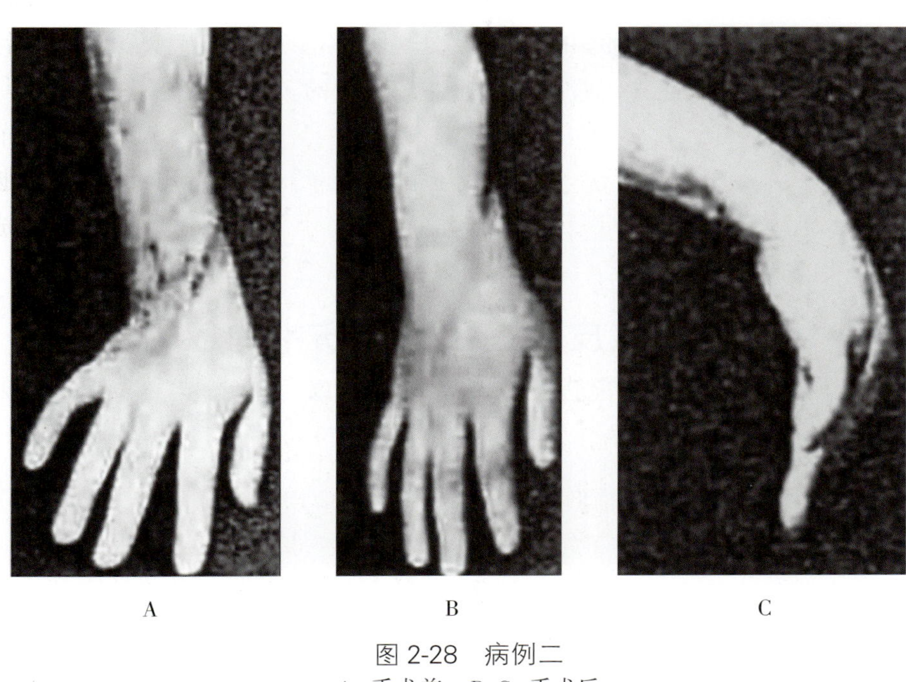

A　　B　　C

图 2-28 病例二

A. 手术前 B、C. 手术后

五、讨论

（1）手部深度烧伤、电击伤及皮肤撕脱伤往往因皮肤及皮下组织的广泛缺损引起严重的瘢痕挛缩，在处理上是较为复杂的。肌腱位于瘢痕下，因广泛粘连而失去功能，久之，掌指关节及指间关节也可产生不同方向的脱向及侧偏。本组除了 4 例有关节、骨及肌腱的损伤外，其余 9 例均属这种情况。对于这类皮肤及皮下组织缺损，只有当病史在半年以内，或在儿童时期可考虑应用游离植皮修复外，其余病例只有应用皮管或皮瓣修复才能恢复理想的功能，这点已被整复外科医师多年的临床经验所证明。当前应用的游离皮瓣移植使这类手部损伤的修复提高到一个新水平，减少了手术次数，缩短了疗程。

（2）在严重爪形手及掌挛缩的治疗中，我院曾选择过腹股沟游离皮瓣、足背游离皮瓣及前臂游离皮瓣进行修复。在这三种皮瓣中，腹股沟皮瓣的皮下组织一般较厚，特别是烧伤后期患者多半较肥胖，而且皮瓣血管蒂较短，遇有受区局部血管条件较差时，它的使用就受到限制。足背皮瓣是手部严重创伤修复中可选择的供区，皮下组织较薄，血管蒂较长，但它供应范围狭小，而且切取手术较复杂。而前臂皮瓣皮下组织薄，供应范围广大（本组皮瓣最大面积为275cm^2），血管蒂长，血管口径粗大，几乎不用手术显微镜也可成功吻合。其他如胸侧壁肌皮瓣、胸三角皮瓣等虽在临床上也有应用的报道，但是它们或因皮瓣太厚，或因血管蒂过短而较少被手外科医师所选用。

（3）前臂皮瓣血供丰富，移植成功率高（本组病例 100%成活），而且具有抗感染力强的优点。本组 1 例因掌挛缩，瘢痕间隙中深藏污垢，前臂皮瓣移植后皮瓣下化脓，排出大量脓液，经过切开引流后皮瓣仍成活，术后功能恢复也良好。

（4）前臂皮瓣均在止血带下切取，1 小时以内可完成皮瓣解剖，最长也不超过 1.5 小时。若解剖时仔细操作，几乎没有出血。血管吻合时，为精确起见，我们还是一律在手术显微镜下吻合。

（5）前臂皮瓣切取后供区需要应用游离植皮修复，选择中厚皮片（0.4～0.5mm 厚）为好，使供区不留功能障碍。如果移植皮片很薄，则可能在术后早期影响供区的功能。因供皮瓣区域在裸露部位，切取后会造成一块体表瘢痕，影响外观。但是一般患者是愿意接受的，因为一处瘢痕换来的是伤残手的功能恢复。此外，手外伤病例中较多是多处烧伤，不少患者已有毁容性损害，因此对于前臂留下没有功能障碍的植皮后色素沉着区，往往是能够接受的。

（载于《上海医学》1981 年第 4 卷第 8 期 P22-26）

前臂岛状皮瓣在手部创伤中的应用

上海第二医学院附属第九人民医院　王炜　黄文义　张涤生　徐春阳　顾敬枚

近年来，在整复外科的治疗中，轴型皮瓣与岛状皮瓣的应用逐渐增多，在一定程度上代替了带蒂皮瓣与皮管的修复，使整复外科有了较大的突破。

凡在身体表面具有独立动脉分支与静脉回流的区域均可制成岛状皮瓣。岛状皮瓣有血管蒂与供区相连，它可修复附近或稍远处的缺损，手术操作方便，可一次完成手术，修复部位皮瓣覆盖比较平整。一般较常用的岛状皮瓣为颞顶部筋膜岛状瓣，移植后用来修复半面萎缩症；背阔肌岛状肌皮瓣，可作乳房再造；足背岛状皮瓣，可修复内、外踝软组织缺损合并骨缺损；足底岛状皮瓣，可修复脚跟负重区等。前臂岛状皮瓣至今未见临床应用的报道。从 1980 年 6 月以来，我们分别为烧伤后爪形手、手背瘢痕挛缩伴伸肌腱损伤、虎口瘢痕挛缩伴拇指严重内收畸形、掌部瘢痕挛缩、手背溃疡伴掌骨指骨外露等患者（共 12 例）选用了前臂岛状皮瓣移植一期修复，皮瓣全部成活，手部功能也有明显改善，取得了良好效果（表 2-6）。

一、前臂岛状皮瓣的应用解剖

前臂岛状皮瓣的血管包括桡动脉、桡动脉伴行静脉以及头静脉。

1 前臂的动脉　肱动脉经过肱二头肌腱膜的深层，在肘窝处分成桡动脉和尺动脉，分别在前臂桡侧沟和尺侧沟下行，至手掌形成掌浅弓、掌深弓，构成闭合性的动脉吻合结构。桡动脉在前臂桡侧的位置比较表浅，故前臂岛状皮瓣总是以桡动脉为轴心进行旋转，其血管蒂可以是桡动脉的近心端或远心端。

2 桡动脉近心端蒂前臂岛状皮瓣　以桡动脉近心端为血管蒂，皮瓣制成后向上旋转，可用于修复肘部附近的创伤性缺损。

3 桡动脉远心端蒂前臂岛状皮瓣　以桡动脉远心端为血管蒂，其血供来源是由尺动脉经掌深弓、掌浅弓转流至桡动脉的，皮瓣制成后向下旋转，可用于修复手部创伤后的皮肤缺损。

表 2-6　12 例前臂岛状皮瓣移植病例介绍

编号	性别	年龄（岁）	临床诊断	皮瓣大小	转移方向	术后疗效
1	男	31	右手背瘢痕挛缩，掌指关节过伸畸形	15cm×9cm	逆时针	掌指关节复位，对掌功能重建
2	男	40	右手背热压伤，皮肤伸肌腱坏死，掌指关节屈伸功能受限	14.5cm×8.5cm	顺时针	掌指关节周围瘢痕切除、皮瓣修复后，患手主动、被动活动改善
3	女	40	右拇指烧伤后内收畸形	10cm×5cm	逆时针	虎口开大，拇指对掌功能重建
4	女	19	右拇指烧伤后内收掌屈畸形	9cm×6.5cm	顺时针	虎口开大，拇指对掌功能重建
5	男	19	左手掌瘢痕挛缩	10cm×6cm	顺时针	手掌挛缩矫正，掌指关节屈伸功能良好重建，指间关节功能位固定
6	女	30	左手掌瘢痕挛缩	9cm×5cm	逆时针	手掌挛缩矫正，掌指关节屈伸功能和拇指对掌功能重建
7	女	27	右手背电击伤后瘢痕挛缩	10cm×9cm	逆时针	掌指关节周围瘢痕切除，皮瓣修复，掌指关节屈伸功能重建
8	男	29	左拇指背及虎口瘢痕挛缩	10cm×6cm	逆时针	虎口开大，拇指、掌指关节复位
9	男	25	右手掌及虎口瘢痕挛缩	8cm×6cm	顺时针	手掌挛缩矫正，虎口开大，拇指、示指、中指对指功能重建
10	女	39	右手背肉芽创面，第 3、4 掌骨外露	10cm×6.5cm	顺时针	皮瓣移植，覆盖创面
11	女	25	右手背挤压伤	9cm×7cm	顺时针	皮瓣移植，覆盖创面
12	男	26	右拇指掌屈，虎口瘢痕挛缩	10cm×7cm	逆时针	拇指掌屈畸形矫正，虎口开大

二、前臂岛状皮瓣的设计

（1）于前臂绘制头静脉的体表投影。

（2）以肱二头肌止点及桡动脉与腕横纹交叉点之间的连线为桡动脉的体表投影。

（3）根据创伤后缺损的部位决定皮瓣血管蒂的方向和皮瓣旋转的方向。

（4）根据创伤后缺损的范围决定皮瓣的大小，并绘制皮瓣的设计线。

三、前臂岛状皮瓣的手术过程

1 皮瓣的分离　沿皮瓣设计线切开皮肤，直达前臂筋膜浅层。从皮瓣两边向中心翻起，在接近肱桡肌与桡侧腕屈肌之间的沟隙时，皮瓣的分离应逐渐加深，在沟的两旁可将肱桡肌及桡侧腕屈肌少部分肌膜包括在内。向桡动脉的深层小心地分离，使桡动脉紧贴在皮瓣上，保护桡动脉走向皮瓣内的分支。用湿纱布保护动脉岛皮瓣，在进入肱桡肌深层处桡动脉的近心端切断并结扎之。至此，皮瓣的分离即告完成。

2 皮瓣的静脉　一般在保护好桡动脉的同时，桡静脉即可得到保护而包括于皮瓣中。皮下浅静脉应注意保护头静脉不受损伤，其近心端切断之前，可向近心端游离头静脉 1～2cm 长一段后再切断，以便必要时应用头静脉近心端与受区静脉远心端吻合，增加静脉回流，防止皮瓣术后水肿。

3 桡神经浅支的保护　桡神经浅支在前臂中、下 1/3 处穿入，应注意保护，不要切断，保留在切取皮瓣内。

4 供区的处理　岛状皮瓣转移后，前臂创面用中厚皮片覆盖。

四、讨论及体会

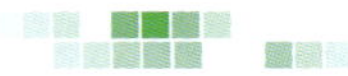

（1）前臂岛状皮瓣在修复手部创伤中是随手可得的皮瓣来源，手术操作方便简单，一次即可完成，供皮区除植皮痕迹外不留任何功能障碍。由于前臂皮瓣质地优良，皮下组织较少，组织致密，遇有骨、关节、肌腱、神经与血管需要修复的各种手部创伤伴有皮肤缺损者，确实是良好的皮瓣来源。

前臂岛状皮瓣不仅可用于晚期手部及肘部创伤的修复，早期创伤也可以应用。它与带蒂的皮瓣移植相比较，不但手术次数少，而且缺损处修复后外形良好；它与游离皮瓣移植相比较，手术操作简单，术后无须特殊处理，成功率高达100%，因而值得推广应用。

（2）前臂岛状皮瓣一般面积可达12cm×8cm。当皮瓣面积太大，而血管蒂又在远端时，术后皮瓣往往有较明显的水肿，这是由于静脉回流障碍所致。另外，前臂的浅静脉有静脉瓣，回流不畅也可导致皮瓣水肿。为预防术后皮瓣水肿，有以下方法可以选用：①选用前臂岛状皮瓣时，面积适当小些；②在分离皮瓣血管蒂时，血管周围的组织尽可能多保留一些；③皮瓣转位覆盖手部创面时，可将皮瓣上的浅静脉和手背的静脉吻合，以增加静脉回流；④术后应对皮瓣进行良好的加压包扎。

（3）术前应仔细检查和了解尺、桡动脉有无异常情况，只有尺、桡动脉均良好时方可选用前臂岛状皮瓣。

（载于《上海第二医学院学报》1982年第16卷第S1期P31-35）

前臂游离皮瓣移植

上海第二医科大学附属第九人民医院　王炜

前臂游离皮瓣是利用前臂桡侧的皮肤、皮下组织制备的。该皮瓣可将前臂外侧皮神经包括在内供吻接，也可携带掌长肌肌腱、桡侧腕屈肌肌腱，供特殊需要的病例采用。此皮瓣因皮下脂肪少，皮瓣薄，血供良好，有较长的动静脉蒂，故可用于手部严重创伤后软组织缺损的修复，也可用于面颈部、肢体大关节区瘢痕挛缩的修复以及鼻再造、阴茎再造、颈部食管再造等。本皮瓣由杨果凡创造。

前臂皮瓣的血供来自桡动脉皮肤分支。桡动脉的上2/5段在肱桡肌深面行走，有数个小分支穿过肱桡肌肌腹边缘进入前臂皮肤，或穿过该肌进入皮肤；桡动脉的下3/5段穿行于肱桡肌肌腱及桡侧腕屈肌肌腱之间，直接位于皮下，有4～7个分支进入皮肤。皮瓣可包括桡动脉下3/5段到皮肤的分支，也可同时包括桡动脉上2/5段到皮肤的分支，可根据皮瓣的设计大小而定。该皮瓣可包括前臂的大部皮肤。

手术在臂丛麻醉下进行。在肘横纹中点下2.5cm处设一点，将桡动脉腕横纹处的搏动点设为另一点，两点的连线构成桡动脉的体表投影，也是前臂皮瓣的纵轴。以此为中线设计皮瓣，中线桡侧的一半可略大于尺侧一半，目的是将前臂的皮下静脉较完整地包括在皮瓣之内(图2-29)。皮瓣的分离是在前臂筋膜的浅层进行的，但是在近桡侧沟部位时（桡侧腕屈肌肌腱与肱桡肌肌腱之间），应切开前臂筋膜，在前臂筋膜下分离，目的是保护好桡动脉通过前臂筋膜到皮肤的分支。桡神经浅支在桡动脉的中、下 1/3 处穿入皮下，切取皮瓣时注意不要损伤。待受区准备妥当后，切断前臂皮瓣的血管供移植，供区创面以中厚皮片覆盖。注意保证植皮全部成活，否则会影响前臂的功能。前臂皮瓣供皮区植皮后留有色素沉着，而且是在裸露区，有时不易被患者所接受。

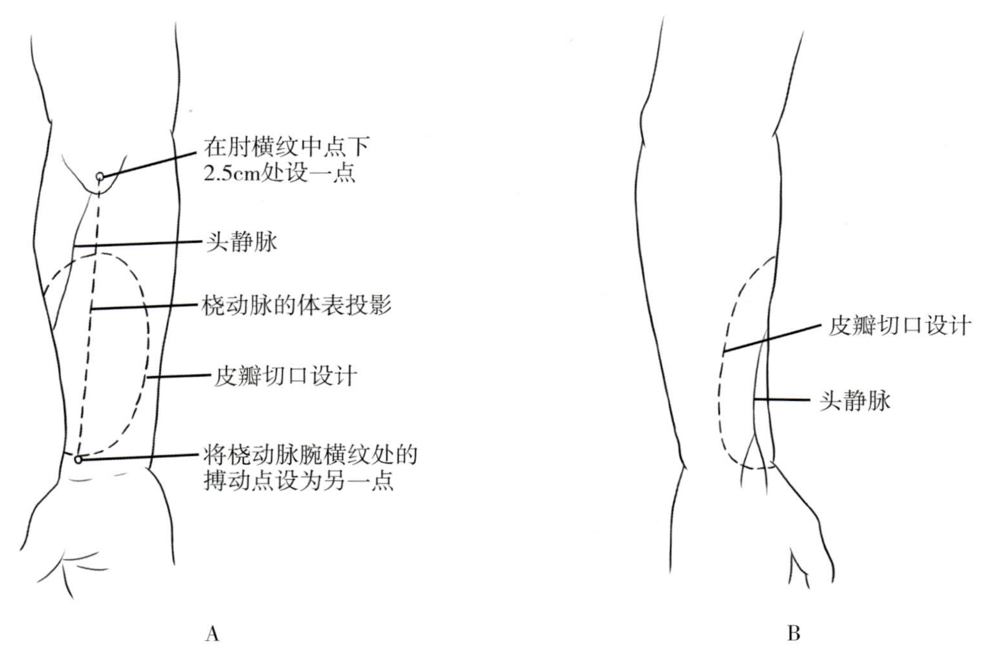

图 2-29 前臂游离皮瓣移植的设计

（载于《中国医学百科全书：外科学基础》，上海科学技术出版社，1987 年版，P136）

前臂皮瓣的进展

上海第二医科大学附属第九人民医院 张涤生 王炜 关文祥 金一涛 黄文义

我科（上海第九人民医院整复外科）自 1979 年 10 月开始采用杨果凡等创用的前臂游离皮瓣修复人体各部位的软组织缺损或畸形，以及应用这个皮瓣进行一期阴茎再造和全鼻再造等手术以来，已累积了 100 余例的临床经验，感到这是一种用途较广、效果较佳、成活率较高的游离皮瓣，具有较广泛的适应证。我们从应用此皮瓣修复手部皮肤缺损或畸形中也得到启示，前臂皮瓣的应用不仅要求掌握显微外科技术，而且还需在对侧前臂采取游离皮瓣，这就破坏了对侧上肢的完整性。故此，我们设计了和手部组织缺损同侧的前臂带蒂皮瓣进行逆行转移，以修复手部创面，获得了成功。后来在前臂逆行带蒂皮瓣的基础上，又进一步发展到前臂逆行岛状筋膜瓣、不带桡动脉的前臂逆行筋膜蒂皮瓣和不带桡动脉的前臂逆行皮瓣的应用，亦获得成功。现总结如下。

一、病例统计

共有病例 109 例，其中应用前臂逆行带蒂皮瓣 69 例，前臂逆行带蒂筋膜瓣 18 例，前臂逆行筋膜蒂皮瓣（不带桡动脉）16 例，不带桡动脉的前臂逆行皮瓣 6 例。

二、前臂带蒂组织瓣的进展过程

（一）前臂逆行带蒂皮瓣

我科在 1980 年 6 月进行第一例前臂逆行带蒂皮瓣移植获得成功。这是基于在应用显微外科技术为 1 例双手背烧伤晚期畸形患者的治疗过程中，采用了左前臂游离皮瓣修复右手爪形手畸形，术后感到患者右前臂皮肤组织完整，完全可以用来修复同侧手部创伤，因此受到启发而进行了前臂逆行带蒂皮瓣的设计和应用。还有 1 例是因外伤造成右手第 1 指蹼挛缩及拇指严重内收畸形的患者，手术时先打开虎口挛缩，切除已机化的部分内收肌及第 1 骨间背侧肌的瘢痕组织，然后在同侧前臂设计一块逆行转移皮瓣，蒂长 3cm，皮瓣长宽为 14cm×7cm。采用前臂游离皮瓣的解剖分离方式进行皮瓣分离，将桡动脉和头静脉包含于蒂内。在皮瓣的近侧端切断和结扎动静脉，沿深筋膜浅面向远端翻开皮瓣，直到血管蒂下方。这样，逆行带蒂的前臂皮瓣就可以旋转 180°到达第 1 指蹼的创口内，并将皮瓣的最远端插入手掌部。最后缝合创缘，并在供区创面上进行中厚皮片移植。术后皮瓣成活良好，右拇指得到较好的功能恢复（图 2-30）。

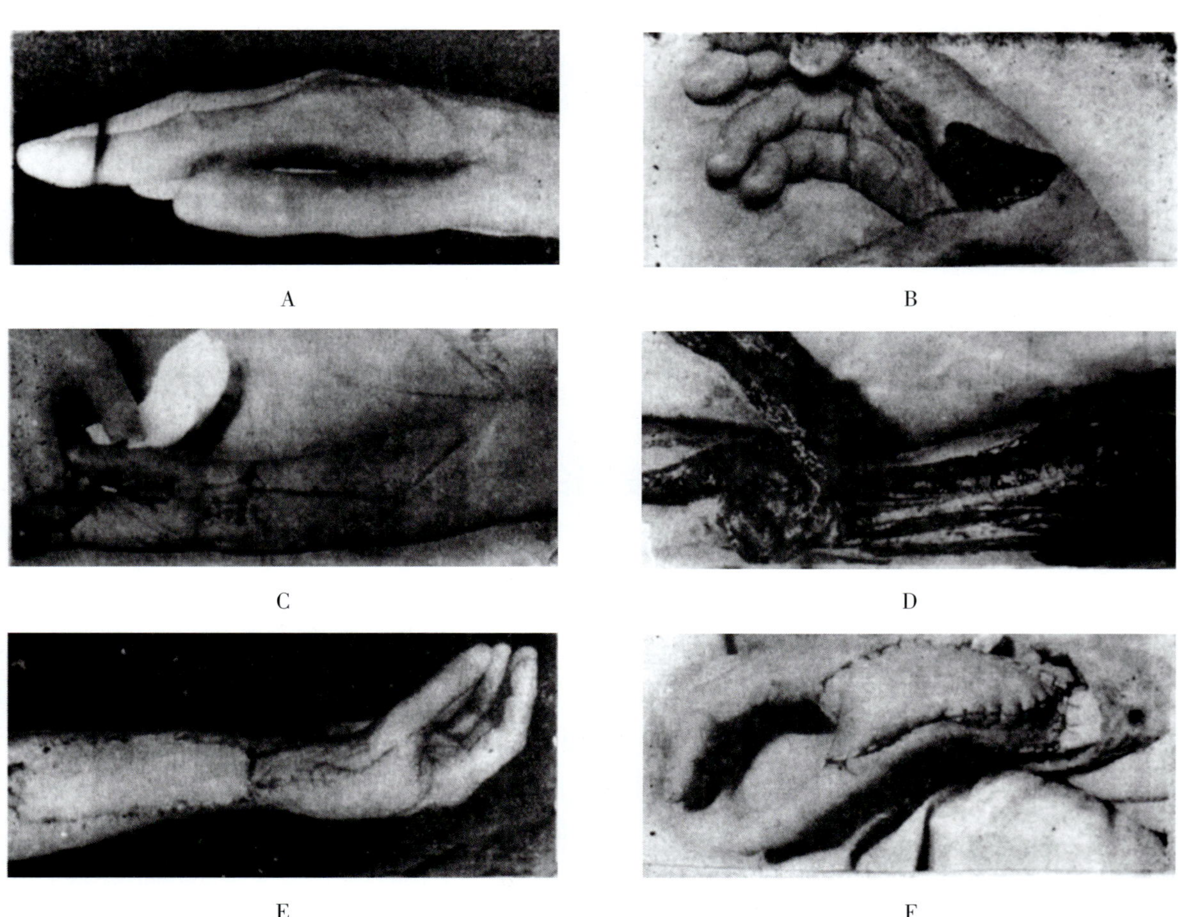

图 2-30　前臂逆行带蒂皮瓣修复虎口瘢痕挛缩

A. 术前　B. 打开虎口　C. 设计逆行皮瓣　D. 掀开前臂逆行皮瓣　E. 旋转皮瓣修复创口　F. 术后

我科迄今已对 69 例患者做了此类皮瓣修复同侧手部创伤性畸形的手术，无论手背还是手掌部创面，均可顺利到达，69 例皮瓣全部成活，皮瓣最大面积为 9cm×18cm。术中及术后均未发现有静脉回流障碍，术后亦无明显水肿发生。

（二）前臂逆行带蒂筋膜瓣

在采用前臂逆行带蒂皮瓣的过程中，我们感到这种皮瓣还有一个缺点，就是在前臂供皮瓣区仍然需要进行皮片移植，术后留下一个不雅观的植皮区。此外，在前臂和手均被严重烧伤存在增生性瘢痕时，就不能应用这种逆行皮瓣。1982 年 5 月我们受到 Smith 应用颞浅筋膜作吻合血管的游离移植修复小腿部溃疡的启发，应用这块筋膜瓣修复爪形手畸形，获得成功。与此同时，就自然地联想到应用前臂逆行带蒂筋膜瓣的可能性。手术时，在同侧前臂腹面作一 S 形切口，在切口两侧进行真皮下浅层分离，翻开皮肤瓣，暴露下方以桡动脉和头静脉为血管蒂的筋膜瓣，在设计范围内进行解剖，结扎和切断桡动脉、头静脉的近心端，掀开筋膜瓣直到远端血管蒂部位，然后旋转 180°，将组织瓣覆盖于手掌或手背部侧面。随后取中厚皮片一块，移植于筋膜组织瓣和手部其他浅层组织创面上。在前臂创面，只需将两侧皮肤组织复位后缝合即可，故只在前臂供区留下一条线状瘢痕（图 2-31），同时亦缩短了手术时间。

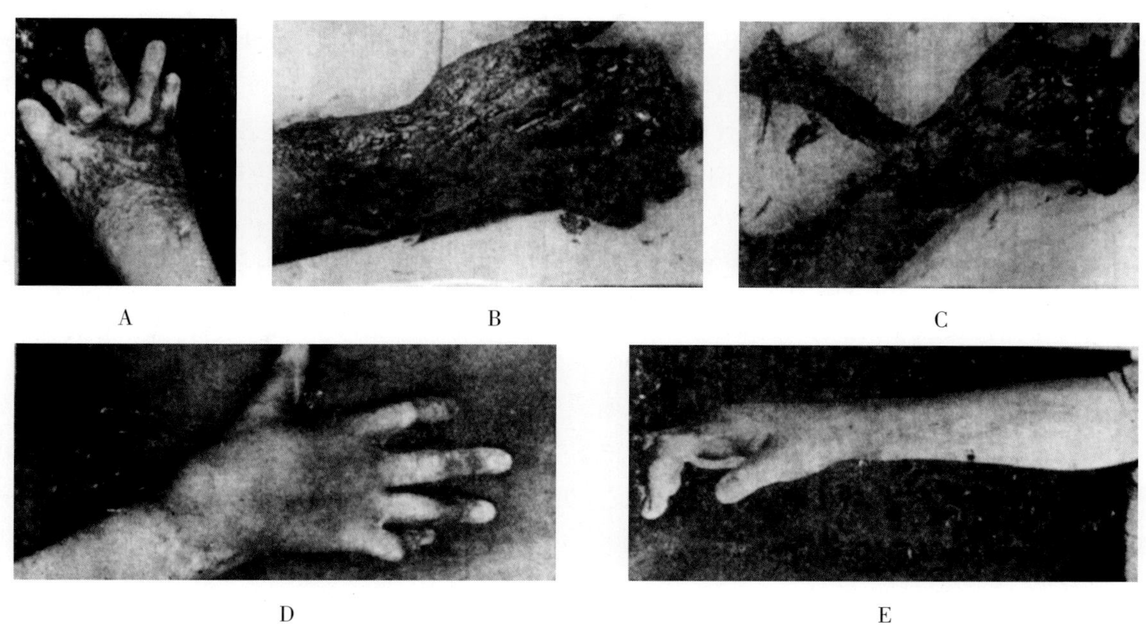

图 2-31　前臂逆行带蒂筋膜瓣加植皮治疗爪形手
A. 术前　B. 切除手背瘢痕，掌指关节复位　C. 掀起筋膜瓣　D、E. 术后

此外我们还发现，若前臂原先存在肥厚的瘢痕组织，就无法应用逆行皮瓣转移，但由于皮下筋膜层正常，故仍可设计此种筋膜瓣修复同侧手部创伤畸形。有时还可在筋膜瓣的远端携带一部分正常皮瓣组织，以满足手部组织缺损修复的需要。

我们自 1982 年开始，迄今已在临床上应用此筋膜瓣修复各种手部畸形共 18 例，皮瓣最大面积为15cm×6cm，无 1 例因供血不良而失败。

（三）不含桡动脉的前臂逆行筋膜蒂皮瓣

近几年来，国内外都开始应用静脉皮瓣移植，取得初步成功。在这种新型皮瓣的启发下，自 1984 年开始，我们设计了不含桡动脉在内的前臂逆行筋膜蒂皮瓣，其蒂内只包括头静脉及其邻近的软组织，蒂的宽度和包括桡动脉在内的前臂逆行带蒂筋膜瓣相等，皮瓣最大面积为 6cm×9cm，蒂长3cm，经逆行转移以覆盖同侧手部创面。3 年来，16 例皮瓣全部成活，其中 2 例有皮瓣远端浅层坏死，其疗效和包括桡动脉在内的组织瓣完全相同。这种组织瓣的创用为前臂组织瓣应用中保证桡动脉的完整提供了可能。皮瓣的蒂部可以设计在桡侧，亦可设计在尺侧。

（四）不含桡动脉的前臂逆行皮瓣

在不含桡动脉的前臂逆行筋膜蒂皮瓣应用取得成功后，我们进一步认识到，既然不含动脉的筋膜蒂组织瓣可以成活，那么带有皮肤的同类组织瓣也完全可以成活。此种推论已在临床上得到证实，在6名病例中取得成功，为需要进行此种皮瓣的移植提供了新的手术方法。皮瓣最大面积为15cm×(6～7)cm。

三、讨论

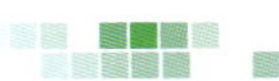

（1）从应用显微外科技术的前臂游离皮瓣逐步发展到不带桡动脉的前臂逆行筋膜瓣，主要是依据近年来大量临床病例的实践经验，也是显微外科技术对整形外科传统的带蒂移植原则和技术的促进，使整形外科传统手术的原则和方法得到扩大与提高。在科学技术领域，专业与学科之间常常相互促进和渗透。从应用显微外科技术的前臂游离皮瓣发展到不带桡动脉的前臂逆行组织瓣的应用，表明了显微外科给整形外科带来的另一个方面的进展。

（2）前臂逆行带蒂皮瓣的动脉供应主要来自尺动脉的掌浅、深弓，这是不言而喻的，但令人费解的是它的静脉回流问题。四肢静脉都有众多的活瓣结构，将前臂皮瓣逆行转移后，头静脉内的活瓣可能会阻碍皮瓣的静脉回流而导致皮瓣发绀以及术后皮瓣水肿等。但在我们的所有病例中，无论在术中或术后都未见静脉回流不畅的现象，皮瓣色泽并未改变，亦无术后水肿发生。近年来，由于前臂逆行皮瓣已在国内外得到推广，不少人对静脉回流问题进行了尸解观察，已证明上肢一些主要静脉的远侧端很少存在活瓣。除此之外，在桡动脉和它的两条伴行静脉之间均有许多交通侧支存在，这些解剖结构足以构成通畅的静脉回流，为此种逆行皮瓣的血循环及静脉回流提供了可靠的保证。

（3）至于不含桡动脉在内的筋膜蒂组织瓣或皮瓣的血循环供应，推测系来自尺、桡动脉在腕部的小动脉分支，在腕部形成了丰富的毛细血管网，这种皮下细小动脉网蒂足以保证此类逆行筋膜皮瓣的血供。为了进一步保证此类筋膜蒂皮瓣的静脉回流，我们特意设计将一条较粗的前臂静脉包含在此筋膜组织瓣内。至于这条大静脉是否一定必要，如不包含这条静脉，筋膜瓣能否同样成活，尚待进一步研究证实。

（4）上述四种不同类型的前臂逆行组织瓣在应用时各有它们的特殊适应证和禁忌证，我们的初步意见如下。

1）前臂带桡动脉的逆行皮瓣适用于急诊手部创伤的修复以及一般性手部晚期畸形的皮肤覆盖。

2）前臂有深度瘢痕或增生性瘢痕存在，而筋膜组织层仍属完整者，可采用带桡动脉的逆行岛状筋膜瓣；前臂皮肤正常，患者只愿在前臂留一条线状瘢痕时，也可采用。

3）如前臂系Ⅱ度烧伤后在肉芽上进行植皮者，其皮下筋膜层仍属完整，适合采用带桡动脉的逆行岛状筋膜瓣。如为Ⅲ度烧伤后行切痂治疗者，其皮下筋膜层多被切除，不适合采用此种筋膜组织瓣。

4）不带桡动脉的前臂逆行筋膜蒂组织瓣适用于中、小面积的手部创伤皮肤覆盖。

5）前臂逆行皮瓣由于蒂部仍保留皮肤，血供较仅含筋膜蒂的前臂逆行筋膜皮瓣为佳，故供应的组织瓣面积较后者为大，可用来修复手部较大面积的皮肤缺损。

6）近年来有文献报道应用前臂逆行桡动脉皮瓣连同一部分桡骨进行转移，以作一期拇指再造。因此法缺点较多，再造拇指外形及感觉不佳，且有导致桡骨骨折的可能，故不选用。

（载于《修复重建外科杂志》1988年第2卷第1期P2-8）

前臂静脉筋膜游离移植，动脉化预制皮瓣实验研究和“三明治”末节断指再植

1982年，取家兔含有前臂贵要静脉的筋膜瓣一块，移植在其腹部皮下，筋膜瓣远端静脉和腹壁浅动脉吻合，筋膜瓣近端静脉和腹壁静脉吻合，做成预制皮瓣；3周后，切取预制皮瓣进行游离移植，结果5块静脉动脉化筋膜预制皮瓣中有3块取得成功。同年，在临床上取得“三明治”末节断指再植成功。一食中环指末节断指患者，断离末节手指血管无法找到，取前臂静脉筋膜瓣一块，埋植在末节断指组织内，静脉筋膜瓣的静脉分别与断指近端的动脉、静脉吻合，断指再植取得成功。我们将此法命名为“‘三明治’末节断指再植”。这项成果于1983年在第十届中华外科学会交流会（天津）上交流，并于1984年在法国南锡第二届中法显微外科、手外科学术交流会上交流（图2-32）。

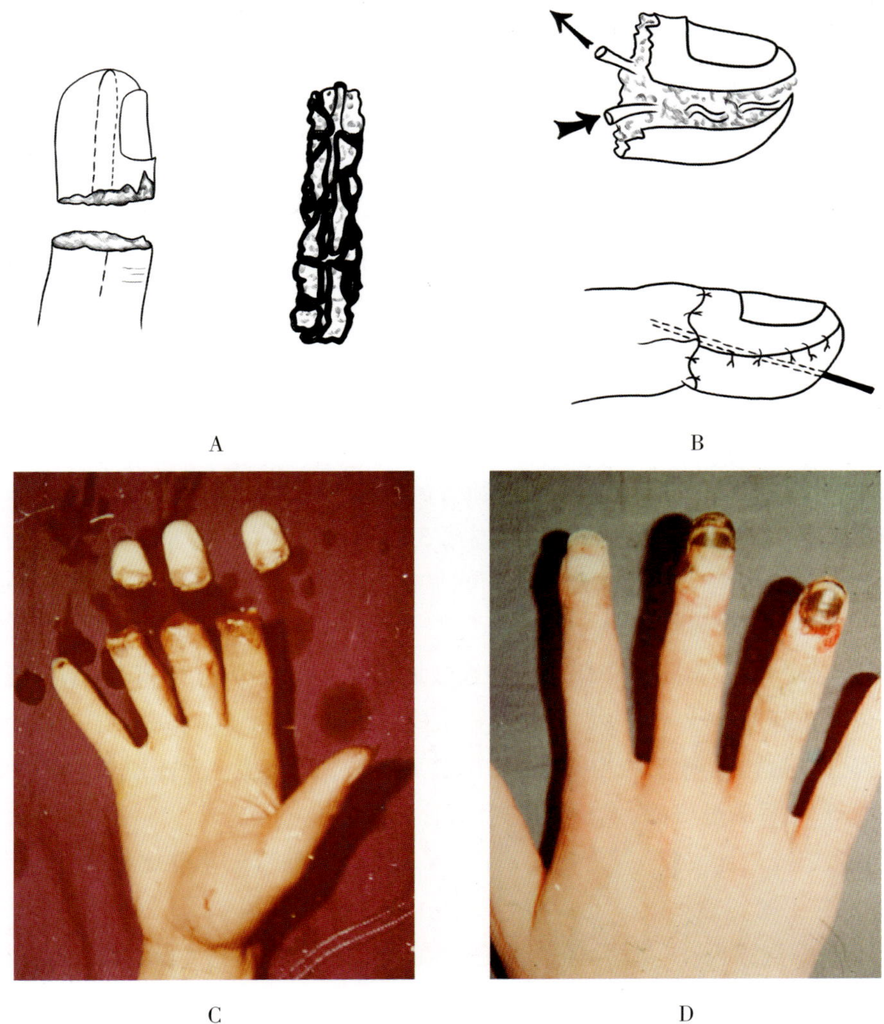

图2-32　“三明治”末节断指再植

A、B. 断指血管无法吻合，取前臂静脉筋膜瓣，植断指内，筋膜瓣内静脉和受区动静脉吻合，手术设计　C、D. 术前及术后效果

显微再造外科临床应用研究

1 研究创新内容 ①《显微外科技术在整复外科的应用》等论文将显微再造外科概念用于整形外科，使整形外科得到划时代的进展。这是在国内外最早发表的论文之一，1980 年完稿，1982 年刊登。1982 年笔者重新撰写了《显微外科技术在整复外科的应用》一文，张主任将其用英文发表在外国杂志上。②在《显微外科在整形外科中应用的回顾及展望》一文中，报道了用超显微外科技术救治了被认为只有截肢才能救治的病例，使患者保存了肢体，恢复了正常生活。③开展了胸腹壁巨大肿瘤切除加胸腹壁再造 11 例，使巨大胸壁胸骨肉瘤 3 次复发的病例，经过一次切除和修复心包，再造胸壁骨支架以及胸壁，拯救了生命。④开启了用胸大肌肌皮瓣制成管状皮瓣再造颈段食管的先河。⑤在世界上最先（1991）应用背阔肌管状肌皮瓣修复食管癌切除术后颈段食管再造。⑥提出了最佳皮瓣选择的建议。⑦进行肿瘤整形外科的临床实践积累。⑧最先报道显微再造外科在肿瘤整形外科中的应用（参见 1987 年报道的《如何选择最佳皮瓣》和 1995 年报道的《显微外科在整形外科中应用的回顾及展望》）。⑨最先（20 世纪 90 年代）提出显微微创美容外科和内镜美容外科（参见《显微外科在整形外科中应用的回顾及展望》）。⑩20 世纪 90 年代初在欧洲整形外科学术交流会上，报告游离皮瓣移植后，会议主席——世界著名手外科、显微外科专家，法国前手外科学会主席Fouche 在会议上号召：“学习游离皮瓣移植，到中国上海第九人民医院去学习。”

2 论文

（1）在《努力把显微外科提高到一个新水平》一文中提出了中国显微再造外科的创新方向和方法，并号召深入开展周围神经显微外科研究、淋巴显微外科研究、器官修复早期显微外科研究，加强对显微外科应用适应证的选择和国际交流等。本文是《中华外科杂志》约稿，由张主任请笔者撰写的，刊登在《中华外科杂志》1981 年笋 19 卷第 3 期上。

（2）《显微血管外科危象的诊断及处理》和《显微外科技术在整复外科的应用》是国内外最早的相关论著。

（3）在《显微外科在整形外科中应用的回顾及展望》一文中，论述了中国在超显微外科方面的开拓和创新，包括 20 世纪 80 年代初期开展的显微外科急诊应用。

（4）《如何选择最佳皮瓣》一文中最早提出背阔肌薄皮瓣移植：“背阔肌肌皮瓣可以只带一条肌肉，使皮瓣很薄，几乎到处好用，成功率也高，血管变异很少。”

（5）在《如何选择最佳皮瓣》一文中报道了最早的背阔肌肌皮瓣串联皮瓣，1983 年将该皮瓣制成一蒂两瓣的串联皮瓣。

（6）在《506 例（次）游离皮瓣移植的经验——游离皮瓣的临床分类、设计及切取的简易方法》一文中提出的经验被国内外同行借鉴。

（7）显微外科手术处理是手术成功的关键。于 1976 年撰写了《显微血管外科手术后护理（50 例）小结》一文，以上海第二医学院附属第九人民医院整复外科护理组作为作者，发表在停刊十余年的《护理杂志》上。这是最早的有关显微外科围手术期处理经验的论文之一。

努力把显微外科提高到一个新水平

上海第二医学院附属第九人民医院 张涤生 （该文应主任之约编著，编著者未署名）

显微外科是近代外科的一项新发展，它不仅使整复外科和骨科的技术前进了一步，而且对心血管外科、神经外科、泌尿外科、胸部外科和普通外科的技术发展也起着促进作用，因此，努力把显微外科提高到一个新的水平，是整个外科学界的共同任务之一。

1960 年 Jacobson 把显微技术首次应用到外科范畴，此后各国都开始重视这方面的研究。在这个新领域里，我国外科工作者也作出了应有的贡献。1963 年我国第一例断肢再植取得成功后，北京积水潭医院开始用显微外科技术进行血管吻合的动物实验。1964 年上海广慈医院用显微外科技术进行游离皮瓣移植的实验研究。1966 年 1 月上海市第六人民医院与第九人民医院合作，在临床上应用 6 倍手术放大镜吻合 1mm 直径的血管，取得了断指再植的成功；同年，上海华山医院、中山医院进行足趾游离移植再造拇指，这比国外同类手术早了好几年。此后，北京、上海、广州等地的一些单位在皮瓣、肌肉、肠段、大网膜、肌肉-皮瓣的游离移植，带血管的骨移植，周围神经的显微外科修复，淋巴管的显微吻合等方面进行了一些创造性的工作，并且在神经外科、泌尿外科等领域也运用了显微外科技术。近年来，在创用大网膜轴型皮瓣、带血管蒂的髂骨游离移植、前臂游离皮瓣、阑尾游离移植修复尿道缺损、甲状旁腺移植、睾丸移植等方面又有了一些新的进展。迄今我国已有数以百计的外科医师（包括一些中小城市医院的外科医师）正在进行显微外科实践，并向深、广的方向发展，有的单位还出版了显微外科的内部刊物。可以认为，我国显微外科已处在一个蓬勃发展的前夕，因此，加强显微外科有关的基础研究和临床工作是十分必要的。

一、加强显微外科有关的基础研究

从事显微外科工作的同志们有一个共同的感受，即近一两年来我国显微外科领域的创造不如前几年活跃。这固然和该领域正从兴起过渡到稳步发展阶段有关，但也提示我们应该加强这方面的基础研究，以促进其向更高的阶段发展。

加强血管吻合技术以及影响血管吻合效果的各种因素的研究仍是重要的课题。在 1mm 直径血管吻合的实验性研究中，通畅率常可达 100%，然而在临床上各类组织移植中，吻合 1～2mm 直径的血管却很难达到 100%成功。虽然造成吻合失败的因素是多方面的，但与血管吻合技术有很大的关系。因此，对 1mm 左右（直到 0.3～0.5mm）直径血管吻合的研究，包括血管夹及其他手术器械对血管吻合成功率的影响、各种吻合角度对吻合后血流动力学的影响、不同张力对吻合后愈合过程的影响、袖套式等新的吻合方法的探索、套管吻合法的研究，以及各种药物对小血管的解痉作用与血管吻合后愈合规律的影响等等，都是应该进行研究的课题。

在周围神经的显微外科领域仍有许多空白区，如应用束膜缝合修复神经时，鉴别感觉和运动神经束还是相当困难的。同时，即使将运动神经束断端正确对接，也常有肌力恢复不全的现象。因此，肌肉游离移植虽然在 1973 年已经开始应用于临床，但迄今未能达到十分满意的效果。这里除了研究神经的缝接方式外，尚须研究神经和肌肉损伤后的修复过程。

淋巴管显微外科早在 20 世纪 60 年代就有人创用，目前世界上对它肯定者多，但否定者也不少。中山医学院、上海第九人民医院、蚌埠医学院已应用这一技术治疗了几十例肢体淋巴水肿的患者，取得了较好的早期疗效，但是在这个专题中还有很多问题需要探索。首先，淋巴水肿的发病机制就没有搞清，它的临床分类可达数十种之多，其中哪些适宜手术，哪些手术后效果不好，需要进行深入的研究。其次，淋巴系统的动力学问题、淋巴管静脉吻合后的动力学改变及愈合规律问题，很少有人涉及，甚至对淋巴水肿动物模型的制造，至今国内外尚无可靠的方法。以上一系列课题都应该予以重视和研究。

广泛进行各种组织和器官的血管、神经等的解剖学研究是发展组织游离移植供区的基础。目前已有许多类型的皮瓣、肌肉、骨骼、足趾、肠段、大网膜等可供游离移植，近年来又有多种肌肉-皮瓣、筋膜组织瓣、内分泌腺体、阑尾等供显微外科组织移植之用，今后还有更多的组织及器官的供区等待临床医师和解剖学家去发掘和研究。

二、加强显微外科基本技术训练，扩大专业队伍

要使我国显微外科得到较大发展，必须继续培养和扩大专业队伍。我们认为有必要把显微外科作为基础外科教学内容的一部分，在有条件的单位，各级外科医师都应具备这方面的知识，其中有些人应该熟练地掌握它，以便在各个专业范围发挥作用。显微外科技术在外科范围的推广应用还会使外科医师提高无创操作和爱护组织的技能，有设备和条件的单位可举办短期轮训班，讲授一些显微外科理论和进行动物操作训练。即使已掌握显微外科技术的医师，在开展诸如显微淋巴管吻合这样的精细手术时，也有再进行技术训练的必要。在技术训练中，可使用大白鼠、小白鼠、豚鼠等小动物，也可应用模拟组织的管道代用品如硅胶管、薄橡胶管、橡胶薄膜等，在手术显微镜下进行操作。

三、扩大临床应用范围，严格掌握适应证

一方面，显微外科技术的临床应用虽然在不断扩大，但还需要各专科医师在各自的专业范围内探索更广泛地应用这项新技术的可能性。应该努力探索新的组织或器官的供区，扩大临床应用的适应证，开创新的移植项目；还应争取把显微外科技术应用到创伤的早期修复方面，以提高我国创伤外科的治疗水平。另一方面，显微外科毕竟还处于早期阶段，有些技术还不成熟，常有一定的失败率，一旦手术失败，将给患者的身体造成损害，甚至产生危及生命的并发症；同时，手术过程比较复杂，人力物力消耗较常规手术为大，故在选择适应证时应十分慎重。例如，足趾游离移植虽然是目前拇指再造的优良方法之一，但不应该无区分地应用于一切拇指缺损，它的最佳适应证应是拇指全缺或伴有掌骨缺失者；对于拇指远侧指节的缺损，或拇指全缺伴有示指部分缺损者，常可应用既简单又有效的拇指提升术或示指拇指化转位术来治疗。又如，若畸形或缺损可以应用常规的游离皮片或皮瓣转移修复而取得同样效果者，就不应滥用显微外科技术进行游离皮瓣移植，尤其要尽量避免影响供区的功能和美观。凡是可用常规骨移植者，就不需要采用带血管的游离移植。

我国显微外科已有一定的基础，在国际上享有较高声誉和地位，今后应加强提高和普及工作，加强国内外学术交流，争取早日召开全国性的专业学术交流会，为把我国的显微外科提高到一个新水平而努力。

（载于《中华外科杂志》1981 年第 19 卷第 3 期 P129-130）

显微外科血管危象的诊断及处理

上海第二医学院附属第九人民医院 王炜 张涤生

显微外科血管危象是指显微血管手术后吻接的血管发生痉挛，导致血栓形成，危及移植物成活的症候群。显微外科手术医师的任务是及早判断血管危象是否存在，并查出病因，采取针对性措施，使出现血管危象的移植物得以好转和成活。1973～1980 年，我院共完成各类显微外科手术158例，术后发生血管危象的近 20 例。本文系通过对典型病例血管危象的诊断处理过程的描述来进行讨论。

一、血管危象的表现及诊断

血管危象的表现因移植物的种类不同而有所区别。移植物一般分为体表移植物及深层移植物两大类。体表移植物是指移植物暴露于体表，如各种游离皮瓣移植、足趾移植等，可直接观察移植物的皮肤血供变化，早期确定有无血管危象的发生。深层移植物是指移植物深埋于组织深层或在体腔内，如各类肌肉游离移植、骨游离移植及肠段游离移植等，术后很难观察移植物的血供，难以及时发现血管危象，其血供的观察，有的可通过核素，有的可依靠血管造影，有的可根据移植物引流液的分析来了解。本文所述仅限于体表移植物。

（一）动脉性血管危象

1 病例一 左拇指缺损，1976 年入院，作第 2 足趾游离移植再造拇指。术后移植足趾血供良好，色红润，皮肤温度与对照侧相似，毛细血管反应良好，也无明显搏动情况。术后 2 小时移植足趾偏苍白，趾温低于健侧 1.5℃，甲床毛细血管反应虽然充盈缓慢但仍存在，疑为血管危象的先兆。逐步给予全身应用抗血管痉挛药物，患侧肢体平放，提高室温及灯照，以促进局部循环。至术后 22 小时情况恶化，趾温低于健侧 2℃。术后 24 小时，趾温低于健侧 2～3℃，色白如蜡，毛细血管反应消失，经保守处理无效，确诊为血管危象。立即手术探查，术中发现趾动脉与桡动脉吻接处血栓形成。切除栓塞的动脉，游离移植一段静脉，架桥于两吻合动脉端之间。再次术后移植足趾血供一直良好，足趾完全成活。该病例产生血管危象的原因是解剖供足的过程中将第 1 跖背动脉损伤，只能将趾动脉与受区的桡动脉腕背终末支进行吻合，由于动脉短缺，勉强进行吻合，终因张力太大，致术后血管痉挛、血栓形成而失败。

2 病例二 采用腹股沟游离皮瓣移植修复前臂电击伤，术后第二天移植皮瓣苍白，毛细血管反应消失，但皮瓣温度一直良好，与健侧相同。基于该皮瓣在移植手术过程中有血管吻合不够理想的情况，确诊为血管危象。手术探查见腹壁浅动脉管腔内被两瓣乳白色块状物所充填，遂修剪腹壁浅动脉，以期达到较正常的动脉管腔。但当修剪至动脉有明显的管腔可见时，腹壁浅动脉已过于细小，变成了进入皮下组织的细小分支，不能再继续吻接，只能将皮瓣削成中厚皮片覆盖创面。探讨该危象产生的原因时认为，在进行皮瓣解剖时过分牵拉血管，造成血管损伤；而充填于管腔内的乳白色块状物，是因为动脉牵拉后，血管壁外膜与肌层及内膜分离之故。

3 病例三 右拇指缺损伴第 1 掌骨大部分缺损，虎口区及手背、手掌大块软组织缺损，于 1980 年行第 2 足趾、足背皮瓣及第 2 跖骨块组织移植。由于术前检查欠周，不了解第 1 跖背动脉的真实情况，术中发现第 1 跖背动脉深埋于肌肉之中，直径只有 0.4～0.5mm，痉挛时更细，几乎要中

伤，颞浅动静脉埋在结实的瘢痕之中，当分离瘢痕后，血管外膜及中间肌层都受到一定的破坏，吻合后当时虽血流通畅，但术后发生了血栓；术前检查受区血管状况时仅根据在瘢痕上触诊有颞浅动脉搏动而决定手术，术中发现血管状况不良也未采取果断措施，致使手术失败。但同样有 1 例大网膜移植也遇到颞浅静脉情况不良，立即作静脉移植，架桥于胃网膜静脉与颈外静脉之间，取得了成功。

2 两定点端端吻合法是首选的血管吻合方法　自 1964 年以来我们进行了各种血管吻合共 1000 余条，绝大多数采用本法。在对血管壁很薄、直径小于 1.5mm 的内脏血管吻接时，才考虑采用三定点吻合法。

3 设法增加吻合血管的直径　我们的动物实验表明，经过手术的血管，其血流量在术后 2 天内得不到完全恢复，因此增加血管吻合口的直径是必需的。其方法包括：①机械性扩张吻合口；②将血管剪成斜坡样；③切取血管壁的部分侧壁，制成盘状；④将血管分叉处制成盘状等。这些都是增加吻合口径的简易方法，可根据具体情况选择。

4 等弧度外翻缝合　供区与受区的血管口径不相等是常见的，相等是少见的，等弧度缝合是使不同口径的血管准确对合的良好方法，而两定点缝合较易达到等弧度缝合。只有轻度外翻缝合，才能使吻合口服帖地对合。血管吻合口服帖、准确及等弧度缝合是所有的端端吻合都应遵守的。

5 严格在手术显微镜下操作　虽然我们在 1965 年取得了直径 0.5～1.1mm 的动脉肉眼吻合的成功率达到 93.8%、直径 0.9～1.6mm 的静脉肉眼吻合的成功率达到 100%的骄人成绩，但是目前我们仍坚持在手术显微镜下完成血管吻合，即使是 2～2.5mm 直径的血管，我们也常规地在手术显微镜下操作，这是由于镜下操作很方便，而且大大提高了吻合的精确度。手术显微镜下操作包括：①检查缝针缝线的光洁度，及时去除吸附在尼龙线上的纤维杂物；②检查血管吻合口的光洁度，剪除有受损迹象的血管段；③清除血管腔内可能残留的血块及杂物；④注意准确地进针、出针和外翻，进行松紧合适的打结等。这一切只有借助于手术显微镜，才能达到较理想的效果。如有熟练的助手配合，一条直径 0.8～1.5mm 的血管只需 12～13 分钟即可完成吻合，快时只要 5～6 分钟即可。

三、重视整个手术过程中的显微外科操作

虽然成功地吻接血管是带血管的组织游离移植成功的重要环节，但是仅有良好的血管吻合技术还不能取得手术成功，必须把显微外科技术的特点贯穿于整个手术过程之中，如精确、细致地切开，准确、少创地锐性分离，轻柔、小点状地结扎、止血等，都是不可忽略的技巧。我院共进行了 38 例足背皮瓣移植，但在本文中列入统计的仅 25 例，这是由于该皮瓣在推广应用中，有的青年医师虽有一定的血管吻合技术，但缺乏熟练的显微外科操作技术，以至于在另外 13 例足背皮瓣移植中发生较多的失败。

在足趾移植中也是如此，其失败的原因有时并不是血管吻合技术不好，而是在供区解剖时造成了变异多端的第 1 跖背动脉损伤，所以无创地解剖供区是提高组织游离移植成活率的重要环节。

四、术后处理

术后处理的重点是及早发现血管危象，积极进行必要的手术探查，同时防止因温度过低等因素导致的血管痉挛，至于如抗凝剂、抗痉挛药物的应用，只能起到辅助作用。

显微外科技术在整复外科的其他用途也很广，在这些领域的应用或是提高了疗效，或是开辟了新的治疗途径，这些内容还有待不断充实。

参考文献

[1] 张涤生，王德昭，黄文义，等.复合组织瓣游离再植和移植的实验性研究[J].中华外科杂志，1965，13(3)：264-267.

[2] Daniel R K, Williams H B. The free transfer of skin flaps by microvascular anastomoses: an experimental study and a reappraisal[J]. Plast Reconstr Surg, 1973, 52(1): 16-31.

[3] 杨东岳.带血管蒂的游离皮瓣移植修复颊部缺损一例报告[J].中华医学杂志，1974，54：163.

[4] 张涤生.显微修复外科学[M].北京：人民卫生出版社，1985.

[5] 张涤生.整复外科学[M].上海：上海科学技术出版社，1979：147.

[6] 上海第二医学院附属第九人民医院整复外科护理组.显微血管外科手术后护理(50例)小结[J].护理杂志，1978，4：164.

（载于《上海第二医学院学报》1982年第S1期P57-59）

显微外科在整形外科中应用的回顾及展望
（超显微外科技术的临床应用）

上海第二医科大学附属第九人民医院　王炜　张涤生

Nylen最早进行显微外科手术，现代显微外科的先锋是Jacobson。中国显微外科的迅速发展以陈中伟(1963)的断肢再植成功为起点。显微外科在整形外科发展的进程中，产生了异常广泛而深刻的影响，它是整形外科发展的阶梯，并使其产生了划时代的进展。30多年来，显微外科的发展可以分为以下三个阶段：①起点阶段，1960～1973年，从微血管吻合研究开始至游离皮瓣移植的成功；②大发展阶段，1974～1985或1986年，显微外科百余种组织移植供区的发现及数百种治疗方法的创造和成功；③成熟及继续深入发展阶段，1986年至今，显微外科广泛而成功地用于整形外科及修复重建外科的各个方面，并使组织移植的理论、实验研究及对移植物进行改造、预制的研究有了新发展。

显微外科在整形外科的应用涉及许多方面，本文仅就我院迄今30余年的实践经验进行阐述。

一、显微外科开创了整形外科组织移植修复缺损的新纪元

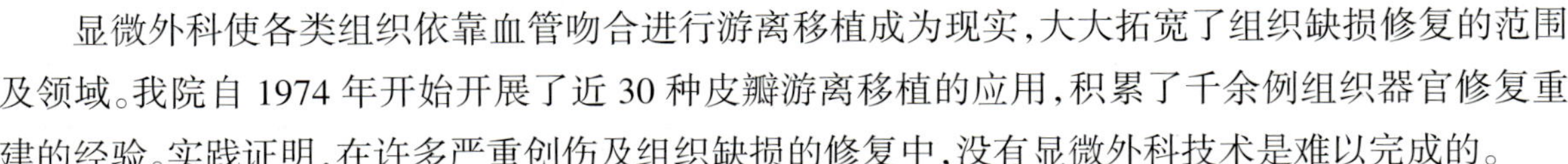

显微外科使各类组织依靠血管吻合进行游离移植成为现实，大大拓宽了组织缺损修复的范围及领域。我院自1974年开始开展了近30种皮瓣游离移植的应用，积累了千余例组织器官修复重建的经验。实践证明，在许多严重创伤及组织缺损的修复中，没有显微外科技术是难以完成的。

1 病例一　男，27岁，左小腿中、下1/3被1吨重物压迫造成挤压撕脱伤，胫腓骨中下段粉碎性骨折，伤后十余天挤压撕脱处皮肤坏死，焦痂下已有感染征象，为保留肢体转来我院。在全麻下进行左小腿彻底清创，采用“3、2、1清洗”法(3次肥皂水洗涤，2次1:2000苯扎溴铵清洗，将坏死组织清理切除后再进行1次苯扎溴铵清洗)，并在清洗过程中以大量生理盐水冲洗。清创后更换手术衣、敷料及手术器械，切除胫前区坏死皮肤及肌肉后，对碎成十余片的胫腓骨钻孔，用羊肠线缝合作三维固定。对小腿中、下1/3骨外露的皮肤缺损，取15cm×27cm的游离背阔肌肌皮瓣行吻合血管的移植修复。术后患者创口一期愈合，肢体长短、粗细、形态以及行走和弹跳功能均一如伤前(图2-33)。

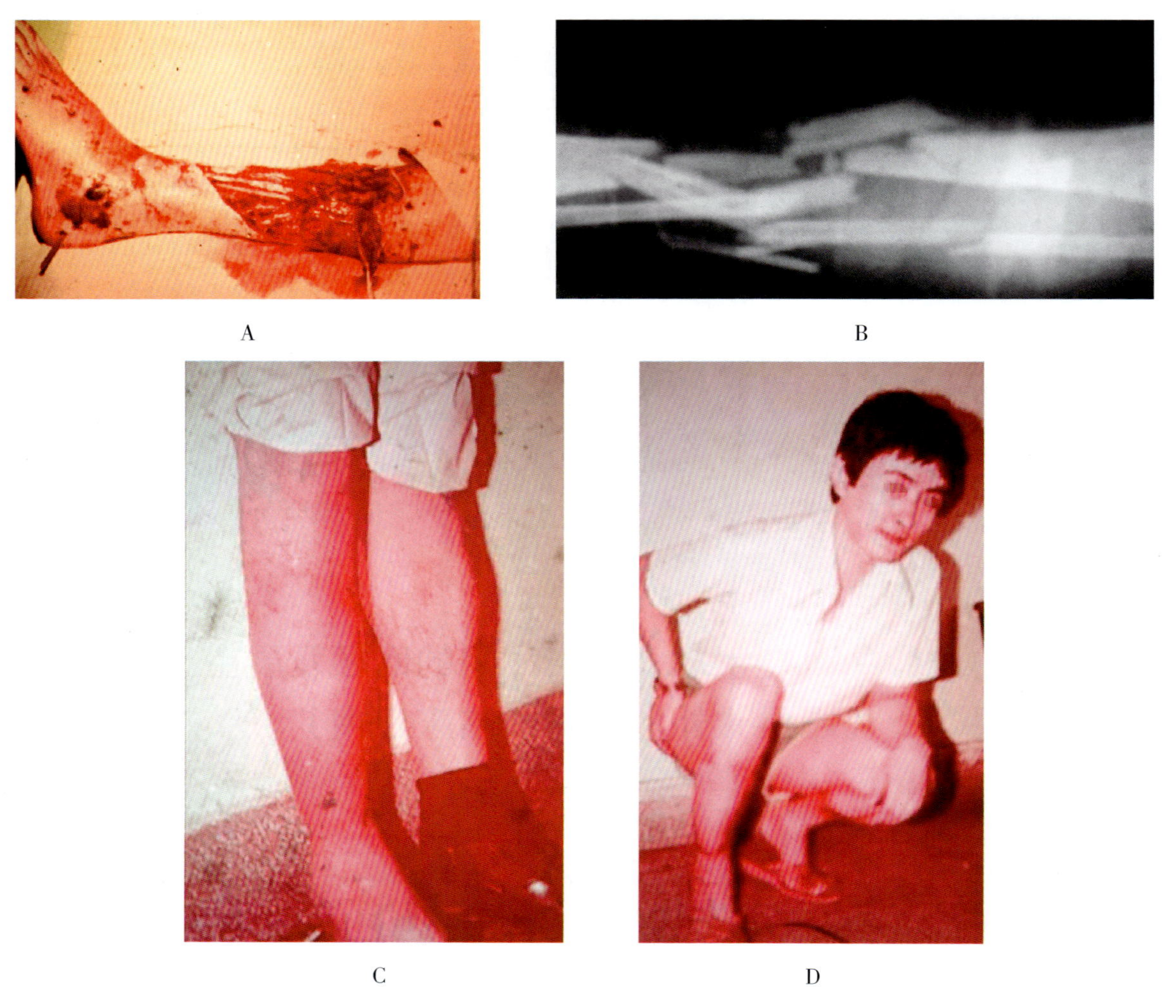

图 2-33 病例一

A、B. 伤后 15 天，皮肤坏死，焦痂下已有感染征象 C、D. 修复后外观及功能

2 病例二 男，19 岁，因左侧从头顶、面颊至下颌缘的巨大神经纤维瘤入院。瘤体下垂，大如足球，曾因难以切除，或切除后由于面部骨及肌肉外露范围大不易修复而辗转就诊于全国各地医院未得治疗。来我院前，患者曾在某大医院试行切除，先结扎患侧颈外动脉，当切开肿瘤边缘后，因出血无法控制而被迫终止手术，输血 10000ml 才保全了生命。住我院后，择期再次手术，又因出血无法控制而终止，输血 10000ml 以保生命安全。后经数月的精心准备，选用低温低压麻醉，将瘤体周围正常组织作为肿瘤切除的进路，并于切除前作微波瘤体深部烧灼。术中对瘤体内数不胜数的直径 0.5～1cm 的主干血管采用步步为营、个个击破的方法控制出血，历经 7 小时手术，一次切下巨大的神经纤维瘤。面部骨及肌肉外露的创面采用吻合血管的游离背阔肌肌皮瓣 12cm×27cm 移植修复。创口一期愈合，其后佩戴假发及眼镜式赝复体，外貌近似常人，可以参加工作和日常的社会活动。

二、显微外科大大拓宽了整形外科带蒂组织移植的内容及范围

整形外科带蒂组织移植的历史已逾千年，古老的印度及意大利法造鼻术至今仍在采用。这些方法虽在近代特别是第二次世界大战以后有了很大发展，但在皮瓣移植方面，其长宽比例不能超越 2:1～3:1，少数可达 4:1 或 5:1 的界限。近年来由于显微外科皮瓣游离移植的诞生，对皮瓣的血供进行了深入的解剖学了解，加之对皮瓣血流动力学的深刻认识，有数十种岛状皮瓣、肌皮瓣、骨皮

瓣、筋膜皮瓣、筋膜瓣相继问世并用于临床，不仅使整形外科带蒂组织移植的种类增加，而且移植范围也大大扩大，长宽比例的限制也被突破了。

自 1973～1991 年以来，笔者用带蒂皮瓣、肌瓣移植的方法进行了 11 例胸腹壁巨大恶性肿瘤切除后胸腹壁缺损的修复。采用不锈钢或有机玻璃支架修复胸廓，用涤纶网修复腹壁，并用巨大的岛状背阔肌肌皮瓣加胸大肌肌皮瓣，或腹直肌肌皮瓣、腹外斜肌瓣、腹内斜肌瓣，或大网膜、阔筋膜张肌肌皮瓣等带蒂移植，共同修复巨大胸腹壁缺损取得了成功。

1 病例三　男，40 岁，胸骨肉瘤几次切除后复发。肿瘤上界达胸锁关节，两侧过乳头线，下及剑突，向内压迫胸腔及心包，向外突出约为半只足球大小。切除肿瘤后，胸腔及心包敞开，经采用不锈钢支架修复胸廓，以右侧岛状背阔肌肌皮瓣（21cm×33cm）及左侧胸大肌肌皮瓣覆盖缺损，肿瘤终被切除，生命得到挽救（图 2-34）。

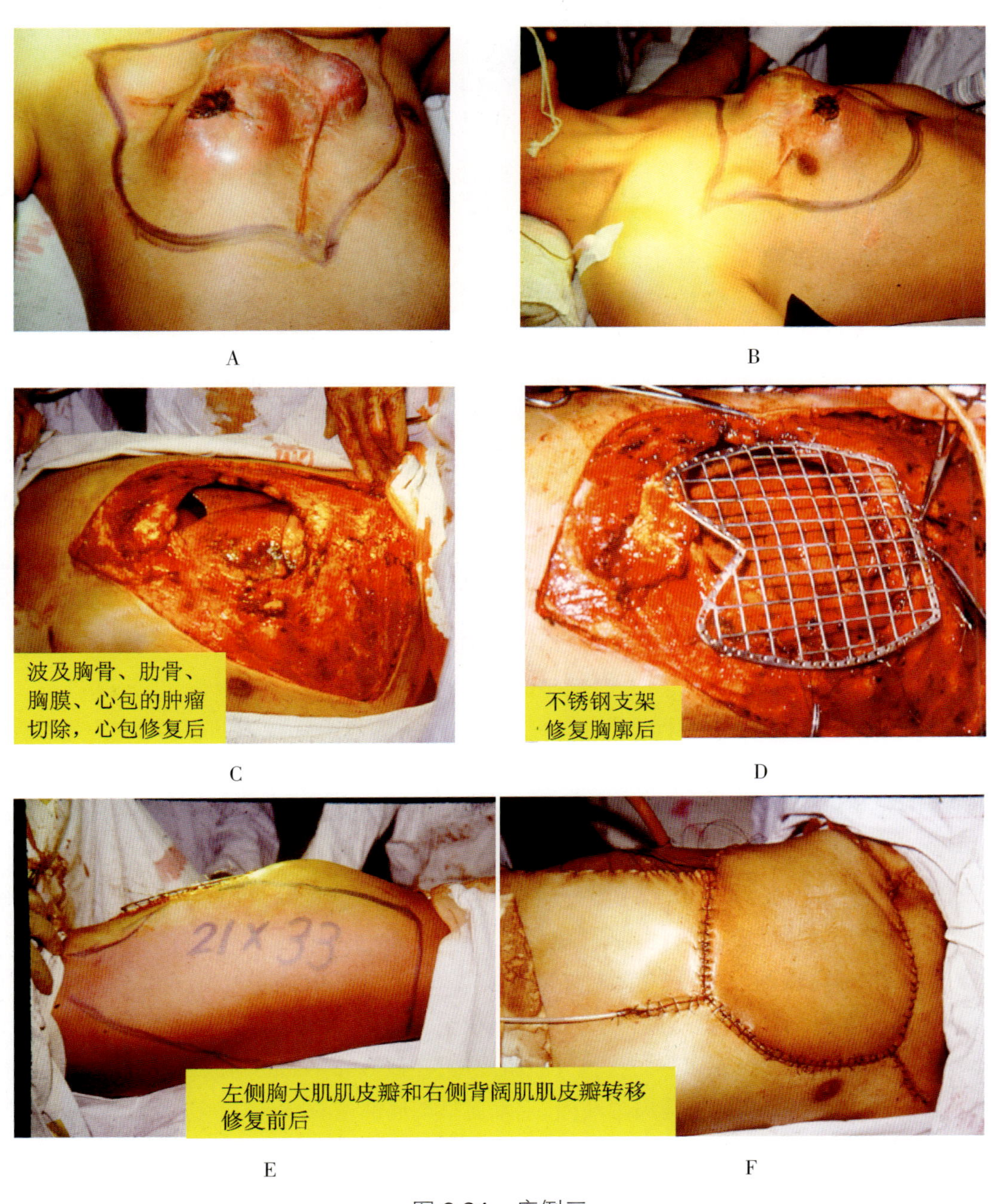

图 2-34　病例三

A、B. 胸骨肉瘤第三次复发手术前　C、D、E、F. 肿瘤切除，胸廓修复，皮瓣覆盖

2 病例四 女,30 岁,右侧胸腹壁巨大血管内皮细胞瘤几经切除后复发。肿瘤上及胸腔,下达脐下与腹股沟之间,后至肩胛中线,前近腹中线,肿瘤组织以压迫腹腔为主。肿瘤切除后,腹腔壁用腹直肌鞘及腹外斜肌、腹内斜肌瓣带蒂移植,如衣襟样重叠缝合修复。因肿瘤瘤体向外生长后扩张,其表面皮肤的缺损可以直接对拢缝合。

三、显微外科已成为整形外科器官一期再造的里程碑

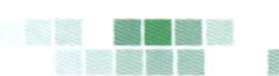

多少年来,整形外科的器官再造都需多次手术完成,其中一次手术失败,可致前功尽弃,而采用显微外科技术再造器官可一次完成,其外形、感觉及运动功能良好,掀开了器官再造历史新的一页。

20 多年来,我院整复外科利用显微外科技术修复食管缺损 30 余例,再造手指、拇指及手掌 200 余例,再造阴茎 100 余例,其他尚有再造乳房、耳郭、眼窝、阴道及肛门括约肌等病例,均获成功。

杨东岳等(1966)创造的吻合血管的足趾游离移植开辟了拇指再造术的新篇章。笔者(1976)设计的扩大足趾移植术使多手指及手掌缺损的再造得以一次完成。1974～1993 年, 笔者共施行足趾游离移植及扩大足趾游离移植手功能再造 220 余例,无 1 例失败,不少病例再造的拇指、手指惟妙惟肖,几可乱真,外形及功能均佳。

早在显微外科正式创立之前,国外即已有人开展肠段游离移植再造食管并取得了成功,但其推广及进一步发展改进的研究是在近十几年。我院进行的食管再造包括肠段移植、肠襻片状移植以及近端带蒂、远端血管吻合的肠段移植,并有带血管肌皮瓣、皮瓣移植食管再造等多种方法,积累了 30 余例的经验,其中不少病例是曾经多次手术失败,在山穷水尽的情况下用显微外科技术治疗而解除痛苦的。

1 病例五 男,43 岁,食管化学灼伤致颈段及胸段食管狭窄,已靠胃造瘘维持营养多年。曾经其他医院多次手术均失败,其中包括空肠带蒂移植后肠段坏死;然后再进行结肠代食管术,结果远端结肠坏死,在胸骨柄处形成瘘口,留有颈段食管缺顿;无奈,又采用胸肩峰皮管再造食管,历经年余的多次手术,又以失败告终,最后转来我院。入院后经积极强化营养及全身准备,取游离空肠带血管移植再造颈部食管获得成功。患者经过多次手术失败的折磨,前后历时 10 年,终赖显微外科术式方获新生。

在食管部分缺损的再造中,有的病例因长期营养不良难以承受较大的腹部手术,笔者设计的双叶胸大肌肌皮瓣及岛状背阔肌肌皮瓣移植术式,取得了一期成功的效果。

2 病例六 男,60 岁,食管癌切除行结肠代食管术后远端结肠坏死,导致颈段及部分胸段食管缺损长达 9cm。患者营养匮乏,卧床不起,估计难以忍受大手术的创伤,故选用左侧岛状背阔肌肌皮瓣,皮面朝里卷成管状,再造食管,手术一次成功。手术创伤干扰小,采用硬膜外麻醉加局麻即可完成(图 2-35)。

3 病例七 男,58 岁,食管癌切除行结肠代食管术后远端肠段部分坏死,形成食管瘘。瘘的后壁尚有残留的黏膜组织,食管前壁缺损长 6cm,瘘周围皮肤呈现广泛的化学性侵蚀性炎症。患者营养状况不良,行动无力。遂设计双侧岛状胸大肌肌皮瓣,左侧 6cm×6cm,用以修复食管前壁缺损;右侧 6cm×8cm,用以修复胸部食管瘘周围缺损。手术后早期局部虽有瘘,但经多次换药而愈。

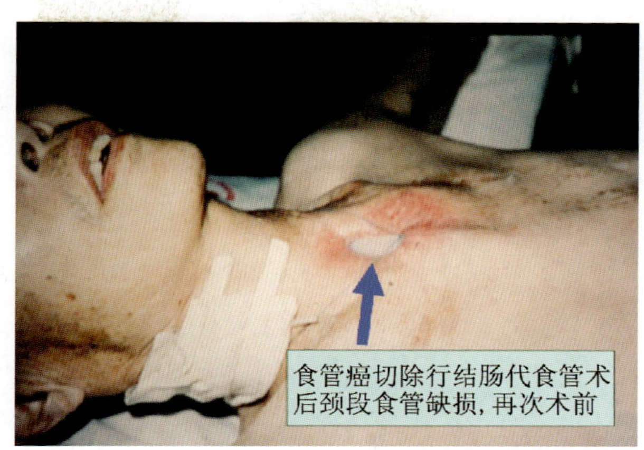

A

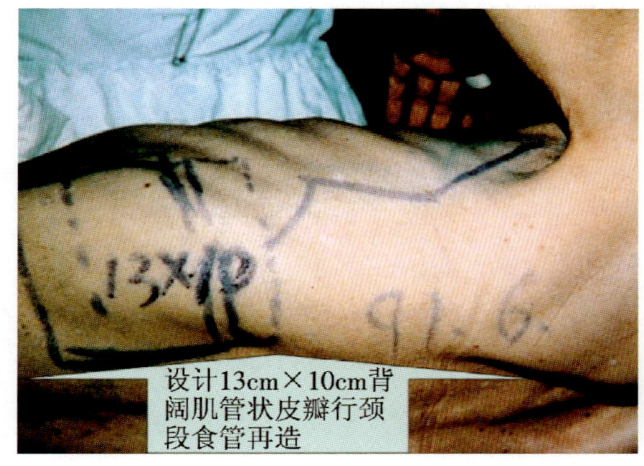

B

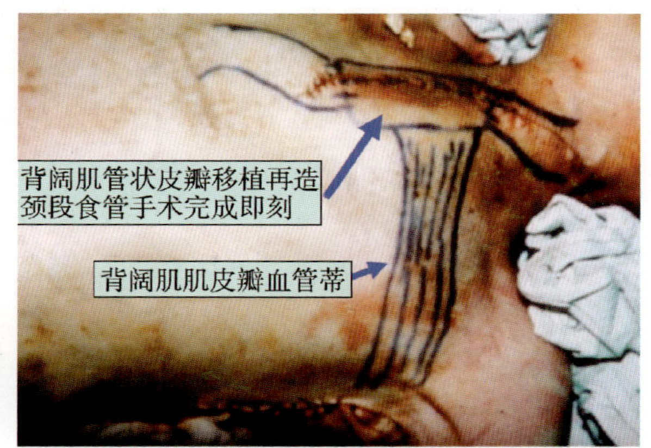

C

图 2-35　病例六

四、显微外科将使整形外科走向更加辉煌的明天

显微外科技术是指用光学放大手段，辅以精密的显微手术器械，完成高度精密、高度无创的手术，无疑这将使整形外科以及修复和美容外科走向更加灿烂的未来。显微外科的基本原则不仅促进了整形外科精密操作技术的发展及研究，也使与其相关的解剖学、组织学、组织血供的生理病理、组织生长及愈合、术后监护和功能康复等研究更加深入，取得更加辉煌的成果。

1 显微外科技术将成为整形外科医师必须掌握的基本技术之一　在新一代整形外科医师的培养中，显微外科已被列入基本学识及技能的范畴。可以预期，新一代整形外科医师必将把整形外科推向新的高度。

2 显微外科技术将使组织、器官缺损的再造进一步向前发展　在以血管吻合为主的组织、器官缺损的再造术中，将在方法、功能及外形的完美等方面取得进一步发展。在带蒂组织移植行组织、器官缺损的再造术时，会出现更多损伤小的供区以及操作简便、成功率高、术后功能及外形良好的手术方法。在组织移植的供区选择方面，身体外露区域将会越来越少被采用，有些供区可能将成为历史记载。在组织、器官缺损的急诊即时再造中，显微外科技术将为早期缺损的修复和重建发挥日益巨大的作用。

3 显微外科技术对移植组织、器官的预制或改造会有进一步发展　鉴于显微外科移植组织、器官的供区有限，经过近 20 年来的挖掘几乎已遍及全身。早在 20 世纪 80 年代即有预制游离皮瓣及用组织扩张器改造皮瓣供区游离度的实践，以增加其应用范围；尚有在供区预制成鼻、耳等器官，进行吻合血管的游离移植一次器官再造的研究；同时，开展了对移植组织血供的生理病理研究及增加、促进移植组织成活可能性等一系列研究，都将会更加深入扩展，以提高移植的成功率及术后的功能效果。

4 显微外科将在神经、肌肉损伤的功能性重建中发挥越来越大的作用　显微外科问世之后，有关神经损伤的修复及肌肉损伤后动力重建等有了很大进展，但是有关神经生长、再生，肌肉神经化以及康复治疗等难题尚有待于解决。这不仅是外科技术问题，还有许多基础研究亟待开发及扩展。

5 显微外科对美容外科的发展也将会起到重要的推进作用　高度精密、高度无创的操作肯定会比一般的美容手术技术取得更加优良的效果。在面部及身体外露区域的肿瘤切除，以及血管瘤、淋巴管瘤切除等采用显微外科技术可达到较理想的美容效果。近几年发展起来的内镜美容外科手术也是显微外科的演进及发展，在不久的将来，内镜美容外科将取代不少美容手术，取得创伤小、效果好的结果。

6 其他　显微外科在淋巴管、手部先天性畸形及小管道（如泪小管）缺损等的修复中也将会进一步发展，使整形外科不断地向前迈进，攀登新的高峰。

参考文献

[1] Nylen C O. The otomicroscope and microsurgery 1921-1971[J]. Acta Otolaryngol, 1972,73(6):453-454.

[2] Jacobson J H, Suarez E L. Microsurgery in anastomosis of small vessels[J]. Surg Forum, 1960,9:843.

[3] Landi A. Reconstruction of the thumb[M]. London: Chapman and Hall Medical, 1989:213.

（载于《中华整形烧伤外科杂志》1995 年第 11 卷第 2 期 P83-86）

如何选择最佳皮瓣

上海第二医科大学附属第九人民医院　王炜

顾玉东主任提出，最佳皮瓣有三条标准。他认为肩胛游离皮瓣为最佳皮瓣，我们有些粗浅的看法，请同道斧正。

自 1973～1985 年 10 月，我们应用各类游离皮瓣修复缺损 382 例（次），共采用游离皮瓣 24 种，修复部位遍及全身。经验提示我们：①游离皮瓣的供区虽然有好差之分，但不是绝对的；②不同的游离皮瓣具有各自的最佳适用范围；③不同部位缺损的修复有其各自的最优皮瓣供区。所以，皮瓣的最佳适用范围或最优皮瓣供区均是变化的、发展的。

一、游离皮瓣（包括肌皮瓣）的供区有好差之分

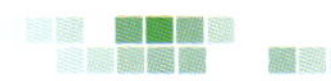

例如，背阔肌肌皮瓣、肩胛皮瓣、腹股沟游离皮瓣等切取后供区不留功能障碍，而小腿内侧皮瓣要牺牲小腿部的 1 条主要动脉，供区要植皮修复，如果供区在小腿下 1/3，或许术后会有并发症，因为那儿是下肢溃疡的好发部位。可以肯定，小腿皮瓣较另三种皮瓣为差。但这不是绝对的，评价皮瓣的优良或不佳，不仅要根据供区的条件，还应根据皮瓣的实际用途。例如，被称为“中国皮瓣”

的前臂皮瓣，也要牺牲 1 条主要动脉，供区也需植皮修复，但是用该皮瓣作鼻再造、食管再造、阴茎再造以及修复面颈部缺损，则是到目前为止其他皮瓣无法与之媲美的；相反，如果用前臂皮瓣去修复下肢溃疡或足背，那就有点得不偿失了。

优良皮瓣供区的条件是：①皮瓣具有较为恒定的动脉供养系统及静脉回流系统。②皮瓣的动静脉直径较粗，在 1mm 以上。虽然有的皮瓣血管直径小于 1mm，也被临床应用，但技术要求较高。一般认为，目前可供移植的游离皮瓣血管直径不宜小于 0.6mm，皮瓣的血管蒂长一些好，宜在3～4cm 或以上。③皮瓣的可供面积能大能小，厚度适中，切取皮瓣手术简便。④皮瓣供区在身体隐蔽区域，供区可拉拢缝合，遗留瘢痕较少，切取皮瓣后供区不留功能缺陷。⑤皮瓣中以包括感觉神经为佳。完全符合上述条件的皮瓣很少，但接近上述条件的皮瓣不少，如背阔肌肌皮瓣、胸外侧皮瓣、肩胛皮瓣、胸大肌肌皮瓣、上臂外侧皮瓣、大腿外侧皮瓣、小腿外侧皮瓣、股前皮瓣（该皮瓣我们没有直接经验，但根据第一军医大学罗力生等介绍，它应属优良皮瓣之内）以及颞部筋膜瓣加植皮等，均应属于优良皮瓣。其他如隐动脉皮瓣、股内侧皮瓣、小腿后侧皮瓣、上臂内侧皮瓣、臂三角肌皮瓣、锁骨上皮瓣、腹股沟皮瓣等虽不具有上述五条优点，但也具有三条以上，也是外科医师所乐意选用的。至于前臂皮瓣和足背皮瓣，常被列为有一定缺点的皮瓣，但它们仍是我国使用较多的两种皮瓣，特别是前臂皮瓣，具有特殊功能。

在我院统计的 382 例（次）中，前臂皮瓣 68 例（次），占 17.8%；足背皮瓣 55 例（次），占 14.4%；背阔肌肌皮瓣 51 例（次），占 13.4%；肩胛皮瓣 24 例（次），占 6.3%。足背皮瓣的应用在我院开展得较早，在 1975～1981 年使用较多，但由于该皮瓣切取手术较复杂，供区植皮后可能发生第 1 跖骨间隙基底部分坏死，术后可致溃疡，因此近年来已较少应用。51 例背阔肌肌皮瓣移植后全部成活，没有发现过因血管变异而终止手术的病例。采用肩胛皮瓣 24 例，1 例因血管变异而终止手术，改为背阔肌肌皮瓣移植；1 例因血管变异致皮瓣部分坏死。综上所述，我们较乐意采用的皮瓣是背阔肌肌皮瓣。该皮瓣面积可大可小，而且可以只带一条肌肉，使皮瓣很薄，几乎到处都可用，成功率也高，血管变异很少。

二、不同的游离皮瓣具有各自的最佳适用范围

相对而言，各种游离皮瓣都有一定的最佳适用范围，例如足底内侧游离皮瓣，按优良皮瓣的条件而论，是“次等”皮瓣，可是用该皮瓣修复足跟、足前跖底部、手掌部，或是下肢断肢负重的残端，其他皮瓣是难以与其相提并论的。背阔肌肌皮瓣最佳适用范围较广，可用于四肢创伤、手足背、面颈部缺损的修复，还可用于乳房再造及褥疮的修复等。我们于 1983 年将该皮瓣制成一蒂两瓣的串联皮瓣，一瓣修复足前部跖骨暴露区，一瓣覆盖足背动脉。肩胛皮瓣、大腿外侧皮瓣可用于四肢中等范围皮肤缺损的修复，并可修复手背、足背，但用于手掌的修复显然功能效果不佳。即使如此，我们认为肩胛皮瓣仍是一块可广泛推广的皮瓣，特别是用于四肢创伤的修复。

三、不同部位缺损的修复有其各自的最优皮瓣供区

我们把身体粗略地分为几个区域，以决定其各自的最优皮瓣供区。

1 面颈部　面颈部缺损的修复以胸大肌肌皮瓣、前臂皮瓣、锁骨上皮瓣等为佳。如果缺损区较大，也可选用背阔肌肌皮瓣；如果缺损范围很小，耳后皮瓣是很理想的。至于胸外侧皮瓣及上臂内侧皮瓣，亦属于优良的面部缺损修复的供区。

2 四肢（包括手背、足背）及躯干部　肩胛皮瓣、大腿外侧皮瓣、隐动脉皮瓣、股前皮瓣、胸外侧皮瓣、大腿内侧皮瓣、小腿外侧皮瓣等，均可根据缺损大小任意选用。如果缺损范围较大，背阔肌

肌皮瓣是首选的，除了足背、手背小范围的缺损外，背阔肌肌皮瓣在本组中应用最广；而对于足背、手背的小范围缺损，足背皮瓣仍不失为良好的供区，并可以连同肌腱一并移植修复。尚有臂外侧皮瓣、臂内侧皮瓣、臂三角肌区皮瓣等，多用于上肢的修复。腹股沟游离皮瓣几乎要被遗忘了，我们用该皮瓣进行上肢电击伤后的皮肤覆盖以及手背、虎口修复等，外形、功能均良好，关键是不要用于体形肥胖的患者。

3 手掌、足底、虎口等特殊功能部位　足底内侧皮瓣可供修复手掌及足底。虎口区的修复可选上臂内侧皮瓣、足背皮瓣、臂外侧皮瓣、腹股沟皮瓣、大腿内侧皮瓣等。我们有时愿意选用腹股沟皮瓣，因为如果不是肥胖患者，此处皮瓣不厚，而且皮肤很薄，容易塑形；而较少选用肩胛皮瓣，因为肩胛部皮肤的厚度几乎是腹部皮肤的几倍，而且质地较硬，很少用于虎口修复。

4 特殊器官再造的供区　鼻再造、阴茎再造、食管再造的供区是前臂皮瓣，阴囊再造的供区是腹壁下皮瓣或股薄肌肌皮瓣，乳房再造取背阔肌肌皮瓣、腹直肌肌皮瓣、臀大肌肌皮瓣等。

5 胸腹壁　因外伤或巨大肿瘤切除后没有内脏外露的缺损多采用带蒂皮瓣移植修复。我们采用的供区有背阔肌肌皮瓣、腹直肌肌皮瓣、腹外斜肌皮瓣、腹内斜肌肌瓣等。有时因缺损太大，阔筋膜张肌肌皮瓣、前臂皮瓣等也可被选用。

6 瘢痕性秃发　这是一种特殊部位缺损，我们仿 Havii 手术，以对侧颞部头皮为供区。

综上所述，以我们之见，游离皮瓣供区的条件应予以重视，但更应重视各种游离皮瓣的最佳适用范围以及不同部位缺损的最佳供区，这是由皮瓣的解剖基础、组织结构特点、功能状况及受区修复的需要而决定的。

参考文献

顾玉东.下腹部游离皮瓣70例报告[J].中华显微外科杂志,1986,9:2.

（载于《中华显微外科杂志》1987年第10卷第2期P120-121）

506例(次)游离皮瓣移植的经验
——游离皮瓣的临床分类、设计及切取的简易方法

上海第二医科大学附属第九人民医院　王炜

应用游离皮瓣、肌皮瓣移植来修复组织缺损或进行器官再造，是一种简易、快速的治疗手段。自Daniel(1973)首次报道腹股沟游离皮瓣移植取得成功以来，已有40种游离皮瓣、肌皮瓣相继问世，游离皮瓣、肌皮瓣移植成了创伤性畸形缺损、肿瘤切除后、先天性畸形缺损修复与再造的基础及前提。笔者自1973年以来，应用游离皮瓣、肌皮瓣移植共25种，506例(次)，分别用于四肢、面部及躯干部创伤后皮肤缺损的修复，以及利用游离皮瓣、肌皮瓣移植作组织器官的再造，如鼻再造、唇再造、拇指再造、阴茎再造等(表2-8)。

表 2-8　游离皮瓣移植的种类(1973～1987)

名称	例数	名称	例数
腹股沟游离皮瓣	16	小腿内侧皮瓣	69
足背皮瓣	67	小腿外侧皮瓣	5
前臂皮瓣	98	背阔肌肌皮瓣	55
胸外侧皮瓣	7	足底内侧皮瓣	15
颞浅动脉头皮瓣	7	骨皮瓣	6
颞浅筋膜瓣	8	踇甲皮瓣	31
前臂筋膜瓣	2	趾甲皮瓣	1
隐动脉皮瓣	6	足背皮瓣加足趾	28
肩胛皮瓣	30	趾蹼皮瓣	3
上臂内侧皮瓣	20	趾背皮瓣	2
上臂外侧皮瓣	6	跖趾关节皮瓣	4
大腿外侧皮瓣	15	肋间外侧皮瓣	1
大腿内侧皮瓣	4	合计	506

500 余例(次)游离皮瓣、肌皮瓣移植的经验告诉我们,作为一名整形外科医师,需掌握多种游离皮瓣、肌皮瓣的切取、设计方法,以适应不同创伤患者的各种修复的需要。由于目前已报道的游离皮瓣、肌皮瓣移植已达 40 种之多,一一掌握不易,笔者根据游离皮瓣、肌皮瓣的解剖特点及临床应用的需要,提出了游离皮瓣、肌皮瓣的临床分类、设计和切取的简易方法,供同道指正。

一、游离皮瓣、肌皮瓣的临床分类

在解剖学上,游离皮瓣可分为直接皮血管皮瓣、肌皮血管皮瓣、动脉干网状血管皮瓣、肌间隙血管皮瓣及肌间隔血管皮瓣等。这种分类法反映了皮瓣的血管来源特点,但对临床应用只有间接的指导意义。笔者以临床应用为出发点,以便于外科医师掌握及应用为原则,将游离皮瓣分为轴型游离皮瓣、中心型游离皮瓣及游离肌皮瓣三大类。游离皮瓣的临床分类方法的依据是:①皮瓣血管进入的部位;②血管在皮瓣内的分布形式;③血管在皮瓣内的分布层次。有了这三点,外科医师在设计皮瓣时可保证将皮瓣的营养血管包括在皮瓣内,切取时不至于损伤血管,这就达到了皮瓣移植成活的第一步——供区切取皮瓣时,血管状况良好。

1　轴型游离皮瓣　其血管的解剖特点是:①皮瓣的营养血管由皮瓣的一端进入皮下组织层;②皮瓣的血管在皮下组织层里呈轴型分布;③皮瓣血管的位置在深筋膜浅层(图 2-36)。这类皮瓣包括颞部头皮瓣、额部皮瓣、胸三角皮瓣、胸外侧皮瓣、臂三角肌皮瓣、上臂后方皮瓣、上臂外侧皮瓣、锁骨上皮瓣、肩胛皮瓣、肋间外侧皮瓣、脐旁皮瓣、髂腹股沟皮瓣、下腹壁皮瓣、隐动脉皮瓣、腘部皮瓣、大腿前皮瓣、踇甲皮瓣、趾甲皮瓣、趾蹼皮瓣、足跟内侧皮瓣等。

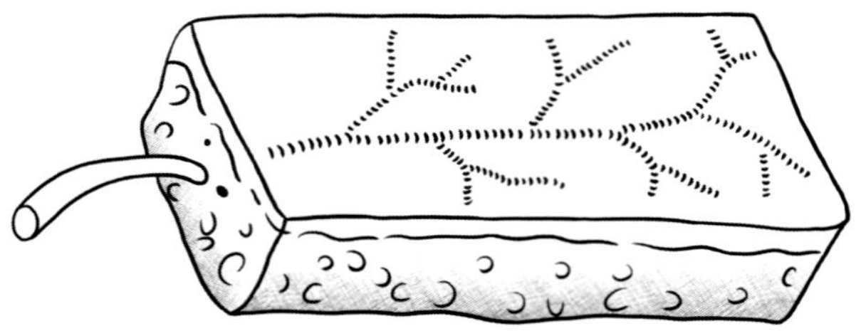

图 2-36 轴型游离皮瓣示意图

2 中心型游离皮瓣 其血管的解剖特点是:①皮瓣的血管首先进入皮瓣的中心部位,然后向皮瓣的四周分支;②皮瓣血管在皮下呈伞形网状分布,进入皮瓣中部的血管可以是 1 支,也可以是数支;③皮瓣血管位于深筋膜浅层,但主干血管来源于肌间隔或肌间隙(图 2-37)。这类皮瓣有耳后皮瓣、上臂内侧皮瓣、前臂桡动脉皮瓣、前臂尺动脉皮瓣、大腿外侧皮瓣、大腿内侧皮瓣、小腿外侧皮瓣、小腿内侧皮瓣、小腿前皮瓣、足底跖弓区皮瓣等。

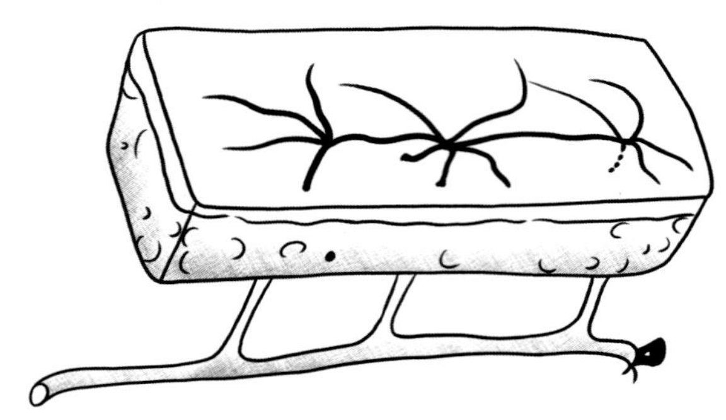

图 2-37 中心型游离皮瓣示意图

解剖学上分类的肌间隔血管皮瓣、肌间隙血管皮瓣和动脉干网状血管皮瓣大部分属于中心型皮瓣,这些皮瓣的共同特点是皮瓣血管均来自肌间隙内,供应皮瓣的主干血管分有肌支。但在临床分类中,解剖学分类上属于肌间隙皮瓣的肩胛皮瓣等,由于在临床使用时常以三边孔部位,即皮瓣血管穿出处作为皮瓣的起点,因此实际应用时仍属于轴型游离皮瓣。

3 游离肌皮瓣 皮瓣的血管来自肌肉支,可以从皮瓣的一端进入肌肉下层,再分布于肌肉及皮下组织内,如背阔肌肌皮瓣、腹直肌肌皮瓣、胸大肌肌皮瓣、腓肠肌肌皮瓣、阔筋膜张肌肌皮瓣等;也可以从肌皮瓣的中部进入肌层,然后分布于皮下,如股薄肌肌皮瓣、臀大肌肌皮瓣等(图 2-38)。

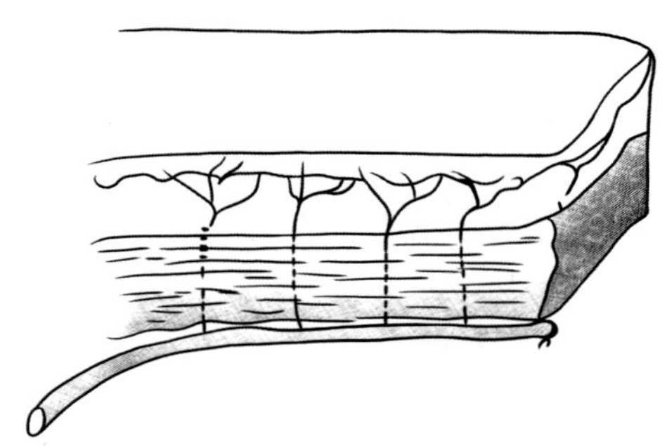

图 2-38 游离肌皮瓣示意图

4 其他　尚有游离筋膜瓣，其分类方法根据血管分布的特点，分别隶属于相应的皮瓣分类。如颞浅筋膜瓣，同颞部头皮瓣一样，属于轴型游离皮瓣；肩胛筋膜瓣，是肩胛皮瓣的一种，属于轴型游离皮瓣。

二、游离皮瓣的简易设计方法

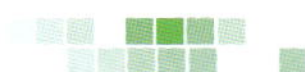

游离皮瓣简易设计方法的原理是：根据皮瓣血管分布的规律、体表投影，提出皮瓣血管蒂点设计及皮瓣的纵轴设计。

1 皮瓣血管蒂点的确定　凡是轴型游离皮瓣及大多数肌皮瓣，血管进入皮瓣的部位就是血管蒂点，它是相对恒定的，我们习惯地称点 A。该点是皮瓣的起始部位，因此掌握了皮瓣的点 A 设计，就是掌握了皮瓣血管蒂的体表投影。

2 皮瓣的纵轴设计　任何游离皮瓣均有其纵轴横穿皮瓣的中心线，它实际上近似于皮瓣营养血管的体表投影，皮瓣设计在纵轴两侧。掌握了皮瓣纵轴的设计方法，就把握住了皮瓣设计的方位。皮瓣纵轴的设计方法有两种：

（1）轴型游离皮瓣及大多数肌皮瓣的纵轴设计是采用 AB 连线，点 A 是血管蒂点；点 B 另行设计，依皮瓣的解剖部位而定。我们根据解剖学研究和其他作者的经验，提出了点 B 的设计方法。

（2）中心型游离皮瓣及少数肌皮瓣有时没有固定的血管蒂点（点 A），其纵轴往往是肌间隙的体表投影，或将某一肌肉长轴的体表投影作为皮瓣的设计方位。

3 皮瓣大小的设计　这是难下准确结论的命题，因为对皮瓣血管的营养范围难以确定。但根据笔者的经验和文献报道，在皮瓣纵轴两侧设计的皮瓣，其宽度及长度与皮瓣血管的直径相关。我们提出的公式是 W、F=80～100D、A，即皮瓣的宽度为皮瓣血管直径的 80～100 倍，在这个范围内设计的皮瓣是安全的；皮瓣的长度常常是皮瓣宽度的 2 倍，只要皮瓣设计在轴型血管走向的范围内，其公式是 L、F=160～200D、A，即皮瓣的长度可达皮瓣血管直径的 160～200 倍。例如，设计一腹股沟皮瓣，其蒂部动脉的直径为 1mm，则皮瓣的最大宽度可达 10cm，长度可达 20cm。皮瓣蒂部血管的直径通常是指临床实际解剖时的直径，而不是尸体解剖研究中统计学的平均数，因为后者常常大于临床实际解剖时皮瓣的血管直径。

三、皮瓣的快速切取方法

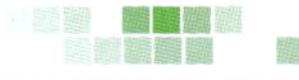

游离皮瓣切取时应注意的原则有三：一是保护好皮瓣的血管蒂不受损伤；二是保证皮瓣大小应在皮瓣轴型血管分布的范围内；三是掌握皮瓣切取的层次，其关键是使皮瓣内的血管不受损伤。为达到上述三个原则，我们采用下列几种解剖皮瓣的方式：①皮瓣血管常常变异的皮瓣应先作血管蒂探查，如腹股沟皮瓣、胸外侧皮瓣（腋下皮瓣）、胸大肌肌皮瓣等；②凡是轴型游离皮瓣，在把握好血管不变的情况下，由远端向蒂部掀起皮瓣；③凡是中心型游离皮瓣，则由肌间隙两侧向肌间隙掀起皮瓣；④凡是轴型皮瓣及中心型皮瓣，都在深筋膜深层掀起皮瓣；⑤凡是肌皮瓣，均在肌肉深层掀起皮瓣。按上述方式切取皮瓣，一般在 0.5～1 小时内就能完成皮瓣的切取，速度较快，而且不致损伤皮瓣的血管。

常用游离皮瓣的临床分类、设计及切取方法见表 2-9。

表 2-9　常用游离皮瓣的临床分类、设计及切取方法

皮瓣名称	临床分类	皮瓣血管的来源及其设计方法			皮瓣切取要点
		血管来源	血管蒂体表投影（点 A 设计）	皮瓣纵轴设计（点 B 及 AB 连线设计）	
颞部头皮皮瓣	轴型游离皮瓣	颞浅动脉	耳前颞浅动脉搏动处为点 A	用多普勒查及顶部颞浅动脉为点 B，或以额、顶骨交界处为点 B，AB 连线为皮瓣纵轴。皮瓣设计在纵轴的两边	探查血管蒂，血管良好时皮瓣由远端向近端掀起，在帽状筋膜表面解剖皮瓣
颞部皮瓣	轴型游离皮瓣	颞浅动脉	耳前颞浅动脉搏动处为点 A	眉间与发际中点为点 B，AB 连线为皮瓣纵轴	探查血管蒂，血管良好时皮瓣由远端向近端掀起，在帽状筋膜表面解剖皮瓣
胸三角皮瓣	轴型游离皮瓣	胸廓内动脉肋间支	胸骨旁线第 2 或第 3 肋间为点 A	肩峰为点 B，AB 连线为皮瓣纵轴。皮瓣设计在纵轴的两边，宽达 10cm 左右	先探查血管蒂，情况良好时自远向近，在深筋膜下掀起皮瓣
三角肌皮瓣	轴型游离皮瓣	旋肱后动脉皮支	三角肌后缘中、下 1/3 处为血管蒂，但点 A 在肱骨内上髁	点 B 在肩峰，AB 连线为皮瓣纵轴。皮瓣设计在 AB 连线的中、上 1/3，即三角肌表面，可取 8cm×12cm 左右	在深筋膜深层，由上内方向后方掀起皮瓣，在三角肌后缘肌间沟处可发现血管蒂
上臂外侧皮瓣	轴型游离皮瓣	肱深动脉分支——桡侧副动脉	上臂外侧肌间沟中、下 1/3 交界处为点 A	以肱骨外上髁的前缘作为点 B，AB 连线为皮瓣纵轴。皮瓣可取（6～8）cm×（8～12）cm	在深筋膜深层，由远端向近端掀起皮瓣
肩胛皮瓣、水平型肩胛皮瓣	轴型游离皮瓣	旋肩胛动脉皮支	背部腋窝下皱襞上内方 2～2.5cm 处为点 A（三边孔处）	从点 A 向脊柱中线画垂直线，此线为皮瓣的纵轴。皮瓣可取 10cm×15cm 左右	在深筋膜深层，由远向血管蒂（点 A）处掀起皮瓣
肩胛旁皮瓣、蝶形肩胛皮瓣	轴型游离皮瓣	旋肩胛动脉皮支	背部腋窝下皱襞上内方 2～2.5cm 处为点 A（三边孔处）	以肩胛骨下角为点 B，AB 连线为皮瓣的纵轴。皮瓣可取 10cm×（18～20）cm	在深筋膜深层，由远向血管蒂（点 A）处掀起皮瓣
胸外侧皮瓣	轴型游离皮瓣	胸外侧动脉	腋窝下方，右侧肌前缘为点 A	腋前线季肋缘为点 B，AB 连线构成皮瓣纵轴。皮瓣可取（8～10）cm×（10～20）cm	在腋窝下方先探查血管，情况良好时在深筋膜深层由远向近掀起皮瓣
肋间外侧皮瓣	轴型游离皮瓣	第 10 或第 11 肋间后动脉	第 10 或第 11 肋间、背阔肌前缘为点 A，或肩胛线第 10 或第 11 肋间	以脐孔为点 B，AB 连线构成皮瓣纵轴。皮瓣可取 10cm×20cm 左右	在深筋膜深层，由远心端向血管蒂点解剖
脐旁皮瓣	轴型游离皮瓣	腹壁下动脉	脐孔下方、腹直肌内侧深面、腹直肌后鞘前方为血管蒂，点 A 为脐孔	点 B 位于同侧肩胛骨下角，AB 连线构成皮瓣纵轴。皮瓣可取面积为（8～10）cm×（10～20）cm	在深筋膜深层掀起皮瓣，由远向近解剖，在脐上应包括腹直肌前鞘或部分腹直肌纤维
髂腹股沟皮瓣	轴型游离皮瓣	旋髂浅动脉	腹股沟韧带下方 2～3cm 股动脉搏动处为点 A	点 B 系髂前上棘，AB 连线构成皮瓣纵轴。皮瓣可取面积为（8～10）cm×（10～20）cm	先探查血管蒂，如果良好，由远向近在深筋膜深层掀起皮瓣
下腹壁皮瓣	轴型游离皮瓣	腹壁浅动脉	腹股沟韧带下方 2～3cm 股动脉搏动处为点 A	点 B 有三种设计方法：①脐孔；②锁骨中线季肋缘；③腋前线季肋缘。AB 连线均可构成皮瓣纵轴	先探查血管蒂，如果良好，由远向近在深筋膜深层掀起皮瓣
上臂内侧皮瓣	中心型游离皮瓣	肱动脉或肱深动脉的分支	点 A 不定，血管蒂位于上臂内侧肌间沟内	皮瓣纵轴是上臂内侧肌间沟。皮瓣设计在上臂内侧中、下 1/3 区域，可取（6～8）cm×（10～15）cm	由两侧向肌间沟掀起皮瓣，在深筋膜深层解剖，血管蒂在上臂内侧肌间沟内

续表

皮瓣名称	临床分类	皮瓣血管的来源及其设计方法			皮瓣切取要点
		血管来源	血管蒂体表投影（点A设计）	皮瓣纵轴设计（点B及AB连线设计）	
大腿外侧皮瓣	中心型游离皮瓣	股深动脉第3穿支	点A不定，血管蒂位于大腿外侧肌间隙中、下1/3处	大腿外侧肌间沟是大腿外侧皮瓣的纵轴。皮瓣位于大腿外侧中、下1/3处，可切取范围为（6～10）cm×（10～20）cm	在深筋膜深层，由两侧向外侧肌间沟掀起皮瓣，在肌间隙内（大腿中、下1/3处）找血管蒂
小腿内侧皮瓣	中心型游离皮瓣	胫后动脉皮支	点A不定，血管来自小腿内侧肌间沟内的胫后动脉分支	小腿内侧肌间沟为皮瓣纵轴。皮瓣设计在小腿内侧中、下1/3区域	由两侧向小腿内侧肌间沟掀起皮瓣，在深筋膜下层解剖
小腿外侧皮瓣	中心型游离皮瓣	腓动脉皮支	点A不定，血管来自小腿外侧肌间沟内的腓动脉分支	小腿外侧肌间沟为皮瓣纵轴，或以腓骨为皮瓣纵轴。皮瓣设计在小腿中、下1/3区域	由两侧向小腿外侧肌间沟掀起皮瓣，在深筋膜下层解剖
前臂桡侧皮瓣	中心型游离皮瓣	桡动脉皮支	血管来自前臂桡侧沟的桡动脉分支，点A在肘窝中点下方2～3cm处	点B位于桡动脉腕横纹处，点A及AB连线构成皮瓣纵轴。皮瓣设计在纵轴的两侧	在前臂由两侧向桡侧沟掀起皮瓣，在深筋膜下层解剖
背阔肌肌皮瓣	游离肌皮瓣	胸背动脉	腋窝下方、背阔肌前缘后方2cm处为点A	①前背阔肌肌皮瓣纵轴：点B在腹股沟韧带下方、股动脉搏动处，AB连线为皮瓣纵轴 ②后背阔肌肌皮瓣纵轴：点B在骶髂关节处，AB连线为皮瓣纵轴 ③横行背阔肌肌皮瓣纵轴：点B设计在第10（或第9、第11）胸椎棘突，AB连线构成皮瓣纵轴	先在腋窝下方背阔肌前缘作血管探查，如血管情况良好，则由远向近心端掀起皮瓣，在背阔肌深层解剖
胸大肌肌皮瓣	游离肌皮瓣	胸肩峰动脉胸肌支	以锁骨中点为点A，锁骨中点深部是胸肩峰动脉胸肌支下降的起点	点B位于剑突，AB连线构成皮瓣纵轴	先在乳头外上方纵轴外方探查血管蒂，血管良好时由远端向近端掀起皮瓣，在胸肌深层解剖

参考文献

[1] Daniel R K, Taylor G I. Distant transfer of an island flap by microvascular anastomoses: a clinical technique[J]. Plast Reconstr Surg, 1973,52(2):111-117.

[2] 钟世镇.显微外科解剖学[M].北京:人民卫生出版社,1984.

（载于《修复重建外科杂志》1987年第1卷第1期P40-44）

面部神经纤维瘤的整形和显微外科治疗

上海第二医科大学附属第九人民医院　王炜　林晓曦　祁佐良　邱蔚六　董佳生　戴传昌
中国人民解放军第 85 医院　张杏梅　顾海峰

【内容提要】

1 目的　研究面部神经纤维瘤及面部巨大神经纤维瘤的整形和显微外科治疗。

2 方法　回顾性分析 1993～1999 年收治的 11 例面部神经纤维瘤的临床诊断及治疗。

3 结果　11 例面部神经纤维瘤中，8 例为孤立性神经纤维瘤，3 例为Ⅰ型神经纤维瘤病（其中 2 例为巨大神经纤维瘤）。对 3 例巨大神经纤维瘤进行肿瘤全切除加背阔肌肌皮瓣游离移植，修复皮肤缺损及进行面部整形，其中 1 例经过 3 次手术（第一、二次手术失败，第三次手术成功）将肿瘤全切除，前后共输血 25000ml；2 例神经纤维瘤侵及眶腔内，手术前呈局部搏动性肿块，分别经 3 次和 4 次手术完成。

4 结论　①面部巨大神经纤维瘤切除后的面部缺损采用背阔肌肌皮瓣移植修复，具有塑形好、皮肤质地接近面部皮肤的特点；②侵及眶腔内的面部神经纤维瘤手术切除不易，手术前应有所准备；③较为表浅的面部神经纤维瘤可给予部分切除，并进行面部整形。

【关键词】　神经纤维瘤、面部神经纤维瘤、背阔肌肌皮瓣、皮瓣移植

面部神经纤维瘤是一种软组织肿瘤，常表现为一侧性的颞、额、眶、颧、颊等处的色素改变。在诊断上，将面部神经纤维瘤分为孤立性神经纤维瘤及神经纤维瘤病两大类。面部神经纤维瘤的治疗是整形外科十分棘手的问题，一是深入真皮下层的面部色素改变不易治疗，二是巨大软组织肿块的安全切除和良好的面部轮廓与质地的修复不易。

从 1993～1999 年，我们共收治面部神经纤维瘤 11 例，其中 8 例为孤立性神经纤维瘤，3 例为Ⅰ型神经纤维瘤病。采取外科手术治疗，其中 3 例进行肿瘤全切除加皮瓣游离移植修复，8 例作肿瘤全部切除或部分切除加面部轮廓整形。现报道如下。

一、临床资料

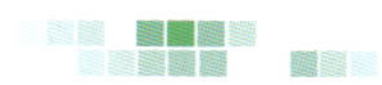

本组 11 例患者的临床资料见表 2-10。

表 2-10　11 例患者的临床资料

病例号	性别	年龄（岁）	临床表现	背部咖啡斑	治疗
1	女	24	左侧额颞眶部神经纤维瘤	无	局部切除加整形
2	女	5	右侧额颞眶部神经纤维瘤，局部搏动性肿块	伴有	局部次全切除加眶腔整形（经过 4 次手术）
3	女	36	右侧面部巨大神经纤维瘤	无	切除加游离皮瓣移植整形
4	女	22	左侧颞额颧颊部神经纤维瘤	伴有	切除加皮肤提紧整形
5	男	16	左侧额颞眶部神经纤维瘤	无	局部切除加整形
6	男	19	左侧颞额眶颊及下颌部巨大神经纤维瘤，局部搏动性肿块	无	切除加游离皮瓣移植整形

续表

病例号	性别	年龄(岁)	临床表现	背部咖啡斑	治疗
7	男	22	左侧额颞眶部神经纤维瘤	伴有	局部切除加皮肤提紧整形
8	男	24	右侧额眶颧颊及下颌部神经纤维瘤	无	局部切除加皮肤提紧整形
9	男	26	右侧额眶颧颊及下颌部神经纤维瘤	无	局部切除加皮肤提紧整形
10	男	15	枕顶部及耳后神经纤维瘤	无	切除加游离植皮整形
11	男	23	右侧颞额部神经纤维瘤	无	切除加游离皮瓣移植整形，发际形态用组织扩张器整形

二、手术方法

面部神经纤维瘤造成面部皮肤色泽改变、色素沉着、皮肤质感改变、皮肤及皮下组织肿块，使面部轮廓失去正常形态。整形外科治疗包括皮肤色质整形及面部轮廓整形。2 例面部巨大神经纤维瘤采取肿瘤全切除，游离皮瓣移植修复面部轮廓；1 例颞额部神经纤维瘤采取肿瘤全切除，游离皮瓣移植加组织扩张器整形修复；其余 8 例作肿瘤全部切除或部分切除，并进行面部皮肤及面部轮廓整形。对 2 例面部神经纤维瘤侵及眶内并呈现搏动性肿块的患者分别进行了3 次及 4 次手术，包括肿瘤切除及面部轮廓整形。

三、典型病例

1 病例一　男，19 岁，因左侧面部巨大神经纤维瘤于 1994 年入院。神经纤维瘤大如足球，从颞顶部头皮开始，向下经过额部、眶部及上下眼睑，从颧颊部下降，直到下颌缘。神经纤维瘤发生在头皮部分表现为局部十分松软的包块；发生在面部的肿块从一侧额颞部向下扩展，累及上下睑并深入眶内，导致眶腔扩大，眼球突出，又因上下睑过于肥厚下坠使眼睑不能张开，遮挡视线；面中部、颧颊部及下颌区均被肿瘤所占据，鼻及口唇因此向下移位；位于眶颧部的肿瘤表现为搏动性肿块。

患者 1993 年曾在外院进行过切除手术，术中先进行了双侧颈外动脉结扎，试图控制手术过程中的出血。手术切口从肿瘤下缘(即下颌缘)进入，但手术过程中仍无法控制切口出血，只能将切口原位缝合加压包扎。整个过程中输血 10000ml。

1994 年入我院进行第二次手术，手术在全身麻醉下进行。吸取第一次从下颌缘进入切口出血无法控制的教训，改从额部发际区进入。切开皮肤后，仍无法控制出血，不得不再次将切口原位缝合加压包扎。手术中及手术后又输血 10000ml。

由于该患者面部神经纤维瘤巨大，不切除并整形无法生活，半年之后又进行了第三次手术。手术在全身麻醉下进行，首先在肿瘤周围的正常皮肤组织中进行多层缝合，缝合深及骨膜，以阻断瘤体周围的血供；然后用微波针刺入瘤体，使瘤体内的血液凝固，以减少血流。手术切口设计在左侧颞顶部肿瘤边缘，采取长皮肤切口、短距离推进的方法。由于手术野暴露好，切开皮肤后整片压迫切口缘，控制了出血，再一厘米一厘米地暴露切口缘进行止血。在肿瘤组织深层切除肿瘤，边切除边缝合止血。当肿瘤切除到达眶内区域时，在眼球赤道后方用多把长血管钳钳夹眶尖，以控制出血。摘除眼球及眶内肿瘤，在颊部下颌区域腮腺深层咬肌表面切除肿瘤。将肿瘤完全切除后，切取同侧背阔肌肌皮瓣 16～23cm 进行游离移植，以修复面部创面，进行面部轮廓整形。整个过程输血

5000ml，手术经过顺利。

2 病例二　女，36 岁，右侧面部巨大神经纤维瘤。采用上述同样的手术方法进行巨大神经纤维瘤切除，由于眶内没有肿瘤侵犯，故保留了眼球。然后进行背阔肌肌皮瓣游离移植修复右侧面部巨大皮肤缺损，一期手术取得了成功。

3 病例三　女，5 岁，右侧额颞眶部神经纤维瘤，局部有搏动，眼球突出。第一次手术时将额颞部及上睑部的肿瘤作部分切除，矫正面部畸形，手术后面部形态改善不明显，表现为上睑臃肿下垂；第二次进行额肌瓣悬吊，以矫正上睑下垂，但手术后局部畸形还是很明显。分析原因，系由于前两次手术没有足够地切除眶内肿瘤之故。为了保护眼裂形态，切除眶内肿瘤分两次进行，第一次从上睑切开，切除额部、上睑以及部分眶内肿瘤。由于手术使整个上睑近于全部游离，为保证上睑的血供，将近球结膜部分的眶内神经纤维瘤留下，在第二次手术中切除。经过共 4 次手术，效果较好。

四、结果

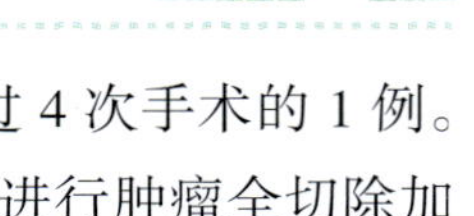

本组 11 例患者经过 1 次手术结束治疗的 9 例，经过 3 次手术的 1 例，经过 4 次手术的 1 例。最长随访时间 5 年，所有病例的面部形态都得到了改善。其中病例一及病例二进行肿瘤全切除加游离皮瓣修复，手术后面部外形得到明显改善；病例一手术后伴有左眼球缺损，佩戴义眼及眼镜，面部形态接近正常；病例三经过 4 次手术，分别是额颞眶外侧部肿瘤切除、额肌瓣悬吊矫正上睑下垂、上睑皮肤进入眶内肿瘤切除、上穹隆结合膜切开加眶内肿瘤再次切除，术后面部外形得到明显改善。

五、讨论

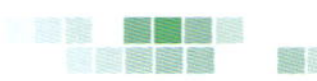

（一）面部巨大神经纤维瘤整形外科治疗原则

（1）巨大肿瘤严重影响面部形态及功能的宜行全切除，并进行皮肤、皮下组织缺损的修复。本组2 例面部巨大神经纤维瘤就是通过切除面部肿瘤，用背阔肌肌皮瓣游离移植修复皮肤及皮下组织缺损，进行面部轮廓整形而治愈的。

（2）没有侵及整个面部的神经纤维瘤，造成面部畸形的主要原因是面部组织松弛、面部轮廓臃肿下垂（类似于象皮肿），皮肤色素改变较轻，可进行肿瘤全部切除或部分切除，同时进行面部松弛皮肤的提紧。

（3）肿瘤表浅、仅有皮肤色泽改变者，可试用激光、化学剥脱或皮肤磨削治疗，可取得一定的疗效。

面部巨大神经纤维瘤的切除是一项风险较大的手术，手术前对肿瘤组织进行超声或磁共振检查对了解肿瘤内部的结构有所帮助。特别是伴有搏动性肿块的面部神经纤维瘤，手术切除的风险类似于面部高流量血管畸形动静脉瘘的切除手术，手术前应做好充分的准备。

面部神经纤维瘤的治疗应以手术切除为主，切除后再进行皮肤缺损的修复或面部轮廓的整形和再造。切除面部巨大神经纤维瘤后，Schliephake 等报道采用腹直肌肌皮瓣移植修复，我们采用背阔肌肌皮瓣修复。我们认为东方人的背阔肌肌皮瓣较薄，移植后形态良好，而且移植的大块背阔肌如果覆盖在颞肌或咬肌上，有可能出现移植肌肉的再神经化，并可能出现移植肌肉的活动，这对维持移植肌皮瓣的张力有益。本组病例一在背阔肌肌皮瓣移植后 5 年再次进行了手术修整，发现移植的背阔肌肌皮瓣虽没有吻合神经，但肌肉恢复了活动。

眶内神经纤维瘤的治疗较单纯皮肤神经纤维瘤的治疗更为复杂，手术前应有所估计；对于侵及眶尖的神经纤维瘤，严重者需同时摘除眼球。

（二）面部神经纤维瘤的诊断

本组面部神经纤维瘤的临床诊断依据是面部出现缓慢生长的软组织良性肿瘤，并有皮肤色素改变（呈灰褐色），可表现为孤立性神经纤维瘤，即面部软组织局限性单发的神经纤维瘤，在年幼时出现局部神经纤维瘤病变，没有家族史；也可表现为神经纤维瘤病，或称 Von Recklinghausen 病，较常见的是Ⅰ型神经纤维瘤病。Ⅰ型神经纤维瘤病（以此与较少见的Ⅱ型神经纤维瘤病相区别，Ⅱ型神经纤维瘤病又称为中枢型神经纤维瘤病）又称周围型神经纤维瘤病，系常见的、外显率很高的常染色体显性遗传病。因为Ⅰ型神经纤维瘤病患者仅有半数有家族史，所以其余患者显然源于基因突变。Ⅰ型神经纤维瘤病的发病与Ⅰ型神经纤维瘤病基因的缺失、插入及突变相关。

参考文献

[1] Ames J R, Johnson R P, Stevens E A. Computerized tomography in oral and maxillofacial surgery[J]. J Oral Surg, 1980,38(2):145-149.

[2] Schliephake H, Schrnelzeisen R, Neukam F W. The free revascularized rectus abdominis myocutaneous flap for the repair of tumour related defects in the head and neck area[J]. Br J Oral Maxillofac Surg, 1996,34(1):18-22.

[3] Van der Meulen J C. Orbital neurofibromatosis[J]. Clin Plast Surg, 1987,14(1):123-135.

[4] Binitie O P, Obikili A G. Pulsating orbital plexiform neurofibroma and optic nerve glioma[J]. East Afr Med J, 1989,66(5):362-364.

（载于《上海医学》2000 年第 23 卷第 7 期 P387-389）

显微外科相关基础研究

创新研究内容：①在国内最先将显微外科微循环表现作为吻合血管组织移植后的观察指标；②在国内最先研究游离皮瓣移植成活后的微循环表现及判断思考。

激光多普勒血流仪在显微外科的应用

上海第二医科大学附属第九人民医院　朱昕　张涤生　王炜

激光多普勒血流仪（laser Doppler flowmetry, LDF）检测是近 10 年来国外用于微循环研究的一种新方法，由于它有无损伤性和连续测定等优点，在显微外科术后检测及移植组织成活的研究方面崭露头角。本文就其概况综述如下。

一、LDF 的工作原理、设备及使用方法

1 工作原理　该仪器的工作原理是物理学的光学多普勒效应，即激光束照射运动的红细胞时，其散射光的频率会偏离光束的原有频率，频移量的大小与红细胞的运动成正比。当仪器发出的激光投射到受测物体(皮肤)时，不仅作用于上皮、结缔组织及脂肪细胞等静止结构，而且还散射到其微循环中运动的红细胞上。按照多普勒效应，照射到运动的红细胞上的那部分激光频率将发生变化，而照射到静止结构的频率则不变，被组织反射回来的两种频率不同的激光由光导纤维传入光电探测器(这是一种光学外差式装置，可以分检出这两种不同频率激光产生的差拍声)，光电探测器上就会出现一个输出信号，此输出信号经过放大、滤波处理后由指示表显示，由此反映了照射区内微循环血流的状态。

2 设备　目前世界上的 LDF 有 PeriFlux(瑞典)与 LD5000(美国)两种式样，前者又有 PF1、PF2 和 PF3 三种型号。

(1) 主机：包括激光发射装置、电学装置、声响装置与多普勒频移范围选择等。

(2) 附件：包括图式记录仪、激光探头、探头座与人工滤波装置等。

3 使用方法　测定前先将指示表与记录仪的基线调到零位，然后采用双面胶带把激光探头与受测物体表面粘紧。调节相应旋钮后，指示表中会立即显示受测物体的血流值(以电压幅度表示，单位为毫伏)，必要时可重复显示和同步记录。

二、LDF 在显微外科的应用

显微外科医师长期面临的重要问题是如何早期、准确地判断术后移植组织是否存在血循环危象。目前常用的一些检测方法因其局限性难以满足临床的需要，而 LDF 的问世为显微外科术后检测和移植组织成活的判断提供了一个新的有效途径。

(一) 实验研究

1 LDF 的波形分析　Fischer(1986)在狗的皮瓣模型上作了详细研究。一个典型的 LDF 血流脉动波形由上升部与下降部组成，下降部的中上段有一个倒三角形或平台形切迹，此切迹由下降部和下一个波形重叠所致。LDF 血流值＝基线到峰-谷距中点间的电压值(图 2-39)。

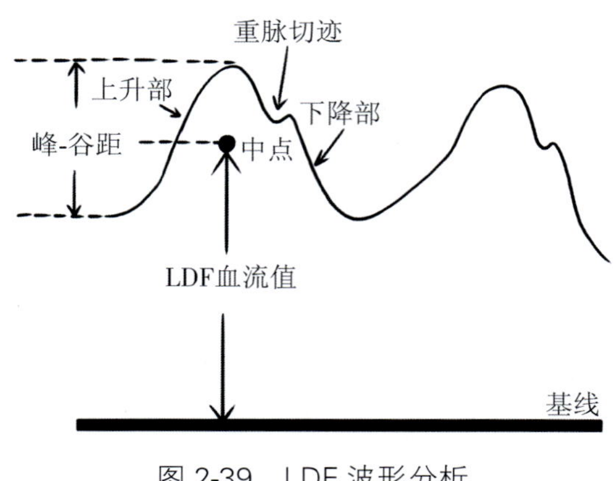

图 2-39　LDF 波形分析

(1) 正常血流的 LDF 脉动波形表示受测组织局部毛细血管内的血流状况，其连续波形的频率与心跳频率一致(图 2-40)。

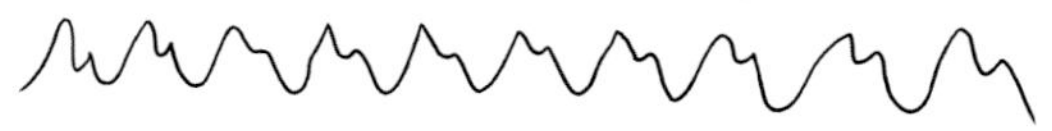

图 2-40　正常血流的 LDF 脉动波形

（2）动脉阻塞时，LDF 的血流波形大幅度急剧降低，峰-谷距明显变小，甚至出现直线图形（图 2-41）；静脉阻塞时，LDF 的血流波形缓慢降低，其幅度远较动脉阻塞为小，峰-谷距可加大（图2-42）。因此，LDF 检测可以迅速鉴别动脉阻塞或静脉阻塞。

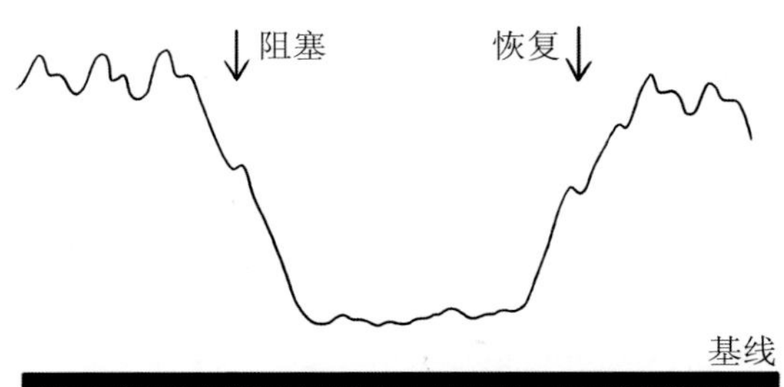

图 2-41　动脉阻塞时的 LDF 血流波形

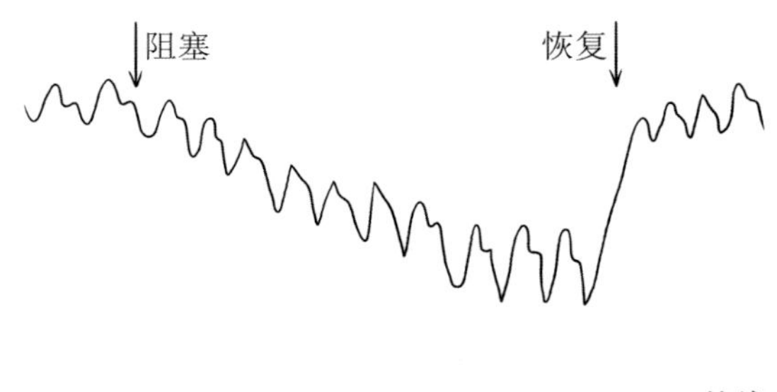

图 2-42　静脉阻塞时的 LDF 血流波形

2　移植组织成活检测　Marks（1984）采用 LDF 动态观察鼠下腹部皮瓣血流变化，大部分皮瓣血流值在术后 1～2 小时降至最低，然后开始上升。成活皮瓣的血流值逐日稳定上升，1 周左右恢复至术前水平；而绝大多数最终坏死的皮瓣血流值术后持续降低，少数皮瓣的血流值有回升现象，但不久即大幅度下降。他认为在坏死皮瓣上出现的回升血流是非营养性的，不足以供养皮瓣使之最终成活。

（二）临床应用

LDF 在临床应用方面的文献报道甚少。Jones（1982）临床检测皮瓣 5 例，所有皮瓣手术期间的血流值均低于术后即刻测定值，正常皮瓣术后血流值稳定上升，静脉阻塞皮瓣的血流值变化是先升后降。该学者提出，如果游离皮瓣血流值突然下降并持续 2 小时以上者，表明已有循环衰竭发生，必须立即手术探查以挽救皮瓣。Heden（1985）的 40 例临床研究亦证实，术后无任何并发症的病例显示正常血流的 LDF 波形，动脉阻塞时其血流值急剧下降，并据此成功抢救了 2 例因动脉血栓形成导致血循环危象的皮瓣。他肯定了 LDF 作为一种有效的检测方法，可以应用于显微外科术后的常规观察。

（三）评价

1 优点　该方法的最大优点是能够连续、客观地测定组织的微循环血流，对受测物体无损伤，适用于绝大部分器官及组织。

2 缺点　对人为活动敏感性过高，不能反映血流的绝对定量结果，且价格昂贵。

参考文献

[1] Brown R H, Twiss R Q. Correlation between photons in two coherent beams of light[J]. Nature, 1956,177:27-29.

[2] Riva C, Ross B, Benedek G B. Laser Doppler measurements of blood flow in capillary tubes and retinal arteries[J]. Invest Ophthalmol, 1972,11(11):936-944.

[3] Stern M D. In vivo evaluation of microcirculation by coherent light scattering[J]. Nature, 1975,254(5495):56-58.

[4] Holloway G A, Watkins D W. Laser Doppler measurement of cutaneous blood flow [J]. J Invest Dermatol, 1977,69(3):306-309.

[5] Nilsson G E, Tenland T, Oberg P A. A new instrument for continuous measurement of tissue blood flow by light beating spectroscopy[J]. IEEE Trans Biomed Eng, 1980,27: 12-19.

[6] Heden P G, Richard Hamilton, Claes Arnander, et al. Laser Doppler surveillance of the circulation of free flaps and replanted digits[J]. Microsurg, 1985,6(1):11-19.

[7] Fischer J C, Parker P M, Shaw W W. Waveform analysis applied to laser Doppler flowmetry[J]. Microsurg, 1986,7(2):67-71.

[8] Marks N J, Trachy R E, Cummings C W. Dynamic variations in blood flow as measured by laser Doppler velocimetry: a study in rat skin flaps[J]. Plast Reconstr Surg, 1984,73(5):804-810.

[9] Jones B M, Mayou B J. The laser Doppler flowmeter for microvascular monitoring: a preliminary report[J]. Br J Plast Surg, 1982,35(2):147-149.

（载于《中华显微外科杂志》1989 年第 12 卷第 1 期 P54-55）

皮瓣移植成活血供条件及最低阈值研究

上海第二医科大学附属第九人民医院　王炜　杨川　胡鸿泰　邹永华　蔡佩佩

【内容提要】 使用新西兰大白兔制成 8 类不同血供的皮瓣——岛状皮瓣、动脉狭窄皮瓣、动脉阻断皮瓣、静脉狭窄皮瓣、静脉阻断皮瓣、有分流的静脉阻断皮瓣、静脉皮瓣、静脉动脉化皮瓣，共110 块，术后作系统的皮瓣动静脉血气分析，经皮氧分压及激光多普勒血流测定，静脉狭窄皮瓣移植的成活率仅为同类动脉狭窄皮瓣的一半。经近 8000 个数据分析，凡移植皮瓣在术后经皮氧分压低于3.6kPa 的激光多普勒检测平均值低于 1，特别是持续低下时，皮瓣难以成活。作为皮瓣移植成活血供条件的最低阈值——静脉皮瓣或静脉动脉化皮瓣不宜以下腹部作为供区。

【关键词】 皮瓣移植、血供阈值、经皮氧分压、激光多普勒持续有效的血供是皮瓣移植后成活的基本条件，为探索有效血供的质与量，用新西兰大白兔制成 8 种不同血供形式的皮瓣进行移植，以研究不同血供及不同血供量造成皮瓣移植成活率差异的原因；对各类移植皮瓣进行术前术后的微循环、血化学成分、氧代谢等系统监测，并将监测到的近 8000 个数据进行分析，初步提供了与皮瓣移植成活血供条件有关的最低阈值，兹报道如下。

一、材料及方法

选新西兰大白兔 55 只，体重 1.8～2.8kg，雌雄不拘，在下腹两侧各制成 8cm×4cm 大小的皮瓣，并分成 8 类，共 110 块。

1 岛状皮瓣　仅保留腹壁浅动静脉蒂相连，腹壁前动静脉予以切断、结扎，皮瓣原位再植（图 2-43）。

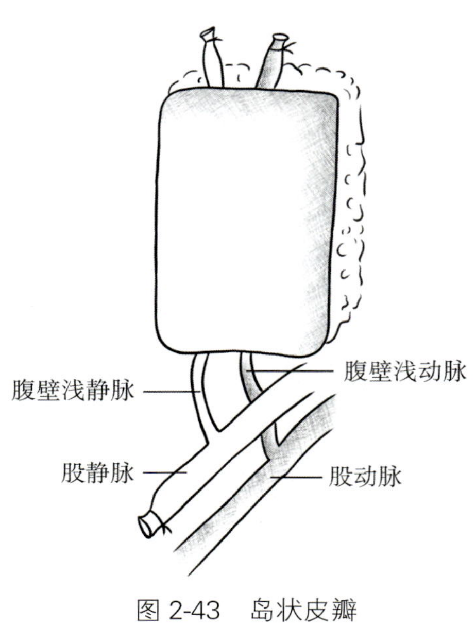

图 2-43　岛状皮瓣

2 动脉狭窄皮瓣　类似于岛状皮瓣，但在手术显微镜下将腹壁浅动脉的口径缝合缩小 2/3，使供血量减少。此前曾进行动脉缩窄 1/2 及 1/3 的预初试验，因皮瓣均成活，不利于测定皮瓣成活、血供的最低阈值（图 2-44）。

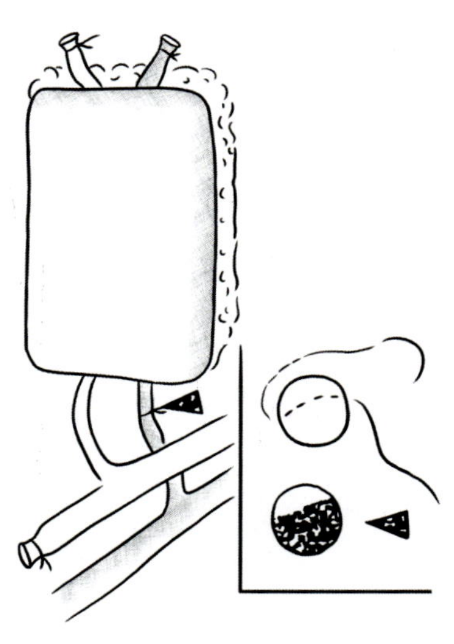

图 2-44　动脉狭窄皮瓣

3 动脉阻断皮瓣 同岛状皮瓣，但是将腹壁浅动脉完全结扎(图 2-45)。

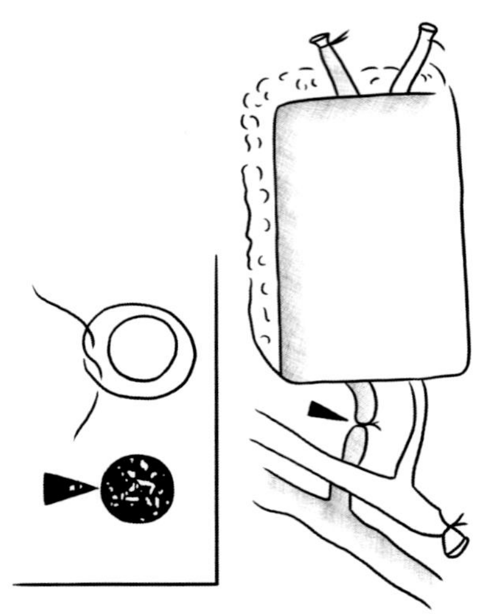

图 2-45 动脉阻断皮瓣

4 静脉狭窄皮瓣 类似于岛状皮瓣，但是将腹壁浅静脉的口径缝合缩窄 2/3(图 2-46)。

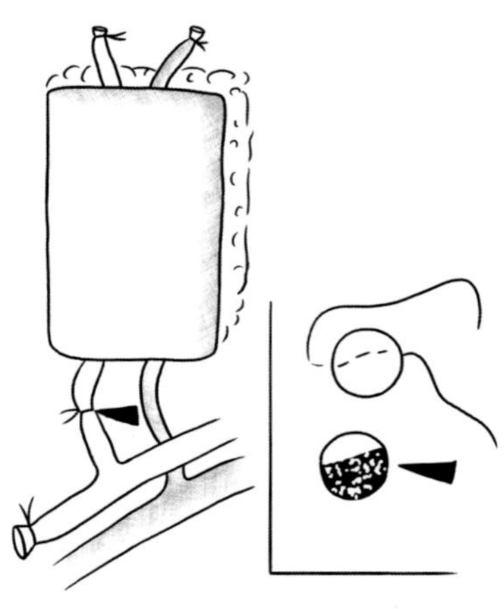

图 2-46 静脉狭窄皮瓣

5 静脉阻断皮瓣 同岛状皮瓣，但是将腹壁浅静脉完全结扎(图 2-47)。

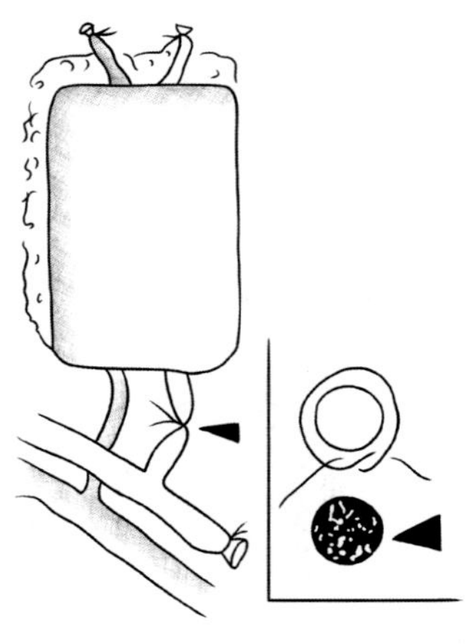

图 2-47 静脉阻断皮瓣

6 **有分流的静脉阻断皮瓣** 同岛状皮瓣，但仅结扎腹壁浅静脉，其周围组织中存有的小静脉予以保留作蒂(图 2-48)。

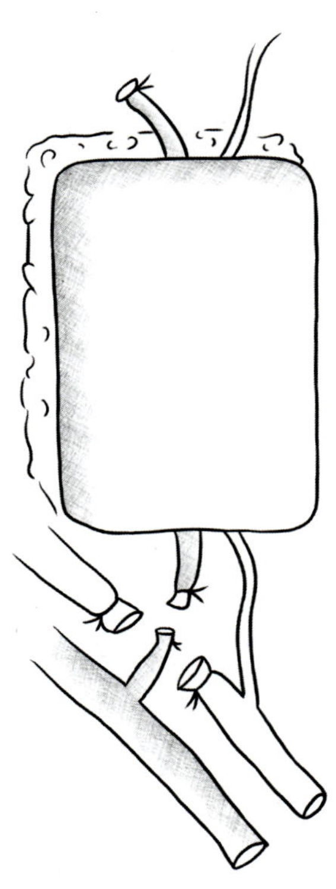

图 2-48 有分流的静脉阻断皮瓣

7 **静脉皮瓣** 类似于岛状皮瓣，但结扎腹壁浅动脉及腹壁前动脉，保留皮瓣近远端的腹壁浅静脉及腹壁前静脉。为防止细小的动脉随腹壁浅静脉或腹壁前静脉进入皮瓣，在手术显微镜下对静脉蒂周围的组织进行仔细清除，并根除静脉外膜长 0.3cm。为模拟增加腹壁浅静脉进入皮瓣的血流压力及供血量，切断、结扎腹壁浅静脉蒂近端的股静脉(图 2-49)。

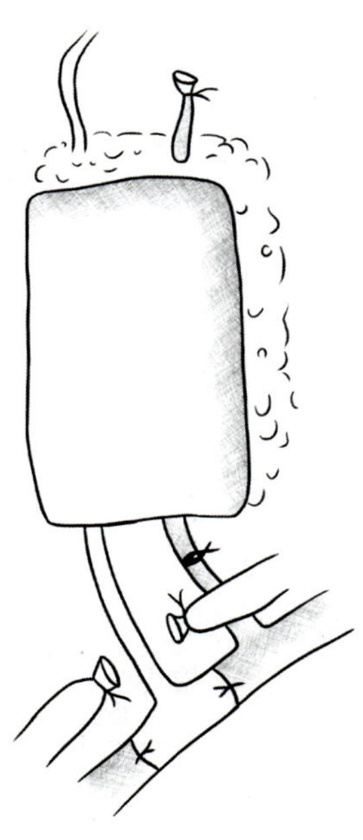

图 2-49 静脉皮瓣

8 静脉动脉化皮瓣　结扎岛状皮瓣的腹壁浅静脉、腹壁前动脉，将附着在腹壁浅静脉的一段股静脉取出，插入切断的股动脉间，作近远端股动静脉吻合，保留腹壁前静脉作回流。

所有皮瓣在术前、术后即刻、术后 3 天、术后 8 天、术后 12 天分别进行动脉及静脉的血气分析、经皮氧分压测定（机器型号：Kontron Medical Cutaneous PO_2 Monitor Module 632, Switzerland）及 LDF 血流测定（机器型号：PeriFlux PF2 Perimei Sweden），并作大体观察，摄像记录皮瓣成活状况，仪器监测均有正常对照。

二、结果

1 不同血供形式及血供量皮瓣移植后成活率的差异　见表 2-11。

表 2-11　不同血供形式及血供量皮瓣移植后成活率的差异

皮瓣类型		皮瓣数	动物死亡数	皮瓣成活数	皮瓣成活率（%）	皮瓣大部分成活	皮瓣 1/2 成活	皮瓣小部分成活	皮瓣坏死	皮瓣总成活率（含 1/2 以上成活，%）
控制动脉血供量皮瓣	岛状皮瓣	15	0	15	100	0	0	0	0	100
	动脉狭窄皮瓣	12	0	5	41.7	5	1	0	1	91.7
	动脉阻断皮瓣	11	0	0	0	0	0	0	11	0
控制静脉回流量皮瓣	岛状皮瓣	15	0	15	100	0	0	0	0	100
	静脉狭窄皮瓣	12	0	1	8.3	0	0	0	11	8.3
	静脉阻断皮瓣	4	0	0	0	0	0	0	4	0
	有分流的静脉阻断皮瓣	8	0	6	75	0	0	0	2	75
非生理性血供皮瓣	静脉皮瓣	25	6	1	4	0	1	3	20	8
	静脉动脉化皮瓣	11	6	2	18.2	0	0	0	9	18.2

2 控制动脉血供量皮瓣　包括岛状皮瓣、动脉狭窄皮瓣及动脉阻断皮瓣三种。

（1）成活率：动脉血供量不同，皮瓣成活率有明显差异。岛状皮瓣共 15 块，成活率为 100%；动脉狭窄皮瓣共 12 块，成活率为 41.7%（5/12），尚有 50%（6/12）的皮瓣经再植后获得部分成活；动脉阻断皮瓣共 11 块，全部坏死。

（2）形态变化：岛状皮瓣移植术后 2～3 天内有明显水肿，3 周后皮瓣大小近似于术前，有兔毛生长。动脉狭窄皮瓣无论完全成活还是部分成活，术后 3 周皮瓣的面积均有不同程度的缩小（缩小1/3～1/2），有兔毛脱落及生长稀疏的现象。因早期皮瓣供血不足，致皮瓣存在灶性坏死，愈合后瘢痕挛缩。动脉阻断皮瓣术后 3 天可见局限性干瘪区，并迅速扩大，术后 5 天可以见到坏死、脱落。

3 控制静脉回流量皮瓣　包括岛状皮瓣（正常静脉回流皮瓣）、静脉狭窄皮瓣、静脉阻断皮瓣及有分流的静脉阻断皮瓣四种。

（1）成活率：正常静脉回流的岛状皮瓣 100%成活。静脉狭窄皮瓣共 12 块，成活 1 块，成活率为 8.3%。由于静脉狭窄皮瓣的成活率仅为 8.3%，因此静脉阻断皮瓣只制作了 4 块，结果全部坏死。可以推测，增加静脉阻断皮瓣的实验数不可能出现皮瓣成活的奇迹，为此增加了有分流的静脉阻断皮瓣 8 块，成活率为 75%（6/8）。

（2）形态变化：无论是 2/3 阻断还是完全阻断的皮瓣，术后均有明显的青紫、肿胀，继而造成浅静脉栓塞，3 天后呈黑痂状，5～8 天坏死、脱落，其中皮瓣成活组早期也有明显青紫、肿胀。

4 非生理性血供皮瓣　包括静脉皮瓣及静脉动脉化皮瓣两种。

静脉皮瓣共 25 块，成活的仅 1 块，1/2 成活的 1 块，小部分成活的 3 块；静脉动脉化皮瓣能纳入统计的皮瓣共 11 块，完全成活的2 块，成活率为 18.2%，远低于临床报道的静脉皮瓣的成活率。

三、皮瓣的微循环和氧分压与其成活率的关系

不同血供皮瓣的微循环和氧分压与成活率的关系如表 2-12 所示。

表 2-12　不同血供皮瓣的微循环和氧分压与成活率的关系

皮瓣类型	术前		术后即刻			术后 3 天			术后 8 天			术后 12 天
	BPO_2(A)（kPa）	BPO_2(V)（kPa）	BPO_2(V)（kPa）	CPO_2（kPa）	*LDF*	BPO_2(V)（kPa）	CPO_2（kPa）	*LDF*	BPO_2(V)（kPa）	CPO_2（kPa）	*LDF*	CPO_2（kPa）
岛状皮瓣	9.21		6.33	9.54	5.22		7.96	12.32		5.92	11.93	5.24
动脉狭窄皮瓣(成活)	9.51	6.81	5.1	6.07	3.39	5.41	4.51	4.45	5.76	5.22	9.51	
对侧股部皮肤对照					1.83			5.06			7.33	
动脉狭窄皮瓣及动脉阻断皮瓣（坏死）		49.83	5.72	0.81	0.32	5.71	0.85	0.06	0.27	0.93	0	
对侧股部皮肤对照					1.7			4.92			8.33	
静脉狭窄皮瓣及有分流的静脉阻断皮瓣(成活)	11	6.8	5.33	8.44	2.27	5.99	5.76	10.08	5.94	5.31	9.54	
对侧股部皮肤对照					2.22			6.62			6.38	
静脉狭窄皮瓣及静脉阻断皮瓣（坏死）			5.61	3.6	2.45	3.6	0.76	0.29			0	
对侧股部皮肤对照					1.6			5.21			6.38	
静脉皮瓣（坏死）			5.61	0.71	0.25	4.8	1.08	0.12	5.94	0.71	0.09	
对侧股部皮肤对照					3.43			7.71			14.92	

注：①BPO_2(A)：皮瓣动脉血氧分压平均值；BPO_2(V)：皮瓣静脉血氧分压平均值；CPO_2：皮瓣经皮氧分压平均值；*LDF*：激光多普勒血流测定平均值。

②皮瓣已坏死，但静脉血氧分压接近正常，可能是抽取皮瓣静脉血时，体循环静脉血反流所致。

1 岛状皮瓣 移植后测定的 CPO_2 为 9.54kPa，与术前动脉血氧分压的平均值9.21kPa 相似。以后 CPO_2 逐日降低，术后 12 天为 5.24kPa，与 9.54kPa 相比有非常显著的差异（$P<0.01$）。

2 动脉狭窄皮瓣 移植后测定的 CPO_2 为 6.07kPa，比术前下降，两者有非常显著的差异（$P<0.01$）；随着皮瓣的成活，静脉血氧分压逐步回升到 5.76kPa。动脉狭窄皮瓣及动脉阻断皮瓣的坏死组，术后 CPO_2 为 0.81kPa，术后 3 天为 0.85kPa，术后 8 天为0.93kPa。

3 静脉狭窄皮瓣及有分流的静脉阻断皮瓣 术前 BPO_2 为 6.8kPa，术后下降到5.33kPa，术后 8 天为 5.94kPa，近乎常态。但有一点令人费解，术后 CPO_2 为8.44kPa，较一般为高，以后逐步降到5.31kPa，这或许是由于静脉高压，经皮逸出的氧较一般为高之故。在坏死的皮瓣中，CPO_2 变化明显，术后当天为 3.6kPa，术后 3 天为 0.76kPa，术后 8 天为 0（皮瓣已坏死或脱落）。

4 所有成活皮瓣 所有成活皮瓣的 *LDF* 持续高于 1.5（波幅平均高度/ 增益系数），而坏死组的 *LDF* 平均为 0.098～0.3，更为重要的是，术后早期的 *LDF* 持续在 1 以下。

5 所有坏死皮瓣 术后当天除了静脉回流障碍皮瓣外，所有坏死皮瓣的 CPO_2 均低于2.7kPa，且多半在 1.33kPa 以下。因动脉血供不足造成的皮瓣坏死，术后立即测定 CPO_2 为 0.81kPa，术后 3 天为 0.85kPa；因静脉回流障碍造成的皮瓣坏死，术后立即测定 CPO_2 为 3.6kPa，术后 3 天为 0.76kPa。静脉皮瓣中，皮瓣坏死组术后 1 天、3 天、8 天分别测定 CPO_2，分别为 0.71kPa、1.08kPa 及 0.71kPa。所有成活的皮瓣中，CPO_2 平均在 3.6kPa 以上，有时会低于 2.7kPa，但也不会有持续低下的现象。静脉血氧分压的测定对判断皮瓣成活与否也有价值，但这是一种创伤性的测定方法，而且其测定结果不如 CPO_2 及 *LDF* 敏感。如在手术后 1～3 天，*LDF* 持续低于 1，CPO_2 持续低于 3.6kPa，则移植皮瓣难以成活，可作为皮瓣血供的最低阈值。

四、讨论

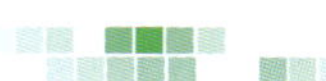

（1）本实验是在假设实验动物的血压、血黏度、血管两端压差、血管弹性在术前术后相对恒定的条件下制造的动脉狭窄的皮瓣模型，因此皮瓣的血流量与血管半径的平方成正比。根据公式计算，血管直径缩小 2/3 时，其血流量减少 88.9%。本组静脉直径缩小 2/3 时，皮瓣坏死率为 91.9%；动脉直径缩小 2/3 时，皮瓣坏死率为 58.4%，说明皮瓣移植对动脉低灌注的耐受能力较强，而对静脉回流不畅的耐受力较弱。这提示了临床上应十分重视保证移植皮瓣静脉回流的通畅。

（2）本实验用血氧分压、经皮氧分压、激光多普勒血流仪、血液有形成分等手段测定皮瓣移植成活血供条件的最低阈值，其中以经皮氧分压、激光多普勒血流仪测定具有较高的参考价值。当 CPO_2 持续低于 3.6kPa、*LDF* 持续低于 1 达 3 天以上，移植皮瓣必然坏死。因为 CPO_2 相对地反映了皮瓣的供血状况，而 *LDF* 能反映皮瓣的供血是否有效地进入组织的微循环内，两者结合是有效的无创监测手段。

（3）静脉动脉化皮瓣及静脉皮瓣在临床上的应用已有取得成功的报道，笔者也在实验室及临床上取得了成功（1984，1985），但是本组的实验证明，这两种非生理性血供皮瓣以下腹部作为供区是不适宜的。静脉皮瓣移植只有将存在丰富的静脉网及皮下组织菲薄的区域作为供区，并且面积较小时，移植皮瓣才有成活的希望。

本组静脉动脉化皮瓣术后虽然坏死，但是有的皮瓣于术后 1～3 天经 CPO_2 测定在正常范围内（可高达 7.3kPa、5.2kPa、3.1kPa），而激光多普勒测定数值只有 0.5、0.36、0.53，这可能与静脉动脉化皮瓣有较多的氧从皮肤上逸出有关，但是这种含氧量较高的血液并不能很好地进入微循环中，故造成激光多普勒测定数值低下。这类皮瓣最终难免逃脱坏死的后果。

参考文献

[1] Angel M F, Mellow C G, Knight K R, et al. Secondary ischemia time in rodents: contrasting complete pedicle interruption with venous obstruction[J]. Plast Reconstr Surg, 1990,85(5):789-793; discussion 794-795.

[2] Baek S M, Weinberg H, Song Y, et al. Experimental studies in the survival of venous island flaps without arterial inflow[J]. Plast Reconstr Surg, 1985,75(1):88-95.

[3] Barker J H, Hammersen F, Bondar I, et al. Direct monitoring of nutritive blood flow in a failing skin flap: the hairless mouse ear skin-flap model[J]. Plast Reconstr Surg, 1989,84(2):303-313.

[4] Campbell S P, Tattelbaum A, Rosenberg M, et al. Fluorometric analysis of an attempt to reclaim ischemic flaps in rats with fluosol[J]. Plast Reconstr Surg, 1989,84(3):484-491.

[5] Heden P, Sollevi A, Hamberger B. Early circulatory and metabolic events in island skin flaps of the pig[J]. Plast Reconstr Surg, 1989,84(3):468-474; discussion 482-483.

[6] Heden P, Sollevi A. Circulatory and metabolic events in pig island skin flaps after arterial or venous occlusion[J]. Plast Reconstr Surg, 1989,84(3):475-481; discussion 482-483.

[7] Inoue G, Maeda N, Suzuki K. Resurfacing of skin defects of the hand using the arterialized venous flap[J]. Br J Plast Surg, 1990,43(2):135-139.

[8] Jones B M. Monitors for the cutaneous microcirculation[J]. Plast Reconstr Surg, 1984,73(5):843-850.

[9] Kerrigan C L, Zelt R G, Daniel R K. Secondary critical ischemia time of experimental skin flaps[J]. Plast Reconstr Surg, 1984,74(4):522-526.

[10] Nakayama Y, Soeda S. The effect of intense arterial constriction on the survival length of an island flap: an experiment using abdominal flaps in rats[J]. Br J Plast Surg, 1990,43(2):179-182.

[11] Tsuzuki K, Yanai A, Tange I, et al. The influence of congestion and ischemia on survival of an experimental vascular pedicle island flap[J]. Plast Reconstr Surg, 1989,84(5):789-793.

[12] Yoshimura M, Shimada T, Imura S, et al. The venous skin graft method for repairing skin defects of the fingers[J]. Plast Reconstr Surg, 1987,79(2):243-250.

（载于《中华显微外科杂志》1991 年第 14 卷第 3 期 P146-151）

显微外科在肢体创伤修复中的应用

研究创新内容 ①系统论述了微小血管吻合的 7 种手术方法，其中 Y 形微血管吻合方法是一新的创造，被国外同行推广；②描述肢体血管损伤的 7 种表型和处理方法等，如血管断裂口的蛛网征、损伤血管的红肠征、损伤血管的紫癜征、损伤血管的竹节征、损伤血管的望远镜筒征等，属于国内外系统论述之一；③系统介绍了上海第九人民医院整复外科足部缺损显微再造外科的修复经验。

显微整复外科在足外科的应用

上海第二医科大学附属第九人民医院　王炜　杨志贤　胡鸿泰

一、显微整复外科的基本技术

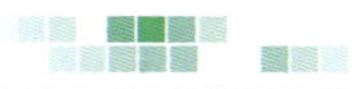

显微整复外科技术是一项综合性的高度精细、高度准确及高度无创的技术，其不仅可用于血管、神经和淋巴管的吻合方面，而且可用于皮肤切开、转移、组织解剖分离、结扎止血、缝合、包扎等手术的各个过程之中。

直径小于 2mm 的血管吻合属于显微血管吻合技术范围，其血管吻合方法包括缝合吻合法、套管吻合法、黏合吻合法、机械吻合法以及热凝吻合法等。

缝合吻合法是最常使用的方法，具有设备简单、吻合后血管通畅率高等特点，外科医师只要经过相当时间的技术训练，就能完成直径 0.6mm 以上血管的吻合，且其通畅率可达 100%。笔者吻接的小血管已近 2000 条，在实践中深感缝合吻合法是一项古老的术式，技术要求高，吻合速度较慢，吻合时思想要高度集中，易引起疲劳，期望能有简易的吻合方法取代之。

（一）血管吻合注意事项

（1）吻合血管应置于有良好血供的血管床上。

（2）吻合前去除吻合血管口周的血管外膜约 0.2cm，防止血管外膜落入血管腔内引起血栓。血管外膜是血管营养血供的来源，不宜去除太多，否则会影响吻合血管的愈合。

（3）冲洗干净吻合口内的血迹或任何纤维组织。

（4）两吻合血管对线、对位良好，防止扭转、扭曲。

（5）做到无张力下吻合。吻合前，两血管间的距离在 0.5cm 左右。如果间距超过 1.5cm，可采用游离两端血管的方法，以减少吻合口张力；或采取结扎、切断血管分支，改变血管径路等手段，以减少吻合口张力。如果还不能奏效，则宜进行血管移植（图 2-50）。

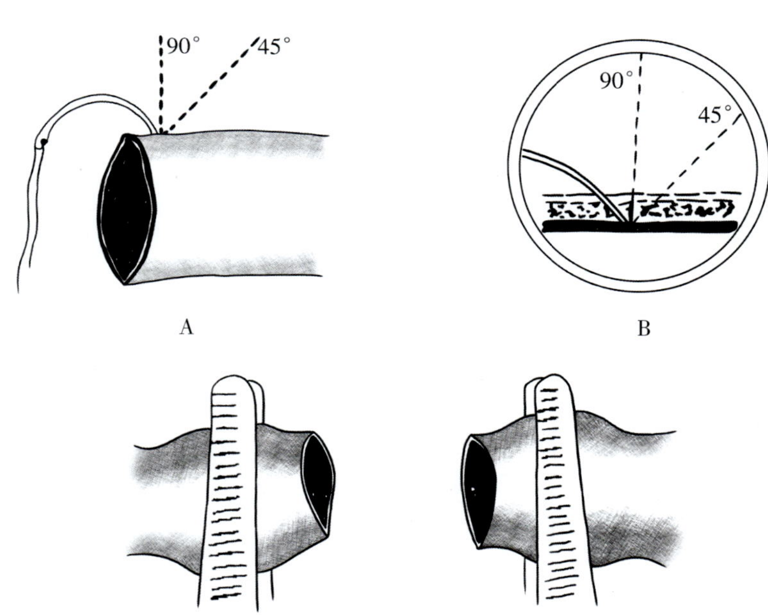

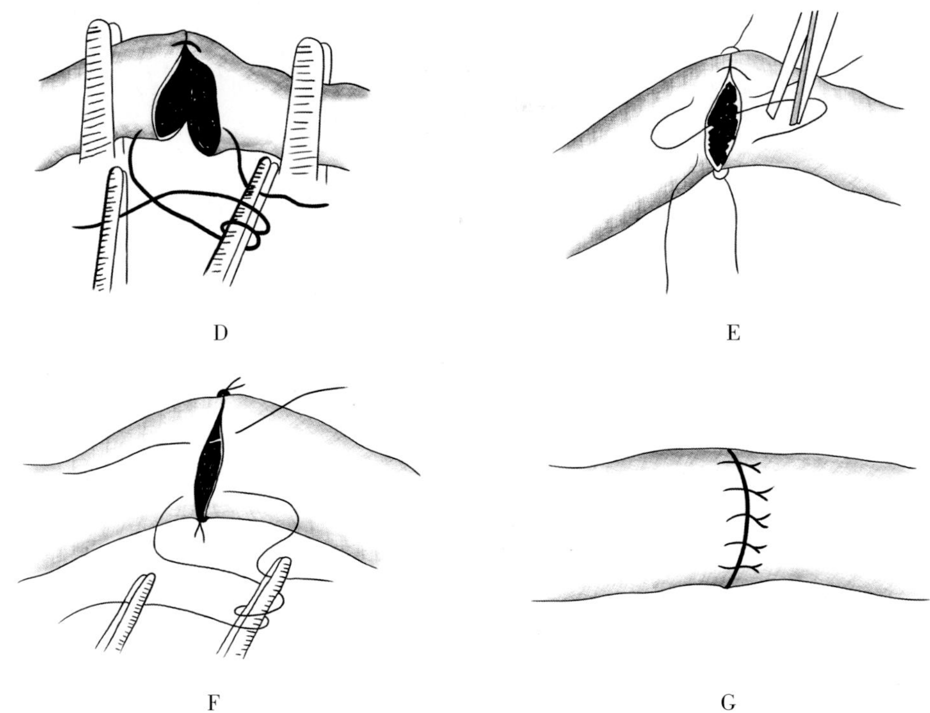

图 2-50　血管吻合法

A. 针与血管壁成 135°，多缝外膜，使吻合缘外翻　B. 针与血管壁的角度　C. 两端对合
D. 打结法：第 1 结采用双圈法，防止滑落　E. 第 4、5 针采用连续缝合，间断打结
F. 间断打结　G. 准确对合，速度快

（6）内膜密切对合，并使吻合口血管壁轻度外翻。

（7）针距及边距均匀。直径 1～2mm 的血管可缝合 8 针，边距可控制在 0.3～0.8mm，具体应根据血管直径而定。血管细，边距小；血管粗，则边距大。

（8）无菌操作，保持创面湿润。禁用镊子等夹持血管内膜，防止血管内膜损伤。

（9）吻合血管有良好的皮肤覆盖。

（10）吻合血管区制动良好，适当加压包扎。

（二）小血管缝合吻合法

1　缝合吻合法　这是设备简易、安全、成功率高的方法，但技术要求较高。缝合方法包括：①单纯间断缝合。这种缝合方法简单、效果好，但有时不易使血管吻合口外翻。②间断缝合。这也是常用的缝合方法，可使血管吻合口外翻良好，常用于直径大于 1.5mm 的血管。③单纯连续缝合。④连续褥式缝合。单纯连续缝合或连续褥式缝合易引起吻合口狭窄，为防止这一缺点，在缝合血管时可采用分段连续缝合。即使如此，也易引起血管缩窄。因此，这种缝合方法只适用于直径较大血管的吻合。

2　端端缝合吻合法　这也是常用的缝合吻合法。由于进针次序的不同，其可分为两定点缝合吻合法、三定点缝合吻合法及顺序缝合吻合法（图 2-51）。

（1）两定点缝合吻合法：适用于直径 1mm 左右的小动脉及小静脉的缝合。首先，在吻合口 0° 及 180°的方位缝合第 1、2 针，打结后留长线，既作定点对位缝合，又作血管吻合口的牵引，使吻合口有适当的张力，便于缝合。然后缝合前壁，即第 3～5 针。前壁缝合完成后翻转血管，缝合后壁第 6～8 针。在缝合第 4、5 针及第 7、8 针时，可先作连续缝合，然后剪断，分别打结，这样不但能提高吻合速度，而且可使吻合口暴露良好，防止缝到对侧壁。

（2）三定点缝合吻合法：适用于管壁较薄、容易把对侧管壁缝入的血管，特别适用于肠系膜等内脏小静脉或兔子大静脉的缝合。首先在吻合口的0°、120°、240°方位缝合第1～3针，既作定点对位缝合，又留有长线作牵引。因为有两个方向的牵引，故保证了被吻合血管的吻合口张开，防止对侧血管壁被缝入。

（3）顺序缝合吻合法：吻合直径1.5mm以上的较大血管时可采用此法，技术熟练的医师吻合直径1mm左右的血管时也可采用此法，但要求有一台景深良好、立体感较强的手术显微镜。缝合次序是先缝合血管前壁，再缝合血管后壁。

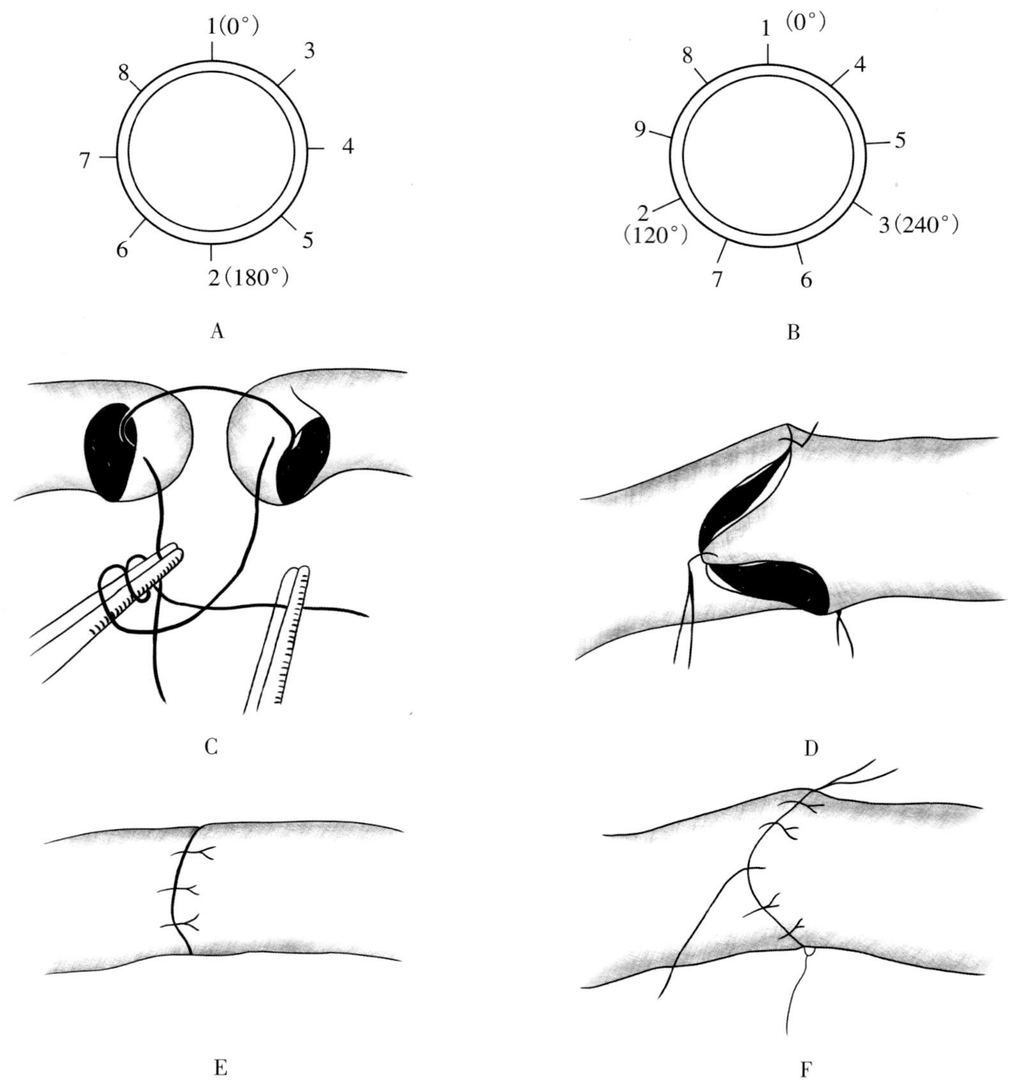

图2-51　端端缝合吻合法

A. 两定点缝合吻合法的进针顺序　B. 三定点缝合吻合法的进针顺序　C. 缝第1针打结　D. 对合　E. 完成第2、3针　F. 完成缝合

3　端侧缝合吻合法　用于受区接受吻接的血管是主干血管，如果被切断作端端吻合时，可能造成受区远端部分血供障碍；也可用于供区、受区两吻合血管的直径相差过大者。

以供区血管断面为端；将受区血管侧壁制成小裂孔，成侧。侧壁裂孔为椭圆形，裂口的周径宜略大于供区血管断端的周径。为使端及侧血管的吻合口取得较好的对合角度，可将供区血管的断端制成30°～60°的斜面，其尖端指向受区血管的近心端。

在作两定点端侧缝合吻合法时，供区血管吻合口斜面的顶点及最低点分别与受区血管裂孔的近、远端作两定点缝合，第 1、2 针多采用横式外翻缝合，使血管内膜对合良好。然后缝合后壁，即第 3～5 针，为对合良好，第 4 针可采用横式外翻缝合。最后缝合前壁，即第 6～8 针，用单纯间断缝合即可（图 2-52）。

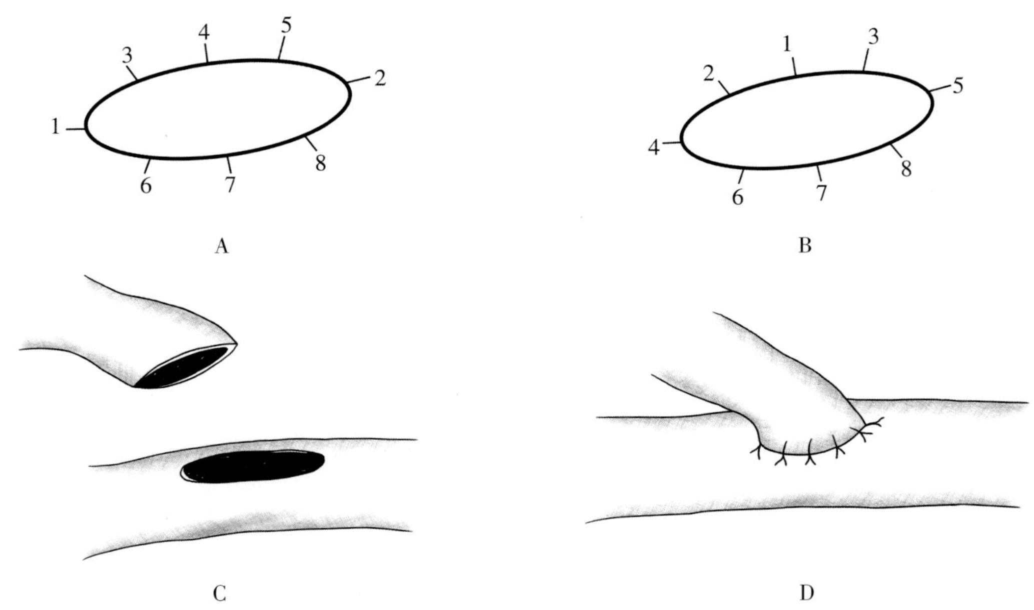

图 2-52　端侧缝合吻合法

A. 两顶端定点端侧吻合法的缝合顺序　B. 端侧吻合法的缝合顺序　C、D. 端侧对合，吻合完毕

顺序缝合法适用于端侧吻合血管后壁不易暴露的情况，先在后壁中央作第 1 针定位缝合，然后分别向远、近端缝合后壁，再缝合前壁。

（三）其他小血管吻合方法

1　套入缝合吻合法　这是一种古老的缝合方式，即将直径较细的血管一端插入另一条直径较粗的血管腔内，只作 2～3 针血管侧壁缝合。目前虽有作者再次推荐此法，但未普遍应用于临床。该术式简易，且有一定的通畅率。

2　热凝及激光黏合法　小血管先用缝合法作 2～3 针定点对位缝合，然后用电热或激光凝固法，使吻合血管的两端黏合。目前已获实验室成功，并有少数用于临床。

3　套管吻合法　用套管使吻合的两血管套接，套管材料有金属、塑料及羽毛等。1984 年有人采用可吸收的 Polylactide 聚合物套管，用于小血管吻合，吸收期为 50～70 天，现已用于临床个别病例。其方法是把套管置于吻合血管一端的外壁，使血管口外翻到套管上，再把另一吻合血管套在翻转的血管内壁上，并用丝线结扎，防止滑脱。该术式对于直径 1.5mm 以下的血管吻合效果不佳。

4　机械吻合法　借助于血管吻合器吻合血管，有古道夫及 Nakayama 血管吻合器等。同样，其对于直径 1.5mm 以下的血管吻合效果没有缝合法好。

5　化学黏合吻合法　采用 α-氰基丙烯酸酯等化学物质将血管吻合口黏合起来。由于毒性大、小血管栓塞率高，未能用于临床。

（四）血管吻合口整复及特殊血管吻合法

在临床上需进行重建血供的血管吻合中，常由于血管口径不等、血管壁厚度不一、血管数目不等，或由于血管位置较深、暴露不方便等因素，需作血管吻合口整复或采用特殊血管吻合法，才能完成血管吻合。

1 等弧度缝合吻合法 当两吻合血管口径不等时，若采取两吻合口等针距缝合，必然造成吻合口对合不良，甚至引起吻合后吻合口漏血；采用等弧度缝合，可使吻合口对合良好。吻合时，直径较大的血管其针距大一些，直径小的血管则针距小一些（图 2-53）。

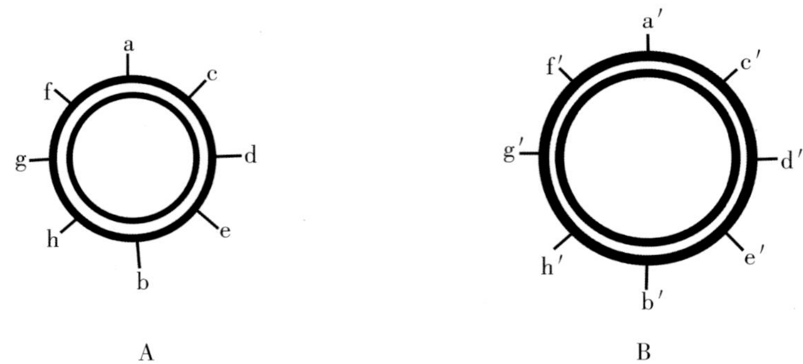

图 2-53 吻合血管口径不同时行等弧度缝合的对合方法及顺序

2 斜面增径吻合法 当两吻合血管的口径超过 1:1.5 或 1:2 时，可采用血管吻合口整复，即将口径较小的血管端切成斜面，以增加其吻合口径（图 2-54）。

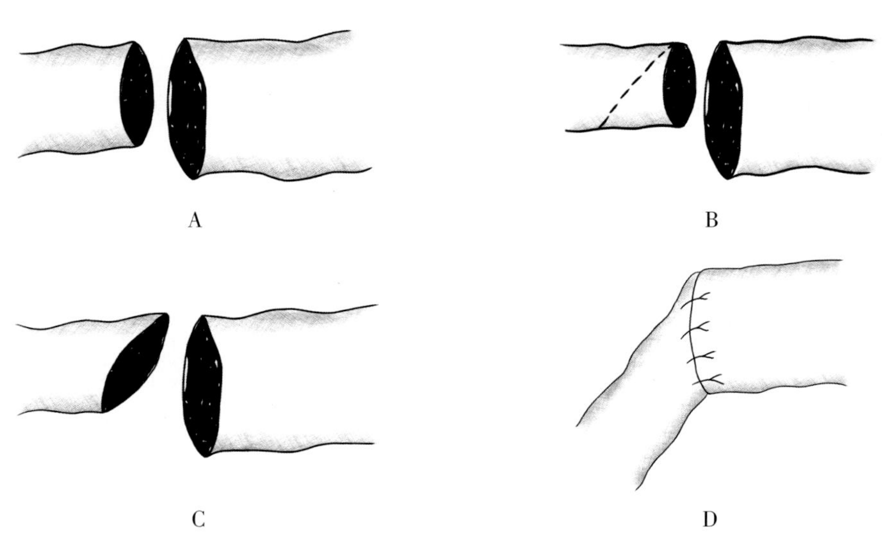

图 2-54 斜面增径吻合法

3 带盘增径吻合法 供区血管太细，难以与受区血管吻合时，可在切取供区血管时将大血管壁也取下相应的一块，制成圆盘喇叭口状，便于同受区血管吻合。血管壁的缺损可取一片静脉壁进行修复，或单纯拉拢缝合（图 2-55）。

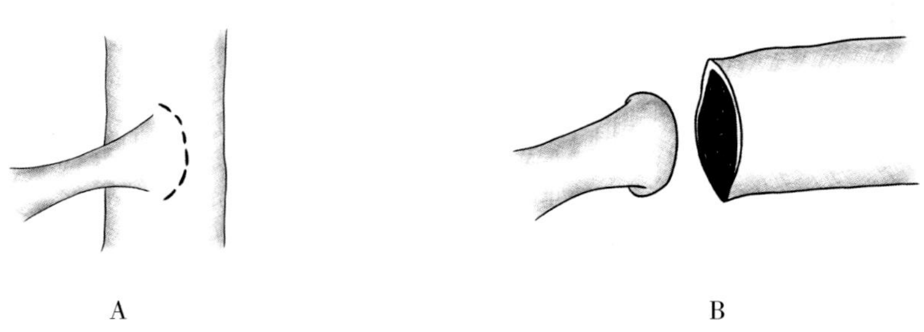

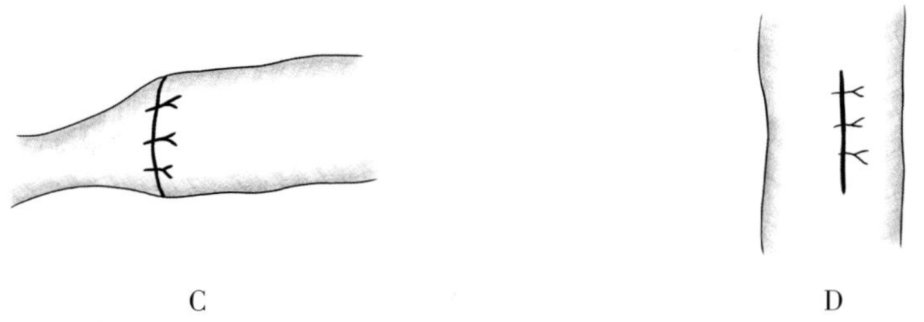

图 2-55　带盘增径吻合法

A. 切取线　B. 带盘端对合　C. 缝合　D. 供区血管修复

4 喇叭口吻合法　在分支处剪断血管，制成喇叭口样，以增加其口径（图 2-56）；或将血管侧壁剪开，呈喇叭口样（图 2-57）。

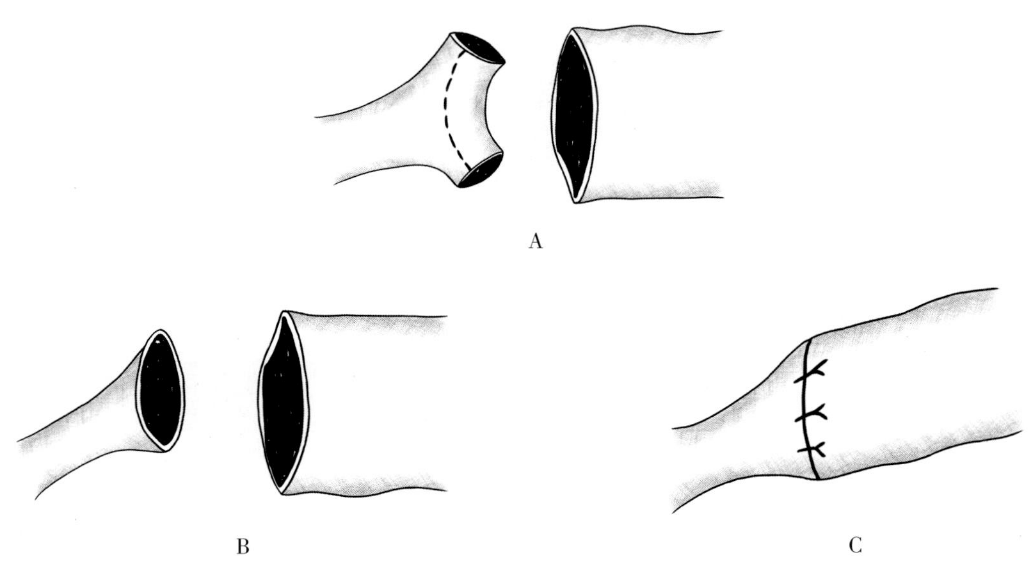

图 2-56　喇叭口吻合法

A. 扩大口　B. 喇叭口形成　C. 缝合后

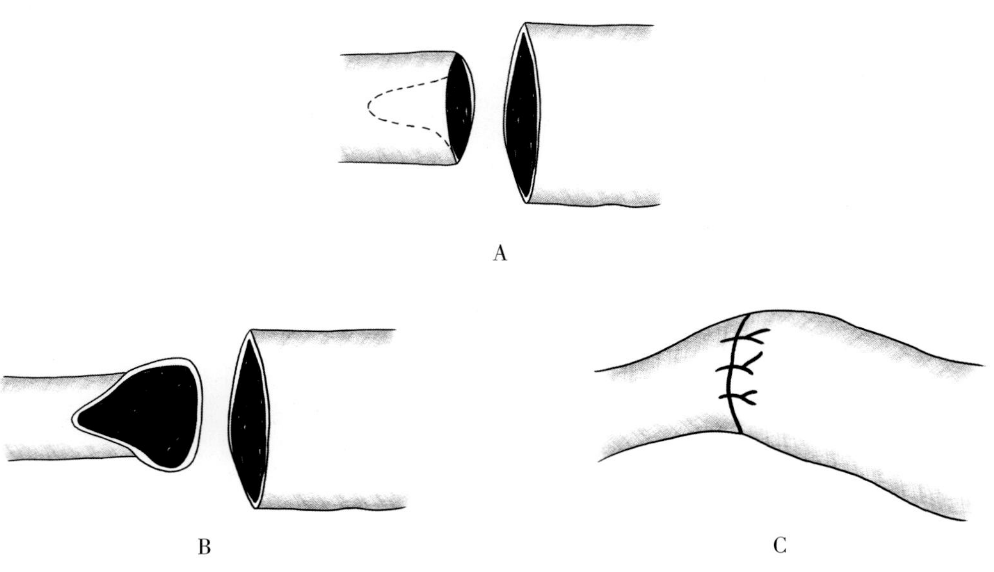

图 2-57　侧壁喇叭口吻合法

A. 扩大口　B. 喇叭口形成　C. 缝合后

5 镶嵌吻合法　取带有T形分支的血管，其垂直臂与移植组织相连，横臂两端分别与受区血管横断后的近心端及远心端吻接。此法可用于背阔肌肌皮瓣移植等（图 2-58）。

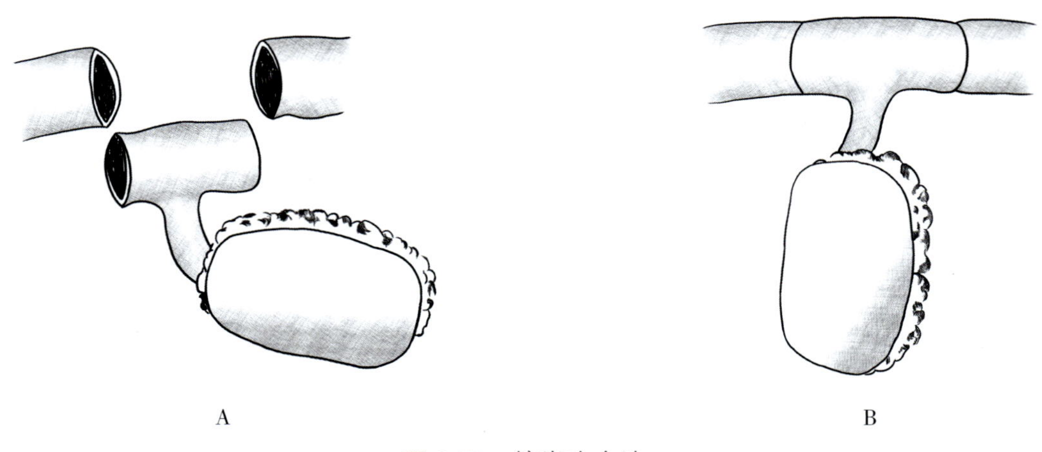

图 2-58　镶嵌吻合法
A. 切取　B. 镶嵌后缝合

6 Y形端端吻合法　当受区只有一条静脉，而供区有两条静脉都必须作吻合时，可将供区血管端先作侧侧吻接，合并成一个吻合口，再与受区血管吻合（图 2-59）。此法仅用于静脉吻合。

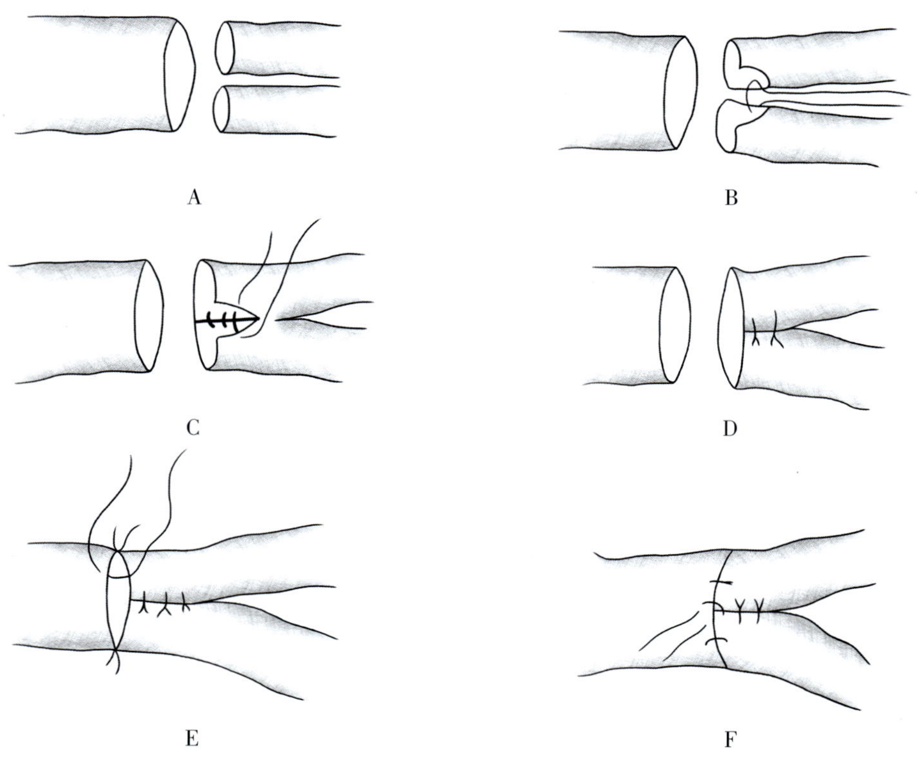

图 2-59　Y形端端吻合法
A. 切开　B、C. 扩大缝合　D. 扩大完成　E. 对合　F. 缝合完成

7 血管壁厚薄不等的血管吻合法　常用于小血管与大血管的吻合，如空肠系膜动脉与颈总动脉或锁骨下动脉吻合时，其管壁厚薄相差很大，取端侧吻合时，为使对合良好，管壁厚的大血管侧壁吻合口缝合的边距小一些，管壁薄的血管吻合口的边距大一些，这样可使两吻合口密切对合。

（五）小血管移植

在组织移植手术中常遇有血管短缺现象，如缺损不多，可将血管近端游离，切断结扎无关紧要的分支，以延伸血管长度；也可将血管移位，使成捷径；或将关节置于屈曲位，以缩短血管缺损的距离。一般来说，血管缺损超过 1.5～2cm 而无法缩短其缺损距离时，均应作血管移植修复。移植血管虽有自体动静脉、异体动静脉及人造血管可供选择，但目前在显微外科临床上采用的只有自体动静脉移植。

1 自体动脉移植　根据血管短缺的长度、口径，选择废用的或切取后功能影响较小的小动脉作为移植材料。有人取颞浅动脉束移植以修复指动脉缺损，但在实际应用中，因动脉取材困难，而且动脉切下移植后血管痉挛不易被解除，故较少被选用。

2 自体静脉移植　自体静脉是修复动静脉缺损的理想材料。移植静脉供区较多选自浅表静脉，如上肢前臂头静脉、贵要静脉及其属支，手背、足背静脉网，大小隐静脉及其属支等；而深部动脉的伴行静脉很少被选用，因为其壁薄，分支较多，而且两条伴行静脉之间有许多交通支。

（1）自体静脉的切取方法：选定取材部位后，用亚甲蓝标记好静脉的径路。在局麻下切取，但应防止注射针头损伤血管。切开皮肤，在皮下浅层掀起皮瓣，逐段结扎静脉分支，待有足够长度时切下静脉，其近心端结扎丝线，作为标志，以识别其血流方向。移植静脉用盐水纱布包裹，放在容器内备用。

（2）静脉移植的注意事项：①选择与吻合血管口径相近的静脉供移植，要求其分支少、径路直。②静脉切下后会自然缩短，因此移植静脉切取的长度要大于血管缺损长度的 30%左右。③应注意静脉瓣的存在及血流方向。用于修复动脉缺损时，移植静脉方向倒置；用于修复静脉缺损时，其方向与之一致。④被切取的静脉一般处于痉挛状态，应采用液压扩张，使其解除痉挛后，再将静脉储存备用。

（3）自体静脉移植的类型：①条形静脉移植，即取下一条静脉供移植；②瓣形静脉移植，静脉切下后剪开制成瓣状，用于修复较大的动脉缺损；③T 形静脉移植，用于组织移植时血管端侧吻合时的缺损（图 2-60）；④Y 形静脉移植，可用于一根动脉供区，提供两块移植组织的血供（图 2-61）。

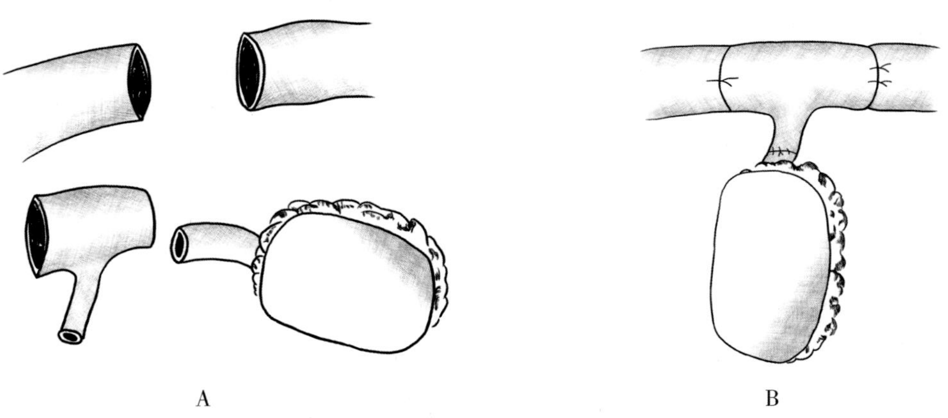

图 2-60　T 形静脉移植
A. 分别切取　B. 对合后镶嵌缝合

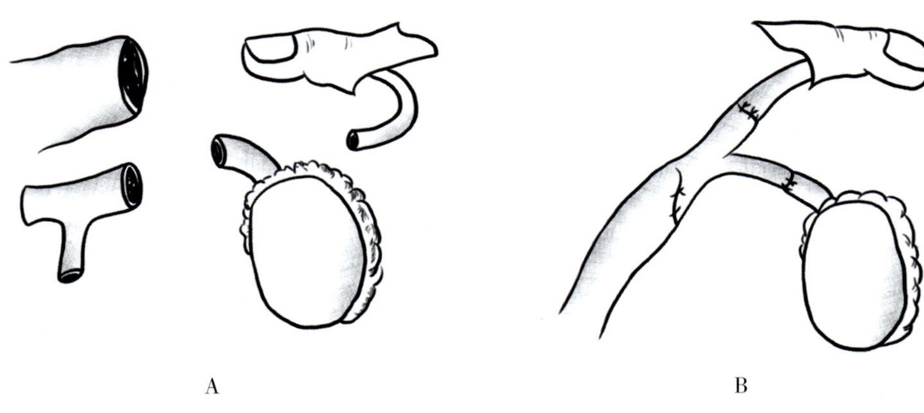

图 2-61　Y 形静脉移植
A. 切取　B. 缝合后

二、小腿或足的主干动脉急性损伤的处理

小腿或足的主干动脉损伤是较常见的损伤，可分为切割伤、挫裂伤、挤压伤、撕脱伤等。除了切割伤以外，其他损伤常伴有严重的皮肤、皮下组织、神经、肌肉、肌腱或骨的损害，而且，骨的损害常常是开放性、粉碎性骨折。对于这类创伤处理的总体手术设计往往比断足、断腿再植更为困难，处理的中心环节是恢复肢体的血供，修复损伤的主干动脉，并修复其他损伤。

小腿或足的主干动脉有数条，包括胫前动脉、胫后动脉、腓动脉及其属支。只有数条动脉的严重损伤，才能引起小腿或足的血供障碍；只有一条或两条主干动脉损伤，不致引起肢体的血供障碍。但在临床上，凡是有一条以上的主干动脉损伤，即使其他血管完好，原则上也应予以修复。

（一）临床表现

小腿或足的主干动脉完全性损伤表现为患肢的缺血性改变，包括肢体远端苍白、动脉搏动消失、静脉陷落、肢体皮温明显降低、毛细血管反应消失，其他尚有骨折、神经损伤、皮肤及肌肉撕脱伤等损害。

（二）主干动脉损伤的分类及其处理

一种能反映血管损伤实质情况的分类，应以有助于选择恰当的治疗方案为前提。欲达到反映血管损伤的实质的目的，必须准确地识别血管损伤的程度。要准确地判断血管损伤的程度，除了外科医师的临床经验外，需借助手术放大镜或显微镜，在止血带下仔细作显微外科的解剖检查及分析。过分地相信裸视力下的操作可能会使较隐蔽的血管内膜损伤被忽略，从而造成不良后果。根据笔者的经验以及其他作者的描述，将血管损伤分为下列几种：

1 单纯性血管断裂　血管断裂口整齐、光滑，没有广泛的血管外膜、肌层或内膜损伤，血管断裂口被血栓阻塞，但在去除血栓后血管断裂口光滑。这类血管损伤属于切割伤，只需在清创的基础上将血管断裂口冲洗干净并作必要的修整，然后行血管端端吻合，重建肢体血供。

2 损伤血管血栓形成　断裂的血管口被血栓所阻塞，其血栓不仅发生在断裂口端，而且发生在断裂口近端的一段血管残端内。这类血管损伤是在切割伤及挤压伤并存的情况下发生的，其损伤范围不是一点，而是一片；不仅损伤了血管外膜，而且内膜、肌层也受损。在处理方法上，先清除血栓，借助手术显微镜或放大镜修剪损伤的血管断端，直到血管内膜完整、光洁为止；再作血管断端喷血试验，如果喷血良好，可作血管端端吻合，或作静脉移植修复动脉缺损。

3 损伤血管蛛网征　动脉完全断裂，在显微镜下可见血管断裂口内有闪光的纤维蛋白丝沉着在血管壁上，呈蛛网状（图 2-62A）。这是由于动脉挫裂伤时，有一段血管内膜被挫伤，使纤维蛋白沉着于断裂口处，在处理方法上可分为两种：

（1）只有散在的蛛网状纤维蛋白沉着于管壁上时，在显微镜下清除纤维蛋白丝，冲洗血管断裂口，直到血管内膜光洁无损时，才可进行血管吻合。

（2）如果血管断端有一片蛛网状物充满管腔，则应剪除一段内膜损伤的血管，直到内膜光洁、没有蛛网状物沉着为止，然后进行血管端端吻合，或血管移植修复动脉缺损。

4 损伤血管红肠征　动脉损伤后，血管的延续性存在，表现为血管外膜下血肿，血管肿胀，直径明显增粗，色紫，形如红肠，这是动脉挫伤（图 2-62B）。假使动脉小分支在外膜下撕裂，可造成小分支出血，积聚于血管外膜下以及周围的疏松组织中。处理方法是在手术放大镜或显微镜下清除血肿的血管外膜，结扎断裂的动脉小分支，或用 9-0 尼龙线缝合修补血管壁。在这类损伤中，血管内膜及肌层损害一般不严重，清除血肿的血管外膜后，即可表现为血管充盈及搏动良好，断裂的动脉小分支喷血良好，因此没有必要剖开动脉管腔进行检查；只有伴有其他损伤表现，如紫癜征、竹节征等时，才需剖开管腔，检查血管内膜损伤情况。

5 损伤血管紫癜征　管壁上有许多出血点，呈紫癜状，是由于血管内膜、肌层及外膜全被严重地挤压损伤，导致血管外膜下出血之故（图 2-62C）。血管可能断裂，也可能延续性仍存在。由于内膜较大范围的损伤，管腔内多半有血栓形成，即使不立即形成血栓，也常常在伤后 24 小时内形成血栓。在处理方法上应果断地剪除呈紫癜损伤的血管，直到内膜光洁为止，缺损处作静脉移植修补。这类损伤往往伴有血管床周围肌肉、骨、皮肤的挫裂伤，应作彻底的清创及组织移植修复，造成一个良好的血管床。

6 损伤血管竹节征　这是一种动脉血管严重撕脱伤的表现，血管延续性虽然存在，但由于被牵拉，血管肌层或内膜多处被撕裂，血管粗细不匀，有的地方过分充盈，有的地方狭窄痉挛，呈竹节样。这类损伤必然会造成血管腔内血栓形成，因此在处理方法上需彻底切除损伤的血管，采用静脉移植修补血管缺损。

7 损伤血管望远镜筒征　动脉撕裂伤或血管断裂后，断裂的血管外膜后缩，内膜与外膜断裂区不在一个平面上，表现为内膜及部分肌层伸出外膜断裂口之外，形如望远镜筒；有时内膜分成两瓣，呈触须样，并伴有严重的血管痉挛、血管腔闭塞（图 2-62D）。处理方法是剪除损伤的血管，直到内膜光洁为止，然后采用静脉移植修复。

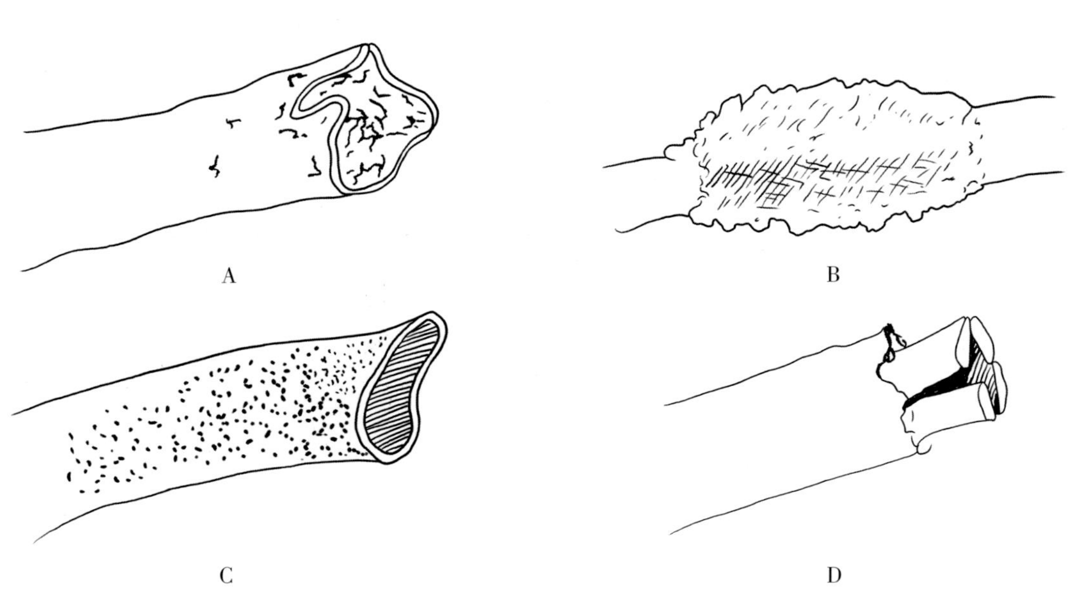

图 2-62　血管损伤示意图
A. 蛛网征　B. 红肠征　C. 紫癜征　D. 望远镜筒征

三、小腿或足主干动脉损伤后其他组织损伤的处理及术后处理

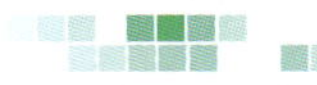

小腿或足的主干动脉损伤后，常有不同程度的皮肤、皮下组织、神经、肌肉、肌腱以及骨、关节的损伤，在处理中应一一予以修复。最先进行骨、关节损伤的修复，以取得一个稳定的肢体；然后为取得一个良好的血管床，需清除血管部位的坏死肌肉及皮下组织；再吻接血管，修复肌肉、肌腱，吻接神经；最后进行皮肤缺损的修复。

小腿或足的主干动脉损伤常伴有全身其他组织的损害或休克，应根据病情的轻重缓急一一予以处理。特别是应把休克及颅脑外伤的处理放在最先考虑，以作为肢体主干血管损伤处理的准备工作。

术后处理同一般断肢再植，原则上可应用血管活性药物 1 周，并密切观察肢体血供。

（载于《足外科》，人民卫生出版社，1992 年版，P583-624）

第三章
食管再造与肛门括约肌重建

食管再造

1 研究背景 一般观点认为，食管再造与整形美容外科专业无关，但有食管复杂缺损病例，外科、胸外科都无法医治。

2 立题和实践 1976～1977年夏天，正遇有食管缺损病例，经上海市全市会诊和多次手术无效，笔者设计肠段移植动物实验请孙以鲁协助，进行犬肠段移植模拟食管再造实验研究。取游离空肠段8～10cm，移植于颈部皮下，肠管近、远端造口于皮外，空肠段的肠系膜上动静脉分别与甲状腺上动脉及颈外静脉吻接。血管成功吻合供血后，游离移植肠管口涌出乳白色分泌物，肠蠕动活跃呈现，5只实验家犬取得100%成功。实验研究中注意探测切取肠段的无创技巧，控制移植肠段热缺血时间，严格进行移植肠管的消毒处理，并进行肠系膜血管吻接的围手术期处理技巧等特殊性研究。同时进行人空肠血供尸体解剖研究。1977年夏，将实验研究成功的结果向张主任报告，并建议应用于临床，因当时正遇2名食管缺损病例，折腾医治多年无效等待治疗。

（1）病例一：男，41岁，农村大队（村）支部书记，1966年"文化大革命"开始时遭到批判斗争，因不能忍受，遂服硝酸自杀，经抢救虽生命得到挽救，但留有全食管灼伤缺损。从1968～1977年的10年间，患者住上海中山医院，先后经小肠转移食管再造，失败；结肠转移食管再造，再失败——颈部移植肠段坏死，留有颈部食管缺损；请张主任会诊，设计颈、胸部皮管再造颈部食管，又承受多次手术，历时约年余，也未成功，患者依靠胃造瘘灌注营养维持生命。因肠段移植实验成功，转来第九人民医院整复外科，准备进行空肠段游离移植颈部食管再造。手术在整复外科施行，笔者主持手术，在外科主任协助下切取游离空肠段，供区由顾成裕主任等施行肠管吻合，关闭腹腔。笔者将游离空肠段移植到颈部，肠系膜上动静脉与甲状腺上动脉及颈外静脉吻接，再造颈食管取得一次成功——术后数周，患者经受了10年折腾后，第一次通过口腔吃了一块排骨。

（2）病例二：女，22岁，因失恋服硝酸自杀，导致从口底起始的颈胸段食管全缺损，已在上海第九人民医院整复外科住了近1年。张主任请胸科医院黄偶麟主任和五官科医院吴学愚院长会诊，手术方案是：先在颈部置放硅橡胶棒，形成颈部食管通道，制造颈段食管，成功后，再请胸外科会诊作肠段或胃向上转移再造胸段食管，完成颈胸段食管再造。但女青年颈部安置黑色硅橡胶棒半年余，不能再造颈部食管，后继治疗选择茫然。

笔者经过尸体解剖研究，设计以肠系膜上动静脉空肠段的第5分支作移植空肠管近心端的血供，将空肠远段移植到颈部，空肠段的肠系膜上动静脉第2分支和颈部血管吻合，提供远端肠段血供，可使移植的空肠超长，达到颈胸段食管同时再造的目的。因解剖学研究的成果和数以千计的微小血管吻合的经验支撑，并有胸外科、普外科的支持和知识积累，遂由张主任主持，请胸科医院的黄偶麟及第九人民医院普外科的诸教授协作，为女青年完成颈胸段食管缺损一期再造。由笔者切取移植肠段，并进行颈部肠段血管吻合，颈部肠段用皮瓣转移覆盖；黄偶麟负责将移植肠段通过胸管后隧道，并进行颈部食管肠段远端和口底吻合；普外科主任等协助腹部肠段供区的修复。在众人的合作下，女青年颈胸段食管再造手术取得了一次成功。此后笔者又多次与胸科医院合作，协助他们完成食管癌切除后血管吻合肠段移植食管再造，共完成 30 余例吻合血管的肠段移植食管再造和众多并发症的妥善处理，被国内外同行借鉴、传播。

3 结果和价值 ①是中国最早（1977）成功进行实验性游离空肠移植食管再造研究和临床应用的经验报道，是在"文化大革命"中没有国外资料可借鉴的情况下完成系列研究后取得的。②在中国最早（1977）成功取得游离空肠襻移植食管部分缺损再造，有多项技术创新。空肠游离移植解剖和生理功能优于其他胃肠部分游离移植，空肠血管解剖研究证明其易于移植。③创造了移植受区血管吻合的多种经验，包括颈总动脉和肠系膜动脉端侧吻合、胸廓内动静脉作为吻接的血管等。④近端空肠带蒂、远端血管吻合移植颈胸段食管再造是一种超长度肠段移植，于 1977 年应用，1978 年报道，是世界上最早系统报道、病例最多、资料最完整的学术成果之一。⑤最小患者只有 5 岁，是世界上最小年龄超长度肠段移植颈胸段食管缺损再造的成功案例。⑥作为世界上最完整和系统阐明食管缺损显微外科肠段移植修复的并发症及其处理经验之一——《游离空肠移植食管再造并发症的预防和处理》1985 年在美国整形杂志报道。⑦笔者研究认为，胃窦部移植食管再造虽然血供好，移植易成功，但胃组织有限，且口径宽大，应用有局限性；结肠移植食管再造肠腔口径过于粗大，并有恶臭，也不理想；而空肠移植食管再造肠腔口径较小，肠系膜血管弓分级又较回肠为少，易于将移植肠段的肠襻拉直，肠系膜血管口径也与颈部或其他部位接受区的血管口径大致相同，吻合易于成功，故以空肠移植较为理想。⑧在世界上最先（1991）创造了背阔肌管状皮瓣颈部食管再造。⑨最先（1989）创造瓦合胸大肌肌皮瓣颈部食管缺损再造。⑩创造了使用颈部筋膜蒂皮瓣修复颈部食管部分缺损的经验（1978）等。美国同行来信祝贺，称笔者是"世界上肠段移植食管再造最有经验的医师"。

4 论文 有关肠段移植食管再造的主要手术设计、实施、论文撰写，都是由笔者完成的，为尊敬长者，在文章中将张涤生、黄偶麟等主任均列于笔者之前。论文撰写于近 30 年前，至今也有临床指导价值。

应用显微外科技术进行空肠移植修复食管缺损

（附 7 例报告）

上海第二医学院附属第九人民医院 张涤生 王炜 孙以鲁 关文祥 程开祥
上海胸科医院 黄偶麟 彭刚 沈德魁

食管癌切除术后造成的食管缺损，以及因化学性灼伤或其他外伤造成的食管狭窄或闭锁，治疗方法较多，大致包括三类：①胃或肠管带蒂上移代食管手术，包括全胃带蒂上移术、左或右侧结肠带蒂上移术、空肠或回肠带蒂上移术等；②利用皮管或皮瓣组织移植代食管手术；③人工食管赝复法。但这些方法有一定的缺点。故此，对于食管缺损或闭锁的修复，特别是高位颈段食管缺损的修复，或波及咽下区食管瘢痕狭窄的修复，还需继续探讨治疗方法。近年来，由于显微外科技术的发展，已为此类食管缺损的修复提供了一个新的途径。

上海第九人民医院整复外科在上海胸科医院的协作下，自 1977 年 10 月起，在肠段游离移植动物实验获得成功的基础上，在临床上进行空肠移植修复各类食管缺损或闭锁，迄今已有 7 例获得成功。应用的方法有两种：一种是空肠游离移植，适用于单纯颈段食管缺损的修复；另一种是部分空肠带蒂、远段空肠进行小血管吻合以重建血供，适用于胸段食管缺损或颈胸段食管缺损伴狭窄的病例。这两种手术都有各自的适应证，但其共同点是都需要应用显微血管外科技术来完成。

一、临床资料

本组 7 例的临床资料见表 3-1。

表 3-1　本组 7 例的临床资料

病例	年龄（岁）	性别	缺损或闭锁原因	手术术式	吻接血管	吻接方法	手术结果
1	50	男	化学性灼伤，曾经 3 次手术修复失败	空肠游离移植，长度 20cm	对侧甲状腺上动脉及颈外静脉	端端吻合	成功
2	22	女	化学性灼伤，颈胸段食管闭锁	部分空肠带蒂，远端小血管吻合，上移肠段长 50cm	同侧甲状腺上动脉、大隐静脉搭桥移植，颈外静脉	端端吻合	成功
3	36	男	化学性灼伤，颈段食管缺损，曾经 2 次手术失败	空肠游离移植，长度 15cm	同侧甲状腺上动脉及颈外静脉	端端吻合	成功
4	54	男	食管中段鳞癌切除后	部分空肠带蒂，远端小血管吻合，上移肠段长 45cm	胸廓内动静脉	端端吻合	成功
5	45	女	化学性灼伤，结肠代食管术后颈段食管狭窄	空肠襻游离移植，长度 10cm	同侧颈总动脉及颈外静脉	动脉端侧吻合，静脉端端吻合	成功
6	39	男	食管中段鳞癌切除后	部分空肠带蒂，远端小血管吻合，上移肠段长 40cm	同侧甲状腺上动脉及颈外静脉	端端吻合	成功
7	5	男	化学性灼伤，胸段及颈下段食管狭窄	部分空肠带蒂，远端小血管吻合，上移肠段长 28cm	同侧甲状腺上动脉、颈外静脉一段搭桥移植，颈外静脉	端端吻合	成功

二、手术原则和方法

（一）自体肠段游离移植修复颈段食管缺损

颈段食管闭锁、狭窄或缺损多发生于化学性灼伤、手术误伤、结肠代食管等手术失败以及颈段食管癌单纯切除术后，这些都是进行肠段游离移植再造食管的良好适应证。1959 年 Seidenberg 首先报告 1 例颈段食管癌切除术后应用一段空肠作游离移植获得成功，以后国外陆续报道应用各种肠胃组织（包括结肠、空肠、回肠和胃窦）游离移植修复食管缺损，但以何种为宜，还未定论。我们认为胃窦部虽然血供好，移植易成功，但胃组织有限，且口径宽大，应用有一定的局限性；结肠肠腔口径过于粗大，并有恶臭，也不理想；而空肠肠腔口径较小，肠系膜血管弓分级又较回肠为少，易于将移植肠段的肠襻拉直，肠系膜血管口径也与颈部或其他部位接受区的血管口径大致相同，吻合易于成功，故我们主张以空肠移植较为理想（图 3-1）。

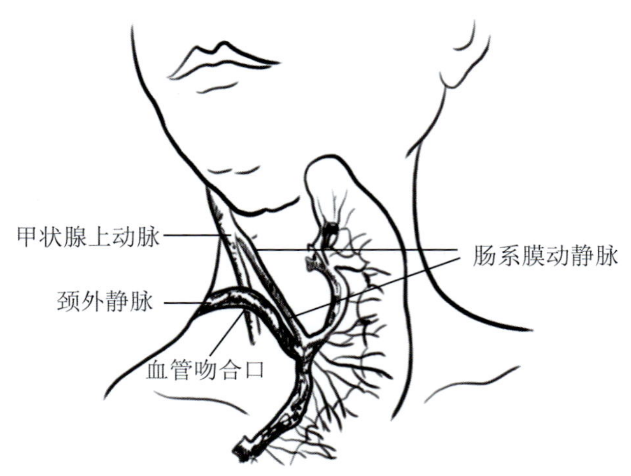

图 3-1　空肠游离移植示意图

1 手术方法　采取空肠段时，由于肠襻形态和肠系膜血管分布情况在人体略有差异，手术中应选择一段肠管较直、肠系膜动静脉口径又适宜于作吻合者予以截断。肠系膜动静脉口径一般较大，多在 2mm 左右，但这些血管壁薄而脆嫩，分离时应十分仔细，切勿损伤。肠段离体后，血管壁常痉挛性收缩，管腔塌陷，故吻合时有一定困难。

离体肠段可用 0.5%苯扎溴铵溶液及新霉素溶液作肠腔灌洗，但注意勿将肠系膜血管蒂浸泡在上述溶液内，以免造成刺激性损伤。

颈部施行解剖受区血管及分离食管残口上下端的手术和剖腹采肠手术应分两组同时进行。由于肠组织离体缺血时间不应超过 90 分钟，故两组手术应密切配合。肠段血管蒂的切断步骤应在颈部手术准备完毕、可接受移植时方可进行。在本组手术中，肠组织缺血时间均不超过 60 分钟。

颈部接受血管以甲状腺上动脉和颈外静脉为上选，但还应视具体情况而选择其他血管，如甲状腺下动脉、颈横动脉以及面静脉、甲状腺中静脉、颈正中静脉等，必要时可选用对侧的动静脉，或作静脉移植来补充血管长度的不足。血管吻合方法以端端吻合较为常用；如口径相差过大，不相适应，亦可应用端侧吻合法。

进行肠段游离移植时，可先将肠段在颈部略作定位缝合，即开始作血管吻合。先吻合静脉，后吻合动脉。待肠段恢复血供后，再做肠腔上下口和食管的吻接手术。

本组中有 3 例进行空肠肠段游离移植术，其中 2 例系整段空肠移植；1 例曾因结肠上移手术失败造成颈段肠腔狭窄，术中暴露狭窄段后，发现尚有部分结肠后壁完整，故临时决定保留这部分肠壁，而将移植空肠作纵行剖开，作为一种襻状肠组织移植，以修复该狭窄段的侧壁及前壁。手术均获得成功。

2 典型病例　病例一，男，50 岁。入院诊断：颈段食管缺损。患者于 1968 年因服强碱造成食管灼伤，引起颈胸段食管狭窄，经胃造瘘维持营养。1969 年在外院做空肠代食管手术失败；1970 年做右半结肠代食管手术，因远端结肠坏死而失败，在胸骨柄右旁做皮肤结肠造瘘术；1973 年又行肩胸皮管修复手术，未获成功。

1977 年入我院治疗，10 月 13 日行空肠游离移植术重建颈段食管。取空肠一段，长 20cm，按顺蠕动方向移植到颈部。由于左侧颈部曾做过多次手术，无法找到合适的接受血管，故在右侧颈部解剖出甲状腺上动脉和颈外静脉，将肠系膜血管蒂通过颈部正中皮下隧道在右侧部作血管吻合，食管口吻合及肠段移植则在左颈部进行。先作肠系膜静脉和右颈外静脉端端吻合，口径分别为2.5mm及3mm，共缝合10针；肠系膜动脉则和右甲状腺上动脉作端端吻合，口径分别为2.2mm和2mm，共缝合11针；并将另一条较细的肠系膜静脉和颈正中静脉吻合，口径分别为2mm及1.8mm。肠腔口上端和梨状窝下残口作缝接；肠腔口下端则在胸骨柄上方、结肠造瘘口旁皮肤小切口外露，以便观察肠段成活情况。

腹部手术区在切取空肠段后立即行肠腔端端吻合术，以恢复肠道的正常连续，闭合腹壁切口。

术后应用低分子右旋糖酐及双嘧达莫（潘生丁）等抗凝药物。2周后拆线，肠段成活良好。手术后6周将肠腔下口和结肠造瘘口作吻接（此手术可在第一次手术时一次完成）。术后创口一期愈合。患者于术后9周出院，恢复正常饮食（图3-2）。

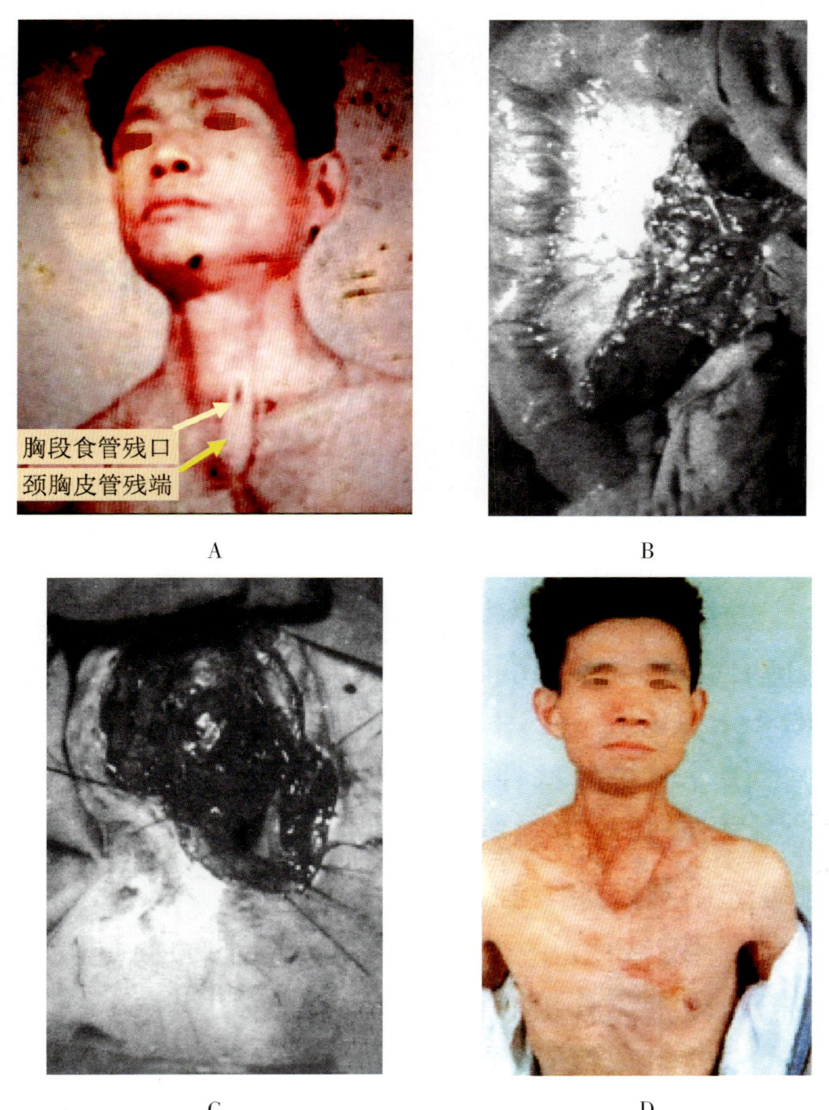

图3-2 病例一

A. 术前情况 B. 取空肠一段，长20cm C. 按顺蠕动方向移植到颈部 D. 术后情况

（二）部分空肠带蒂、远段空肠吻接血管修复胸段或颈胸段食管缺损或闭锁

胸段食管缺损多发生于食管癌切除术后，一般都可在癌瘤切除术的同时进行修复。颈段和胸段食管同时缺损则常发生于化学性灼伤后，少数广泛或高位食管癌切除术后往往也需要做颈胸段

食管同时修复的手术。1950 年 Androso 曾提出用部分空肠带蒂、远段空肠吻接血管的术式来进行修复(图 3-3),但未能得到推广。目前由于显微外科技术的发展,这种手术就有可能开展。本组中应用这种手术方法的共 4 例,其中 1 例因化学性灼伤造成高达咽下腔的全食管闭锁,一次手术修复取得成功,空肠上移长度达 50cm。

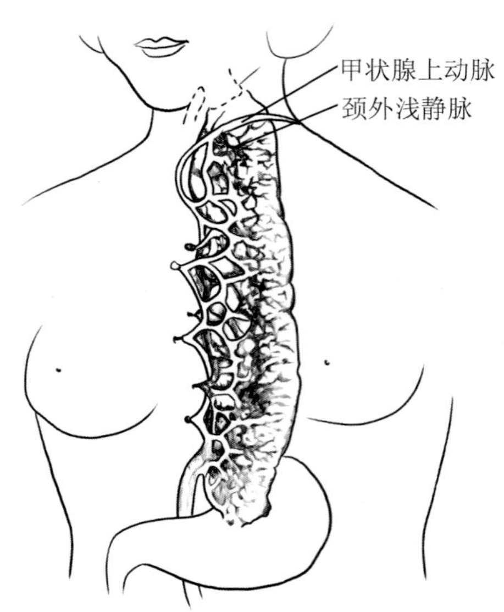

图 3-3　部分空肠带蒂、远段空肠吻接颈部新的血管供应

1　手术方法　手术分两组同时进行。腹部组在进入腹腔后,于 Treitz 韧带下方 6cm 处切开肠系膜,暴露肠系膜动静脉通往肠段的第 1～4 或 5 直支。解剖和观察此段肠系膜血管弓,这段第 4～5 直支血管大概可滋养 40～50cm 的空肠组织。视需要结扎和切断其第 1～3 直支,保留第 1～2 直支血管蒂的长度,以备吻接于颈部或胸部血管。保留第 4 直支作为空肠近段的滋养血管,逐步结扎和切断肠系膜的侧方分支。保留通向空肠的最后一级动静脉弓,以拉直肠襻。如肠段长度仍嫌不足,可切断和结扎第 4 直支,而使第 5 直支作为空肠近段的滋养血管。待颈部手术区准备完毕后,即将在Treitz 韧带下 6cm 处的空肠截断,并将作为血管营养蒂的第 4 或第 5 直支下方的空肠截断。随即在胸部膈肌前打一隧道,经胸骨后的前纵隔上达胸骨柄上方,和颈部创口打通,空肠远段可经此隧道而到达颈部。再作供区空肠的端端缝接,以恢复肠道的正常连续。

颈部组的手术在于选择受区的动静脉血管和暴露食管的上端残口。一般以甲状腺上动脉和颈外静脉为最好选择,但在修复胸部食管缺损时亦可用胸廓内动静脉作为吻接的血管。肠系膜血管则依具体需要而选择第 1 或第 2 直支作为吻合动静脉。一旦血管吻接通畅后,上移的空肠远段即获得新的血供,色泽可从暗黑迅速转成鲜红,从而防止了远端肠段的坏死。随即将空肠上口和食管上端残口作端端吻合或端侧吻合,最后闭合颈部皮肤切口。在此同时,腹部组将移植空肠段的下口和胃体小弯部下方切口作端侧吻合,最后关闭腹腔。手术至此结束。

2　典型病例

(1) 病例二:女,22 岁。入院诊断:化学性食管灼伤造成颈胸段食管及喉和气管口闭锁。患者于 1973 年因服强碱造成口腔、咽喉和食管灼伤,经治疗后遗饮食及呼吸困难,即在当地医院进行气管切开及胃造瘘术,1977 年转来我院治疗。

入院后检查舌下、口底均有瘢痕挛缩,不能进食及经口鼻呼吸。咽喉镜检查发现口咽及喉咽部均有瘢痕形成,咽腔很小,未能窥见会厌及气管开口,也未见食管开口,乃决定采用部分空肠带蒂、远段空肠小血管吻接新血供的术式一次修复颈胸段食管缺损。

1977 年 12 月 20 日在全麻下进行手术。手术分两组进行，腹部组游离空肠带蒂上移，颈胸部组解剖和准备接受移植肠段的移植床。

腹部组从左正中旁切口进入腹腔，于 Treitz 韧带下方 6cm 处切开空肠系膜，暴露向空肠分布的第 1～4 直支肠系膜血管，观察该 4 支血管可滋养空肠约 50cm。先结扎其中第 2、3 两支动静脉，见该段空肠血供不受影响。由于空肠系膜呈扇形，肠段扭曲不能展直，为了矫正扭曲，增加空肠直线长度，即结扎空肠系膜动静脉的侧方分支，而保留向空肠的最后一级动静脉弓。此时空肠的直线长度约有 45cm，扭曲状况得到较好矫正，而且肠段血供良好，色泽鲜红，并见细微的血管搏动，肠蠕动存在。为减少肠段缺血时间，腹部手术至此暂停。

颈胸部组先切除左侧第 2、3 肋软骨，暴露胸廓内动静脉，发现动脉外径为 1.5mm，但静脉仅 0.7mm，无法采用，遂闭合胸部切口。在颈部沿胸锁乳突肌前缘切开皮肤，顺着原颈部窦道找出食管残口，发现梨状窝已损毁闭塞，只得切除左侧甲状软骨上方侧壁的软骨组织，造成通向口咽部的孔洞，大小约为 1.2cm×2.5cm；口咽下方食管的入口也很小。切除一段舌骨，以防止术后压迫移植肠段，再解剖出甲状腺上动脉和颈外静脉。于膈肌前打隧道，通过前纵隔，在胸骨柄上方和颈部切口相通。

在颈胸部组及腹部组的手术初步完成后，即在空肠第 4 直支动静脉下方切断空肠，并切断和结扎第 1 直支，再在 Treitz 韧带下 6cm 处切断肠管。此时整个空肠段长 50cm，只有第 4 直支的肠系膜动静脉滋养，血供显然出现严重障碍，远离动静脉蒂的约 20cm 空肠远段迅速出现青紫，肠壁张力消失，蠕动亦不再出现，不久静脉内充满发黑的血液，肠壁出现紫黑色斑块，从点状到 2～3cm 直径不等。随即将空肠段经胸骨后隧道转移到胸骨柄上缘创口，此时肠段发绀更加明显。将肠系膜在颈部移植床上固定几针，迅速作血管吻合，甲状腺上动脉和颈外静脉分别与空肠的第 2 直支动静脉作端端吻合。先吻合静脉，共缝 10 针；因动脉间有 6cm 长的短缺，遂采用大隐静脉一段作搭桥移植，两个吻合口各缝 10 针及 11 针。动静脉吻合完毕后，肠段血供迅速恢复，发绀改善，在数分钟内肠壁紫斑亦全部消失。接着将空肠上口塞入颈部甲状软骨壁的开口处，用 0 号丝线缝合 6 针。最后缝合颈、胸部皮肤切口。由于颈部皮肤紧张，无法拉拢闭合，故在下方设计一块皮瓣，旋转覆盖移植肠段暴露的创面。供皮瓣部位行中厚皮片移植修复。

腹部组将带蒂空肠下口和胃做吻合术，空肠断端作端端吻合后关腹。术中输血 800ml。

术后情况良好，创口一期愈合。术后 12 日拆线，2 周后可进流食，3 周后进软食。出院前作钡剂造影，见再造食管通畅度良好，现患者饮食已如常人(图 3-4)。

(2) 病例三：男，54 岁，因食管中段鳞癌于 1977 年 12 月 10 日入院。患者有进行性吞咽困难 3 个多月，入院前 X 线诊断为食管中段癌，长 6～7cm，有轻度梗阻。入院后一般体检无特殊，食管拉网脱落细胞检查呈阳性。

决定做食管次全切除术，并同时做部分空肠带蒂、远段空肠小血管吻合一次再造下颈及胸段食管手术。

同年 12 月 15 日，在全麻下从右侧第 4 肋间进胸，做食管次全切除术。随即剖腹采取空肠 40cm，结扎第 1～4 肠系膜动静脉分支，保留第 5 直支作为营养蒂。再在左侧胸骨缘切除第 2、3 肋软骨一段，暴露胸廓内动静脉，口径均为 1.7mm。将空肠段经胸骨后通过右侧胸骨旁切口部拉到左侧锁骨上方颈部食管残口处。将空肠系膜第 2 直支动静脉和胸廓内动静脉作端端吻合，各缝合 10 针。血管吻合完毕后，见锁骨上方的空肠段血循环良好。最后将空肠上口和颈下部食管残口作吻合，其余操作和上述病例相同。手术至此结束。

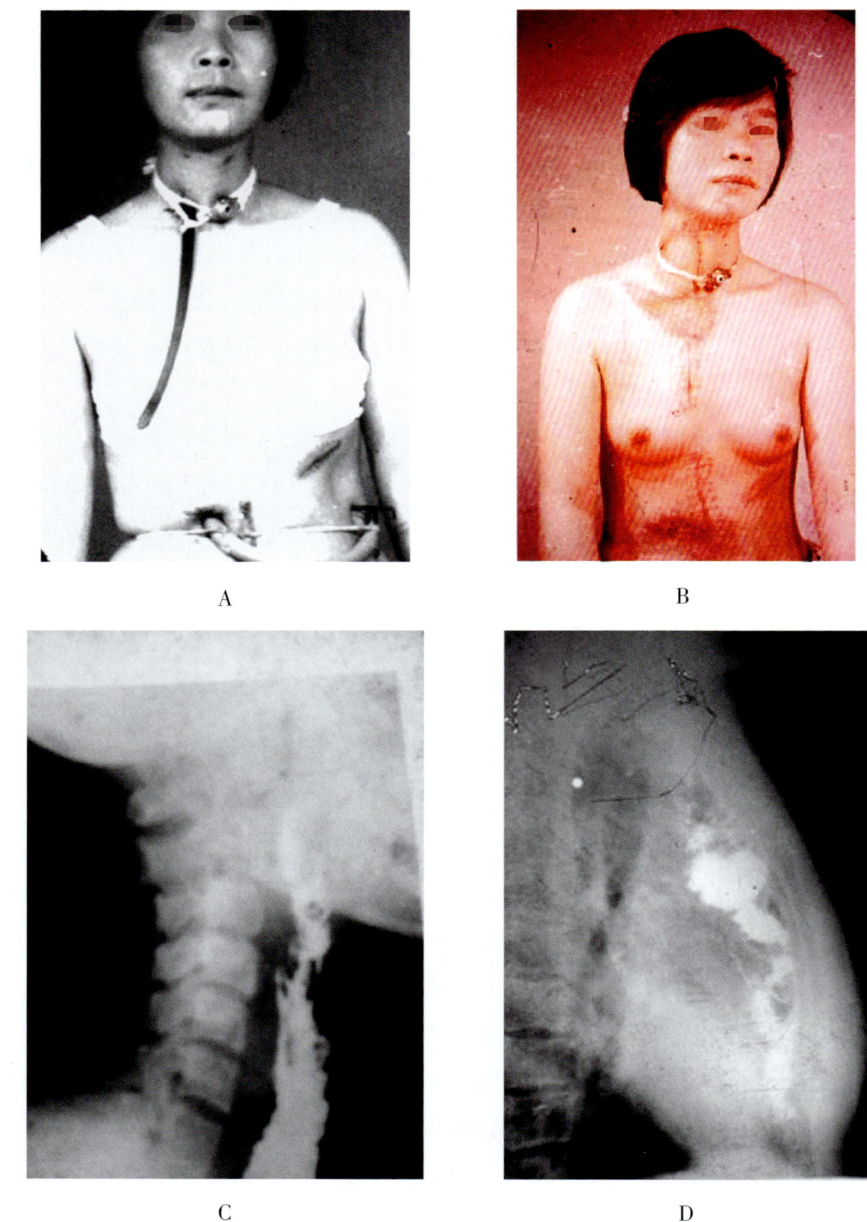

A　B　C　D

图 3-4　病例二

A. 术前所见(胸前为插在颈部的黑色硅胶管)　B. 术后所见　C、D. 术后钡剂造影，见再造的颈段和胸段食管通畅度良好

术后创口愈合正常，第 10 日开始进食，逐渐能进半流质及软食。但由于术后曾发生空肠端端吻合部狭窄、腹腔内出血等并发症，故患者健康恢复较慢。术后 1 年随防，患者饮食正常，癌症未见复发。

(3) 病例四：男，5 岁，因胸段食管狭窄于 1978 年 12 月 10 日入院。患儿因误服强碱造成食管灼伤，导致饮食困难，最后滴水不入，遂做胃瘘。X 线钡剂造影检查示胸腔食管狭窄严重，第 5 颈椎平面以上尚宽敞。

决定应用部分空肠带蒂、远段空肠吻接新血供的术式进行修复。手术于 1979 年 1 月 4 日在全麻下进行，整个过程和病例二大致相似。特殊之处有下述几点：①由于患儿年幼，故肠系膜动静脉较细，动脉为 1.2mm、静脉为 2mm，甲状腺上动脉和颈外静脉口径均为 1.2mm；②胸段狭窄食管采取旷置法，仅将颈段食管开口部缝合；③同样采用胸骨后前纵隔径路将空肠段上移到颈部；④空肠上移长度约 28cm，将肠系膜血管的第 2 直支和左侧甲状腺上动脉及颈外静脉作端端吻合；⑤由于第1 直支血管蒂较短，空肠远段肠襻弯曲度过大，故曾截去远端一部分肠管约 6cm；⑥由于甲状腺上动脉和肠系膜动脉间吻合有缺损，遂采取同侧远心端的颈外静脉一段（长 4cm）血管作搭桥移植；⑦由于空肠肠腔较宽大，颈部食管残口较细（约 1.3cm），故作食管肠腔的端侧吻接。

术中输血 300ml，手术历时 6 小时，经过顺利。术后情况良好，第 12 日拆除缝线，并开始进流质饮食，术后 3 周能进普通饮食。

三、讨论

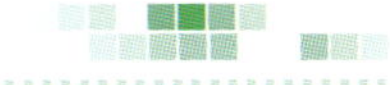

本组 7 例代表了三种不同情况的食管缺损，经分别应用空肠游离移植、空肠襻游离移植，以及部分空肠带蒂、远段肠系膜血管吻接于颈胸部动静脉的手术方法来再造颈段、胸段及颈胸段食管，均获成功。依靠显微外科技术，就可以一次解决三种不同形式食管缺损的修复问题。本组 7 例中，有 3 例曾经多次手术修复均失败，最后造成颈段食管缺失，在这种情况下，应用第一术式的游离空肠段移植是最有效的修复手段。

从国外文献来看，20 世纪 60 年代以后应用胃肠道组织移植来再造食管缺损虽有不少报道，但大多属个例报道，迄今未能得到重视和推广。1975 年 Akiyama 甚至指出，应用游离肠段移植修复食管缺损的原则尚未被大部分外科医师所接纳，但他并未提出这种修复原则的缺点所在。本组 7 例治疗成功的经验充分证明本文提出的两种术式的优越性，病例二有严重的全食管缺失（包括口咽部狭窄），上移空肠长达 50cm，手术一次成功；病例四显示对年仅 5 岁的小儿做此手术亦同样获得成功，术后均无并发症或后遗症。

除本文成功的 7 例外，我们在这个阶段中也曾有过失败的经验。失败共 3 例，其中 2 例是在采用第二术式的过程中，由于术者操作不慎，在将空肠段经胸骨后径路上移的过程中，把肠系膜的最后一级血管弓拉断，使手术无法继续进行，被迫改用其他方法；1 例是当空肠远段已顺利地上移到颈部后，由于颈部吻接血管的条件不理想，而空肠远段组织在肉眼下观察血液循环尚属良好，故主观地认为空肠远段不吻接新的血供亦有成活可能，遂临时改变计划，未设法吻接血管，结果在术后 3 日空肠远段坏死，患者发生脓胸并发症。这些失败本可完全避免，故与本文提出的手术原则无关。

1 吻接血管的选择 吻接血管一般以同侧的甲状腺上动脉和颈外静脉为上选；如为胸段食管的修复，可选胸廓内动静脉吻合。但由于个体局部血管的差异，故必须依据具体情况选择最适当的受区血管。本文 7 例中以甲状腺上动脉最多，占 5 例，其中 1 例系应用对侧血管吻合；1 例系应用胸廓内动脉为受区吻合血管；1 例系与颈总动脉作端侧吻合，但须使用沙氏钳，以部分阻断颈总动脉。由于甲状腺上动脉位置较高，故在和肠系膜动脉作吻合时往往长度不够，不能直接吻接，有时须进行静脉移植。本文中有 2 例分别采用了大隐静脉及颈外静脉作搭桥移植，因此多了一个血管吻合口，但均获成功。静脉移植代替动脉时应注意静脉瓣的方向问题。

2 术后进食问题 如患者原有胃造瘘，则可继续应用 10～14 日，一般可在术后 14 日拔除胃管或闭合胃造瘘；如原无胃造瘘，可在术后从鼻腔经过移植肠段放入胃管，给予流食，14 日后拔除。

3 术后用药 术后常规应用抗生素，并按显微血管外科手术常规给予抗凝药物 7～10 日。给予低分子右旋糖酐 500ml，每日 2 次静滴；并给予抗血管痉挛药物，如丹参注射液（4 支加入250ml 5%葡萄糖液内）静滴，每日 2 次。口服双嘧达莫（潘生丁）25mg，每日 3 次；口服阿司匹林0.5g，每日 1 次，用药 5 日后可减少剂量，7 日后可停止。

参考文献

[1] Seidenberg B, Rosenak S S, Hurwitt E S, et al. Immediate reconstruction of the cervical esophagus by a revascularized isolated jejunal segment[J]. Ann Surg, 1959, 149(2):162-171.

[2] Androsov P E. Surgery of the blood vessels[M]. Moscow: USSR, 1960:84.

[3] Akiyama H, Hiyama M, Miyazono H. Total esophageal reconstruction after extraction of the esophagus[J]. Ann Surg, 1975, 182(5):547-552.

(载于《中华外科杂志》1979 年第 17 卷第 3 期 P154-159)

肠段移植食管再造及其特殊并发症的处理

上海第二医科大学附属第九人民医院　张涤生　王炜

上海胸科医院　黄偶麟

1977～1985 年，我们应用显微外科技术进行肠段移植修复食管缺损 27 例。该方法给某些用常规手术方法无法修复食管缺损的患者带来了希望，它通常被用于下列情况：①高位食管缺损，包括高位食管癌切除后食管缺损的修复；②结肠代食管、空肠代食管、胃上提代食管手术失败的病例，这些手术由于上提胃肠张力太大，导致远端肠或胃发生缺血性坏死，但近端胸段再造食管仍存在，造成颈段食管再度缺损(本组以后者居多数，占 15 例)；③因化学性灼伤造成颈胸段食管全部狭窄，这类患者常常伴有咽腔灼伤瘢痕狭窄甚至闭锁，由于缺损位置太高，致使常规手术方法难以修复；④因食管癌切除后造成的颈胸段食管缺损。

本组 27 例，手术成功 22 例，失败 5 例，成功率为 81.5%(表 3-2)。

表 3-2　应用显微外科技术进行肠段移植食管再造的概况

项目	摘要	病例数
性别	男:女	17:10
病因	食管癌	4
	食管化学性灼伤	23
食管缺损部位	颈段食管缺损	16
	胸段食管缺损	1
	颈胸段食管缺损	10
手术方法	游离空肠段移植	14
	游离空肠肠襻移植(修复食管前壁大缺损)	2
	空肠移植，近端带蒂、远侧血管吻合	11
效果	移植肠段成活(成功)	22
	移植肠段坏死(失败)	5
成功率		81.5%

一、外科技术

手术分三部分进行：

1 剖腹切取肠段　作右旁正中切口进入腹腔，在屈氏韧带下方检查分辨出空肠系膜血管起始部分的5条主干支。通常结扎、切断第1、2、3主干支，以第4支血管为蒂，取第1或第2支空肠系膜动脉及静脉与颈部血管吻合。为增加转移空肠的长度，结扎、切断肠系膜血管弓，只保留末级弓；有时空肠长度还不够，则可以第5支主干血管为蒂。为了减少肠段缺血时间，应先切断第2、3支空肠系膜血管，待一切移植工作准备妥当后再切断第1支主干血管，进行肠段移植（图3-5）。

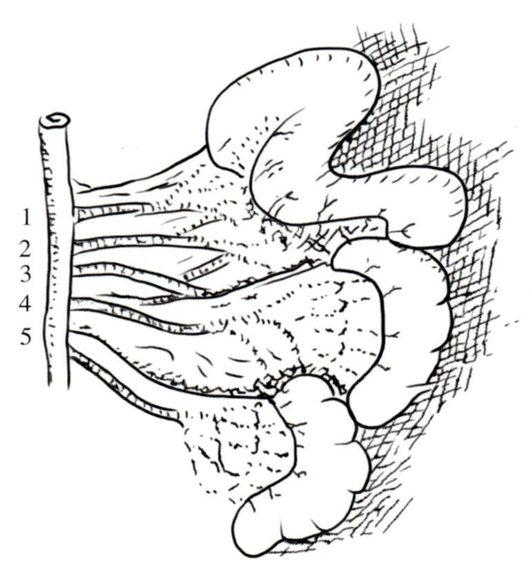

图3-5　空肠系膜起始部分的第1～5支主干血管

2 颈部解剖及胸部隧道　在颈部作左胸锁乳突肌前缘切口，暴露颈部食管残端。本组病例在颈部常常找不到食管开口及梨状窝，只有在口咽左侧方打孔，制造新的食管入口。暴露甲状腺上动脉、颈外静脉供血管吻合；如果甲状腺上动脉不可利用，可选用颈横动脉或颈总动脉等供吻合。移植空肠通过膈肌前形成的隧道，经前纵隔入颈部切口；也可采用胸部皮下隧道，肠段经皮下隧道进入颈部切口。

3 血管吻合　胸腹部空肠段移植准备工作完成后，在屈氏韧带下方6～10cm处切断空肠，肠腔用洗必泰或0.5%氯霉素溶液灌洗。以第4或第5支肠系膜血管为蒂，空肠经结肠后通过胃小弯入膈肌前方裂孔经前纵隔到达颈部，肠段与颈部食管残端或口咽吻合。与此同时，腹腔作空肠-胃吻合及空肠-空肠吻合，关闭腹腔。

二、并发症

显微外科肠段移植再造食管是难度较高的手术，它既可能有不吻合血管的肠段移植食管再造并发症的发生，又可能发生显微外科肠段移植的特殊并发症。本文重点讨论后者，并讨论其处理及预防方法。

1 空肠系膜撕裂伤　在颈胸段食管缺损用空肠带蒂移植、远端血管吻合的术式中，将空肠穿过前纵隔间隙时，由于牵拉，很容易造成空肠系膜撕裂伤，引起肠段血供中断致肠坏死，使手术无法进行下去。本组曾发生2例肠系膜撕裂而中止手术（未统计在27例之中）。为防止肠系膜撕裂伤，可采取以下两个步骤：①在胸骨后形成足够大的间隙，使空肠段顺利通过；②在移植肠段穿过胸骨后间隙时，用聚乙烯薄膜卷成管状套在空肠外，只要在颈部轻轻地牵拉塑料套，并以盐水润滑塑料套，肠段可随塑料套顺利地进入颈部。

2 移植肠段吻合血管血栓形成　一旦血栓形成，移植肠段就会坏死。吻合血管的血栓形成较难早期诊断，在术后 2 天如发现颈部引流物增加、混浊，并带有臭味，是血栓形成肠坏死的征象。肠段坏死一般在术后 3 天已可觉察，表现为颈部引流物明显增加、混浊，并有恶臭，而且口腔也有臭味。应即刻行手术探查，去除坏死肠段并作引流，等待时机进行二期修复。在本组早期病例中曾采用移植肠段造口术，以观察移植肠段的血供。虽然这是有效的方法，但需再次手术关闭造瘘，现已废弃不用。

血管栓塞致肠段坏死的原因主要有两种，一种是由于初期血管吻合技术不良，如血管缝合不当、血管扭曲折叠等因素所致，这种可能性较小，因为这类手术的血管吻合均由技术较熟练的外科医师担任，而且血管吻合后，在关闭创口之前一般都有 1 小时以上的观察时间；另一种是指血管吻合虽然良好，但术后仍然发生血栓肠坏死。后者可能由下列因素所致：①吻合后血管无意中损伤；②术后患者发生严重并发症，为抢救生命而忽视了局部处理；③局部感染等。例如有 1 例颈部食管癌患者，在食管肿瘤切除后立即作肠段移植，血管吻合技术满意，移植肠段血供恢复后，发现喉部仍有癌肿未清理，在移植肠段无法固定的情况下继续切除喉部肿瘤，虽然在关闭皮肤前肠段血供良好，但是术后仍发生血栓形成致肠段坏死。该肠段坏死的原因是吻合以后的血管长时间被牵拉及搬动，并且局部没有良好的血管床，导致术后血栓形成。再如另 1 例颈胸段食管缺损患者，曾进行过结肠代食管手术，因远端坏死来我院，拟作劈开胸骨将位于胸骨后的结肠残端与游离空肠吻接。由于术前有肺部炎症、肺不张及结核病史，造成前纵隔及腹腔广泛粘连，手术难度很大。虽然术后 3 天移植肠段成活良好，移植肠腔引流物为肠液，皮下引流物极少，但是因为术中创伤很大，加上原有肺部疾患，术后第 3 天发生急性呼吸窘迫综合征，因治疗抢救需要，无数次改变头部及身体位置，在术后第 4 天突然发生颈部迅速增大的肿块，并且是搏动性的，在 3 个多小时内增大如儿头，怀疑有较大血管损伤，立即行手术探查，发现移植肠段吻合静脉折叠、血栓形成，肠段高度肿胀淤血。虽然当时肠系膜动脉与甲状腺上动脉吻合仍通畅，终因肠段已紫黑而去除移植肠段。

此外，本组有 3 例颈部感染病例，其中 2 例发生肠段坏死；有 1 例感染最严重，移植肠段穿孔及部分坏死，最后经过数月的感染控制，肠段仍大部分成活。分析前 2 例感染所致的血栓形成及肠段坏死，估计与血管床不良有关。如果在血管内膜未愈合前，局部创口感染可能造成血栓形成；相反，如果血管床良好，血管内膜已愈合，即使较严重的感染也不至于引起肠段坏死。由此可见，在肠段移植中血管吻合技术固然重要，但其他保护血管的措施，特别是创造一个良好的血管床也十分重要。

3 颈部移植肠段异常扩张　在肠段移植食管再造术后，一般都可在颈部见到移植肠段的肠型，但是很少见到高度扩张的情况。本组有 1 例患儿发生颈部移植肠段严重扩张。

患儿男性，5 岁，因误服强碱造成食管狭窄阻塞，胃造瘘入院。1979 年 7 月采取空肠带蒂、远端肠段血管吻合作颈胸段食管再造，术后进食良好，但出院后不久颈部肠段逐渐增大如儿头，压之可缩小。1982 年 7 月再次入院，检查除了颈部肠段巨大囊肿外，患儿无不适。钡剂检查见颈部肿大肠段下端及胃肠吻合口均通畅，没有明显狭窄，故于 1982 年 10 月作颈部膨大肠段局部切除。术中见肠段高度扩张，肠壁厚度正常，膨大肠段上下均通畅，故保留移植肠段肠系膜，楔形切除膨大的肠段，肠管作端端吻合，并切除颈部过多皮肤，术后情况良好(图 3-6)。

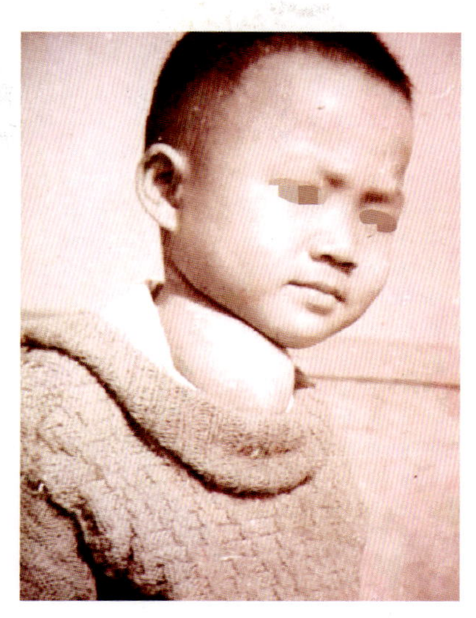

A

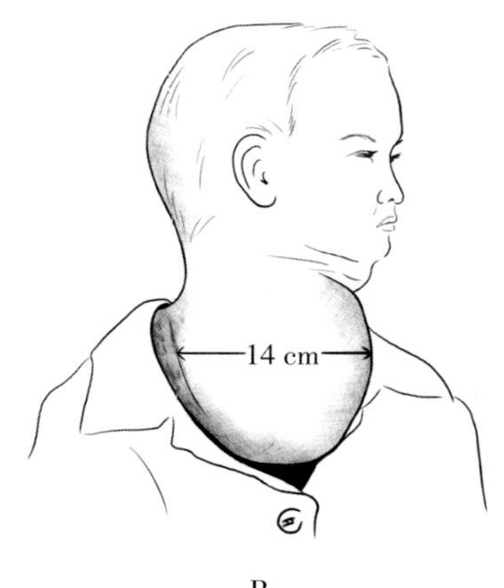

B

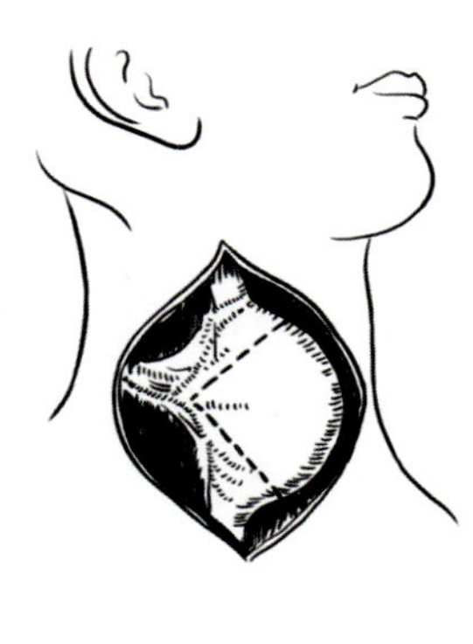

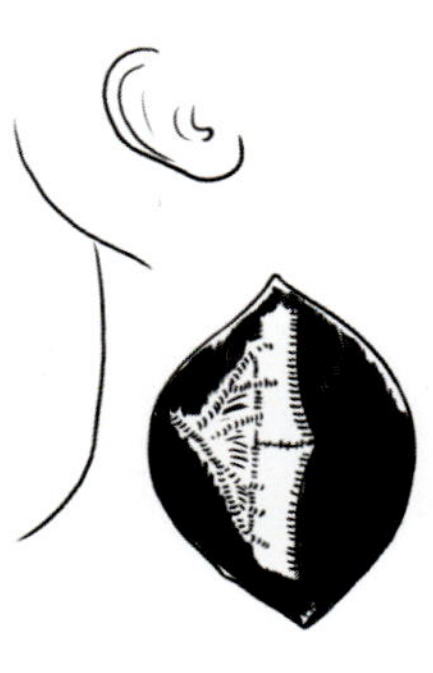

C

图 3-6　颈部移植肠段异常扩张的切除和修复

4 移植肠段膈肌前裂孔嵌顿　这也是一种十分罕见的并发症。患儿男性，5 岁，因误吸强碱致食管灼伤、食管狭窄，胃造瘘。1979 年 1 月入院，用空肠带蒂、远端肠段血管吻合，作颈胸段食管再造。术后 2 个月突然发生胸骨后剧烈疼痛，阵发性加剧伴呕吐，并出现休克。胸片证明再造胸段食管梗阻，剖腹探查发现膈肌前肠段绞窄、肠梗阻，胸部移植肠段坏死，但颈部肠段由于原有血管吻合，血供良好。取出坏死肠段，以后再作结肠代食管，与颈部肠段相吻合。随访 5 年，患儿饮食及发育良好。分析本例的原因，可能与患儿术后暴食有关系，而膈肌前裂孔瘢痕挛缩是直接病因。

5 食管入口与肠吻合口狭窄　在食管化学性灼伤的病例，往往口咽也被灼伤致瘢痕挛缩，没有正常的食管入口，更没有梨状窝可见，因此，在食管入口的整复中，只有在口咽左侧瘢痕区打孔，与移植肠道吻合。这类病例术后很容易发生食管入口狭窄，虽然肠段成活，但是仍不能进食。本组有 3 例术后发生食管入口狭窄，2 例做食管入口再整形手术，1 例行食管扩张，恢复从口进食。这种狭窄的处理较为复杂，需另作专门讨论。

三、小结

本文报道了 1977～1985 年显微外科肠段移植作食管缺损修复 27 例，其中 22 例成功，成功率为 81.5%。手术方式有三种，即空肠段游离移植、空肠襻游离移植，以及带蒂空肠移植、远端肠段作血管吻合。文章还叙述了显微外科肠段移植食管再造的并发症及其预防、治疗方法，并发症包括肠系膜撕裂伤、移植肠段吻合血管血栓形成、颈部移植肠段严重扩张、移植肠段膈肌前裂孔嵌顿以及食管入口与肠吻合口狭窄等。

（载于《中华显微外科杂志》1986 年第 9 卷第 4 期 P193-195）

肛门括约肌重建

1 研究背景　20 世纪 80 年代之前，在肛门括约肌功能重建中，文献报道或是教科书中普遍记载采用股薄肌移植。笔者通过文献复习和临床实践认为，在一定条件下，应用带蒂臀大肌瓣转移进行肛门括约肌重建具有操作方便、手术创伤小等特点，再造的括约肌和提肛肌可有协同作用，手术后功能也较好，于 1982 年报道了外伤性肛门括约肌缺失采用带蒂臀大肌瓣转移进行肛门括约肌重建，取得了良好效果。笔者的论文发表后，普外科教授对此颇感有启发，于 1984 年将此法用于直肠癌切除后肛门括约肌重建。1986 年，笔者和青岛市第四人民医院合作，将带蒂臀大肌瓣转移广泛用于直肠癌根治术后的肛门括约肌重建并取得成功。

2 结果和价值　①在国内首次应用带蒂臀大肌瓣转移行肛门括约肌重建。②创造了带蒂臀大肌瓣转移肛门括约肌重建的一整套手术方法。③在国内第一次完整地提出：为使肌瓣长度增加，可切取下部分的髂胫束，以包绕肛门一圈；如果肌瓣长度不够，可切取双侧臀大肌瓣，在肛门口周相互交锁缝合在一起。④和普外科合作，在世界上首次将带蒂臀大肌瓣转移应用于低位直肠癌与肛管癌手术切除后的肛门括约肌与提肛肌重建，并创造了一整套手术方法和围手术期处理措施。

用带蒂臀大肌瓣作肛门括约肌重建

（附 1 例报告）

上海第二医学院附属第九人民医院　王炜　黄文义　徐春阳　顾敬枚　张涤生

肛门括约肌功能的缺失常因后天性外伤或手术创伤所致，也可由先天性因素所造成。近20 余年来，国内外均推荐采用 Pickrell 等人（1952）所创用的方法来修复，即采用带蒂的股薄肌，保护其血管滋养和神经支配的完整，倒转转移，围绕在肛门口周皮下，以起到肛门括约肌的作用。我们在尸体解剖研究中发现，用臀大肌瓣作肛门括约肌重建也是一种良好的选择。

一、典型病例

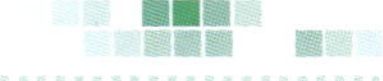

兹将 1 例成功经验初步报道如下。

赵××，男，27 岁，因肛门外伤性失禁，人造肛门——横结肠造瘘 7 年余，于 1979 年 4 月 18 日第一次入院。

患者系 1972 年被汽车撞伤，导致骨盆粉碎性骨折、尿道撕裂、肠穿孔、肛管及肛门口周软组织撕脱，臀部软组织也部分撕脱，在当地医院进行急诊处理，作尿道修复、横结肠造瘘等，此次入院要求恢复从肛门排便。

体检：右上腹横结肠造瘘人工肛门，骨盆狭窄，下腹部及臀部、骶部广泛性瘢痕挛缩，褥疮，肛门口周软组织及括约肌缺损 2/3，肛管右侧也缺失，直肠黏膜外露，肛门周围为挛缩瘢痕包绕，双侧髋关节外展、外旋和屈曲均受限制。拟定治疗方案：①肛门口周软组织瘢痕松解；②肛门括约肌成形；③关闭横结肠造瘘，恢复从肛门排便。

1979 年 5 月 9 日在腰麻下施行肛门口周瘢痕切除及褥疮切除，局部作 Z 形及推进皮瓣修复术，术毕挛缩瘢痕得到松解，肛门口可容三指，伤口一期愈合。但肛门无括约肌功能，进行灌肠试验时，拔除肛管后，灌肠液随即流出。出院休养，准备进行二期手术。

1980 年 4 月 10 日第二次入院，拟作肛门括约肌成形。入院时检查肛门口周软组织及肛管仍缺损 2/3，直肠黏膜外露，肛门口可容一指半。基于双侧髋关节外展、屈曲受限，在检查中又发现臀大肌的收缩与提肛肌的收缩有协调作用，故决定选用臀大肌瓣作为修复肛门括约肌的动力来源。

1980 年 5 月 20 日在硬膜外麻醉下手术。患者俯卧，在右侧臀部，以髂后上棘、尾骨尖部及股骨大转子三点构成三角形的体表投影，取此三角形上、中 1/3 交界线作为皮肤切口部位。作一弧形切口，切开皮肤，暴露臀大肌肌腹，在臀大肌肌腹下 1/3 部位分离 2.5cm 宽的臀大肌束，远端到臀大肌的止点——股骨大转子处。在臀大肌止点处切下部分髂胫束，倒转掀起该束臀大肌瓣，使其向近心端分离。注意保护好伸向该肌瓣的血管神经束。在肛门口周 6 点及 12 点处分别作一个小切口，使其与切取臀大肌瓣的切口以及皮下隧道相通。将臀大肌瓣通过隧道，然后把臀大肌瓣的远端与残留于肛周 1/3 的括约肌相缝合，并于提肛肌及会阴中隔缝合数针以加固之。肌瓣缝合时保持一定的张力，使肛门口可松松地通过术者的示指。手术至此结束。术后伤口一期愈合。2 周后开始进行再造肛门括约肌的功能训练，定期进行灌肠试验，历时 2 个月，再造肛门括约肌逐步产生了随意控制的功能。

1980 年 8 月 14 日，即第二次手术后的 2 个多月，进行钡剂灌肠，见钡剂在肠腔内滞留良好，拔除肛管后，未见钡剂从肛门外流，说明再造括约肌具有控制大便的功能，故于 1980 年 8 月 25 日在硬膜外麻醉下做横结肠造瘘关闭手术，术后伤口一期愈合。在术后最初的 1 个多月里，大便溏薄时有控制不完善的现象；术后 3 个月，大便控制自如，即使腹泻也无失去控制的现象，再造的肛门括约肌功能至今良好(图 3-7)。

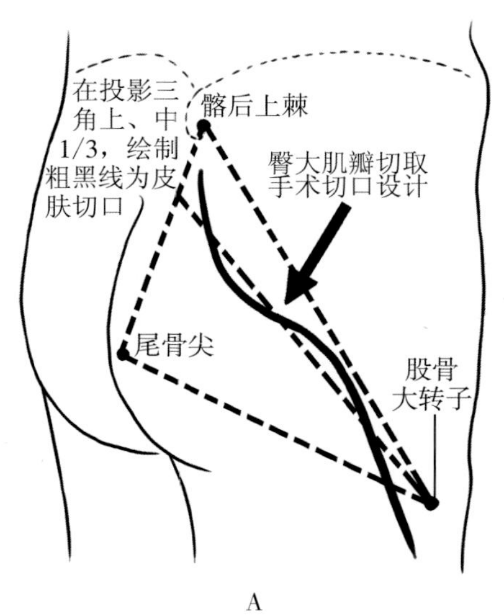

A

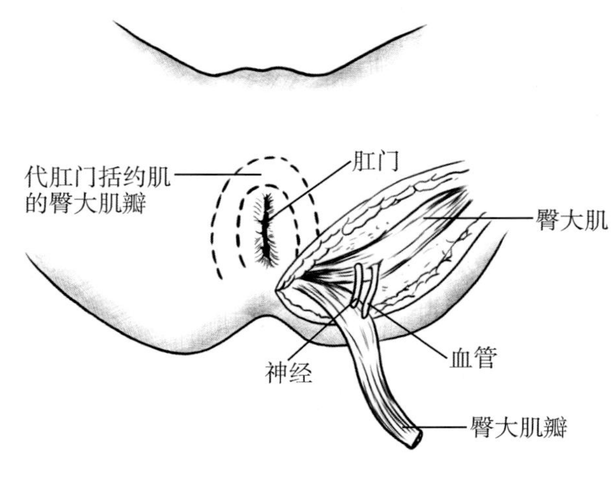

B

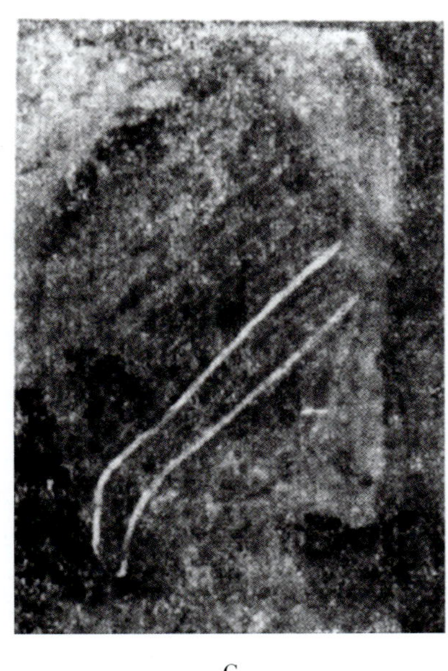

C

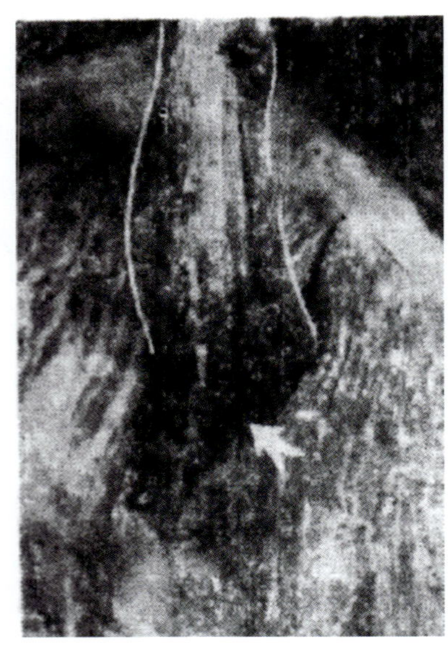

D

图 3-7　典型病例

A. 臀大肌切口设计　B. 臀大肌瓣切取　C. 臀大肌瓣切除部位在臀大肌的下半部　D. 臀大肌瓣转位时所见血管神经束

二、体会

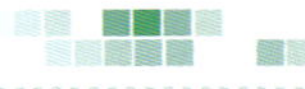

（1）臀大肌是宽阔的扁平肌肉，供养该肌肉的臀下动脉及支配肌肉运动的臀下神经均从臀大肌深部的梨状肌下缘穿出，因此分离臀大肌瓣时系从远心端向近心端，注意保护好该肌肉瓣的血管神经束。进入肌肉的臀下动脉及臀下神经的位置比较恒定，即在前述体表投影三角的上、中 1/3 交界处。一般来说，该肌瓣可制成 2.5cm 宽、15cm 长，为使肌瓣长度增加，可切取下部分的髂胫束，以包绕肛门一圈；如果肌瓣长度不够，可切取双侧臀大肌瓣，在肛门口周相互交锁缝合在一起。

（2）再造后的肛门括约肌应积极地进行功能训练，定期灌肠试验是检查括约肌功能的有效方法。

参考文献

[1] 张涤生.整复外科学[M].上海：上海科学技术出版社，1979.

[2] Converse J M. Reconstructive plastic surgery: Vol.5[M]. Philadelphia: WB Saunders, 1964:2115-2155.

（载于《上海第二医学院学报》1982 年第 S1 期 P69-71）

双束臀大肌瓣重建原肛位括约肌用于低位直肠癌与肛管癌

（附52例报告）

青岛市第四人民医院 吴凌云 韩玉娟 王正胜 李衍杭 李毓音 王浩德 杨鲁
上海第二医科大学附属第九人民医院 王炜
青岛市市立医院 王训颖

文献资料表明，与欧美比较，我国大肠癌有低位、低龄的特征。国内大肠癌中，直肠癌占60%～70%，其中有81%～98%距肛门7cm以内。根据现行的根治原则，肛管癌、低位直肠癌均应采用Mile手术，虽然根治性切除了肿瘤，但留有腹部人工肛门，使患者在肉体上和精神上留下了不可磨灭的创伤。临床上常遇到部分直肠癌患者，因厌恶腹部人工肛门而拒绝手术治疗，因而延误了病情，失去了治愈的机会。因此，改进Mile手术，进行原位肛门及括约肌再造，不仅是一门医学课题，而且是保障人们自然生活状态的社会学需要。

臀大肌肛门括约肌再造由Chetwood（1902）提出，但是他仅作静力括约肌再造，第二次世界大战以来已无人仿用。

王炜（1980）也用臀大肌瓣进行肛门括约肌动力再造，Bruining（1981）报道了2侧臀大肌瓣肛门括约肌再造，虽然效果较好，但只能用于外伤性肛门失禁的修复。

笔者自1983年以来，在对肛管癌、低位直肠癌作根治性切除的同时行肛门原位再造，应用一侧双束臀大肌瓣行肛门外括约肌动力再造，结肠套叠作内括约肌成形，术后具有良好的随意控制排便能力。到1986年9月已完成52例，随访半年以上的有36例，其中34例（94.4%）效果优良，现报道如下。

一、临床资料

52例中，男性30例，女性22例；年龄在21～74岁之间，平均52岁。全部病例的癌肿部位均在距齿线上7cm以内的直肠肛管上，大部分患者因不愿行腹壁造瘘而延误手术时间达3～12个月之久。手术后病理分类：乳头状腺癌16例、管状腺癌20例、黏液腺癌4例、未分化癌4例、印戒细胞癌1例、鳞状细胞癌7例。31例患者有息肉及慢性结肠炎史，1例有家族史（三代6人患直肠癌）。

所有52例均采用Mile根治术加肛门原位再造术，用一侧双束臀大肌瓣分别再造肛门外括约肌及提肛肌，同时进行结肠套叠作内括约肌成形。所有病例均生存，随访时间最长者3年余，随访半年以上者有36例。

二、外科技术

持续硬膜外麻醉，截石位，用特制支架充分抬高两下肢，垫高臀部。手术分上、下两组同时进行。上组按Mile术式经腹操作，直肠腔内注射氟尿嘧啶1000mg，充分游离乙状结肠、降结肠或结肠脾区，使结肠松动能充分下移，并要求血供良好。

下组的任务包括：①在肛门口周4cm处经皮切开肛周各层组织，与上组会师于盆底，将直肠及结肠牵至会阴切口外，完全彻底切除肿瘤组织及部分肠管，同时将结肠在距肛周皮肤边缘上3cm处套叠缝合约1cm，作内括约肌成形。②解剖一侧臀大肌：从股骨臀肌粗隆到坐骨结节后上方2～4cm

(臀大肌下缘)作一纵行切口,在臀大肌下缘分离一条宽 3～5cm 的肌束,充分游离,使其保留长约 14cm 的血管神经束。在股骨臀肌粗隆与髂胫束处切断肌束的止点,远端分为两束备用。③外括约肌动力再造:将带有血管、神经的双束臀大肌瓣通过皮下隧道牵至会阴切口内,一束按顺时针方向绕结肠一周,固定于对侧坐骨结节上,以成形外括约肌;另一束按逆时针方向绕结肠一周,固定于骶尾关节处,并把肌束前部固定在两侧耻骨下支上,以成形提肛肌与肛直角。④骶前负压双腔管引流,外置肠管 2～4cm(图 3-8)。

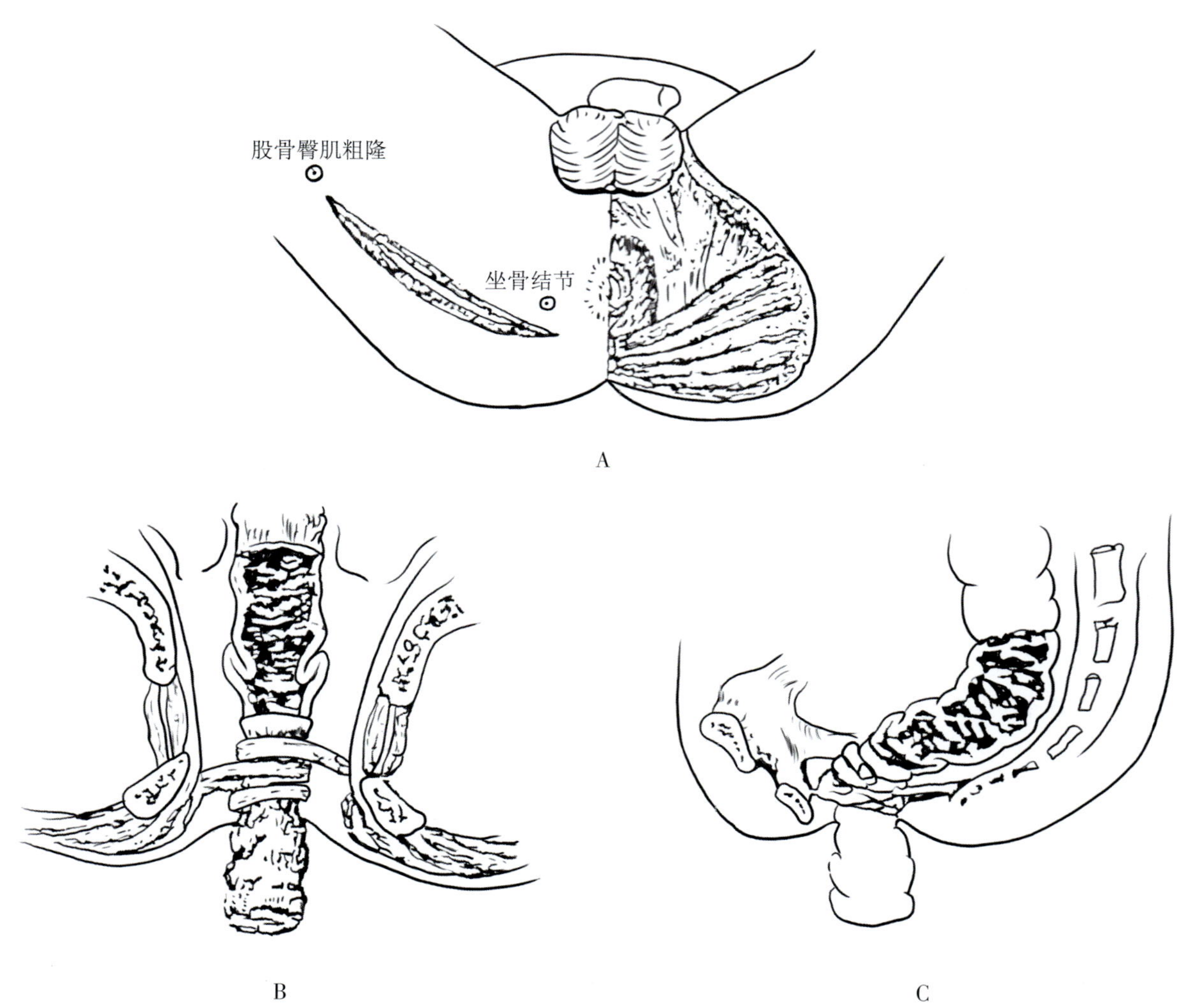

图 3-8　双束臀大肌瓣重建原肛位括约肌

A. 臀大肌切口　B. 结肠套叠成形内括约肌,臀大肌瓣转移成形外括约肌与提肛肌　C. 成形提肛肌前端固定于耻骨下支,后端固定于骶尾关节处,形成肛直角

术后 3 周,在局部麻醉下切除会阴处外置的结肠段,黏膜层应稍多切除 0.5cm,以防术后有皮肤刺激症状。

三、术后处理及结果

术后处理包括局部处理及术后训练。术后禁食 3～5 天,48 小时后拔除骶前引流。2 周内不下床活动,加强会阴部外置肠段的清洁护理,防止压迫、扭转外露肠段。术后训练为再造外括约肌随意控制训练,包括随意提肛训练、电刺激训练及灌肠控制训练。术后 1 个月,在重建的臀大肌止点愈合良好的基础上开始提肛训练,每日 1～2 次,每次提肛 5～10 次;2 个月后改为每日 2～3 次,每次提肛 100 次左右。电刺激训练是采用直流电脉冲刺激,每分钟 10 次,每次 10 分钟,每日 1 次,2 周为一疗程(本组有 6 例进行电刺激训练)。灌肠控制训练是每天保留灌肠 1 次,每次灌入 500ml 盐水,10 次为一疗程。

结果:术后 2 周肛检可感知随意收缩,经提肛训练及肛门电刺激后肌力逐渐增强,便意多出现在手术 2 周以后。在二期手术后便意逐渐显著,每日排便次数由多变少,并逐步自主控制,一般在术后 3～9 个月可达到完全随意控制大便的能力。结果评级分为四等,36 例随访半年以上,分析如下。①优:能完全随意控制大便,如同常人,共 16 例,占 44.4%;②良:能自主控制成形大便,稀便时可致裤子污染,共 18 例,占 50%;③可:只能短暂控制成形大便,无法控制稀便,共 2 例,占 5.6%;④差:大便完全失控,0 例。

四、讨论

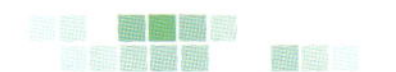

直肠癌手术应以彻底切除为原则, 在根治的前提下用现代整形手段重建能够随意控制的原位肛门,摒弃传统 Mile 术式的腹壁人造肛门,已成为一种必然的发展趋向。对此术式我们有如下体会:

1 括约肌再造移植肌肉的选择　较早的肛门括约肌再造是 Chetwood(1902)报道的,采用臀大肌,但由于他在臀大肌移植时仅用髂胫束悬吊起束紧作用,属静力性括约肌重建,术后肛门狭窄发生率高,因此被后人遗忘。Pickrell(1952)与张庆荣等(1961)开始应用股薄肌行肛门括约肌再造,是当今最为常用的术式,但是该手术较为复杂,控便功能尚不十分满意,而进入股薄肌的血管神经束部位时有变异,少数患者术后发生股薄肌坏死。笔者曾应用股薄肌转移进行肛管直肠癌术后肛门原位再造,共 16 例,2 例发生股薄肌坏死;2 例因股薄肌分离长度不够,勉强成形后压迫肠段,导致肠坏死。

本组的 52 例患者是应用血液循环丰富的臀大肌肌腹作肛门括约肌再造, 属动力性括约肌成形,没有一例发生肌肉或肠坏死。臀大肌具有血管、神经分布恒定,肌力强,靠近肛门,解剖取材容易等特点,因此,臀大肌肛门括约肌动力再造具有更为广泛的应用前途。本文 36 例中有 34 例排便功能优良,而 94.4%的优良率正说明双束臀大肌瓣重建肛门括约肌是良好的选择。

2 臀大肌肛门括约肌重建的肌肉转移方式　臀大肌再造括约肌近年来报道较多, 但肌肉转移方式各异。肌肉转移的形式、新成形的肌肉止点的部位及方向决定了臀大肌瓣转移后力的方向。我们认为,臀大肌瓣转移后应具有缩窄肛门的括约作用,同时具有提肛的协同作用,才能具有较好的随意控制排便的能力。Orgel(1985)的双瓣臀大肌转移只有一个止点——对侧坐骨结节。王平治等人近来报道的 15 例一束臀大肌瓣重建肛管括约肌用于肛管直肠下段癌的治疗,虽其优良率达到93%,但手术操作较为繁杂,患者术中需多次翻转体位,臀大肌切口过长,游离肌束需延及股外侧肌,重复消毒易增加感染机会。Bruining(1981)将双侧臀大肌各分为两瓣,相互围绕直肠,止于对侧坐骨结节,呈剪刀形横隔样,虽然控制排便能力较好,但是需游离两侧臀大肌瓣,操作复杂,不易推广。

本文的方法简单易行,上下两组同时进行,采用一侧两瓣臀大肌分别止于对侧坐骨结节及骶尾关节,两瓣铰链样锁住结肠。臀大肌肌束只需 14cm 长,且不必延伸至股外侧肌,有利于肌束内血管、神经的保护,因而具有较好的提肛及括约作用。

3 再造肛门的功能训练　Chetwood 的臀大肌肛门括约肌重建是仅用髂胫束悬吊起肛门束紧作用,后来被废用。20 世纪 80 年代重新提出的动力性括约肌再造,是用臀大肌的直接收缩重建括约肌功能的。

重新建立排便反射是肛门重建后功能恢复的先决条件，从术后开始饮食起，患者即应注意排便的感觉。有的患者术后 2 周即有便意，一般在 1 个月可确立便意，但此时括约肌功能尚未恢复，不能自主控制排便。为使括约肌功能重建，臀大肌收缩锻炼十分重要，通常在二期肛门成形术后 1 周开始指导患者做收缩腹直肌的锻炼；前者有助于控制排便，后者则可升高腹压促进排便。训练时运动量应逐渐加大，2 个月后每日早晚各做臀大肌收缩及提肛运动 100 次，并常年坚持。36 例患者经锻炼后，自控优良率达 94.4%，排便控制在每天 1～2 次，但有时出现 4～5 小时内连续排便 2～3 次方能排尽大便的现象。腹泻时难以控制是常见的，因此，术后严格注意饮食卫生是十分重要的。我们的体会是，随访时间越长，效果越好。

4 切除外置结肠的时间 由于拉出的结肠在愈合期有回缩现象，故分期进行肛门成形较为安全，即在肛门及括约肌成形后，肛门外仍留有一段长 2～4cm 的外置结肠。一般术后 3 周结肠回缩基本停止，人工再造的内、外括约肌及提肛肌也已成形固定，因此，在术后 3～4 周切除外置的结肠段较为理想。本组 52 例按此方法进行，无一例出现坏死，肛门成形良好。

5 术后肛门狭窄的防治 臀大肌围绕结肠应有一定的紧张度，以肠腔内可容一指为宜，过松可导致术后控制能力不良；过紧则可压迫结肠段，造成肠坏死或肛门狭窄。另一造成肛门狭窄的原因是肛门切口设计不佳，环形易造成狭窄，现在我们采用十字形切口，满意地防止了肛门狭窄。遇有肛门狭窄时，宜在术后 3 个月内常规做扩肛术，用 14～18mm 的扩肛器每日扩肛 1 次，每次 1～2 小时，可交由家属或患者自己控制使用，这样可有效地解除肛门狭窄。

6 重建肛门括约肌能力的综合处理和思考 根治性肛门切除手术破坏了原有的肛门、肛管及括约肌重建后其是否具有近似正常的功能取决于两方面，一是综合性手术方法的选择，二是术后综合性的功能训练。在综合性手术选择中，笔者认为肛门内、外括约肌与提肛肌均应重建，但以外括约肌与提肛肌的重建更为重要。在外括约肌重建中，提肛肌的重建成为自主控制排便功能的协同因素。

术后综合性的功能训练也是成功的关键，我们认为术后训练必须建立在外科手术成功的基础上，即必须有良好的肌肉，且该肌肉的血液供应及神经支配正常，移植的肌肉止点良好，紧张度适宜。术后训练中，目前应用的臀大肌收缩训练已取得了良好的效果。部分病例还采用了定量的电刺激训练及灌肠控制训练，已成为术后综合性训练的组成部分。目前，我们还在应用再造肛管内定量容积扩张的训练，相信这种训练方法以及电刺激方法，今后可能被用于儿童及自主训练不甚合作的病例。

参考文献

[1] 莫善兢.大肠癌[M].上海：上海科学技术文献出版社，1986：18.

[2] Chetwood C M. Plastic operation for restoration of the sphincter ani, with report of a case[J]. Med Rec, 1902, 61:529-531.

[3] Bruining H A, Bos K E, Colthoff E G, et al. Creation of an anal sphincter mechanism by bilateral proximally based gluteal muscle transposition[J]. Plast Reconstr Surg, 1981, 67(1):70-73.

[4] Orgel M G, Kucan J O. A double-split gluteus maximus muscle flap for reconstruction of the rectal sphincter[J]. Plast Reconstr Surg, 1985, 75(1):62-67.

[5] Hentz V R. Construction of a rectal sphincter using the origin of the gluteus maximus muscle[J]. Plast Reconstr Surg, 1982, 70(1):82-85.

[6] 王平治.直肠癌根治术后应用带蒂臀大肌重建括约肌[J].中华外科杂志，1986,24:385.

（载于《中华外科杂志》1988 年第 26 卷第 8 期 P503-507）

第四章
显微外科在手及上肢先天性畸形中的应用

足趾移植拇指和手指再造及颞颌关节再造

1 研究背景和创新　1973 年杨东岳报告了第 2 足趾游离移植拇指再造。上海第九人民医院在临床上进行了下列创新：①创造了移植第 2 足趾形态修整拇指再造（1975），第 2 足趾游离移植拇指再造取得成功。移植的第 2 足趾末节呈鼓槌样，而且跖趾关节处携带的软组织较多，显得臃肿肥大，再造拇指的形态不佳。为此，笔者在移植前进行了移植足趾拇指化美学改造，在保护好趾血管神经的前提下，在手术显微镜下对移植足趾的趾腹和跖趾关节处的皮下组织进行修正，使之近似于拇指外观，移植后再造拇指的形态功能良好。②1977 年，创造了扩大第 2 足趾游离移植手功能再造（足趾、跖趾关节、部分第 2 跖骨及足背皮肤复合组织瓣游离移植的手功能重建）。③创造了扩大第 2 足趾游离移植的五种手术方式。④提出了第 2 足趾游离移植拇指和手指再造成功的关键措施，笔者进行足趾游离移植 230 例，取得 100%成功。⑤进行了足趾游离移植肌腱、骨修复方法的改进，能早期活动，改善了再造拇指的功能。⑥应用部分足趾游离移植作拇指部分缺损再造。⑦1977 年在跖趾关节游离移植第 2 掌指关节再造 1 年半后，发生了移植的跖趾关节退行性塌陷，笔者认为是游离移植的跖趾关节缺少神经支配所致。在尸体解剖研究中发现，腓深神经是进入跖趾关节的神经，故创造了带血管和腓深神经的跖趾关节供游离移植，在颞颌关节强直病例中采用带神经血管的跖趾关节移植再造。

2 论文　在这类研究中，手术设计、尸体解剖研究、临床实践以及论文的撰写，是以笔者为主完成的，跖趾关节移植颞颌关节再造由其他作者撰写了论文，没有包含于本文中。

第 2 足趾游离移植成功的一些关键性问题

上海第二医学院附属第九人民医院　王炜

杨东岳、Buncke 等相继报道了利用足趾游离移植再造拇指及其他手指的经验，张涤生等描述了第 2 足趾、第 2 跖骨及足背皮瓣一并移植治疗严重拇指缺损的经验，这些都是宝贵的。笔者在 1974～1980 年期间共实施了第 2 足趾游离移植再造拇指（或手指）29 例，没有一例因为选择不当而中止手术，没有一例发生移植足趾部分坏死的现象，取得了100%成功。本文就第2足趾游离移植成功的一些关键性问题进行讨论。

一、临床资料

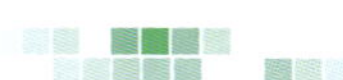

男性26例，女性3例；拇指再造25例，其他手指再造1例。根据拇指（或手指）的缺损类型选择手术方法（表4-1）。缺损类型分为两类：

1 单纯性拇指（或手指）缺损　拇指（或手指）齐掌指关节离断，或有近节残余指骨，但少于1/3，可伴有掌骨缺损，但缺损范围不超过掌骨全长的1/3。这是单纯第2足趾移植的最佳适应证。本组有13例属于此类。

2 拇指（或手指）全缺损，伴有掌骨大部分缺损（缺损范围超过掌骨全长的1/2），或伴有手掌或手背皮肤的广泛缺损　对这类患者我们采用复合第2足趾游离移植，即第2足趾、第2跖骨、大块足背皮瓣一并移植；或在第2足趾移植的同时再进行其他部位的游离皮瓣移植（即用两组显微外科手术，既修复了拇指缺损，又修复了手部皮肤缺损）。本组有16例属于此类。

表4-1　拇指（或手指）缺损的类型及手术方法的选择

缺损类型	手术方法	例数
单纯性拇指（或手指）缺损	第2足趾游离移植	13例
拇指（或手指）全缺损伴掌骨大部及皮肤缺损	复合第2足趾游离移植	16例
合计		29例

二、讨论

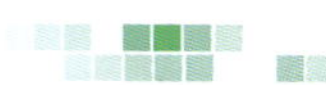

本文不再赘述足趾移植的一般手术方法及过程，有关显微外科的无创操作技术、显微血管吻合方法等也从略。虽然第2足趾移植再造拇指的一些关键性问题文献中已有报道，但是有的成功率高，有的成功率较低，有的病例甚至发生危及生命的并发症。我们吸取了各家的经验，在工作中摸索，感到下述几点是重要的。

（一）术前受区及供区血管的检查

这虽然是一个老的议题，但它会直接影响手术的成败。移植足趾受区的血管有桡动脉、尺动脉、头静脉、贵要静脉等可供选择，这是不言而喻的。而了解供区的血管状况，特别是足背动脉及第1跖背动脉的状况，有时是不容易的，但是术前必须将其检查清楚。检查足背动脉包括三方面的内容：①足背动脉是否正常，有无变异；②第1跖背动脉是否延伸到足趾；③足背动脉、第1跖背动脉是否有较大的口径。

检查足背动脉的方法有三种：①物理检查、视诊及触诊；②多普勒超声血流探测仪检查；③血管造影。其中血管造影是确定血管分布及口径的准确方法，但由于它是一种创伤性检查方法，我们很少选用。多普勒检查对确定动静脉的存在与否是一项有效的方法，但它不能测知血管的口径，即使血管口径只有0.4～0.5mm，在多普勒听诊上也会出现响亮的哗哗流水声。因此术前对供区血管的检查，我们主要依靠物理检查，并配合应用多普勒血流探测仪。

为检查足背血管情况，将患足用温热水浸泡15分钟左右，使表浅静脉怒张、足背动脉扩张。可在三个部位检查足背动脉情况：①在足背动脉起始处，即足背伸肌支持带下方检查足背动脉；②在第1跖骨间隙检查第1跖背动脉；③在第1趾蹼或第2足趾、踇趾根部检查第1跖背动脉及趾动脉。

1 在足背动脉起始处检查足背动脉　足背动脉在伸肌支持带处起于胫前动脉，但有些人是腓动脉的延续(3%)，或来自胫前动脉及腓动脉的穿支(2%)，不典型的足背动脉占4%。在伸肌支持带下缘足背动脉粗大，即使在血管痉挛的状况下，其直径也往往在1.5mm以上，若取此血管作为移植足趾吻合血管，手术成功率可达100%。若足背动脉产生变异，或在解剖供区时误伤第1跖背动脉，可取趾底动脉作为吻合血管，但该血管短而细，需作静脉移植以弥补动脉长度不足，使移植足趾得以成活。趾底动脉的直径为1mm左右，可想而知，它会影响手术的成功率，故应尽量避免使用。

用触诊不但可确定动脉的存在与否，而且可确定其口径，虽然它似乎带有主观臆测，但我们认为，在当前缺乏良好的无创检查血管仪时，它仍是一种可靠易行的检查血管直径的方法。用触诊确定动脉血管直径时要多次触摸，并在手术过程中与解剖结果相对比，逐渐积累经验。在伸肌支持带下触诊足背动脉弹性好，搏动有力，动脉搏动幅度及手指下的血液流柱如鹅毛管粗细，此种足背动脉的直径常为2～3mm，即使在操作过程中受到局部刺激导致血管痉挛时，其直径也在1.5mm以上。如果该血管的搏动幅度及手指下的血液流柱如铅芯样粗细，则属不佳，这样的动脉解剖后直径仅1mm左右，如选为供区时应慎重考虑。起自胫前动脉的足背动脉扪诊较易；起自腓动脉的足背动脉位置较深，表面有趾短屈肌及踇短屈肌覆盖，触诊确定其口径较为困难。

2 第1跖背动脉检查法　足背动脉起始处粗大并不一定能保证移植手术成功，只有第1跖背动脉粗大才是足趾移植取得完全成功的关键。在临床上，有时足背动脉良好，但第1跖背动脉不良。

第1跖背动脉的情况可通过直接检查或间接检查来了解。第1跖背动脉位置表浅者（约占49%）可以用触诊法了解其走向及粗细；如果第1跖背动脉位置较深，深藏在骨间肌中，触诊不易查及，则可用间接检查来了解，即以多普勒听诊查出血管的径路，给予标志，再用深触诊了解血管情况。但有时多普勒听诊也难找到第1跖背动脉的踪迹，则可依靠两点触诊来估计该动脉的情况。两点触诊是指在第1跖骨间隙基底部及第1趾蹼前后触诊。如果在第1跖骨间隙基底部触及良好的第1跖背动脉；或者虽然第1跖背动脉无法触及，但是足背动脉在此处良好，手指触诊时指下的血液流柱有火柴杆粗细，说明该处的血管直径往往在1.5mm以上，可以估计出患者有较好的第1跖背动脉分支。也可在第1趾蹼或趾基底部检查第1跖背动脉末端，若此处动脉搏动明显，指下的血液流柱如铅芯样粗细，其动脉直径常有1mm，说明第1跖背动脉条件良好；如果指下的血液流柱如弓弦样粗细，一般直径只有0.5mm，这类足趾不宜作为供区。

在第1跖骨间隙检查第1跖背动脉时，有时因位置深而不能触及，我们称之为第1跖背动脉空白区，此空白区越长，手术越困难。

（二）第1跖背动脉及足背动脉的解剖

供区的解剖是手术成败的关键，足背静脉及浅表走行的第1跖背动脉的解剖是易于达到的，但是遇有深在的、在第1跖骨间隙内行走的第1跖背动脉，解剖甚易失误。我们采用自远端向近端解剖的方法，根据趾动脉的位置追踪第1跖背动脉，并较早地切断跖骨头间的韧带结构，以便露出宽阔的第1跖骨间隙，这样既可保护好动脉，又加快了解剖速度。手术步骤为：

首先描绘出足背动脉及静脉的体表投影，在止血带下手术(不驱血)。切开第1趾蹼，暴露出踇趾及第2足趾的趾动脉，沿其行径追踪，深藏的第1跖背动脉位于跖骨头间横韧带的深层、近第1跖骨附着处。此时第1跖骨间隙已敞开，可以轻易地找到第1跖背动脉的径路，不必将动脉四周游离，以减少刺激，但对动脉向跖骨的分支需一一予以结扎。在第1跖骨间隙基底部应仔细察看第1

跖背动脉与足背动脉的关系，并进一步游离足背动脉。当动脉暴露完成后，分别阻断足背动脉的足底深支及第1跖背动脉向踇趾的分支，如果第2足趾血供良好，则可切断、结扎这两条分支，而第2足趾软组织的离断应在切断、结扎这两条分支之前。

（三）避免足趾在长时间缺血的状况下进行移植

在解剖供区血管时，由于不断的创伤性刺激，将不可避免地引起血管痉挛，使移植足趾处于一种休克状态——颜色苍白，毛细血管反应迟缓或全无，甚至血供中断。在足趾完全游离后应设法解除血管痉挛，恢复足趾的血供，然后进行移植。这样做有三方面的意义：①可在足趾移植之前再次检查足背动脉、第1跖背动脉及第2趾动脉的延续性，在足趾血供存在的情况下，可准确地切断、结扎无关紧要的血管分支，保证第2足趾血供完整无误；②可减少移植过程中足趾的缺血时间；③可在血管舒张情况下进行足趾移植，大大减少了术后移植足趾血管痉挛的机会。本组29例患者中，只有2例发生术后动脉痉挛，移植足趾血流中断，其中1例为血栓形成所致。2例均再次进行手术探查及血管吻合手术，挽救了移植足趾。

在足趾解剖完成后，解除移植足趾的血管痉挛不是一件容易的事，此时足趾仅有血管与足相连，首先应使足趾位置稳定，然后再采取药物的、物理的方法解除血管痉挛。十分重要的是外科医师的耐心，因为解除这类血管痉挛往往是一个缓慢的过程，有时需要等待两三个小时之久。用罂粟碱、普鲁卡因、氯丙嗪、妥拉唑林等湿敷效果均不明显，而局部热敷加灯照、2%利多卡因或2%丁卡因溶液外用效果较为显著。

（四）避免足背动脉蒂过长

足背动脉蒂越长，其吻合处的血管直径越粗，这易为术者所乐于应用。但是足背动脉蒂越长，其血流的外周阻力也越大，特别是第1跖背动脉直径细小时更加明显，故应避免足背动脉蒂过长。

（五）术中及时配合用药

我们认为，显微外科的重点是吻合技术，但是在某种情况下，术中应用一定的血管活性药物及抗凝药物，在改变血流动力学、减少血液凝集方面能发挥重要作用。本组病例在手术过程中，血管开始吻合前常规应用低分子右旋糖酐静脉滴注（少数血管条件很好的患者免用），当血管吻合完成之际正是药物发挥作用之时。除此之外，对一些血管痉挛严重的病例给予复方丹参静脉滴注或妥拉唑林肌注，个别病例在手术过程中应用较大剂量的肝素，对移植手术的成功起着保证作用。有一病例术前检查足背动脉较细，扪不到第1跖背动脉，而受区除拇指缺损外又伴有第1掌骨大部分缺如，必须进行复合第2足趾移植，手术难度较大。术前多普勒听诊可听到响亮的第1跖背动脉血流声，误以为该血管良好，但在解剖过程中发现足背动脉来自腓动脉，第1跖背动脉很细并有严重痉挛。足趾移植后，虽然动脉吻合顺利，但是足趾的血供始终不见恢复，动脉血流仅能通过血管吻合口远方2～3cm，不能通过第1跖背动脉，应用各种措施包括药物局部及全身应用、热敷、液压扩张、缩短足背动脉等均无效。当时考虑因室温较低引起血管痉挛，故结束手术，将患者转至室温良好的房间静候。等候一个半小时后，其足趾的血供毫无起色，不得不再次手术探查，进行动脉再吻合，但情况还不见好转，故采用肝素30mg肌注，同时应用肝素60mg置于生理盐水400ml中快速静脉滴入，仅10分钟许，足趾逐渐恢复了血供，结束了手术，移植足趾取得了完全成活。对另一个患者曾一次用了90mg肝素，虽剂量偏大，却发挥了较好作用，不过此种用法只可试用于特殊病例，不可作为常规。

（六）术后恰当的处理

除一般强调的注意保温外，我们常规使用低分子右旋糖酐2～7天，这是基于我院处理显微外科手术百余例，发生血管危象近20例的经验而定的。血管危象多在术后24小时左右发生，因此术后用药少的只有 2 天;如果手术过程中遇有血管吻接不理想,或血管痉挛恢复不全,或血管本身条件较差,用药可延至 5～7 天。

在术后处理中,严密观察,早期发现血管危象,及时果断地进行手术探查,是挽救移植足趾的重要措施。本组 29 例中有 4 例发生血管危象,其中 2 例是动脉痉挛、血栓形成,1 例是静脉扭曲折叠,1 例是静脉回流不畅。4 例中 2 例作了血管再吻合,经再次手术后,移植足趾全部成活。

参考文献

[1] 杨东岳,顾玉东,吴敏明.第 2 足趾游离移植再造拇指 40 例报告[J].中华外科杂志,1977,15(1):13.

[2] 张涤生,王炜,吴晋宝.应用第 2 足趾、足背皮瓣(包括二者合并)修复手部缺损[J].上海医学,1979,2(5):282-284.

[3] 吴晋宝,程心恒,秦月琴,等.足背和足底的动脉分布[J].解剖学报,1980,11(1):13.

[4] Buncke H J, McLean D H, George P T, et al. Thumb replacement: great toe transplantation by microvascular anastomosis[J]. Br J Plast Surg, 1973,26(3):194-201.

(载于《上海第二医学院学报》1982 年第 16 卷第 S1 期 P35-39)

应用足趾、跖趾关节、跖骨及足背皮肤复合组织瓣游离移植的手功能重建

(附 5 例报告)

上海第二医学院附属第九人民医院　王炜　张涤生

拇指全缺损,或整个手的 4 个手指缺失只留有拇指的病例,其手功能大部分丧失。对于缺失拇指的再造或对掌手指的功能重建,国内外许多作者均曾作了一番努力,特别是显微外科开展以来,应用踇趾或第 2 足趾游离移植以及利用其他废用手指进行游离移植,已使损伤手的功能重建提高到一个新的水平。

用足趾移植作拇指再造,其功能良好,感觉和外形亦较好,是目前应用较广的一个方法,但是单纯的足趾移植对受区的要求较高,因此在应用时有一定的局限性。其存在的具体问题包括:①在伴有第 1 掌骨缺损特别是缺损 1/2～2/3 的病例,如果作单纯足趾移植再造拇指,往往造成再造拇指处虎口狭窄,功能及外形均欠佳。②如拇指全部缺失伴有大鱼际广泛性瘢痕挛缩或第 1 掌骨严重内收畸形,单纯足趾移植不能提供足够的皮肤覆盖,容易造成移植后畸形无法矫正;更有甚者造成吻合血管部位的创面裸露,导致手术失败。为克服此种弊病,有的作者只好在受区先期进行皮管或皮瓣的带蒂移植修复,待创造好条件后再作足趾移植,但这种方法治疗周期长达数月,功能及外形也未见得理想。③单纯足趾移植作拇指再造时,除非受区皮肤较多,一般难以作跖趾关节的同时移植,因此,再造拇指常常缺少掌指关节的功能活动。

为了避免上述缺点,我们设计和创造了由第 2 足趾、跖趾关节、第 2 跖骨一段(可达 3cm 以上)及足背皮瓣($50cm^2$ 以上)组成的复合组织瓣游离移植,进行拇指再造或对掌手指功能重建,使一些原认为已无法修复的残手得到功能重建。1977 年 12 月～1978 年 6 月我们共作了 5 例复合组织瓣游离移植,均取得成功,功能恢复亦令人满意。

本文详细介绍了切取足趾及足背皮瓣时保护第 1 跖背动脉的方法，还叙述了手术操作过程中的要点。同时强调指出，在修复趾蹼创面时要采用整形外科原则，设计两块局部皮瓣转移，以更好地闭合该处创口。在足背创面上植皮时，皮片要有一定的厚度，但也不可太厚。在手术后 2～3 个月，供足宜用弹力绷带包扎，以减少术后水肿，加速恢复。

（载于《中华外科学会第九届全国外科学术会议论文摘要》1978 年 P109）

应用第 2 足趾、足背皮瓣（包括二者合并）修复手部缺损

上海第二医学院附属第九人民医院　张涤生　王炜
上海第二医学院　吴晋宝

早在 1898 年，Nicoladoni 即报道了应用足趾移植再造拇指的经验，但这种手术是用带蒂方式分期进行的。在显微外科技术发展的基础上，现在已有可能一期将足趾游离移植到手部以再造拇指或其他手指。1966 年我国杨东岳等进行第 2 足趾游离移植再造拇指取得成功，其后英国的 Cobbett（1969）、美国的 Buncke（1973）、日本的 Ohmori（1975）等亦分别报道了足趾游离移植再造拇指取得成功。到 1978 年 10 月为止，杨东岳等已累积了 74 例第 2 足趾游离移植再造拇指和其他手指的经验，其中 71 例获得成功，成活率达 96%。

以后，Daniel 及 Ohmori（1976）等亦分别报道了应用足背皮瓣移植来修复各种软组织缺损，还特别提到它是一种带有神经支的皮瓣，移植后该部位可及早获得感觉的恢复。

由于第 2 足趾和足背皮瓣都是由足背动脉和其分支所供养的，回流静脉则同是大小隐静脉，故无论在解剖上还是手术操作上都有许多共同点。而且，在拇指或其他手指缺损合并邻近软组织缺损需要同时修复时，还可以将第 2 足趾连同足背皮瓣一次进行移植，这样就省去了先期进行皮瓣或皮管移植修复手术，减少了手术次数和缩短了疗程。

自 1977 年开始，我们作了第 2 足趾游离移植再造拇指或其他手指 13 例，足背皮瓣修复手部软组织缺损 17 例，共计 30 例。在第 2 足趾移植的 13 例中，6 例合并足背皮瓣移植一次手术全部成活，皮瓣最大面积达 10cm×6cm。单纯足趾移植 7 例，1 例失败。17 例足背皮瓣移植中，有 2 例为 1/2 成活，其余全部成活。

一、应用解剖

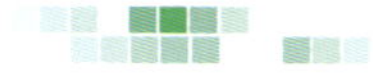

我院解剖教研组曾对 100 例尸体足进行解剖观察，得到一些中国人足背部血供的情况，兹简略叙述之。

第 2 足趾和足背皮瓣的血液循环主要由足背动脉和大小隐静脉提供。

1 足背动脉　足背动脉是胫前动脉的延续，从踝关节前方经伸肌支持带深面到达足背，贴附于距骨头、舟骨、中间楔骨及其韧带背面向前行走。其表面为足背深筋膜所覆盖；其远端经内侧楔骨和第 2 跖骨底之间进入第 1 跖骨间隙，上面有踇短伸肌腱越过，在第 1 跖骨间隙后端分为足底深支和第 1 跖背动脉。

足背动脉及其分支都发出一些细支，穿出深筋膜后分布到足背皮肤及皮下组织。这些动脉基本上可分成中央组、中央旁组、边缘组三组（图 4-1）。

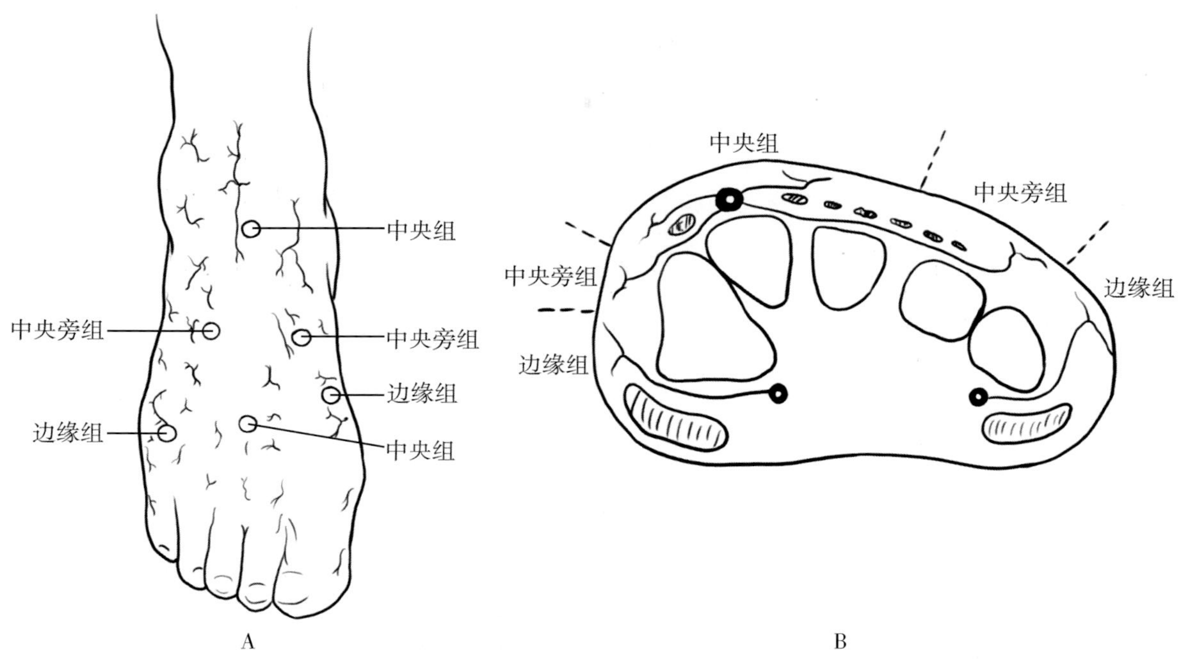

图 4-1 足背动脉的分布
A. 皮下观 B. 剖面观

（1）中央组：直接从足背动脉或第 1 跖背动脉发出。发自足背动脉的分支在深筋膜下向内侧或外侧行走一段距离后即穿出筋膜到达皮下组织。近侧分支常大于远侧分支，其分布范围亦较广。

（2）中央旁组：近侧分支多由足背动脉本干、跗内侧动脉或跗外侧动脉发出，先向内侧穿过跗长伸肌腱下行，或向外侧穿过趾长伸肌腱和趾短伸肌下行，最后到达深筋膜及皮下。第 1 跖背动脉通常是足背动脉的延续；第 2～4 跖背动脉的起点变异较大，可分别从弓状动脉、跗外侧动脉或足底动脉发出。

（3）边缘组：由足底内侧动脉或足底外侧动脉发出，与足背皮瓣移植无关。

以上资料表明，足背皮瓣区域的动脉供应主要来自中央组。中央组的动脉只被深筋膜所覆盖，手术中如能紧贴跗骨及其韧带背面进行皮瓣分离，此组动脉分支即可完整地保留。中央旁组各个分支的起始段都在肌腱或肌肉的深面，最后才穿出深筋膜到达皮下，在掀开皮瓣时，跗内侧动脉往往被结扎切断，但跗外侧动脉则可被利用，因它可通过跗短伸肌肌腹向皮肤的细小分支而保留血供，同时还可通过与中央组的吻合支而得到血供。

2 第 1 跖背动脉 足背动脉经内侧楔骨和第 2 跖骨底之间进入第 1 跖骨间隙后端，再分为足底深支和第 1 跖背动脉。第 1 跖背动脉在第 1 跖骨间隙内前行，其解剖位置深浅不一。我们按照 Gilbert 的分型法，将此 100 例标本归纳为以下三种类型：

（1）Ⅰ型：第 1 跖背动脉在浅层行走者占 45%（Gilbert 资料为 66%）。其中全程位于浅筋膜内或骨间肌表面者 12 例，部分为骨间肌覆盖者 33 例（图 4-2）。

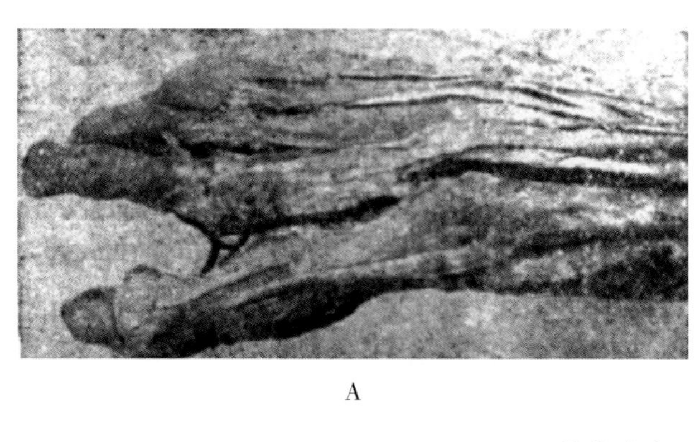

A

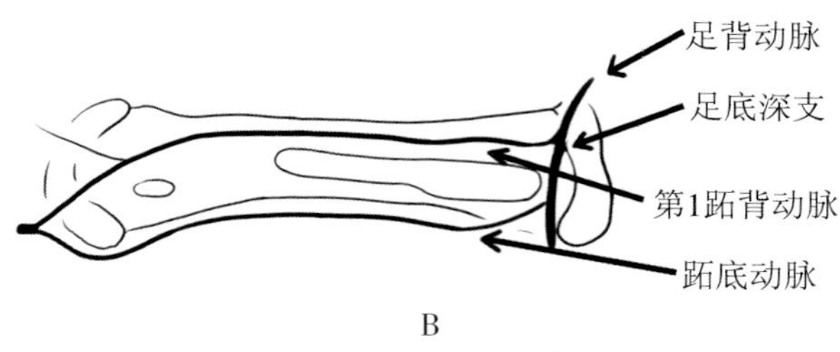

B

图 4-2 第 1 跖背动脉Ⅰ型

A. 大体解剖 B. 矢状切面示意图

（2）Ⅱ型：第 1 跖背动脉位置深在者占 46%（Gilbert 资料为 22%）。第 1 跖背动脉常深处于第 1 骨间肌底面，然后在趾蹼间重新穿出至浅层。但在穿入跖骨间隙前，有时有一支细小的动脉在骨间肌表面前行，最后在趾蹼前方和第 1 跖背动脉吻合。此外，跖底动脉常自第 1 跖背动脉上分出，分出部位和足底深支间的距离为 1.2～3.5mm（图 4-3）。

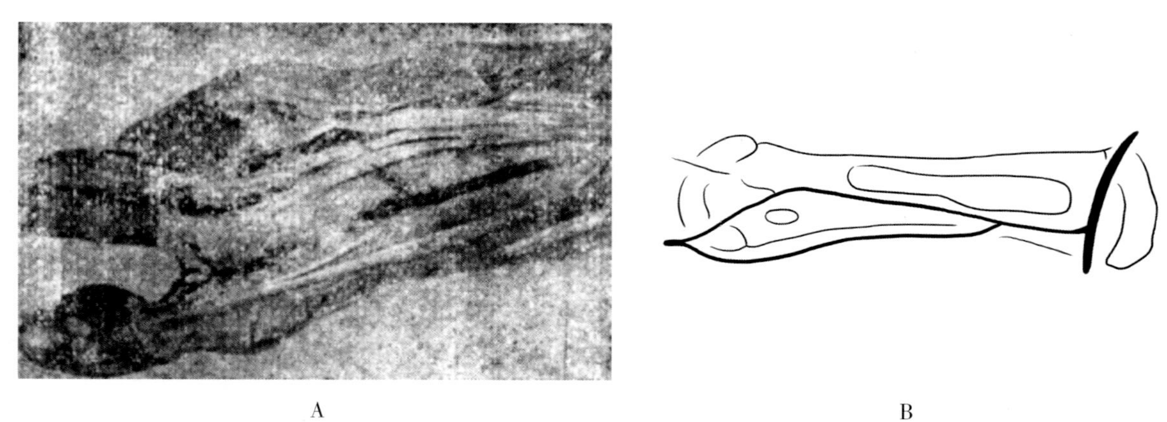

A B

图 4-3 第 1 跖背动脉Ⅱ型

A. 大体解剖 B. 矢状切面示意图

（3）Ⅲ型：可视为Ⅰ型及Ⅱ型的变异型，占 9%（Gilbert 资料为 12%）。此型的主要特点是第 1 跖背动脉非常细小，且不参与跖底动脉的形成（图 4-4）。如遇本型病例，则应分离出跖底动脉作为第 2足趾移植的供应血管，手术操作困难较大。

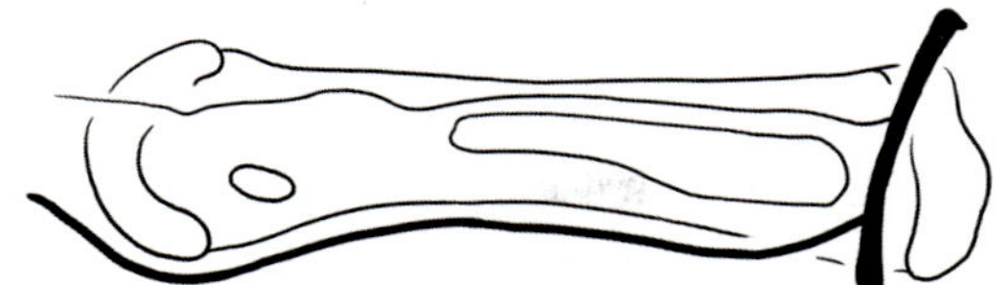

图 4-4　第 1 跖背动脉Ⅲ型（矢状切面示意图）

应当指出，无论第 1 跖背动脉属于何种类型，其远端位置常在浅层，故有时可先在第 1 跖骨间隙远端找到第 1 跖背动脉，然后向近侧追踪。

根据 100 例足标本的测量结果，第 1 跖背动脉的外径平均为 1.5mm，最大者达 2.2mm，最细者为 0.6mm。但应指出，尸体血管通常比活体粗，因尸体血管经染料充盈后呈扩张状态，而临床手术中这些血管都处于一定的痉挛情况下。

3　足背浅静脉　足背浅静脉起始于足背内外侧缘及足趾背面，逐步汇集为一些较细的静脉干，最后成为几支较粗的足背浅静脉，在小腿下部注入大隐静脉。小隐静脉沿足背外侧缘上行，位置略深。

足背静脉弓过去都被记载为内侧端延续为大隐静脉，外侧端延续为小隐静脉，但本组尸体解剖显示并不一定如此。本组中足背静脉弓呈单弓型者达 90%（图 4-5），呈双弓型者占 9%，缺乏弓状者占 1%。

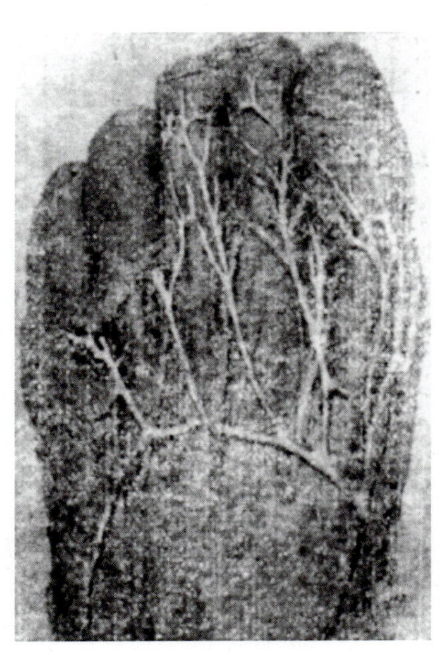

图 4-5　足背静脉单弓型

二、手术操作要点

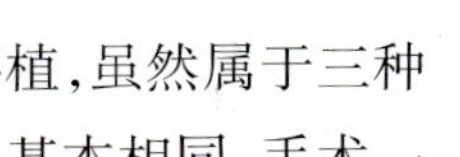

第 2 足趾游离移植，或第 2 足趾合并足背皮瓣游离移植，或单纯足背皮瓣移植，虽然属于三种不同的组织移植手术，但由于它们的主要供血情况相同，故供区手术操作要点也基本相同。手术一般分两组同时进行，受区组进行矫正畸形、解剖需要吻合的血管神经肌腱等；供区组则进行移植组织的解剖和离断，因其常是手术成败的关键，故必须仔细进行。

这里以第 2 足趾连同足背皮瓣一并移植的手术作为代表，将其要点叙述如下。

1 手术设计　在手术前了解足背血管的分布情况并用亚甲蓝(美蓝)标记出来,依据需要设计足背皮瓣的面积,画出瓶样的皮瓣和第 2 足趾的切口以及足底部的 Y 形切口。

2 切开和结扎　根据设计图形切开皮肤达浅筋膜层，结扎足背浅静脉及第 2～4 跖背静脉，结扎踇趾向第 1 跖背静脉的汇合支,保护好大小隐静脉。

3 解剖出第 1 跖背动脉　这是手术成败的关键因素之一。先在瓶样切口内侧缘向深部解剖,暴露踇长伸肌腱,在踇短伸肌腱和踇长伸肌腱结合处切断踇短伸肌腱,暴露第 1 跖骨间隙。如第 1 跖背动脉属 Ⅰ 型,则解剖最容易且省时。如第 1 跖背动脉属 Ⅱ 型,则可在第 1 跖骨表面将踇长伸肌腱拉向内侧,暴露第 1 跖骨骨间肌的起点。在骨膜表面全层切开第 1 跖骨骨间肌起点,此时可在肌肉内查到第 1 跖背动脉的搏动,依据搏动向近侧追踪到它的起始处,切断和结扎足底深支,再向远侧切断第 1 跖背动脉向踇趾的分支。如已看清第 1 跖背动脉向第 2 足趾的分支,即可根据需要切断第 2 跖骨。如果手术中发现第 1 跖背动脉缺失或极细(Ⅲ 型),则应考虑放弃移植手术;或继续向深层解剖,打开跖骨头横韧带,找出足底深支和第 1 跖底动脉的联系,甚至需要先分离出跖底动脉后再寻找第 2 趾底动脉。

4 切断第 2 跖骨　依据手缺损的不同需要决定第 2 跖骨的切取长度。切断第 2 跖骨腓侧的骨间肌附着处,并保留足够长度的趾固有神经作移植用。同时切取趾长屈肌,然后在第 2 跖骨中部切开骨膜,并剥离之。在保护好第 1 跖背动脉的情况下,用线锯截断第 2 跖骨。

5 游离足背皮瓣　将已切断的第 2 跖骨及已游离的足趾向足背方向拉起，在足背动脉的深面进行解剖。手术要点是在足背动脉深面及跖跗关节表面分离足背动脉,对跖跗关节内外侧的跗内侧动脉和跗外侧动脉各 1～2 个小分支予以结扎和切断。特别是跗外侧动脉,应该在离足背动脉较远处进行切断。此处系踇短伸肌肌腹部,切断踇短伸肌肌腹,但不要中断肌腹和皮瓣之间的组织联系,以保存它们之间的跗外侧动脉小分支。分离整个足背皮瓣时应特别注意,切不可将足背动脉及其分支和皮瓣组织分离,可随时将深层的疏松组织和皮瓣的真皮下层作若干针缝合固定。

6 准备移植　这时,整个第 2 足趾、足背皮瓣及部分跖骨只有足背动脉及大小隐静脉与供区相连,待受区准备妥当后,即可切断血管,进行血管吻合及其他移植手术。

三、手术成功的关键

本类组织移植吻合血管的口径一般在 1.3～1.5mm 以上，因此只要有一定的显微外科操作技术,常可获得很高的血管通畅率和移植组织成活率。手术成功的关键除供区的仔细解剖外,受区的适当选择和适应证的严格控制亦颇重要,如受区系电击伤或有慢性炎症,受区血管也往往存在慢性炎症,术后可导致血栓形成。

此外,对供区的处理也不应轻视。足背部创面常应用中厚皮片移植修复,暴露的肌腱应用适当的皮下组织转移覆盖才可进行植皮。将第 1～2 趾蹼合并成新的趾蹼时,局部可能出现创面,此时可在踇趾及第 3 足趾基部设计两块小型皮瓣转移覆盖此创面,效果较好。术后供区应予以较长时期的加压包扎,或用护踝包裹 3 个月左右,以防止足部水肿。经过这样的处理,本组病例经 1 年多的随访,供足不留功能障碍。

四、典型病例

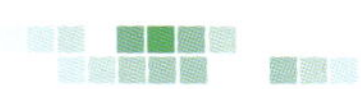

1 病例一　男性,32 岁。右手被机器轧伤及灼伤,右拇指全缺,第 1 掌骨背侧及大鱼际处均有增生性瘢痕,虎口挛缩,拇内收畸形。因手背及掌部均有深及肌膜的瘢痕,故无法进行单纯足趾移植再造拇指,决定采用第 2 足趾连同足背皮瓣一次移植修复。

1977 年 12 月 27 日在低位持续硬膜外麻醉及臂丛麻醉下手术。以左足为供区，取第 2 足趾及 8cm×7cm 足背皮瓣供移植用。先作骨固定，然后进行血管吻合。先将左大隐静脉与右头静脉作端端吻合，足背动脉的伴行静脉与腕背中央静脉作端端吻合；再将左足背动脉与右桡动脉第 1 掌背动脉相吻合，趾深屈肌腱与示指浅屈肌腱作转位吻合（因示指末节指间关节强直，故以示指浅屈肌腱代替跗长屈肌腱），趾长伸肌腱与跗长伸肌腱作吻合，趾固有神经与拇指神经束膜作吻合；最后将足背皮瓣缝合后闭合手部创面。手术后移植手指及皮瓣血供良好，创口一期愈合。1 年后随访观察，手指功能良好（图 4-6）。

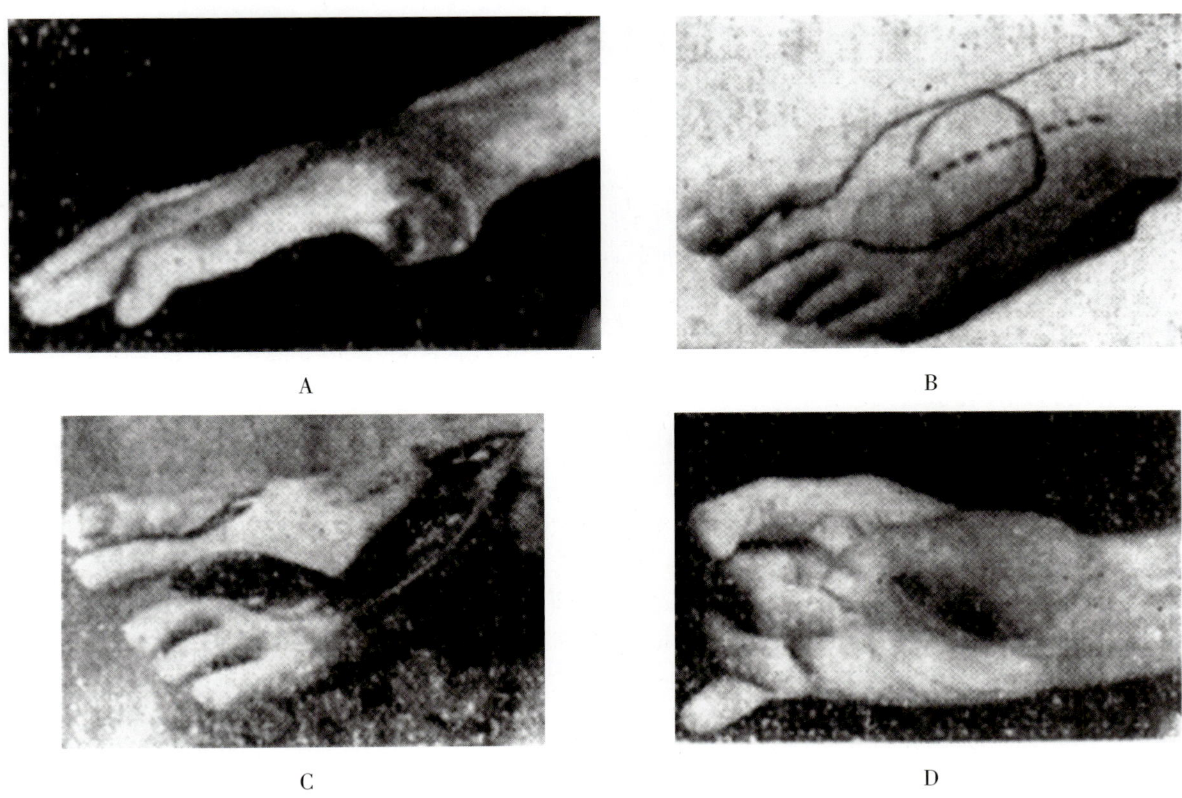

图 4-6 病例一

A. 术前 B. 第 2 足趾及足背皮瓣范围 C. 第 2 足趾及足背皮瓣已分离 D. 术后半年对指情况

2 病例二 男性，40 岁。左手被机器轧伤，示指、中指、环指及小指全部缺失，并有第 2 掌骨 1/2 缺损，第 3 掌骨 3/4 缺损，第 4～5 掌骨 4/5 缺损，拇指正常。决定将右第 2 足趾连同跖趾关节及 3.5cm 的跖骨和足背皮瓣（7cm×8cm）移植到左第 3 掌骨上，重建对掌指。手术过程与上述大致相同，趾固有神经同尺神经作吻合。术后手指及皮瓣全部成活，功能良好（图 4-7）。

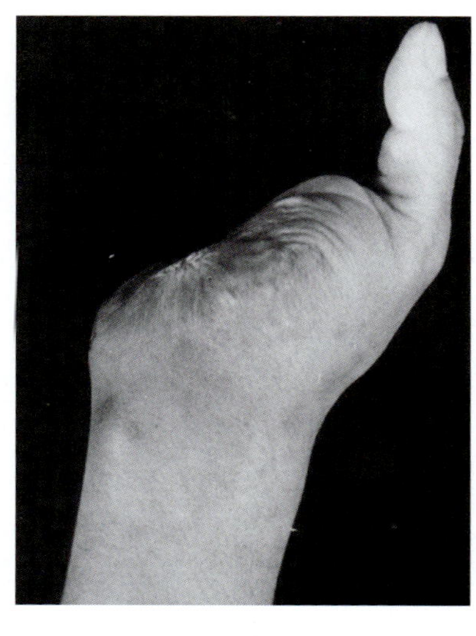

A

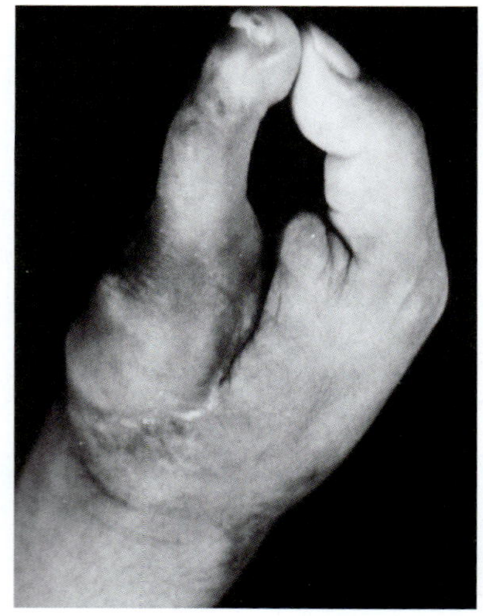

B

图 4-7　病例二

A. 术前残缺情况　B. 术后对指功能情况

参考文献

[1] 杨东岳,顾玉东,吴敏明.第 2 足趾游离移植再造拇指 40 例报告[J].中华外科杂志,1977,15(1):13.

[2] Buncke H J, McLean D H, George P T, et al. Thumb replacement: great toe transplantation by microvascular anastomosis[J]. Br J Plast Surg, 1973,26(3):194-201.

[3] O'Brien B M, MacLeod A M, Sykes P J, et al. Hallux-to-hand transfer[J]. The Hand, 1975,7(2):128-133.

[4] Cobbett J R. Free digital transfer: report of a case of transfer of a great toe to replace an amputated thumb[J]. J Bone Joint Surg, 1969,51(4):677-679.

[5] Ohmori K, Harii K. Transplantation of a toe to an amputated finger[J]. The Hand, 1975,7(2):134-138.

[6] O'Brien B M. Microvascular reconstructive surgery[M]. Edinburgh: Churchill Livingstone, 1977.

[7] McCraw J B, Furlow L T. The dorsalis pedis arterialized flap: a clinical study[J]. Plast Reconstr Surg, 1975,55(2):177-185.

[8] Daniel R K, Terzis J, Midgley R D. Restoration of sensation to an anesthetic hand by a free neurovascular flap from the foot[J]. Plast Reconstr Surg, 1976,57(3):275-280.

[9] Gilbert A. Symposium on microsurgery: Vol.14[M]. St. Louis: Mosby, 1976.

(载于《上海医学》1979 年第 2 卷第 5 期 P10-14)

论扩大足趾游离移植及其成功的关键

上海第二医科大学附属第九人民医院　王炜　张涤生

足趾移植是缺失拇指或手指功能再造的重要而基本的手段,因此,整形外科、手外科医师熟练地掌握这一门技术是至关重要的。

早在 1898 年，Nicoladoni 即采用足趾移植进行缺失拇指的再造。Freeman（1945）应用带蒂第 2 足趾移植，再造了惟妙惟肖的拇指。杨东岳（1966）、Cobbett（1969）、Buncke（1973）分别应用第 2 足趾或踇趾游离移植再造拇指。王炜（1976）将足趾连同部分足背皮瓣及跖骨等一并移植，使复杂的拇指、手指缺失得到一期修复和再造。现将我们 20 年来有关足趾及扩大足趾游离移植的经验及其成功的关键报道如下。

一、临床资料

1973～1992 年，我们在临床上进行了共 222 个趾的足趾及扩大足趾游离移植（其中扩大足趾游离移植 40 例），作拇指或示、中、环指缺失的再造。在这 20 年中，没有发生过 1 例失败，取得了 100%的成活；除早期的个别病例（1980 年之前）外，都取得了外形及功能良好的结果（表 4-2）。

表 4-2　足趾及扩大足趾游离移植病例的手术分类

手术名称	移植足趾数
第 2 足趾移植	114
扩大第 2 足趾移植	40
踇趾包裹皮瓣（踇甲瓣）移植	35
第 2 足趾包裹皮瓣移植	1
V 形踇甲趾蹼瓣移植	13
第 2 跖趾关节移植	10
第 2、3 足趾合并移植	5
踇趾移植	2
第 2 趾背皮瓣移植	2
合计	222

二、扩大足趾游离移植的种类

扩大足趾游离移植是在踇趾或第 2 足趾或第 2、3 足趾游离移植的基础上发展起来的，即在踇趾移植或踇趾包裹皮瓣（踇甲瓣）移植的同时，合并部分足背皮瓣移植；或在第 2 足趾或第 2、3 足趾移植的同时，将足背皮瓣、跖趾关节、跖骨、趾短伸肌腱、踇短伸肌腱一并移植，使复杂的拇指或手指缺损一期得到修复。临床上应用的扩大足趾游离移植的种类如图 4-8 所示。

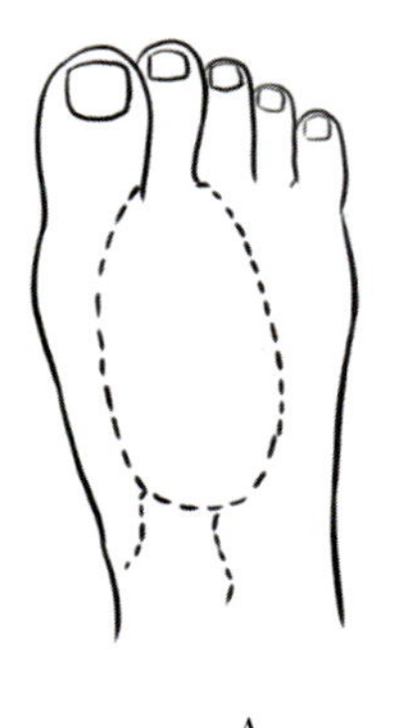
A

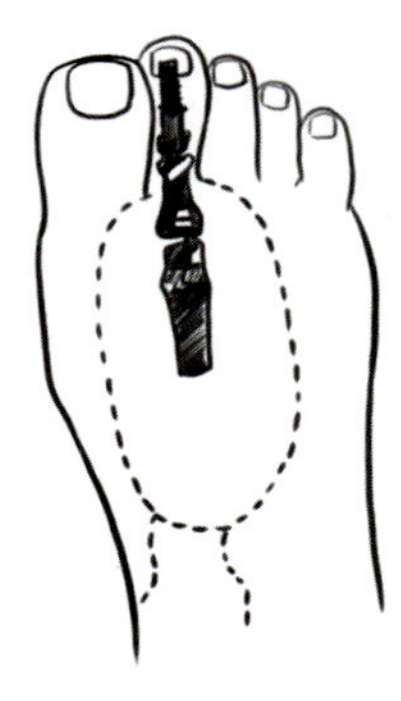
B

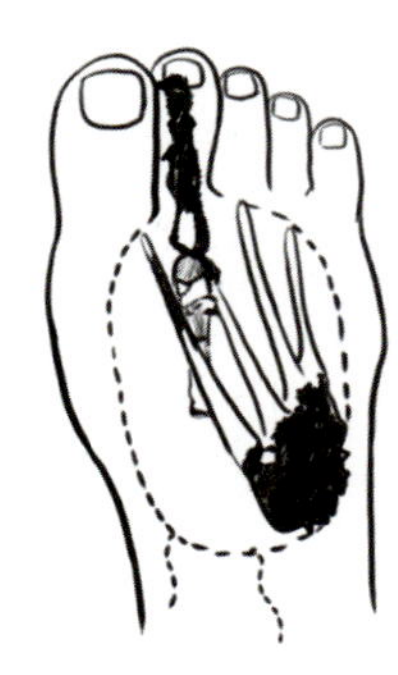
C

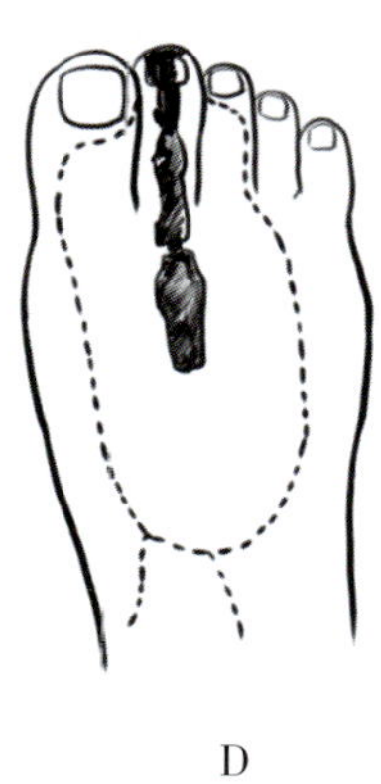
D

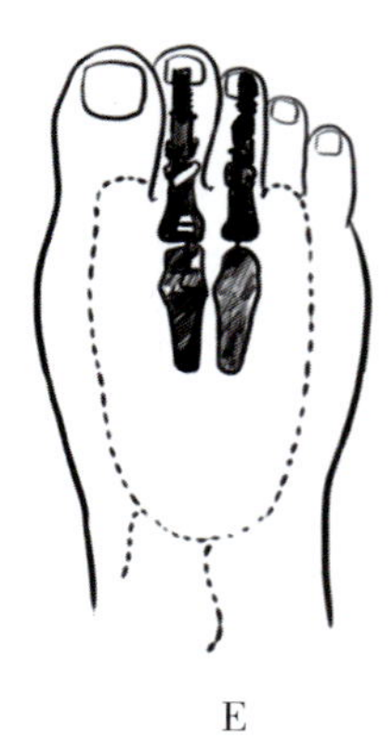
E

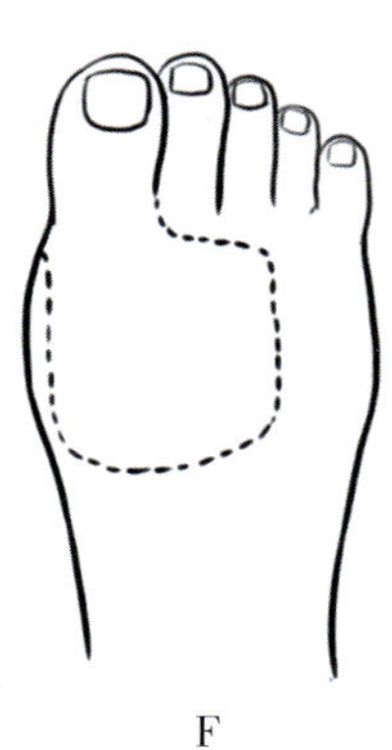
F

图 4-8 扩大足趾游离移植的种类
A. 第 1 类 B. 第 2 类 C. 第 3 类 D. 第 4 类 E. 第 5 类 F. 第 6 类

1 第 2 足趾＋足背皮瓣游离移植 适用于第 3、4、5 类拇指缺损，合并有手背皮肤缺损或虎口狭窄的病例。

病例一，男性，27 岁，1979 年入院。右手灼伤后期，拇指缺损，手背增生性瘢痕挛缩，虎口狭窄。取对侧第 2 足趾＋足背皮瓣游离移植作拇指再造，矫正手背瘢痕挛缩，修复虎口狭窄（图 4-9）。

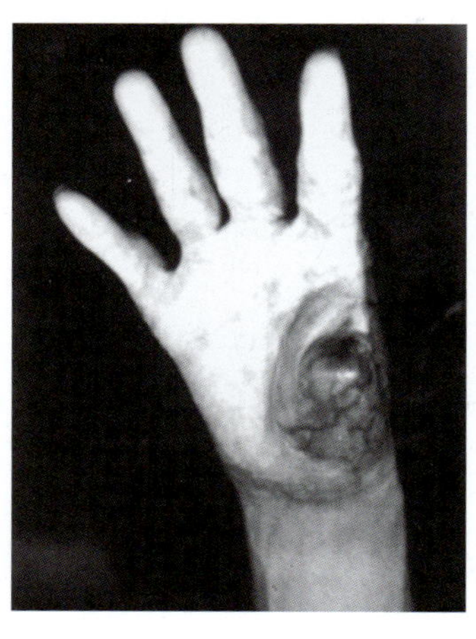
A

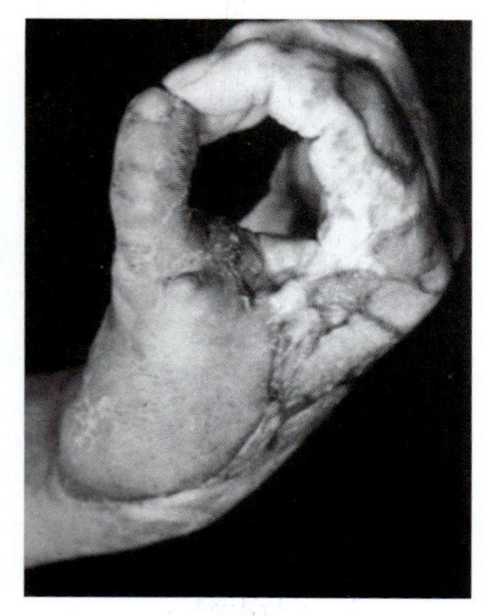
B

图 4-9 病例一，扩大足趾游离移植第 1 类，再造拇指，修复虎口狭窄
A. 术前 B. 术后

2 第 2 足趾＋足背皮瓣＋第 2 跖趾关节＋部分第 2 跖骨游离移植 适用于第 4、5、6 类拇指缺损，合并有虎口狭窄或手掌、手背皮肤缺损的病例；也适用于示、中指或中、环指缺失，掌指关节及掌骨大部分缺失，合并手背皮肤缺损的病例；还适用于拇指存在，其他手指缺损的病例。

病例二，男性，24 岁，1977 年入院。右拇指缺失合并第 1 掌骨大部分缺损（第 5 类拇指缺损）。取对侧第 2 足趾＋第 2 跖趾关节＋足背皮瓣游离移植再造拇指、第 1 掌骨、第 1 掌指关节，修复虎口（图 4-10）。

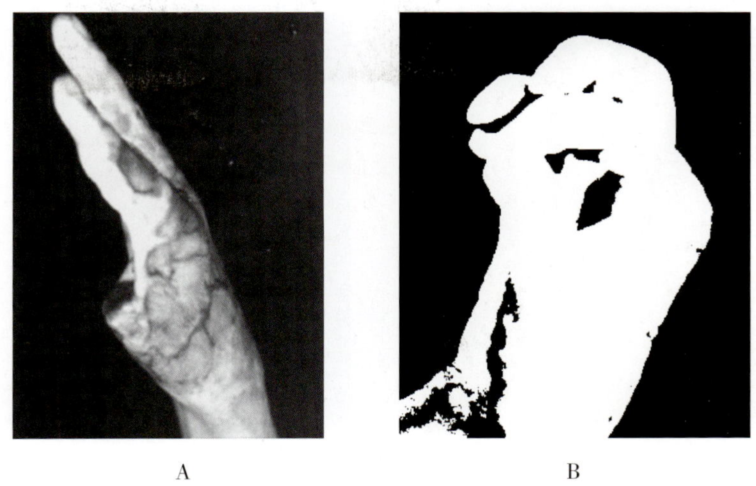

A　　B

图 4-10　病例二，扩大足趾游离移植第 2 类，再造拇指
A. 术前　B. 术后

病例三，男性，40 岁。左手撕脱挤压伤，示、中、环、小指及第 2～5 掌骨大部分缺失。取上述术式作对掌手指再造（图 4-11）。

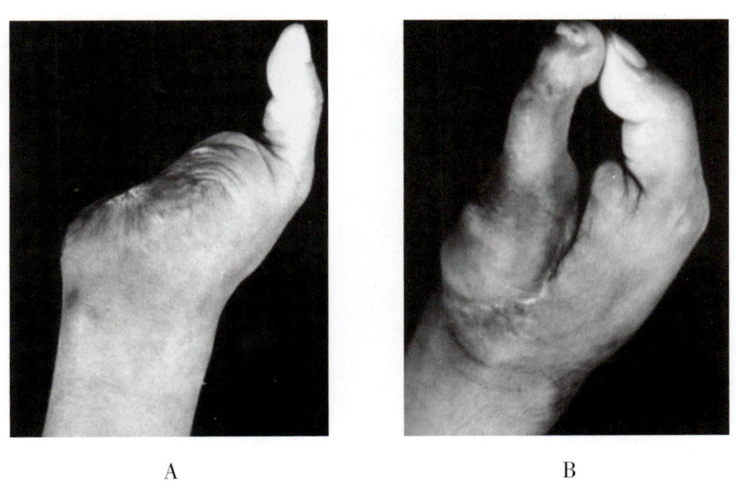

A　　B

图 4-11　病例三，扩大足趾游离移植第 3 类，作对掌手指再造
A. 术前　B. 术后

3 第 2 足趾＋第 2 跖趾关节＋部分第 2 跖骨＋足背皮瓣＋趾短伸肌腱或𧿹短伸肌腱游离移植　适用于第 4、5、6 类拇指缺损的再造，也可作拇内收肌或拇外展肌再造、拇对掌功能再造等。

病例四，男性，29 岁，1979 年入院。右手爆炸伤致第 5 类拇指缺损，示指缺损，第 1、2 掌骨大部分缺损，大鱼际缺损。取对侧第 2 足趾＋第 2 跖趾关节＋第 2 跖骨＋足背皮瓣＋趾短伸肌腱游离移植，作手部缺损的再造（图 4-12）。

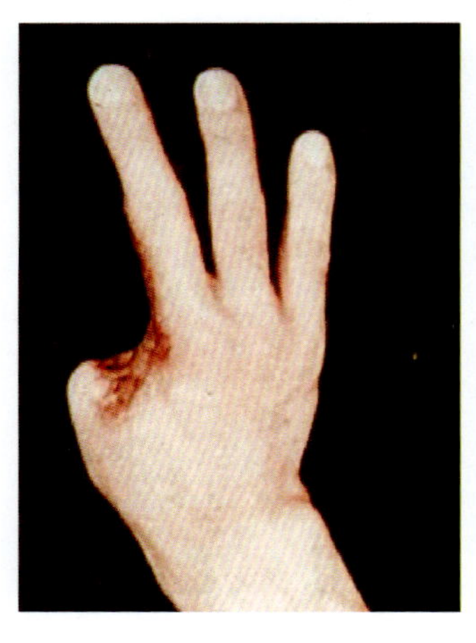
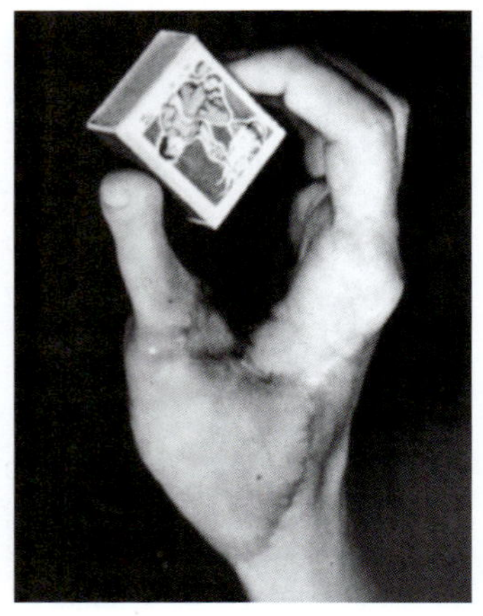

A　　　　B

图 4-12　病例四，扩大足趾游离移植第 4 类，再造拇指
A. 术前　B. 术后

4 第 2足趾＋第 2 跖趾关节＋部分第 2 跖骨＋足背皮瓣＋踇趾背侧皮瓣＋第 3 趾背皮瓣移植　适用于拇指缺损合并其他多手指缺损，伴有手掌、手背皮肤缺损，严重影响拇指重建的困难病例。

病例五，女性，19 岁，1986 年入院。左手撕脱挤压伤，左拇指第 6 类缺损合并示、中指缺损，第1掌骨全缺损，第 2、3 掌骨大部分缺损。取对侧第 2 足趾＋第 2 跖趾关节＋第 2 跖骨＋足背皮瓣及踇趾背、第 3 趾背皮瓣移植，再造拇指，修复虎口（图 4-13）。

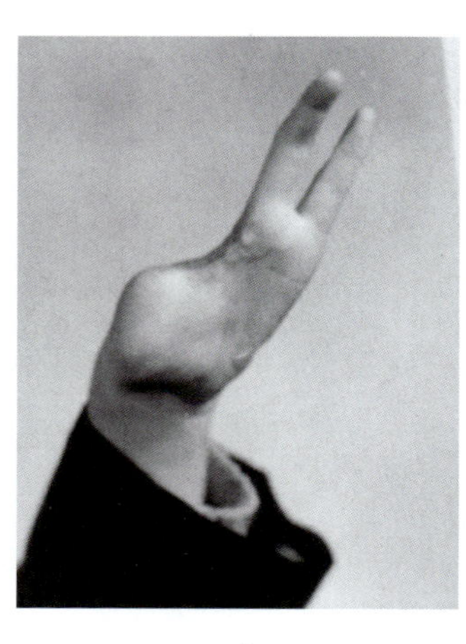
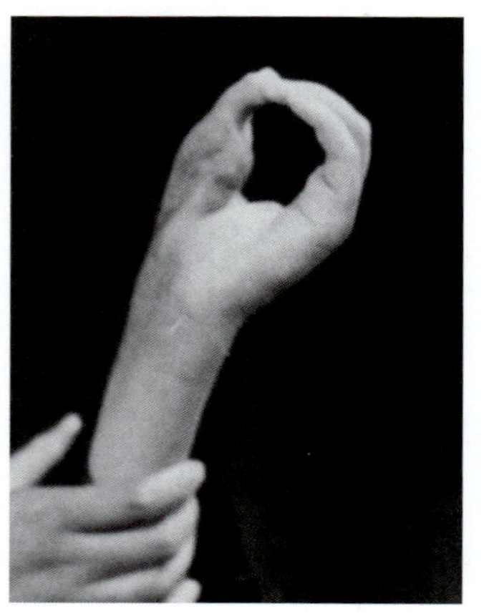

A　　　　B

图 4-13　病例五，扩大足趾游离移植第 5 类，再造拇指
A. 术前　B. 术后

5 第 2、3 足趾＋足背皮瓣＋第 2、3 跖骨游离移植　该术式曾被用于多指缺损的病例，但由于给供足带来较为明显的行走不便后遗症，目前已停用。

病例六，男性，24 岁，1985 年入院。左手挤压伤，左拇指远节缺损，示、中、环、小指全缺损，第 2～5 掌骨部分缺失。取右第 2 足趾＋跖趾关节＋第 2 跖骨＋足背皮瓣游离移植，再取左第 2、3 足趾＋跖趾关节＋第 2、3 跖骨＋足背皮瓣游离移植，再造示、中、环指及其相应的掌指关节和掌骨，术后恢复了对掌功能，但再造的掌指关节活动幅度仅有 30°（图 4-14）。

6 踇甲瓣＋足背皮瓣移植。

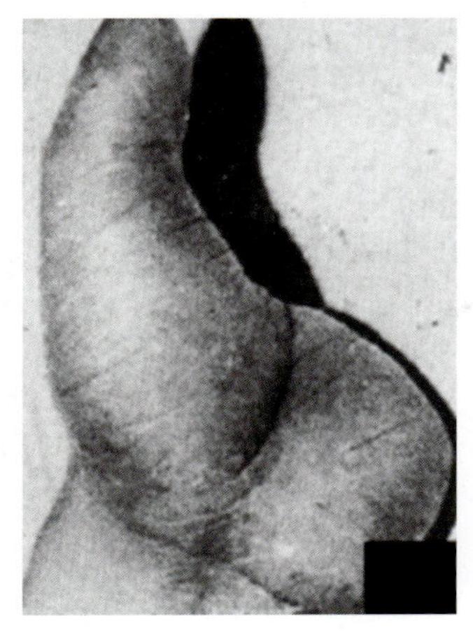
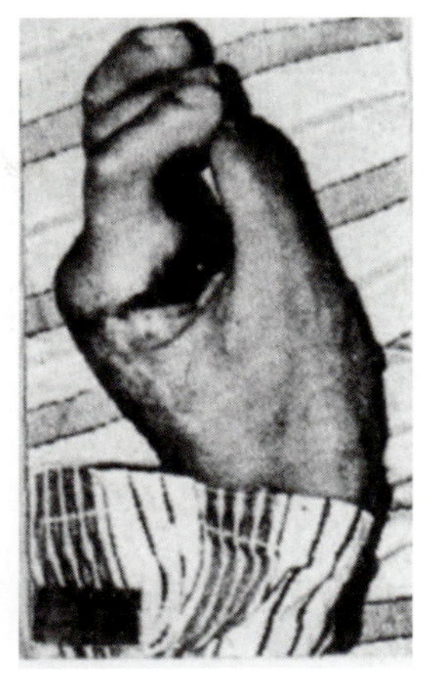

A　　　　B

图 4-14　病例六，扩大足趾游离移植第 5 类，多足趾移植再造对掌手指和手掌
A. 术前　B. 术后

三、足趾移植血管的应用解剖

虽然有较多的文章论述了足趾移植血管的应用解剖，但我们对足趾移植血管的分型略有不同的叙述，特阐述如下。

1　血液供应及神经支配　第 2 足趾、第 2 跖骨、足背皮瓣、趾背皮瓣、足背伸肌腱有同一血供来源，即足背动静脉、大小隐静脉，它们构成了扩大第 2 足趾移植的解剖学基础。第 2 足趾、第 2 跖骨的血供来自足背动脉的第 1 跖背动脉或跖底动脉及其分支——趾背动脉及趾底动脉，足背皮瓣及伸肌腱的血供来源于足背动脉的分支——跗内侧动脉及跗外侧动脉，这种肌腱移植属于带血管肌腱移植，愈合快，粘连少。静脉是足背浅静脉、足背静脉弓及大小隐静脉。为保证移植的第 2 足趾术后有良好的感觉，必须保护趾神经及趾总神经，移植时应作正确的缝合。为保证足背皮瓣移植后有良好的感觉，应在移植的同时吻合腓浅神经。为防止跖趾关节移植后发生萎缩及营养不良性改变，应保护好腓深神经到跖趾关节的分支，移植时可将这些神经和受区的感觉神经进行吻合，使移植的跖趾关节有神经支配。

2　第 1 跖背动脉解剖　第 1 跖背动脉在第 1 跖骨间隙内的位置变异较多，因此熟悉第 1 跖背动脉的解剖是十分重要的。吴晋宝等曾对 100 例中国人尸体的足标本进行了观察，并将第 1 跖背动脉分为以下几型：

（1）Ⅰ型（图 4-15）：第 1 跖背动脉位置浅表，占 45%。其中动脉全程位于浅筋膜层或骨间肌表面者占 12%，部分为骨间肌覆盖者占 33%。

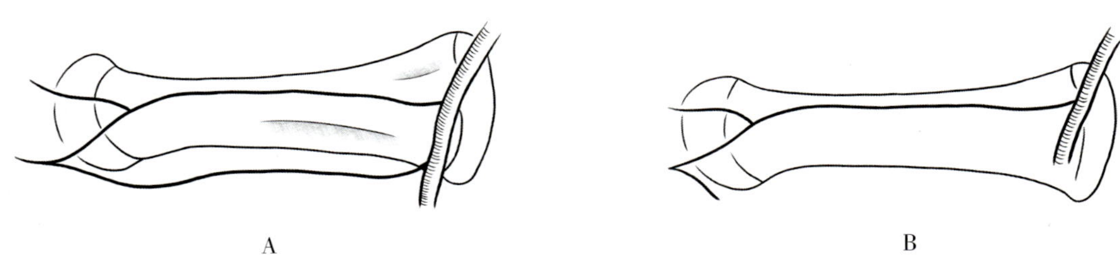

A　　　　B

图 4-15　Ⅰ型
A. 血管分布　B. 足趾移植血管处理方式——结扎足底深支和跖底动脉供移植

（2）Ⅱ型（图 4-16）：第 1 跖背动脉位置较深，占 46%。第 1 跖背动脉和跖底动脉以一总干起自足底动脉弓的延续部，穿过骨间肌，由深向浅达背侧。动脉干的长度为 12～35mm 不等。

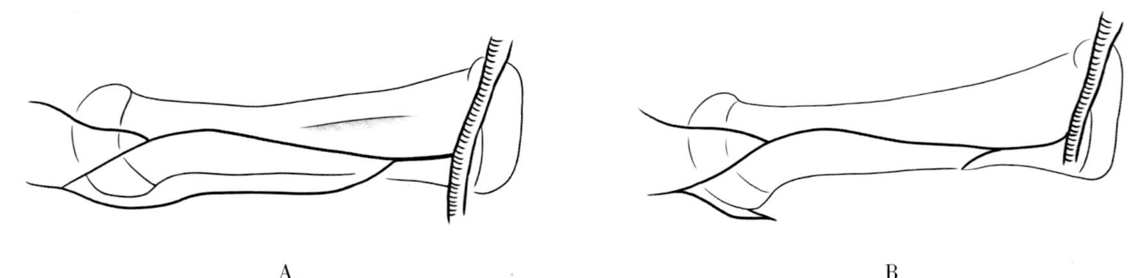

图 4-16　Ⅱ型

A. 血管分布　B. 足趾移植血管处理方式——结扎足底深支和跖底动脉供移植

（3）Ⅲ型：第 1 跖背动脉细小；或者虽然较粗，但是在近跖趾关节时直向深层与跖底动脉吻合，占 9%。对于这类病例，常常不能单纯地将第 1 跖背动脉作为足趾移植的血管，而必须将跖底动脉一同作为足趾移植的血管，也可将跖底动脉与足背动脉的吻合支作为足趾移植的血管。

根据我院 120 只足趾移植的临床经验及上述尸解的结果，Ⅱ型又可分为三种亚型。①Ⅱ-1 型（图 4-17）：第 1 跖背动脉很细，直接起源于足背动脉的足底深支，初在浅筋膜层前进，到达跖趾关节处与跖底动脉的趾底动脉相吻合。这类病例在足趾移植时必须将跖底动脉作为移植血管，或采用跖底、跖背两套血管同时移植的方法。②Ⅱ-2 型（图 4-18）：第 1 跖背动脉很细，但起源于跖底、跖背动脉总干。这类病例在足趾移植时也必须将跖底动脉作为移植血管，或采用跖底、跖背动脉两套血管同时移植的方法。③Ⅱ-3 型（图 4-19）：第 1 跖底动脉起源于足底深支，直径较粗，在浅层前进，但在近跖趾关节处与趾底动脉吻合。

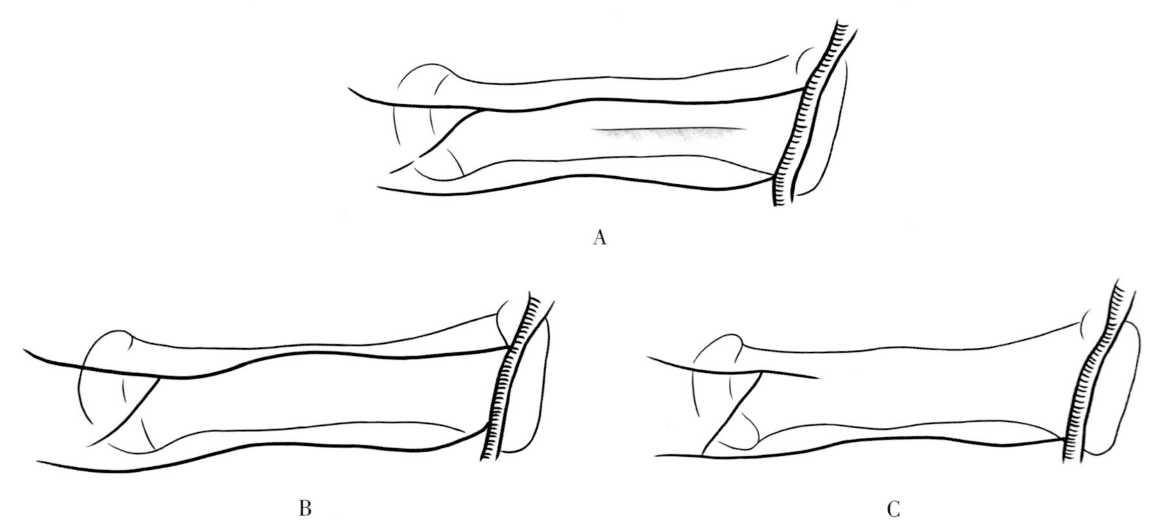

图 4-17　Ⅱ-1 型

A. 血管解剖　B. 足趾移植血管处理方式——结扎足底深支，保留跖背动脉和跖底动脉供移植　C. 结扎足底深支和第 1 跖背动脉，保留跖底动脉供移植

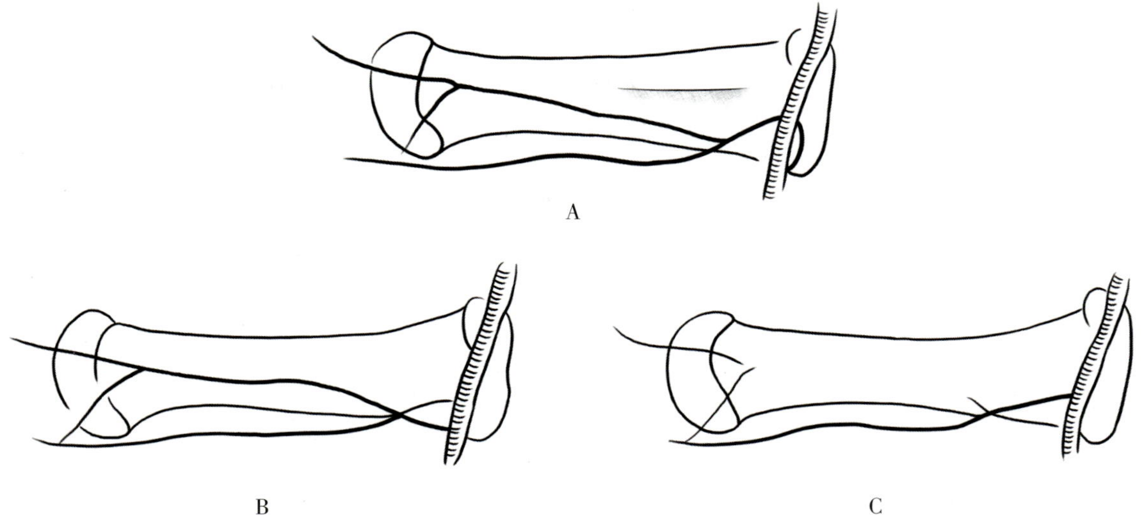

图 4-18　Ⅱ-2 型

A. 血管解剖　B. 足趾移植血管处理方式——结扎足底深支，保留跖背动脉和跖底动脉供移植　C. 结扎足底深支和第 1 跖背动脉，保留跖底动脉供移植

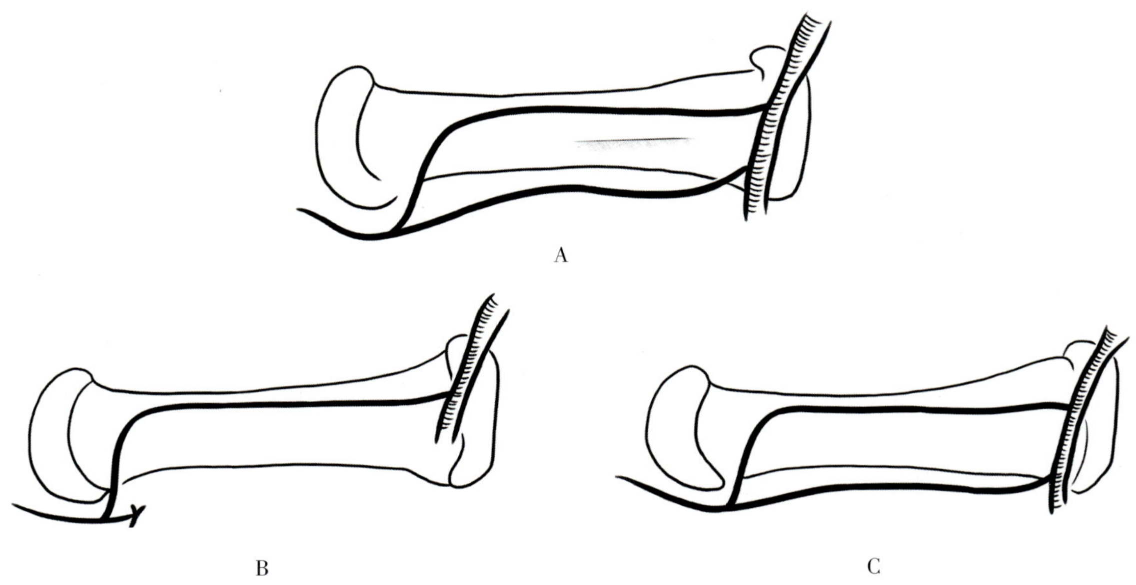

图 4-19　Ⅱ-3 型

A. 血管解剖　B. 足趾移植血管处理方式——结扎足底深支和跖底动脉，保留跖背动脉供移植　C. 结扎足底深支，保留跖底动脉和第 1 跖背动脉供移植

在上述三种亚型中，趾底动脉均在跖骨头间韧带深面进入足趾，因此必须切断跖骨头韧带才能暴露出动脉的延续。在进入足趾的形式上分成两类，第一类为趾动脉，是跖底动脉的直接延续，只要切开跖骨头间韧带即可暴露。

四、手术方法

手术分供、受区两组同时进行（以扩大足趾移植为例）。

1 供区准备

（1）标记出足背动脉及大小隐静脉，用亚甲蓝绘出所需足背皮瓣的形态及大小。足背切口如烧瓶样，足底切口呈 V 形或 Y 形。

（2）安放止血带，沿切口设计切开足背皮肤，在浅筋膜层分离、切断、结扎踇趾背静脉到第1跖背静脉的汇合支，以及第3趾背静脉到第2趾背静脉的汇合支；在足背静脉弓远端切断、结扎第3、4跖背静脉，分离大小隐静脉备用。

（3）暴露第1跖背动脉，这是手术成败的关键步骤。切开第1趾蹼皮肤，借助手术放大镜进行锐性分离，在第1跖骨间隙暴露趾背、趾底动脉与第1跖背动脉的连接处。由于第1跖背动脉的类型不同，解剖方式也有区别：

1）Ⅰ型：从足背皮瓣的胫侧切口掀起皮瓣，在踇长伸肌腱、踇短伸肌腱结合处切断踇短伸肌即可探测和暴露第1跖背动脉。在第1跖背动脉深层解剖，以保护动脉到皮瓣及足趾的血供。

2）Ⅱ型：应先切断第1趾蹼深层的跖骨头间韧带，获得一宽阔的第1跖骨间隙。在第1跖骨间隙胫侧切断部分附着在第1跖骨的骨间肌，由远端向近端暴露第1跖背动脉与足底深支的延续部位，然后全程游离动脉。

3）Ⅲ型：需同时切开足背、足底的皮肤及筋膜结构，分离趾神经，切断跖骨头间韧带，必要时切断踇收肌的横头及斜头，才能暴露第2足趾胫侧动脉与趾底动脉的联系。在足底近端切断、结扎第1跖底动脉与足底内侧动脉的吻合支，然后在足背分离跖底血管与足背动脉足底深支的连续，游离出第2趾动脉、跖底动脉、足底深支、足背动脉联系供移植。

在解剖第1跖背动脉时，应沿动脉的胫侧进行，保护动脉的腓侧与第2跖骨之间的组织，以使存在于第2跖骨及第2跖趾关节的营养血管不被误伤。

（4）在足底解剖出趾神经，为保证其长度，应劈开第1趾总神经，使供移植的趾神经长3～4cm。解剖时保护其进入跖趾关节的腓深神经分支。

（5）切断第2跖骨，根据需要决定切取的部位。

（6）游离了第2足趾、第2跖骨后，在足背动脉深层逆行掀起皮瓣，分离皮瓣的足背动脉及大隐静脉蒂（长3～6cm）、腓浅神经（长3～6cm）。待受区解剖完成后切断静脉神经蒂，进行移植。

（7）供区用中厚皮片覆盖，并适当地采用局部旋转皮瓣修复第2跖骨切取后趾蹼间的死腔。

2 受区准备　①切除挛缩的瘢痕，矫正畸形；②分离待吻合的血管；③暴露待吻合的指神经、桡神经浅支；④分离屈、伸肌腱残端；⑤解剖出骨残端。

3 扩大足趾移植　供、受区解剖完成后，切断供区的动静脉蒂，将扩大足趾移植到手部。先作骨固定，再吻合静脉、动脉，然后用编织法修复伸、屈肌腱，再将腓浅神经及腓深神经分别与桡神经浅支吻合，最后修复皮肤缺损。

术后采用松软敷料包扎。在骨接合稳定的情况下，术后1～2天即作移植趾的功能训练，包括再造指的主动屈、伸活动。

五、讨论

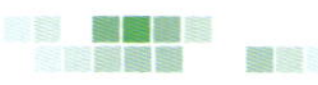

1 适应证及手术方法选择

（1）拇指全缺损伴有手掌或手背瘢痕挛缩者，可采用第2足趾＋足背皮瓣移植，这样既再造了拇指，又修复了手背或手掌部的瘢痕挛缩，并使移植的足趾神经、血管带有良好的皮肤覆盖。

（2）拇指全缺损伴有第1掌骨大部或全部缺损者，可采用第2足趾＋第2跖骨＋足背皮瓣移植，进行缺失的拇指、第1掌骨和部分手掌的再造。

（3）拇指及第1掌骨全缺损，伴第2、3手指缺损者，可采用第2足趾＋足背皮瓣＋踇趾背皮瓣及第3趾背皮瓣移植，再造拇指、第1掌骨及虎口，修复手掌、手背的皮肤缺损。

（4）拇指存在，但其他手指缺损；或示指存在，拇指及其他手指缺损，伴有掌骨大部分缺损者，可采用第 2 足趾＋足背皮瓣＋第 2 跖骨移植，再造缺失的手指或拇指，制成对掌手指、蟹钳手、3 指手、4 指手。

（5）全手指及手掌缺损，即腕截断者，可采用双侧扩大第 2 足趾移植，制成蟹钳手或 3 指手。

（6）伴肌腱缺损时，可采用带血管的肌腱移植等。

2 手术条件　扩大第 2 足趾移植的手术操作较单纯第 2 足趾移植困难，因此并不是每一个复杂的拇指缺损病例都具备手术条件。

扩大第 2 足趾移植的手术条件包括：①外科医师对足背皮瓣及第 2 足趾的解剖知识有深入的了解，并有第 2 足趾移植的临床经验；②供足的足背动脉、趾动脉良好，并有正常的大小隐静脉及胫后动脉存在；③足趾、足背皮肤良好，第 2 足趾相当长，也相当大，移植后能近似正常的拇指或手指。

3 保证手术成功的措施　为保证手术成功，并取得外形、功能良好的结果，必须认真做好术前检查，严格掌握适应证，并做到术中细致操作，术后严密观察及积极处理。具体措施为：

（1）术前对足趾的血管状况要有较深入的了解。为了解血管状况，采用细致的物理检查可达到目的者，极少采用损伤性血管造影。物理检查方法是：将供足置于温水中 20 分钟，使血管扩张，触按检查静脉充盈张力、血管弹性、血管壁厚度、血流方向，排除静脉慢性炎症或栓塞的可能性。动脉检查取“三点一线”法，即 A、B、C 点及 BC 线检查法。A 点在足背动脉起始部，B 点是足背动脉分出足底深支处，C 点在第 2 足趾基底部胫侧。如果 A、B、C 三点动脉触诊证明动脉搏动，弹性良好，并有 1mm 左右的直径，应可视为良好的供区，并预计手术可以取得成功；如果 A 点不良，B 点动脉搏动也必然较差，是足背动脉不良的表现，不宜作扩大第 2 足趾移植。如果 BC 线动脉触诊良好，则证明第 1 跖背动脉表浅，供区解剖不但会成功，而且手术解剖容易；如果 BC 线没有动脉搏动，则需要在解剖时深入骨间肌中或下方寻找第 1 跖背动脉。

（2）在止血带下解剖供区，使解剖结构清晰可见，并缩短手术时间。

（3）取逆行动脉解剖法，由远端向近端解剖动脉。在解剖第 1 跖背动脉时，首先在第 1 跖蹼深处暴露出趾背、趾底动脉与第 1 跖背动脉的连接处，然后切开跖骨头间韧带以获得扩大的手术野，再对第 1 跖背动脉的全程进行分离。

（4）应用手术放大镜解剖血管及神经，一是为了避免血管、神经受损，特别是趾动脉及腓深神经入跖趾关节的分支均较细小，容易造成损伤；二是在解剖足趾时便于去除累赘的脂肪筋膜组织，特别是在跖趾关节处，只有在手术放大镜下解剖，才能保证关节处血管、神经的完整，又没有累赘的脂肪组织。

（5）在足趾移植前应让已游离的足趾进行血流再灌注，证明血供良好时再切断供移植。

参考文献

[1] 杨东岳，顾玉东，吴敏明.第 2 足趾游离移植再造拇指 40 例报告[J].中华外科杂志，1977，15(1)：13.

[2] Wang W. Keys to successful second toe-to-hand transfer: a review of 30 cases[J]. J Hand Surg, 1983, 8(6):902-906.

[3] Chang T S, Wang W, Wu J B. Free transfer of the second toe combined with dorsalis pedis flap using microvascular technique for reconstruction of the thumb and other fingers[J]. Ann Acad Med Singapore, 1979, 8(4):404-412.

（载于《中国修复重建外科杂志》1993 年第 7 卷第 2 期 P65-71）

手术设计创造拇指再植术后早期康复的条件

上海第二医科大学附属第九人民医院　王炜

在足趾移植拇指或手指再造的临床实践中，常常见到一些患者足趾移植手术已成功，表现为再造的拇指或手指成活良好，但手术后始终将拇指或手指再造后的手放在口袋里不予应用，其原因可能是再造的手指或拇指形态丑陋或功能不良。为了改善再造拇指或手指的功能，早期康复治疗是拇指或手指再造术后提高疗效的重要手段。足趾移植拇指或手指再造手术后，骨、关节、肌腱、神经、皮肤及皮下组织的愈合需要相当长的一个阶段，为了达到手术后组织良好愈合的目的，除了术中需要保证移植足趾和再造拇指或手指受区组织之间对合良好外，术后手术医师通常采用相当长的制动时间，为的是创造组织愈合的良好环境。而早期康复治疗的主要手段是早期活动，但早期功能训练可能影响修复组织的良好对合，故常被临床医师所否定。因此，要达到早期康复治疗的目的，手术医师必须对手术技术进行改进，以保证早期功能训练不影响移植组织的愈合，或是促进移植组织的愈合，只有这样，手术后才有可能创造早期康复治疗的条件。为此，笔者对足趾移植拇指或手指再造进行了两类手术改进，一是对移植足趾进行雕塑，在移植足趾的外形手指化或拇指化的同时（有另文发表）进行肌腱吻合；二是对血管神经的吻合方法和骨固定方法进行改进，创造足趾移植手术后早期康复治疗的条件。

从 1974 年以来，笔者应用第 2 足趾移植、扩大第 2 足趾移植、大足趾移植、大足趾包裹皮瓣移植及部分足趾移植等，进行拇指及手指再造 230 余例。在足趾移植的手指再造或拇指再造手术中，首先要取得移植足趾的成活，同时要做到足趾移植后再造的拇指或手指有良好的外形和功能。

为了使足趾移植后再造的拇指或手指有良好的外形和功能，手术后早期功能训练是一项重要的治疗措施。而要进行早期功能训练，需要在足趾移植的手术方法上进行改进，包括趾骨或跖骨与掌骨或指骨接合方法的改进，使移植的跖骨与受区的掌骨牢固接合；还要对肌腱修复手术进行改进，使其具有牢固的接合能力和良好的滑动功能，以保证早期进行功能训练，防止手术后肌腱粘连；保证血管神经的吻合张力，利于手术后进行早期功能训练等。

1　手术方法的改进

（1）双向编织鱼口肌腱吻合法：牢固的肌腱吻合是拇指再造手术后早期活动的先决条件之一。拇指再造的肌腱吻合包含䟴长屈肌腱和趾长屈肌腱吻合以及䟴长伸肌腱和趾长伸肌腱吻合，手指再造的肌腱吻合包括指长伸肌腱和趾长伸肌腱吻合以及指长屈肌腱和趾长屈肌腱吻合。在肌腱吻合方法上，国内外较多采用 Kessler 法或改良 Kessler 法、Kleinert 法、Tsuge 法或改良 Tsuge 法等。用这些肌腱吻合方法吻合后，都需要在手术后进行不同程度的拇指或手指制动，影响了手术后的早期功能训练。笔者采用的双向编织鱼口肌腱吻合法，是将肌腱进行双向穿插编织吻合，在两肌腱断端的缝合中，为防止手术后肌腱表面不平整致肌腱粘连，在肌腱鱼口处用 7-0 尼龙线进行显微外科缝合，以封闭吻合肌腱的不光滑区域；如果受区肌腱长度不足以进行编织吻合者，应进行肌腱转移或肌腱移植。本方法吻合的肌腱表面光滑，滑动性良好，同时由于多向编织，具有强大的拉力，能保证手术后再造拇指的早期活动（图 4-20）。第 4 类拇指缺损时拇指在掌指关节处离断，第 5 类拇指缺损时拇指在掌骨远端离断，两者都需要同时进行拇收肌腱或拇展肌腱的修复或重建，这就更需要患者在手术后早期进行功能训练。

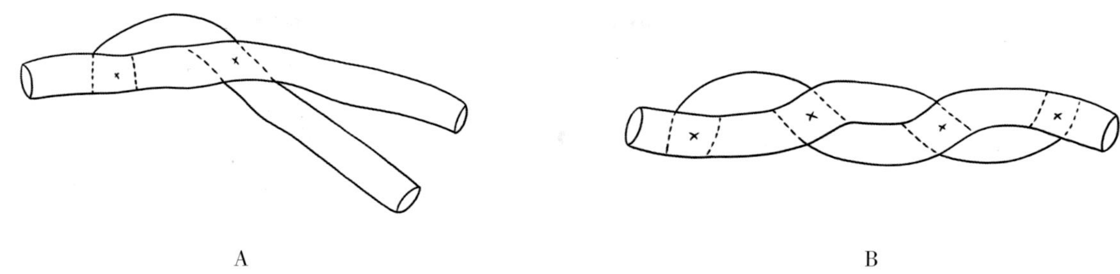

A　　B

图 4-20　双向编织鱼口肌腱吻合法

（2）骨和关节的牢固修复和吻接：骨和关节的牢固修复和吻接是拇指再造手术后早期活动的先决条件之二。由于拇指缺损的类型不一样，骨和关节的修复和吻接方法也有区别。本组骨和关节的吻接方法是：将吻接骨对合以后，在其骨髓腔内置骨榫，使其锚合，外加两个方向的克氏针固定，并在吻接骨近端和远端各钻两孔，四方位用钢丝结扎固定。目前应用钛合金微型钢板和螺钉或可吸收微型夹板和螺钉固定，方法简便，效果更好。所有的骨吻接固定尽可能不要穿过关节。遇有第 4 类拇指缺损，即在掌指关节处离断，在足趾移植吻接跖趾关节囊和掌指关节囊时，需要在关节囊的尺、桡、腹、背侧四方位均进行良好的缝合。

（3）血管、神经的无张力吻合：在拇指再造时，移植足趾应有足够长度的血管和神经供吻接。在吻接血管和神经时，应使再造的拇指处于伸直位，并使吻合的神经及血管处于没有张力的情况下，以保证手术后早期功能训练时不致造成吻合神经的断裂和吻合血管的损伤。

2　再造拇指的早期活动　手术后第一天，手术医师或康复医师即可帮助患者进行术后功能训练，先进行被动活动，再进行主动活动。

（1）被动活动：首先，手术医师或康复医师的右手握住再造拇指的骨接合处，防止骨接合处移动；然后，手术医师或康复医师的左手拇指和示指捏住再造拇指的末节，轻轻地进行指间关节的被动屈伸活动，幅度由小变大；最后进行掌关节的功能训练，方法与指间关节类似。

（2）主动活动：手术后第一天，在再造拇指的被动活动不影响其血液循环的情况下，在医师的指导下，开始作拇指指间关节的主动屈曲、伸展，以及掌指关节的主动屈曲、伸展、内收、外展活动。此时，手术医师或康复医师应用右手示指和拇指捏住再造拇指的骨接合处，以减轻再造拇指活动时骨接合处的应力，防止骨接合处的松动或移位。

在早期功能训练时，应避免负重性活动。手术后 1 周应减少活动，因这一阶段的主动活动容易造成吻合肌腱断裂；间隔 1 周左右再继续进行功能训练。

拇指再造的手术方法很多，第 2 足趾移植是优先选择的方法之一，首要的是选择足够大小的第 2 足趾供移植。在本组 200 余例足趾移植拇指再造中，采用大足趾移植进行拇指再造的不足 1%，其主要原因是采用经过改造的第 2 足趾移植进行拇指再造，手术后的形态和功能均比大足趾移植要好，而且供足的形态和功能均良好。如果手术者注意切取足趾后的再整形，皮肤用 3-0 或 5-0 缝线作微创缝合，供足的损害可降到最低限度，手术数月后，有的病例能自由行走百里。早期功能训练是足趾移植拇指功能再造非常重要的手段。无论是 Labana 和 Sirotakova 所报道的有利于早期功能训练的肌腱吻合方法，还是经常选用的肌腱吻合方法，较多地应用于一般的肌腱断裂，肌腱吻合手术后的早期功能训练多半需应用动力夹板（如 Kleinert 夹板）。笔者的经验是，在肌腱吻合中，采用 Kessler 法或改良 Kessler 法、Kleinert 法、Tsuge 法或改良 Tsuge 法等，均难以承受手术后第一天即开始的早期功能训练，只有双向编织鱼口肌腱吻合法才能承受手术后第一天即开始的早期功能训练。在足趾移植拇指或手指再造中，不仅要进行肌腱吻合方法的改进，而且要进行骨、关节、血管、神经吻合方法的改进。只有全面地改进移植足趾的吻接方法，才能保证手术后早期功能训练的顺利开展和移植足趾的成活，还能使再造的拇指或手指具有良好的功能。

参考文献

[1] 王炜，张涤生.论扩大足趾游离移植及其成功的关键[J].中国修复重建外科杂志，1993，7(2)：65-71.

[2] Landi A. Reconstruction of the thumb[M]. London: Chapman & Hall Medical, 1989:213-232.

[3] Wang W. Keys to successful second toe-to-hand transfer: a review of 30 cases[J]. J Hand Surg, 1983，8(6)：902-906.

[4] Labana N, Messer T, Lautenschlager E, et al. A biomechanical analysis of the modified Tsuge suture technique for repair of flexor tendon lacerations[J]. J Hand Surg, 2001，26(4)：297-300.

[5] Sirotakova M, Elliot D. Early active mobilization of primary repairs of the flexor pollicis longus tendon[J]. J Hand Surg, 1999，24(6)：647-653.

[6] Green D P. Operative hand surgery[M]. New York: Churchill Livingstone, 1982:1354.

[7] Silfverskiold K L, May E J. Flexor tendon repair in zone Ⅱ with a new suture technique and an early mobilization program combining passive and active flexion[J]. J Hand Surg, 1994，19(1)：53-60.

（载于《中国临床康复》2002 年第 6 卷第 10 期 P1387-1401）

足趾移植拇指再造的美学原理及拇指缺损分类

上海第二医科大学附属第九人民医院　王炜　戴传昌　董佳生　林晓曦　祁佐良
邹丽剑　张涤生
中国人民解放军第 401 医院　杨志贤

Wei F. C.（1996）、Hirase Y.（1997）、Koshima I.（2000）等作者从不同方面叙述了大足趾移植拇指再造的美学方法，但很少见到有关第 2 足趾移植拇指再造的美学方法的报道。笔者在最早（1978）的足趾移植拇指再造的报道中提出，扩大第 2 足趾移植用于复杂性拇指缺损的再造，使再造拇指的形态、功能良好。1973 年以后，我们主要采用第 2 足趾移植、扩大第 2 足趾移植进行拇指再造，部分采用大足趾包裹皮瓣移植、部分足趾移植等进行拇指及手指再造，30 多年来共作了 390 例。在移植前，对第 2 足趾进行手指化外科雕塑，包括鼓槌样趾腹侧方缩小、跖趾关节臃肿软组织的微创切除、跖趾关节腹侧关节囊的紧缩、跖趾关节近心端跖背三角形皮瓣的修剪、跖底三角形皮瓣的削薄等；在手术中进行蹞伸肌腱鱼口加编织的高张力吻合及蹞屈肌腱鱼口加编织的低张力吻合，以增加吻合肌腱早期活动牵引的承受能力；骨钉加骨楔状吻接，双向钢丝固定；术后第一天即开始进行早期功能训练，再造一个形态逼真、功能完全的拇指。另外，为准确选择拇指再造的手术适应证，对拇指缺损的分类作了细化。本文就上述问题讨论如下。

一、各型拇指缺损的拇指或手指再造

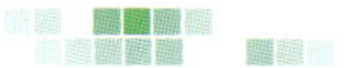

1973年以来我们应用第2足趾移植、扩大第2足趾移植、大足趾移植、大足趾包裹皮瓣移植、部分足趾移植等，进行拇指及手指再造390例，其中拇指再造318例。

1 足趾移植拇指再造的美学原理　足趾移植拇指再造的美学标准是再造拇指的静态或动态形态与正常拇指相似，包括再造拇指的长短、粗细、节段、外形、位置及动态三维形态接近正常拇指。为此，应包括以下几方面：①根据拇指缺损的类型选择手术方法；②选择良好的供区；③对供移植的足趾进行外科美学雕塑；④设计新的肌腱和骨吻接方法，便于早期进行功能训练。

2 拇指缺损的分类及手术方法的选择　良好的拇指缺损的分类是拇指再造手术方法选择的基础。采用型、级的分类体系，依据缺损的部位、程度、解剖结构，以有利于手术方法的选择为原则，以笔者的六型分类法（1983）为基础，拇指缺损可分为6型12级。

（1）第Ⅰ型拇指缺损：完全性第Ⅰ型拇指缺损是指拇指在末节指骨中部或指甲根部离断。不完全性第Ⅰ型拇指缺损又分为四级：①Ⅰ-R型拇指缺损，拇指末节远端桡侧半缺损；②Ⅰ-U型拇指缺损，拇指末节远端尺侧半缺损；③Ⅰ-V型拇指缺损，拇指末节远端指腹缺损；④Ⅰ-D型拇指缺损，拇指指甲或拇指末节远端指背缺损。

（2）第Ⅱ型拇指缺损：完全性第Ⅱ型拇指缺损是指拇指在指间关节处离断。不完全性第Ⅱ型拇指缺损又分为四级：①Ⅱ-R型拇指缺损，拇指末节桡侧缺损；②Ⅱ-U型拇指缺损，拇指末节尺侧缺损；③Ⅱ-V型拇指缺损，拇指末节指腹缺损；④Ⅱ-D型拇指缺损，拇指末节指背缺损。

（3）第Ⅲ型拇指缺损：属次全性拇指缺损，是指拇指在近节指骨中段离断。不完全性第Ⅲ型拇指缺损又分为四级：①Ⅲ-R型拇指缺损，拇指近节远端桡侧缺损；②Ⅲ-U型拇指缺损，拇指近节远端尺侧缺损；③Ⅲ-V型拇指缺损，拇指近节远端指腹缺损；④Ⅲ-D型拇指缺损，拇指近节远端指背缺损。

（4）第Ⅳ型拇指缺损：属完全性拇指缺损，是指拇指在掌指关节处离断。

（5）第Ⅴ型拇指缺损：属完全性拇指缺损伴掌骨部分缺损，是指拇指在掌骨中段或近段处离断。

（6）第Ⅵ型拇指缺损：属完全性拇指缺损伴掌骨缺损，是指拇指在腕掌关节处或桡腕关节处离断。

另外，撕脱脱套型拇指缺损的分型可参照上述分类法，但应记录皮肤缺损的平面及指骨或掌骨缺损的平面。

3 第2足趾的外科美学雕塑技巧　第2足趾移植是以健侧拇指的参数作为对照，测量拇指缺损的长度，指、掌骨缺损的长度，肌腱、神经、血管缺损的长度，皮肤损伤的范围，以确定再造拇指的直径、形态。除了移植足趾的血管、神经条件良好外，还要有足够的长度及粗细，如果第2足趾太小或太细长，则采用其他手术方法。

（1）第2足趾与再造拇指的形态结构差异：选择足够大小的第2足趾移植进行拇指再造，术后不但再造拇指的外形及功能良好，而且对足部功能的损害也较小。由于第2足趾与正常拇指的差异是多方面的，所以必须经过外科手术雕塑予以矫正。其差异有下列几方面：①第2足趾末节呈鼓槌样球形；而拇指末节呈半坡形，像道士帽样。②第2足趾有三节，其休息位时近节和远节趾间关节屈曲20°～30°；而拇指休息位时指间关节呈伸直位或微屈5°。③第2足趾跖趾关节区呈葫芦球形，而拇指掌指关节与虎口之间呈流线形或半坡形。④第2足趾休息位时跖趾关节呈过伸15°～20°，而拇指休息位时掌指关节呈微屈10°～15°。

（2）第 2 足趾的拇指化或手指化雕塑：①第 2 足趾末节鼓槌样球形的矫正。在第 2 足趾趾腹两侧各设计一梭形切口，切除梭形皮肤及部分皮下组织，将再造拇指末节的鼓槌样球形矫正为道士帽样半坡形，切口用 5-0 或 6-0 线缝合。②第 2 足趾跖趾关节葫芦球形的矫正。在足趾解剖完成后没有切断血管蒂之前进行修正，在手术放大镜下，掀起移植足趾跖趾关节腹侧的三角形皮瓣，切除三角形皮瓣与趾屈肌腱腱鞘之间的皮下结缔组织，保护三角形皮瓣下的真皮下血管网；再在跖趾关节两侧切除葫芦球形的皮下结缔组织，仅保留两侧的趾血管神经蒂，这样，足趾移植后拇指掌指关节与虎口之间能形成流线形或半坡形。③第 2 足趾趾间关节屈曲的矫正。可通过改变肌腱吻合的张力来调整，即踇长伸肌腱与趾长伸肌腱吻合时张力要大一些，而踇长屈肌腱与趾长屈肌腱吻合时张力要小一些，使移植足趾的趾间关节由屈曲位变成伸直位。④第 2 足趾跖趾关节过伸的矫正。这种修正适用于第Ⅲ型拇指缺损第 1 掌骨头完整的拇指再造，即在缝合第 2 足趾的跖趾关节囊与掌指关节囊时，腹侧缝合得紧一些，背侧缝合得松一些，以矫正跖趾关节过伸；如果是第Ⅳ型拇指缺损或第Ⅴ型拇指缺损，必要时可进行跖趾关节囊腹侧修整，使腹侧关节囊折叠缝合。

4 再造拇指动态三维形态的重建 要求再造的拇指不仅在静态时和正常拇指相似，而且在活动时也和正常拇指相似。足趾移植手术后的早期活动是建立再造拇指动态三维形态的重要措施。本组足趾移植拇指再造的病例手术后第一天即开始进行再造拇指的主动活动，这要求再造拇指的肌腱吻合及骨关节固定能承受一定的张力及压力。

（1）肌腱的牢固吻合：肌腱的牢固吻合是拇指再造手术后早期活动的先决条件之一。对于第Ⅱ、Ⅲ、Ⅳ型拇指缺损，拇指再造的肌腱吻合包含踇长屈肌腱及踇长伸肌腱，作者设计了双向编织鱼口肌腱吻合法，即将趾长屈肌腱与踇长屈肌腱进行编织吻合，将趾长伸肌腱与踇长伸肌腱进行编织吻合。

（2）骨和关节的牢固修复和吻接：骨和关节的牢固修复和吻接是拇指再造手术后早期活动的先决条件之二。由于拇指缺损的类型不一样，骨和关节的修复和吻接方法也有区别。本组骨和关节的吻接方法是：采用骨钉加骨楔状吻接，加两个方向的克氏针固定；或在吻接骨上钻孔，四方位钢丝结扎固定，目前可应用钛板螺钉或可吸收板钉固定。所有的吻接尽可能不要穿过关节。遇有第Ⅲ型拇指缺损进行跖趾关节囊和掌指关节囊吻接时，需要在关节的尺、桡、腹、背侧均进行良好的缝合。

（3）再造拇指的早期活动：在医师指导下，手术后第一天即开始做拇指指间关节的主动屈曲、伸展，以及掌指关节的主动屈曲、伸展、内收、外展活动，但应避免负重性活动。手术后 1 周应减少活动，因为此阶段的主动活动容易造成吻合肌腱的断裂，间隔 1 周左右再继续进行功能训练。

5 典型病例

（1）病例一：男性，1974 年住院。左拇指完全性外伤性缺损，为第Ⅳ型拇指缺损。选择对侧第 2 足趾移植再造拇指，移植前进行第 2 足趾末节鼓槌样球形的矫正、跖趾关节葫芦球形的矫正。除了常规的神经血管吻合以外，在进行移植足趾的跖趾关节囊与掌指关节囊缝合时，腹侧关节囊缝合得紧一些，背侧缝合得松一些。通过改变肌腱缝合的张力来调整第 2 足趾趾间关节屈曲的状况，使移植足趾的趾间关节由屈曲位变成伸直位，肌腱进行编织吻合。手术后第一天即开始做再造拇指的主动活动，手术后形态功能良好（图 4-21）。

（2）病例二：右拇指完全性外伤性缺损，手术方法同上（图 4-22）。

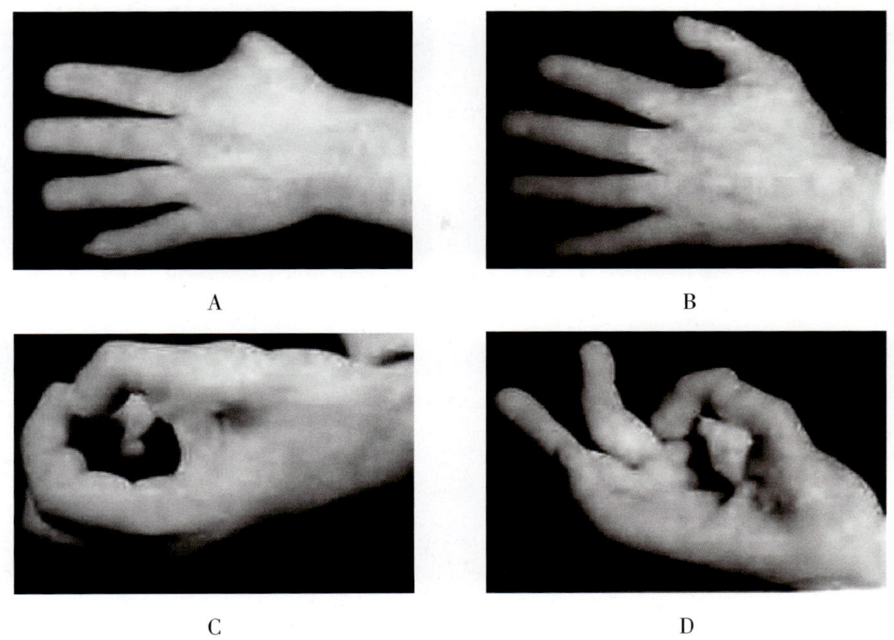

A B C D

图 4-21 病例一
A. 术前 B、C、D. 术后,对指、对掌功能良好,外形逼真

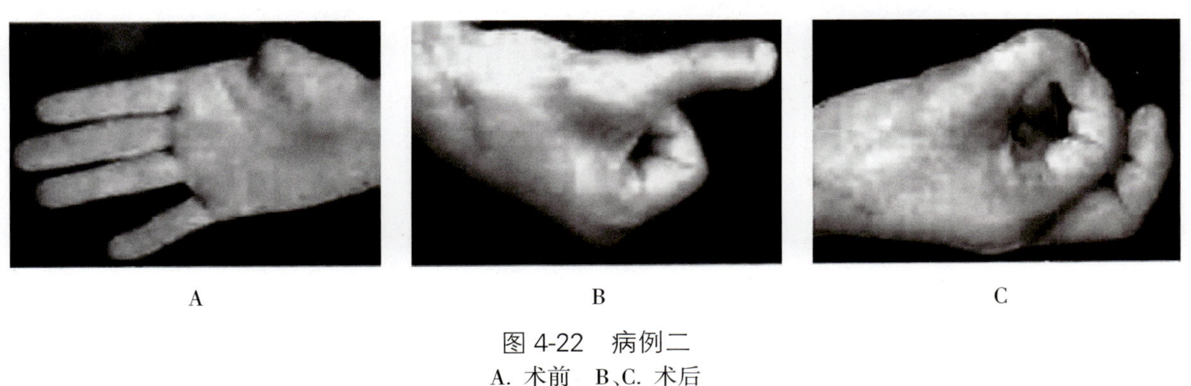

A B C

图 4-22 病例二
A. 术前 B、C. 术后

二、多手指缺损和复杂性拇指、手指缺损的修复和再造

1 手术的美学设计和方法 对于多手指缺损和复杂性拇指、手指缺损修复和再造的美学效果同样很重要,要使多手指缺损和复杂性拇指、手指缺损修复的功能和外形良好,1974 年笔者设计应用了第 2 足趾合并跖趾关节第 2 跖骨足背皮瓣移植,后来命名为“扩大第 2 足趾移植”。这类手术的美学设计更需要手术者对拇指、手指以及手掌的缺损状况进行精密的测量,除了要进行移植足趾的塑形外,更重要的是选择适当大小的移植足趾。有掌指关节缺损者,需要同时进行跖趾关节移植;伴有掌骨缺损者,为保证再造的手指或拇指有足够的长度,还需要同时进行第 2 跖骨移植;为保证移植的跖趾关节第 2 跖骨有皮肤覆盖,在再造手术的设计中需要进行足背皮瓣移植的设计。

2 典型病例

(1) 病例三:女性,18 岁。左手拇指、示指、中指完全缺损,伴有第 1～3 掌骨部分缺损,是手掌次全缺损。选择对侧扩大第 2 足趾游离移植,进行具有对掌功能的拇指再造,因此同时完成第 1 掌指关节和部分第 1 掌骨再造是必需的。为使再造的第 1 掌指关节和部分第 1 掌骨有良好的皮肤覆盖,同时移植相应大小的足背皮瓣,手术后外形和功能良好(图 4-23)。

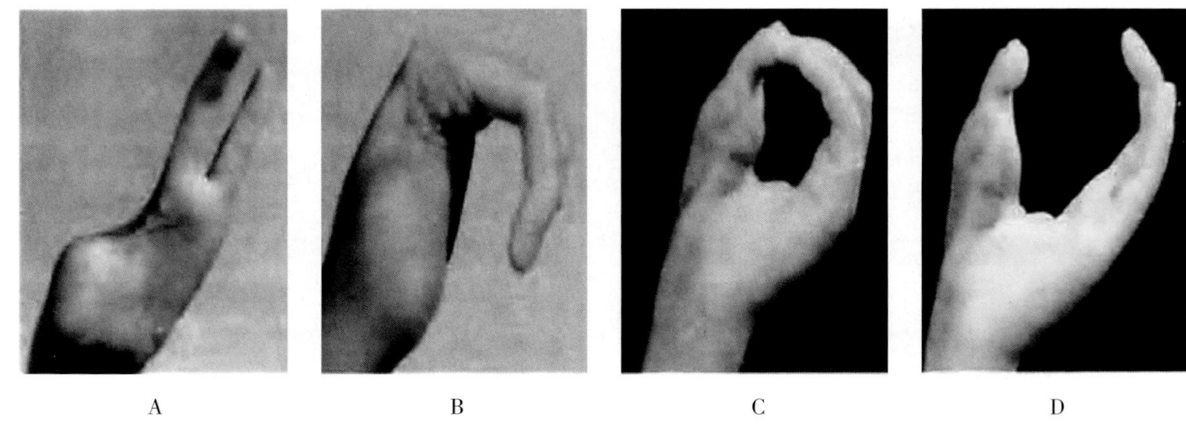

图 4-23 病例三
A、B. 术前，左手拇指、示指、中指完全缺损，伴第 1～3 掌骨部分缺损 C、D. 术后

（2）病例四：左手多手指缺损，进行对侧大足趾移植拇指再造，同侧第 2、3 足趾扩大移植中、环指再造（图 4-24）。

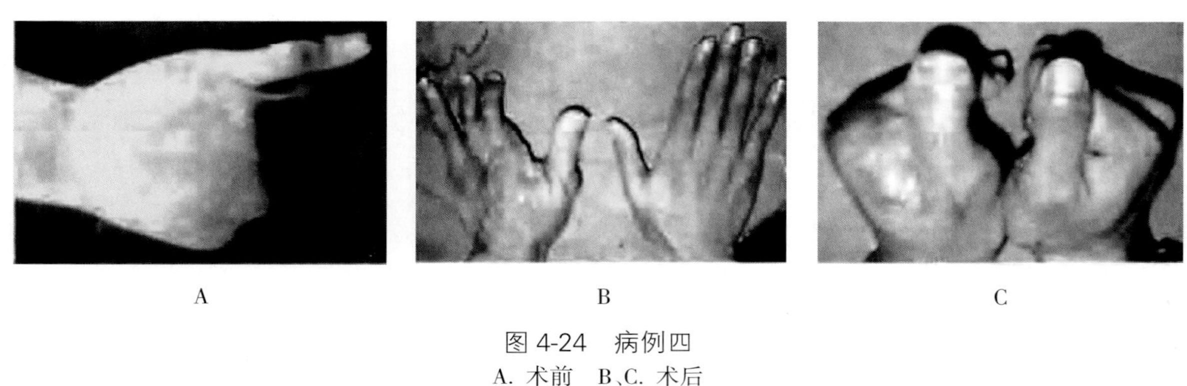

图 4-24 病例四
A. 术前 B、C. 术后

部分拇指缺损的美学再造是选择适当部位的部分足趾进行游离移植，手术后外形、功能良好。对于这类移植手术，手术者要有较高的显微外科技术并熟悉足部供区的血管神经解剖，才能保证手术的成功。

（3）病例五：左拇指撕脱伤，拇指部分缺损，进行大足趾部分移植，手术后形态、功能良好（图 4-25）。

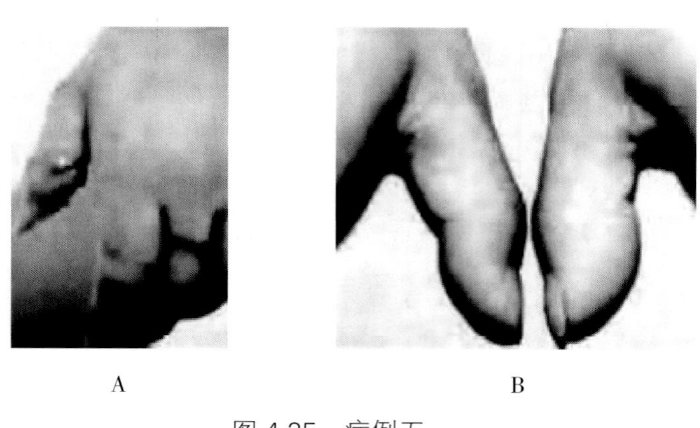

图 4-25 病例五
A. 术前 B. 术后

（4）病例六：左拇指末节撕脱伤伴手掌裂伤，采用部分足趾复合皮瓣游离移植，手术后形态、功能良好（图 4-26）。

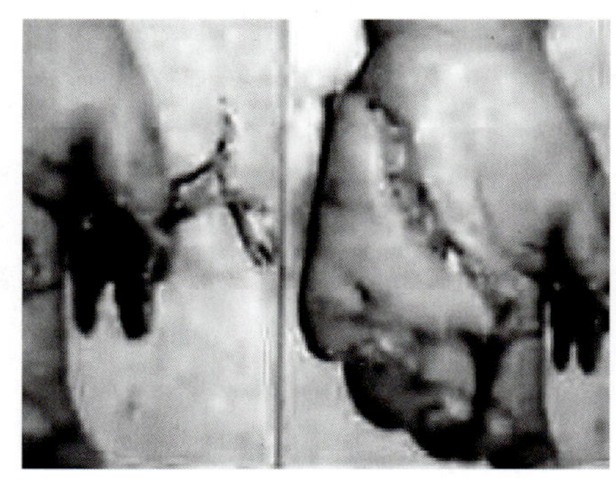

A

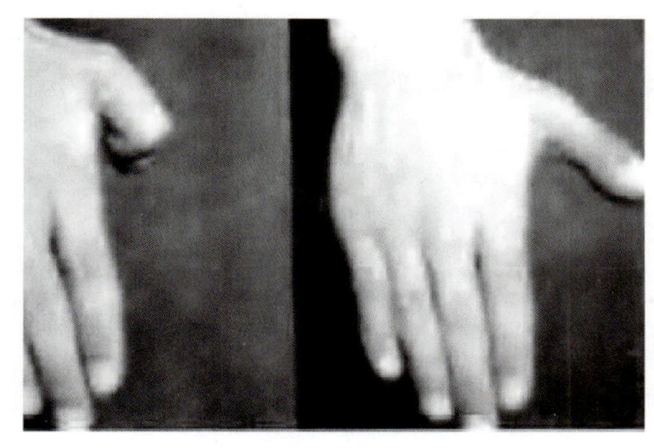

B

图 4-26　病例六术前术后对比
A. 术前　B. 术后

三、讨论

（1）拇指缺损的 6 型 12 级分类方法是一种简便、实用的分类方法，是原五型分类方法的继续。

（2）拇指缺损拇指再造的手术方法很多，但第 2 足趾移植可作为优先选择的方法之一，即选择足够大小的第 2 足趾供移植。在本组近 400 例足趾移植拇指再造中，采用完全性大足趾移植者仅占约 1%，其余均采用第 2 足趾移植，其主要原因是第 2 足趾经改造后移植用于拇指再造，手术后的形态和功能比大足趾移植好，且供足的形态和功能均良好；如果手术者在切除足趾后注意供足的再整形，皮肤用 3-0 或 5-0 缝线缝合，供足的损害可降到最低限度，术后数月，有的病例能自由行走百里。

（3）在我们的病例中，虽然足趾移植拇指再造手术取得了成功，但有的患者总是把手放在口袋里，不愿意应用再造拇指的手，其主要原因是再造拇指的形态不良或三维活动形态不良。因此，再造的拇指如果没有良好的形态，就不能称其为成功的拇指再造，只有形态和功能良好的拇指再造才是成功的拇指再造。

（4）手术者在手术设计中，应能使移植足趾在手术后即可进行早期功能训练。笔者进行足趾移植后，患者在术后第一天即可进行功能训练，这是因为笔者在血管神经的吻合方法上、骨骼的接合方法上、肌腱的吻接方法上进行了创新，以保证在术后早期的训练中不会造成移植足趾的损伤和吻合处的断裂，同时保证了移植足趾的成活和手部功能良好。

参考文献

[1] Wei F C, Chen H C, Chuang D C, et al. Aesthetic refinements in toe-to-hand transfer surgery[J]. Plast Reconstr Surg, 1996, 98(3): 485-490.

[2] Hirase Y, Kojima T, Matsui M. Aesthetic fingertip reconstruction with a free vascularized nail graft: a review of 60 flaps involving partial-toe transfers[J]. Plast Reconstr Surg, 1997, 99(3): 774-784.

[3] Koshima I, Inagawa K, Urushibara K, et al. Fingertip reconstructions using partial-toe transfers[J]. Plast Reconstr Surg, 2000, 105(5): 1666-1674.

[4] Wang W. Keys to successful second toe-to-hand transfer: a review of 30 cases[J].

J Hand Surg, 1983, 8(6):902-906.

[5] Landi A. Reconstruction of the thumb[M]. London: Chapman & Hall Medical, 1989:213-232.

[6] 张涤生.显微修复外科学[M].北京:人民卫生出版社,1985:255.

[7] 王炜.手术设计创造拇指再植术后早期康复的条件[J].中国临床康复,2002,6(10):1387-1401.

(载于《组织工程与重建外科杂志》2005年第1卷第3期P123-127)

手及上肢先天性畸形

研究背景和创新　①1966年开展了镜影手畸形的治疗。②创造了尺侧偏斜畸形治疗的上海经验。尺侧偏斜的重要病因之一是手内肌发育不良和挛缩,我们应用手内肌挛缩松解和动力再造,取得了良好的治疗效果,避免了国外同行所采取的掌骨截骨矫正方法。③在拇指发育不良的治疗中,创造了中国的10类分类治疗法。④在复拇指畸形的美学再造方面,开展了复拇指Ⅳ型矫正手术——赘生拇指皮瓣、肌腱、韧带移植,存留拇指功能和外形再造的综合整形术等。⑤1984年创造了前臂背侧岛状皮瓣逆行移植进行拇指再造和虎口再造,治疗Apert综合征的手畸形。⑥1984年调查了先天性手畸形的发生率,为0.86%。⑦将超显微再造外科技术用于桡侧缺损手畸形的功能再造。⑧在拇指发育不良的拇指再造中,创造了六瓣拇指再造和拇指外形功能再造等技术。⑨设计了先天性拇指发育不良拇指再造中的手内肌、手外肌功能再造等一整套手术设计。

先天性拇指发育不良的手指拇化治疗

上海第二医科大学附属第九人民医院　王炜　张涤生　程开祥　陈刚

手及上肢先天性畸形在我国并不罕见,经我院调查,1978～1984年,在上海出生的35万新生儿中占0.86%。手指拇化治疗外伤性拇指缺损已屡见报道,但用于先天性拇指发育不良,因尚需再造第1掌骨、腕掌关节及对掌手指的动力功能,则困难较多。笔者等对此进行了研究,兹报道如下。

一、分类

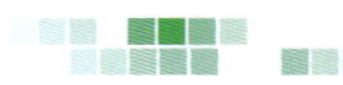

1　第Ⅰ类　先天性拇指缺失。

病例一:男性,2岁。右手拇指、第1掌骨及大鱼际肌群缺如,左手桡骨缺如伴畸形。其父有先天性左拇指缺失,右拇指三指节畸形。1984年3月在全麻下行右示指转位拇指再造术,效果良好(图4-27)。

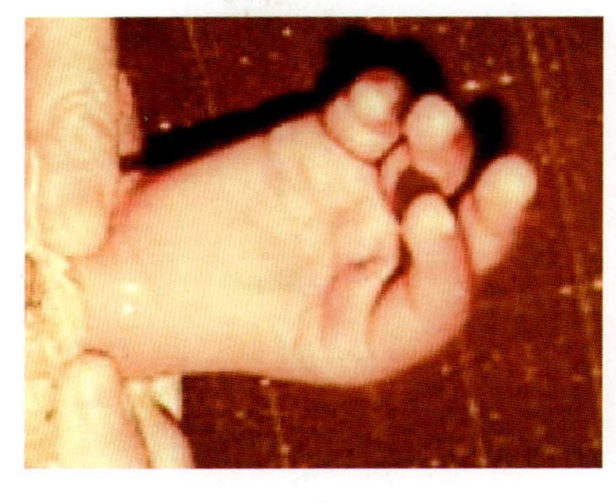
A

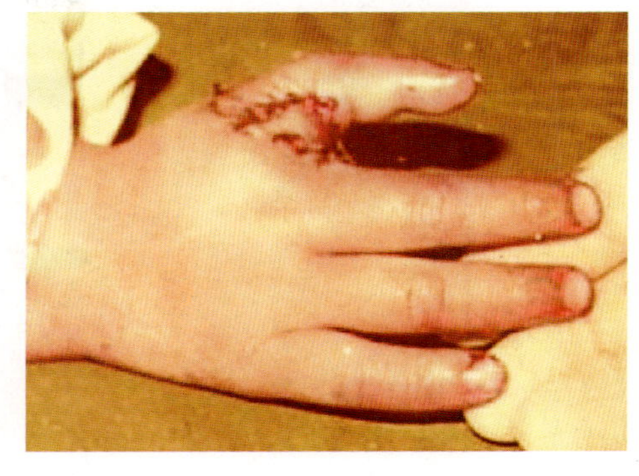
B

图 4-27 病例一
A. 术前掌面 B. 术后背面

2 第Ⅱ类 先天性浮动拇指，拇指呈肉赘样悬挂在手掌桡侧，其基部往往有环状狭窄。

病例二：女性，12 岁。右拇指发育不良，细小，仅以一皮肤带与右手桡侧相连，呈浮动状，第 1 掌骨和鱼际肌群未发育，其他手指正常。家族中无类似畸形。1983 年 11 月在臂丛麻醉下行示指转位拇指再造术，术后功能良好（图 4-28）。

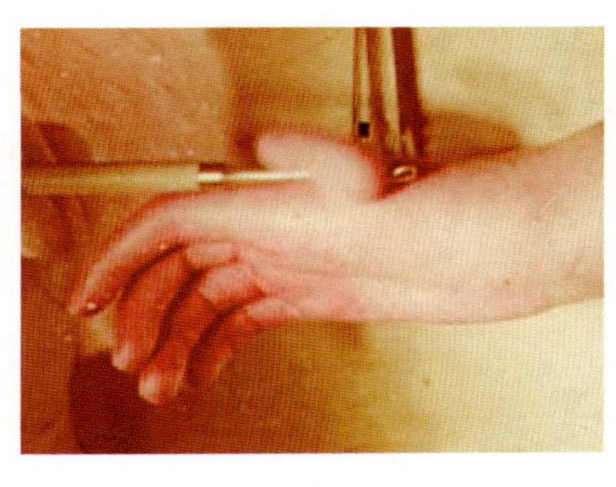
A

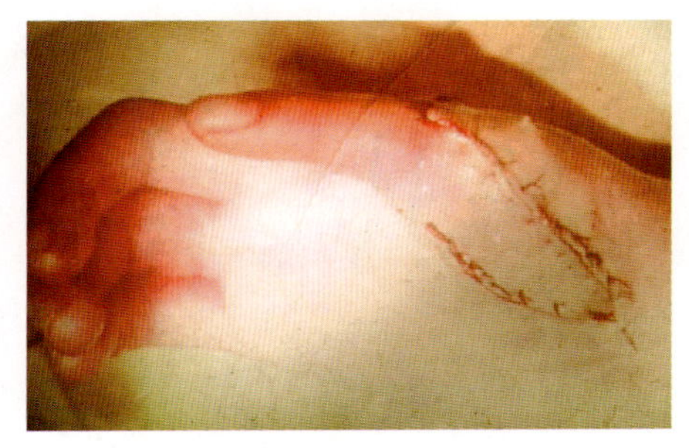
B

图 4-28 病例二
A. 术前，先天性浮动拇指 B. 拇指再造术后

3 第Ⅲ类 先天性无功能小拇指畸形，拇指虽细小，但有骨、关节及指甲存在，因严重发育不良，几无功能。

4 第Ⅳ类 先天性短小拇指，功能不全。

病例三：男，11 岁。左拇指短小，功能不全，在畸形拇指桡侧尚有一多指，长 3cm，两个畸形指共有一个腕掌关节，大鱼际肌群缺如。右手拇指细小，无功能，掌骨、指骨严重发育不良，大鱼际肌群缺如。1984 年 12 月在全麻下行左手两畸形指转位再造拇指，右手示指转位再造拇指。

5 第Ⅴ类 先天性多指、拇指缺失，或先天性五指手畸形，或先天性六指手畸形，手指发育良好，但无拇指及大鱼际肌群。

病例四：男性，3 岁。双手呈匀称性六指畸形，右手桡侧第 1 指发育不良，第 1 掌骨长仅 2cm，直径 0.3cm，大鱼际肌群未发育。1984 年 11 月在全麻下行右手第 1 指切除，第 2 指转位拇指再造术；半年后完成左手的拇化治疗，效果良好（图 4-29，图 4-30）。

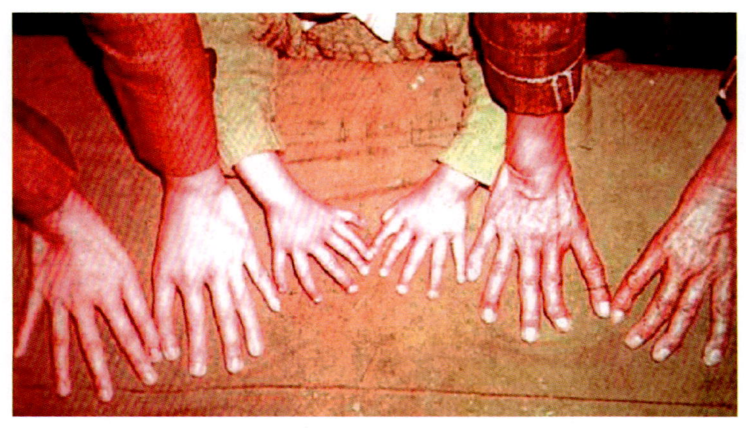

图 4-29　先天性多指、拇指缺失家系照片：中央为患儿，双手先天性多指、拇指缺损；左侧为其母，右侧为其外祖母，均为先天性五指手畸形

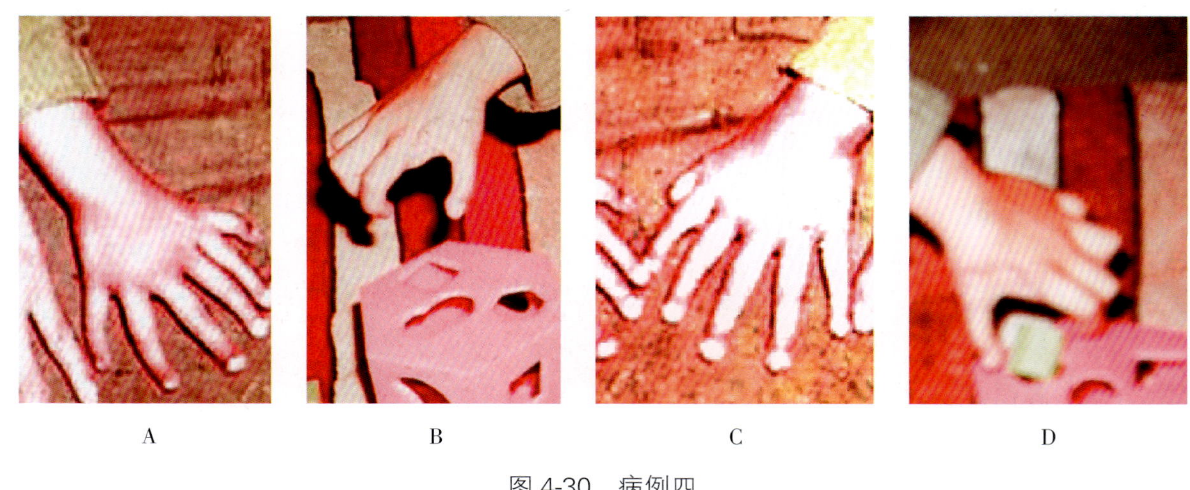

图 4-30　病例四

A. 右手术前　B. 右手术后　C. 左手术前　D. 左手术后

在上述各类手指畸形中，除部分病例外，均可行手指拇化治疗。其余四类畸形的共同病理解剖特点是：①第 1 掌骨缺如或发育不良，不存在一马鞍形的、能在五种方位上活动的第 1 腕掌关节；②拇指指节缺损或细小，没有第 1 指间隙（虎口）；③大鱼际肌群缺如或严重发育不良，拇伸肌、拇屈肌及拇外展肌缺如或严重发育不良；④常伴有血管、神经的畸形。德国人 Buck-Gramcko D.曾为此类畸形的治疗作出过贡献。

二、手术技术

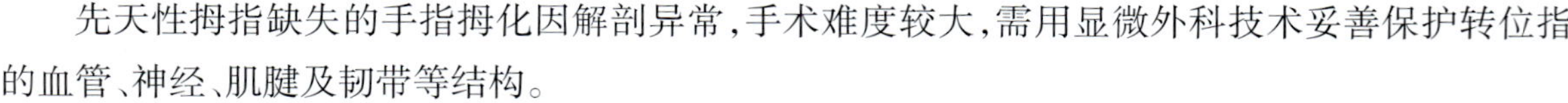

先天性拇指缺失的手指拇化因解剖异常，手术难度较大，需用显微外科技术妥善保护转位指的血管、神经、肌腱及韧带等结构。

1 拇化手指的选择　①示指，用于拇指完全性缺失；②桡侧第 1 指，用于五指畸形拇指缺失；③两个畸形指，在选用示指或其他指拇化时，如手指过于细小，可用两指合成法再造拇指。

2 手术切口设计　以病例四为例，测量正常拇指从指尖至腕掌关节的距离，以确定再造拇指的长度（ab）。在第 1 腕掌关节部位定点 c，在手指背侧设计皮瓣 1、2，以近侧指间关节横纹部为蒂，皮瓣 1 小于皮瓣 2。手掌皮瓣 4 用于修复拇指间隙，皮瓣 3 插入皮瓣 1、2 之间。皮瓣 6 的近侧边缘在掌侧近侧指间关节横纹近端 0.5cm 处，该皮瓣也构成拇指间隙的一部分。利用多指所提供的神经血管束岛状皮瓣 5 可以弥补再造拇指过小的缺陷（图 4-31）。

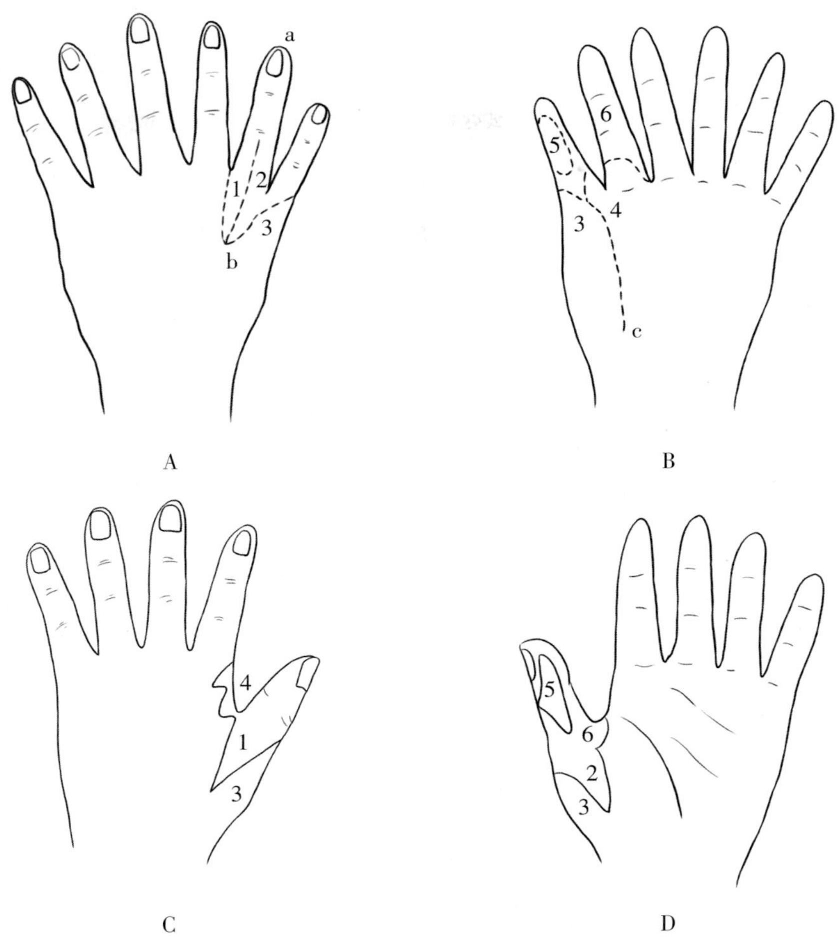

图 4-31　六指畸形拇指发育不良的拇指再造

A. 手背皮瓣设计　B. 手掌皮瓣设计　C. 手术结束（背面）　D. 手术结束（掌面）

3 第 1 掌骨及腕掌关节重建　第 1 掌骨的重建是利用手指的近节指骨代掌骨。腕掌关节的重建是应用拇化手指的掌指关节，由于掌指关节囊的掌板较松弛，可过伸 90°，故应予以矫正以形成稳定的腕掌关节。矫正方法为在掌骨远端切断掌骨，保留掌指关节的侧副韧带及掌板，使掌骨头向掌侧旋转 90°，再将掌骨头固定在大多角骨上（图 4-32）。

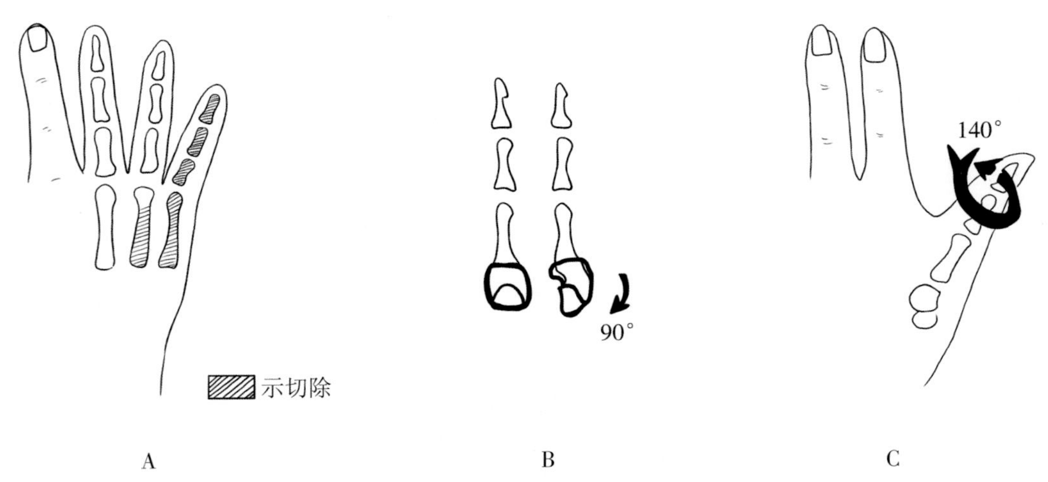

图 4-32　第 1 掌骨、腕掌关节的重建

A. 切除多指范围　B. 掌骨头转位 90°，以拉紧掌板　C. 再造拇指沿其中轴向掌侧旋转 140°

本组病例三由于近节指骨发育较好，示指转位后切除其掌骨头，拇指仍有足够的长度，故将掌指关节囊与大多角骨周围的软组织用3-0尼龙线缝合，形成第1腕掌关节，但不够稳定。

4 拇化手指对掌位的重建　拇化手指的位置达到对掌及外展位是手术成功的关键，为此必须完成三轴转位：①以再造的第1腕掌关节中央为轴心，将拇化手指向桡侧外展60°～70°，以保证有宽阔的拇指间隙；②以拇化手指的中轴向掌面旋转140°，以使其指腹与其他各指的指腹相对；③拇化手指沿着以腕部头状骨中心为轴心的锥体空间向前旋转70°～80°，再加以动力重建，可使再造拇指在此锥体空间范围内活动。

5 再造拇指的动力重建　指屈肌腱转位成拇屈肌腱后无须处理，可以自然缩短；指伸肌腱需缩短缝合，以行使拇伸肌的功能。示指固有伸肌腱缝在近节指骨上，以代替拇外展长肌。本组病例三采用多指的指深屈肌代替拇外展长肌腱，骨间背侧肌与手指桡侧侧腱束相缝合，形成拇外展短肌；骨间掌侧肌与手指尺侧侧腱束相缝合，构成拇内收肌。

三、讨论

1 病因　拇指缺失可能源于胚胎时期肢芽生成缺陷，其发病机制与先天性桡骨缺如的手畸形相似，如病例一，左侧表现为桡骨缺如手畸形，右侧为单纯性拇指缺失；也可能是由于肢芽在发育过程中产生分化障碍，形成多指畸形和拇指未发育。Buck-Gramcko D.曾报道妊娠期间应用镇静药沙利度胺（反应停）与畸形发生有关，本组2例有明显的遗传因素，病例一，其父患有左拇指先天性缺失和右拇指三指节畸形；病例四，追溯四代家族史有患者6人，其中4女2男。

2 手术时机的选择　Buck-Gramcko D.曾为年仅11周的婴儿手术，强调早期再造的拇指可在早期锻炼中发育。他报告1例拇化手术以近节指骨形成掌骨，几年后较其他手指的近节指骨超常发育而真正地掌骨化了。但另有作者认为过早手术可能影响手的发育。笔者等相信早期手术有利，在1～3岁之间施行较妥，太小则手术操作困难。

3 手术前血管造影检查的必要性　先天性拇指畸形常伴有手的血管异常，如有可能术前应进行造影检查。本组病例虽未见血供障碍，但在并指及手分裂畸形的治疗中，曾遇到因血管畸形术后手指发生部分坏死；Buck-Gramcko D.曾见1例因桡侧血管缺如术后再造拇指发生坏死。

4 支架制动及功能训练　因再造的第1腕掌关节并不稳定，术后应以静力支架保持再造拇指的良好对掌及外展位。愈合后立即鼓励患儿进行再造拇指的功能训练。

参考文献

[1] Converse J M. Reconstructive plastic surgery: Vol.6[M]. 2nd ed. Philadelphia: WB Saunders, 1977:3337-3348.

[2] Buck-Gramcko D. Pollicization of the index finger, method and results in aplasia and hypoplasia of the thumb[J]. J Bone Joint Surg, 1971,53(8):1605-1617.

（载于《中华整形烧伤外科杂志》1986年第2卷第4期P249-251）

复拇指畸形的分类及治疗

上海第二医科大学附属第九人民医院　王炜　胡鸿泰　邹永华　杨川

先天性复拇指畸形是一种常见的先天性手畸形，表现为拇指孪生，拇指桡侧或尺侧多指，国际手外科协会将它划入“孪生畸形”或“多指畸形”的范围内。复拇指畸形在西方国家的发病率为0.18‰；我国尚无类似的报道，但是多指(趾)畸形的发病率为1.48‰。

过去对复拇指畸形的治疗多半只切除多余的拇指，较少对留下的拇指进行功能及外形的矫正。笔者1983年12月～1987年4月收治了复拇指畸形33例，共36只手，根据临床表现及其病理解剖特点进行分类，并以分类为依据选择相应的治疗方案：切除多指，并以切除的多余拇指作为组织移植的供区，用显微外科技术对存留的拇指进行皮肤、韧带、关节、骨畸形的整形，取得了较好的外形及功能效果，兹报道如下。

一、临床资料

本组33例(36只手)，男性21例，女性12例，男女之比为1:0.6；右侧22例，左侧8例，双侧3例，左右之比为1:2.3；来院治疗的最小年龄为4个月，最大41岁。住院前，常规对患手进行物理检查、X线摄片，拟定初步手术方案。需要进行皮肤、韧带、骨、关节整形的，收入住院；不伴有其他畸形的单纯性浮动拇指多指，多在门诊予以切除，不属本文统计范围。

二、分类

分类是为了对治疗提出规律性指导的依据。复拇指畸形的两个拇指常常是不等大的，其中较大的拇指由于发育较好，形态及功能可近似正常，被作为存留拇指，称为主干拇指；而另一较为细小、拟被切除的拇指称为赘生拇指；有时，两个孪生拇指的形态相似，则称为镜状拇指。

根据临床表现、X线摄片资料，以拇指指骨及掌骨分裂的程度为依据，将复拇指畸形分为12型：第一型是拇指远节指骨不完全分裂；第二型为拇指远节指骨完全分裂；拇指近节指骨不完全分裂，或是完全分裂，分别构成第三、四型；掌骨不完全分裂，或是完全分裂，各自隶属第五、六型；第七型为拇指桡侧多指，有三节指骨；第八型为拇指桡侧多指，有三节指骨，但其近节指骨的基底与主干拇指近节指骨的基底融合；第九型为拇指尺侧多指，有三节指骨；第十型为拇指桡侧多指呈肉赘样，不含指骨，或有不完整的指骨，称为浮动性赘生拇指；第十一型为拇指桡侧多指，含有完整而细小的指骨；第十二型为拇指桡侧多指细小，伴有部分发育不良的掌骨。

三、外科技术

手术的目的是切除赘生拇指，保留近似正常的主干拇指，并对其存在的畸形进行矫正，重建一个外形、功能良好的新拇指。本组对36只畸形手采取了下列几种术式：

(一) 单纯赘生拇指切除术

单纯赘生拇指切除术适用于第十型及部分第十一型复拇指畸形，赘生拇指附着在主干拇指桡侧的任何平面上，但不与主干拇指构成关节。手术方法是在赘生拇指基底部作一梭形切口，切除赘生拇指。手术宜在婴幼儿时期完成，最迟也应安排在学龄前完成。如不伴其他畸形，这类手术多半在门诊进行。

（二）孪生拇指合并术

孪生拇指合并术又名 Bilhaut-Cloquet 手术，适用于第一、二型复拇指畸形，偶尔也用于第三、四型，但后者术后可能并发指间关节或掌指关节活动受限。对于外形及指骨大小相似且对称的镜状拇指，两拇指合并术后效果较好。

手术是在邻近的两拇指指背间设计 V 形或多 V 形切口，既可切除过多的皮肤，又可避免术后指背留下直线瘢痕。将两邻近的孪生指骨作矢状截骨，使截骨面合二为一，用细钢丝结扎或克氏针固定。作指甲甲床的切口设计时，不仅要考虑指甲的切除量，而且要考虑到两指甲合并时指甲的弧度是否自然。

（三）复拇指畸形的综合整形术

在临床上，适用于单纯赘生拇指切除术或孪生拇指合并术治疗的病例只占少数，本组占 39%；大部分病例需采用复拇指畸形综合整形术。因此，后者是复拇指畸形矫正的基本方法，包括赘生拇指的切除，利用赘生拇指的组织作移植供区，对主干拇指的皮肤、指甲、韧带、骨、关节进行整形及肌腱转移等。

1 指腹岛状皮瓣整形术　Litte（1951）的环指岛状皮瓣是修复拇指感觉缺失的良好选择，但是，指腹血管神经束皮瓣（指腹岛状皮瓣）较少被用于先天性复拇指畸形的矫正。

存留的主干拇指常常较正常拇指小，表现为指甲短小，指腹小而塌瘪；或整个拇指的指干过细。为矫正这类畸形，常规地在被切除的赘生拇指上设计指腹血管神经束皮瓣，或带有部分指甲，或制成一条细长的指侧血管神经束皮瓣，用以丰满主干拇指的指腹，或同时矫正指甲畸形、指干细长畸形。

方法是在赘生拇指指腹设计相应大小的、蒂部有足够长度可供转移的岛状皮瓣。手术步骤：用亚甲蓝在计划切除的赘生拇指指腹上描绘出相应大小的岛状皮瓣，并在岛状皮瓣的近心端设计垂直切口以暴露其血管神经束；在保留的主干拇指上设计侧方弧形切口，并在该切口两侧作分离，使其能容纳岛状皮瓣，并服帖地着床。为保证手术成功，需注意以下几点：①术前仔细做物理检查，或配以多普勒检查，了解赘生拇指的指动脉是否存在；②手术应在止血带下完成；③因患者常是婴幼儿，血管神经束十分细小，必须在手术放大镜或显微镜下完成手术。

2 虎口皮肤 Z 整形　在复拇指畸形中，选择桡侧多指作为赘生拇指切除时常伴有虎口不够宽大的缺陷，术中设计单 Z 形或多 Z 形整形。

3 掌骨头修整，掌指、指间关节侧副韧带整形　第三至第九型、第十二型，以及部分第二型复拇指畸形，都在不同程度上需进行掌骨头修整及掌指、指间关节侧副韧带整形。这些病例在切除赘生拇指后常留有掌骨头侧方凸出畸形，须截除凸出的掌骨头矫正畸形，又必须保护好其侧副韧带，便于截骨后作韧带复位缝合。

遇到下述两种情况时需作掌指关节侧副韧带的修复：①截除凸出的掌骨头时侧副韧带被切断；②留下的主干拇指存在指间或掌指关节的侧偏、屈曲畸形，或是关节不稳定。如果这些畸形不是由骨畸形造成的，可考虑采用侧副韧带缩短、延长、转位、再造等进行矫正，有时可辅以肌腱转移，以增加疗效。

手术方法：在掌指关节侧方作 S 形切口，暴露掌指关节侧副韧带的起止点，在韧带止点的远方约0.5cm 处切开指骨骨膜，形成一条 0.3～0.5cm 宽的指骨膜与韧带相连，使其向近心端分离，将指骨膜、韧带连同关节囊形成侧副韧带瓣，注意其起点附着处不被损伤。然后切除赘生指，截除凸出的掌骨头，将韧带复位固定，并根据关节畸形的状况决定侧副韧带新止点的位置及缝合的张力。指间关节侧副韧带的修复方法与此类似。

4 掌骨或指骨的楔形截骨术或楔形植骨术 第七、八型，或第四、五、六型复拇指畸形，因指骨或掌骨发育上有侧向弯曲，留下的主干拇指存在指间关节或掌指关节面倾斜，指侧偏，需进行近节指骨、远节指骨或掌骨的楔形截骨矫正畸形；也可作横行截骨，植入楔状骨片，移植骨片来自切除的赘生拇指，以细钢丝结扎或克氏针固定。

5 肌腱转移术 一般情况下，被切除的赘生拇指的伸肌腱均应带蒂保留备用，作为矫正主干拇指屈曲、侧偏畸形的辅助力量。在伸肌腱转移止点的确定上，应使偏斜的指间关节或掌指关节达到轻度矫枉过正，然后在偏斜的对侧确定肌腱的新止点。

四、术后处理

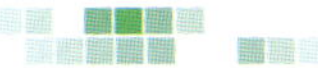

术后应注意拇指及岛状皮瓣的血供，拇指应用矫枉过正的夹板，虎口处于拇外展位包扎。克氏针多半在手术4周后拔除；如进行截骨者，则应做X线摄片检查骨生长情况，在拔除克氏针后应用夹板2周，或根据畸形矫正的情况适当延长夹板的使用时间。婴幼儿多半采用羊肠线(5-0)缝合皮肤，术后无须拆线。

五、讨论

1 分类原则 复拇指畸形的分类原则是以复拇指的形态及病理解剖特点为依据，并参照Wassel(1969)及Egawa(1966)的分类方法。Wassel将复拇指畸形分为7型，Egawa将其分为8型；笔者认为，以前的分类法不能容纳变化多端的复拇指畸形，故本组将其分为12型。

2 手术方法的选择 复拇指畸形的大多数病例不同于单纯性多指畸形，因此，单纯的赘生拇指切除不能达到畸形矫正后功能及外形满意的结果，只有根据畸形的解剖特点采取综合整形术，才是复拇指畸形矫正的新选择。综合整形术的各个手术犹如七巧板的构件，变化多端，只有搭配恰当，才能使复拇指畸形的矫正达到功能及外形均优良，近似正常的效果。但这种术式要求术者在治疗前对患指的情况进行深入的了解及分析，包括皮肤、血管、神经、肌腱、骨、关节、韧带等；同时要求术者采用整形外科、显微外科的原则，利用被切除的赘生拇指作组织移植的供区，设计皮肤、皮瓣、肌腱、骨、韧带等移植方法。

3 主干拇指掌侧结构的保护 本文提及的综合整形术对存留的主干拇指的整形，包括肌腱转移，骨、韧带整形，均采用指背进入或一侧侧方进入，其目的是尽可能地保护拇指掌侧的血管供养及神经支配。为此，肌腱转移也只用伸肌腱转移，尽可能不涉及屈肌腱，但它不属于禁区。

4 切除拇指的选择 复拇指畸形的两个拇指，大多数情况下有大、小之分，功能上优、劣悬殊，在使用两孪生的拇指时也有主次的区别，真正同步活动的镜状拇指只占少数，因此，切除的应是较小的、发育较差的、患者较少应用的拇指，即赘生拇指。

5 手术时机的选择 考虑到婴儿在4～7个月时就具有抓及握的能力，因此，综合整形术常常在出生后6个月进行。在施行截骨、植骨、韧带整形时，应以不破坏骨骺及其血供为原则，为此，手术总是从指背进入，或是从指的一侧进入，使拇指另一侧的血管神经供养不受干扰。

6 显微外科技术的应用 综合整形术实际上是整形外科及显微外科技术在复拇指畸形矫正中的应用。本组病例多半是婴幼儿，其肌腱、血管、神经、韧带的直径多半在1mm以下，只有采用手术放大镜或显微镜才能清晰地辨别，并借助显微器械、5-0～9-0无损伤尼龙缝针缝线进行精密及无创的操作，才能使手术达到较理想的境地。

（载于《修复重建外科杂志》1988年第2卷第1期P5-8）

复拇指单纯切除后遗畸形的整复治疗

上海第二医科大学附属第九人民医院　胡鸿泰　王炜

先天性复拇指畸形的分类及治疗已有较详细的报道，而单纯切除多余的赘生拇指，拇指仍存留畸形，伴有功能障碍，常为一般外科医师所忽略。1988 年 1 月以来，我们共收治复拇指畸形单纯切除后遗畸形患者 9 例，对拇内收畸形、关节偏斜和伸拇无力等畸形作了综合整复手术治疗，拇指功能、外形均获得令人满意的效果，兹报道如下。

一、临床资料

1　一般资料　本组共 9 例，其中男性 2 例，女性 7 例，年龄为 2～29 岁；左手存留拇指畸形 2 例，右手 7 例。复拇指单纯切除术最早在生后 20 余天施行，迟者在 7 岁时施行；后遗畸形可随年龄的增长呈进行性加重，也可缓慢发展。拇指后遗畸形的整复治疗时间距复拇指单纯切除术 1～22 年，平均 5.7 年。

2　后遗畸形的临床表现

（1）拇指发育不良：本组 9 例都有不同程度的拇指发育不良，表现为存留拇指较正常拇指短小。

（2）拇内收畸形：本组有 6 例存留拇指呈内收状态，第 1 指蹼过浅过小，拇外展活动受限，对掌或对指功能障碍。

（3）关节偏斜：包括拇指指间关节的尺偏或桡偏、掌指关节的尺偏或桡偏，或两个关节同时存在的相反方向的偏斜。由于指骨与掌骨不处在中央伸直位，使伸、屈肌腱的传力减退而引起伸、屈功能障碍。本组有 3 例指间关节偏斜，4 例掌指关节偏斜，指间关节尺偏或桡偏、掌指关节尺偏或桡偏并存的各 1 例（在临床检查时，往往可扪及偏斜处的骨性突起或凸出畸形）。

（4）拇指伸指无力：本组中有 4 例表现为拇伸肌功能丧失或减弱。

（5）关节不稳定：本组 9 例均有拇指指间关节或掌指关节不稳定。

3　手术方法

（1）拇内收畸形的整复：采用皮肤 Z 形或多 Z 形切除术进行矫正。

（2）关节偏斜的矫正：本组中关节偏斜的原因包括关节囊侧副韧带松弛、肌止点异常移位和遗留骨骺及双关节面异常。矫正的方法有两种。①韧带–骨膜瓣联合法：利用关节侧副韧带和近端指骨或掌骨的骨膜，构成副韧带–骨膜联合瓣，瓣蒂设计在近端，如倒 U 形。在关节远端掀起联合瓣，手法复位关节后，重新紧缩缝合联合瓣。对较轻的关节偏斜，此法修复效果好。②截骨矫正法：将偏斜的指骨或掌骨作楔形截除，或对残留的关节面做削切术，手法复位后使指、掌骨处在中央伸直位，用克氏针固定。

（3）拇伸肌功能的修复：复拇指畸形患者的拇长伸肌往往纤细，而使拇指远节伸指无力。我们常可在原复拇指切口近端解剖出残留的拇长伸肌腱，并向近侧解剖游离一段后，从皮下穿过到达存留拇指，并与存留拇指的拇长伸肌腱缝合，两腱合并可加强拇伸肌力，术后以克氏针或石膏托固定拇指于伸直位 6 周。若术中见拇长伸肌腱缺如或过于纤细不能采用时，可采用示指固有伸肌腱转移替代，或采用桡侧腕长伸肌腱转移替代。

拇长伸肌功能不良时，解剖除见该肌纤细外，我们还曾发现 1 例该肌止点向后向侧方的异常移位，止于近节指骨远端的桡背侧。经手术分离异常止点，并予以重新缝合到末节指骨基底背侧后，恢复了拇长伸肌的功能。

（4）拇指发育不良的修复：除了在复拇指畸形一期修复中采用综合整形术外，尚无理想的办法。本组1例患者最终取第2足趾复合组织游离移植行拇指再造术，使外形得以改善。

二、讨论

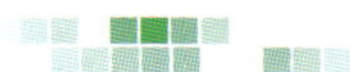

复拇指单纯切除术往往后遗其他畸形，我们曾根据复拇指畸形的临床分类，提出综合性整复治疗的方法，减少或消除了其他影响功能的后遗畸形的发生。

我们认为，复拇指单纯切除后遗畸形的形成，通常是复拇指畸形本身的异常解剖结构的继续发展，因为单纯外科切除术往往不能解决异常解剖结构向正常化的转变。我们在手术中发现有下述异常解剖结构的存在：①指、掌骨发育不良；②残留的骨骺和复拇指有双关节面；③拇短展肌止点下移；④拇长伸肌纤细，其止点向后向侧方移位；⑤关节囊松弛。这些异常结构可单独存在，也可合并存在，它们是产生后遗畸形的解剖学基础。

对这些异常解剖结构，仍应以综合整复治疗为主，包括：①皮肤软组织的改形；②异常肌止点的重新固定；③关节囊侧副韧带重建术；④关节面修整和截骨术；⑤必要的肌腱转移替代术等。

手术中要注意以下几个问题：①拇内收皮肤挛缩改形时常伴有拇短展肌止点的下移，只有重建止点，才能完善拇指外展的功能；②采用韧带–骨膜瓣矫正关节偏斜时应注意有无异常的大鱼际肌止点的改变，将指、掌骨复位于中央伸直位后应重新固定于正常位置；③除了将两条拇长伸肌合并缝合外，尚应检查有无该肌向后向侧方的异常移位；④在严重关节偏斜的矫正中，注意不能削切过深，以免裸露髓腔，增加关节囊内瘢痕形成，关节削切后要用联合瓣修复。

参考文献

[1] Wassel H D. The results of surgery for polydactyly of the thumb: a review[J]. Clin Orthop Relat Res, 1969, 64:175-193.

[2] 王炜，胡鸿泰，邹永华，等.复拇指畸形的分类及治疗[J].修复重建外科杂志，1988, 2(1):5-8.

[3] Tada K, Yonenobu K, Tsuyuguchi Y, et al. Duplication of the thumb: a retrospective review of 237 cases[J]. J Bone Joint Surg, 1983, 65(5):584-598.

[4] Miura T. Duplicated thumb[J]. Plast Reconstr Surg, 1982, 69(3):470-481.

（载于《中国修复重建外科杂志》1992年第6卷第4期 P200-202）

桡侧球棒手的外科治疗经验

上海第二医科大学附属第九人民医院　王炜　邹永华　胡鸿泰　陈守正　董佳生
林晓曦　顾斌　官重民

先天性桡侧球棒手又称先天性桡侧缺损手，是一种罕见的手及上肢先天性畸形，发生率为 $1/10^5 \sim 1/3\times10^4$；主要表现为手及前臂桡侧发育不良，桡骨及其相应的肌肉、血管、神经有不同程度的缺损，拇指及其掌骨、腕掌关节缺损或发育不良，腕关节向桡侧脱位，呈曲棍球棒样，有严重的外形及功能障碍，可伴有心血管及消化道畸形、智力减退、脑积水、血小板减少及其他肌肉骨骼畸形。

一、桡侧球棒手的分型

桡侧球棒手的分型以 Bayne 等的分型较为简易明了。他以桡骨发育不良的程度作为主要内容,将桡侧球棒手分为 4 型。第Ⅰ型:桡骨远端或近端发育不良,伴有轻度短缩;第Ⅱ型:桡骨明显发育不良,表现为细小、弯曲,尺骨增粗并弯向桡侧;第Ⅲ型:桡骨部分缺失,以远端或中段 1/3 缺失为多见;第Ⅳ型:桡骨完全性缺失。

1982～1998 年,我们共收治桡侧球棒手 12 例,其中男性 9 例,女性 3 例;年龄最小为 4 岁,最大为 16 岁;单侧性 10 例,双侧性 2 例。除了 2 例双侧第Ⅰ型桡侧球棒手表现为前臂短小,但双手代偿功能尚能满足日常生活的需要,没有进行手术外,其余均进行了手术治疗。2 例双侧桡侧球棒手均为五指手,拇指严重发育不良。10 例单侧桡侧球棒手分别属于第Ⅱ、第Ⅲ、第Ⅳ型,其中 9 例为四指手,拇指完全缺失;1 例为五指手,拇指缺损,第 1 掌骨及第 1 腕掌关节严重发育不良,大鱼际缺失。基本手术包括腕关节脱位矫正-尺骨中心化手术,或桡骨缺损的修复、拇指再造等。所有病例术后腕关节桡偏或脱位被矫正,拇指再造全部成活,术后随访 2 年,手部功能及形态明显改善。在本组病例中虽有尺骨弯曲,但只有 1 例进行了矫正,未作矫正者不影响手术后功能的改善。

二、外科技术

桡侧球棒手的治疗目的是改善手部的外形及功能,其手术治疗内容包括:腕关节桡侧脱位的矫正、桡骨缺损的再造、前臂短缩组织的修复(包括皮肤、皮下组织短缺的修复及肌腱延长和转位等)、弯曲尺骨的矫正、拇指再造或大鱼际缺失的拇指对掌的重建等。其治疗是一项多种手术一并完成的复杂过程,手术宜在儿童时期完成。在患儿出生后应用手及前臂支架,对矫正腕关节脱位、前臂桡侧软组织挛缩是有益的,并可作为手术治疗前的准备;支架在术后的应用也是保持疗效、防止挛缩的重要措施。

1 尺骨中心化手术　尺骨中心化手术是矫正桡侧球棒手腕关节桡侧脱位的主要术式。

(1) 切口:国外学者多采用腕背横切口;我们更喜欢在腕背尺骨下端突出处采取 S 形切口,既暴露广泛,又便于设计腕背部的转移皮瓣,可用于修复桡侧软组织的挛缩,桡侧伸腕、屈腕肌腱转位或延长。

(2) 尺骨头的暴露及移位:皮肤切开后,显露尺侧腕伸肌及腕屈肌,保护好尺神经腕背支,暴露超过腕关节远端的脱位尺骨远端。将尺骨骨骺削成后前位的楔形,切除月骨,将尺骨骨骺端置入月骨部位,用两根克氏针固定,一根穿过第 3 掌骨,经头状骨入尺骨;另一根斜穿过掌骨,经腕骨入尺骨。术后 6～8 周拔除克氏针,夜晚应用外支架制动维持 4～6 周。

2 游离腓骨骨皮瓣桡骨再造　本组有 1 例选用游离腓骨骨皮瓣移植,游离腓骨长 8cm,带有骨皮瓣,作桡骨缺损的再造及前臂桡侧软组织挛缩的矫正和修复。其步骤为:游离腓骨的一端支撑腕关节,另一端置于尺肱关节的平面。尺腕关节作关节囊松解,矫正尺腕关节脱位,克氏针穿过尺腕关节及再造的桡腕关节。骨皮瓣用以修复腕关节桡侧脱位矫正后桡侧皮肤的短缺。克氏针固定 6～8 周后拔除,夜晚继续用外支架维持 4～6 周。

对腕关节桡侧脱位的矫正,本组采用上述两种术式,包括尺骨中心化手术以及腓骨移植修复桡骨缺损。我们感到尺骨中心化手术操作方便,能有效地矫正腕关节桡侧脱位,术后手的功能良好;而腓骨移植修复桡骨缺损虽是一种新的术式,但在矫正腕关节脱位方面支撑及固定不易,移植的腓骨在腕部较难选择有效的支撑点,而且手术操作范围广泛,易损伤腕部血管神经,手术费时,需两组医师同时手术。两者的手术后功能比较,作腓骨移植的病例不比单纯尺骨中心化手术为优。

因此，我们认为此方法虽新但宜慎重选择。

3 示指拇指化手术　桡侧球棒手的拇指缺损以示指拇指化手术为最佳选择。我们习惯在示指掌指关节近端远方设计 5～6 个皮瓣，使示指缩短，并旋转至对掌位；第 2 掌指关节移植至手桡侧腕关节处，制成第 1 腕掌关节；缩短指总伸肌腱的示指伸肌腱，制成拇长伸肌；示指固有伸肌腱移植，制成拇长展肌。如果是五指手，可切除严重发育不良的拇指，用被切除的拇指指腹制成血管神经岛状皮瓣，用于修复再造拇指，使再造拇指的指腹增大。此种病例的第 1 骨间背侧肌转移制成拇短展肌，示指的掌侧骨间肌转移制成拇收肌。

由于桡侧球棒手的拇指缺损常伴有第 1 掌骨及腕掌关节的缺损或发育不良，用一般的足趾移植拇指再造方法效果不佳，因此，本组全部选用示指拇指化手术，制造一个对掌位的、有宽阔虎口的拇指。示指拇指化中，切除第 2 掌骨近心端的大部分，保留其掌骨头，向背侧旋转 90°，再用克氏针固定 4～6 周，并同时进行动力腱的修复及转移。术后再造拇指的功能较足趾移植等手术方法好，而且手术操作方便。示指拇指化手术实际上是一种显微外科手术，术前必须设计好几块带血管蒂的皮瓣，术中注意不要损伤缩短示指的血管神经的连续性，肌腱的缩短、移植也应严格进行无创操作，使术后功能良好。

4 尺骨弯曲的矫正　桡侧球棒手的外科治疗一般包括尺骨弯曲的矫正，采用尺骨中部楔形截骨，使其伸直，并用克氏针或钢板螺钉固定。本组只有 1 例进行尺骨弯曲的矫正，其余均未进行这种手术。尺骨的轻度弯曲不影响手功能的重建。

参考文献

[1] Bayne L G, Klug M S. Long-term review of the surgical treatment of radial deficiencies [J]. J Hand Surg Am, 1987, 12:169-179.

[2] Buck-Gramcko D. Pollicization of the index finger, method and results in aplasia and hypoplasia of the thumb[J]. J Bone Joint Surg, 1971, 53(8):1605-1617.

[3] 吴阶平，裘法祖.黄家驷外科学[M].第 5 版.北京：人民卫生出版社，1992:2019-2022.

（载于《中华外科杂志》1998 年第 36 卷第 12 期 P770-771）

先天性镜影手畸形

（8 例回顾和文献复习）

上海交通大学医学院附属第九人民医院　王炜

镜影手又称镜影手多指畸形，是指手的大部分成分在一只手腕上出现孪生畸形，包括 6 个以上三节指骨手指，掌骨在一只手腕中轴两侧复制赘生，其外形如同一手显现于镜内外，故而命名为“镜影手”。伴有双尺骨畸形及桡骨发育不良者又称单臂双尺骨畸形或双尺骨畸形，是上肢孪生畸形中一种十分罕见的先天性畸形，未能查及有关发病率的报告。用“双尺骨畸形”关键词在 PubMed Home 网站搜索，没有任何信息可查及。Upton J.(1990)复习文献叙述，镜影手自 1587 年第一例报告后，全世界总共有 60 例报告。以“镜影手”或“双尺骨畸形”关键词在中华医学学术期刊上作系列查询，未见文章报道记录。笔者在自己存储的几十万张先天性手畸形照片中筛查、分析和回忆，自 1966 年以来，共收治了 8 例先天性镜影手畸形或双尺骨畸形，其中 4 例存有较完整的图像资料。查阅世界文献，多为个案报告，只有 Jeffrey W.（2004）报告了 2 例。结合文献复习，将笔者的 8 例分为三型报告如下。

一、临床资料

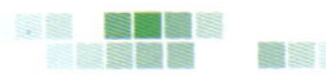

Al-Qattan M. M.等（1998）报道了以前臂尺骨畸形为主要依据分类镜影手，能被查到的报道镜影手的文献很少，其分类文献更少见，发生学文献论述也较少见。笔者临床实践提示，以手部畸形特征分类镜影手较为合适。

1 典型镜影手

（1）临床特征：在手腕中轴两侧出现手指手掌的对称复制，包括 8 个三节指骨手指、8 根手指型掌骨在一只手的内外侧对称孪生，赘生手指的形态结构近似正常手指，具有伸展、收、屈、握、持功能，拇指完全缺损，双尺骨畸形，常为单侧上肢受损。Christoph Harpf（1999）和 Tsuyuguchi Y.（1982）等报告的病例就属于这一类型。

（2）病例一：男性患儿，3 月龄，左手腕中轴两侧各有四手指复制孪生，共八手指，均为三节指骨手指。从患手内侧到中央，或从外侧到中央，手指排列顺序为小指、环指、中指和示指，手指发育近乎正常，具有伸展、对握和抓持功能。拇指完全缺损，双尺骨畸形，腕关节轻度下垂，腕伸受限，前臂旋前、旋后受限。患儿母亲怀孕过程正常，没有外伤、服药、接受手术、经受放射损伤历史被问及。患儿为足月顺产，母系和父系身体健康，没有明显的家族遗传性疾病史被问及（图 4-33）。

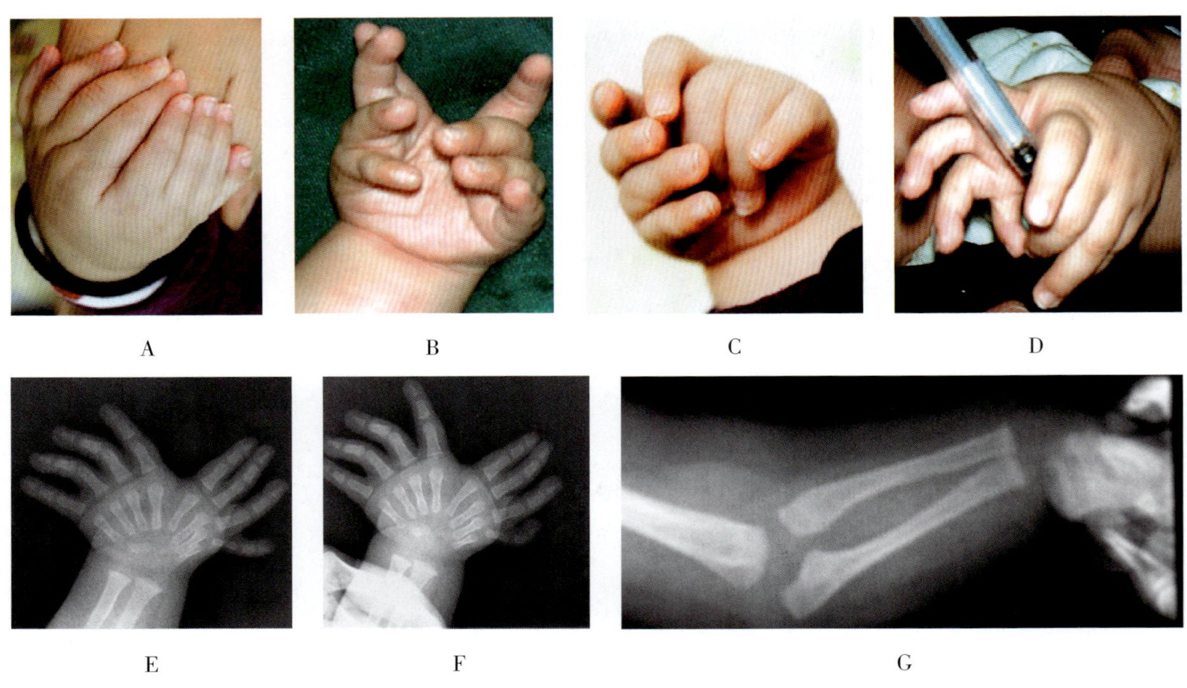

图 4-33 病例一

A. 八手指由内向外和由外向内的排列顺序为小指、环指、中指、示指 B. 手指具有伸展功能 C. 手指具有对合、抓握功能 D. 能作持、夹、握、捏活动 E、F. 手部 X 线片 G. 前臂 X 线片

2 不全并指镜影手

（1）临床特征：在手腕中轴两侧出现手指手掌的复制，包括 6 个以上三节指骨手指、6 根以上手指型掌骨在一只手的内外两侧不全性对称孪生，手指轻度发育不良，伴有多指和不完全并指，拇指完全缺损。畸形累及双手时，常伴有双足多趾、镜影足。

（2）病例二：男性患儿，9月龄，双手有不全对称的六、七手指存在，手指和手掌在腕关节以下、手腕中轴两侧近乎对称生长，均为三节手指。从患手内侧到中央，或从外侧到中央，手指的排列顺序为小指、环指、中指。左手内外侧的小指和环指之间、环指和中指之间有不完全并指；右手小指外侧有一浮动手指，其内外侧的小指和环指之间、环指和中指之间有不完全并指。手指具有伸展、对握和抓持功能，伴轻度发育不良，拇指完全缺损，伴有双足镜影足畸形。没有明显的家族遗传性疾病史被问及（图 4-34）。

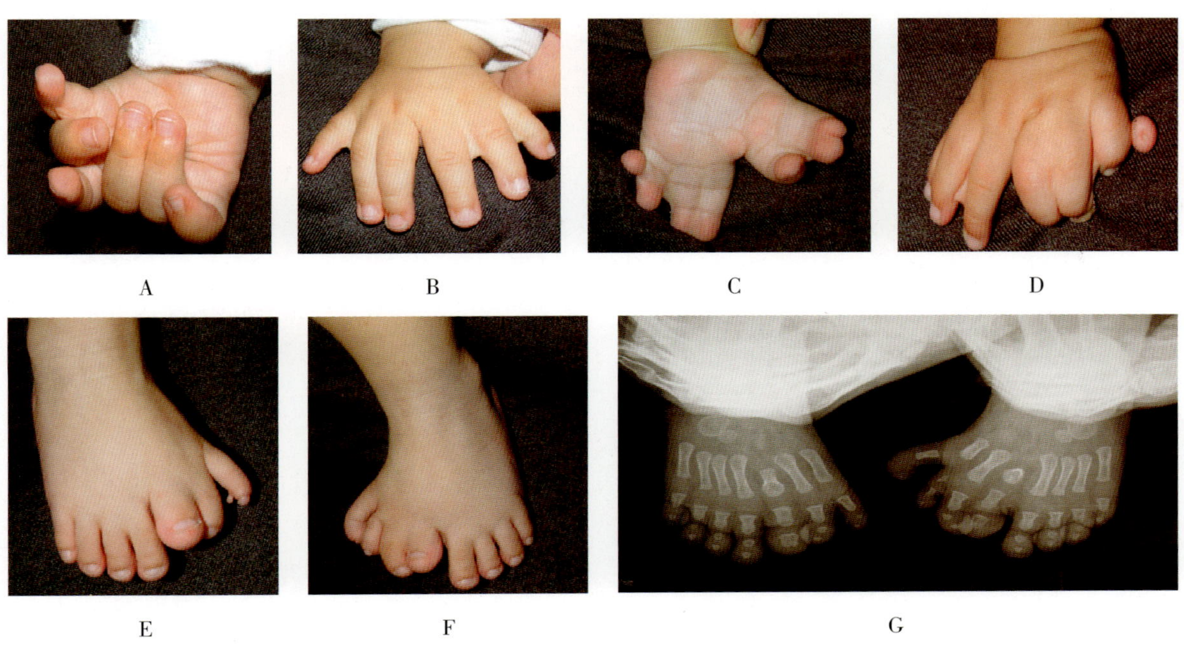

图 4-34　病例二

A、B. 左手有不全对称的六手指存在，6个三节手指在中央分为内外侧两半，小指和环指间、环指和中指间有不完全并指　C、D. 右手小指外侧有一浮动手指，其内外侧的小指和环指间、环指和中指间有不完全并指　E、F. 左右足为镜影足　G. 镜影足的X线片

3 并指镜影手　这类畸形罕见以镜影手畸形报告，但的确表现为手腕中轴两侧手指手掌的复制孪生。

（1）临床特征：在手腕中轴两侧出现手指手掌的复制，包括6个以上三节指骨手指、6根以上手指型掌骨在一只手的内外两侧对称或不对称赘生，伴有完全性并指、多指畸形，指骨掌骨发育不良，手指纤细、屈曲畸形，指伸肌腱发育不良，拇指完全缺损。累及双手时，可能和双侧镜影足同时存在。有时有家族遗传病史可被问及。

（2）病例三：女性，14岁，1967年由河南农村到上海就诊。双手八手指和双足八足趾畸形，手指并指、短指、屈曲畸形，左右手不对称。进行双手多指切除、并指分指手术和拇指再造治疗。由于年代久远，病史资料已被销毁。对这类畸形文献报道称为 Laurin-Sandrow 综合征（LSS），为双尺骨畸形和双腓骨畸形，镜影手和镜影足，桡骨和胫骨缺失或发育不良，伴有并指短指畸形。

（3）病例四：女性，9岁，双手有不全对称的六指和八指存在，右手镜影手，手指均为三节指骨手指。右手中轴两侧的8个镜影手指均为完全性并指，其中内侧四指相并，外侧四指相并，两侧并指中央有一虎口样分界，手指屈曲畸形和发育不良；左手外展型拇指发育不良，伴有复拇指畸形。第一次手术进行拇指再造、多指切除、部分并指分指等（图 4-35）。

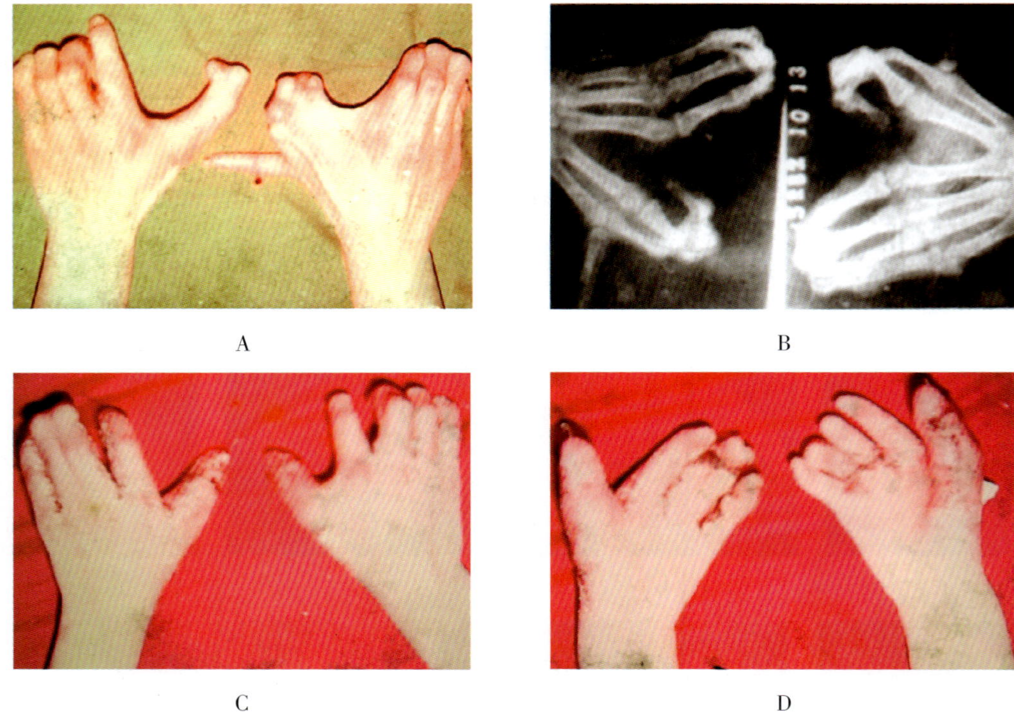

图 4-35 病例四
A、B. 手术前照片和右手 X 线片 C、D. 第一次手术后照片

（4）病例五：男性，4 岁，双手拇指缺失伴并指多指畸形。左手明显分裂成内外侧的两组手指，并指多指畸形，手指纤细、屈曲畸形。笔者将该患儿的左手畸形分类为并指镜影手，即非典型镜影手畸形（图 4-36）。

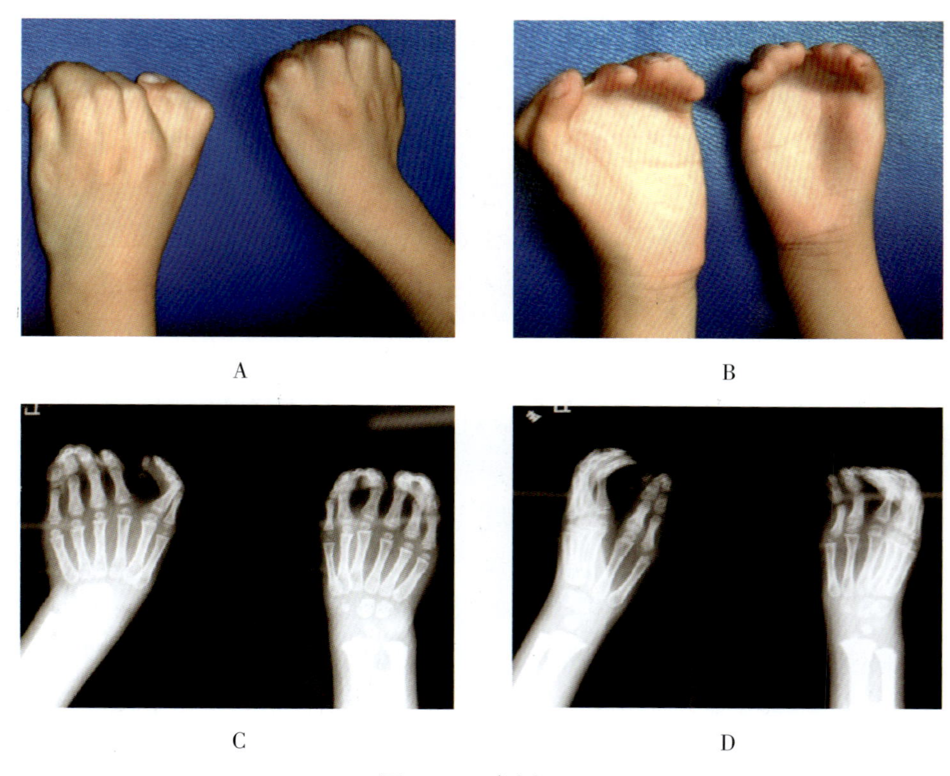

图 4-36 病例五
A、B. 双手照片 C、D. 双手 X 线片

(5) 病例六、七、八：为祖孙三人，患儿双侧并指镜影手畸形伴双足镜影足畸形，患儿父亲、祖父有类似畸形。患儿接受手术矫正。

二、治疗

镜影手的治疗常需根据畸形手的解剖结构个别设计。

1 手术时机选择　笔者选择在出现拇指对掌、握持功能时进行第一期手术，即在 6 月龄时施行第一期手术。

第一期手术包括多余手指及掌骨切除，手指对掌位转位作拇指再造，第 1 指蹼再造，手掌、手背多余皮肤切除整形，切除手指岛状皮瓣转移，加大再造拇指，以及肌腱转移拇指动力重建。取 Buck-Gramcko D.手术改良，或同时进行腕伸功能再造，有关腕伸、前臂旋前旋后以及肘关节功能障碍的修复，常留在后期完成。对于伴有多手指并指的患者，镜影手的矫正手术也可分期进行，先进行拇指再造、多余手指切除、部分并指畸形分指术、弯曲手指畸形矫正术，间隔 2～3 个月后进行其他手指的并指矫正。

第二期手术进行桡侧腕伸肌动力再造，前臂旋前功能重建。

第三期手术进行肘关节功能重建。

2 手术整形举例　男童，左手镜影手，双尺骨畸形，6 月龄时进行首次手术矫正。

(1) 手术设计：在桡侧(外侧)四手指中，第 3 指较为粗大，选择为拇指再造的手指，切除多余手指和掌骨。

(2) 手指移植再造拇指：选择桡侧第 3 指为拇指再造供区，切除桡侧第 1、2、4 手指及掌骨。在桡侧第 3 指近侧指间关节掌面设计一舌状皮瓣，手背设计两皮瓣。由于再造拇指的手指较为细小，可选择邻近手指指腹带血管神经皮瓣移植加大再造的拇指。

(3) 手指缩短拇指再造：将桡侧第 3 指近节指骨近心端和第 3 掌骨远心端作部分切除，制作成两节拇指指骨(图 4-37)，其他多指予以切除。

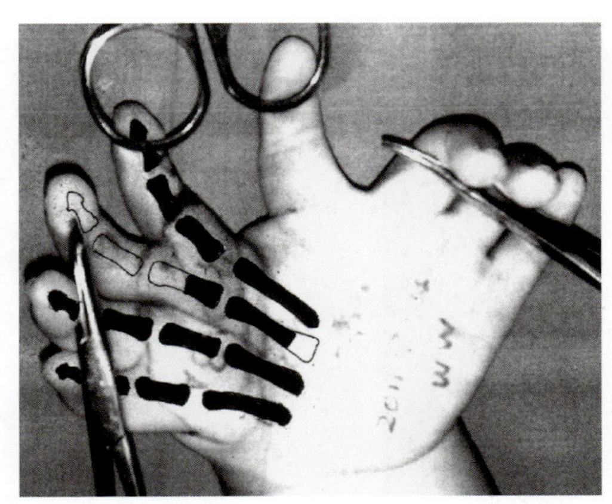

图 4-37　将桡侧第 3 指近节指骨近心端和第 3 掌骨远心端作部分切除，制作成两节拇指指骨
黑色实心处为指骨、掌骨的切除部分，黑色空心处为指骨、掌骨的保留部分

(4) 再造拇指对掌位重建：将桡侧第 3 指指骨、掌骨缩短后旋转到对掌位固定，再造拇指。

(5) 再造拇指动力再造：保留桡侧第 1 指的外展小指肌及肌腱或小指短屈肌，作为再造拇指的拇短展肌。缩短桡侧第 3 指的指伸肌腱，再造拇长伸肌，拇短屈肌让其手术后自然回缩。将桡侧第 4 指的蚓状肌或骨间肌作为再造拇指的内收肌。采取桡侧第 1 或第 2 指的指伸肌腱移植，作为再造拇指的拇长展肌（图 4-38）。

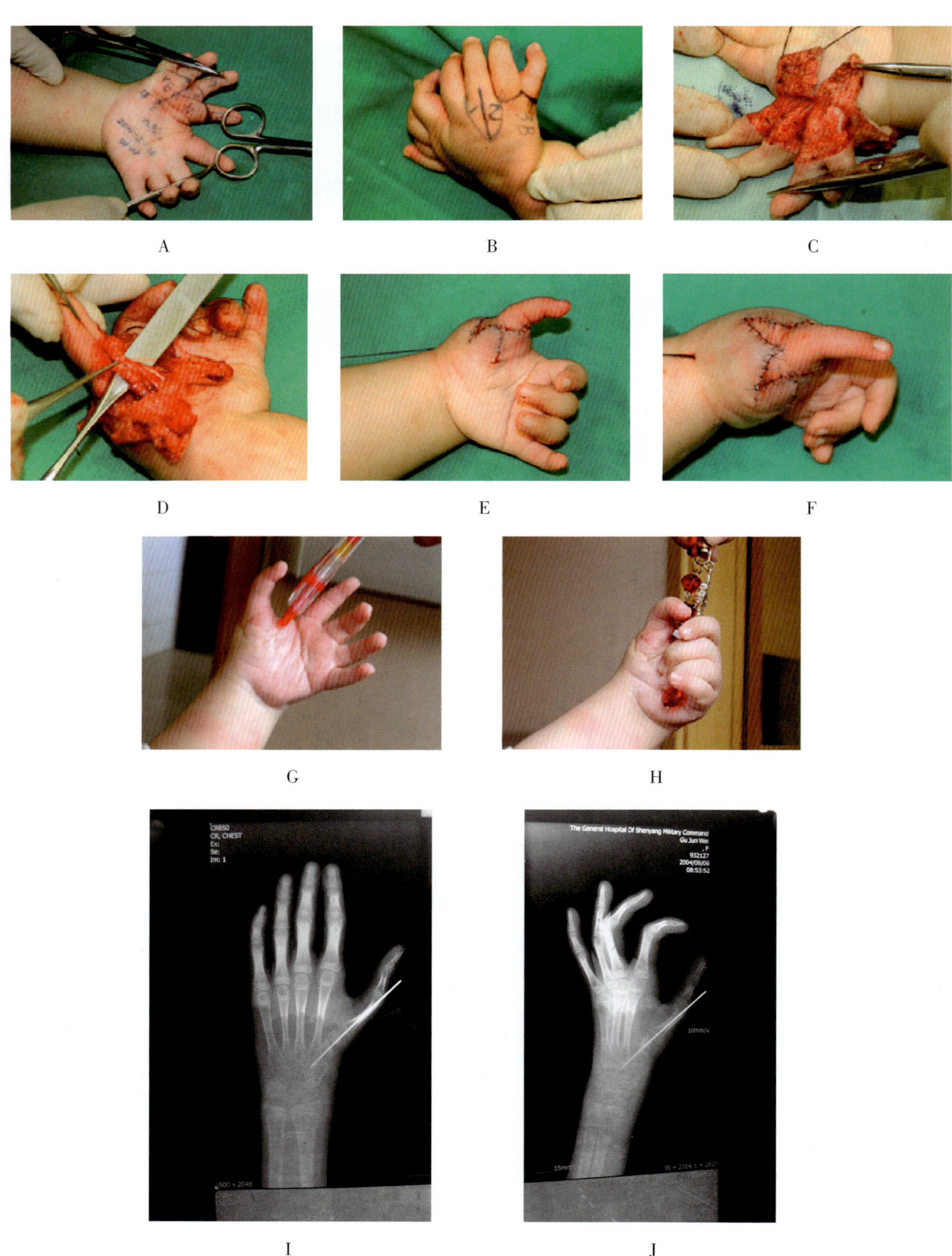

图 4-38　镜影手的手术整形过程

A、B. 第一期手术设计　C. 术中掌侧皮瓣的掀起　D. 神经血管束的保护　E、F. 术后即刻的外形　G、H. 术后 6 个月的外形与功能　I、J. 术后 X 线片

三、讨论

1 分类和诊断依据 镜影手，有人以前臂尺骨畸形为分类依据，笔者以手形态和结构异常为分类依据较为直接：①有多指和多掌骨畸形；②多指、多掌骨畸形在手腕中轴两侧复制即可诊断为镜影手；③尺骨复制和桡骨发育不良是镜影手所包含的畸形；④典型镜影手畸形伴有前臂双尺骨畸形，文献报道的镜影手畸形多为这类畸形。

六手指以上，生长在手腕中轴两侧，伴有手指发育不良和不全并指畸形者，称为不全并指镜影手或并指镜影手。印度 Bhaskaranand K.(2003)报告的 1 例镜影手畸形是一个 3 岁半的男孩，左手多指畸形，镜影手，桡侧第 4 手指两节，其他手指为三节。X 线片显示其左前臂有两根近乎融合的、发育不良的桡骨和一根尺骨，肩关节正常，肘关节屈曲 40°固定畸形；右上肢正常。其实其属于典型镜影手畸形。

2 手术时机选择 只要患儿全身状况良好，6 月龄是最佳手术时期，因为：其一，6 月龄婴儿手功能发育具有握持和对掌活动，此时进行拇指再造是有利的；其二，此时手部结构发育良好，血管神经清晰可见，手术操作不易失误；其三，也是最主要的原因，患儿手畸形对于家长是巨大的精神压力，半岁以后，患儿接触周围人群的机会增加，在接触众人之前完成手术矫正是家长所期望的。腕关节、肘关节畸形的矫正安排在二期手术治疗时较为合适。

3 治疗要点 包括多指切除，选择发育较好的手指再造拇指，对再造拇指进行形态和功能的重建，腕关节及肘关节功能重建。再造拇指的手指常较细小，可采用邻近切除手指制成血管神经岛状皮瓣加大再造拇指。截骨旋转，作对掌拇指再造。第 1 腕掌关节再造有两种选择：①将掌指关节改造为腕掌关节，将拇指化的手指进行掌骨头下的截骨，掌骨头向背侧旋转，与近节指骨背侧基底缝合固定，矫正松弛的掌指关节的掌板，紧缩关节侧副韧带，形成稳定的第 1 腕掌关节；②指骨掌骨缩短，旋转于对掌位，再造拇指。

参考文献

[1] McCarthy J G. Plastic surgery: the hand[M]. Philadelphia: WB Saunders, 1990: 5356-5362.

[2] Jeffrey W I, Hedera P. Two patients with monomelic ulnar duplication with mirror hand polydactyly: segmental Laurin-Sandrow syndrome[J]. Am J Med Genet, 2004, 131A(1): 77-81.

[3] Al-Qattan M M, Al-Thunayan A, De Cordier M, et al. Classification of the mirror hand—multiple hand spectrum[J]. J Hand Surg Br, 1998, 23(4): 534-536.

[4] Barton N J, Buck-Gramcko D, Evans D M. Soft-tissue anatomy of mirror hand[J]. J Hand Surg, 1986, 11(3): 307-319.

[5] Daluiski A, Yi S E, Lyons K M. The molecular control of upper extremity development: implications for congenital hand anomalies[J]. J Hand Surg, 2001, 26(1): 8-22.

[6] Harpf C, Hussl H. A case of mirror hand deformity with a 17-year postoperative follow up: case report[J]. Scand J Plast Reconstr Surg Hand Surg, 1999, 33(3): 329-333.

[7] Tsuyuguchi Y, Tada K, Yonenobu K. Mirror hand anomaly: reconstruction of the thumb, wrist, forearm, and elbow[J]. Plast Reconstr Surg, 1982, 70(3): 384-387.

[8] Barton N J, Buck-Gramcko D, Evans D M, et al. Mirror hand treated by true pollicization[J]. J Hand Surg, 1986, 11(3): 320-336.

[9] Bhaskaranand K, Bhaskaranand N, Bhat A K. A variant of mirror hand: a case report[J]. J Hand Surg, 2003, 28(4): 678-680.

先天性拇指发育不良和畸形的分类研究

上海交通大学医学院附属第九人民医院　王炜

Blauth(1967)将拇指发育不良分为5型,目前较多作者采用的是改良的Blauth拇指发育不良5型分类法。Bayne的拇指发育不良分类法以及Manske(1995)、Abdel-Ghani H.(2004)、McDonald(2008)的改良分类法是将前人的分类予以补充,为6型7类。Upton J.(2006)的拇指发育不良10型分类法虽然是较为实用和全面的,但有失准确。笔者查阅了自己收集的几十年的数十万计的手及上肢先天性畸形的照片资料,感到拇指先天性发育不良的分类法有修正和补充的必要。

良好的拇指发育不良分类是认识疾病和作出治疗决策的依据,也有利于信息和知识的传播。拇指发育不良约占手部先天性畸形的1/3或以上,因此对其进行良好的分类很有必要。

笔者改良拇指发育不良的分类依据是:①形态特征;②解剖结构,包括骨、关节、韧带支持和稳定结构,并将肌肉、肌腱动力结构的发育状况作为参考;③功能状况,即拇指屈、伸、外展、内收、旋转、对掌功能缺陷的程度;④拇指畸形和手部畸形的关系;⑤拇指发育不良和手部先天性畸形综合征的关系;⑥治疗方法的选择等可作为分类的参考。具体分类如下。

(一) Ⅰ型拇指发育不良

1 命名　拇指轻度发育不良。

2 病理及症状　拇指短、小、窄,指甲短窄,或伴有轻度内收或外展畸形,功能损害轻。拇指的支持结构、动力结构和稳定结构存在,功能接近正常。虽然有不同程度的发育不良,但是拇指的屈、伸、外展、内收、旋转、对掌功能基本存在,肌力在4级以上,属于功能不全的短拇指畸形。在形态或功能缺陷方面是变化多端的,存在不同程度的伸、屈障碍,鱼际肌力和正常拇指有差距,但是能完成拇指的抓、握,两指捏、三指捏、指侧捏、对掌等功能虽有不足,但较难选择手术方法给予改善,因此这类畸形常常无须治疗(图4-39)。在短拇指畸形中,有不少属于综合征短拇指畸形,其功能、外形损害较大,另当别论。

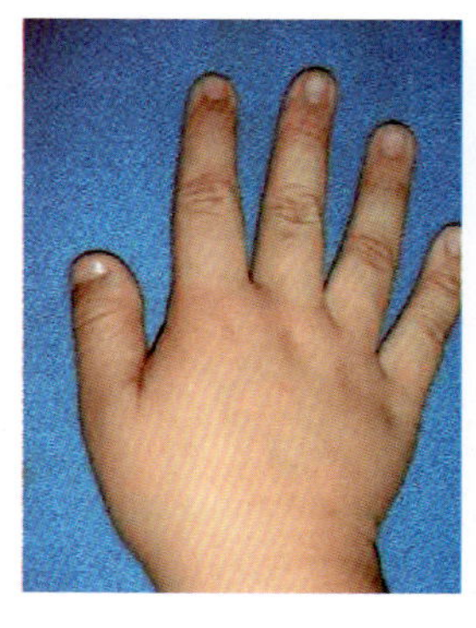

A

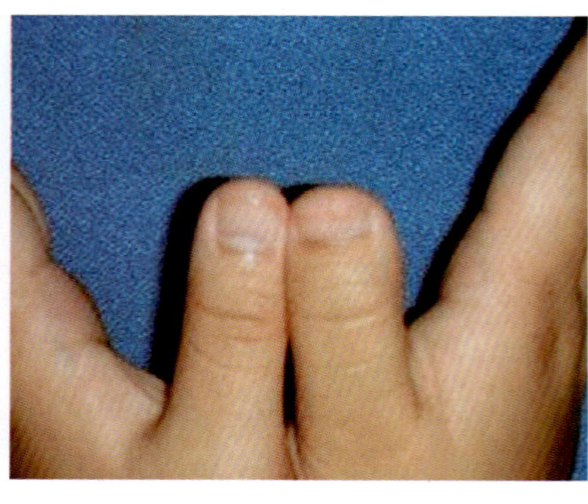

B

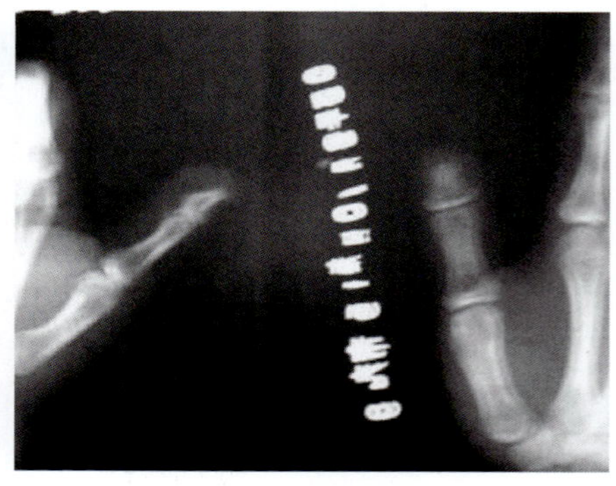

C

图4-39　Ⅰ型拇指发育不良:右拇指轻度发育不良,拇指短小,末节指骨短小,指甲发育不良,其祖母有同样畸形。拇指功能近乎正常,无手术指征。X线片显示:右拇指轻度发育不良,末节指骨发育不良

（二）Ⅱ型拇指发育不良

1 命名　拇指中度发育不良＋大鱼际肌发育不良和(或)拇伸肌、拇屈肌发育不良。

2 病理及症状　拇指明显发育不良，拇指短小，内收畸形，其形态、结构及功能有中度损害。

3 分型　因畸形程度不同，又可分为以下亚型：

（1）Ⅱa 型拇指发育不良：拇指发育不良＋大鱼际肌发育不良。表现为拇指内收，虎口狭窄，大鱼际肌明显发育不良(图 4-40)。

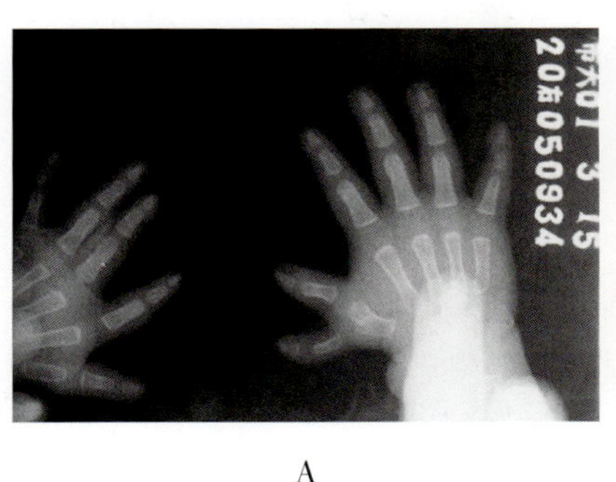

A

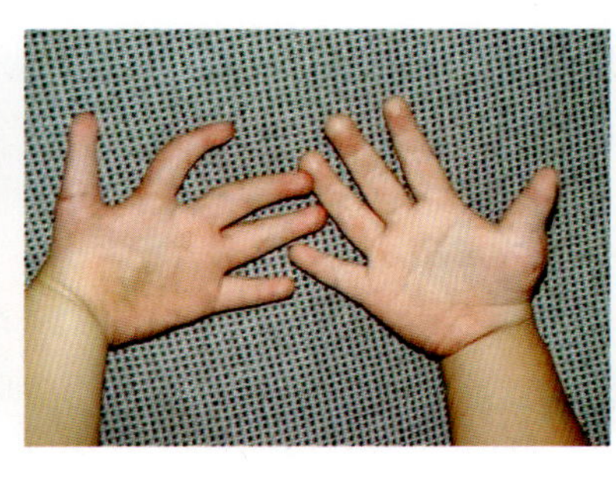

B

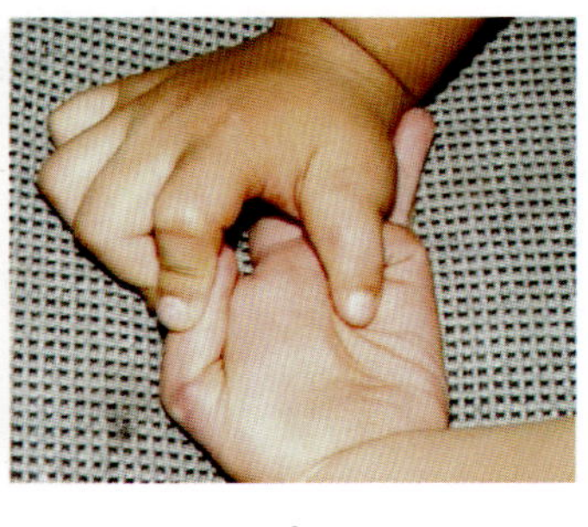

C

图 4-40　Ⅱa 型左拇指发育不良

A. X 线片　B. 左拇指中度发育不良，大鱼际肌发育不良　C. 左手大鱼际肌发育不良，拇指不能完成对指和对掌动作，需要右手协助完成左拇指的屈曲和对掌

（2）Ⅱb 型拇指发育不良：拇指中度发育不良＋拇伸肌发育不良。表现为拇指内收，虎口狭窄，拇伸肌发育不良，可伴有鱼际肌发育不良，骨支持结构掌骨、指骨轻度发育不良(图 4-41)。

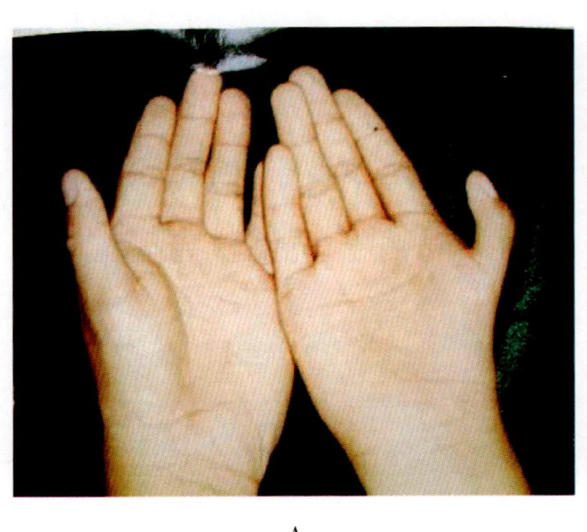

A

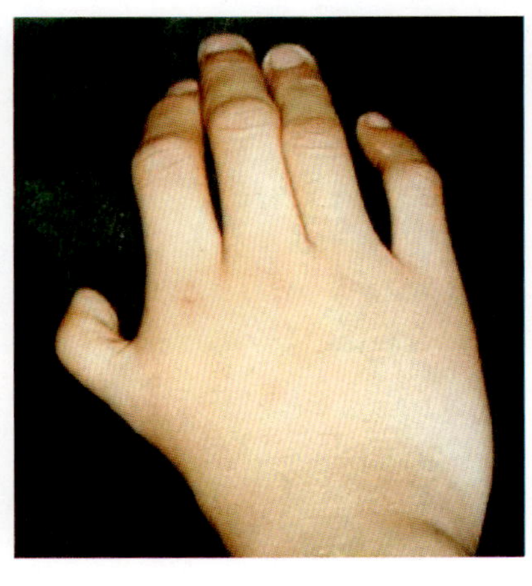

B

图 4-41　Ⅱb 型右拇指发育不良

A. 掌侧　B. 背侧

（3）Ⅱc 型拇指发育不良：拇指中度发育不良＋拇屈肌发育不良。表现为拇指内收，虎口狭窄，拇屈肌发育不良，可伴有鱼际肌发育不良。拇屈肌腱发育不良，止点位置异常，骨支持结构掌骨、指骨轻度发育不良(图 4-42)。

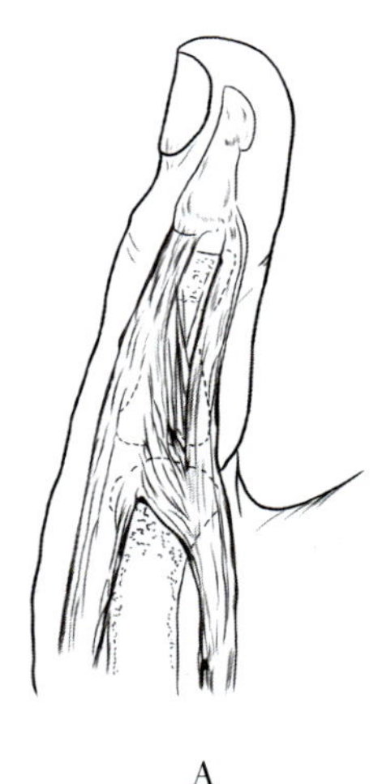

A

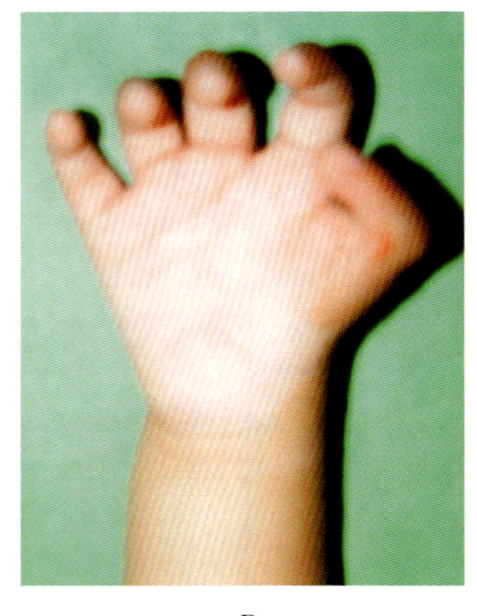

B

图 4-42　Ⅱc 型右拇指发育不良

A. 拇长屈肌分为两部分，止于拇指的屈侧和背侧，屈肌腱止于背侧，表现为膜状屈肌腱，位于掌指关节远端或指间关节远端　B. 拇指短小，内收畸形

（4）Ⅱd 型拇指发育不良：拇指中度发育不良＋拇指骨支持结构、稳定结构中度发育不良。表现为拇指指骨和（或）第 1 掌骨中度发育不良，形态和结构中度异常，指骨或掌骨较为细小，拇指屈、伸、外展、内收、旋转、对掌功能存在，有不同程度的肌力损害（图 4-43）。

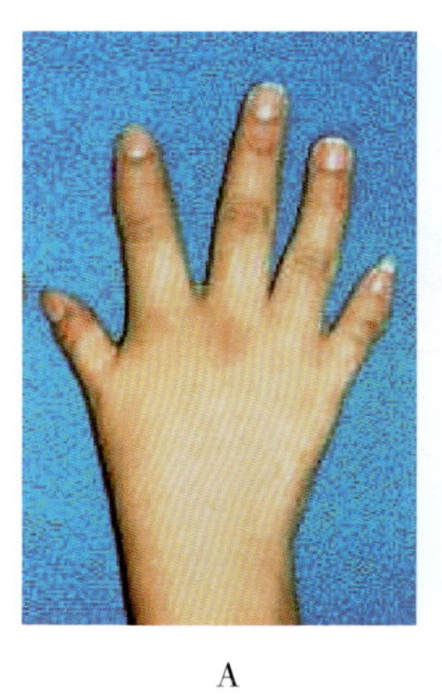

A

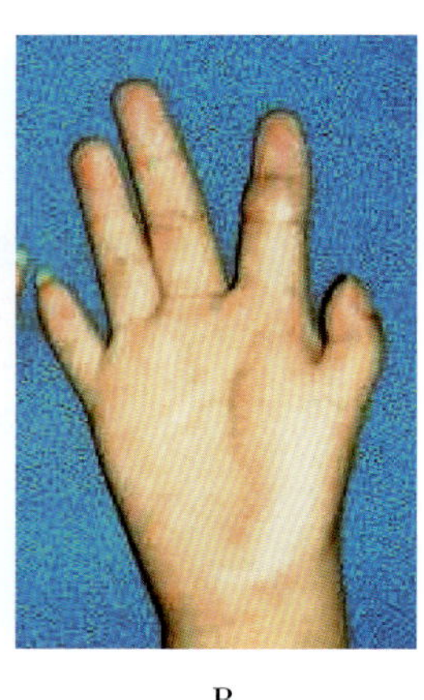

B

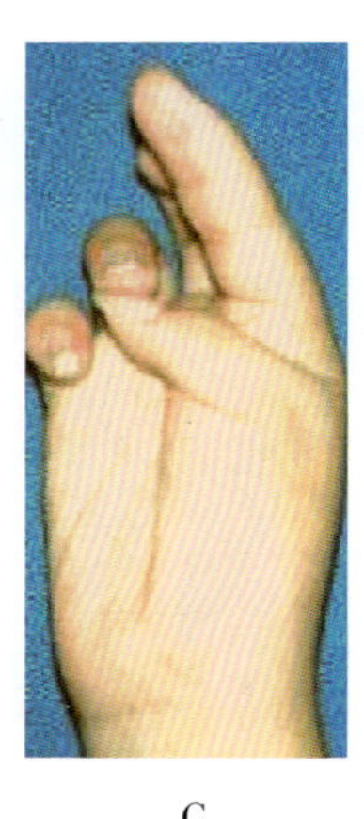

C

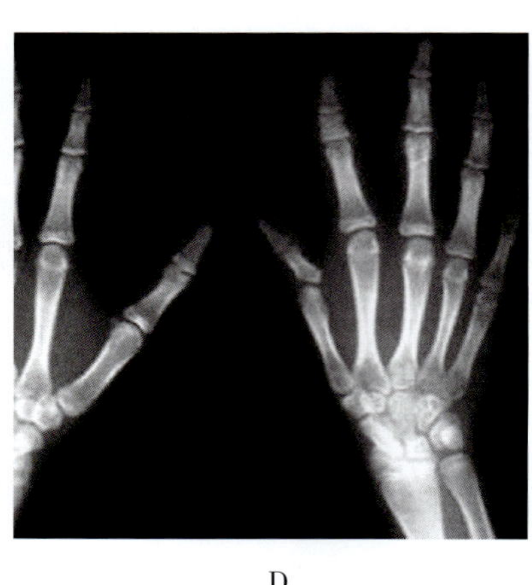

D

图 4-43　Ⅱd 型右拇指发育不良

A～C. 右拇指短小、屈曲、内收畸形，大鱼际肌发育不良　D. X线片示右拇指指骨和第 1 掌骨较为细小

（三）Ⅲ型拇指发育不良

1 命名　拇指重度发育不良，拇指动力结构、支持结构、稳定结构和外形重度发育不良。

2 病理及症状　拇指发育不良，拇指动力结构、支持结构、稳定结构和外形明显发育不良，表现为拇指内收，大鱼际肌发育不良，手外肌发育不良，拇指指骨、第 1 掌骨明显发育不良，指间关节、掌指关节和（或）腕掌关节部分或大部发育不良。虽然有位于对掌位的拇指，但是第 1 掌骨有时为手指型掌骨，功能严重障碍。

3 分型　因畸形程度不同，又可分为三种亚型：

（1）Ⅲa 型拇指发育不良：表现为Ⅱ度拇指发育不良，第 1 掌骨重度发育不良，第 1 腕掌关节存在，但发育不良，拇指支撑功能和动力功能严重损害（图 4-44 右手）。

（2）Ⅲb 型拇指发育不良：表现为Ⅱ度拇指发育不良，第 1 掌骨明显发育不良或部分缺失，第

1 腕掌关节重度发育不良或缺失，拇指支撑功能和动力功能严重损害（图 4-44 左手）。

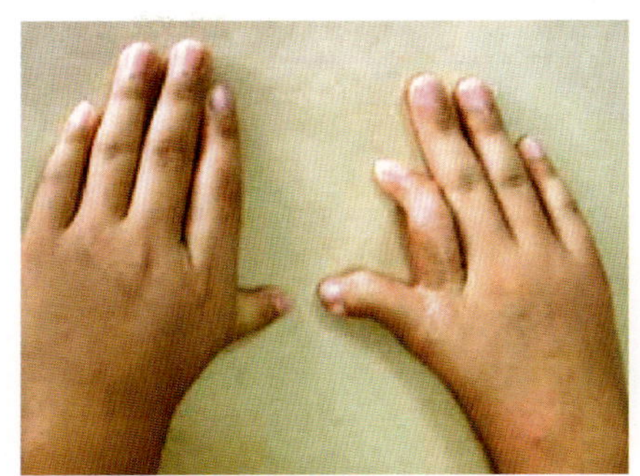
A

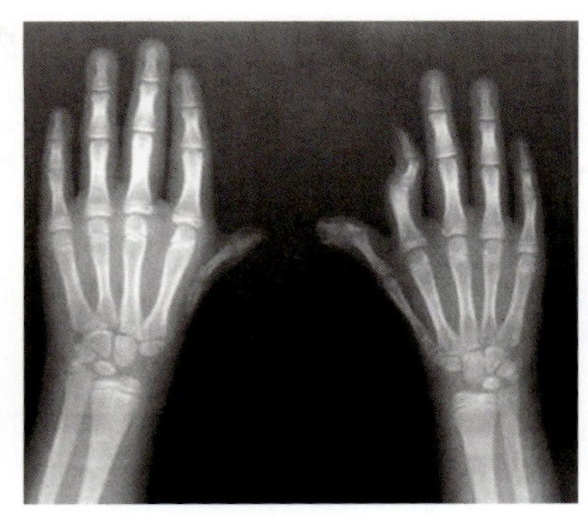
B

图 4-44　Ⅲ型拇指发育不良
A. 照片显示右手为Ⅲa 型拇指发育不良，左手为Ⅲb 型拇指发育不良　B. 同一患者的 X 线片

（3）Ⅲc 型拇指发育不良：表现为Ⅱ度拇指发育不良及指骨发育不良，第 1 掌骨、掌指关节、腕掌关节重度发育不良，位置异常，拇指外展畸形，其位置、形态异常，功能严重损害（图 4-45）。

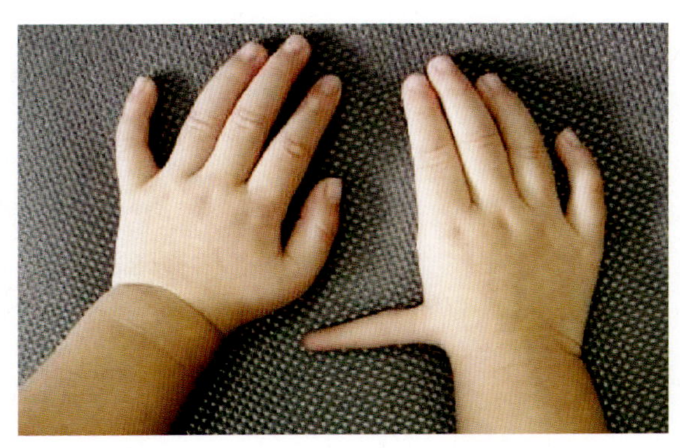
图 4-45　Ⅲc 型右拇指发育不良

（四）Ⅳ型拇指发育不良

1 命名　浮动性拇指。

2 病理及症状　拇指末端骨、软组织存在，但严重发育不良，掌骨缺失，软如蚕样的拇指仅以很小的皮桥与手相连，在皮桥内存有神经和血管。浮动性拇指完全没有功能（图 4-46）。

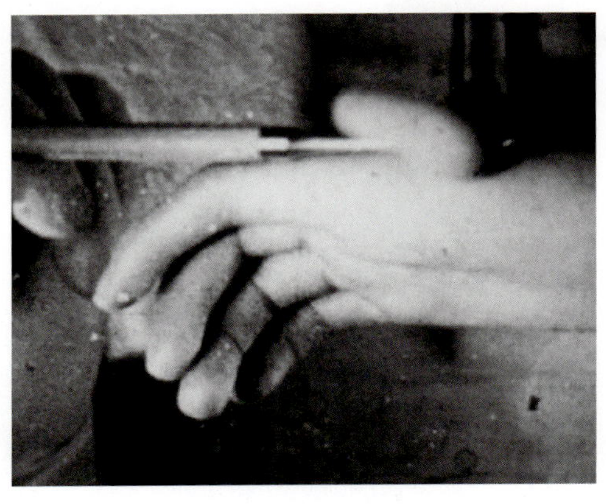
图 4-46　Ⅳ型拇指发育不良

（五）Ⅴ型拇指发育不良

1 命名　拇指缺失，拇指发育不良。

2 病理及症状　四指手，缺少对掌位拇指，四指发育尚好，手指外形及功能良好或轻度不良（图 4-47）。

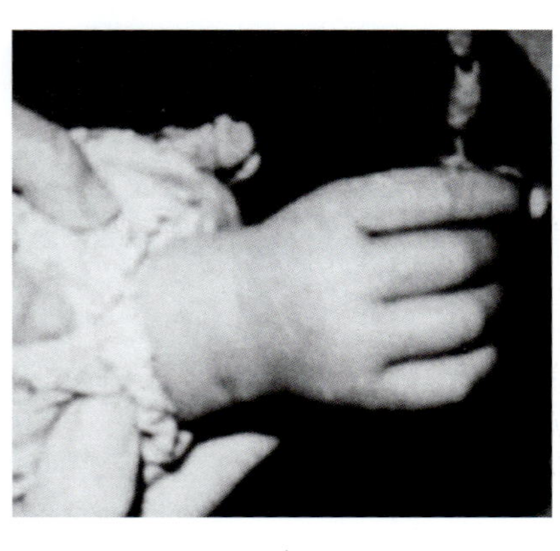

A

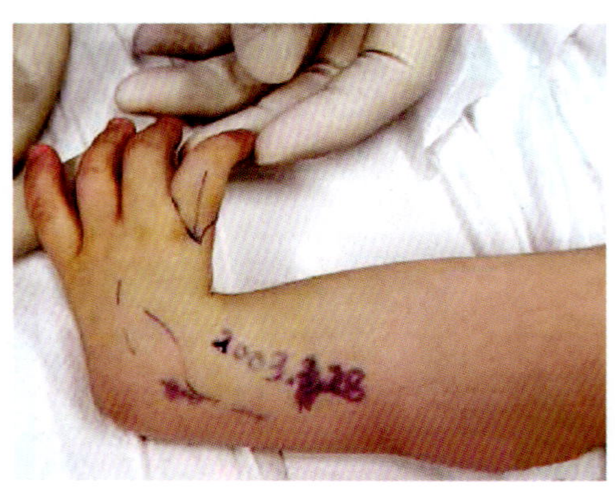

B

图 4-47　Ⅴ型拇指发育不良

A. 四指手　B. 桡侧球棒手

（六）Ⅵ型拇指发育不良

1 命名　拇指缺失，多指型拇指发育不良。

2 病理及症状　多指型拇指缺损，包括五手指或六、七、八手指，所有手指都位于一个平面，缺少对掌位的拇指。拇指缺损，主要手指形态功能良好，或部分发育不良，或部分并指畸形。

3 分型　①Ⅵa 型拇指发育不良：即五手指拇指发育不良，又可分为Ⅵaa 型（五手指拇指发育不良，手指发育良好型）和Ⅵab 型（五手指拇指发育不良，短小手指型）两型；②Ⅵb 型拇指发育不良：即六、七、八手指拇指发育不良（图 4-48）。

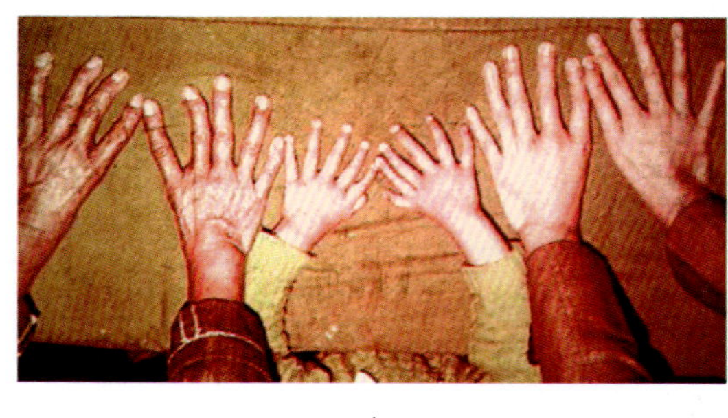

A

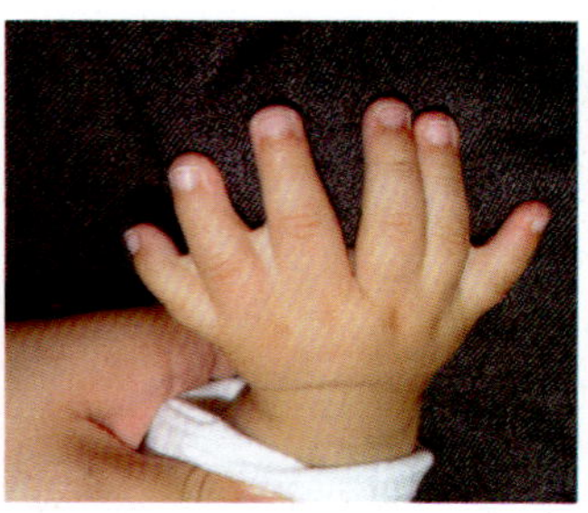

B

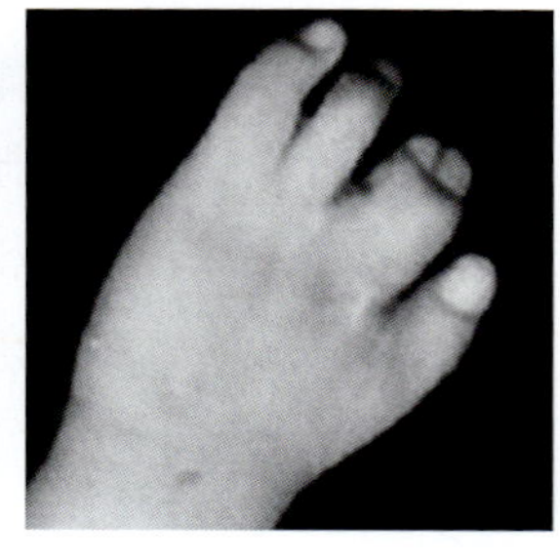

C

图 4-48　Ⅵ型拇指发育不良

A. 左、中、右分别为患儿外祖母、患儿、患儿母亲的手，外祖母、母亲为Ⅵaa 型拇指发育不良（五指手）　B. Ⅵb 型拇指发育不良（六指手）　C. Ⅵab 型拇指发育不良（五指手）

（七）Ⅶ型拇指发育不良

1 命名　拇指缺失，并指多指型拇指发育不良——蹼状手畸形。

2 病理及症状　全手并指和（或）多指，缺失对掌位的拇指，缺失宽阔的第 1 指蹼。可以表现为五手指、六手指、七手指、并指或手指屈曲畸形，拇指、手指发育不良（图 4-49）。

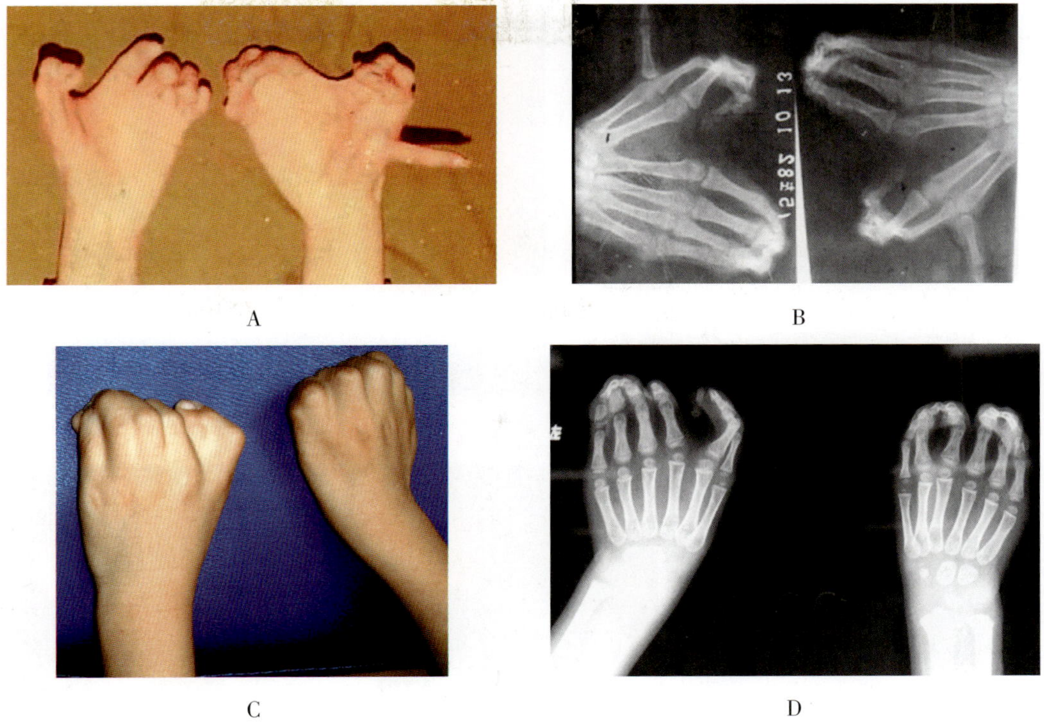

图 4-49　Ⅶ型拇指发育不良
A、C. 蹼状手畸形，五、六、七手指完全性并指，拇指缺失　B、D. X 线片

（八）Ⅷ型拇指发育不良

1 命名　全手发育不良型拇指发育不良。

2 病理及症状　全手发育不良，拇指发育不良，包括众多综合征型短拇指短手指发育不良，常见于 Apert 综合征、Poland 综合征、铲形手畸形等（图 4-50）。

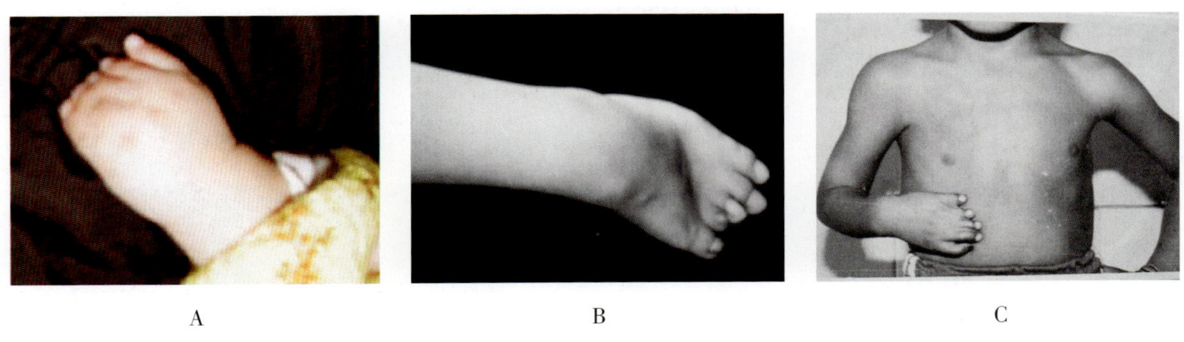

图 4-50　Ⅷ型拇指发育不良
A. Apert 综合征型手指发育不良　B、C. Poland 综合征，四或五手指性拇指缺失，手指发育不良，或铲形手，手指发育不良

（九）Ⅸ型拇指发育不良

1 命名　分裂手拇指发育不良。

2 病理及症状　中央纵列缺损性拇指发育不良，拇指完全缺失或畸形。

3 分型　该型又可分为Ⅸa、Ⅸb、Ⅸc、Ⅸd 四种类型，分别为四指分裂手拇指发育不良、三指分裂手拇指发育不良、二指分裂手拇指发育不良、一指分裂手拇指发育不良（图 4-51）。

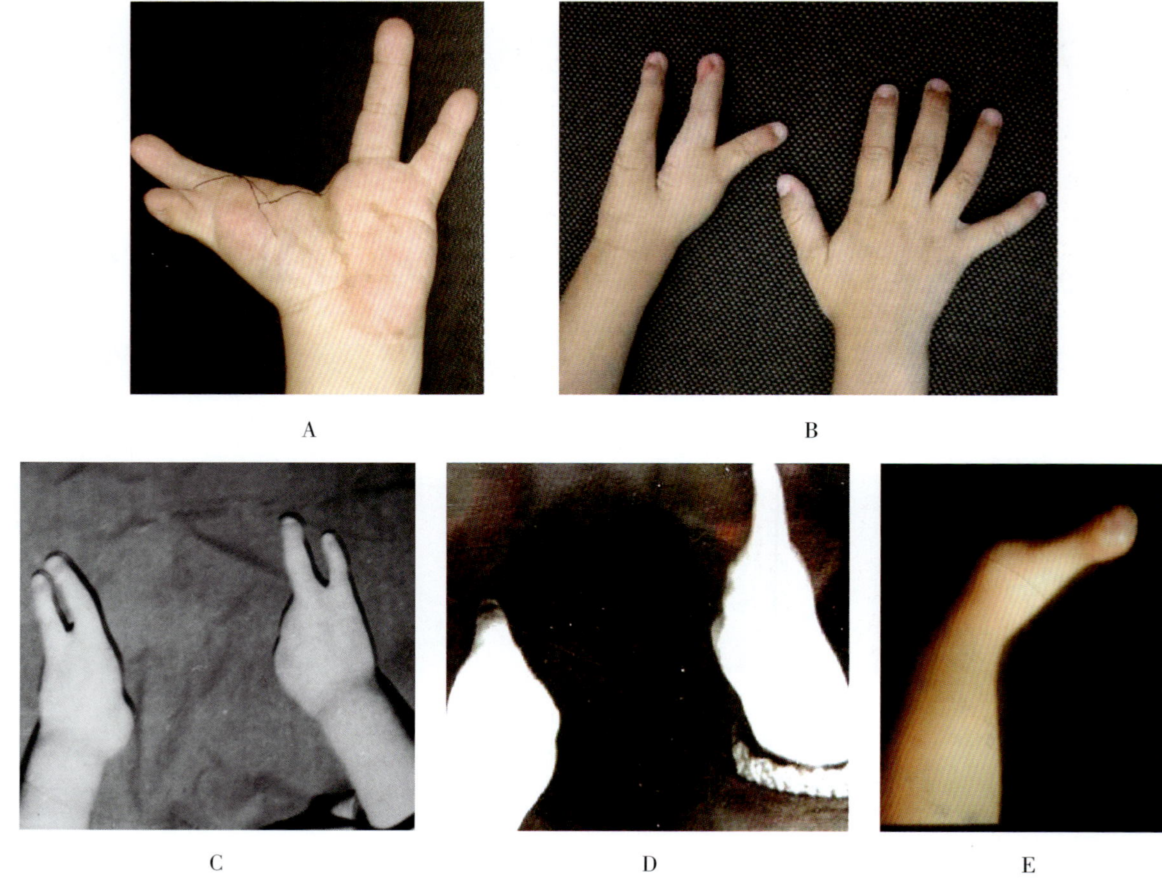

A　B　C　D　E

图 4-51　Ⅸ型拇指发育不良

A. Ⅸa 型：四指分裂手拇指发育不良　B. Ⅸb 型：三指分裂手拇指发育不良　C. Ⅸc 型：二指分裂手拇指发育不良　D. 双侧一指分裂手拇指发育不良　E. 单侧一指分裂手拇指发育不良

（十）X 型拇指发育不良

1 命名　环状狭窄综合征型拇指发育不良。

2 病理及症状　肢体、身体或头颅有环状狭窄畸形，拇指短小，远端缺损，环状狭窄，先天性拇指断指畸形等（图 4-52）。

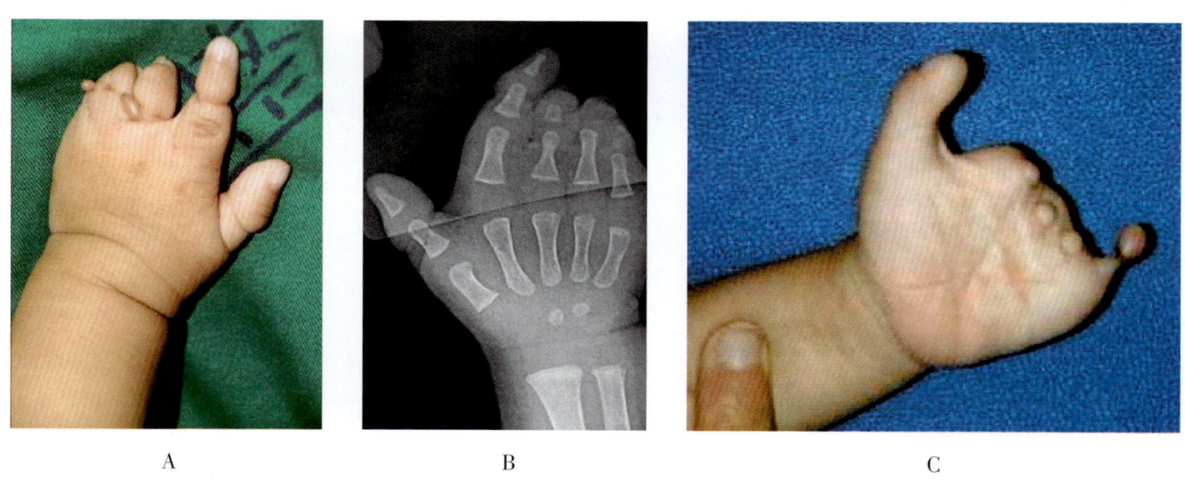

A　B　C

图 4-52　X 型拇指发育不良

A、B. 同一患者的手部外形和 X 线片　C. 另一患者的手部外形

参考文献

[1] Blauth W. The hypoplastic thumb[J]. Arch Orthop Unfall-Chir, 1967,62(3):225-246.

[2] Vekris M D, Beris A E, Lykissas M G, et al. Index finger pollicization in the treatment of congenitally deficient thumb[J]. Ann Plast Surg, 2011,66(2):137-142.

[3] Abdel-Ghani H, Amro S. Characteristics of patients with hypoplastic thumb: a prospective study of 51 patients with the results of surgical treatment[J]. J Ped Orthop B, 2004,13(2):127-138.

[4] McDonald T J, James M A, McCarroll H R Jr, et al. Reconstruction of the type Ⅲ A hypoplastic thumb[J]. Tech Hand Up Extrem Surg, 2008,12(2):79-84.

[5] Manske P R. Longitudinal failure of upper limb formation[J]. J Bone Joint Surg Am, 1996,78A:1600-1623.

[6] Manske P R, McCarroll H R Jr, James M. Type ⅢA hypoplastic thumb[J]. J Hand Surg, 1995,20(2):246-253.

[7] Mathes S J. Plastic surgery: Vol.8: the hand and upper limb, part 2[M]. Philadelphia: WB Saunders, 2006:324.

显微外科技术在上肢修复中的应用

研究创新内容 ①率先开展足底游离皮瓣移植在手掌皮肤缺损修复中的应用。②最早对游离皮瓣移植修复上肢创伤的经验进行较全面的介绍。③率先对肩胛皮瓣游离移植修复手掌的缺陷进行评论。④最先报告微小游离皮瓣移植在手外科的应用——穿支皮瓣移植的实践之一(1986 年在武汉中华显微外科第一次全国学术交流会上报告)。⑤最早报告游离皮瓣的改形移植——蝶形游离皮瓣移植,此为一种单蒂双叶形串联皮瓣。⑥20 世纪80 年代提出了美学手外科概念和原则。⑦20 世纪 80 年代将显微外科皮瓣游离移植用于急诊手部创伤的修复。

显微外科皮瓣移植在上肢修复中的应用

上海第二医科大学附属第九人民医院 王炜

因创伤、肿瘤切除、先天性畸形引起的上肢大范围皮肤、骨骼、肌肉、神经或血管缺损,采用常规传统的手术方法修复常常难以达到术后功能或外形良好的目的,有时甚至难以保留肢体的完整。过去认为,肢体有五类基本组织,即:①皮肤、皮下组织;②骨、关节;③肌肉、肌腱;④血管;⑤神经。其中如果有三种组织被损毁,就可能使肢体失去修复的机会,须考虑采取截肢术。近十余年来,随着显微外科的发展,使肢体大范围的组织缺损有了新的修复手段,即使肢体的五种基本组织已损毁三种以上,也可能通过吻合血管的组织移植进行修复,达到保全肢体、恢复和重建肢体的外形及功能的目的。

显微外科技术在上肢修复中的应用包括以下几方面:①断肢(指)再植;②皮肤、皮下组织、骨、关节、肌肉、肌腱、血管、神经、淋巴管损伤或缺损的修复和再造;③手部功能再造;④先天性手畸形的修复及再造;⑤切除肢体血管瘤等。本文以显微外科皮瓣移植在上肢修复重建中的应用为主要内容。

一、游离皮瓣移植在上肢修复中的应用

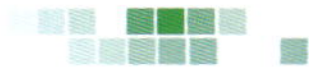

Wood早在1863年就提出了腹股沟皮瓣带蒂移植,到Shaw(1946)以后,腹股沟区域的皮肤已成为整形外科医师及后来的手外科医师制作皮瓣或皮管的首选供区,特别是用于手部创伤的修复及拇指皮管的再造等。D'Este(1912)提出了背阔肌肌皮瓣带蒂移植,至于上臂内侧的皮瓣或皮管,则历史更为悠久,是古代意大利人用作造鼻的供区。1973年,Daniel、杨东岳首次在人体上取得游离皮瓣移植成功,开创了整复外科、手外科等专业的新纪元。由于带血管的游离皮瓣移植具有手术次数少、皮瓣血供良好的特点,不但使临床上的截肢率大大降低,而且在手功能的修复与重建效果方面大大超过了带蒂皮瓣移植的方法。

据统计,目前已有54种游离皮瓣及肌皮瓣供区被发现并用于临床。另一方面,带血管皮瓣移植的发展也促进了显微外科解剖技术的发展,使得应用显微外科技术的各种岛状皮瓣、筋膜瓣、岛状肌皮瓣、逆行岛状皮瓣移植等相继被发现并应用。因此,如今在上肢及手部创伤的修复方法的选择上已较十余年之前丰富得多。

(一)游离皮瓣移植的基本原则

皮肤及皮下组织缺损的修复,是上肢创伤修复的基础及前提,因此,在上肢皮肤及皮下组织缺损的修复中应用游离皮瓣移植需遵循三个原则:①利于上肢功能、外形的恢复;②手术方法简单易行,疗程短;③供区损害小。

游离皮瓣移植是上肢创伤修复的良好选择,这是因为可供上肢修复的游离皮瓣供区较多,它既可以根据缺损的大小、深度及部位选择合适的供区,又可以对游离皮瓣进行改形以利于修复缺损。同时,上肢是裸露较多的区域,过多地采用局部皮瓣转移虽有简易迅速的特点,但是常常给患者留下伤肢满布瘢痕的遗憾,因此,应鼓励年轻的医师,在显微外科技术十分熟练的基础上较多地采用游离皮瓣移植修复上肢缺损。只要有一套训练有素的显微外科医护班组,一般情况下,皮瓣移植手术可在3～4小时内完成,皮瓣移植的成功率可接近100%。

在急诊的情况下,或是在显微外科班组不够健全的情况下,较多地采用显微外科技术的局部岛状皮瓣或逆行岛状皮瓣移植,是修复皮肤缺损的简易方法。

(二)游离皮瓣供区的选择原则

在上肢皮肤、皮下组织缺损的修复中,游离皮瓣移植供区的选择原则是:①供区皮肤的色泽、厚度、功能与受区相近;②皮瓣较薄,较易塑形;③供区位于身体隐蔽区域;④切取皮瓣后供区不留功能障碍;⑤切取手术简单易行。

1 上臂及前臂皮肤、皮下组织缺损修复的供区选择　上臂及前臂皮肤、皮下组织缺损的修复采用局部皮瓣转移加游离植皮,常能达到外形及功能良好的效果,只有在大范围的皮肤、皮下组织缺损的情况下才选用游离皮瓣移植进行修复。由于上臂及前臂皮肤的质地与躯干部位相似,因此,绝大多数躯干部位的皮瓣供区均可用作上臂及前臂皮肤、皮下组织缺损的修复。同样的原理,上肢、下肢的皮瓣供区也适用于上臂及前臂皮肤、皮下组织缺损的修复。

肩胛皮瓣、背阔肌肌皮瓣是上臂及前臂皮肤、皮下组织缺损修复的首选供区,其次是髂腹股沟皮瓣、下腹壁皮瓣、胸外侧皮瓣等。大腿外侧皮瓣、大腿前外侧皮瓣也是上肢创伤修复中良好的皮

瓣供区，唯皮瓣宽度超过5～6cm时，供区常需植皮修复，手术较费时。有时也可考虑选用肋间外侧皮瓣、腹壁下动脉延伸皮瓣（即脐旁皮瓣）、腹直肌肌皮瓣等。遇有前臂或上臂广泛的皮肤、皮下组织缺损并伴有大段血管缺损时，为挽救肢体，重建肢体的血供系统，在修复皮肤缺损的同时须进行血管缺损的修复，此时可选择对侧上肢的桡动脉或尺动脉皮瓣移植，或选择小腿内侧皮瓣移植。

2 手背皮肤、皮下组织缺损修复的供区选择　手背皮肤薄而有弹性，缺损时常伴有指伸肌腱的暴露及损害，其修复以足背皮瓣游离移植为最佳，因为足背皮肤、皮下组织的结构与手背相似，而且可同时切取趾伸肌腱（称为趾伸短肌肌皮瓣）供移植，在修复手背皮肤缺损的同时又修复了指伸肌腱。

但是，足背皮瓣切取后供区需进行植皮修复，由于供区在第1跖骨间隙基底部，术后植皮处易被磨破而发生溃疡，经久不愈，有的患者进行足背皮瓣移植后，供足在冬天感到寒冷。因此，对不伴有指伸肌腱缺损的患者，可采用肩胛皮瓣、大腿外侧皮瓣、肋间外侧皮瓣、小腿外侧皮瓣移植等，但这些皮瓣移植后显然较足背皮瓣为厚。筋膜瓣游离移植加植皮可构成一块超薄型游离皮瓣，也是手背皮肤、皮下组织缺损修复的良好选择。筋膜瓣的供区较多，笔者于1979年起应用颞浅筋膜瓣加植皮修复烧伤后爪形手畸形，取得了较好疗效，其他筋膜瓣尚有前臂筋膜瓣、肩胛筋膜瓣等。髂腹股沟皮瓣及下腹壁皮瓣最早被显微外科医师作为游离移植的供区，但是由于其血管变异较大，许多外科医师不愿采用。由于该皮瓣的皮肤较薄，质地柔软，易被塑形，也是修复手背（包括前臂）皮肤缺损有价值的供区，特别适用于一些年轻的非肥胖患者。笔者在选用这类皮瓣时多以伤肢对侧腹部为供区，先作腹股沟血管探查，如果血管状况良好，则取下供游离移植；如果血管状况不良，则改成下腹壁带蒂轴型皮瓣移植。

3 手掌皮肤、皮下组织缺损修复的供区选择　手掌皮肤、皮下组织缺损修复的供区选择较为困难，只有足底的皮肤结构与手掌相似，但足底的可供范围很小，只适用于中小范围手掌缺损的修复；对于全手掌缺损，如考虑游离皮瓣移植，可采取薄皮瓣（如足背皮瓣、游离筋膜瓣）移植加植皮及前臂皮瓣移植等。

4 虎口挛缩的整形　虎口挛缩畸形若由于皮肤、皮下组织缺损所致者，多半可应用局部皮瓣移植修复；若局部没有皮瓣可供转移时，或是年轻患者，为保护手部皮肤的完整性，可采用小皮瓣移植，笔者称之为“微小游离皮瓣移植”。这类微小游离皮瓣多半以上臂内侧皮瓣、上臂外侧皮瓣、足背皮瓣为供区，有时髂腹股沟皮瓣、下腹壁皮瓣也能制成微小游离皮瓣供移植。

二、手掌皮肤、皮下组织缺损的修复

手掌皮肤、皮下组织缺损的修复对手外科医师来说是较为棘手的，这是由于手掌皮肤、皮下组织的结构、功能特殊所致。在身体上，只有足底的皮肤结构与手掌相似，但是足底皮肤不可能广泛地切取供移植；而身体其他部位的游离皮瓣移植到手掌后外观较为臃肿，感觉不佳，且有易滚动等缺点。因此，手掌皮肤、皮下组织缺损时，如果不伴有骨骼、肌腱、神经的裸露，采用厚的皮片游离移植能取得较为满意的效果，特别是选用跖弓区的皮片移植效果更好一些；如果伴有骨骼、肌腱、神经的裸露，必须选用游离皮瓣移植时，则宜选用足底皮瓣或薄型游离皮瓣移植修复缺损。薄型游离皮瓣有足背皮瓣、前臂皮瓣、筋膜瓣加植皮等，尚有肩胛皮瓣、大腿外侧皮瓣、髂腹股沟皮瓣、下腹壁皮瓣等也较薄，均可采用。但是这些皮瓣移植后，术后早期（半年内）皮瓣显得臃肿，需1～2年后才逐步改善。手掌皮肤缺损急诊的修复可采用前臂逆行岛状皮瓣移植，以避免植皮修复术后局部挛缩畸形。手掌血管弓的完整是前臂逆行岛状皮瓣移植手术成功的前提。

（一）足底游离皮瓣移植

足底的皮肤结构与手掌相似，可用来修复手掌皮肤缺损，但只有足的非负重区——跖弓区的皮肤可供移植，以保证供足不失行走、负重的功能。这类皮瓣移植适用于手掌部分缺损的修复。

1 足底游离皮瓣的解剖要点　足底游离皮瓣是跖弓区游离皮瓣和足底内侧游离皮瓣的统称，其滋养血管为足底内侧动脉的皮支。皮瓣多半以足底内侧动脉及其伴行静脉为血管蒂，也可以胫后动脉及其伴行静脉为蒂。足底内侧神经的皮支是该皮瓣的感觉神经。

皮瓣的可供范围有限，成人在 7cm×8cm 左右，前缘不超过跖前负重区，后缘限制在足跟负重区的前方，内侧可越过足底到达踇展肌表面，外侧不应超出足底边缘（一旦超出足底边缘甚至到达足外侧时，其超出部分常常容易发生坏死）。为防止损害供足的功能，皮瓣切取的层次应严格限制在跖筋膜下的结缔组织层内。

2 足底游离皮瓣的设计及切取　在内踝后下方扪及胫后动脉的搏动，并标记之，作为皮瓣的血管蒂，在足底跖弓区设计相应大小的皮瓣。

在内踝后方、胫后动脉投影线上切开皮肤，暴露胫后动脉及其伴行静脉，沿着胫后动脉的径路下行，切断踇展肌肌腹，可进一步暴露血管。血管在皮瓣后缘进入足底，拉开踇展肌肌腹，足底内侧动脉及其伴行静脉即暴露在足底内侧沟内，使其与皮瓣紧贴。从内侧沟深处掀起皮瓣，由内侧向外侧在跖筋膜深层分离皮瓣，以保证足底内侧动脉向皮瓣的分支不被损伤；而足底内侧神经仍留置在足底内侧沟内，不予扰动。直到分离至近皮瓣前缘时，可见足底内侧神经进入皮瓣的皮支，然后在手术放大镜下对足底内侧神经进行逆向分离，从足底内侧神经的主干上分离出皮支神经束，供皮瓣移植时作神经吻合。

在足底内侧沟前端皮瓣的前缘切断并结扎足底内侧动脉，使足底内侧动脉及其伴行静脉包含在皮瓣内。再作足底外侧切口，在跖筋膜深层掀起皮瓣，使皮瓣仅保留血管神经蒂，等待移植。待受区准备完善后，切断血管神经蒂，进行移植；供区作游离植皮修复，并打包加压包扎。

3 典型病例　患者，男，28 岁，右手掌尺侧缺损，伴有第 4、5 掌骨缺损，手向尺侧偏斜。在臂丛神经阻滞麻醉及硬膜外麻醉下施行手术，手术分两组进行，一组作受区瘢痕切除，挛缩松解，修正掌骨缺损端，并作尺动脉及其伴行静脉的受区血管准备；另一组切取一块游离髂骨作掌骨再造用，并在对侧跖弓区切取 6cm×7cm 的足底游离皮瓣。在受区、供区准备完善后进行髂骨移植修复缺损的掌骨，在游离骨片外覆盖右跖弓区的游离皮瓣。术后皮瓣完全成活，移植骨片生长良好，供区植皮区生长良好（图 4-53）。

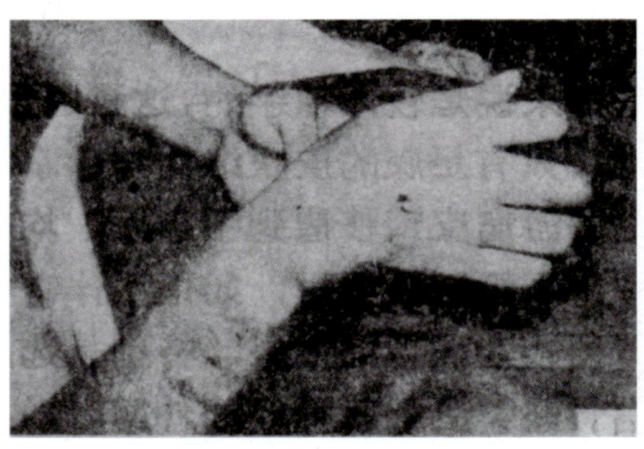

A

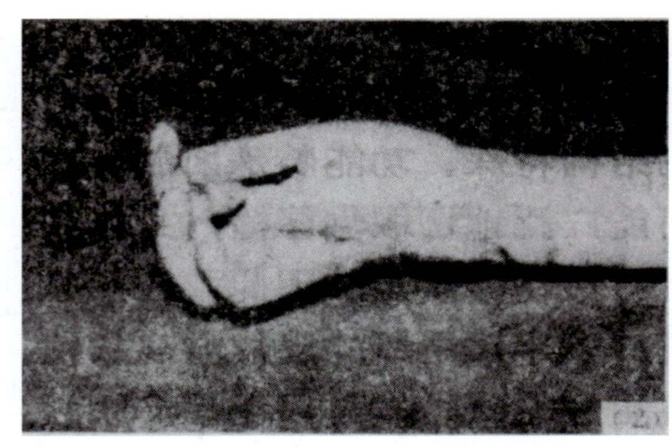

B

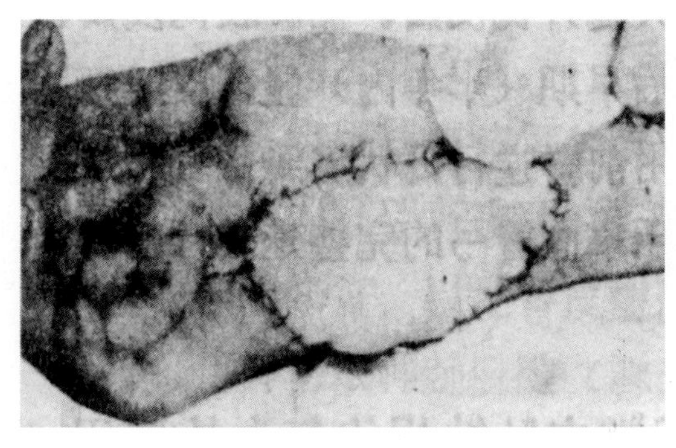

C

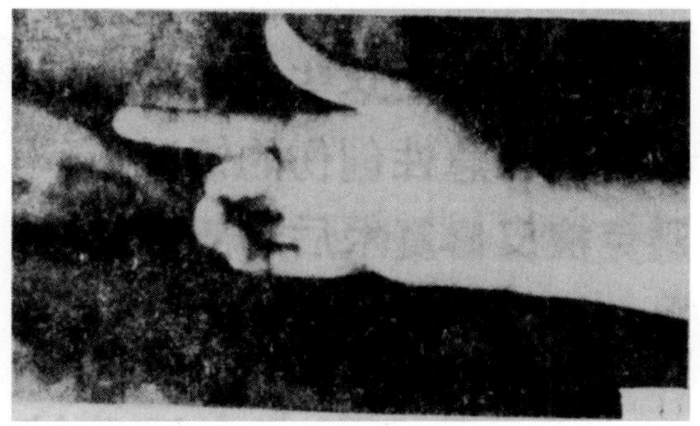

D

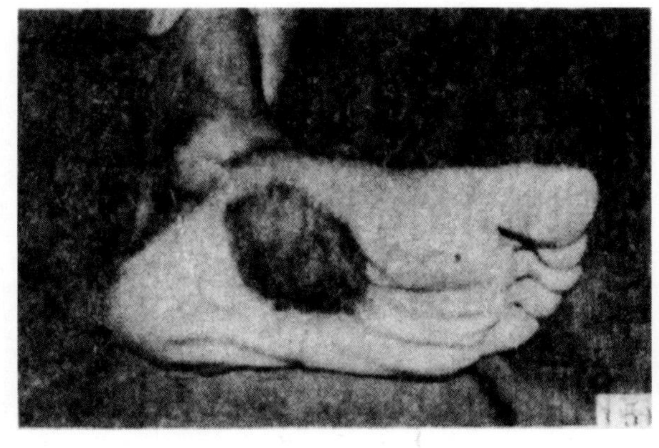

E

图 4-53 足底游离皮瓣移植修复手掌缺损

A. 术前背面观 B. 术前掌面观 C. 足底游离皮瓣移植后 D. 术后半年 E. 术后供区状况

（二）其他游离皮瓣移植

1 全手掌皮肤、皮下组织缺损的修复 笔者曾应用足背皮瓣、前臂皮瓣、下腹壁皮瓣、肩胛皮瓣、大腿外侧皮瓣、小腿内侧皮瓣等修复全手掌皮肤、皮下组织缺损，还曾应用前臂桡动脉逆行岛状皮瓣及前臂游离筋膜瓣移植加植皮修复手掌皮肤缺损。在随访中发现，足背皮瓣移植到手掌后远期效果较好，皮瓣较薄，再造手掌的皮肤平坦，虽然有滚动感，但不严重，手功能良好。与足背皮瓣相比，其他皮瓣修复手掌后均显得一定程度的臃肿（其中前臂皮瓣最轻）。因此，除了足背皮瓣和筋膜瓣移植加植皮外，其他皮瓣修复手掌后都必须进行二期修复，即修削皮下脂肪，使皮瓣变薄。修薄手术往往分两次进行，为不影响皮瓣的血供，每次手术只能修薄皮瓣的1/2。相对来说，筋膜瓣移植加植皮术后效果较好。

肩胛皮瓣游离移植已有很多文章介绍过，有作者强调说，这是一块皮下组织菲薄的皮瓣，可作为四肢皮肤、皮下组织缺损修复的良好供区，特别被推荐用于手外科。但是笔者认为，虽然该皮瓣是一块修复上肢及其他部位皮肤、皮下组织缺损的良好供区，唯独用来修复全手掌皮肤、皮下组织缺损时宜持慎重态度。因为背部皮肤较厚，用肩胛皮瓣修复全手掌缺损时，术后表现得较为臃肿，对女性来说尤甚。笔者曾收治了一名4岁女孩，因手掌及手背烧伤后瘢痕挛缩入院，其环指近节及拇指近节的一半几乎全部埋在挛缩的瘢痕中，遂采用对侧肩胛皮瓣游离移植加植皮进行修复。手术在全麻下进行，虽然其肩胛皮瓣的动脉直径只有0.6mm；静脉是两条伴行静脉，直径更小，只有0.3mm，但经过努力血管吻合良好，动脉为端端吻合，静脉为Y形端端吻合（图4-54）。术后虽然皮瓣完全成活，但显得十分臃肿，半年后随访仍显臃肿（图4-55），故再次入院，经过两次皮瓣修薄手术予以改善。

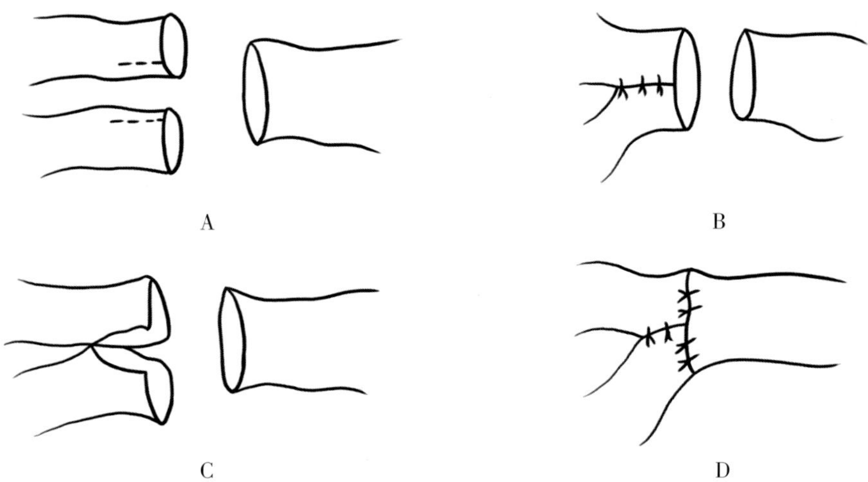

图 4-54　血管 Y 形端端吻合
A. 将两较细的血管作侧切口　B. 将两细血管的侧壁缝合在一起，形成一共有的吻合口　C. Y 形端端吻合前　D. Y 形端端吻合完成后

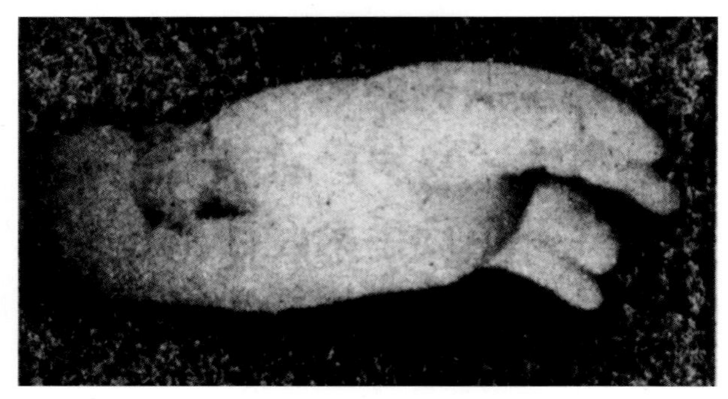

图 4-55　肩胛游离皮瓣修复手掌缺损后显示皮瓣臃肿

肩胛皮瓣游离移植用于全手掌皮肤缺损的修复也有效果尚好的病例，但都限于男性青年、皮下组织较薄者。该皮瓣用于手背缺损的修复效果良好（图 4-56）。

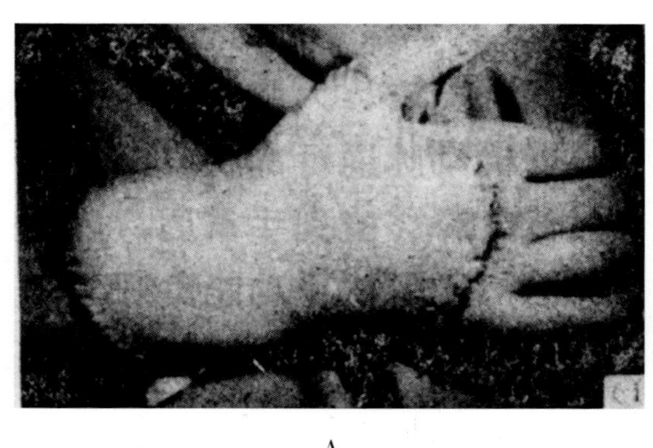
A

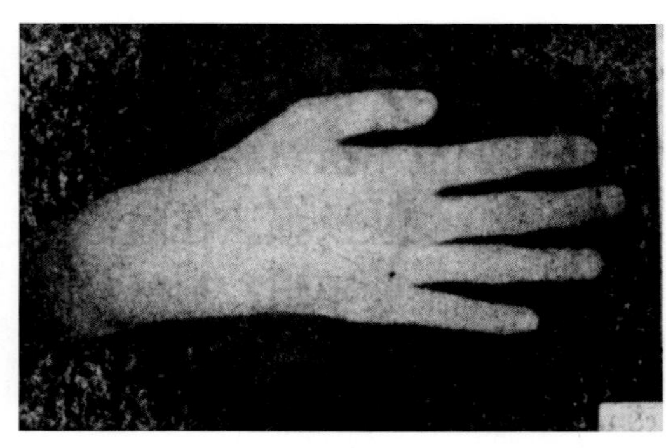
B

图 4-56　肩胛游离皮瓣修复手背皮肤缺损
A. 术后即刻　B. 术后 1 年

前臂皮瓣或前臂逆行岛状皮瓣修复全手掌皮肤缺损仍是较好的选择，虽然该皮瓣较足背皮瓣厚，需二期手术将皮瓣修薄，但其术后效果较肩胛皮瓣好。前臂皮瓣修复手掌缺损虽然效果较好，但其供区的修复（宜选用中厚皮片修复）也十分重要，一旦修复不当，其丑态是令人沮丧的。例如，

有一手掌皮肤撕脱伤病例，被一医师采用前臂逆行岛状皮瓣修复，虽然手掌修复后的效果尚可，但由于供区采用薄皮片修复，加上该医师缺乏整形外科技巧，术后供区丑陋的瘢痕让人难以忍受。因此，全手掌缺损时，若缺乏前臂供区的修复技巧，宜采用足背皮瓣、大腿外侧皮瓣或筋膜瓣加植皮等进行修复。

2 部分手掌皮肤、皮下组织缺损的修复 这类缺损的修复较全手掌缺损的修复容易得多，大多数可采用游离植皮或局部皮瓣修复；有肌肉缺损，肌腱、神经外露，特别是伴有大鱼际、小鱼际肌区皮肤、皮下组织缺损时，采用游离皮瓣修复，术后效果都较理想。对于掌心区缺损的修复，术后由于臃肿、移植的皮瓣与正常手掌皮肤厚薄不一而呈岛状突出，效果较差，可采用局部皮瓣转移修复掌心，皮瓣供区则采用游离皮瓣移植或游离植皮修复。对于部分手掌皮肤、皮下组织缺损的修复，游离皮瓣供区的选择较为自由，笔者曾采用过多种皮瓣，诸如足背皮瓣、大腿外侧皮瓣、肩胛皮瓣、足底跖弓区皮瓣、前臂皮瓣、髂腹股沟皮瓣、下腹壁皮瓣以及各种筋膜瓣加植皮等，有时也采用上臂内侧皮瓣、上臂外侧皮瓣、三角肌区皮瓣、膝内侧皮瓣等，术后效果良好。

三、微小游离皮瓣在手外科的应用

游离皮瓣的宽度或直径小于 4cm 时，称为微小游离皮瓣。这是一种手外科及面部整形外科所特有的游离皮瓣，可供移植时选择。

身体上直径小于 6cm 的缺损都可选用局部皮瓣或肌皮瓣转移加植皮进行修复，但是手外科及面部整形外科则例外。整形外科的观点认为，手不仅是劳动的工具，而且是一个重要的感觉及感性器官，它还是人们进行社交的工具，因此，尽一切可能恢复手部的运动及劳动功能，恢复和重建手的感觉功能及美丽的外观是外科医师必须兼顾的。避免过多地选用局部皮瓣转移，是为了减少局部遗留过多的瘢痕，使手部功能及外形良好。

微小皮瓣游离移植是指采用薄型皮瓣移植。在手外科创伤的修复中，微小皮瓣移植可防止因植皮而造成的术后局部再挛缩，而且在色泽上近似周围的皮肤，又有较为丰满的外形，显然较游离植皮更为优越，还可避免局部皮瓣转移后造成的手部多处瘢痕的弊端。再加上微小皮瓣可带有神经一并移植，形成一感觉性的游离皮瓣，有利于手部感觉功能的较好恢复。

由于微小皮瓣的供区直径在 4cm 以下，多半可一期拉拢缝合，供区损害较小。

一般外科医师不愿采用微小皮瓣移植的主要原因是认为该手术太复杂，其实不然，只要有一个熟练的显微外科班子，这类手术一般可在2～3 小时内完成。而且微小皮瓣移植时其吻合血管的直径并不一定很小，因此成功率很高。

有人认为带真皮下血管网的皮片移植在某种情况下可代替微小皮瓣游离移植，但这不能一概而论。带真皮下血管网的皮片移植时，受区创面应具有血供良好，没有感染，没有肌腱、骨、神经外露等条件；再者，带真皮下血管网的皮片移植术后多数患者的植皮区呈花斑样改变，如白癜风一般，这是植皮后皮片的灶性坏死留下的瘢痕，因此，它的应用受到一定的限制。

（一）微小皮瓣移植的供区选择

微小皮瓣的供区要求是皮肤较薄，皮下组织较少，皮瓣较柔软而易于塑形。在身体上具有这些特点的皮瓣供区较多，如上臂内侧皮瓣、上臂外侧皮瓣、足背皮瓣及下腹壁皮瓣等。

（二）微小皮瓣移植的适应证

微小皮瓣移植可用于手部小范围皮肤、皮下组织缺损，伴有肌肉、肌腱、神经、骨关节暴露时，但更多地用于虎口挛缩的矫正，拇指及第 1 掌骨背侧皮肤、皮下组织缺损所致的第1 掌指关节脱位的矫正，其他还曾用于指腹缺损的修复等。

（三）微小皮瓣移植在手外科临床的应用

1 上臂内侧游离皮瓣移植　上臂内侧皮肤细腻，皮肤及皮下组织菲薄，是手部小创伤游离皮瓣移植的良好供区。上臂内侧皮瓣虽然其供养血管的变异较大，但是一旦有血管变异，改成带蒂移植也是十分方便的。

（1）皮瓣的设计及切取方法：由于上臂内侧皮瓣多半用来修复虎口挛缩、手背瘢痕挛缩等，皮瓣宜设计在对侧上臂内侧。以内侧肌间隔作为皮瓣的纵轴，在纵轴两侧设计大于缺损10%的皮瓣。皮瓣切取时，宜切开前、后及下缘，皮瓣上部为蒂。在深筋膜浅层掀起皮瓣，在上臂内侧肌间隔内仔细寻找血管，直至血管蒂解剖出来后肯定没有变异时，再完全切断皮瓣上端的皮下蒂供游离移植。如果发现没有良好的动脉进入上臂内侧皮瓣，则可改为直接皮瓣带蒂移植，以修复缺损。

（2）典型病例：患者，男，34岁，右手掌及虎口瘢痕挛缩致拇外展受限，掌挛缩。取对侧上臂内侧皮瓣4cm×10cm进行游离移植，供区拉拢缝合，术后掌挛缩及虎口挛缩得到矫正（图4-57）。

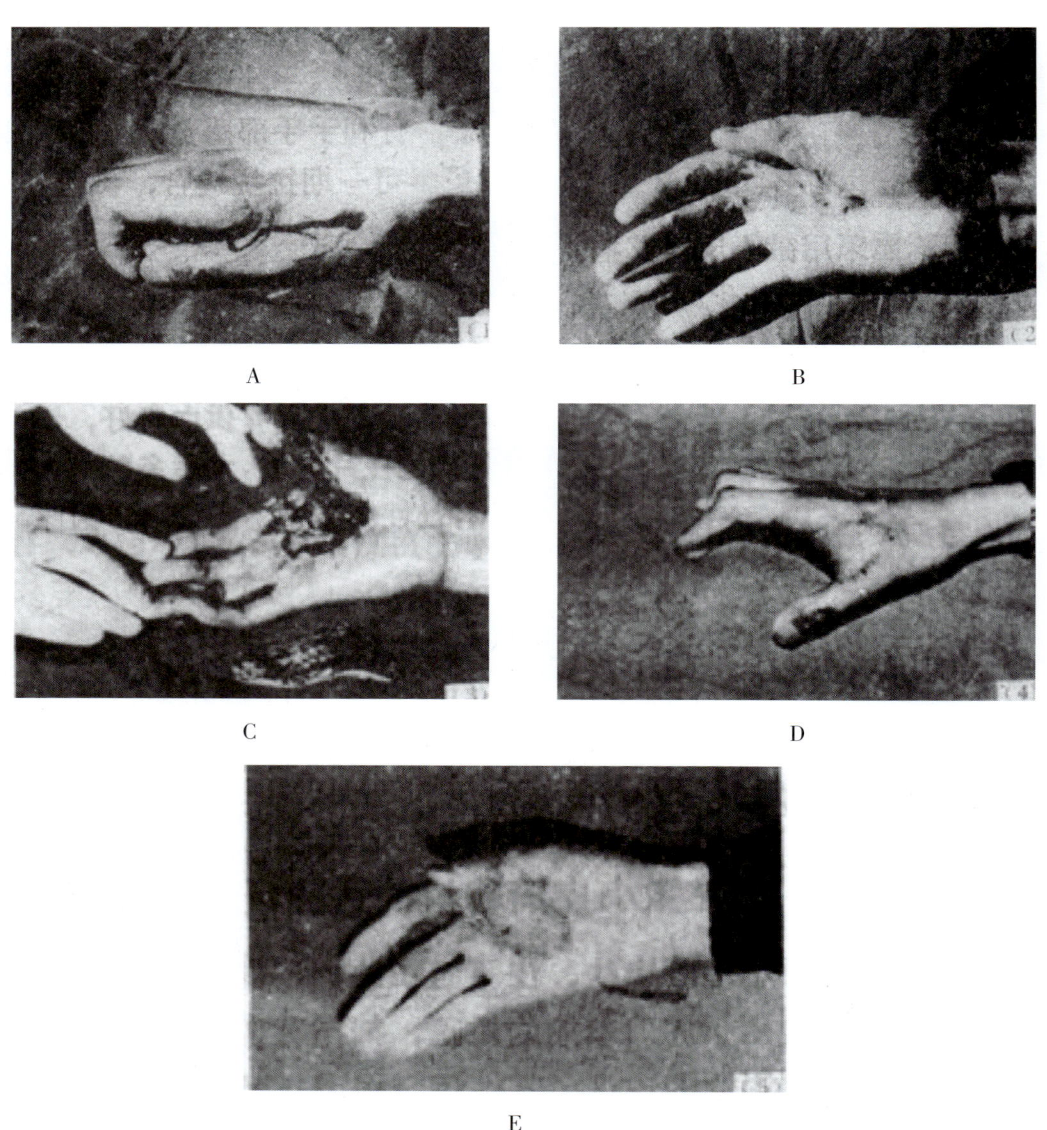

A　B　C　D　E

图4-57　上臂内侧皮瓣修复虎口挛缩

A. 术前手背观　B. 术前手掌观　C. 上臂内侧皮瓣游离移植术前　D. 术后手背观　E. 术后手掌观

2 上臂外侧游离皮瓣移植　上臂外侧皮肤虽然较内侧厚，且皮下组织较为丰富致密，但仍较身体其他部位(如下肢)的皮肤细腻,且皮肤、皮下组织较薄,所以也是手部虎口挛缩,手掌、手背小范围皮肤缺损的良好供区。与上臂内侧皮瓣游离移植一样,一旦皮瓣的供养血管发生变异,可改成带蒂移植。因该皮瓣有感觉神经进入,属感觉皮瓣。

(1)皮瓣的设计及切取方法:皮瓣宜设计在对侧上臂外侧。A 点设计在三角肌止点后方、三角肌三头肌间沟处,B 点设计在肱骨外上髁上(或在肱桡肌内侧肱二头肌止点水平),AB 连线构成上臂外侧皮瓣的纵轴。皮瓣可设计在 AB 纵轴两端的延伸线上,上可达上臂中上部,下及前臂上部。

按设计图切开皮瓣下缘及前、后缘,留上缘作皮瓣蒂。先切开皮肤,深达深筋膜,再自下而上掀起皮瓣,在皮瓣下可见桡侧副动脉被包括在内。在肱肌及三头肌之间寻找动脉的起始处,根据受区的需要决定血管蒂的长度。在皮瓣的动脉及静脉解剖分明后切断皮瓣上缘的蒂部,使皮瓣完全游离供移植。

在皮瓣解剖过程中,如果发现血管分布异常,则保留皮瓣上缘的蒂部,供带蒂移植。

(2)典型病例:患者,女,28 岁,左手外伤造成示指及第 2 掌骨缺损,拇指尺侧、中指桡侧瘢痕挛缩,虎口挛缩。设计对侧上臂皮瓣 4.5cm×10cm 修复左手虎口,术后功能良好(图 4-58)。

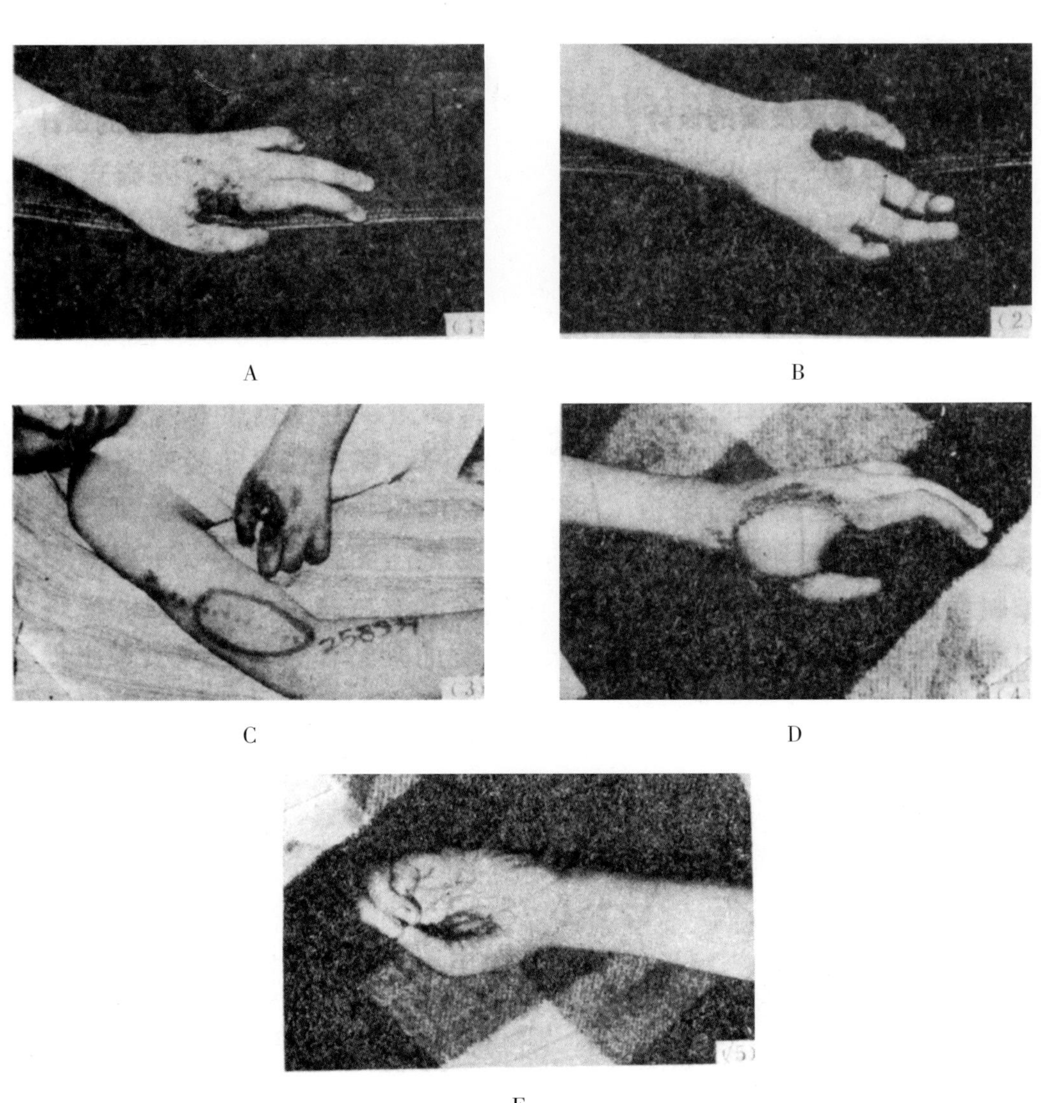

图 4-58　上臂外侧皮瓣修复虎口挛缩

A. 术前背面观　B. 术前掌面观　C. 皮瓣设计　D. 术后背面观　E. 术后掌面观

四、蝶形游离皮瓣在手外科临床的应用

在手外科临床上，应用游离皮瓣移植修复手部皮肤缺损时，皮瓣的形态多半为椭圆形或梭形，但这类皮瓣有时不能满足修复手部特殊形态的皮肤缺损的需要。笔者于 1984 年设计了一蒂双叶皮瓣游离移植用以修复手部特殊形态的皮肤缺损，较典型的是取自肩胛部的双叶皮瓣，该皮瓣由一束动静脉蒂携带肩胛旁皮瓣和横行肩胛皮瓣一并移植。由于该双叶皮瓣的形态酷似蝴蝶，故被命名为“蝶形游离皮瓣”。

蝶形游离皮瓣是一种较典型的单蒂双叶形皮瓣，除了肩胛皮瓣的供区外，其他在背阔肌肌皮瓣、前臂皮瓣、小腿内侧皮瓣、足底跖弓区皮瓣、髂腹股沟皮瓣及下腹壁皮瓣等供区内，均可制成双叶皮瓣(或称串联皮瓣)，这是由于这类皮瓣的血管蒂均可携带各自具有血管供养的双叶皮瓣之故(图 4-59)。

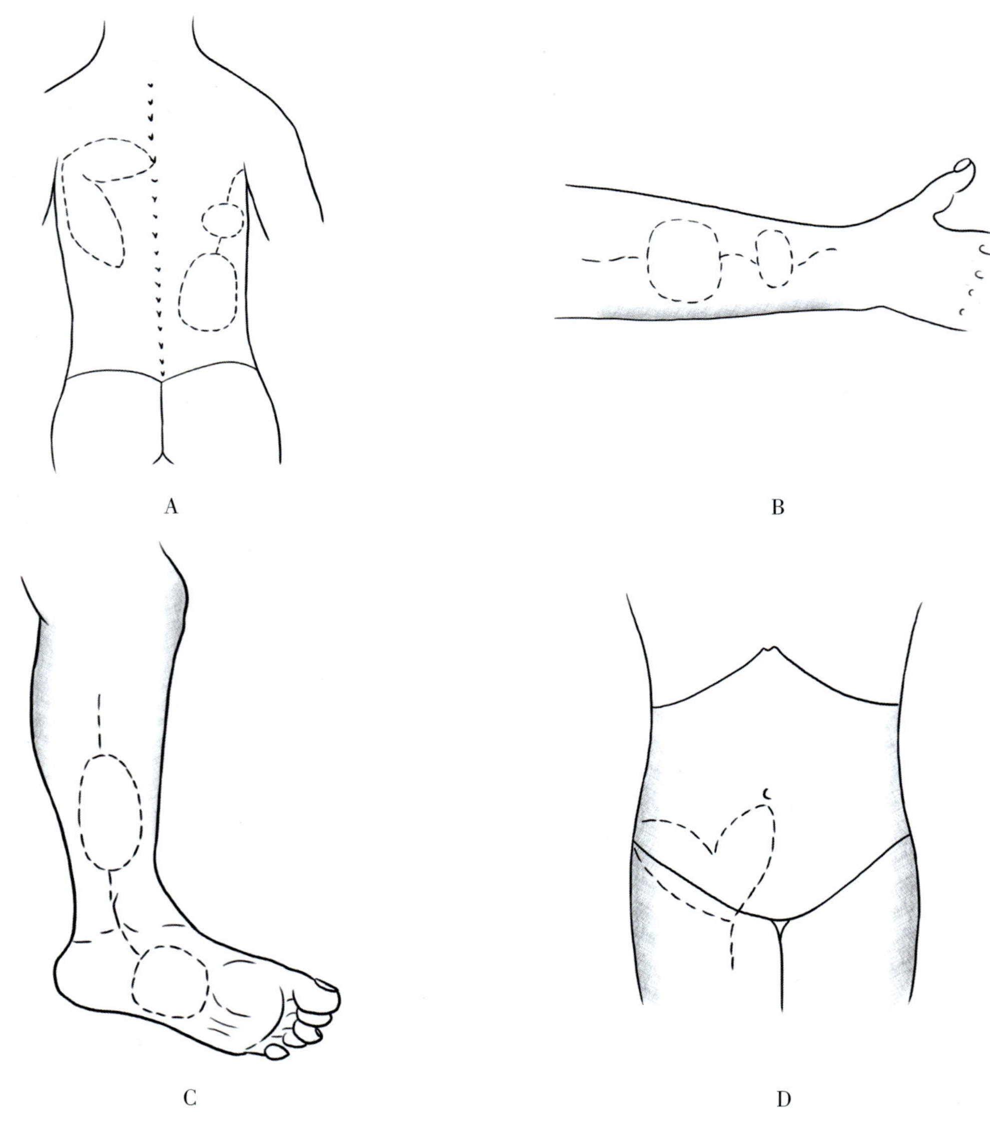

图 4-59　各种双叶皮瓣的设计

A. 背部蝶形皮瓣及双叶皮瓣的设计　B. 前臂双叶皮瓣的设计　C. 小腿内侧及足底内侧双叶皮瓣的设计　D. 下腹部双叶皮瓣的设计

1 双叶肩胛游离皮瓣的设计及切取方法　双叶肩胛游离皮瓣的设计类似于肩胛皮瓣的设计。患者取坐位，臂后伸，在拟切取皮瓣一侧的肩胛骨外侧、肩关节下方可扪及三角形的空虚区，此即三边孔所在，也就是该皮瓣血管蒂的起始处，定为 A 点；如遇较为肥胖者，此空虚区不易扪及，A 点可定位于腋窝皱襞后下界边缘上方 2～3cm、离肩胛骨外缘 2～3cm 处。设肩胛骨下角为 B 点。AB 连线构成肩胛皮瓣的纵轴，而 A 点的水平延伸线系横行肩胛皮瓣的纵轴。在两纵轴上各设计一梭形皮瓣，在 A 点处交汇，即构成双叶皮瓣。

双叶肩胛游离皮瓣的切取类似于肩胛皮瓣的切取。患者取侧卧位，按设计线切开皮肤，皮瓣蒂部（即 A 点处）暂不切开，保留约 5cm 长，以防血管变异时可保证皮瓣回复原处而不致坏死。皮肤切开后直达深筋膜下，在肌膜表面掀起皮瓣，两叶皮瓣分别由脊柱向肩部掀起及由下向上掀起，在已掀起的皮瓣内可透过深筋膜见到旋肩胛动脉的皮支在搏动。继续掀起皮瓣至大圆肌上缘、肩胛骨外方找到血管穿过三边孔处，根据需要决定血管蒂的切取长度。在蒂部血管分离至足够长度后，将皮瓣全部切下供移植。

该皮瓣可在第 3 后肋间近脊柱缘找到其皮神经，一般与肋间血管的皮支相邻，在特殊情况下可被选用，与受区神经吻合。但在一般情况下，由于神经位于血管蒂的相对端，受区较难发现相适应的感觉神经供吻接，而且皮瓣的皮神经只有两三束很细的神经束，因此常常被忽略，不予保留。

双叶皮瓣的供区常常能一期闭合，不用植皮修复。

2 典型病例　患者，男，25 岁，左手热压、撕脱伤，拇指远节，示、中、环、小指中节及远节完全缺损，拇指残端瘢痕触痛，虎口挛缩，其他各指均呈瘢痕性并指，手掌瘢痕挛缩。故取肩胛区皮瓣制成双叶皮瓣，横行肩胛皮瓣用于修复拇指，肩胛旁皮瓣用于修复其他四指，双叶皮瓣间隙则用于修复虎口。

（载于《实用显微外科学》，人民军医出版社，1992 年版，P617-631）

游离皮瓣在手外科中的应用

上海第二医科大学附属第九人民医院　王炜　张涤生　徐春阳　黄文义　杨群

自从 1973 年腹股沟皮瓣移植问世以来，已有数十种游离皮瓣的供区相继被发现。用显微外科技术进行游离皮瓣移植，修复四肢创伤所致的皮肤软组织缺损，改善肢体（特别是手）功能已得到了国际公认，并广泛应用于临床。

从 1973～1985 年 10 月，我院已进行了 24 种游离皮瓣移植共 382 例，成功率为 96.7%；到目前为止已完成了 400 余例，其中绝大部分用于四肢创伤，特别是手外伤的修复。本文仅就游离皮瓣移植在手外科中的应用进行讨论。

一、微型游离皮瓣在手外科中的应用

我们把宽度为 1.5～4.0cm 的皮瓣称为微型皮瓣，其主要用于手、足的小范围皮肤缺损伴有肌腱、骨、关节等暴露，严重影响功能的病例。这类皮瓣的特点是小、薄、易塑形，在一次手术中可同时进行骨、关节的整复。如用微型皮瓣修复挤压伤或电击伤所致的虎口挛缩，可一次完成虎口开大、皮瓣覆盖创面，并可早期进行功能训练，效果良好。本组最小的游离皮瓣只有 1.5cm×2.5cm，用于修复指腹及指背伴有血管神经肌腱暴露的病例，皮瓣取自足趾趾背或趾腹。微型皮瓣的供区有上臂内侧、肘外侧、腹股沟、足背等。一般而言，微型皮瓣的供养血管较细，对外科医师的血管吻合技术要求较高，但是皮瓣切取方法简单，因此只要手术医师有较熟练的技巧，且配合良好，手术并不困难，一般在3小时左右就能完成。皮瓣供区缺损可拉拢缝合，仅留有线状瘢痕，显然比游离植皮或带蒂移植要优越得多。

病例一，右拇指掌侧（包括指腹）皮肤缺损，伴有神经、血管、肌腱外露，应用上臂内侧皮瓣修复，术后功能外形良好。

病例二，右手烧伤后瘢痕性拇指内收畸形，采用上臂内侧游离皮瓣修复。

病例三，右手中指指腹皮肤缺损，局部有刺激症状，采用趾背皮瓣修复。

病例四，左手挤压伤后示指缺损，虎口挛缩，采用肘外侧游离皮瓣修复。

病例五，烧伤后瘢痕挛缩所致的爪形手，第1掌指关节向背侧脱位，拇内收畸形，应用腹股沟游离皮瓣修复。

二、叠加游离皮瓣在手外科中的应用

手部创伤往往是复合性创伤，其创面有时不能以单一的组织瓣移植来修复，而需要在皮瓣移植的同时再加用其他组织（如足趾）来修复；或用两块皮瓣或组织瓣共同来修复复杂的创面，这类皮瓣称为叠加皮瓣或二极串联皮瓣。例如，我们在用足趾移植再造拇指时，需同时进行前臂皮瓣移植修复手掌部皮肤撕脱伤；再如，用足趾加足背皮瓣加大腿外侧皮瓣移植作拇指缺损的再造时，需同时对手背、手掌皮肤撕脱伤后的瘢痕挛缩进行修复。叠加皮瓣往往要吻合两组以上的动静脉，手术难度较高。

三、蝶形游离皮瓣在手外科中的应用

一般临床上应用的游离皮瓣其外形多半是椭圆形、梭形，这些皮瓣有时并不能满足手外伤后多种形态皮肤缺损修复的需要，而我们设计的一蒂双叶形肩胛皮瓣可覆盖多种形态的手外伤创面。该皮瓣由斜行和横行的肩胛皮瓣联合构成，外形似蝴蝶而命名为“蝶形皮瓣”，皮瓣的一叶可用于修复拇指指背缺损，另一叶则可修复其他手指和手背缺损，两叶之间的裂隙可使被修复的残手有一个宽阔的虎口。

四、串联游离皮瓣在手外科中的应用

手外伤后往往出现一肢多处的皮肤缺损，其间又有正常皮肤相隔，在修复时既要对皮肤缺损处加以覆盖，又要尽可能保留正常皮肤，此时可采用叠加皮瓣游离移植，但它需要吻合较多的血管。自1985年起，我们对此类缺损采用一对动静脉蒂上携带两个以上的皮瓣进行修复，取得了较好的效果。该皮瓣称为串联皮瓣，其形态可随缺损的形态而变化，其串联形式可以是皮瓣-皮瓣串联、皮瓣-筋膜瓣串联、皮瓣-肌皮瓣串联、皮瓣-肌瓣串联、皮瓣-足趾串联等，皮瓣的供区可以是前臂、小腿内侧及足背等。

病例六，女性，右手第2～5指掌侧皮肤因烧伤致瘢痕挛缩，同时伴有拇指指背皮肤缺损，指骨外露。设计对侧前臂串联皮瓣，以桡动脉及其伴行静脉为蒂，蒂的远心端携带一2cm×4cm的筋膜瓣，近端为6cm×8cm的皮瓣。以该皮瓣修复第2～4指掌侧皮肤缺损，而拇指指背的皮肤缺损因其方向与手指相反，所以采用前臂筋膜瓣加植皮修复，4周后进行断蒂分指术，术后效果良好。

五、复合皮瓣在手外科中的应用

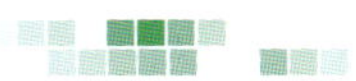

手外伤有时可致多种组织的缺损，为缩短治疗周期，尽可能恢复患者的手部功能，我们常采用复合组织瓣一次修复手部多种组织缺损。如用足背皮瓣带足趾关节一次修复手背皮肤缺损伴掌指关节强直的病例；用足趾延伸皮瓣一期完成手指再造、手掌或手背皮肤缺损的修复；用足趾包裹皮瓣带末节趾骨修复拇指部分缺损，用足背皮瓣带踇短伸肌修复手背皮肤缺损伴伸肌腱缺失或功能障碍的病例。这种带有血管的肌腱移植适用于肌腱瘢痕化的病例；而对腱床完好者，仅作单纯的肌腱移植即可。我们曾对高位尺神经损伤伴有低位正中神经损伤，肌腱、皮肤缺损的病例，应用复合前臂尺侧皮瓣游离移植修复之，效果良好。复合前臂尺侧皮瓣是以尺动脉、尺静脉为蒂，包括尺神经及尺侧部分肌腱在内的复合组织瓣，该术式可利用废用的尺神经等组织带血管一期修复正中神经缺损，同时还可修复肌腱及皮肤缺损。由于其是带血管的神经移植，术后效果显然较不吻合血管的神经移植为佳。

六、足底游离皮瓣在手外科中的应用

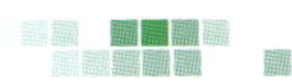

对手掌皮肤缺损的修复历来是手外科比较棘手的难题，我们曾应用腹股沟皮瓣、肩胛皮瓣、背阔肌皮瓣、前臂皮瓣及前臂筋膜瓣加植皮来修复，效果都不甚理想，其主要缺点是皮瓣臃肿，握物时有滚动感，不耐磨，不耐压；用筋膜瓣加植皮修复掌部皮肤缺损时虽然皮瓣较薄，但在松解掌部挛缩方面效果不够理想。我院于 1979 年进行足底皮瓣的尸体解剖研究，1980 年应用足底岛状皮瓣修复足跟皮肤缺损，继而于 1984 年采用足底内侧皮瓣游离移植修复手掌皮肤缺损，效果较为理想。

病例七，右手掌尺侧伴手背尺侧 1/4 皮肤缺损，第 3、4 掌骨中段缺损。掌骨缺损采用髂骨 4cm×4cm 游离移植进行修复，并用足底皮瓣修复手掌皮肤缺损。

七、游离皮瓣在手外伤急诊中的应用

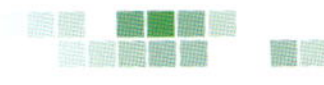

在手外科临床中，用游离皮瓣移植修复手部皮肤软组织缺损多系二期修复手术，即用于选择性手术中。但如果外科医师能很好地掌握适应证，果断、谨慎地采用皮瓣修复手部的急性创伤，有时能达到意想不到的效果。

病例八，男性，右手拇指、示指及半个手背、手腕Ⅵ度热压伤，皮肤、皮下组织及部分第 1 骨间背侧肌烧焦。急诊清除焦痂后，取对侧前臂皮瓣游离移植进行修复，术后功能及外形都很满意。

我们还采用腹股沟或足背或足趾皮瓣游离移植修复手部急性外伤，取得了良好的效果。

八、变化的皮瓣移植要求有变化的血管吻合技术

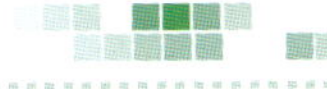

在手外伤修复中，皮瓣移植的变化很多，为适应这种变化，在血管吻合技术上仅作端端吻合、端侧吻合是不够的。本组采用过数以百计的各种形式的血管移植，以弥补血管长度不够或血管口径不等的情况。在血管移植方法中，有单条血管移植、Y 形分流血管移植以及独桥式分流血管移植等。为适应不同口径的血管吻合，我们采用了血管吻合口的整形，如斜坡血管端端吻合、侧壁裂隙血管端端吻合、带盘状血管端端吻合以及血管侧壁缩小与小血管吻合等。为适应供受区的吻合血管不同的状况，我们采用了 Y 形端端吻合，即将两条静脉缝合成一个吻合口，与受区的一条静脉吻合；或采用 Y 形静脉移植。为延长血管蒂的长度，或为了使供区主要血管的血流不中断，我们采用镶嵌式血管吻合等。

（1）在手外科中皮瓣的应用千变万化，但对皮瓣的选择有以下要求：①皮瓣要薄，皮下组织要少；②皮瓣容易塑形，能适应不同创面的需要；③皮瓣除了有良好的动静脉外，最好带有神经，以恢复受区的感觉；④皮瓣的血管蒂要有一定的长度；⑤供区能够一期缝合或修复。

根据我们的经验，上臂内侧皮瓣、肘外侧皮瓣、前臂皮瓣、足背皮瓣、腹股沟皮瓣、大腿内外侧皮瓣、小腿内外侧皮瓣、肩胛皮瓣等，均可用于手背部或前臂皮肤缺损的修复。

（2）由于手掌部皮肤的特殊结构和功能，在选择皮瓣修复手掌时要考虑以下几点：①皮瓣要薄，避免臃肿的皮瓣；②皮瓣耐磨、耐压，移植后握物无滚动感。因此，最适当的方法就是用足底皮瓣修复手掌，或用筋膜瓣加游离植皮进行修复。

皮瓣移植用于手外伤的修复虽已有十余年的历史，但在被选用的皮瓣形态及种类上，均在不断的发展及改进之中。对于如何灵活地选择不同形态及种类的皮瓣进行游离移植，以适应各种创伤的整复，这是对外科医师手术技巧的一种挑战，也是一件具有艺术性的工作。

（载于《手外科杂志》1987 年第 3 卷第 2 期 P28-30）

肩胛皮瓣的特殊应用及其血管变异

上海第二医科大学附属第九人民医院　王炜

在四肢创伤修复中，肩胛皮瓣是一块优良的皮瓣，这已被许多外科医师所确认。不少文献报道中都强调了该皮瓣血管分布恒定，皮瓣的形状可为长圆形或梭形等。1982～1984 年笔者共应用肩胛皮瓣游离移植 20 例，用于手背、手掌皮肤缺损，虎口挛缩，前臂电击伤以及下肢外伤皮肤缺损的修复等。肩胛皮瓣不仅可制成长圆形、梭形，也可制成一蒂二瓣的双叶形供游离移植，同时发现该皮瓣的血管分布有变异，应用时务必注意。

一、双叶形肩胛皮瓣的应用

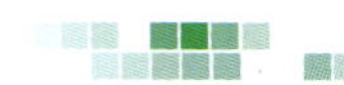

在四肢创伤的修复中，特殊形状的皮瓣较长圆形或梭形皮瓣更为实用。在手外科临床中，常常遇到既有手背、手指伤，又有拇指伤需作皮肤缺损修复的病例，为此我们设计了双叶形肩胛皮瓣用于修复手部皮肤撕脱伤。双叶形肩胛皮瓣包括斜行肩胛皮瓣和水平形肩胛皮瓣，但它只有一个共同的血管蒂——旋肩胛动静脉皮支，皮瓣的一叶用于修复拇指，另一叶用于修复其他四指及手背。

病例一，左手皮肤撕脱伤，虎口挛缩，拇指指背及第 1 掌骨背侧瘢痕挛缩，掌指关节向背侧脱位，拇伸肌腱损伤，四指指背皮肤撕脱伤，手背均为挛缩瘢痕。于右肩胛部设计一双叶形肩胛皮瓣，水平肩胛皮瓣为 5cm×10cm，斜行肩胛皮瓣用于修复手背及四指。用双叶形皮瓣修复的患手有一宽阔的虎口。皮瓣一期成活，手功能得到恢复。

二、肩胛皮瓣的血管变异

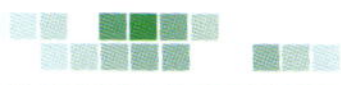

肩胛皮瓣的血供来自肩胛下动脉的分支——旋肩胛动脉，我们在临床中发现该血管有变异，因此肩胛皮瓣的血液供应只是相对恒定。本组 20 例患者中 2 例有变异。

病例二，右足背皮肤撕脱伤，不稳定瘢痕，取左斜行肩胛皮瓣 8cm×15cm 修复。按常规设计皮瓣，在解剖皮瓣时发现有三条动脉进入皮瓣，一条来自三边孔，即旋肩胛动脉皮支；另两条来自肩胛冈处皮肤，由上方下降，在肉眼下三条动脉的搏动均可见。因受区只有一对动静脉便于吻接，故只吻合了旋肩胛动静脉的皮支。术后早期皮瓣颜色良好，术后 2 周只有近旋肩胛动脉进入皮瓣处成活，远端皮瓣只有部分皮下组织成活，皮肤坏死，后经清创植皮修复创面。由此证明该肩胛皮瓣的血液供应有几个来源，而旋肩胛动脉只能作为部分皮瓣的血供。

病例三，左前臂高压电击伤，选择右斜行肩胛皮瓣移植修复。按常规设计及掀起肩胛皮瓣，皮瓣下没有任何皮动脉发现，三边孔处没有明显的动脉分支穿出，皮瓣自远侧掀到外侧缘，一直解剖到腋后线大圆肌、小圆肌及背阔肌后半未见任何血管进入皮瓣的踪迹，上界皮瓣分离至三角肌后方，也没有任何表浅动脉进入皮瓣，故放弃切取肩胛皮瓣，改用背阔肌肌皮瓣游离移植，手术取得成功，皮瓣成活。

（载于《中华显微外科杂志》1986 年第 9 卷第 1 期 P15）

第五章
晚期面神经瘫痪的治疗

1 创新背景

（1）晚期面神经瘫痪的治疗一直是对外科医师的挑战。上海第九人民医院治疗晚期面瘫越千例，包括损伤面神经的修复、跨面神经移植、跨面神经移植加肌肉移植、一期带血管神经的肌瓣移植、面神经残端肌肉内种植、舌下-面神经吻接、副神经-面神经吻接、动力性或静力性筋膜悬吊、面部畸形整形及其他肌肉移植等。

（2）Anderl（1973）创造了跨面神经移植治疗面神经瘫痪。上海第九人民医院采用 Anderl 跨面神经移植技术治疗晚期面神经瘫痪 25 例，长期随访 10 例，其中 7 例出现肌电图动作电位，3 例术后出现轻微的颤动样面部表情活动，取得面部静态平衡，面口歪斜改善，但未能取得面部肌肉动态平衡。

（3）Harii（1976）、Terzis（1982）、O'Brien（1986）、Buncke（1984）分别报告一期进行跨面神经移植，10 个月后进行肌肉移植（包括股薄肌、胸小肌、前锯肌游离移植）治疗面瘫等。

（4）1984～1985 年笔者已取得数百例背阔肌游离移植的成功经验及数十例胸腹壁巨大肿瘤切除和修复的成功经验，对胸腹部可供移植肌肉的显微解剖有了较深刻的认识，因此在世界上率先创造了几种面瘫治疗手术和相关的理论研究。

2 创新研究

（1）1986 年在世界上率先进行了跨面吻合血管神经的肌肉移植一期治疗面神经瘫痪的理论实践，并分别在《中华显微外科杂志》（1989）、《中华医学杂志》（1992）和韩国《显微外科杂志》（1993）上报道。1993 年在第六届亚洲太平洋地区整形外科交流会（韩国汉城）上报告；同年在第四届日中整形外科学术交流会上报告，日本的金泽、Harii K.参加了交流，并向笔者讨教学习；1994 年后由笔者的英国学生 Hussain Karim 在英国《口腔颌面外科杂志》上发表。新加坡的邱武才教授 1994 年在美国《整形再造外科杂志》上对该技术进行了介绍，后在波兰、法国、南斯拉夫、意大利、澳大利亚、瑞典、希腊等国报告或发表，或对这些国家的医师进行了培训。

（2）在世界上率先创造了超长血管神经蒂背阔肌肌瓣游离移植一期治疗晚期面瘫。

（3）在世界上率先报告了背阔肌节段、断层肌瓣游离移植治疗晚期面瘫的解剖和临床应用实践，并报告了背阔肌肌瓣的血管神经解剖。

（4）创造了背阔肌超长的胸背神经蒂伴有血管滋养，属带血管的跨面神经移植。

（5）在临床上成功地创造了移植肌肉可使瘫痪多年的面部肌肉再神经化的经验，并成功地进行了相关机制研究。

（6）创造了带血管及多神经蒂的腹内斜肌肌瓣游离移植一期治疗晚期面瘫。

（7）在世界上率先报告了多神经蒂的腹内斜肌肌瓣的血管神经显微解剖。

（8）率先成功研究三叉神经功能和面神经功能的协同关系（骆泉丰博士研究生论文）。

(9) 提出"超长血管神经蒂的节段、断层肌瓣移植是一种带有靶器官的神经移植,能产生一类诱导神经定向生长,并存有营养和促进神经肌肉生长的活性物质"。笔者设想,这类神经的生长方式不是每天1mm的持续生长过程,而是一种从无到有、从能量的逐步积聚到质变的突然跨越过程,整个过程大概需要120天。我们观察到带靶器官的神经移植,其肌肉神经化的时间与神经蒂的长短不成正比,而与移植神经的内外环境有关,无论是早期面神经损伤的修复、面神经肌肉内种植、舌下-面神经吻接,还是带血管神经的肌瓣移植,均属于带有终末器官的神经修复,其肌肉神经化的过程均在120天左右出现,首先表现为肌电的改变,而要完成这种神经修复及肌肉神经化的完善大概需要两年。

跨面吻合血管神经的背阔肌移植一期治疗面神经瘫痪

上海第二医科大学附属第九人民医院　王炜　张涤生　杨川　胡鸿泰　曹谊林
王德昭　邹永华

【内容提要】 本文叙述了一种新的晚期面神经瘫痪的治疗方法——应用血管神经蒂(长14～17cm)的背阔肌节段肌瓣,移植于患侧面部,其血管神经蒂跨面移植,与健侧面神经血管吻接,使目前的跨面神经移植及肌肉移植治疗面瘫的两期手术变为一期完成。1986～1988年共完成3例,术后3～7个月移植肌肉出现肌电活动及随意活动。随访1～2年,3例患者均呈现静态表情良好,笑时两侧对称协调,移植肌肉有随意活动。术后康复时间短,成功率高,表情活动好。

【关键词】 神经移植、背阔肌肌瓣移植、面神经瘫痪

在晚期面神经瘫痪的治疗中,为重建瘫痪肌肉的动力,Thompson(1971)、Anderl(1973)、Harii(1976)曾分别采用了肌肉移植或跨面神经移植等手术;进入20世纪80年代,O'Brien(1980)、Terzis(1982)、Buncke(1984)、Harii(1985)、Dellon(1985)等把晚期面瘫的治疗推向新阶段:首期进行跨面神经移植,二期进行带血管神经的肌肉移植,两期手术相隔8～12个月,移植肌肉有股薄肌、趾短伸肌、胸大肌、胸小肌、背阔肌、前锯肌等,移植神经为腓肠神经。

笔者应用超长蒂背阔肌节段肌瓣移植术,长达14～17.5cm的血管神经蒂可以横跨面部,与健侧面神经血管吻合,一期治疗面瘫,省去了跨面神经移植阶段,称为超长蒂背阔肌肌瓣移植。1986～1988年共完成3例,均获成功,且疗程短,康复快,功能好。

一、病例选择及适应证

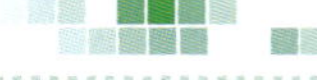

肿瘤切除术后面瘫或贝尔面瘫(Bell palsy),病程在1年以上,均可采用本术式。本组3例,1例是贝尔面瘫,2例为听神经瘤切除术后面瘫;2例系完全性面瘫,1例系不完全性面瘫。

1 手术类型　本组病例均接受三类手术。①背阔肌节段肌瓣移植:肌瓣移植在患侧,其血管神经蒂跨面与健侧血管面神经吻合,由于背阔肌中长长的胸背神经蒂伴有血管滋养,属带血管的跨面神经移植;②筋膜悬吊术:采用阔筋膜静力悬吊,企图防止移植肌肉神经支配前的松弛;③面部皮肤紧缩:包括患侧腮腺筋膜及皮肤的紧缩术。

2 手术方法

(1) 背阔肌节段肌瓣的切取:患者取既有利于切取肌瓣又可进行面部手术的体位。在腋后线

区作多Z形纵切口，暴露背阔肌，在肌肉深面根据血管分布状况选择薄的背阔肌肌瓣。这种肌瓣位于血管分布的远侧节段，厚0.4～0.6cm，并可保证有14～17cm长的血管神经蒂。用亚甲蓝标记肌瓣的切取范围及其血管神经蒂的路线。本组3例的血管神经蒂分别长15.5cm、14cm、17cm。分离长长的血管神经蒂时，沿途约有15支分支需切断及结扎。肌瓣近端制成三叶状，分别固定于鼻翼、口角及下唇。3例肌瓣的面积分别为6cm×9cm、6cm×9cm及5cm×8cm，其面积需准确测量，以便移植后保持肌肉的张力。

（2）制造肌瓣移植床及静力筋膜悬吊术：在耳前作去面部皱纹切口，上至颞部发际，下至耳垂下方。在腮腺表面掀起皮瓣，上部暴露颞浅筋膜及眼轮匝肌外缘，前达鼻唇沟及口角外约1cm，在颧弓上制成一块3cm×1cm的筋膜瓣，筋膜蒂在颧弓下缘，供移植肌瓣附着。按去皱手术方法重叠缝合腮腺筋膜约1cm，用阔筋膜作静力悬吊，包括口角、鼻翼及下眼睑。

（3）健侧面神经及血管的解剖：在颊部皮瓣下、腮腺前缘中部可见腮腺导管，导管的上下方有2～3支面神经颊支，直径1～1.5mm，几支颊支之间常有两级吻合支，即腮腺前吻合支、颊支末梢前吻合支。选择腮腺前吻合支切断，与胸背神经吻合，这样既可使移植肌肉有较粗的神经分支供吻接，又可减少健侧颊支的纤维数。本组有1例面神经颊支只有一级吻合支，因此选择较细的吻合支切断供吻合。

在下颌缘解剖出面动静脉，注意勿伤及下颌缘支，面动静脉暴露1～1.5cm备用。在上唇皮下制造可容一小指的隧道，使血管神经束宽松地通过此隧道抵达对侧。

3 超长蒂背阔肌肌瓣移植　上述准备手术完成后，在近腋动脉处切断背阔肌肌瓣的血管神经蒂，移植到患侧面部皮下。操作程序如下：将肌瓣平铺于患侧颊部皮下，用乳胶指套套在血管神经蒂外，使其无创地通过上唇隧道，导引至健侧颊部皮下。为防止血管神经的回缩，在局部作暂时固定。在患侧将肌瓣血管蒂端的三叶分别固定在鼻翼根部、口角及下唇，再将肌瓣远端与颧弓部筋膜缝合，作为肌肉止点，缝合时肌瓣应保持切取前的张力。手术再转移到健侧，吻合血管，先静脉，后动脉，均采用间断缝合、端端吻合。然后作胸背神经与面神经颊支的端端束膜缝合（图5-1）。背阔肌肌瓣在血管吻合完成后常有活跃渗血，由于其血管分支多半已结扎，只需用热盐水纱布热敷片刻即可达到止血目的。健侧及患侧切口均用抗生素溶液冲洗后关闭。由于患侧皮肤松坠，一般均需切除1～2cm的长条皮瓣，使创口皮肤服帖地对合。

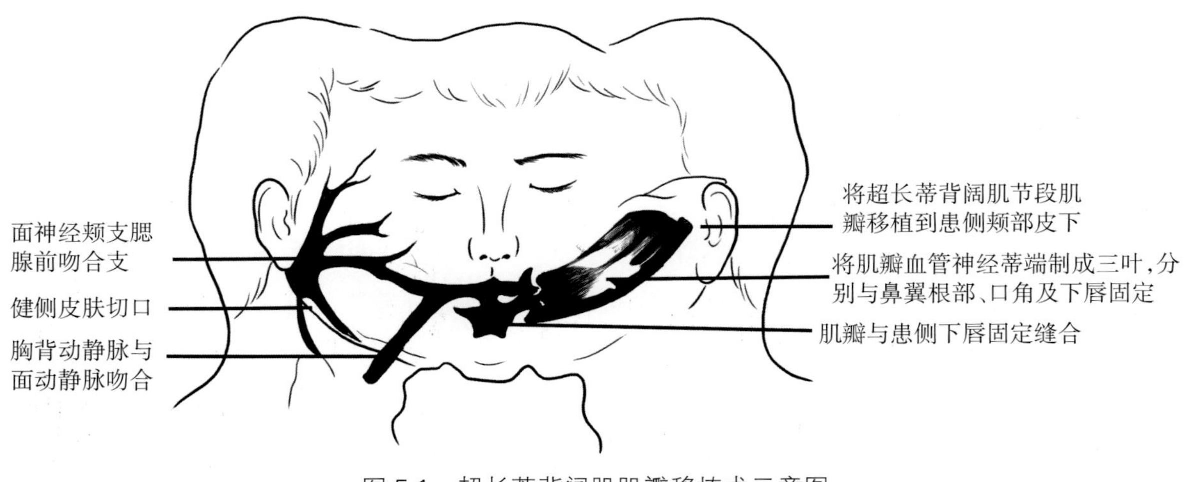

图5-1　超长蒂背阔肌肌瓣移植术示意图

4 术后处理　术后常规使用低分子右旋糖酐、复方丹参，或加用阿司匹林，并给予预防性抗生素应用(青霉素钾 480 万单位、氨苄西林 4～6g,分次静脉滴注,维持 4～6 天)。

术后 2 周内面部加压包扎,防止水肿,7～8 天拆线,此后应用维生素 B_1、维生素 B_6、维生素 B_{12} 等 3～6 个月。为防止面部移植肌肉的松坠,采用面部胶布牵引减张敷贴。同时,患侧口角用特制的塑料拉钩牵引,另一端悬挂于同侧耳部上。对于能配合的患者,应用此拉钩 3 个月,也可白天去除,晚间牵引。

二、结果

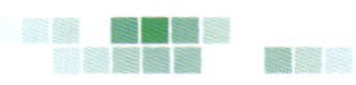

3 例患者均进行系统随访,包括测量面部水肿消退状况、Tennis 征检查神经生长情况、检测上唇移植肌肉血管蒂中的动脉搏动、进行移植肌肉的肌电图检查及面部表情活动的录像记录等。

1 病例一　男性,32 岁,左侧听神经瘤切除术后致面神经及外展神经瘫痪 2 年余,作超长蒂背阔肌肌瓣移植,肌瓣 6cm×9cm,蒂长 15.5cm。术后 107 天检查出现移植肌肉的新生电位,有不自主的抽动;术后 128 天移植肌肉有随意的自主活动,并逐步形成协调共济的面部表情活动。

2 病例二　女性,40 岁,右侧听神经瘤切除术后面瘫 1 年余,作超长蒂背阔肌肌瓣移植,肌瓣 6cm×9cm,蒂长14cm。术后 186 天移植肌肉出现新生电位,术后 225 天双侧面部出现协调的表情活动。

3 病例三　男性,23 岁,贝尔面瘫十余年,作超长蒂背阔肌肌瓣移植,肌瓣 5cm×8cm,蒂长 17.5cm。术后 213 天移植肌肉出现随意而协调的表情活动。

3 例的随访时间均在 1 年以上,患者对治疗效果满意。

三、讨论

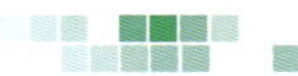

1 超长蒂背阔肌节段肌瓣移植的优越性　一般背阔肌肌瓣的血管神经蒂长不超过 10cm;而本术式肌瓣的血管神经蒂长达 14～17.5cm,为超长蒂肌瓣移植。由于有超长的血管神经蒂供移植,从而使面瘫的治疗可一期完成,省去了跨面神经移植阶段,缩短了治疗周期,减少了手术次数,因此手术失败的机会也相应减少。

由于超长的胸背神经蒂伴有血管供养,因此移植易于成活,移植肌瓣的神经再支配恢复速度也较快。本组病例一术后 128 天出现了肌肉的随意活动,该肌瓣长 9cm,蒂长 15.5cm,设想移植肌肉出现随意活动是移植肌肉神经再支配的初步完成,移植肌肉神经恢复的速度应是 $\frac{155\text{mm}+90\text{mm}}{128\text{天}}=1.91\text{mm/天}$,这种神经恢复速度是非常快的。我院曾采用 Terzis 手术行跨面神经移植加胸小肌移植,分两期治疗面神经瘫痪 10 例,7 例成功,3 例失败。除去带血管的腓肠神经跨面移植需要 8～12 个月的恢复期外,仅胸小肌移植的恢复时间就需 6～8 个月。相比之下,本术式具有疗程短、恢复快、疗效好及成功率高等特点。

2 移植肌肉的选择　治疗面瘫的移植肌肉宜选择面积小而薄的肌肉。笔者于 1983 年成功地采用背阔肌肌皮瓣制成一蒂双瓣的节段肌瓣修复足外伤,提示了背阔肌可整体移植,也可根据需要按肌肉内的血管分布特点制成不同形态的节段肌瓣供移植。该设计与 Mackinnon(1988)的报道不谋而合,但是 Mackinnon 用背阔肌节段肌瓣移植治疗面瘫仍采用两期手术,即一期作跨面神经移植,二期作背阔肌肌瓣移植。

3 其他肌瓣的选择　除了背阔肌肌瓣外,我们设想用趾短伸肌、前锯肌等同样可制成超长蒂肌瓣移植一期治疗面瘫,这是一种发展趋向。

4 受区面神经颊支的选择　面神经颊支有 2～3 条,有两级吻合支,为避免损伤颊支主干,采用切断近心端的吻合支供吻合较好,因为其直径较粗,近神经干,恢复快。

5 筋膜悬吊术并非必要　本组同时选用筋膜悬吊是为了防止移植肌肉的松弛，但在随访中发现,该术式并不能防止移植肌肉的松弛,只要移植肌肉成活并有良好的神经再支配,其张力能自行恢复。除非因“兔眼”需矫正,一般无须做筋膜悬吊术。

参考文献

[1] Thompson N. Autogenous free grafts of skeletal muscle: a preliminary experimental and clinical study[J]. Plast Reconstr Surg, 1971,48(1):11-27.

[2] Mayou B J, Watson J S, Harrison D H, et al. Free microvascular and microneural transfer of the extensor digitorum brevis muscle for the treatment of unilateral facial palsy [J]. Br J Plast Surg, 1981,34(3):362-367.

[3] Anderl H. Reconstruction of the face through cross-face-nerve transplantation in facial paralysis[J]. Chir Plast, 1973,2(1):17-46.

[4] Harii K, Ohmori K, Torii S. Free gracilis muscle transplantation, with microneurovascular anastomoses for the treatment of facial paralysis: a preliminary report[J]. Plast Reconstr Surg, 1976,57(2):133-143.

[5] O'Brien B M, Franklin J D, Morrison W A. Cross-facial nerve grafts and microneurovascular free muscle transfer for long established facial palsy[J]. Br J Plast Surg, 1980,33(2):202-215.

[6] Mackinnon S E, Dellon A L. Technical considerations of the latissimus dorsi muscle flap: a segmentally innervated muscle transfer for facial reanimation[J]. Microsurgery, 1988,9(1):36-45.

（载于《中华显微外科杂志》1989 年第 12 卷第 3 期 P155-157）

超长蒂节段肌瓣移植一期治疗晚期面神经瘫痪

上海第二医科大学附属第九人民医院　王炜　张涤生　杨川　胡鸿泰　邹永华
蚌埠医学院　苗华　赵丽

【内容提要】 应用超长蒂背阔肌节段肌瓣移植一期治疗晚期面瘫 10 例。常态下背阔肌肌瓣移植其血管神经蒂长 6～8cm;本组移植肌肉的血管神经蒂由胸背血管、神经及其分支和终末支构成,长达 14～17.5cm,可一期完成跨面神经移植及带血管神经的肌瓣移植。与应用两期手术治疗面瘫相比,一期手术省去了跨面神经移植阶段,缩短疗程 8～12 个月,减少了多次手术的失败概率,是一种符合生理的面部表情肌动力再造。本组随访时间均超过 1 年,移植肌瓣菲薄,有协调的自主活动,效果良好。

【关键词】 移植、背阔肌肌瓣、面神经瘫痪

Terzis、Harii、O'Brien、Mackinnon 等应用分期手术方法治疗晚期面神经瘫痪，第一期是跨面神经移植,通过移植神经使健侧面神经纤维长入患侧皮下;6～12 个月后进行第二期手术,将带血管神经的肌肉移植到患侧面部,其神经与新生的跨面神经吻合,因移植肌肉受健侧面神经支配,术后效果较满意。

我们于 1986～1990 年应用超长蒂节段背阔肌肌瓣移植一期治疗晚期面瘫 10 例，效果良好，现介绍如下。

一、应用解剖

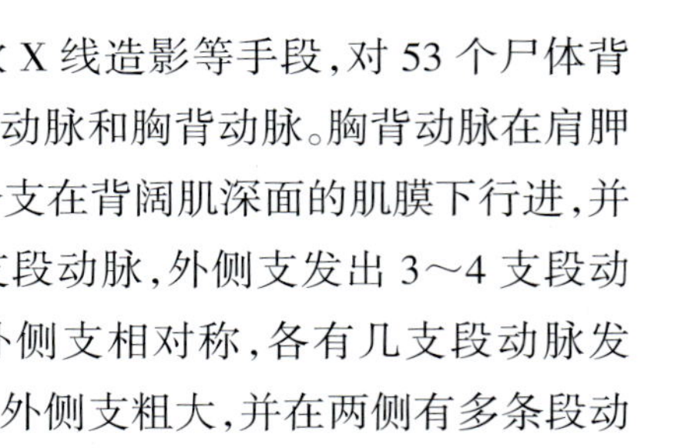

在临床应用节段肌瓣游离移植的基础上，采用显微解剖、软 X 线造影等手段，对 53 个尸体背阔肌进行了观察。肩胛下动脉在起点下方 1～3cm 处分出旋肩胛动脉和胸背动脉。胸背动脉在肩胛下角平面分成内侧支及外侧支，其出现率为 92.5%(49/53)，两分支在背阔肌深面的肌膜下行进，并分出其一级分支，称为段动脉。一般情况下，内侧支发出 2～3 支段动脉，外侧支发出 3～4 支段动脉。胸背动脉的分支有四种类型：Ⅰ型(匀称型)，表现为内、外侧支相对称，各有几支段动脉发出，占50.9%(27/53)；Ⅱ型(外侧支羽状型)，表现为内侧支细小，外侧支粗大，并在两侧有多条段动脉分支，占 26.4%(14/53)；Ⅲ型(内侧支羽状型)，表现为外侧支细小，内侧支两侧发出多条段动脉，占 15.1%(8/53)；Ⅳ型(单支羽状型)，没有明显的内、外侧支分支，在胸背动脉两侧直接发出多条段动脉，占7.5%(4/53)。段动脉直径 0.6～0.9mm，有段静脉、段神经伴行。段动脉滋养的背阔肌肌瓣称为背阔肌段肌瓣或节段肌瓣，位于背阔肌的远端。

二、手术方法

本术式一期完成两组手术——超长蒂节段肌瓣移植术和患侧面部皮肤、表浅肌肉筋膜紧缩术。

在气管内插管麻醉下手术，患者取半侧卧位，臂外展、前屈。由两组医师分别完成下列程序：①切取超长蒂节段肌瓣；②暴露健侧面神经末梢支及面动静脉；③在患侧面部制造肌瓣移植床；④将肌瓣游离移植到患侧面部皮下；⑤做患侧面部皮肤紧缩术。手术操作分述如下。

1 超长蒂背阔肌节段肌瓣的切取

（1）切口：在健侧或患侧腋中线作锯齿形皮肤切口，暴露背阔肌前缘，使肌腹显露宽 6～7cm。

（2）段血管、段神经的解剖：掀起背阔肌前缘，在肌腹深层表面的肌膜下解剖血管、神经，显露肩胛下动脉，切断、结扎旋肩胛动脉。辨清胸背动脉内、外侧支的走向及其分支状况，选用外侧支的第二或第三段动脉作为肌瓣的滋养血管，切断、结扎内、外侧支的其他段动脉。为取得蒂足够长的血管，段动脉的周围分支也予以切断、结扎，保留其主干。胸背神经的段神经与动脉伴行，保护其肌肉分支勿受损。在临床应用上，移植肌瓣的血管神经蒂常需 14cm 长，埋入肌肉内的段血管及段神经也宜解剖分离出来一段，以增加蒂的长度。

（3）节段肌瓣的切取：在背阔肌前缘的下端选择较粗直径段动脉供养的肌瓣供移植，其厚 0.3～0.6cm。在血管、神经解剖完成后，切取宽 3～6cm、长 8～9cm 的肌瓣供移植，其蒂端为三叶形，移植时可分别固定在上唇、口角和下唇。在节段肌瓣游离完成后，保留血管神经蒂相连，直至受区准备完毕后方予切断蒂部。

2 健侧面部血管、神经的暴露及分离　取耳前面部去皱纹切口，从颞发际经耳前到下颌角后方，达面动脉体表投影处。暴露腮腺前缘，在面部表浅肌肉筋膜深层寻找面神经的上下颊支。各颊支在成为末梢前常有两级吻合支——腮腺前吻合支及末梢前吻合支，取其中一吻合支切断供吻合，谨防损伤颊支主干。分离出面动静脉备用。

3 患侧面部受区准备　取耳前面部去皱纹切口，在表浅肌肉筋膜层表面掀起颊部皮瓣，上达颞浅筋膜，下抵下颌缘，前至口角及鼻唇沟。在上唇皮下制作隧道与健侧皮下相通，以容血管神经蒂通过。选择颧骨表面腱膜瓣作为移植肌瓣附着锚式固定处。在受区准备完成后肌瓣移植前，于腮腺表面及颞部分别作表浅肌肉筋膜层叠合缝合，矫正面部松弛。

4 超长蒂节段肌瓣移植术 面部肌瓣移植受区准备完成后，切断节段肌瓣的血管神经蒂，移植到患侧面部皮下，使其血管神经蒂无损伤地通过上唇皮下隧道，达健侧面部皮下。应用显微外科技术吻合血管，先静脉，后动脉。血管吻合后，可见胸背神经断端有活跃渗血，再作胸背神经与面神经颊支的束膜吻合。将移植肌瓣蒂部的三叶瓣分别与患侧上唇、口角和下唇作锚式固定。肌瓣按切取前的张力，使其与颧骨的腱膜瓣缝合，多余的肌肉予以切除。

5 皮肤紧缩术 由于患侧皮肤多较松弛，故应根据需要切除 1～2cm 宽的松弛皮肤。

三、临床资料

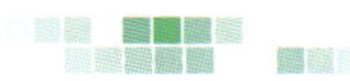

1986～1990 年，我们采用超长血管神经蒂节段肌瓣移植治疗晚期面瘫共 10 例，手术一期完成。患者的病程均超过 1 年，其中贝尔面瘫 5 例，听神经瘤切除术后面瘫 4 例，车祸损伤性面瘫 1 例；男 6 例，女 4 例；年龄 7～42 岁。随访时间均超过 1 年，移植肌肉均已出现随意活动，表现为患侧鼻唇沟出现，静态时两侧对称，笑时患侧有随意自主的活动，口角歪斜明显或完全矫正，近乎正常人，移植肌肉有正常的肌电活动。

四、讨论

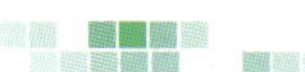

1 超长蒂节段肌瓣移植的命名及供区选择 正常肌肉移植的血管神经蒂长 5～8cm；为达到跨面神经移植及带血管、神经肌肉移植一期治疗面瘫的目的，必须寻找能增加血管神经蒂长度的供区，背阔肌是首选的，前锯肌、腹直肌、趾短伸肌也可供选择。

供给背阔肌的胸背动脉及其内侧支或外侧支可使血管神经蒂长达 7～10cm，但仍不能达到跨面吻合的目的；在肌肉深部肌膜下继续解剖血管、神经，方可达到 14cm 的长度，因此被命名为超长血管神经蒂。供区的解剖过程是细微的显微外科技术操作，沿途切断、结扎的血管分支达 16～20 处。

2 超长蒂节段肌瓣移植的特点 除具有足够长的血管神经蒂可跨面吻合外，由于长段胸背神经有血管伴行，血管吻合后神经断端可见活跃渗血，因此属于带血管的神经移植。这无论对神经的成活或生长速度而言，均是十分有利的。

本组选用的节段背阔肌肌瓣取自肌腹的远端，肌肉厚度仅为 4mm 左右，而且可分为两层，取其壁层移植，使移植肌肉更加菲薄适用，其形态也可根据需要设计切取，对于面部表情肌的动力再造是较为理想的供区。

超长蒂节段肌瓣移植对治疗肢体的动力性缺失也是一种有前途的方法，不但可修复大肌肉的缺损，也可修复小肌肉的缺损。

3 术后随访及康复治疗 移植肌肉埋植在颊部皮下，给术后随访及观察带来了困难，经过实践，我们认为下列措施是有效的：①术后早期应用多普勒超声及扪诊检查上唇胸背动脉蒂的搏动情况，以证实吻合血管畅通与否；②术后 3 周，动脉蒂的搏动渐渐变弱，可每隔 1～2 周做一次检查；③为了解神经生长状况，术后 8～12 周开始每隔 2 周做一次肌电图检查，以探查神经、肌肉的恢复程度。

康复治疗主要包括防止疲劳、适当应用神经营养药物、防止移植肌肉松弛以及经常对移植肌肉作有益的激发，包括电刺激、微波、理疗等。

参考文献

[1] Terzis J K. Pectoralis minor: a unique muscle for correction of facial palsy[J]. Plast Reconstr Surg, 1989,83(5):767-776.

[2] O'Brien B M, Pederson W C, Khazanchi R K, et al. Results of management of facial palsy with microvascular free-muscle transfer[J]. Plast Reconstr Surg, 1990,86(1):12-22; discussion 23-24.

[3] Mackinnon S E, Dellon A L. Technical considerations of the latissimus dorsi muscle flap: a segmentally innervated muscle transfer for facial reanimation[J]. Microsurgery, 1988,9(1):36-45.

(载于《中华医学杂志》1992年第72卷第11期P680-682)

面神经瘫痪外科治疗301例回顾

上海第二医科大学附属第九人民医院　王炜　祁佐良　陈守正　董佳生　林晓曦
顾斌　张涤生　丁祖鑫　曹谊林　胡鸿泰　杨川　干季良

【内容提要】 1982年2月～1996年6月，上海第九人民医院整复外科共收治各类面瘫患者301例,其中采用带血管神经的肌肉移植157例,动力性或静力性筋膜悬吊119例,其他方法25例。面瘫的外科治疗方法包括:①一期带血管、神经的肌肉移植;②损伤面神经吻接修复、面神经残端肌肉内种植以及舌下-面神经吻接;③动力性或静力性筋膜悬吊;④面部畸形整形及其他肌肉移植等。我们认为,损伤面神经吻接修复等是早期外伤性面瘫治疗的最佳选择,舌下-面神经吻接、一期节段性断层背阔肌肌瓣移植是晚期面瘫治疗的最佳选择。在68例背阔肌肌瓣移植中,66例取得了术后面部动静态平衡。腹内斜肌肌瓣移植是有前途的术式,二期胸小肌移植及筋膜悬吊仍是晚期面瘫治疗中可选择的术式。本文讨论了手术时机的选择和适应证,着重提出带有靶器官的神经移植的生长不是爬行生长,而是逐步的能量积累,是由量变到质变的飞跃。

【关键词】 面神经瘫痪、神经吻合、神经移植、背阔肌、腹内斜肌

面神经瘫痪是机体单根神经瘫痪最难修复的神经之一,对于晚期面瘫,至今没有理想的肌肉动力重建方法。Drobnik(1896)的副-面神经神经吻接因疗效差,现已较少被采用;Korte(1903)的舌下-面神经吻接至今仍在应用。Smith(1971)、Anderl(1973)的跨面神经移植及后来的O'Brien(1980、1990)、Terzis(1982、1989)等的二期带血管、神经的肌肉移植,使晚期面瘫的治疗前进了一大步;我们(1989、1992、1994)采用一期带血管、神经的肌肉移植治疗晚期面瘫,取得了较以往术式更为满意的效果。

一、外科技术

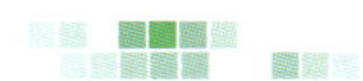

1982年2月～1996年6月,我们共收治面神经瘫痪患者301例,其外科治疗方法及相应例数见表5-1。

表 5-1 301 例面瘫的外科治疗分析

治疗方法	例数	手术术式	例数
带血管、神经的肌肉移植	105	一期背阔肌肌瓣移植	68
		一期腹内斜肌肌瓣移植	2
		二期胸小肌移植	10
		跨面神经移植	25
损伤面神经的早期修复	52	损伤面神经吻接修复	29
		舌下-面神经吻接	3
		面神经吻合、减压、肌肉内种植	20
筋膜悬吊	119	颞肌肌束动力性悬吊	27
		阔筋膜静力性悬吊	92
面部畸形整形	13	面部整形，上睑金属片植入	13
其他肌肉移植	12	趾短伸肌、掌长肌、拇展肌移植	12

一期带血管、神经的肌肉移植包括节段性断层背阔肌肌瓣移植及多神经蒂腹内斜肌肌瓣移植（共 70 例），所有病例的病程均超过 2 年，经保守治疗或手术治疗无效，年龄最小 7 岁，最大 54 岁。

手术分两组进行。一组切取肌瓣，取对侧背阔肌远端的节段肌瓣，长 7～9cm，宽 2.5～6cm，有 12～17.5cm 长的血管神经蒂。为使肌瓣变薄，切除部分肌瓣脏层，勿损伤血管、神经，此即断层肌瓣。另一组解剖受区，包括暴露健侧面动静脉及面神经颊支的吻合支，解剖患侧的肌肉种植床，将移植肌肉置于患侧面部皮下，血管、神经通过上唇隧道与健侧吻接，同期作瘫痪侧皮肤提紧。

二期带血管、神经的肌肉移植共 10 例，一期作跨面神经移植，6～12 个月后做二期胸小肌移植术。

跨面神经移植是采用腓肠神经移植修复面神经颊支，共 25 例，其中 10 例做了系统的肌电图检查及术后随访研究。

对外伤性面瘫采用面神经直接吻合或神经移植修复，在损伤面神经远端断端无法找到时则选择面神经近端肌肉内种植；也可采用损伤面神经减压等。

舌下-面神经吻接用于病程 10 个月以上没有恢复迹象的面瘫患者，共 3 例，其中 2 例为听神经瘤切除术后面瘫。

颞肌肌束动力性悬吊 27 例，是在喙突上切取一束颞肌，将其远端与移植的阔筋膜缝合，以悬吊下睑、口角及上下唇。阔筋膜静力性悬吊 92 例，将阔筋膜 20cm×（2～2.5）cm 固定在颞肌或颞肌筋膜上，分别悬吊口角、上下唇、鼻唇沟及下睑等，用于晚期面神经瘫痪的治疗。

二、结果

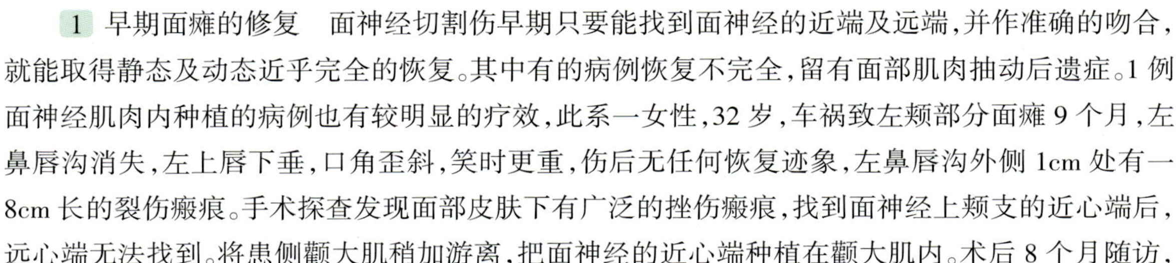

1 早期面瘫的修复　面神经切割伤早期只要能找到面神经的近端及远端，并作准确的吻合，就能取得静态及动态近乎完全的恢复。其中有的病例恢复不完全，留有面部肌肉抽动后遗症。1 例面神经肌肉内种植的病例也有较明显的疗效，此系一女性，32 岁，车祸致左颊部分面瘫 9 个月，左鼻唇沟消失，左上唇下垂，口角歪斜，笑时更重，伤后无任何恢复迹象，左鼻唇沟外侧 1cm 处有一 8cm 长的裂伤瘢痕。手术探查发现面部皮肤下有广泛的挫伤瘢痕，找到面神经上颊支的近心端后，远心端无法找到。将患侧颧大肌稍加游离，把面神经的近心端种植在颧大肌内。术后 8 个月随访，

鼻唇沟出现；18 个月后面部表情达到静态、动态基本平衡，口角可自由上提。

2 舌下-面神经吻接　3 例做舌下-面神经吻接术，其中 2 例术后 8 个月随访，当舌抵上腭时患侧可出现闭眼、鼻唇沟上提、口角上提等动作，经过训练，出现了近乎两侧平衡的笑容，并能完成鼓气、吹口哨动作而不出现明显歪斜，但舌的运动受限。

3 跨面神经移植　在跨面神经移植随访的 10 例中，有 7 例出现肌电图的动作电位；3 例术后出现轻微的面部表情活动，只有面部静态平衡，没有动态平衡。

4 带血管、神经的肌肉移植　在晚期面瘫的治疗中，以一期节段性断层背阔肌肌瓣移植疗效最好，68 例中 66 例面部静态及动态表情接近平衡；二期肌肉移植（胸小肌移植）也是一种良好的选择，10 例中有 7 例有效（表 5-2，图 5-2）。

表 5-2　带血管、神经的肌肉移植病例术后 8 个月～2 年的随访结果

手术术式	例数	手术结果			成功率（%）
		优	良	差	
一期带血管、神经的肌肉移植	68	66	0	2	97
二期带血管、神经的肌肉移植	10	7	0	3	70
跨面神经移植	10	0	3	7	30
多神经蒂腹内斜肌肌瓣移植	2	随访中			

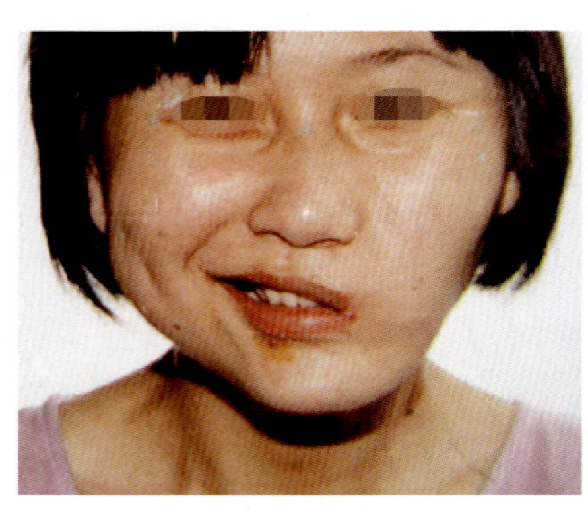

A

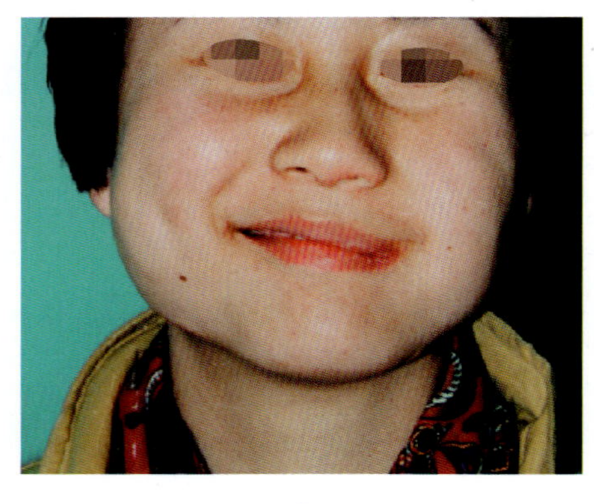

B

图 5-2　节段性断层背阔肌肌瓣移植术治疗晚期面瘫

A. 术前，左面部血管瘤摘除后完全性面瘫 14 年　B. 节段性断层背阔肌肌瓣移植术后 2 年

5 动力性或静力性筋膜悬吊　该术式仍是本组最多选用的术式，共 119 例。凡不适宜做复杂手术的病例均可采用筋膜悬吊，静力性悬吊在矫正静态口、鼻歪斜，下睑外翻及面部皮肤松弛方面疗效肯定；而动力性悬吊还可重建口角、鼻唇沟上提的功能，虽然不完全、不协调，但手术操作容易，手术适应证较广。

三、讨论

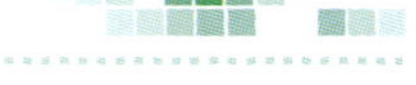

1 治疗时机的选择　由于面神经损伤治疗后，其自然恢复的时间要 2 年才完全，因此我们将病程在 2 年以内的面瘫称为早期面瘫，将病程超过 2 年的面瘫称为晚期面瘫。

早期损伤的面瘫属于周围性的，在 2 年以内均有手术探查进行损伤面神经修复的必要。即使早期已进行了损伤面神经的修复，术后 4～6 个月没有任何恢复的迹象，仍有再探查的必要。病程超过 1 年以上的病例应行神经修复和必要的皮肤提紧或筋膜悬吊，以改善单纯神经修复后功能恢复不全的结果。

本组早期面神经损伤的病因有切割伤、挤压伤、医源性损伤(腮腺手术后，面部血管瘤、淋巴管瘤切除术后，除皱以及颞颌关节手术后)等，手术方法包括损伤面神经的直接吻合、神经移植、跨面神经移植、面神经管内减压、损伤面神经局部减压、面神经松解以及面神经末梢肌肉内种植等。

早期中枢性面瘫多半为听神经瘤切除术所致，神经移植修复宜在术后 1 年内进行；即使病程已达 2 年，也可考虑作神经移植修复。本组采用舌下-面神经吻接。

晚期面瘫只要患者要求医治，并能承受手术者，我们均给予手术，病程最长的达 50 年。

2 手术方法的选择　手术方法的选择取决于患者的病程、年龄、身体状况及手术效果的评估。

早期面瘫除了内科治疗之外，宜作神经修复，已如前所述。晚期面瘫以带血管、神经的肌肉移植效果最好，但不是每个患者都有条件和愿意接受此手术的。在肌瓣移植中，又以一期肌瓣移植效果最好。

本组有 1 例晚期面瘫应用节段性断层背阔肌肌瓣移植，其血管神经蒂长 17.5cm，术后 108 天肌电图检查中已有新生电位，提示肌肉已开始神经化。

面瘫的病程对肌瓣移植的疗效没有绝对相关的影响，本组中 1 例病程达 50 年的患者，应用带血管、神经的肌肉移植后仍能恢复移植肌肉的动力。

本组有 119 例进行了动力性或静力性筋膜悬吊，这是简单易行的术式，其效果虽然没有肌瓣移植好，但对不少年纪较大、身体较差的患者，仍不失为一种治疗选择。

3 带靶器官的神经移植　根据传统理论推断，本组应用的节段性断层肌瓣移植难以成功，其理由是：血管神经蒂太长(12～17.5cm)，肌瓣移植后神经生长慢(每天 1mm)，肌瓣终板萎缩快，结果是神经还没有长到终板，肌瓣已萎缩。我们认为节段性断层肌瓣移植是一种带有靶器官的、特殊的神经移植，经过 70 例肌肉移植、157 例神经修复的临床应用和实验研究，我们认为带有靶器官的神经移植能产生一类诱导神经定向生长，并存有营养和促进神经、肌肉生长的活性物质，而且我们推断，这类神经的生长过程不是每天 1mm 的爬行生长，而是一种从无到有、从能量的逐步积聚到突然跨越的过程，整个过程大概需要 120 天，然后逐步走向更加完善和成熟。我们观察到，带靶器官的神经移植其肌肉神经化的时间与神经蒂的长短不成正比，而与移植神经的营养条件及内外环境有关。无论是早期面神经损伤的修复、面神经肌肉内种植、舌下-面神经吻接，还是带血管、神经的肌肉移植，均属带靶器官的神经修复，其肌肉神经化均在术后 120 天左右出现，首先表现为肌电的改变，而要完成肌肉神经化及功能完善化大概需要 2 年。

参考文献

[1] Anderl H. Reconstruction of the face through cross-face-nerve transplantation in facial paralysis[J]. Chir Plast, 1973,2(1):17-46.

[2] O'Brien B M, Franklin J D, Morrison W A. Cross-facial nerve grafts and microneurovascular free muscle transfer for long established facial palsy[J]. Br J Plast Surg, 1980,33(2):202-215.

[3] O'Brien B M, Pederson W C, Khazanchi R K, et al. Results of management of facial palsy with microvascular free-muscle transfer[J]. Plast Reconstr Surg, 1990,86(1):12-22; discussion 23-24.

[4] Terzis J K. Pectoralis minor: a unique muscle for correction of facial palsy[J]. Plast Reconstr Surg, 1989,83(5):767-776.

[5] 王炜,张涤生,杨川,等.跨面吻合血管神经的背阔肌移植一期治疗面神经瘫痪[J].中华显微外科杂志,1989,12(3):155-157.

[6] 王炜,张涤生,杨川,等.超长蒂节段肌瓣移植Ⅰ期治疗晚期面神经瘫痪[J].中华医学杂志,1992,72(11):680-682.

[7] Wang W, Yang C, Hussain Karim, et al. Facial reanimation with a single-stage free transfer of split and segmental latissimus dorsi flap[J]. J Shanghai Second Medical University, 1994,8:7.

(载于《中华整形烧伤外科杂志》1997 年第 13 卷第 6 期 P439-442)

腹内斜肌肌瓣游离移植一期治疗晚期面瘫

上海第二医科大学附属第九人民医院　王炜　祁佐良　林晓曦　董佳生　戴传昌　顾斌

【内容提要】

1 目的　用带血管及多神经蒂的腹内斜肌肌瓣游离移植一期治疗晚期面瘫,重建瘫痪肌肉的功能。

2 方法　进行了 22 例尸体的腹内斜肌解剖研究,观察其形态、厚度、神经支配、血供规律以及肌切除后腹壁缺损的修复方法, 在此基础上应用带血管及多神经蒂的腹内斜肌肌瓣游离移植,一期治疗晚期面瘫。

腹内斜肌的血供主要来自旋髂深动脉的腹内斜肌支,其直径为 1.3±0.2mm;尚有第11 肋间动脉,其直径为 1.14±0.3mm;还有肋下动脉,其直径为 1.5±0.2mm。旋髂深动脉或其腹内斜肌支或肋下动脉可作为腹内斜肌移植的吻接血管。腹内斜肌的神经支配来自第 10、第 11 肋间神经,长12.7±1.5cm;尚有肋下神经,长 12.9±1.3cm。可选用第 11 肋间神经和(或)肋下神经作为吻合神经。

3 结果　应用带血管及多神经蒂的腹内斜肌肌瓣游离移植治疗晚期面瘫 14 例, 随访 10 个月~6 年,其中 13 例术后移植肌肉恢复了功能,静态时口及人中歪斜消失,鼻唇沟两侧对称,微笑时两侧面部肌肉活动协调;有的病例术后瘫痪侧眼睑能够闭合。

4 结论　用带血管及多神经蒂的腹内斜肌肌瓣游离移植是一期重建面部瘫痪肌肉功能的新方法,手术方便,肌肉功能的恢复较以往的肌肉移植方法完全。

【关键词】 腹内斜肌、移植、面神经瘫痪

晚期面神经瘫痪的治疗一直是整形外科的难题,一是肌肉长期瘫痪后功能恢复困难;二是面部有 17 对表情肌,治疗后难以达到对称及协调的面部表情活动。采用一期带血管、神经的肌肉移植,标志着晚期面瘫的治疗有了一个新的开始。笔者从 1994 年起进行成人尸体解剖,获得了腹内斜肌的有关资料;1995~1999 年, 在临床上应用带血管及多神经蒂的腹内斜肌肌瓣游离移植治疗晚期面瘫 14 例,随访 10 个月~6 年,13 例取得了满意的效果。

一、尸体解剖研究

腹内斜肌的血供主要来自旋髂深动脉、第 11 肋间动脉及肋下动脉,静脉与动脉伴行。旋髂深动脉起自髂外动脉的末端，进入腹股沟韧带成为股动脉之前分出，向髂嵴方向前进，其较粗一支进入髂骨，终末支向上进入腹内斜肌成为腹内斜肌支，其直径为 1.3±0.2mm，长 6.7±1cm；其伴行静脉直径为2.2±0.3mm，长 6.7±1cm。在季肋与髂嵴之间有第 11 肋间动脉和肋下动脉，两条血管的间距约为2cm，几乎平行进入腹内斜肌，静脉与动脉伴行。第 11 肋间动脉直径为 1.14±0.3mm，其伴行静脉直径为 2±0.4mm；肋下动脉直径为 1.5±0.2mm，其伴行静脉直径为 2.1±0.4mm。

支配腹内斜肌的神经为第 10、第 11 肋间神经及肋下神经，可供肌瓣移植吻合的神经为第 11 肋间神经和肋下神经。第 10、第 11 肋间神经直径约为 1cm，长 12.7±1.5cm；肋下神经长 12.3±1.3cm。

二、手术方法

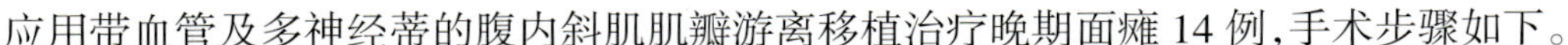

应用带血管及多神经蒂的腹内斜肌肌瓣游离移植治疗晚期面瘫 14 例，手术步骤如下。

1 肌瓣的切取　作侧腰部皮肤切口，从髂嵴内侧切开腹外斜肌腱膜，显露腹内斜肌。在髂前上棘前方设计(3～4)cm×(8～9)cm 的肌瓣，在肌瓣下方切开显露旋髂深动脉到腹内斜肌的分支，解剖其长度约 6cm；再解剖肌瓣的上方到侧腰部的后方，显露肋下神经及第 11 肋间神经，解剖长度达 12～14cm 后备用。

2 面部肌瓣受植床的准备　作患侧面部耳前皮肤切口，在皮下表浅肌肉腱膜系统(superficial musculoaponeurotic system, SMAS)表浅层分离，上至颧弓上方 2cm，下达口角，前到鼻唇沟。在颧弓表面的 SMAS 上作一横切口，制成一蒂在上方的舌状腱膜瓣，宽 2～3cm，长约 1cm，供移植肌瓣的止点附着。

3 受区吻接血管的选择　受区可供吻接的血管有颞浅动静脉、面动静脉。移植肌瓣的血管是旋髂深动静脉时，常选择患侧颞浅动静脉作为受区的吻接血管；移植肌瓣的血管是肋间或肋下动静脉时，可选择患侧面动静脉作为受区的吻接血管。

4 受区面神经的解剖　作健侧面部耳前皮肤切口，在腮腺导管的上下方解剖面神经的上下颊支及其吻合支，取其中 1～2 支吻合支作移植肌瓣的吻接神经。移植肌瓣的神经经过上唇皮下隧道从患侧到达健侧。

5 肌瓣游离移植　受区准备完成后，切断腹内斜肌肌瓣的血管及神经，并将该肌瓣移植到患侧面部皮下。具体操作方法为：①用导管将神经通过上唇皮下隧道牵引到健侧 SMAS 表面。②将肌瓣远端制成两个侧角，分别与口角、鼻唇沟的肌肉及 SMAS 相缝合。③将肌瓣的上端与患侧颧弓上的 SMAS 腱膜瓣相缝合，注意维持移植肌瓣的正常张力。为矫枉过正，应使患侧口角及鼻唇沟轻度上移，并将(1～2)cm×2cm 大小的部分移植肌瓣覆盖在眼轮匝肌表面。④肌瓣固定完成后吻合静脉及动脉。⑤血管吻合完成后，在健侧将第 11 肋间神经或肋下神经与面神经上下颊支的吻合支吻合。⑥仔细止血，缝合皮肤。

三、结果

1995 年 11 月～1999 年 11 月，我们采用腹内斜肌肌瓣移植一期治疗晚期面瘫 14 例，其中男性6 例，女性 8 例。随访时间 10 个月～6 年，13 例术后出现了移植肌肉的自主活动，其中 12 例鼻唇沟出现，能自主地提起口角及鼻唇沟，微笑时面部两侧肌肉活动接近正常。凡是将移植肌瓣覆盖于眼轮匝肌表面或吻接多神经的病例，术后“兔眼”畸形均得到矫正。

四、讨论

1 晚期面瘫治疗的发展 采用带血管、神经的肌肉移植治疗晚期面瘫，并恢复表情肌功能，使面瘫的临床治疗进入了一个新阶段。从肌肉游离移植到带血管、神经的肌肉移植，20多年来晚期面瘫的治疗经历了四个阶段：①Thompson采用不吻接血管的肌肉移植；②Harii采用带血管、神经的股薄肌肌肉移植，将颞深神经与移植肌肉的神经相吻合，面部表情活动只能和咬肌活动协同；③O'Brien、Terzis、Buncke、Dellon等采用二期手术，先进行跨面神经移植，6～10个月后再进行带血管、神经的肌肉移植，由于移植的肌肉与面神经吻接，手术后表情肌重建的效果良好；④王炜(1989)设计了节段性断层背阔肌肌瓣移植，带有12～17.5cm的超长血管神经带，可一期完成跨面神经移植和带血管、神经的肌肉移植，术后在静态、微笑或大笑时都能达到两侧面部的平衡，经Harii重复取得了相同的结果，但这一术式重建眼睑闭合功能尚有不足，手术方法也较复杂，术中需更换体位，增加了手术的难度。笔者设计的腹内斜肌移植一期治疗晚期面瘫，具有多神经支配、神经支配呈节段性分布、移植后肌肉动力的恢复较好等特点。带血管、神经的肌肉移植到面部后，被移植肌肉覆盖的面部瘫痪肌肉的功能也得到部分恢复，这不仅在临床上得到了证明，而且在动物实验中也得到证实。因此可以推论，多神经蒂的腹内斜肌肌瓣移植后，面部瘫痪肌肉的功能恢复更加良好，特别是"兔眼"畸形的矫正效果更为显著。

2 肌瓣的切取技巧 多神经蒂腹内斜肌肌瓣的切取不易，特别是在术中决定腹内斜肌神经的取舍时。腹内斜肌的支配神经主要来自第11肋间神经及肋下神经，这两条神经在前腹壁行进的长度须达到12cm左右才能进行跨面神经移植，并与健侧的面神经相吻合，因此，解剖时必须向腰背部前进，以便取得较长的肋间神经或肋下神经。可以预料，该手术用于儿童面瘫的治疗会有一定的困难，因为儿童的面部较大、胸腹壁较小，要切取较长的肋间神经是比较困难的。

3 关于移植肌瓣吻合神经的数量问题 我们设计时采用多神经蒂吻接，就是想达到肌瓣移植后多功能恢复的目的，但在实践中发现，有的病例神经长度不足，只有采用神经移植的方法才能加以弥补。另外我们发现，如果只吻合一条神经，只要将移植肌瓣的上端覆盖在瘫痪的眼轮匝肌上，同样能达到矫正"兔眼"畸形的效果。

4 移植肌瓣吻合血管的选择 腹内斜肌肌瓣的吻合血管可选择旋髂深动脉，也可用肋间或肋下动脉。在选用旋髂深动脉时可选用其起始部，但多选用其腹内斜肌肌支。选用旋髂深动脉的腹内斜肌肌支时，常与颞浅动脉吻合；选用肋间或肋下动脉时，多与面动脉吻合。

5 肌瓣移植后的康复时间 和节段性断层背阔肌肌瓣移植相似，一般需要6～8个月，最长的可达2年(图5-3，图5-4)。

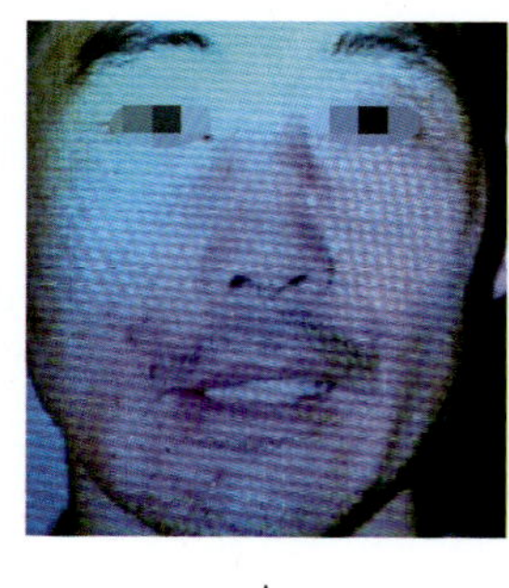
A

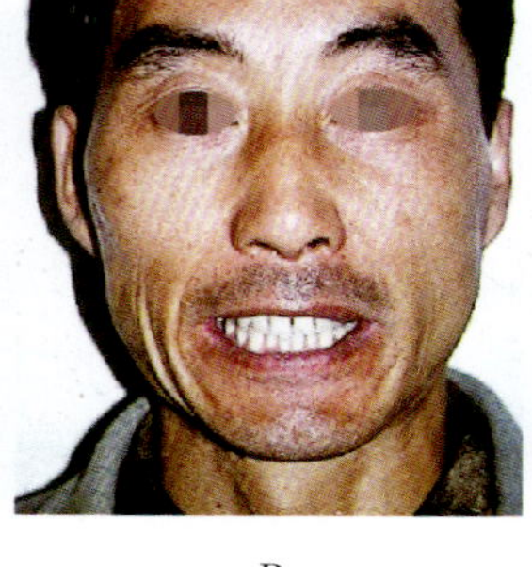
B

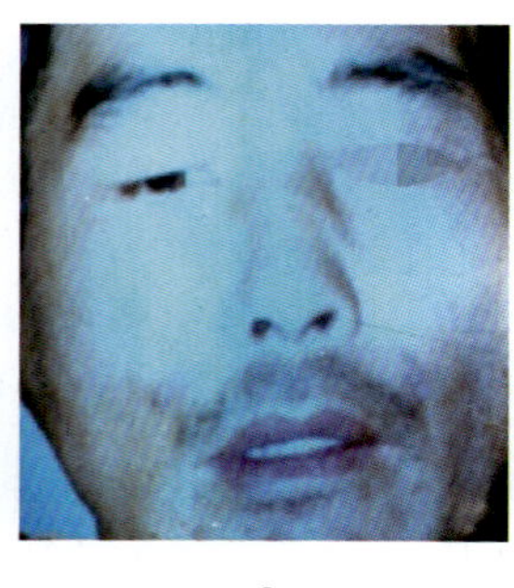
C

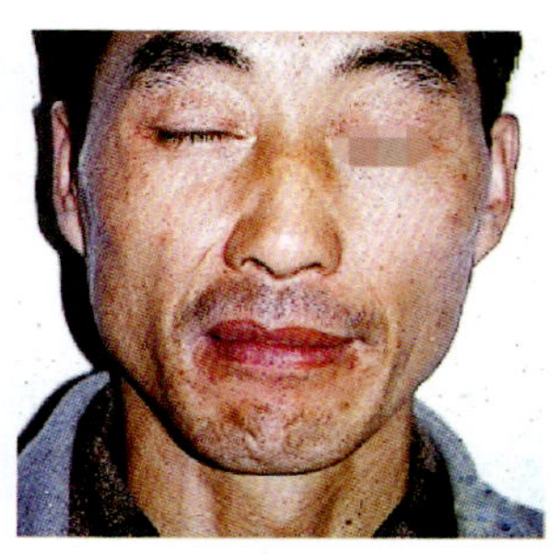
D

图5-3 男性，52岁，右侧贝尔面瘫30年，采用腹内斜肌肌瓣移植治疗
A. 术前 B. 术后2年 C. 术前"兔眼" D. 术后"兔眼"被矫正

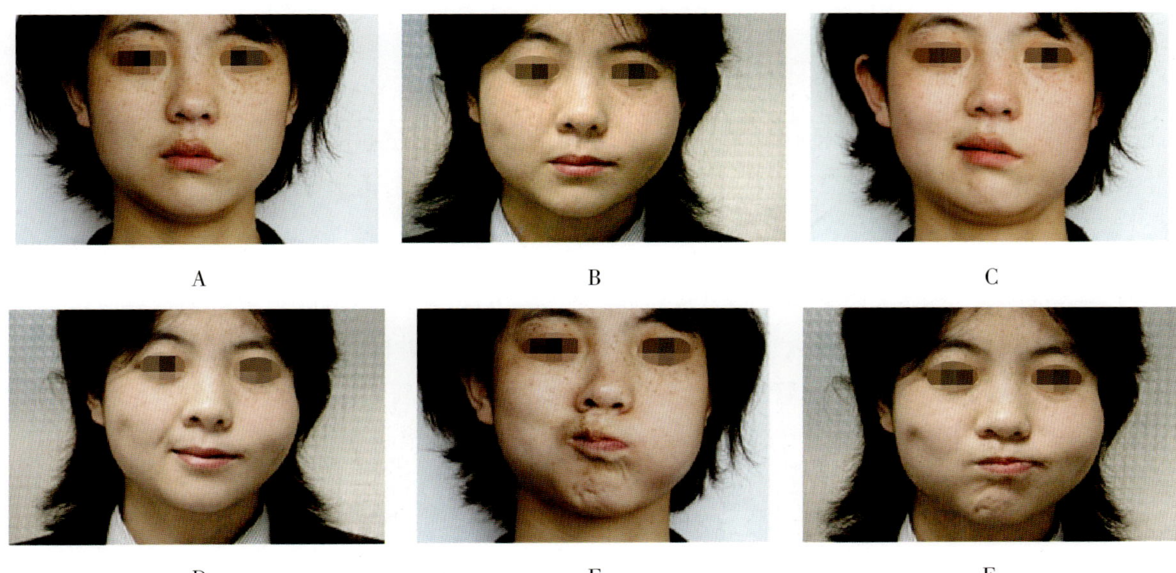

图 5-4　女性，26 岁，左侧听神经瘤切除后晚期面瘫，采用腹内斜肌肌瓣移植治疗

A. 术前静态　B. 术后 1 年静态　C. 术前微笑时　D. 术后 1 年微笑时　E. 术前鼓腮时　F. 术后 1 年鼓腮时

参考文献

[1] Thompson N. Autogenous free grafts of skeletal muscle: a preliminary experimental and clinical study[J]. Plast Reconstr Surg, 1971,48(1):11-27.

[2] Harii K, Ohmori K, Torii S. Free gracilis muscle transplantation, with microneurovascular anastomoses for the treatment of facial paralysis: a preliminary report[J]. Plast Reconstr Surg, 1976,57(2):133-143.

[3] O'Brien B M, Franklin J D, Morrison W A. Cross-facial nerve grafts and microneurovascular free muscle transfer for long established facial palsy[J]. Br J Plast Surg, 1980,33(2):202-215.

[4] O'Brien B M, Pederson W C, Khazanchi R K, et al. Results of management of facial palsy with microvascular free-muscle transfer[J]. Plast Reconstr Surg, 1990,86(1):12-22; discussion 23-24.

[5] Terzis J K. Pectoralis minor: a unique muscle for correction of facial palsy[J]. Plast Reconstr Surg, 1989,83(5):767-776.

[6] Dellon A L, Makinnon S E. Segmentally innervated latissimus dorsi muscle: microsurgical transfer for facial reanimation[J]. J Reconstr Microsurg, 1985,2(1):7-12.

[7] 王炜，张涤生，杨川，等.跨面吻合血管神经的背阔肌移植一期治疗面神经瘫痪[J].中华显微外科杂志，1989,12(3):155-157.

[8] 王炜，张涤生，杨川，等.超长蒂节段肌瓣移植 I 期治疗晚期面神经瘫痪[J].中华医学杂志，1992,72(11):680-682.

[9] 王炜，祁佐良，陈守正，等.面神经瘫痪外科治疗 301 例回顾[J].中华整形烧伤外科杂志，1997,13(6):439-442.

[10] Wang W, Qi Z L, Lin X X, et al. Free split and segmental latissimus dorsi muscle transfer in one stage for facial reanimation[J]. Plast Reconstr Surg, 1999,103(2):473-480; discussion 481-482.

（载于《中华整形外科杂志》2001 年第 17 卷第 3 期 P161-164）

带神经血管的肌束使失神经肌肉恢复神经再支配的实验研究

上海第二医科大学附属第九人民医院　杨川　王炜　钟斌　蔡佩佩

【内容提要】 为寻求使失神经肌肉恢复神经再支配的新方法，我们在兔下肢失神经肌肉的模型上进行了带神经血管肌束植入的实验研究，并与神经埋入法进行了比较。术后 14 周，电子显微镜及形态学观察显示，带神经血管肌束植入后，失神经肌肉出现新的运动终板，肌纤维的恢复较神经埋入法为优；肌电图检查显示，该法诱发肌肉动作电位的波幅显著高于神经埋入法($P<0.05$)。

【关键词】 带神经血管肌束、植入、神经再支配

神经断裂后可通过神经吻合、神经移植等方法修复；然而，神经入肌处的缺损，特别是肌腹内运动神经及其分支的断裂，常造成修复上的困难。1915 年 Erlacher 进行了将神经埋入失神经肌肉以恢复其收缩功能的研究。1980 年 Brunelli 在手术方法上作了重要改进并用于临床。近年来，许多学者在将神经分束埋入失神经肌肉，以形成新的运动终板，并恢复肌肉的收缩功能等方面进行了大量的研究工作。由于无数的神经末梢广泛分布在肌肉内，而神经分束埋入的方法无论在神经束的数量、长度方面还是在埋入的范围方面都受到了限制，因此术后仅在神经埋入处的点状范围内有神经再支配的恢复，使失神经肌肉的功能恢复也受到影响。虽然有作者报道该法有较好的临床效果，但是多数作者的重复研究无满意的结果。为此，我们于 1989 年进行了应用带神经血管的肌束植入失神经肌肉，使其恢复神经再支配的实验研究，现将结果报道如下。

一、材料和方法

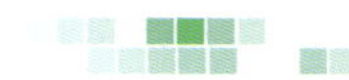

1 实验动物　健康成年新西兰大白兔 12 只，体重 2.5～3.5kg，雌雄不限。2.5%异戊巴比妥钠静脉注射麻醉，剂量为 1ml/kg。

2 实验方法及分组　每只动物均在显微镜下将双侧胫后神经的腓肠肌外侧头运动支起始部位切断，并毁损其远侧端，将腓肠肌外侧头制成失神经肌肉模型。然后，随机选择一侧将比目鱼肌血管神经肌束植入(以下简称肌束植入组)，另一侧将比目鱼肌神经分束埋入(以下简称神经埋入组)。

(1) 神经埋入组：显露支配比目鱼肌的神经支，在显微镜下仔细将神经从肌腹中分离切断，转位后将其断端分成 3～5 束。在腓肠肌外侧头内侧，靠近原神经入肌处用显微外科镊沿肌纤维间隙分出数个深 3mm 的间隙，将转位的神经束分别埋入各个间隙内，并用 11-0 无损伤尼龙缝线将神经外膜与肌膜缝合一针固定(图 5-5A)。

(2) 肌束植入组：以比目鱼肌神经支为轴线，切取包含该神经支在内的比目鱼肌肌束约6cm×6cm×25mm，保留由胫后动静脉发出的肌肉营养血管，制成带血管、神经的肌束，作保留血管的模拟游离神经肌束移植。沿腓肠肌外侧头肌腹纵轴，在肌腹内侧原神经入肌处切开肌膜，沿肌纤维间隙钝性分离出一条深 6mm、长 25mm 的间隙，将比目鱼肌神经肌束转位后植入，用 5-0 丝线将比目鱼肌肌束的肌膜与腓肠肌外侧头的肌膜间断缝合(图 5-5B)。

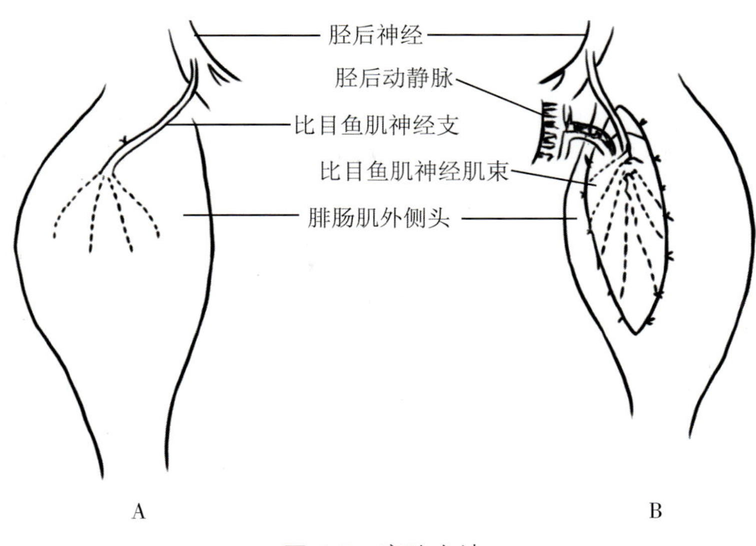

图 5-5 实验方法
A. 神经埋入 B. 肌束植入

3 术后检查手段

（1）超微结构观察：术后 3 周、6 周各取兔 2 只，术后 14 周取兔 4 只，在两侧腓肠肌外侧头取材，常规处理，环氧树脂 618 包埋，AO 超薄切片机切片，HITACHI-600 型透射电子显微镜下观察组织超微结构变化。

（2）形态学检查：术后 3 周、6 周各取兔 2 只，术后 14 周取兔 8 只，在两侧腓肠肌外侧头取材，经甲酸-氯化金染色，压片观察神经运动终板的形态变化，石蜡切片，HE 及银染色（Biclschowsky-Glees 改良法）观察组织结构形态变化及神经纤维再生的情况。

（3）电生理学检查：术后即时、1 周、3 周、6 周、14 周应用 DISAN-2000C 型肌电图仪，在腓肠肌外侧头肌腹上用同心针电极刺激，观察并记录纤颤电位、正锐波、多相电位的变化。在术后 3 周、6 周、14 周取材前，以针电极刺激坐骨神经，并刺激腓肠肌外侧头，记录诱发动作电位，测量潜伏期及诱发动作电位的波幅，两侧做相同检查，腓肠肌外侧头以同侧腓肠肌内侧头作为正常对照。

二、结果

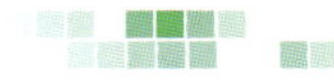

1 超微结构观察结果 术后 3 周，两组肌纤维均表现为断裂、溶解，肌原纤维横纹模糊、杂乱，胶原纤维增多；术后 6 周，肌原纤维开始恢复，结构较术后 3 周略有改善。

（1）肌束植入组：术后 14 周，肌原纤维横纹整齐、清晰，肌原纤维间隙中富含线粒体，可见多个中央肌细胞核。肌纤维之间可见大量神经束，神经髓鞘较薄。肌纤维上见有神经运动终板，一种终板处的肌质膜凹陷较浅，分支少，结构简单，可见突触小泡及线粒体；另一种终板处的肌质膜凹陷明显，形成细长深沟，结构较复杂，可见许多突触小泡及线粒体。

（2）神经埋入组：术后 14 周，在神经埋入近端，肌原纤维、肌丝、横纹排列尚整齐，可见到中央肌细胞核；在神经埋入远端，肌原纤维、肌丝、横纹排列紊乱、断裂。在 4 只兔的 8 个标本切片中未找到新生的运动终板。

2 形态学检查结果 术后 3 周，两组肌纤维均呈失神经退变，与正常肌肉相比，肌纤维萎缩，并有结缔组织和脂肪增生；术后 6 周，部分肌纤维重获神经支配变化，但仍有部分肌纤维呈失神经退变。

（1）肌束植入组：术后 6 周，肌纤维以重获神经支配改变为主，但局部肌纤维中间仍有少量结缔组织和脂肪充填;术后 14 周,神经肌束植入处近端与远端肌肉组织形态基本相同,肌纤维基本恢复正常结构,肌纤维之间见有丰富的神经纤维。

(2)神经埋入组:术后 6 周,肌纤维仅部分重获神经支配改变,肌纤维间有大量结缔组织和脂肪;术后 14 周,神经埋入处周围的肌肉组织形态尚正常,但稍远处的肌肉组织仍呈失神经退变,肌纤维间有大量结缔组织及脂肪。

术后 14 周,甲酸-氯化金染色压片,两组均找到新生的运动终板。

3 电生理学检查结果 术后即时及术后 3 天内,两组兔清醒状态下两侧腓肠肌外侧头均呈失神经退变,经静悬直线术后 1~2 周出现较多纤颤电位、正锐波。兔在自主运动下肢时,也未见运动单位电位。刺激坐骨神经无诱发肌动作电位。

(1)肌束植入组:术后 3 周开始出现运动单位电位,但波幅较小,同时可见正锐波,刺激坐骨神经有诱发肌动作电位;14 周后,诱发肌动作电位的波幅明显增大。

(2)神经埋入组:术后 6 周开始出现运动单位电位,刺激坐骨神经可见诱发肌动作电位,但波幅极小;14 周后,诱发肌动作电位波幅稍有增大(表 5-3)。

表 5-3 术后 14 周诱发肌动作电位结果($X \pm SD$)

名称	肌束植入组	同侧对照组	神经埋入组	同侧对照组
潜伏期(ms)	1.96±0.09	1.76±0.19	2.03±0.35	1.75±0.3
波幅(mV)	10.59±4.8	22.62±8.6	3.03±2.24	16.07±4.8

注:刺激量无显著差异($P>0.1$)。

肌束植入组与神经埋入组相比,潜伏期均数无显著差异($P>0.05$);与正常对照组相比也无显著差异($P>0.05$)。

肌束植入组与神经埋入组相比,诱发肌动作电位波幅均数有显著差异($0.05>P>0.01$);与正常对照组相比有非常显著差异($0.01>P>0.001$)。神经埋入组与正常对照组相比有极其显著差异($P<0.001$)。肌束植入组诱发肌动作电位波幅恢复到正常对照组的 46.8%,而神经埋入组仅恢复到正常对照组的18.8%。

三、讨论

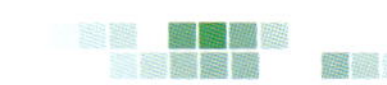

很多学者在神经分束埋入失神经肌肉的方法上做了大量研究,认为埋入的神经应尽量分为多个小支,密集或多点埋入,这样可增加神经发芽的数目,扩大神经与肌肉的接触,有利于运动终板的大量新生。我们认为,此法不失为一种有前途的失神经肌肉恢复神经再支配的方式,但是神经分束越多,对其损伤也越大,而埋入神经运动终板的再生范围大多仅在 2mm 左右,因此,神经埋入法恢复失神经肌肉功能的效果是有限的。

我们设想,在移植带血管的神经时,将神经远端及其外围包含有大量神经分支的部分肌肉一并切取,形成带神经血管的肌束,该神经肌束就会有良好的血供,并含有大量的神经分支及无数的神经末梢分支。将该神经肌束的近端与受区支配神经的远端吻合,并将该肌束植入受区失神经的肌肉内,这种由点到面继而呈立体形态的神经植入后,当神经纤维再生时,就能沿移植的神经不断向远端生长,并经肌束内大量的神经分支和(或)神经末梢分支向失神经的肌肉内广泛长入,从而实现对该肌的神经再支配,不但解决了神经入肌处损伤时神经修复的困难,而且解决了单纯神经分束埋入时神经易损伤的问题,同时还解决了神经分束的数量、长度及埋入广度受限等困难。

带神经血管的肌束植入失神经肌肉后，肌束内的神经分支可通过两种方式使失神经的肌肉重获神经支配：①神经分支的远端轴索退变后，因施万细胞增殖而产生的一种趋化物质能诱导神经近端沿旧神经通路长入，与肌肉原有的运动终板发生连接，使肌肉重获神经支配；②再生的轴索沿肌细胞间隙长入肌肉，重新形成新的运动终板，实现肌肉的神经再支配。电镜观察中发现，有一种成熟的终板我们认为是肌肉中原有的运动终板，而另一种不成熟的终板则可能是新生的运动终板。

在电镜观察中发现，肌束植入组肌纤维恢复良好，可见到中央肌细胞核，这是肌肉重获神经支配的形态学特征之一；肌纤维之间有大量髓鞘很薄的神经纤维，这是再生的神经纤维；肌纤维上可见到运动终板。神经埋入组肌纤维恢复差。

形态学检查证明，肌束植入组近端及远端的肌肉恢复均较好；而神经埋入组仅在神经束埋入近端约 3mm 处恢复较好，远端恢复极差，肌纤维间有大量结缔组织及脂肪。在大体观察时可见神经埋入组肌肉组织色苍白、萎缩、松弛，电刺激时该肌收缩力弱；肌束植入组的肌肉组织红润、饱满、有张力，电刺激时该肌收缩有力。

电生理学检查证明，出现诱发肌动作电位的时间，肌束植入组较神经埋入组要提早 2～3 周，诱发肌动作电位波幅也明显较神经埋入组高（$0.05>P>0.01$）。肌束植入组诱发肌动作电位波幅恢复到正常对照组的 46.8%，而神经埋入组仅为正常对照组的 18.8%。

带神经血管的肌束植入方法既不同于带神经血管的肌肉移植，也不同于带血管神经种植，而是一种全新的概念。本实验证明，神经肌束植入法对恢复失神经肌肉的功能是行之有效的，由于带神经血管的肌束植入给失神经肌肉提供了大量有良好血供的神经分支，因此弥补了单纯神经埋入时神经束有限、神经再生轴突在肌肉内生长距离有限的缺陷，所以其效果较单纯神经束埋入要好。

参考文献

[1] Erlacher P. Direct and muscular neurotization or paralyzed muscles [J]. Am J Orthop Surg, 1915, 13:22.

[2] Miller T A, Korn H N, Wheeler E S, et al. Can one muscle reinnervate another? A preliminary study of muscular neurotization in the rabbit[J]. Plast Reconstr Surg, 1978, 61(1): 50-57.

[3] Brunelli G, Brunelli L M. Direct neurotization of severely damaged denervated muscles[J]. Int Surg, 1980, 65(6): 529-531.

[4] Frey M, Gruber H, Holle J, et al. An experimental comparison of the different kinds of muscle reinnervation: nerve suture, nerve implantation, and muscular neurotization [J]. P1ast Reconstr Surg, 1982, 69(4): 656-669.

[5] 张玲，陈中伟，黄绥仁，等.运动终板再生的实验研究[J].上海医学，1985, 8(5): 280-284.

[6] 卢世璧，张伯勋，刘郑生，等.运动神经近断端埋入骨骼肌对其功能的恢复[J].中华骨科杂志，1987, 7(6): 420-423.

[7] 冯德培，周长福，朱培闳.兼受快肌和慢肌两种神经支配的大白鼠比目鱼肌纤维的组织化学类型和收缩特性[J].生理学报，1980, 32(2): 123-134.

（载于《修复重建外科杂志》1991 年第 5 卷第 3 期 P175-179）

带神经血管的肌束使瘫痪肌肉恢复神经支配的进一步实验研究

上海第二医科大学附属第九人民医院　杨川　王炜　钟斌　蔡佩佩

【内容提要】 在50只家兔腓肠肌外侧头失神经肌肉模型上，随机选择一侧行比目鱼肌神经血管肌束植入，另一侧行比目鱼肌神经分束埋入，18周时，进行肌电图、肌力检查，神经免疫组化染色检查，肌纤维组织形态及超微结构检查。实验结果证明，应用带神经血管的肌束植入能使失神经肌肉恢复神经支配，从而使瘫痪肌肉恢复良好的收缩功能。带神经血管的肌束延期植入失神经模型与即刻植入的比较研究发现，延期植入的效果优于即刻植入。

【关键词】 带神经血管的肌束、肌肉神经再支配、神经再生

为解决因神经入肌处损害致肌肉瘫痪的治疗难题，自1989年起，我们进行了带神经血管的肌束植入失神经肌肉，使其恢复神经支配的实验研究。先前的研究发现，带神经血管的肌束植入瘫痪肌肉能使瘫痪肌肉恢复神经支配，其效果比直接神经分束埋入要好。在此基础上，我们对瘫痪肌肉形态恢复的特点以及功能恢复的程度进行了深入的实验研究，现报道如下。

一、材料和方法

1　实验动物　健康成年新西兰大白兔50只，体重2.5～3.3kg，雌雄不限。

2　麻醉方法　2.5%异戊巴比妥钠静脉注射麻醉，剂量为1ml/kg。

3　实验方法及分组　每只动物均在显微镜下将腓肠肌外侧头运动支切断，并毁损其远侧端，将腓肠肌外侧头制成失神经肌肉模型。随机选择一侧行比目鱼肌神经血管肌束植入（简称肌束植入组），另一侧行比目鱼肌神经分束埋入（简称神经埋入组），进行双侧自身实验对照。为比较神经损伤后即刻修复与延期修复的差异，将上述肌束植入组与神经埋入组再分别分成神经损伤后立即行神经修复的即刻神经修复组（简称即刻修复组）与神经损伤12周后再行神经修复的延期神经修复组（简称延期修复组）两组。

肌束植入与神经埋入的手术方法与先前报告的方法相同。

4　检查方法

（1）电生理学检查

1）即刻修复组：检查时间为神经修复术后18周。取材前，显露坐骨神经，切断腓总神经等无关神经，应用DLSAN-2000C型肌电图仪，以针电极刺激坐骨神经，在腓肠肌外侧头上用针电极记录诱发肌动作电位，测量潜伏期及波幅，双侧做相同检查，以同侧腓肠肌内侧头作为正常对照。

2）延期修复组：神经损伤12周后，在修复神经前经电生理学检查证实神经无恢复，行神经修复术后18周。电生理学检查方法同即刻修复组。

（2）肌力检查：检查时间为神经修复术后18周。取材前，在跟腱远端切断腓肠肌内侧头，保留腓肠肌外侧头，用电极刺激坐骨神经，按临床常规5分法检查腓肠肌外侧头肌力，标准如下：腓肠肌外侧头收缩，踝关节跖屈有力，能对抗一般阻力者为5级；肌肉收缩，踝关节跖屈力量稍有减弱者为4级；肌肉收缩，踝关节跖屈能对抗地心引力者为3级；肌肉收缩，但踝关节跖屈不能对抗地心引力者为2级；肌肉稍有收缩，但不能使踝关节跖屈者为1级；肌肉无收缩者为0级。

（3）形态学检查：术后 18 周，在双侧腓肠肌外侧头中段取小块肌肉，经甲酸-氯化金染色后压片，观察神经运动终板。整块腓肠肌外侧头纵行、横行石蜡切片，HE 及 ABC 免疫组织化学染色法观察肌肉组织结构形态改变及神经纤维再生情况。

（4）超微结构观察：术后 18 周，在双侧腓肠肌外侧头中段取材，常规处理，环氧树脂 618 包埋，SD 超薄切片机切片，HITACHI-600 型透射电子显微镜观察肌纤维、神经纤维、神经运动终板的超微结构变化。

二、结果

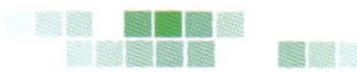

1 电生理学检查结果

（1）即刻修复组：术后 18 周的电生理学检查结果见表 5-4。

表 5-4 即刻修复组术后 18 周诱发肌动作电位结果（$X \pm SD$）

名称	肌束植入组	同侧对照组	神经埋入组	同侧对照组
潜伏期（ms）	2.05±0.14	2.05±0.26	2.31±0.59	2.13±0.36
波幅（mV）	8.83±4.69	22.9±0.42	3.63±2.2	17.48±8.97

注：刺激量无显著差异（$P>0.5$）。

肌束植入组潜伏期均数与神经埋入组相比无显著差异（$P>0.05$），与同侧正常对照组相比也无显著差异（$P>0.05$）。

肌束植入组诱发肌动作电位波幅均数与神经埋入组相比有非常显著差异（$P<0.01$），两组同侧正常对照组相比无显著差异（$P>0.1$）。肌束植入组、神经埋入组分别与正常对照组相比有非常显著差异（$P<0.001$）。

（2）延期修复组：术后 18 周的电生理学检查结果见表 5-5。

表 5-5 延期修复组术后 18 周诱发肌动作电位结果（$X \pm SD$）

名称	肌束植入组	同侧对照组	神经埋入组	同侧对照组
潜伏期（ms）	2.28±0.27	2.28±0.2	2.38±0.33	2.31±0.33
波幅（mV）	16.57±10.25	33.15±14.74	9.89±6.9	27.33±12.0

注：刺激量无显著差异（$P>0.5$）。

肌束植入组潜伏期均数与神经埋入组相比无显著差异（$P>0.05$），与同侧正常对照组相比也无显著差异（$P>0.05$）。

肌束植入组诱发肌动作电位波幅均数与神经埋入组相比有非常显著差异（$P<0.02$），两组同侧正常对照组相比无显著差异（$P>0.2$）。肌束植入组与正常对照组相比有非常显著差异（$P<0.01$），神经埋入组与正常对照组相比有非常显著差异（$P<0.001$）。

（3）术后 18 周，两组诱发肌动作电位波幅恢复程度见表 5-6。

表 5-6　术后 18 周两组诱发肌动作电位波幅恢复程度（$X \pm SD$）

分组	肌束植入组	神经埋入组
即刻修复组	43.5±35.6	19.5±10.0
延期修复组	61.7±27.6	41.9±25.2

注：$\frac{\text{手术侧值}}{\text{同侧对照正常值}}$×100%所得数的 $X \pm SD$ 为恢复程度。

2 肌力检查结果　术后 18 周的肌力检查结果见表 5-7。

表 5-7　术后 18 周的肌力检查结果

肌力分级	即刻修复组				延期修复组			
	肌束植入组		神经埋入组		肌束植入组		神经埋入组	
	（只）	（%）	（只）	（%）	（只）	（%）	（只）	（%）
5	3	23.08	0	0	10	71.43	4	28.57
4	5	38.46	2	15.38	3	21.43	6	42.85
3	4	30.77	5	38.46	1	7.14	2	14.29
2	1	7.69	3	23.08	0	0	0	0
1	0	0	3	23.08	0	0	2	14.29
总计	13	100	13	100	14	100	14	100

3 形态学检查结果

（1）即刻修复组：肌束植入组肌纤维基本恢复正常结构，肌纤维间见有丰富的神经纤维，肌束植入处近端与远端肌肉组织形态基本相同，肌腱膜两侧肌纤维形态均匀一致。神经埋入组仅在近神经埋入处局部肌纤维呈重获神经支配变化，远离神经埋入处仍呈失神经改变，特别是肌腱膜两侧的肌肉组织形态截然不同，近神经埋入一侧有重获神经支配变化；而另一侧仅残留少许肌纤维，周围被大量结缔组织充填。甲酸-氯化金染色压片，两组均找到新生的运动终板。ABC 免疫组织化学法检查，两组均在肌纤维间见到染成深褐色的神经分支，但以肌束植入组的神经分支粗大且多见。电镜检查肌束植入组有大量新生神经。

（2）延期修复组：肌束植入组与神经埋入组的肌纤维恢复均较即刻修复组好，肌束植入组的恢复情况也较神经埋入组为优。

三、讨论

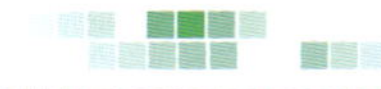

1 关于分组的设计　以往神经修复的实验研究均是在神经损伤后即刻修复的条件下进行的，然而临床上以后期修复为多见。为比较肌束植入法与神经埋入法在即刻修复与延期修复神经入肌处损伤效果的差异，我们设计将实验动物分为即刻修复与延期修复两个大组，使实验条件更符合临床实际，为进一步进行临床研究提供实验依据。

2 实验结果分析　肌束植入组诱发肌动作电位波幅均数明显高于神经埋入组（$P<0.01$），诱发肌动作电位波幅均数的恢复程度明显高于神经埋入组，肌力测定结果也以肌束植入组为优。我们认为这是由于带神经血管的肌束具有良好的血供，肌束内含有大量的神经分支及无数断端暴露在肌束切面上的神经末梢分支，当肌束植入失神经肌肉时，肌束切面上的神经分支与失神经肌肉

有多维的紧密接触，从而使瘫痪肌肉获得良好的恢复。

形态学检查中发现，肌束植入组肌纤维恢复较好，特别是肌腱膜两侧的肌纤维均有良好恢复；而神经埋入组肌纤维恢复的情况差异较大，在肌腱膜远离神经埋入一侧的肌纤维几乎无恢复。我们认为，这是由于腓肠肌外侧头肌腹内的肌腱膜阻碍了再生神经的通过，使肌纤维无法重获神经支配；而肌束植入组在肌束植入过程中已将肌腱膜切开，因此再生神经能顺利通过，使另一侧肌纤维也能重获神经支配。ABC 免疫组织化学法检查，在肌束植入组发现有大量被染成深褐色的再生神经，证实肌束植入法解决了神经埋入法在神经分束的数量、长度及埋入广度受限等方面的困难，带神经血管的肌束植入失神经肌肉后能使其获得良好的神经再支配。

延期修复组与即刻修复组相比，前者的肌纤维恢复情况较后者为好。肌电图检查结果证实，延期修复组诱发肌动作电位波幅显著高于即刻修复组（肌束植入组 $P<0.01$，神经埋入组 $P<0.001$），诱发肌动作电位的波幅恢复程度也优于即刻修复组。肌力检查结果证实，延期修复组肌束植入法肌力达 5 级者有 10 只（占 71.43%），神经埋入法只有 4 只（占 28.57%）；即刻修复组肌束植入法肌力达5 级者有 3 只（占 23.08%），而神经埋入法为 0 只。

延期修复组与即刻修复组的效果出现差异的原因可能是：①延期修复组是在神经切断 12 周后再行修复的，此时神经断裂远端已完全退变，轴突外的施万细胞大量增生，使其分泌的趋化物质浓度增高，从而促使了近端神经再生轴突的定向生长；②肌肉在失神经后肌纤维萎缩变细，肌纤维间隙增大，是否有利于神经再生轴突的生长，尚需进一步研究证实。

四、结论

（1）带神经血管的肌束植入方法既不同于单纯动力重建的带神经血管的肌肉移植，也不同于单纯神经再生通道重建的带血管的神经移植，而是一种全新的概念。

（2）带神经血管的肌束植入瘫痪肌肉能使失神经肌肉重获神经支配，并且恢复良好的收缩功能。

（3）当肌肉的支配神经或神经入肌处缺损时，可通过显微外科技术植入带神经血管的肌束来修复。

（4）带神经血管的肌束植入法的效果较神经分束埋入法好。

（5）延期行带神经血管的肌束植入其效果优于即刻植入。

参考文献

［1］杨川，王炜，钟斌，等.带神经血管的肌束使失神经肌肉恢复神经再支配的实验研究［J］.修复重建外科杂志，1991，5(3)：175-179.

［2］Brunelli G，Monini L. Direct muscular neurotization［J］. J Hand Surg，1985，10(6)：993-997.

（载于《中国修复重建外科杂志》1992 年第 6 卷第 4 期 P232-235）

第六章
面部整形

眼睑和眼袋整形

眶肌筋膜韧带提紧——眼袋整形的新思路

上海第二医科大学附属第九人民医院　王炜　林晓曦　胡琼华　祁佐良　张余光
上海市第一人民医院　王卫峻

【内容提要】

1 目的　研究眶肌筋膜韧带提紧的眼袋整形方法，进行东方人种眶肌筋膜韧带的解剖研究。

2 方法　进行眶肌筋膜韧带的解剖观察 20 例。在临床上进行眶肌筋膜韧带提紧的眼袋整形 204 例，手术中作下睑睫毛下方 1mm 的皮肤切口，摘除下眶隔脂肪 2～3 块，切除皮肤及眼轮匝肌 3～15mm。

3 结果　解剖显示人的眶肌筋膜韧带是位于眶隔筋膜外侧部分增厚的膜状纤维结缔组织结构，位于眶外侧脂肪囊的外侧。该韧带在冠状面上位于眼外眦角内侧，浅面紧贴眼轮匝肌深面，深面附着在下眼睑睑板下方。韧带长 15mm，宽 12mm。剪断眶肌筋膜韧带，将筋膜韧带与外眦韧带或眶外缘骨膜固定，达到眼轮匝肌提紧、眶隔筋膜提紧及下眼睑皮肤松弛矫正的效果。1998 年 10 月～2000 年 8 月，在临床上进行眶肌筋膜韧带提紧的眼袋整形 204 例，其中 5 例在手术后几天里发生轻微睑外翻，拆线后恢复良好；大部分患者经过 2 周～2 年的随访，手术后取得了良好效果。

4 结论　眶肌筋膜韧带提紧的眼袋整形特别适合于 40 岁以上的患者，它既可避免单纯眶隔筋膜提紧术后少数人造成的下睑缘僵直，又可避免单纯眼轮匝肌提紧术后少数人留有外眦角硬结、凹陷或睁眼易疲劳感。但眶肌筋膜韧带提紧与外眦韧带或眶外缘骨膜固定手术并不一定适用于每一个患者，对于下睑多层结构明显松弛者，其效果良好，而且有较好的远期疗效。

【关键词】 眼袋整形、眶肌筋膜韧带、下眼睑

人面部形态老化的初期表现是以面中 1/3 软组织的松弛、下垂、起皱为主要特征，眼袋——眶下脂肪疝出是面中部老化过程中的突出表现之一。许多整形外科医师对眼袋整形进行了研究，包括眶下疝出脂肪部分摘除、松弛皮肤切除、眼轮匝肌切除或提紧等。自从 Hamra（1995、1996）提出保留眶脂肪的眶下缘眶筋膜松解移位固定的眼袋整形方法后，国内外整形美容学界对眼袋整形的

传统方法提出了质疑，认为眼袋整形需保留眶脂肪，一时间，多篇保留眶脂肪的眼袋整形的文章纷纷发表。其实，Hamra 的眼袋整形术并不是完全保留眶脂肪，他在文章中明确写道："当感觉中间及内侧脂肪垫过多时，可给予切除。"Parsa F. D.(1998)提出的保留眶脂肪的眶下缘眶筋膜松解移位的眼袋整形与眶下疝出脂肪部分摘除的眼袋整形手术效果相似。邢新(1999)认为，Hamra 的手术方法较好，但手术创伤较大。笔者在多年的临床实践中进行了 400 余例眼轮匝肌切除或提紧眼袋整形、100 余例眶隔筋膜提紧眼袋整形，1996 年开始又进行了 10 例 Hamra 的保留眶脂肪的眶下缘眶筋膜松解移位固定的眼袋整形，认为眶下疝出脂肪部分摘除、松弛皮肤切除、眼轮匝肌提紧以及 Hamra 提出的眶下缘眶筋膜松解移位等，都是眼袋整形手术的重要思路，不同的手术内容及不同内容的组合有不同的手术适应证。1997 年起，笔者在常规眼袋整形的眼轮匝肌提紧术中发现，在眼轮匝肌睑缘外侧深面有一眶隔筋膜增厚的结构，是一明显的筋膜韧带，并取名为"眶肌筋膜韧带"。将眶肌筋膜韧带提紧，并加用传统眼袋整形的手术步骤，不仅能达到常规眼袋整形方法的效果，而且能达到眼轮匝肌提紧、眶隔筋膜提紧及皮肤提紧的多种效果，特别是对于年过 40 岁的求术者，可避免手术后产生明显的下眶缘沟，远期效果显著。该手术既可避免单纯眼轮匝肌提紧眶缘固定手术后可能发生的眼裂缩小、睁眼疲劳等不适症状，又可避免 Hamra 眼袋整形手术方法过于复杂的缺陷。现将该手术报道如下。

一、眶肌筋膜韧带的解剖

眶肌筋膜韧带的解剖发现是产生眼袋整形新思路的解剖学基础。我们在千余例眼袋整形手术中发现，眼轮匝肌在其外侧部分明显增厚，呈双层结构，在其深层有一由眶隔筋膜汇集而成的筋膜韧带，遂将其取名为"眶肌筋膜韧带"。眶肌筋膜韧带是眶隔筋膜外侧部分增厚形成的膜状筋膜间隔韧带，由纤维结缔组织构成，位于眶外侧脂肪囊的外侧。该韧带在冠状面上位于眼外眦角内侧，其浅面紧贴眼轮匝肌深面，深面与下眼睑板眶隔筋膜相连。在下睑缘下的眼轮匝肌切开后，用蚊式血管钳插入眼外眦角内侧下方的眼轮匝肌深面，轻巧撑开分离，即可清晰地见到一束连接眼轮匝肌和下眼睑板的眶肌筋膜韧带(图 6-1)。我们有目的地观察了 20 例患者的眶肌筋膜韧带，发现该韧带长 15mm，宽 12mm。

二、外科技术

眶肌筋膜韧带提紧眼袋整形的步骤如下。

1 皮肤切口　在下睑睫毛下方 1mm 处作弧形切口，在眼外眦角外下方作斜行切口，与弧形切口相连，斜行切口与鱼尾纹方向一致。

2 眼轮匝肌切开或部分切除　在下睑缘切口下方分离皮肤和眼轮匝肌，在皮肤切口线下 5～6mm 处切开眼轮匝肌，根据下眼睑松弛的程度，不切除或部分切除松弛的眼轮匝肌，宽 3～10mm。

3 眶隔筋膜解剖及眶隔疝出脂肪摘除　有眶隔疝出脂肪者，应予以摘除。眼轮匝肌切开或部分切除后，眶隔筋膜清晰地暴露在视野下，用剪刀分离眶隔筋膜，中间部眶隔疝出脂肪即刻涌出，予以摘除；然后分别解剖内侧及外侧眶隔疝出脂肪，并予以摘除。

4 眶肌筋膜韧带提紧眶外缘骨膜固定　在切开的眼轮匝肌外侧，用蚊式血管钳深入眼轮匝肌的深面进行分离，眶肌筋膜韧带即被清晰地暴露。眶肌筋膜韧带的延伸部分是眶隔筋膜，其外面紧贴眼轮匝肌，内面附着于下眼睑睑板。在眶肌筋膜韧带中部剪断眶肌筋膜韧带，用 3-0 丝线将剪断的眶肌筋膜韧带提紧，与外眦韧带或眶外缘的骨膜相缝合。眶肌筋膜韧带提紧缝合后，可见下睑的皮肤、眼轮匝肌、眶隔筋膜全面被提紧。

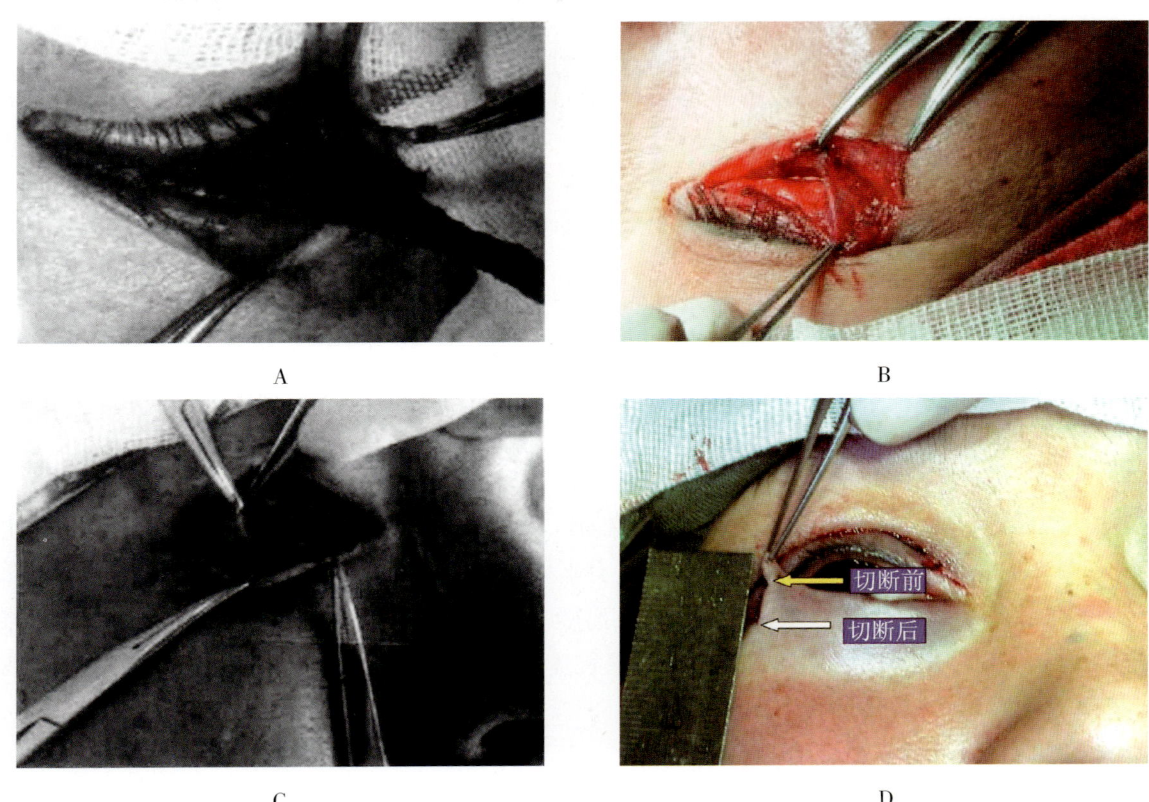

A　　B　　C　　D

图 6-1　眶肌筋膜韧带

A、B. 切开眼轮匝肌，提起肌肉瓣，在肌肉深面可见到眶肌筋膜韧带　C、D. 提起眶肌筋膜韧带，予以切断

5 下睑松弛皮肤的切除及下睑皮肤关键点的缝合　先将切开的眼轮匝肌缝合 2～3 针，然后让患者作眼球上视，将松弛的下睑皮肤向上推移。在眼外眦下方，将向上推移并已提紧的下睑皮肤垂直剪开，直达下睑缘皮肤切口缘。将剪开的下睑皮肤与下睑缘皮肤切口缝合，此处为下睑皮肤缝合的关键点。在患者眼球继续上视的情况下，标出要切除的下睑皮肤，予以切除。

三、临床资料及结果

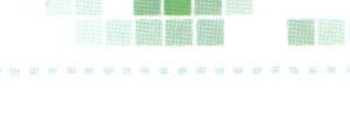

1998 年 10 月～2000 年 8 月，共有 204 例下睑松弛及眶下脂肪疝出者在门诊部进行了眶肌筋膜韧带提紧眼袋整形术，其中男性 24 例，女性 180 例，年龄在 27～73 岁之间。其中 5 例在手术后几天里发生轻微睑外翻，拆线后恢复良好。大部分患者经过 2 周～2 年的随访，手术效果显著，表现在：①矫正下睑皮肤松弛效果显著；②下睑眶隔筋膜提紧效果显著，使下睑缘由松弛的半圆形变成紧张的水平线形；③下眶缘带状沟及袋状松弛得到了矫正；④一般来说，此法切除的下睑松弛皮肤较以往的眼袋整形方法多 3～5mm，特别是 45 岁以上的女性，可切除松弛皮肤宽度达 1.5cm 或更多；⑤消除眼周鱼尾纹效果显著（图 6-2）。

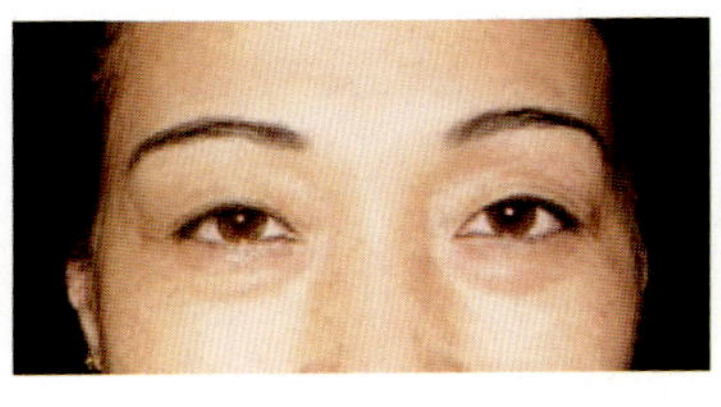

A

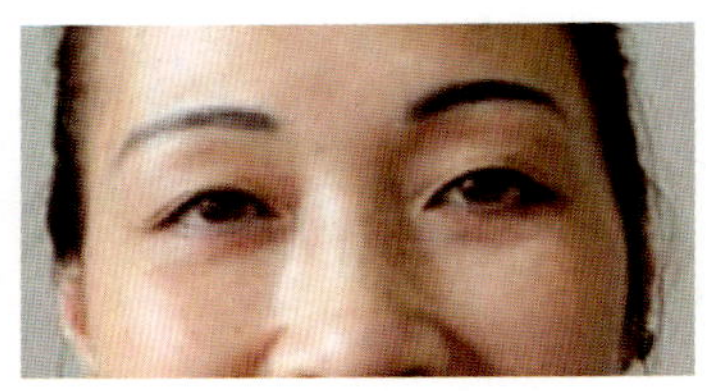

B

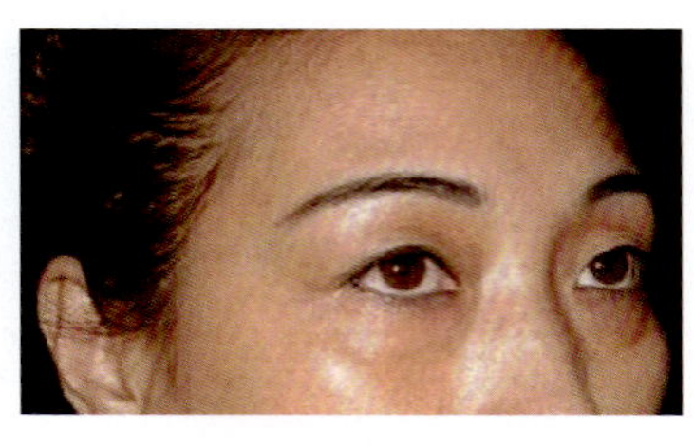

C

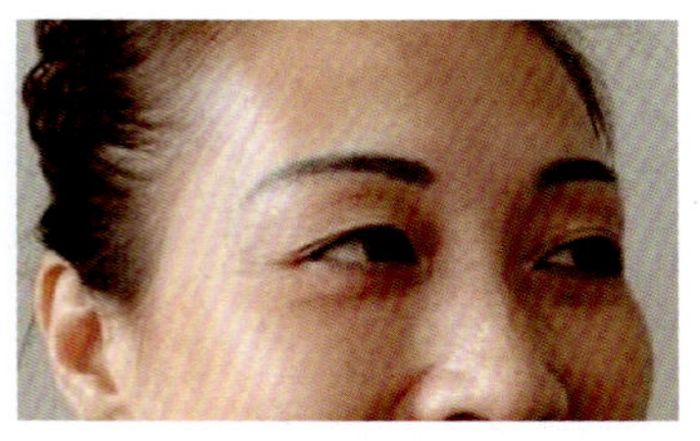

D

图 6-2 眶肌筋膜韧带提紧眼袋整形
A. 术前正位 B. 术后正位 C. 术前斜位 D. 术后斜位

四、讨论

1 眼袋的形成 眼袋是由于下眼睑皮肤松弛、眼轮匝肌及眶隔筋膜松弛或肥厚、眶脂肪增生移位等多方面因素所造成的；同时青春期后又有眶周皮肤、皮下组织及肌肉不同程度的萎缩或皱缩，使下眼睑区松垂及凸出，形成了眼袋。这是面部老化的标志之一，导致中年人面中 1/3 的三维结构与青年人产生明显的区别。因此，常规的眼袋整形手术应包括眶下疝出脂肪部分摘除、松弛皮肤切除、松弛眼轮匝肌切除或提紧等。

2 东西方人种的下眼睑结构是有差别的 笔者在多年的临床实践中进行了 400 余例眼轮匝肌切除或提紧眼袋整形、100 余例眶隔筋膜提紧眼袋整形，从 1996 年开始又用 Hamra 的保留眶脂肪的眶下缘眶筋膜松解移位固定方法进行眼袋整形 10 例。笔者认为，东西方人种的面部骨骼、软组织结构不同，造成了东西方人种面部轮廓的差别。东方人种颧眶凸出，眶嵴表面有较厚的皮下组织及 SMAS 层；东方人下眼睑的眶脂肪向下眶缘凸出，并且向下睑板缘延伸，因此，在东方人的下眼睑整形手术中，大多数人没有必要采用 Hamra 提出的保留眶脂肪的眶下缘眶筋膜松解移位固定眼袋整形方法，也就是说，这种方法对于东方人种较少有适应证。大部分要求眼袋整形的东方人，都必须摘除部分松垂或增生的眶脂肪；而 Hamra 及后来 Gunter（1999）提出的眶下缘眶筋膜松解向下移位固定的概念，是在下眼睑下方进行眶嵴下方骨膜下分离，这是面中部除皱手术的新思路，是当今三维面部除皱手术的途径，也是改善眼袋整形手术效果的有效方法。

3 关于眶筋膜固定、外眦角成形和眶肌筋膜韧带提紧的眼袋整形 Tenzel（1977）提出了外眦韧带提紧固定治疗下眼睑外翻，利用这一原理，后来产生了眼轮匝肌固定、眶隔筋膜提紧等改善眼袋手术效果的方法。Fagien（1999）提出了下眼睑外侧网状结构与外眦韧带固定进行眼角整形，其原理和我们的手术方法相似，但他没有注意到眶肌筋膜韧带的存在。我们在数以千计的眼袋整形手术中发现眶肌筋膜韧带的存在，用眶肌筋膜韧带提紧、眶外缘骨膜固定作眼袋整形，手术方法简单，能起到眶隔筋膜提紧、眼轮匝肌提紧及下睑皮肤提紧等多方面的作用，有人称此韧带为“王氏韧带”。该手术特别适合于 40 岁以上的患者，它既可避免单纯眶隔筋膜提紧术后少数人形成的下睑缘僵直，又可避免单纯眼轮匝肌提紧术后少数人留有外眦角硬结、凹陷或睁眼易疲劳感。但眶肌筋膜韧带提紧、眶外缘骨膜固定手术并不一定适用于每一个患者，对于下睑明显松弛者，其效果良好，而且有较好的远期疗效。

参考文献

[1] Hamra S T. Arcus marginalis release and orbital fat preservation in midface rejuvenation[J]. Plast Reconstr Surg, 1995, 96(2): 354-362.

[2] Hamra S T. The zygorbicular dissection in composite rhytidectomy: an ideal midface

plane[J]. Plast Reconstr Surg, 1998, 102(5): 1646-1657.

[3] Parsa F D, Miyashiro M J, Elahi E, et al. Lower eyelid hernia repair for palpebral bags: a comparative study[J]. Plast Reconstr Surg, 1998, 102(7): 2459-2465.

[4] 邢新,欧阳天祥,孙丽,等.眶脂肪保留和眼轮匝肌瓣悬吊法整复睑袋畸形[J].中华整形烧伤外科杂志,1999,15(2):135-137.

[5] Carter S R, Seiff S R, Grant P E, et al. The Asian lower eyelid: a comparative study using high-resolution magnetic resonance imaging[J]. Ophthal Plast Reconstr Surg, 1998, 4(4): 227-234.

[6] Gunter J P, Hackney F L. A simplified transblepharoplasty subperiosteal cheek lift [J]. Plast Reconstr Surg, 1990, 103(7): 2029-2035; discussion 2036-2041.

[7] Tenzel R R, Buffam F V, Miller G R. The use of the "lateral canthal sling" in ectropion repair[J]. Can J Ophthalmol, 1977, 12(3): 199-202.

[8] Fagien S. Algorithm for canthoplasty: the lateral retinacular suspension: a simplified suture canthopexy[J]. Plast Reconstr Surg, 1999, 103(7): 2042-2053; discussion 2054-2058.

(载于《中华医学美容杂志》2000 年第 6 卷第 6 期 P284-287)

眼部整形美容的现状和前景

上海第二医科大学附属第九人民医院 王炜

眼部整形美容是整形美容外科中最常见的,也是整形美容外科最具有研究和发展前景的领域之一;同时,眼部整形美容手术是整形美容外科并发症最多的手术,也是当前虚假广告最多的一类手术。因此,每位整形美容外科医师应坚持正确方向,重视眼部整形美容的研究工作和临床实践。

一、眼部整形美容是整形美容外科中最常见的

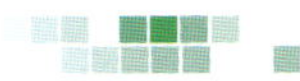

笔者统计了上海第二医科大学附属第九人民医院整复外科 2001 年 6～11 月的门诊手术,5 个月内合计为 6683 例(6947 次)。其中,眼部整形美容手术 2792 例,占门诊手术总数的 41.8%;重睑手术1598 例,占门诊手术总数的 23.9%,占眼部整形美容手术总数的 57.2%;下眼睑整形手术 982 例,占门诊手术总数的 14.7%,占眼部整形美容手术总数的 35.2%;其他为上睑下垂整形手术 60 例,眉整形手术 57 例,内、外眦整形手术 48 例,眼睑外翻、眼睑及眶畸形整形 47 例等。而在眼部整形美容手术中,如果将重睑、下眼睑成形、眉整形划分为纯美容手术,本组美容手术已占眼部整形美容手术的 94.4%,实际上的比例还要再高一些。从统计中可以看出,眼部整形美容手术是整形外科门诊手术中最多见的一类手术,这里所叙述的主要是眼睑的整形美容。在这一领域里,有很多内容需要我们去研究和实践,每位整形美容外科医师应该意识到,把眼部整形美容外科的临床和研究做好,几乎是将整形美容外科门诊部的一半工作完成好了。

二、眼部整形美容是整形美容外科最具有研究和发展前景的领域之一

眼部整形美容常被人们误认为仅仅是眼睑的整形美容,其实这是一项非常复杂和非常重要的

眶颧整形和美容。由于眶颧部的结构和形态将直接影响眼部的整形和美容，因此我们需要加强这方面的研究。笔者曾在1994年和1996年的中华整形外科学会全国学术交流会议上提出了面部轮廓整形的概念，认为眶颧整形是眼部整形美容发展的重要内容，并强调指出："采用整形外科基本技术、颅面外科技术和显微外科技术，开展面部轮廓整形的研究，将是21世纪整形外科发展的重要内容。" 其后，又将眶颧整形外科列为上海第二医科大学附属第九人民医院整复外科1995～1999年上海市重点学科临床研究的重点，以及上海第二医科大学"211工程"重点学科研究的重点之一。

眶颧的整形和美容包括眶颧部外伤畸形的整形和美化、眶颧部肿瘤治疗后畸形的整形和美化、眶颧部先天性畸形的整形和美化等，在整形美容中，有骨的整形和再造、软组织的整形和美化、软组织的静态整形和动态整形等。虽然提出加强这一领域的研究已有七八年之久，但由于种种困难和干扰，使我们在这方面的研究进展不大，国内其他整形美容外科中心有关这方面研究的报道也较少。而美国的Toth B. A.在1999年出版了《眶颅整形外科学》，主要介绍眶颧部的整形和美容，这大概是世界上第一本关于眶颧整形外科的专著。眶颧整形美容有众多内容等待我们去研究和开发，具体包括眶的扩大、缩小、移位、再造，眶周软组织的形态、结构、功能的整形、美化和再造，以及义眼整形等。为发展眶颧整形和美容，需加强眶颧整形美容的基础和临床研究，包括眶颧部的解剖结构和功能研究、临床诊断方法研究、治疗前手术设计的数字化程序规划研究、修复再造手术方法研究、外伤后一期修复研究、肿瘤切除后一期修复研究、眶颧部假体研究、组织扩张和骨延长研究、康复治疗和功能评定研究等。这些是整形美容外科发展中充满生机的范畴，是21世纪整形美容外科医师可以大展才华的领域，谁在这一领域里创造得多，谁就可能进入世界先进行列。在这一领域里创造出成果，将是我国整形美容外科学界攀登世界高峰的重要内容之一。

三、眼部整形美容手术是整形美容外科并发症最多的手术，也是当前虚假广告最多的一类手术

在整形美容外科门诊中，眼部整形美容求术者占了很大一部分，我们所遇到的整形美容纠纷大部分涉及眼睑整形美容方面，最常见的有上睑下垂、睑外翻手术后形态不良或是医师和受术者对眼睑形态美认识上的差异，严重的可造成毁容性损害和失明等。20世纪90年代初，笔者在关于眼睑整形手术并发症的论文中曾总结了国外文献，世界上因眼睑整形造成失明的患者有百余例报道，这一并发症已经引起了很多整形美容外科医师的重视。但是，目前眼部整形美容手术后形态不良、睑外翻、上睑下垂、毁容性损害和失明等严重并发症时有发生，预防这类并发症是我们整形美容外科医师研究的重要内容。眼部整形美容是整形美容外科范围内求术者最多的医疗美容项目，受到金钱的诱惑和利益的驱使，虚假广告和宣传在眼部整形美容领域也最为突出，有时可出现于报纸、杂志及广播、电视中，他们用虚假的或炫耀的词汇迷惑群众，诸如"高分子双眼皮整形"、"压制性重睑"、"无痛重睑整形术"、"不开刀眼袋整形术"、"抽吸眼睑整形术"、"无瘢手术"等，目的是吸引求术者，大赚不义之财。可悲的是，一些有名的学者和医院也利用这种手法吸引求术者，参与此类混淆视听的市场竞争，忘记了美容医师的神圣职责。手术医师应让受术者知情，这是整形美容医师最基本的道德。全国的同行应当行动起来，杜绝虚假，提高医疗质量，提高医疗服务水平，全心全意为人民服务，唯有提高医疗水平和服务质量，不断地创新和参与市场竞争，才是正确的途径。

（载于《实用美容整形外科杂志》2002年第13卷第1期P1-2）

眶区年轻化策略——王韧带松解及提紧的眼袋整形术

上海第二医科大学附属第九人民医院　王炜　祁佐良　林晓曦　方建蔺　林李嵩　邹丽剑
上海市第一人民医院　王卫峻

【内容提要】

1 目的　结合文献复习，对下睑眶区韧带的作用进行比较性研究，并进行下睑老化的分类和眼袋手术方法的改进。

2 方法　通过尸体解剖和数千例眼袋手术的临床实践，阐明眶肌筋膜韧带（王韧带）的解剖及其在眼袋手术中的应用。

3 结果　在眶区老化中，皮肤、皮下组织、肌肉的松弛较韧带的松弛明显。采用眶肌筋膜韧带松解及提紧的眼袋整形术，较其他手术方法效果更好，能多提紧下睑松弛皮肤 3～5mm；不仅提紧了下睑皮肤，而且提紧了颧眶区松弛的组织。

4 结论　王韧带松解及提紧的眼袋整形术创伤小，能够有效地矫正下睑松弛，使眶区达到年轻化的效果。

【关键词】　眶肌筋膜韧带、王韧带、眼袋整形术、年轻化

眶区老化是面部老化的主要表现，矫正眶区老化是达到面部年轻化的有效手段。要求面部年轻化的求术者常要求矫正松弛、膨出的下眼睑，去除眼角的鱼尾纹（以下简称眼袋手术），因此，眼袋手术是面中部年轻化手术的常见术式。眼眶区随岁月增长的痕迹是面部老化的结果，许多学者进行了相关研究，并把矫正眶区老化的研究主要放在提紧眶颧区组织下垂方面，手术效果得到明显提高。同时也使矫正下睑松弛的手术范围越来越广，其中包括眶颧区骨膜下分离、提紧，眶颧区组织下垂提紧，下眶缘松解，眶隔脂肪释放移位移植，外眦韧带紧缩，网状韧带上眶缘固定提紧，眼轮匝肌提紧等。对于这些手术的设计，Hester、Hamra、Fagien 等报道了较多的临床经验。笔者总结了多年来整形外科门诊的数千例眼袋美容手术的经验后认为，眶区老化不仅仅是下眼睑皮肤松弛、眶隔脂肪疝出和鱼尾纹的增加，还包括皮肤、肌肉、韧带等组织的老化，骨骼结构的老化等。

1996 年笔者在眼袋手术的实践中发现，眼轮匝肌外侧 1/3 明显增厚，是一有别于眼轮匝肌的组织结构存在所致，遂将该结构称为眶肌筋膜韧带，将其提紧后能有效地改善眼袋手术的效果，并有利于眼袋手术中眼睑外翻的预防和手术后外翻的矫正，这是眼袋整形的新思路。经过数年的文献检索未见相似的报道，故将眶肌筋膜韧带简称为王韧带。笔者就王韧带松解及提紧的眼袋整形术阐述如下。

一、下睑松弛和眶颧部老化的解剖基础

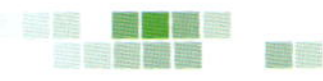

面部老化是一个结构性和动力性的动态变化过程，至今还有许多问题尚待研究阐明。

（一）眶颧区组织结构老化的形态学特征

年老和年轻眶区的区别不仅是皮肤松紧度、皮肤质地的不同表现，还有面部轮廓的差异。老年人的眶区皮肤、皮下组织松弛表现为动力性皱纹增加和加深，重力性和松弛性皱纹增加，眼球凹陷和下降，上睑松坠、下垂，下睑缘弧度增加，巩膜可视范围增加，眶颧区软组织下垂，睑板下沟显现，

下眶缘沟凹陷较深，鼻眶沟明显，外眦凹陷，眶、颧骨缘显露，颞部凹陷等。

年轻人的眶部轮廓是由多条圆钝的曲线构成的，其下睑板、眼轮匝肌、眶隔脂肪及下眶骨缘构成一弧形整体，显示眶颧区轮廓光滑、流畅、圆钝，可形象化地称为面部 C-S 形轮廓；老年人的眶部轮廓则失去多条圆钝的曲线，导致脂肪疝出，骨缘显露，失去 C-S 形轮廓（图 6-3）。Little 将面部圆钝线条称为ogee 形线，并将其面部年轻化手术称为 S 形整形（ogee plasty）。

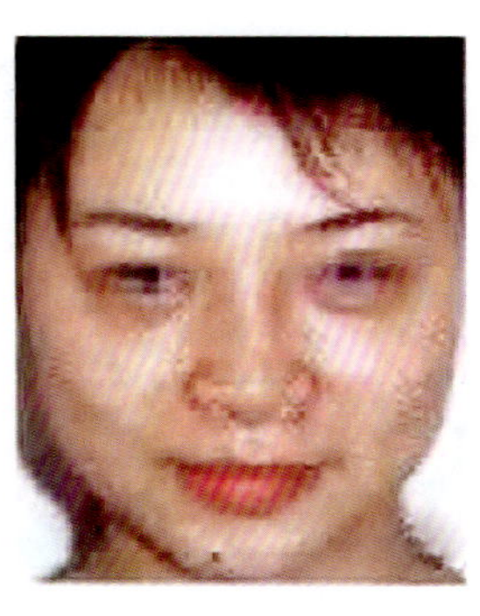
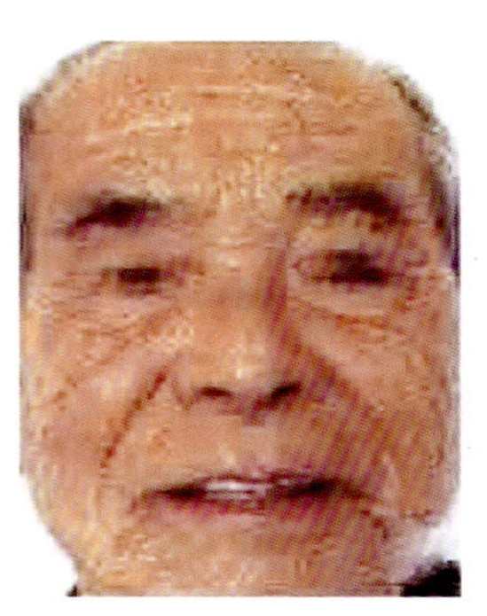

A　　　　B

图 6-3　年轻人和老年人的下眼睑和眶部轮廓比较

A. 年轻人　B. 老年人

（二）眼袋脂肪疝出和眶隔脂肪

眶隔脂肪疝出是老年人眼袋的明显特征，在眼袋手术中，常常需要将疝出的眶隔脂肪摘除。许多研究阐述，眶隔脂肪疝出不是眶隔脂肪增生，而是眶隔脂肪移位。Camirand 等报道，正常眶腔呈锥体形，平均深 40mm，宽 40mm，高 35mm；平均容积 30ml，其中眼球约 10ml，视神经和眼外肌约 10ml，眶腔内脂肪约 10ml。在眶腔内脂肪中，7～8ml 为锥体内脂肪，或称肌肉内脂肪；2～3ml 为肌肉外脂肪，即眶隔脂肪。随着年龄的增长，眶腔内脂肪只会减少不会增加，故眶隔脂肪的疝出只是脂肪移位。1986 年 Manson 报道，去除 2～5ml 眶腔肌肉内脂肪会造成眼球下降1mm，后缩 2mm。国外许多作者报道，眶隔脂肪疝出无眶隔脂肪增加迹象。但是，这些观点是否完全符合所有东方老年人眶区脂肪的动态变化，还有待深入研究。笔者认为对老年人眼袋眶隔脂肪严重疝出者，在术中摘除脂肪 3～5ml，术后并未明显地增加眼球凹陷和下降，效果良好。这与Camirand 等的观点有差异。

眶隔脂肪分为内侧、中间和外侧眶隔脂肪。在眼袋手术中，约有 1/5 的老年人除了摘除内、中、外眶隔脂肪外，还要摘除外侧眶隔脂肪上外方、外眦角下方的一片状赘生脂肪，有助于使下眼睑的 C-S 形轮廓线得到较好的恢复。虽然有人阐明了眶隔脂肪释放下移的眼袋整形术的优越性，笔者认为，对于东方人种而言，此方法是一种有限的选择，多数求术者如果选择王韧带切断和提紧，常可避免采用眶隔脂肪释放下移术式。

（三）与眼袋形成相关的眶及下眼睑韧带

1　下眶缘韧带　下眶缘韧带即眶颧韧带，位于眶下缘，起于眶下缘骨膜，止于眶缘的眼轮匝肌，并通过眼轮匝肌止于睑颊联合的皮肤。由于老年人皮肤、皮下组织和眼轮匝肌的松弛度大于眶颧韧带的松弛度，加上眶颧韧带区是少脂肪区，下睑皮肤松弛和脂肪疝出时，眶颧韧带可阻止松弛的皮肤及脂肪下移，造成老年人下眶缘沟明显或眶鼻沟凹陷较深，使该区失去 S 形曲线（图 6-4）。

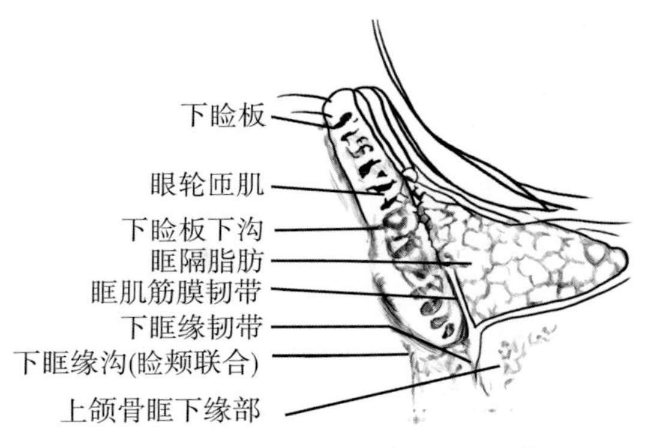

图 6-4　下睑解剖及眶肌筋膜韧带

2　下睑门栓悬韧带与网状韧带　下睑门栓悬韧带是下睑囊状筋膜的增厚部分，也是下直肌鞘的延伸部分，附着于外侧和内侧的网状筋膜上，止于睑板下缘、眼轮匝肌以及皮肤(图 6-5)。它是眼球的重要支持结构，也是内、外眦韧带的重要支持结构，其平均长 43mm，宽 3～5mm，厚 1mm。先天性下睑门栓悬韧带微弱和松弛会引起眼球在眶内下降，造成眶隔脂肪疝出，这是较年轻者发生脂肪疝出的原因。Fagien(1999)报道了网状韧带提紧的眼袋手术方法。

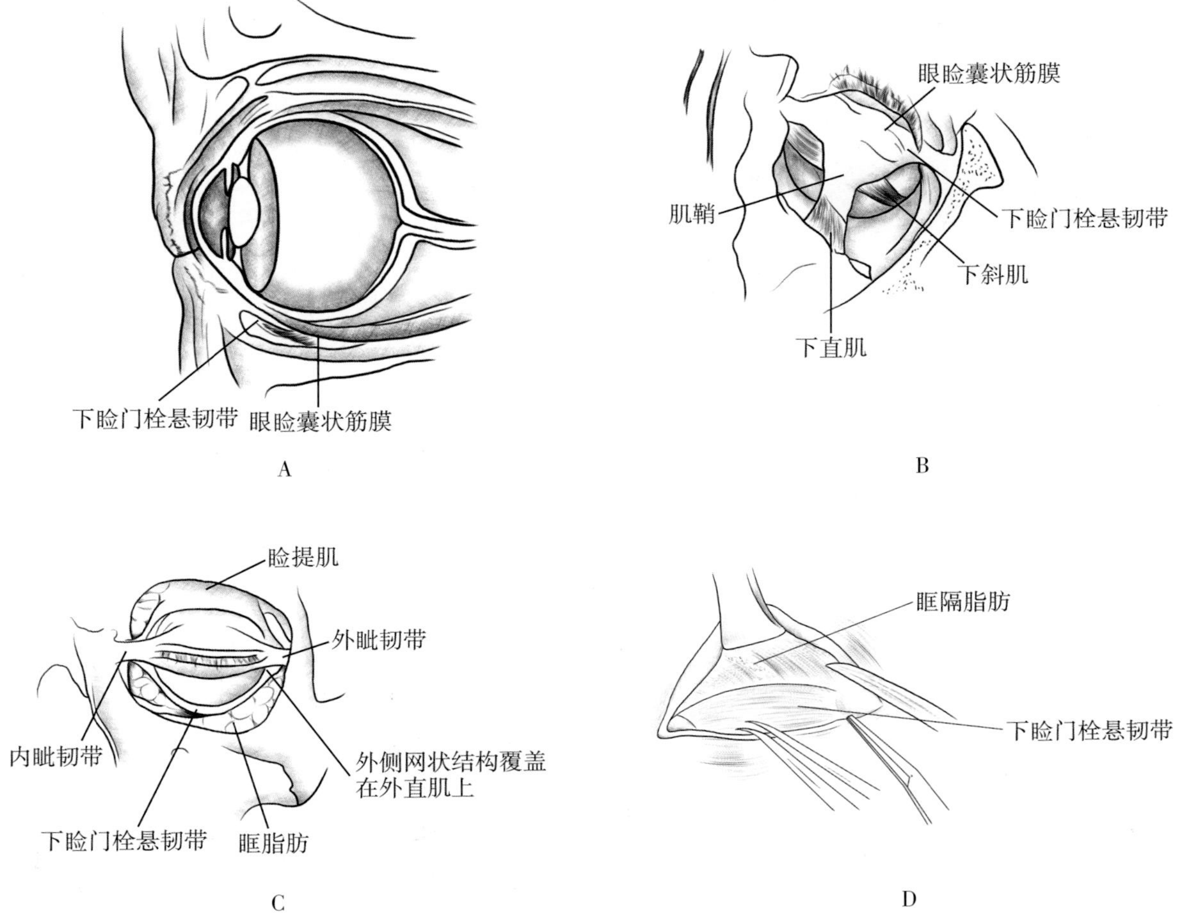

图 6-5　下睑门栓悬韧带

A. 下睑门栓悬韧带和眼睑囊状筋膜　B. 下睑门栓悬韧带附着在外侧网状结构上　C. 眼球下降眶脂肪疝出前面观　D. 手术过程中见到的下睑门栓悬韧带

3 内眦韧带和外眦韧带　这是众所周知的眼睑韧带，内眦韧带较厚，外眦韧带较弱。外眦韧带是一动力性的可活动的组织结构，由于颧部脂肪垫和颊部组织的重力下垂、眼轮匝肌垂直纤维的拉力，随着年龄的增长，外眦韧带会松弛和下降。

4 王韧带　在 1996 年前，笔者行眼袋手术中发现眼轮匝肌在其外侧部分明显增厚，呈双层结构，深层有一由眶筋膜汇集而成的组织结构，经过数千例眼袋手术的临床实践及尸体解剖证实这一结构的存在，我们将其取名为“眶肌筋膜韧带”（简称王韧带）。该韧带在冠状面上位于眼外眦韧带内下方，浅面紧贴眼轮匝肌深面。切开下睑眼轮匝肌后，在眼外眦角下方，用蚊式血管钳插入眼轮匝肌深面，轻巧撑开分离，一束连结眼轮匝肌和下睑板的王韧带即清晰可见（图 6-6）。

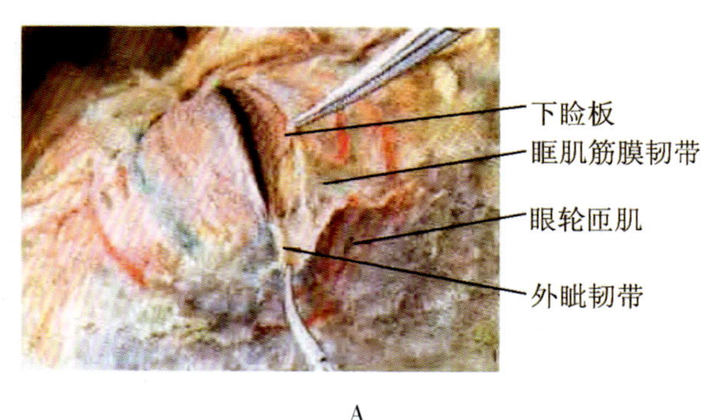

A

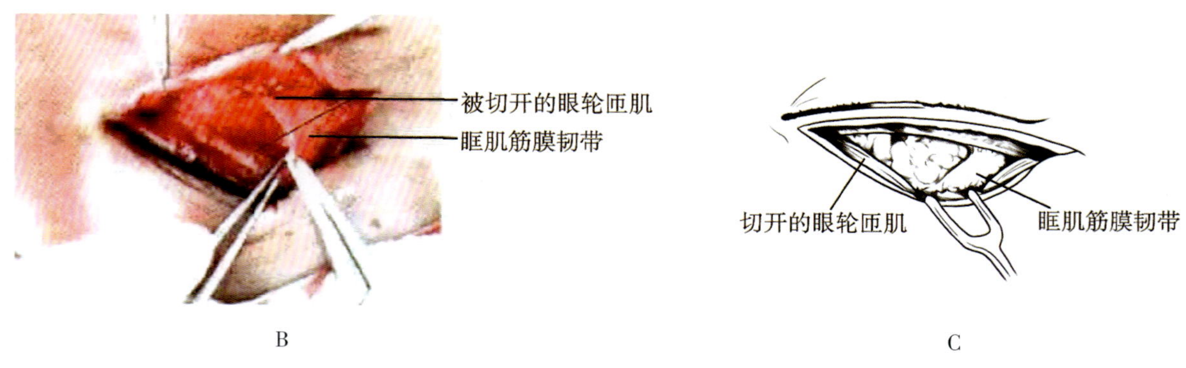

B　　C

图 6-6　眶肌筋膜韧带（王韧带）
A. 尸体解剖所见　B. 手术过程中所见　C. 手术示意

王韧带起于下睑眼轮匝肌外侧 1/3 的深面和下睑板外侧 1/3 下缘，止于上颌骨眶下缘的外下 1/4 骨膜上，长 12～15mm，宽 10～12mm。由于王韧带止于上颌骨眶下缘的外下 1/4 骨膜上，一旦切断，可使附着在骨膜上松弛的皮肤、皮下组织以及眼轮匝肌得以释放，将其提紧，其效果接近于骨膜下松弛、提紧的效果，能达到下睑组织和部分松垂的眶颧组织整体提紧的效果，从而改善眶颧组织下垂。无论是眼袋手术还是面中部年轻化手术，切断和提紧王韧带是一个有效的手术步骤。

5 外眦皮肤韧带　外眦皮肤韧带位于眼外眦角外方，起于眶缘骨膜，止于眼外眦区，直径 0.5～0.8mm。该区也是少脂肪区，老年人表现为眼外眦角外方凹陷。年老时，下眼睑的皮肤、皮下组织、眼轮匝肌及眶隔筋膜明显松弛，眶隔脂肪疝出松垂，但是相应的王韧带、下眶缘韧带、外眦皮肤韧带松弛的程度较轻微，而且韧带区属于少脂肪区，这是形成下睑沟壑——下睑板下沟、眶鼻沟及下眶缘沟的原因，因此，这三种沟壑的出现是年龄增长的特征（图 6-7）。年轻人丰满的眼轮匝肌沟位于下睑缘下方，是睑缘肥厚的眼轮匝肌所致，特别在笑时及眼轮匝肌收缩时更为明显。

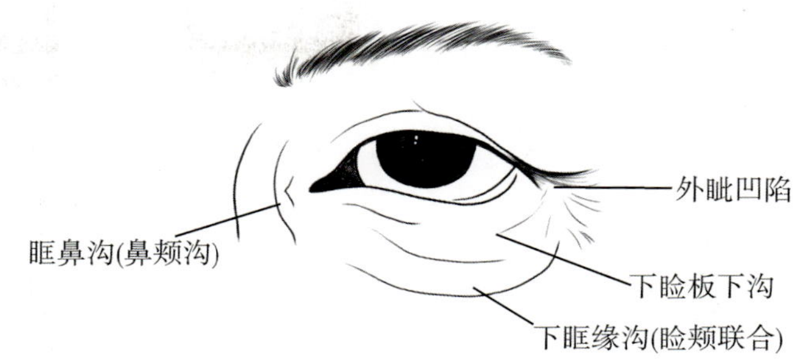

图 6-7　老年人的下睑松弛和沟壑

二、眼袋的分类

眼袋的分类多以下睑皮肤松弛的程度为依据。笔者认为，眼袋的分类应以如下四要素为依据：①下睑皮肤及肌肉的松弛程度；②眶隔脂肪的疝出程度；③下睑沟壑的出现情况；④有利于确定下睑年轻化手术术式的选择。眼袋分为四型：

1　Ⅰ型（年轻疝出型）　可见下睑眶隔脂肪疝出，不伴有下睑皮肤明显松弛（图 6-8）。多见于年轻人，也常见于 30～35 岁的东方人。多数患者有家族遗传史，为下睑门栓悬韧带发育不良所致。

2　Ⅱ型（单纯松弛型）　下睑皮肤明显松弛，不伴有脂肪疝出，可见于中老年人（图 6-9）。

3　Ⅲ型（轻度松弛疝出型）　下睑眶隔脂肪轻度疝出，伴有下睑皮肤轻度松弛（图 6-10）。其又分为Ⅲ-A 型（轻度松弛疝出睑缘正常型）和Ⅲ-B 型（轻度松弛疝出巩膜显露型）。

4　Ⅳ型（中度松弛疝出型）　眶隔脂肪中度疝出，皮肤中度松弛，伴有明显的眶鼻沟凹陷（图 6-11）。其又分为：①Ⅳ-A 型（中度疝出松弛单沟型）。下睑眶隔脂肪中度疝出，伴有下睑皮肤中度松弛。②Ⅳ-B 型（中度疝出松弛双沟型）。下睑眶隔脂肪中度疝出，伴有明显下睑沟和下眶缘沟凹陷。

5　Ⅴ型（重度松弛疝出型）　以下睑皮肤重度松弛或以眶隔脂肪重度疝出为主要表现，伴有明显的眶鼻沟和下眶缘沟凹陷（图 6-12）。其又分为：①Ⅴ-A 型（重度松弛合并疝出型），以下睑皮肤重度松弛为主要表现；②Ⅴ-B 型（重度疝出合并松弛型），以下睑眶隔脂肪重度疝出伴有皮肤重度松弛为主要表现。

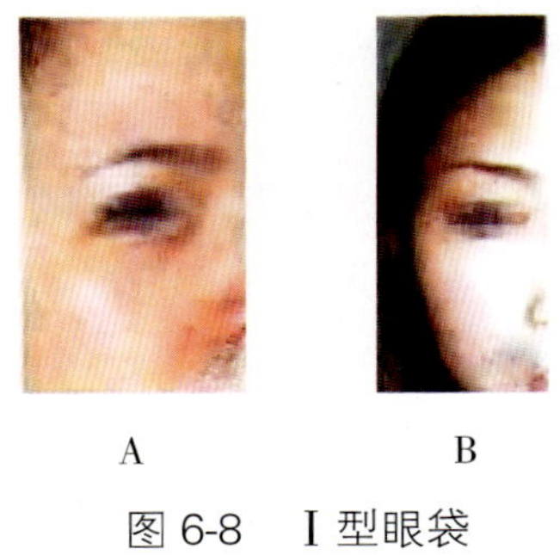

A　　B

图 6-8　Ⅰ型眼袋

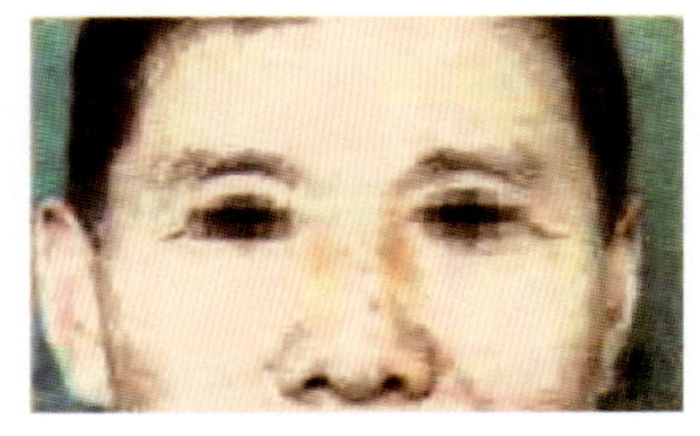

图 6-9　Ⅱ型眼袋

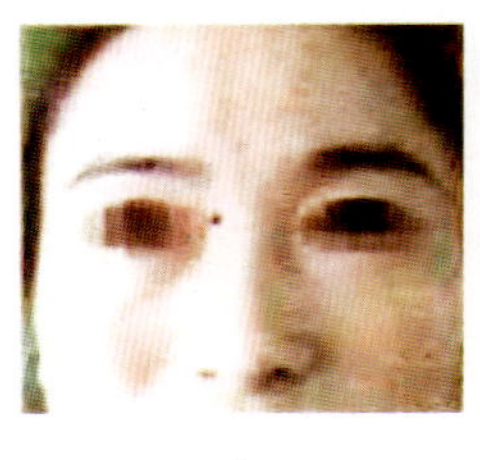

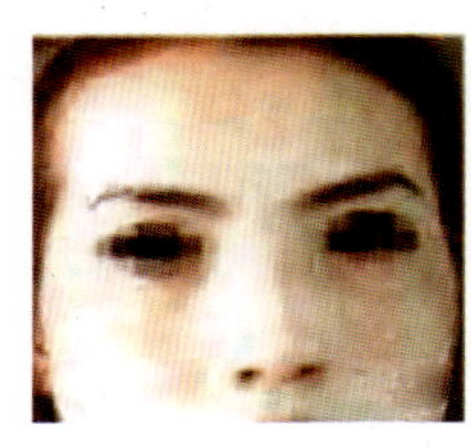

A　　B

图 6-10　Ⅲ型眼袋
A. Ⅲ-A 型　B. Ⅲ-B 型

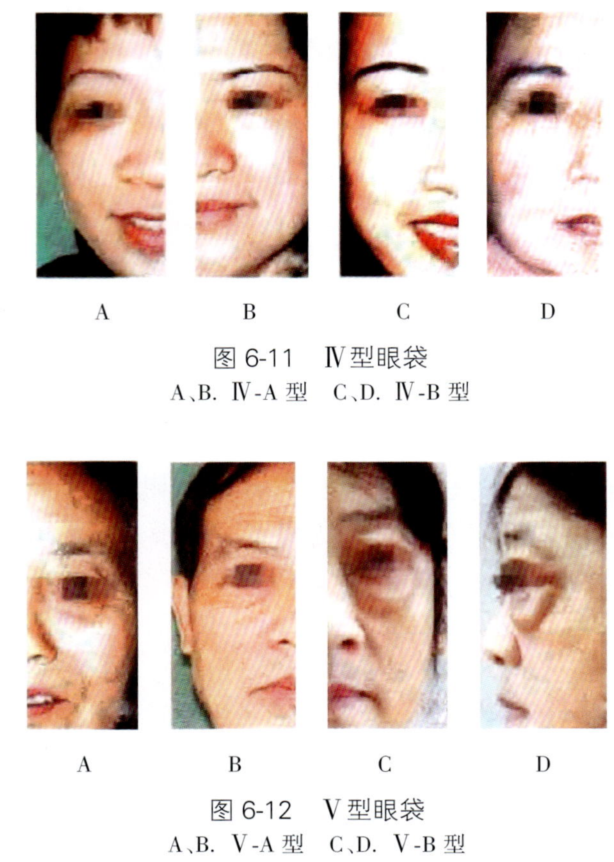

A　　B　　C　　D

图 6-11　Ⅳ型眼袋
A、B. Ⅳ-A 型　C、D. Ⅳ-B 型

A　　B　　C　　D

图 6-12　Ⅴ型眼袋
A、B. Ⅴ-A 型　C、D. Ⅴ-B 型

三、王韧带松解及提紧的眼袋整形术

1 手术切口　在下睑睫毛下方 1mm 处作平行于睑缘的皮肤切口，于外眦角外下作斜行切口，与鱼尾纹方向一致并与睑缘切口相连。

2 切开或切除部分眼轮匝肌　切开皮肤后分离眼轮匝肌，距切口下 5～6mm 处切开眼轮匝肌，根据下睑松弛程度不作切除或切除宽 3～10mm 的眼轮匝肌。

3 摘除眶隔疝出脂肪　切开眼轮匝肌，分离眶隔筋膜，分别摘除下睑中部、内侧及外侧部分的疝出脂肪。

4 王韧带的松解和提紧　切开眼轮匝肌后，用蚊式血管钳深入眼轮匝肌外 1/3 的深面进行分离，于暴露清晰的王韧带中部将其剪断，从而提升下睑。用 3-0 线将剪断的王韧带提紧并与外眦韧带或眶外缘的骨膜缝合，以改善松弛老化的眶颧区。

5 下眶缘韧带（眶颧韧带）的松解　对于眶隔脂肪疝出不严重但有明显的下眶缘沟及眶鼻沟凹陷者，可保留眶隔疝出脂肪，将眶隔筋膜下移，固定在下眶缘下 4～5mm 处的骨膜上，可取得满意的手术效果。

6 摘除眶隔疝出脂肪填充外眦凹陷　中老年眼袋患者常伴有外眦凹陷，笔者将摘除的眶隔疝出脂肪填充于外眦凹陷处，效果较理想。

7 切除松弛的下睑皮肤　按常规手术方法切除松弛且多余的下睑皮肤，最后缝合。

四、临床资料

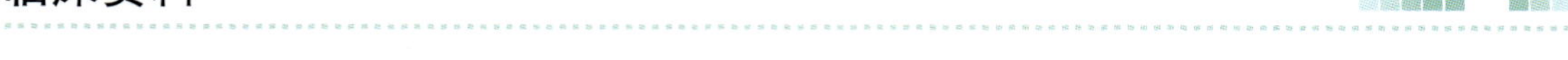

1998 年 10 月～2004 年 12 月，笔者等在院门诊部为数千例年龄为 25～73 岁的眼袋求术者做

王韧带松解、王韧带松解加提紧的眼袋整形术。

五、结果

大部分眼袋求术者经过2周～2年的随访,手术效果较显著。随访结果:①松弛的下睑皮肤被明显矫正。②下睑眶隔筋膜提紧效果显著,将松弛为多个半圆形的下睑缘矫正至光滑的弧线形。③凹陷明显的眶鼻沟、下眶缘沟及松弛的眼袋得到矫正。④松解王韧带后,使附着在眶缘的眶颧区组织成为一个整体;提紧王韧带并缝合后,使下睑皮肤、眼轮匝肌、眶隔筋膜均被提紧,下睑可切除的松弛皮肤明显增加。对于东方人而言,王韧带被松解及提紧,其手术效果接近于眶颧区的部分骨膜下被松解及提紧的效果。与常规眼袋整形方法相比较,采用此手术方法可多切除宽3～5mm的下睑松弛皮肤,特别是40岁以上的女性,可切除宽达12～15mm的松弛皮肤(图6-13)。⑤去除鱼尾纹的效果也较明显。

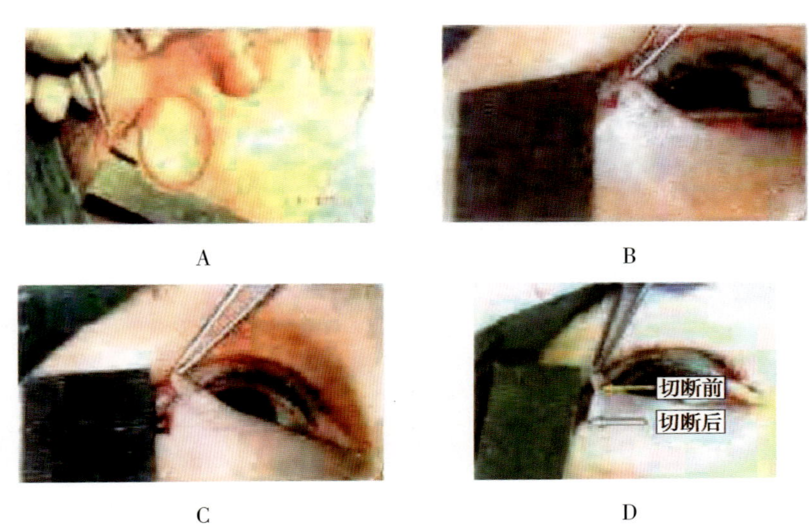

图6-13 松解及提紧王韧带提升的皮肤和皮下组织的范围
A. 可提升的下睑范围 B. 切断王韧带前可切除5mm松弛的下睑皮肤 C. 切断王韧带后和提紧后可多切除5mm松弛的下睑皮肤 D. 切断王韧带手术前后对比

六、讨论

1 眶颧区的老化和下睑沟壑的出现 眼袋的形成不是单纯性的下睑皮肤松弛所致，还有眼轮匝肌、眶隔筋膜、下睑门栓悬韧带、外眦韧带和网状韧带的松弛以及眶隔脂肪的移位和疝出等多方面因素造成的。当下睑的皮肤、肌肉及眶颧区的各类组织出现松弛,眶隔脂肪疝出时,便形成了明显的下眶缘沟、眶鼻沟凹陷,使就医者面部的三维结构与正常年轻人产生了明显的区别。笔者认为,人到中年以后,随着年龄的增长,会导致下睑及眶颧区的各类组织松弛,但松弛的程度不同,多脂肪区松弛明显,少脂肪区和无脂肪区松弛较轻,其中皮肤组织松弛最明显,其次是肌肉组织,而骨膜和韧带组织松弛最轻,因此,下睑及眶颧区就会出现沟壑,失去正常面部的C-S形。下睑沟壑分为四种:①年轻人的眼轮匝肌沟,位于下睑缘下,是眼轮匝肌肥厚所致;②下睑板下沟;③眶鼻沟,也称鼻颊沟;④下眶缘沟,也称睑颊联合。后三种沟壑的出现是面部老化的表现。在老年人中,下眶缘沟和睑颊联合两者的含义类似,但实质上,下眶缘沟是人在老年后,其皮肤、皮下组织、眼轮匝肌的松弛及眶隔脂肪的疝出,而眼轮匝肌附着在眶缘的结构没有明显松弛,导致眶、颧骨缘显露所出现的沟壑,也是解剖学上的标志;而睑颊联合是经肉眼观察后对下睑形态的命名。Hester指出,年轻人的睑颊联合距下睑缘的高度为8～12mm,而老年人的睑颊联合距下睑缘的高度为15～18mm,显然,这不是以面部解剖为标志的。

2 东方人与西方人下睑结构的差别　东西方人的面部骨骼及软组织的结构是不同的，由此造成了东西方人面部外形的差别。东方人颧眶凸出,眶嵴表面有较厚的皮下组织及SMAS层;东方人下睑的眶脂肪向下眶缘凸出,并且向下睑板缘延伸,因此,在东方人的眼袋整形术中,大多数没有必要采用Hamra提出的保留眶脂肪的眶下缘眶筋膜松解移位固定的眼袋整形方法。但Hamra及Gunter等提出的眶下缘眶筋膜松解向下移位固定的理论,在下睑的眶嵴下行骨膜下分离,是面中部除皱手术的新思路,是当今三维面部除皱手术的途径,也是改善眼袋整形手术效果的有效方法。

3 眶筋膜固定　外眦角成形和王韧带提紧的眼袋整形术是由Tenzel等提出的外眦韧带提紧固定治疗下眼睑外翻而来的。结合这一手术方法,产生了眼轮匝肌固定、眶隔筋膜提紧等矫正眼袋的手术方法。Fagien提出的下睑外侧网状结构与外眦韧带固定行眼角成形,其手术方法和笔者的手术方法相似,但Fagien的手术方法较复杂。因为网状结构位置较深,笔者认为在提紧眶颧颊区的组织时,网状结构提紧后其矫正效果不太明显。笔者在眼袋整形手术的临床实践中发现,采用王韧带松解和提紧的手术方法,既简单,又能起到提紧眶隔筋膜、眼轮匝肌、下睑皮肤及眶颧区部分软组织的作用,特别适用于40岁以上的求术者,既可避免单纯提紧眶隔筋膜造成术后少数人的下睑缘僵直,又可避免单纯提紧眼轮匝肌术后使外眦角产生硬结、凹陷或睁眼易疲劳感。但提紧王韧带的眶外缘骨膜固定手术并不一定适合于每一位求术者,对于下睑明显松弛者,其效果良好,而且有较好的远期疗效。

4 摘除的眶隔疝出脂肪填充外眦凹陷　中老年眼袋患者常常伴有外眦凹陷，将摘除后多余的眶隔脂肪填充于外眦凹陷处,可取得眼周三维的年轻化效果。

参考文献

[1] Hester T R, Codner M A, McCord C D, et al. Evolution of technique of the direct transblepharoplasty approach for the correction of lower lid and midfacial aging: maximizing results and minimizing complications in a 5-year experience[J]. Plast Reconstr Surg,2000,105(1):393-406; discussion 407-408.

[2] Hamra S T. Repositioning the orbicularis oculi muscle in the composite rhytidectomy[J]. Plast Reconstr Surg,1992,90(1):14-22.

[3] Hamra S T. Arcus marginalis release and orbital fat preservation in midface rejuvenation[J]. Plast Reconstr Surg,1995,96(2):354-362.

[4] Hester T R, Codner M A, McCord C D, et al. Transorbital lower lid and midface rejuvenation[J]. Oper Tech Plast Reconstr Surg,1998,5:163.

[5] Hester T R, Codner M A, McCord C D. The "centrofacial" approach for correction of facial aging using the transblepharoplasty subperiosteal cheek lift[J]. Aesthetic Surg,1996,16(1):51-58.

[6] Fagien S. Algorithm for canthoplasty: the lateral retinacular suspension: a simplified suture canthopexy[J]. Plast Reconstr Surg,1999,103(7):2042-2053; discussion 2054-2058.

[7] 王炜,王卫峻,林晓曦,等.眶肌筋膜韧带提紧——眼袋整形的新思路[J].中华医学美容杂志,2000,6(6):284-287.

[8] 王炜,王卫峻,林晓曦,等.眶肌筋膜韧带提紧眼袋整形及下睑外翻的分类和预防[J].实用美容整形外科杂志,2001,12(6):295-298.

[9] Wang W, Wang W J, Lin X X, et al. Fascia ligament of orbital muscle sling—a new ideal for lower eyelid blepharoplasty[J]. ANZ J Surg,2003,73(2):218.

[10] Little J W. Three-dimensional rejuvenation of the midface: volumetric resculpture by malar imbrication[J]. Plast Reconstr Surg, 2000, 105(1): 267-285; discussion 286-289.

[11] Little J W. Volumetric perceptions in midfacial aging with altered priorities for rejuvenation[J]. Plast Reconstr Surg, 2000, 105(1): 252-266; discussion 286-289.

[12] Camirand A, Doucet J, Harris J. Anatomy, pathophysiology, and prevention of senile enophthalmia and associated herniated lower eyelid fat pads[J]. Plast Reconstr Surg, 1997, 100(6): 1535-1546.

[13] Carter S R, Seiff S R, Grant P E, et al. The Asian lower eyelid: a comparative study using high-resolution magnetic resonance imaging[J]. Ophthal Plast Reconstr Surg, 1998, 4(4): 227-234.

[14] Gunter J P, Hackney F L. A simplified transblepharoplasty subperiosteal cheek lift[J]. Plast Reconstr Surg, 1990, 103(7): 2029-2035; discussion 2036-2041.

[15] Tenzel R R, Buffam F V, Miller G R. The use of the "lateral canthal sling" in ectropion repair[J]. Can J Ophthalmol, 1977, 12(3): 199-202.

（载于《中国实用美容整形外科杂志》2005 年第 16 卷第 4 期 P205-208）

眶肌筋膜韧带提紧眼袋整形及下睑外翻的分类和预防

上海第二医科大学附属第九人民医院　王炜　林晓曦　邹丽剑　祁佐良　张余光

上海市第一人民医院　王卫峻

【内容提要】

1 目的　研究眶肌筋膜韧带提紧的眼袋整形方法及其下眼睑外翻的分类和预防。

2 方法　研究眶肌筋膜韧带的解剖 20 例，自 1998 年 10 月～2000 年 10 月，对 224 例下睑松弛及眶下脂肪疝出者进行了眶肌筋膜韧带提紧眼袋整形。分析几十年来睑外翻病例，提出睑外翻程度的分类方法。

3 结果　眶肌筋膜韧带位于眼轮匝肌外侧深层，是一由眶隔筋膜汇集的膜状筋膜韧带，取名为"眶肌筋膜韧带"，在冠状面上位于眼外眦角内下方，起于眼轮匝肌外侧 1/3 深面，止于眶外侧壁及下睑板外侧缘，长约 15mm，宽约 12mm。224 例下眼袋整形后经过 2 周～2 年的随访，手术后眶下疝出脂肪的隆起得到修复，下睑皮肤松弛得到矫正。有 5 例术后早期有轻度的下眼睑睑球分离，2 周后完全恢复。根据眼睑外翻的程度，将眼睑外翻分成 0～Ⅲ度，每度又可分成 4 个级别，合计为 4 度16 级。

4 结论　眶肌筋膜韧带提紧眼袋整形术不仅能达到常规眼袋整形的手术效果，而且能使眼轮匝肌提紧、眶隔筋膜提紧，也是预防眼袋手术后产生下睑外翻的有效方法，但需增加眶隔筋膜提紧的手术操作。眼睑外翻的分类方法是眼睑外翻治疗方法选择和手术效果评价的客观指标。

【关键词】 眼袋整形、眶肌筋膜韧带、下睑外翻、睑外翻分类

下睑软组织松弛、眶下脂肪疝出所造成的眼袋是面中部老化的最先表现，眼袋整形是一综合性手术，也是面中部年轻化手术，手术的目的不仅仅是使皮肤肌肉及筋膜提紧，重要的是恢复和重

建年轻时面部圆润的抛物线样轮廓。2000 年门诊手术总数 11807 例中，眼袋整形有 1803 例，仅次于双重睑及上睑松弛整形手术（3041 例）。近年来，下睑眶隔脂肪移位已成为眼袋整形的一种新的手术方法，而我们所进行的眶肌筋膜韧带提紧眼袋整形手术简便，效果良好，并有利于防止手术后的睑外翻。

眼袋整形手术是一常见的美容手术，但手术并发症种类繁多，最常见的是下睑外翻，所以预防下睑外翻是眼袋整形术中首先要注意的事项。笔者在常规眼袋整形眼轮匝肌提紧术中发现，在外侧睑缘下眼轮匝肌的深面有一眶隔筋膜增厚的结构，是一明显的筋膜韧带，并取名为"眶肌筋膜韧带"。应用眶肌筋膜韧带提紧，并加用传统眼袋整形手术步骤，不仅能达到常规眼袋整形方法的手术效果，还能达到眼轮匝肌提紧、眶隔筋膜提紧及皮肤提紧的效果，特别适合于 40 岁以上的求术者。采用眶肌筋膜韧带提紧是矫正睑外翻的有效方法，也是预防眼袋手术后产生下睑外翻的有效方法，现报道如下。

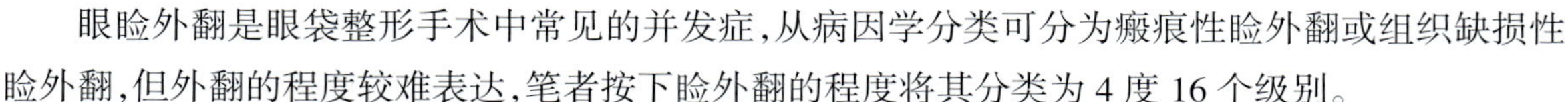

一、眼睑外翻的分类

眼睑外翻是眼袋整形手术中常见的并发症，从病因学分类可分为瘢痕性睑外翻或组织缺损性睑外翻，但外翻的程度较难表达，笔者按下睑外翻的程度将其分类为 4 度 16 个级别。

1 0 度睑外翻　表现为休息时眼睑不能闭合，呈现"兔眼"畸形；眼睛睁开的时候，眼睑露白，巩膜过度暴露。0 度睑外翻又可分为外侧眼睑露白（0～1 级），中间眼睑露白（0～2 级），内侧眼睑露白（0～3 级），下眼睑外侧、中间及内侧眼睑露白（0～4 级）。

2 Ⅰ度睑外翻　表现为睑球分离，眼睑露白，"兔眼"畸形，流泪。Ⅰ度睑外翻又可分为外侧睑球分离（Ⅰ-1 级）、中间睑球分离（Ⅰ-2 级）、内侧睑球分离、泪点泪阜分离（Ⅰ-3 级）、外侧中间及内侧睑球分离（Ⅰ-4 级）。

3 Ⅱ度睑外翻　表现为下眼睑外翻，睑结合膜下翻外露，下穹隆存在。Ⅱ度睑外翻又可分为外侧睑结合膜外露（Ⅱ-1 级），中间睑结合膜外露（Ⅱ-2 级），内侧睑结合膜外露（Ⅱ-3 级），外侧、中间及内侧睑结合膜外露（Ⅱ-4 级）。

4 Ⅲ度睑外翻　表现为下眼睑完全外翻，睑结合膜外翻，下穹隆消失。Ⅲ度睑外翻又可分为外侧下穹隆消失（Ⅲ-1 级），中间下穹隆消失（Ⅲ-2 级），内侧下穹隆消失（Ⅲ-3 级），外侧、中间及内侧睑结合膜外露、下穹隆消失（Ⅲ-4 级）。在Ⅲ度睑外翻中，常常是Ⅲ-1 级和Ⅲ-2 级同时存在，或Ⅲ-2 级和Ⅲ-3 级同时存在。

眼袋整形手术后的睑外翻多数是 0 度或Ⅰ度下睑外翻，少数发生Ⅱ度下睑外翻。对于 0 度、Ⅰ度或少部分Ⅱ度下睑外翻，可以用局部组织结构的提紧移位得到矫正；而Ⅲ度下睑外翻需要用游离植皮或皮瓣移植进行修复。

二、眶肌筋膜韧带的解剖

眶肌筋膜韧带的解剖发现是产生眼袋整形及下眼睑外翻矫正新思路的解剖学基础。在千余例眼袋整形手术中发现，眼轮匝肌在其外侧部分明显增厚，呈双层结构，在其深层有一由眶隔筋膜汇集而成的筋膜韧带，我们将其取名为"眶肌筋膜韧带"。眶肌筋膜韧带是一膜状筋膜韧带，在冠状面上位于眼外眦角内侧，起于眼轮匝肌外侧 1/3 深面，止于眶外侧壁及下睑板外侧缘，其深面与下眼睑板眶隔筋膜相连（图 6-14）。在下睑缘下 5～8mm 处切开眼轮匝肌后，用蚊式血管钳插入眼外眦角内侧下方眼轮匝肌深面，轻巧地撑开分离，一束联结眼轮匝肌和下眼睑板的眶肌筋膜韧带即清晰可见，我们有目的地观察了 20 例眶肌筋膜韧带的解剖，发现眶肌筋膜韧带长约 15mm，宽

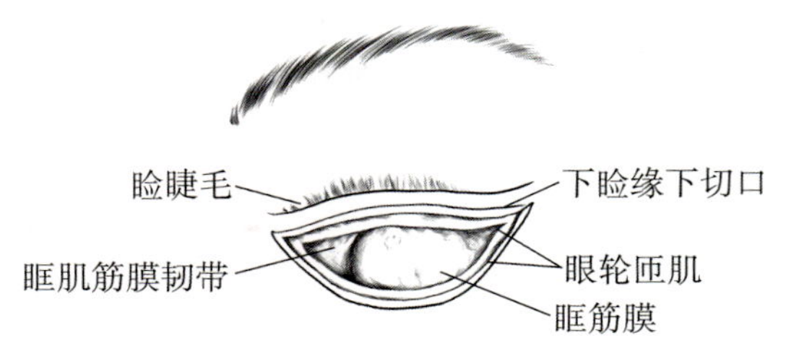

图 6-14 眶肌筋膜韧带

约12mm。

三、外科技术

1 皮肤切口 在下睑睫毛下方 1mm 处作平行于睑缘的弧形切口，在眼外眦角外下方作斜行切口，与弧形切口相连，斜行切口与鱼尾纹方向一致。

2 眼轮匝肌切开或部分切除 在下睑缘切口下方分离皮肤和眼轮匝肌，于皮肤切口线下 5～8mm 处切开眼轮匝肌，根据下眼睑松弛的程度不切除或部分切除松弛的眼轮匝肌（宽 3～10mm）。

3 眶隔疝出脂肪摘除或眶隔脂肪囊下移固定 眼轮匝肌切开或部分切除后，眶隔筋膜即清晰地暴露在视野下，用剪刀分离眶隔筋膜中间部，眶隔疝出脂肪即刻涌出，然后分别解剖内侧及外侧的眶隔疝出脂肪，并分别予以摘除。眶隔疝出脂肪不严重并有明显的下眶缘眶鼻沟者，则可保留眶隔疝出脂肪，将眶隔脂肪囊下移，固定在下眶缘下方 2～4mm 的骨膜上。

4 眶肌筋膜韧带提紧眶外缘骨膜固定 在切开眼轮匝肌外侧后，用蚊式血管钳插入眼轮匝肌的深面进行分离，眶肌筋膜韧带即被清晰地暴露（图 6-15）。眶肌筋膜韧带外面紧贴眼轮匝肌，将韧带从中部剪断，用 3-0 缝线将剪断的眶肌筋膜韧带提紧，并与外眦韧带或眶外缘的骨膜相缝合。眶肌筋膜韧带提紧缝合后，可见下睑皮肤、眼轮匝肌、眶隔筋膜全面被提紧。提紧眶肌筋膜韧带时应注意缝合张力，缝合太紧会产生睑外侧凹陷。

5 下睑松弛皮肤的切除及下睑皮肤关键点的缝合 先将切开的眼轮匝肌缝合 2～3 针，然后让患者眼球上视，将松弛的下睑皮肤向上推移，在眼外眦下方，将向上推移并已提紧的下睑皮肤垂直剪开，直达下睑缘皮肤切口缘。将剪开的下睑皮肤与下睑缘皮肤切口缝合，此处缝合点为下睑皮肤缝合的关键点。在患者眼球继续上视的情况下，标出要切除的下睑皮肤并予以切除，然后缝合皮肤。

四、临床资料及结果

1998 年 10 月～2000 年 10 月，在门诊部对 224 例下睑松弛及眶下脂肪疝出者进行了眶肌筋膜韧带提紧眼袋整形术，年龄 25～73 岁。其中 5 例手术后发生轻微睑球分离睑外翻，拆线后或术后 2 周恢复良好。大部分患者经过 2 周～2 年的随访，手术效果显著，表现在：①矫正下睑皮肤松弛的效果显著；②下睑眶隔筋膜提紧效果显著，使下睑缘由松弛的半圆形变成紧张的水平线形；③下眶缘带状沟及袋状松弛得到矫正；④下睑松弛皮肤可较多地切除，一般说来，此法切除的下睑松弛皮肤较以往的眼袋手术方法多数毫米，特别是 45 岁以上的女性，可切除松弛皮肤的宽度达 1.5cm 或更多（图 6-16）。

眼袋整复的术式及其适应证

上海第二医科大学附属第九人民医院　胡琼华　王炜　祁佐良　董佳生　林晓曦　张余光

【内容提要】

1 目的　观察不同的眼袋整复术式对不同成因眼袋的整复效果，为眼袋整复积累临床经验。

2 方法　对236例眼袋患者，根据具体情况分别采用结膜径路的眶脂去除术（41例）、单纯松弛皮肤切除术（25例）、单纯眼轮匝肌整复术（8例）、皮肤径路的眶脂去除和下睑支持结构加固术（149例）以及保留眶脂的眼袋整复术（13例）进行整复。

3 结果　2例患者因双侧下睑区不规则膨出，1例患者因下睑切口位置高低不一，分别进行了再次整复；3例患者早期下睑皮肤淤斑明显，2例患者早期有轻度睑球分离，随着时间的延长，症状都消失；其余患者都取得了满意的效果。

4 结论　眼袋形成的原因各异，患者的年龄、职业以及对手术的期望值差别较大，术前对患者的情况有一个正确的认识，选择合适的术式，术中注意处理每一个环节，绝大多数患者都能取得满意的效果。

【关键词】 下睑、睑成形术、眶隔脂肪、下眶支持结构

眼袋整复术是美容外科最常见的手术之一，对面中1/3的年轻化有着非常显著的作用。随着物质生活水平的提高以及医疗技术的改进，中老年人口的比例会越来越高，对眼袋整复的需求将会越来越大。然而迄今为止，眼袋的发病原因还不十分清楚，眼袋的表现形式也不尽相同，如何进行针对性的手术，对保障眼袋整复的效果是十分必要的。自1998年以来，我们对236例眼袋患者，根据具体情况分别采用不同的术式进行了整复，绝大多数取得了满意的效果。

一、临床资料

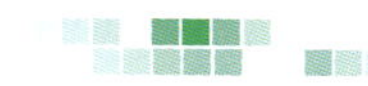

本组共236例，其中男性25例、女性211例，年龄26～65岁，具体表现形式及术式见表6-1。

表6-1　236例眼袋患者的表现形式及术式

例数	年龄(岁)	表现形式	手术方式
8	26～32	紧贴下睑缘处膨隆	单纯眼轮匝肌整复术
25	34～45	下睑皮肤松弛、皱褶	单纯松弛皮肤切除术
41	26～38	下睑轻中度膨隆	结膜径路的眶脂去除术
149	36～65	下睑中重度膨隆，下睑皮肤松垂	皮肤径路的眶脂去除和下睑支持结构加固术
13	38～63	下睑缘与眶下缘之间凹陷，下睑皮肤松垂	保留眶脂的眼袋整复术

二、手术方法

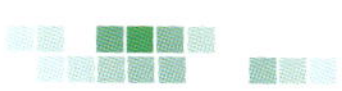

1 单纯眼轮匝肌整复术　先在下睑缘下方约2mm处，从内眦至外眦作与下睑缘平行的切口，在眼轮匝肌的表面进行分离，充分暴露眼轮匝肌；然后在冠状位劈开以去除肥厚的眼轮匝肌，

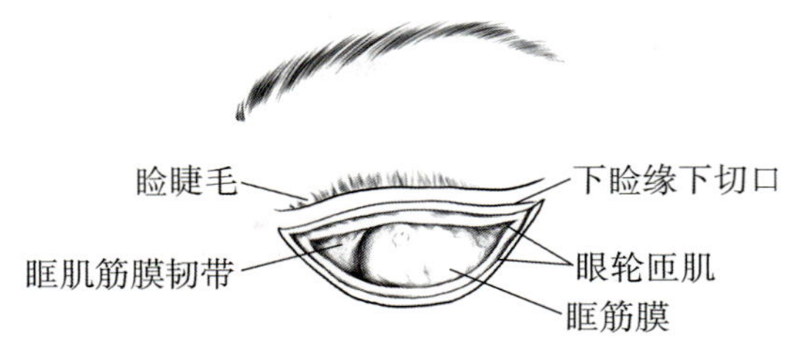

图 6-14　眶肌筋膜韧带

约12mm。

三、外科技术

1 皮肤切口　在下睑睫毛下方 1mm 处作平行于睑缘的弧形切口，在眼外眦角外下方作斜行切口，与弧形切口相连，斜行切口与鱼尾纹方向一致。

2 眼轮匝肌切开或部分切除　在下睑缘切口下方分离皮肤和眼轮匝肌，于皮肤切口线下 5～8mm 处切开眼轮匝肌，根据下眼睑松弛的程度不切除或部分切除松弛的眼轮匝肌（宽 3～10mm）。

3 眶隔疝出脂肪摘除或眶隔脂肪囊下移固定　眼轮匝肌切开或部分切除后，眶隔筋膜即清晰地暴露在视野下，用剪刀分离眶隔筋膜中间部，眶隔疝出脂肪即刻涌出，然后分别解剖内侧及外侧的眶隔疝出脂肪，并分别予以摘除。眶隔疝出脂肪不严重并有明显的下眶缘眶鼻沟者，则可保留眶隔疝出脂肪，将眶隔脂肪囊下移，固定在下眶缘下方 2～4mm 的骨膜上。

4 眶肌筋膜韧带提紧眶外缘骨膜固定　在切开眼轮匝肌外侧后，用蚊式血管钳插入眼轮匝肌的深面进行分离，眶肌筋膜韧带即被清晰地暴露（图 6-15）。眶肌筋膜韧带外面紧贴眼轮匝肌，将韧带从中部剪断，用 3-0 缝线将剪断的眶肌筋膜韧带提紧，并与外眦韧带或眶外缘的骨膜相缝合。眶肌筋膜韧带提紧缝合后，可见下睑皮肤、眼轮匝肌、眶隔筋膜全面被提紧。提紧眶肌筋膜韧带时应注意缝合张力，缝合太紧会产生睑外侧凹陷。

5 下睑松弛皮肤的切除及下睑皮肤关键点的缝合　先将切开的眼轮匝肌缝合 2～3 针，然后让患者眼球上视，将松弛的下睑皮肤向上推移，在眼外眦下方，将向上推移并已提紧的下睑皮肤垂直剪开，直达下睑缘皮肤切口缘。将剪开的下睑皮肤与下睑缘皮肤切口缝合，此处缝合点为下睑皮肤缝合的关键点。在患者眼球继续上视的情况下，标出要切除的下睑皮肤并予以切除，然后缝合皮肤。

四、临床资料及结果

1998 年 10 月～2000 年 10 月，在门诊部对 224 例下睑松弛及眶下脂肪疝出者进行了眶肌筋膜韧带提紧眼袋整形术，年龄 25～73 岁。其中 5 例手术后发生轻微睑球分离睑外翻，拆线后或术后 2 周恢复良好。大部分患者经过 2 周～2 年的随访，手术效果显著，表现在：①矫正下睑皮肤松弛的效果显著；②下睑眶隔筋膜提紧效果显著，使下睑缘由松弛的半圆形变成紧张的水平线形；③下眶缘带状沟及袋状松弛得到矫正；④下睑松弛皮肤可较多地切除，一般说来，此法切除的下睑松弛皮肤较以往的眼袋手术方法多数毫米，特别是 45 岁以上的女性，可切除松弛皮肤的宽度达 1.5cm 或更多（图 6-16）。

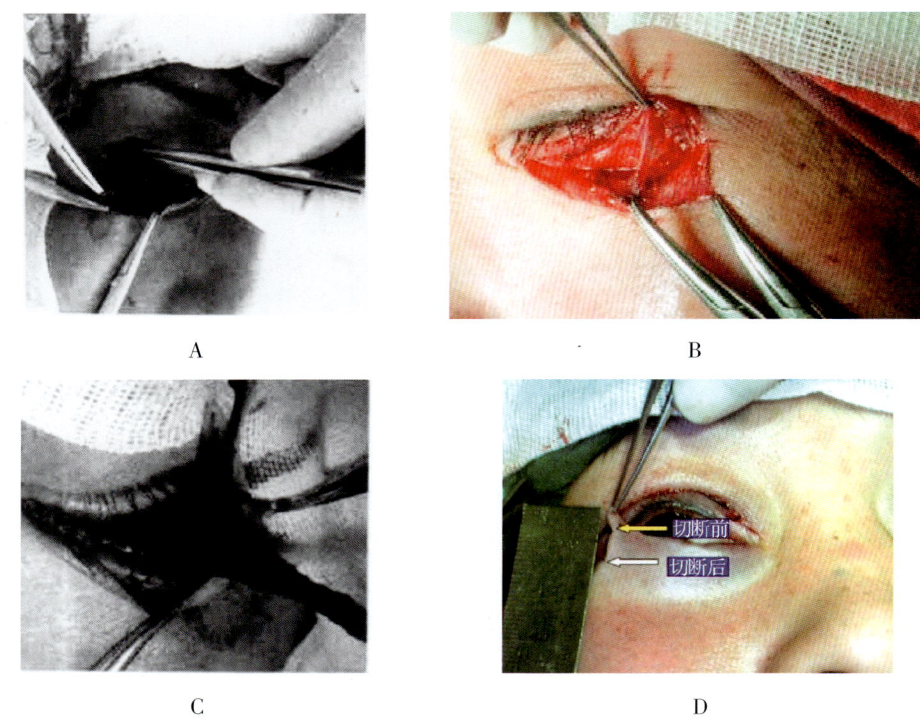

图 6-15　眶肌筋膜韧带

A、B. 眶肌筋膜韧带的解剖：血管钳夹持的为眼轮匝肌，镊子夹持的为眶肌筋膜韧带
C、D. 切断眼轮匝肌后，在眼轮匝肌深面显示眶肌筋膜韧带

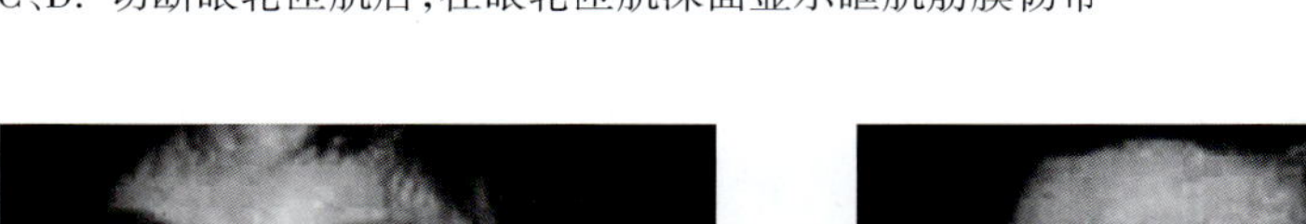

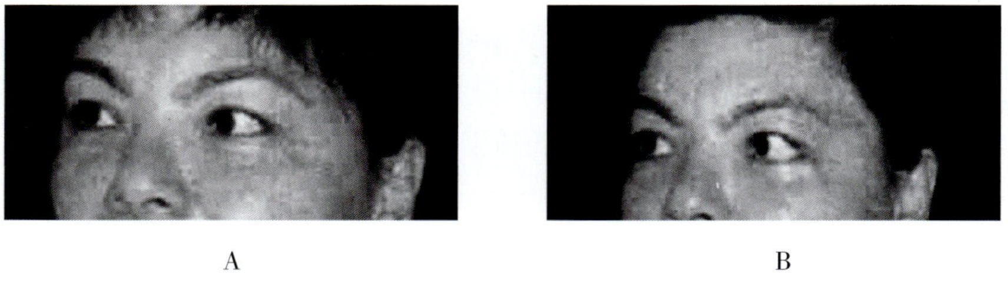

图 6-16　眼袋手术前后对比

A. 术前　B. 术后

五、讨论

1 从青年到中老年面部三维结构的改变进行眼袋整形的思考　眼袋不仅表现为下眼睑皮肤松弛，而且常伴有眼轮匝肌及眶隔筋膜松弛、下垂，眶脂肪增生移位等；同时青春期后又有眶周皮肤、皮下组织及肌肉不同程度的萎缩、皱缩及松弛，使下眼睑区松垂及凸出，形成眼袋。另外，下眶缘面部肌肉起始区与眶隔疝出脂肪、眼轮匝肌及松弛、下垂的眶隔筋膜之间形成了明显的下眶缘眶鼻沟，这是面部老化的标志之一，使中老年人面中 1/3 的三维结构与青年人产生了明显的区别。因此，常规的眼袋整形手术应包括眶隔疝出脂肪部分摘除、松弛皮肤切除、松弛眼轮匝肌部分切除和提紧等，或将眶隔疝出脂肪的眶筋膜下移，固定在下眶缘下方 2～4mm 的骨膜上，以消除下眶缘眶鼻沟。

2 东西方人种下眼睑结构的差别　东西方人种面部的骨骼、软组织结构不同，造成了东西方人种面部轮廓的差别。东方人种颧眶凸出，眶嵴表面有较厚的皮下组织及 SMAS 层；东方人下眼睑的眶脂肪向下眶缘凸出，并且向下睑板缘延伸，因此，对于东方人的下眼睑整形手术，大多数没有必要采用 Hamra 提出的保留眶脂肪的眶下缘眶筋膜松解移位固定的眼袋整形方法。但 Hamra 及 Gunter(1999)提出了眶下缘眶筋膜松解向下移位固定的概念，在下眼睑下方进行眶嵴下方骨膜下分离，是面中部除皱手术的新思路，是当今三维面部除皱的手术途径，也是改善眼袋整形手术效果的有效方法。

3 关于眶筋膜固定、外眦角成形和眶肌筋膜韧带提紧的眼袋整形　Tenzel(1977)提出了外眦韧带提紧固定治疗下眼睑外翻，利用这一原理，后来产生了眼轮匝肌固定、眶隔筋膜提紧等改善眼袋手术效果的方法。Fagien(1999)提出了下眼睑外侧网状结构与外眦韧带固定进行眼角成形，其原理和我们的手术方法相似，但他没有注意到眶肌筋膜韧带的存在。我们在数百例的眼袋整形手术中发现眶肌筋膜韧带的存在，用眶肌筋膜韧带提紧、眶外缘骨膜固定作眼袋整形，手术方法简单，能起到眶隔筋膜提紧、眼轮匝肌提紧及下睑皮肤提紧等多方面的作用，特别适合于 40 岁以上的患者，它既可避免单纯眶隔筋膜提紧手术后造成的下睑缘僵直，又可避免单纯眼轮匝肌提紧手术后留有外眦角硬结、凹陷或睁眼易疲劳感。但眶肌筋膜韧带提紧眶外缘骨膜固定手术并不一定适用于每一个患者，对于下睑明显松弛的病例，其效果良好，而且有较好的远期疗效。

综上所述，保留眶脂肪的眶下缘眶筋膜松解移位固定手术是眼袋手术的一项改进，特别是在消除下眶沟凹陷方面效果显著。手术方法上不仅可从下睑缘进路，而且可从结膜囊进路。

参考文献

[1] Hamra S T. The zygorbicular dissection in composite rhytidectomy: an ideal midface plane[J]. Plast Reconstr Surg, 1998, 102(5): 1646-1657.

[2] Parasa F D, Miyashiro M J, Elahi E, et al. Lower eyelid hernia repair for palpebral bags: a comparative study[J]. Plast Reconstr Surg, 1998, 102(7): 2459-2465.

[3] 王炜.整形外科学[M].杭州：浙江科学技术出版社，1999：925.

[4] Patipa M. The evaluation and management of lower eyelid retraction following cosmetic surgery[J]. Plast Reconstr Surg, 2000, 106(2): 438-453; discussion 454-459.

[5] Carter S R, Seiff S R, Grant P E, et al. The Asian lower eyelid: a comparative study using high-resolution magnetic resonance imaging[J]. Ophthal Plast Reconstr Surg, 1998, 4(4): 227-234.

[6] Gunter J P, Hackney F L. A simplified transblepharoplasty subperiosteal cheek lift [J]. Plast Reconstr Surg, 1990, 103(7): 2029-2035; discussion 2036-2041.

[7] Tenzel R R, Buffam F V, Miller G R. The use of the "lateral canthal sling" in ectropion repair[J]. Can J Ophthalmol, 1977, 12(3): 199-202.

[8] Fagien S. Algorithm for canthoplasty: the lateral retinacular suspension: a simplified suture canthopexy[J]. Plast Reconstr Surg, 1999, 103(7): 2042-2053; discussion 2054-2058.

[9] Goldberg R A. Transconjunctival orbital fat repositioning: transposition of orbital fat pedicles into a subperiosteal pocket[J]. Plast Reconstr Surg, 2000, 105(2): 743-748; discussion 749-751.

（载于《实用美容整形外科杂志》2001 年第 12 卷第 6 期 P295-298）

眼袋整复的术式及其适应证

上海第二医科大学附属第九人民医院　胡琼华　王炜　祁佐良　董佳生　林晓曦　张余光

【内容提要】

1 目的　观察不同的眼袋整复术式对不同成因眼袋的整复效果,为眼袋整复积累临床经验。

2 方法　对236例眼袋患者,根据具体情况分别采用结膜径路的眶脂去除术(41例)、单纯松弛皮肤切除术(25例)、单纯眼轮匝肌整复术(8例)、皮肤径路的眶脂去除和下睑支持结构加固术(149例)以及保留眶脂的眼袋整复术(13例)进行整复。

3 结果　2例患者因双侧下睑区不规则膨出,1例患者因下睑切口位置高低不一，分别进行了再次整复;3例患者早期下睑皮肤淤斑明显,2例患者早期有轻度睑球分离,随着时间的延长,症状都消失;其余患者都取得了满意的效果。

4 结论　眼袋形成的原因各异,患者的年龄、职业以及对手术的期望值差别较大,术前对患者的情况有一个正确的认识,选择合适的术式,术中注意处理每一个环节,绝大多数患者都能取得满意的效果。

【关键词】 下睑、睑成形术、眶隔脂肪、下眶支持结构

眼袋整复术是美容外科最常见的手术之一,对面中1/3的年轻化有着非常显著的作用。随着物质生活水平的提高以及医疗技术的改进,中老年人口的比例会越来越高,对眼袋整复的需求将会越来越大。然而迄今为止,眼袋的发病原因还不十分清楚,眼袋的表现形式也不尽相同,如何进行针对性的手术,对保障眼袋整复的效果是十分必要的。自1998年以来,我们对236例眼袋患者,根据具体情况分别采用不同的术式进行了整复,绝大多数取得了满意的效果。

一、临床资料

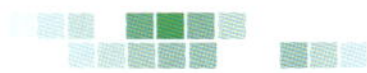

本组共236例,其中男性25例、女性211例,年龄26～65岁,具体表现形式及术式见表6-1。

表 6-1　236例眼袋患者的表现形式及术式

例数	年龄(岁)	表现形式	手术方式
8	26～32	紧贴下睑缘处膨隆	单纯眼轮匝肌整复术
25	34～45	下睑皮肤松弛、皱褶	单纯松弛皮肤切除术
41	26～38	下睑轻中度膨隆	结膜径路的眶脂去除术
149	36～65	下睑中重度膨隆,下睑皮肤松垂	皮肤径路的眶脂去除和下睑支持结构加固术
13	38～63	下睑缘与眶下缘之间凹陷,下睑皮肤松垂	保留眶脂的眼袋整复术

二、手术方法

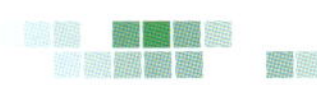

1 单纯眼轮匝肌整复术　先在下睑缘下方约2mm处，从内眦至外眦作与下睑缘平行的切口,在眼轮匝肌的表面进行分离,充分暴露眼轮匝肌;然后在冠状位劈开以去除肥厚的眼轮匝肌,

同时注意保持下睑缘下方一定程度的丰满度；最后缝合皮肤切口，必要时切除少许皮肤组织。术后轻压包扎 24 小时，6～7 天拆线。

2 结膜径路的眶脂去除术 下睑皮下及结膜下浸润麻醉后，于下睑皮肤处缝线作牵引，翻转下睑板，在下睑结膜面沿睑板下缘中段切开结膜约 15mm，在纵轴方向用剪刀向下分离至眶下缘。剪开眶隔，轻压眼球，眶隔脂肪组织即从切口处自行膨出，用血管钳夹住所需切除的脂肪组织，剪去多余的脂肪组织后用电凝止血。睑结膜切口对齐缝合，也可以不缝合。

3 单纯松弛皮肤切除术 在下睑缘下方约 2mm 处，从内眦至外眦作与睑缘平行的切口，至外眦角处切口向外延伸 5～10mm，其位置在鱼尾纹中轴前方 1～2mm，并与鱼尾纹中轴平行。切开皮肤，在眼轮匝肌表面分离皮肤，分离的范围略超过松弛、皱褶的皮肤，将皮肤向上展平后进行修剪、缝合。

4 皮肤径路的眶脂去除和下睑支持结构加固术 皮肤切口同单纯松弛皮肤切除术。切开皮肤及眼轮匝肌，在眼轮匝肌深面向下分离，剪开眶隔去脂。加固眶隔筋膜，提紧并缝合眼轮匝肌，去除松弛的皮肤组织，术后轻压包扎 24 小时。

5 保留眶脂的眼袋整复术 皮肤切口同单纯松弛皮肤切除术。对眶隔脂肪的处理应根据不同情况采用以下两种方式：①将疝出的脂肪组织放回眶隔内，也就是将脂肪重新分布，使之均匀一致，然后加强下睑支持结构；②将皮肤-眼轮匝肌瓣向下翻起 15～20mm，暴露眼轮匝肌的下缘，从内到外切开眶隔与眶下缘的连接处，并去除一小条眶隔膜，将脂肪瓣轻轻拉出、修整，用 5-0 线将它们缝合至眶下缘的骨膜上以覆盖下眶缘，然后加固眼轮匝肌，去除多余的皮肤组织。

三、结果

大部分病例经过了 2 周～2 年的随访，2 例患者因双侧下睑区不规则膨出，1 例患者因下睑切口位置高低不一，分别进行了再次整复；3 例患者早期下睑皮肤淤斑明显，2 例患者早期有轻度睑球分离，随着时间的延长，症状都消失；其余患者都取得了满意的效果(图 6-17)。

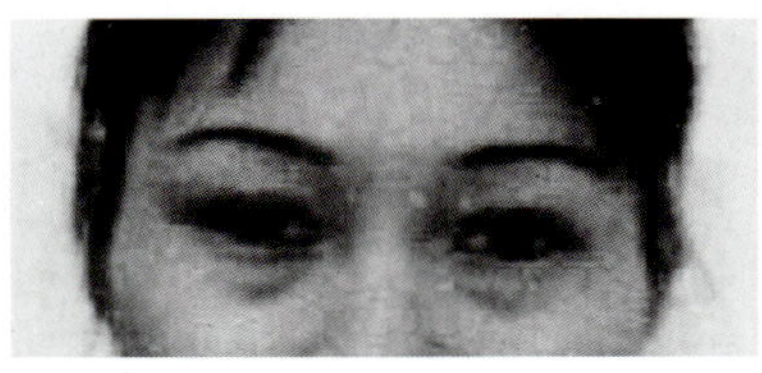

A

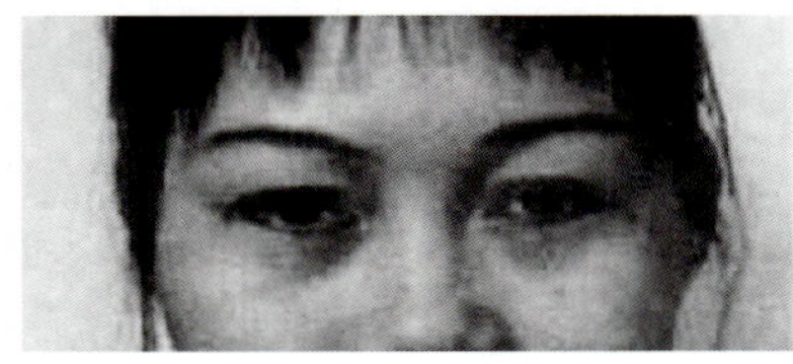

B

图 6-17 眼袋整复前后对比

A. 整复术前 B. 整复术后

四、讨论

1 眼袋形成的原因及表现形式 眼袋形成的原因目前还不十分清楚，可能与以下因素有关：①遗传因素。患者多数较为年轻，表现为单纯的眼轮匝肌肥厚或眶内脂肪组织过多，其下睑支持结构包括眶隔筋膜、眼轮匝肌以及皮肤往往是正常的。②正常的老化过程。Hamra 认为真性眶内脂肪增加者的比例不到眼袋患者的 10%，大多数眼袋是由于支持结构松弛、眶内脂肪疝出所致，其眶内脂肪组织的量是正常的，甚至是随眶周组织的整体萎缩而减少的。这类患者年龄往往较大，表现为不规则的脂肪疝出形成袋状突出，伴有不同程度的下睑皮肤松垂。③与某些疾病有关。有些疾病如胶原病、肾脏病、肝硬化等可引起纤维组织松弛，导致眶隔松弛、眶内脂肪脱垂而形成眼袋。

2 传统的眼袋整复术及其局限性 传统的眼袋整复术主要有三个步骤：①将皮肤-肌肉瓣翻起至眶下缘；②切除眶隔内疝出的脂肪；③将皮肤-肌瓣展平，去除多余的皮肤，但对下垂松弛的眼轮匝肌不作任何处理。该术式强调去除松弛多余的皮肤及眶脂，事实上，大多数眼袋患者的眶隔脂肪量并不多，有时甚至是减少的，而过多地去除脂肪会加剧双凸畸形（眶隔疝出形成的凸出以及眶下缘周围组织萎缩形成的眶下缘相对凸出），使衰老征象更为明显。而真性眶隔脂肪增加的患者大多较年轻，其下睑支持结构良好，并不需要通过传统手术去脂，只需行结膜内切口去除多余脂肪，从而避免皮肤切口瘢痕的产生。

3 合理选择眼袋整复术式 近年来随着整形外科医师对下睑衰老以及眼袋形成机制的认识越来越深，眼袋整复的术式也越来越多，根据患者的年龄、职业、发病原因以及表现形式选择合适的术式是眼袋整复取得良好效果的前提。Hamra 认为，对于 35 岁以下的下睑脂肪过多者，由于其下睑支持结构尚正常，通过结膜入路去除部分脂肪即可达到较好的整复效果；而且这种方法简便易行，可以避免下睑瘢痕的产生，也可避免术后发生睑外翻的可能。年轻患者中有这么一种类型，其皮肤弹性是好的，下睑突出较明显，往往紧挨着下睑缘。这类患者属于单纯的眼轮匝肌肥厚，通过结膜入路去除部分脂肪达不到整复效果，应通过皮肤径路去除部分眼轮匝肌，根据皮肤结构重塑理论，皮肤可不作处理，或只作少许皮肤切除。在临床治疗中，较多的眼袋患者还表现为下睑的松垂和脂肪组织的不规则疝出，通过皮肤切口适当去除部分脂肪组织，同时做下睑支持结构的加固术，包括眶隔部分切除缝合、眼轮匝肌悬吊以及部分皮肤切除，大部分能取得良好效果。保留眶隔脂肪的眼袋整复术特别适合于年龄较大的患者，因为随着年龄的增大，眶周软组织（包括眶隔脂肪组织）逐渐萎缩，造成眶周的骨性标志越来越明显，下睑与眶下缘之间出现深凹陷，将眶隔脂肪向下牵拉缝合至眶下缘骨膜上可以掩盖这一老化现象，此外，这一手术对眼袋的Ⅱ期整复也有独到之处。值得注意的是，并非所有的眼袋手术都需进入眶隔，有些患者只是皮肤组织较为松弛，形成皱褶，眶隔脂肪、眶隔筋膜及眼轮匝肌基本上是正常的，无明显的脂肪袋形成。在我们所治疗的 25 例患者中，只进行了眼轮匝肌表面分离，向上展平、修剪、缝合皮肤，即可达到十分理想的整复效果。

总之，眼袋形成的原因各异，患者的年龄、职业及对手术的期望值差别较大，术前对患者的情况有一个正确的认识，选择合适的术式，术中注意处理每一个环节，绝大多数患者都能取得满意的效果。

参考文献

[1] Gubisch W. The value of various techniques for esthetic correction of the lower eyelid[J]. Handchir Mikrochir Plast Chir, 1999, 31(2): 113-120.

[2] Bernardi C, Dura S, Amata P L. Treatment of orbicularis oculi muscle hypertrophy in lower lid blepharoplasty[J]. Aesth Plast Surg, 1998, 22(5): 349-351.

[3] Yousif N J, Sonderman P, Dzwierzynski W W, et al. Anatomic considerations in transconjunctival blepharoplasty[J]. Plast Reconstr Surg, 1995, 96(6): 1271-1276; discussion 1277-1278.

[4] Hamra S T. The role of orbital fat preservation in facial aesthetic surgery: a new concept[J]. Clin Plast Surg, 1996, 23(1): 17-28.

[5] Hamra S T. Arcus marginalis release and orbital fat preservation in midface rejuvenation[J]. Plast Reconstr Surg, 1995, 96(2): 354-362.

[6] Hamra S T. Frequent face lift sequelae: hollow eyes and the lateral sweep: cause and repair[J]. Plast Reconstr Surg, 1998, 102(5): 1658-1666.

[7] Mahe E. Lower lid blepharoplasty—the transconjunctival approach: extended

indications[J]. Aesth Plast Surg,1998,22:1-8.

[8] Lorenz H P, Longaker M T, Kawamoto H K. Primary and secondary orbit surgery: the transconjunctival approach[J]. Plast Reconstr Surg,1999,103(4):1124-1128.

[9] 张余光,张涤生,王炜,等.衰老皮肤结构重塑术的实验研究和临床应用[J].中华整形烧伤外科杂志,1997,13(5):338-341.

(载于《实用美容整形外科杂志》2001 年第 12 卷第 3 期 P113-115)

额肌上睑 SMAS 提紧治疗复发性先天性上睑下垂

上海第二医科大学附属第九人民医院 王炜 徐靖宏 张莉 祁佐良 林晓曦 邹丽剑

上海市第一人民医院 王卫峻

【内容提要】

1 目的 研究先天性复发性上睑下垂的治疗方法。

2 方法 采用额肌上睑表浅肌肉腱膜系统(SMAS)提紧治疗复发性上睑下垂 16 例患者,作上睑缘上 5～7mm 皮肤切口,切取额肌上睑 SMAS,制成一个蒂在上方的、矩形的、宽 2.5～3cm 的 SMAS 腱膜瓣,用 3-0 线分内、中、外三点将 SMAS 腱膜瓣与睑板中上部做三针褥式缝合固定。

3 结果 本组 16 例患者,术后形态功能良好的 14 例,形态功能改善的 2 例。其中 1 例女性患者5 次手术后复发,经本法治疗后效果良好。

4 结论 额肌上睑 SMAS 提紧治疗先天性复发性上睑下垂,手术操作简便,再造动力功能良好,是一优良的手术选择。

【关键词】 额肌、上睑、表浅肌肉腱膜系统、上睑下垂

先天性上睑下垂是整形外科临床上较为常见的疾病。40 多年来, 我们治疗的上睑下垂达数千例之多;2000～2001 年,我们在门诊就治疗了 187 例患者。手术方法很多,我们主要采取提上睑肌动力再造和额肌上睑动力再造。在上睑下垂的治疗中,国内学者作出了有益的贡献,宋儒耀等报告的额肌筋膜瓣上睑动力再造, 使上睑下垂的手术矫正方法出现了新的突破。20 世纪 80 年代以前,上睑下垂的治疗多半需要住院;现在上睑下垂已在不同等级的医院自由开展,除了幼儿需要住院行全身麻醉外,其余均可在门诊局部麻醉下完成。上睑下垂的矫正手术虽然不十分困难,但是手术效果不满意或复发时有发生,对于需重复治疗的上睑下垂的矫正是较为棘手的。笔者就近 4 年来需再次手术治疗的上睑下垂 16 例患者讨论如下。

一、临床资料

1999～2002 年 10 月,共治疗复发性先天性上睑下垂患者 16 例,其中男性 4 例,女性 12 例;双侧上睑下垂 5 例,其余均是单侧上睑下垂。一般都是 1 次手术后复发,但也有 2 次或 3 次术后复发者,最多是 5 次手术后不满意,要求再次手术矫正的。其中除了 1 例 4 岁儿童需住院治疗外,其余均在门诊接受手术治疗,包括 1 例 8 岁女性儿童。

二、外科技术

本组 16 例患者均采用额肌上睑 SMAS 提上睑肌动力再造。其中有 3 例在手术过程中试图再次采用提上睑肌缩短治疗上睑下垂，但无法矫正畸形，分别由于提上睑肌动力不佳，或局部粘连严重，中途改用额肌上睑 SMAS 提上睑肌动力再造。

1 病例选择 ①上睑下垂手术矫正后复发或形态不良，包括提上睑肌动力不良、睑缘形态不良、重睑形态不良；②距离前一次手术 6 个月以上；③上睑皮肤松软，扪诊皮下没有增生性瘢痕；④眼球活动良好；⑤面神经颞支功能存在，额肌运动正常。

2 手术原理 采用额肌上睑 SMAS 提紧，即采用上睑和额部表浅肌肉腱膜系统作为动力源和传动动力的组织结构，达到提紧上睑的目的。

3 麻醉选择 只有 1 例住院儿童采用基础麻醉加局部浸润麻醉，其余均采用 1%～2%利多卡因加 1:100000 肾上腺素在上睑及眉区进行局部浸润麻醉。

4 手术方法

（1）皮肤切口设计：用亚甲蓝标出上睑皱襞线，离睑缘宽 5～7mm；也可利用前次手术切口。根据不同情况设计松弛的上睑皮肤切除量，并在睑缘和眉毛之间的内、外 1/4 区域边缘标记，作为切取表浅肌肉腱膜瓣的范围。利用睑缘皮肤切口即可顺利制备表浅肌肉腱膜瓣，没有必要在眉上作附加切口。

（2）手术步骤

1）切开皮肤，探查上睑肌肉腱膜结构：按手术设计线切开皮肤，分离切口下缘皮肤达睑缘，切除睑板前瘢痕组织，直达睑板前提上睑肌腱膜。这类患者正常的睑板前眼轮匝肌都不存在，为瘢痕替代。本组所有的复发患者中，在眶隔和皮肤之间都有一层修复后的表浅肌肉腱膜系统结构。

2）SMAS 的分离和解剖：在上睑皮下与 SMAS 之间进行微创的钝、锐性分离，直达眉际上缘，检查眼轮匝肌存留状况，决定眼轮匝肌的保留量。在睑板上缘和提上睑肌腱膜表面继续向上分离，在 SMAS 深层和眶隔筋膜表面之间可分离一间隙，形成 SMAS 腱膜瓣。

3）SMAS 腱膜瓣的制备：在皮下和修复后的 SMAS 之间进行分离，浅层剥离达眉上约 1cm；深层在眶缘骨膜表面分离，直达眶缘上方约 1.5cm。两侧分离到上睑缘内、外 1/4 交界处，并制成一个蒂在上方的、矩形的、宽 2.5～3cm 的 SMAS 瓣(图 6-18)。将眉部额肌和筋膜一并掀起，可在骨膜上推移。检查额肌运动时，SMAS 瓣可上下活动。本组复发性上睑下垂患者虽然经过多次手术，但上睑皮下的 SMAS 腱膜瓣自身修复仍很好，可被再移植使用。

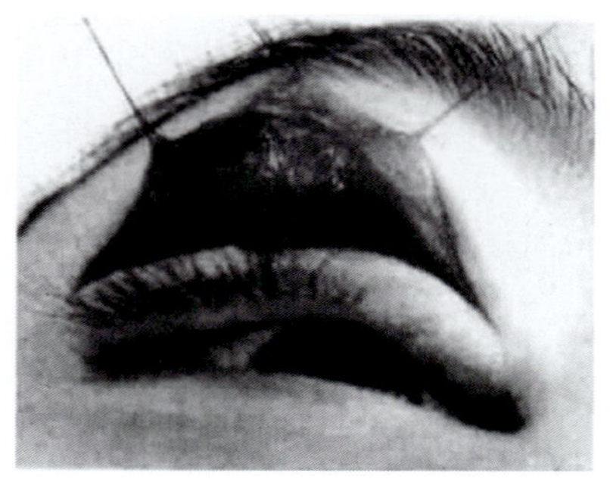

A

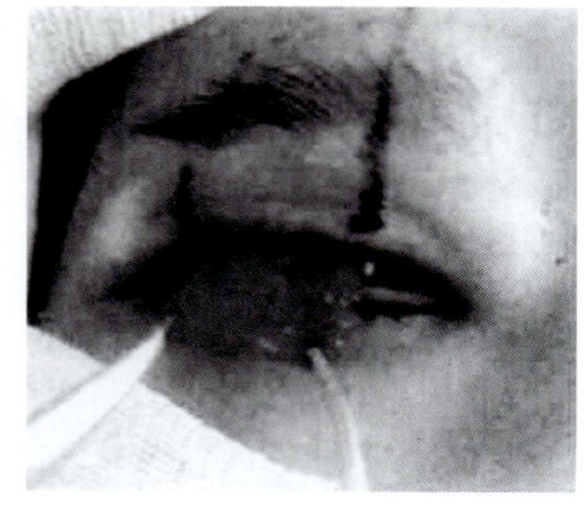

B

图 6-18 额肌上睑 SMAS 瓣的制备

A. 在睑板上缘和提上睑肌筋膜之间制成额肌上睑 SMAS 瓣 B. 蒂在上方的宽 2.5～3cm 的矩形 SMAS 瓣

4）SMAS 腱膜瓣的移植：在 SMAS 腱膜瓣近睑缘区，注意保留宽 1～1.5cm 的眼轮匝肌纤维。大部分患者由于多次手术，有时眼轮匝肌纤维结构混乱，即便如此，也要保留该部位的组织，使 SMAS 腱膜瓣在眼轮匝肌纤维下方通过，这样既可预防移植的 SMAS 腱膜瓣和皮肤粘连，又可使移植的 SMAS 腱膜瓣提上睑时有较好的动力传动方向。

5）SMAS 腱膜瓣的固定：用 3-0 丝线分内、中、外三点将 SMAS 腱膜瓣与睑板中上部作三针褥式缝合固定。先在睑板中央固定一针，在缝合过程中调整张力。检查上睑活动时，上睑缘的位置位于角膜上缘水平线上，或在下方 1mm 处；如为单侧上睑下垂，上睑缘位置应较健侧高 1mm 左右。根据中央固定一针的张力，再在睑板的内外方各固定一针，使睑缘弧度匀称，呈半月形。

6）缝合：进行皮肤缝合，必要时切除多余的上睑皮肤。

三、典型病例

本组 16 例患者均采用额肌上睑 SMAS 提上睑肌动力再造，手术后形态、功能良好的 14 例，形态、功能改善的 2 例。上睑下垂形态矫正不完全。

1 病例一　女性，双侧先天性上睑下垂，先后经过 5 次上睑下垂整形手术。术前右上睑下垂，上睑皱襞过宽，弧度不匀；左上睑内侧下垂，睑缘弧度不匀。经过手术治疗，效果良好（图 6-19）。

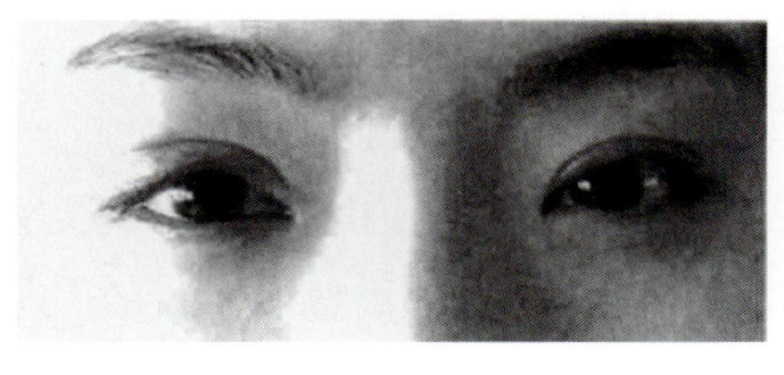

A

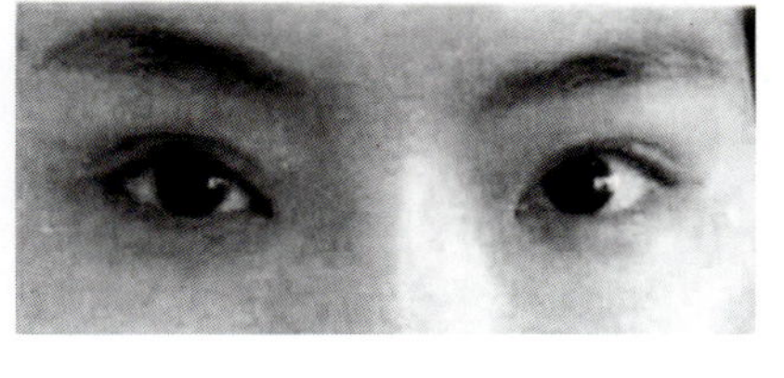

B

图 6-19　双侧上睑下垂矫正术
A. 术前　B. 术后

2 病例二　女性，右侧先天性上睑下垂，先后经过 2 次上睑下垂矫正术，术后复发，右上睑下垂。经过再次手术，效果良好（图 6-20）。

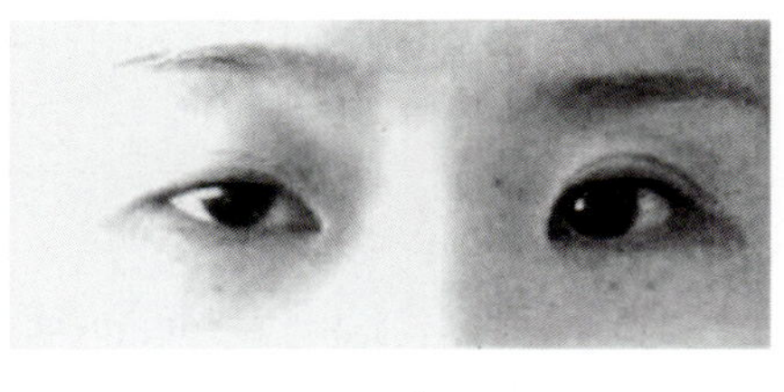

A

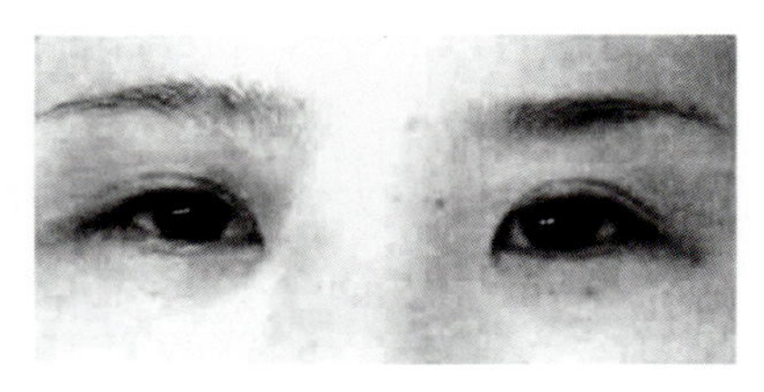

B

图 6-20　右侧上睑下垂矫正术
A. 术前　B. 术后

四、讨论

（1）上睑下垂的治疗方法很多，Berke R. N.曾统计矫正上睑下垂的手术有 100 多种。手术方法有三大类：①提上睑肌缩短手术。此类手术符合生理结构，但易发生矫正不足或过度。②借用上直肌力量的手术。由于上直肌与提上睑肌相接近，作用方向也相同，因此被采用。但由于术后易发生

"兔眼",上睑缘有成角形凹陷缺陷;更由于加重了上直肌的负荷,术后眼外肌因不平衡而引起复视,故除特殊情况外,一般不宜采用。③借用额肌动力的手术。在自然状态下睁眼时额肌张力增加,向上看时张力更大,闭眼时张力减小,故最适合替代提上睑肌功能。

复发性上睑下垂的处理较为棘手,在上述方案中,采用额肌动力的额肌上睑 SMAS 提紧为最佳选择,但也不排除对个别患者选用提上睑肌缩短手术。

(2)将额肌筋膜瓣改为额肌上睑 SMAS 提紧或眉上睑 SMAS 提紧较为确切。现在通用的额肌筋膜瓣包括额肌在内的眉区和上睑眼轮匝肌在内的 SMAS 组织结构。额肌作为动力源,与额肌相连的部分包括眼轮匝肌在内的上睑 SMAS 层组织,是作为传动动力的腱膜组织。

(3)额肌上睑 SMAS 提上睑肌动力再造是上睑下垂的最佳手术方法之一,可用于绝大多数先天性上睑下垂患者。用额肌作为动力替代提上睑肌功能的手术方法很多,包括自体阔筋膜额肌悬吊、异体阔筋膜额肌悬吊、聚四氟乙烯(polytetrafluoroethylene, PTFE)额肌悬吊、缝线额肌悬吊等,这一系列手术均用额肌作为动力,动力的传动组织是移植的阔筋膜、PTFE 等。而额肌上睑 SMAS 提紧的优点则是以与额肌相连的上睑 SMAS 结构作为传动结构,不但简化了手术,而且疗效也提高了。

(4)取额肌上睑 SMAS 作为提上睑肌的动力源,在制备时须注意保护额肌支配神经不受损害。因为额肌的支配神经来自外侧,一旦切断多条外侧的神经元,会使额肌失去或减少收缩功能,故手术过程中应注意预防。

(5)复发性上睑下垂患者常伴有上睑瘢痕、重睑形态不良、三角眼畸形等,而且上睑皮下总留有较多的瘢痕,组织结构难以辨认,并存在较为广泛的组织粘连,处理时较为棘手,手术应兼顾上睑下垂矫正、重睑修正、上睑形态改造、上睑瘢痕缩小等,因此手术应由经验丰富的医师完成,并备有其他手术方案。例如当上睑 SMAS 结构无法使用时,可选择自体或异体阔筋膜移植、颞浅筋膜移植、PTFE 等额肌悬吊术等进行修复。

参考文献

[1] 王炜.整形外科学[M].杭州:浙江科学技术出版社,1999:940-950.

[2] 周丽云,徐春阳,石重明,等.应用眉区额肌筋膜瓣治疗上睑下垂(附 133 例报告)[J].中华整形烧伤外科杂志,1985,1(2):37-41.

[3] Zhang H M, Sun G C, Song R Y, et al. 109 cases of blepharoptosis treated by forked frontalis muscle aponeurosis procedure with long term follow-up [J]. Br J Plast Surg,1999,52(7):524-529.

[4] Fan J. Frontalis suspension technique with a temporal-fasciae-complex sheet for repairing blepharoptosis[J]. Aesth Plast Surg,2001,25(3):147-151.

[5] Jevtovic D. Correction of congenital blepharoptosis by transposition of the frontal muscle[J]. Vojnosanit Pregl,2002,59(2):131-135.

(载于《实用美容整形外科杂志》2002 年第 13 卷第 6 期 P291-293)

单切口额肌上睑 SMAS 瓣经眶隔后悬吊治疗上睑下垂

上海市第一人民医院　王卫峻

上海交通大学医学院附属第九人民医院　张路　王炜

【内容提要】

1 目的　总结单切口额肌上睑 SMAS 瓣（simple-incision frontal muscle and SMAS flap，SIFSF）经眶隔后悬吊治疗上睑下垂的适应证及手术方法。

2 方法　取上睑重睑皱襞切口，采用 SIFSF 悬吊治疗上睑下垂，重建的上睑提升动力通道近似于提上睑肌的滑行路径。1993 年 7 月～2009 年 11 月，收治上睑下垂 148 例(215 只眼)，其中应用SIFSF 经眼轮匝肌和眶隔后隧道悬吊治疗上睑下垂 81 例(121 只眼)，包括严重或复发性上睑下垂，Horner 综合征、张口瞬目综合征、先天性睑裂狭小综合征和下颌面发育不良综合征伴有的上睑下垂等；应用提上睑肌腱膜缩短、提上睑肌粘连松解、节制韧带松解、睑板部分切除治疗上睑下垂 67 例(94 只眼)。

3 结果　术后早期发生睑内翻、角膜刺激者 1 例，经再次手术治愈；发生角膜溃疡者 1 例，经治疗后好转；发生结膜脱垂者 2 例、术后血肿者 2 例，经保守治疗痊愈。在 SIFSF 悬吊治疗上睑下垂的 81 例(121 只眼)患者中，术后经 4 周～10 年随访者 49 例(69 只眼)，其中优良者 30 例(45 只眼)，良好者 17 例(22 只眼)，矫正不足者 2 例(2 只眼)，矫正优良率为 97%(67/69)，术后提上睑肌功能和形态良好；矫正不足者 2 例，经再次手术治愈。

4 结论　单切口额肌上睑 SMAS 瓣经眶隔后悬吊治疗上睑下垂可避免眉下切口，是一项符合提上睑肌生理功能的重建，适应证范围较广，手术操作简易，术后提上睑功能和上睑形态改善良好。

【关键词】　上睑下垂、额肌移植、上睑、SMAS、眶隔

上睑下垂是眼科和整形外科较为常见的疾病，笔者曾采用额肌动力阔筋膜移植，异体阔筋膜、掌长肌腱移植悬吊，提上睑肌腱膜缩短，睑板部分切除等术式治疗上睑下垂，国外仍有较多学者采用额肌动力加阔筋膜、颞浅筋膜、掌长肌腱或硅橡胶条移植悬吊治疗上睑下垂。笔者自1985 年起应用宋氏直接额肌瓣悬吊治疗上睑下垂(Song R.，1982)；于 1986 年采用改良宋氏技术，即单切口额肌上睑 SMAS 瓣经眶隔后悬吊治疗上睑下垂。1993 年 7 月～2009 年 11 月，笔者收治各类上睑下垂患者 148 例，术后提上睑功能和上睑形态良好。

一、临床资料

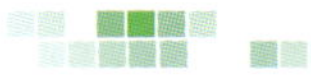

本组患者共 148 例(215 只眼)，其中男性 37 例，女性 111 例；年龄 7～55 岁。根据上睑下垂评定标准，轻度者 19 例(30 只眼)，中度者 54 例(79 只眼)，重度者 75 例(106 只眼)。其中采用SIFSF 法治疗者 81 例(121 只眼)，包括先天性和后天性上睑下垂 39 例(54 只眼)、复发性 Horner 综合征伴上睑下垂 1 例、张口瞬目综合征伴上睑下垂 1 例、先天性睑裂狭小综合征伴上睑下垂 4 例、下颌面发育不良综合征伴上睑下垂 2 例、上睑下垂手术修复失败或修复不全 34 例（54 只眼）；应用提上睑肌腱膜缩短、提上睑肌粘连松解、节制韧带松解、睑板部分切除等方法治疗上睑下垂 67 例(94 只眼)，手术方法与一些学者的报道相似。本组采用SIFSF 法治疗上睑下垂的病例数是

同期选用其他术式治疗上睑下垂病例总数的 1.29 倍(121/94),见表 6-2,表 6-3。

表 6-2　单切口额肌上睑 SMAS 瓣经眶隔后悬吊治疗上睑下垂

下垂程度	手术次数	双侧	单侧	合计
中度	1 次	6 例	0 例	6 例(12 只眼)
	2 次	8 例	6 例	14 例(22 只眼)
重度	1 次	14 例	27 例	41 例(55 只眼)
	2 次	7 例	3 例	10 例(17 只眼)
	>3 次	5 例	5 例	10 例(15 只眼)
合计		40 例	41 例	81 例(121 只眼)

表 6-3　提上睑肌缩短等术式治疗上睑下垂

下垂程度	手术次数	双侧	单侧	合计
轻度	1 次	9 例	5 例	14 例(23 只眼)
	2 次	2 例	3 例	5 例(7 只眼)
中度	1 次	9 例	20 例	29 例(38 只眼)
	2 次	2 例	3 例	5 例(7 只眼)
重度	1 次	2 例	9 例	11 例(13 只眼)
	2 次	2 例	0 例	2 例(4 只眼)
	>3 次	1 例	0 例	1 例(2 只眼)
合计		27 例	40 例	67 例(94 只眼)

二、手术方法

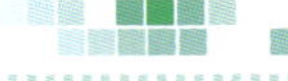

1 病例选择　检查和诊断病因,测定提上睑肌功能,确定上睑下垂的程度,并检查 Bell 现象是否存在。额肌能自主收缩,额肌动力>6mm,额部饱满,同侧额颞部无创伤和切口,面神经额支功能良好。

2 切口设计　成人和能够合作的 7 岁以上儿童,均采用 2%利多卡因加 1:100000 肾上腺素行局部浸润麻醉。设计上睑重睑皱襞切口,直接将额肌瓣的双切口(Song R.,1982)改为单切口。

3 FSF 的制备、止点设计及上睑动力再造

(1) 暴露上睑睑板:通过重睑切口暴露睑板。

(2) FSF 的制备:在眼轮匝肌和上睑皮肤之间行皮下锐性分离,制成 1.8～2.5cm 宽的皮下隧道,直达眉际上方 0.5～0.8cm。在上睑眼轮匝肌中、上 1/3 交界处制成蒂在上的上睑 SMAS 和额肌瓣,于上睑睑板中上方保留 1～1.5cm 宽的完整眼轮匝肌。按设计线切开上睑 SMAS 的底边和两侧,制成上睑 SMAS 瓣,深层在眶上缘骨膜表面。钝性分离额肌瓣,直达眉部上方 0.5～0.8cm,形成一个蒂在上的舌状 FSF。额肌瓣外上方切口不宜过高,以保护面神经额支不受损害。

(3) FSF 上睑板止点固定:将制备的 FSF 向下牵引,穿过眶隔筋膜和眼轮匝肌深层隧道,于上睑睑板中、上 1/3 交界处的上方,用 3-0 丝线或 5-0 尼龙线分内、中、外三点作褥式缝合,并适当调整张力,当睁眼时,上睑缘平上角巩缘或其上方 1mm;闭眼时,保留 3～5mm 的间隙(图 6-21)。

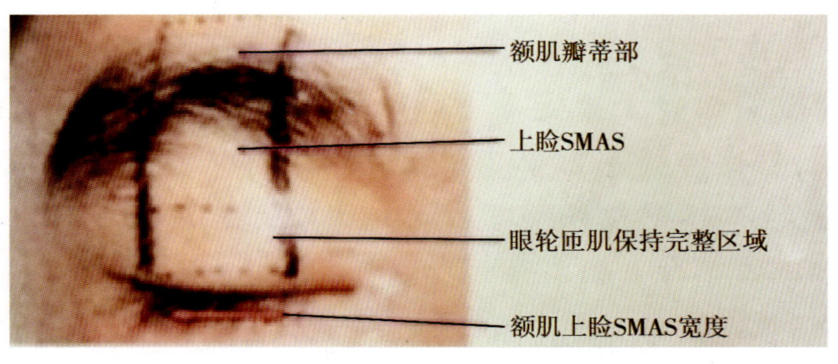

A

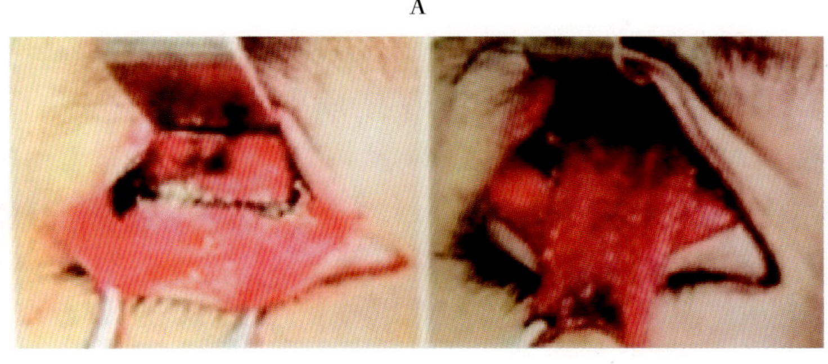

B

图 6-21 单切口额肌上睑 SMAS 瓣的手术设计和手术过程
A. 手术设计 B. 眼轮匝肌上方制备 FSF

（4）提上睑肌腱膜切断缝合法：外伤性上睑下垂致提上睑肌功能不良以及上睑下垂矫正术多次失败者，若有提上睑肌腱膜广泛粘连、瘢痕化或损毁时，须将提上睑肌腱膜在睑板上缘切断，将 FSF 直接与睑板上缘的提上睑肌腱膜缝合。提上睑肌腱膜切断和 FSF 缝合方式也被应用于复发性 Horner 综合征、张口瞬目综合征和下颌面发育不良综合征伴有睑板发育不良的上睑下垂。

4 重睑皱襞的再造和美学修整 上睑下垂侧的上睑皮肤较为松弛，特别是单侧上睑下垂者，在 FSF 与睑板固定后，需切除患侧上睑的松弛皮肤，形成两侧对称的重睑皱襞。手术设计的注意事项：①上睑皮肤切口线的弧度和睑缘弧度相匹配；②分别设计形成重睑皱襞的两侧弧形切口，并与上睑距离相配，成人患侧距睑缘 5～6mm，健侧为 6.5～7.5mm；③患侧宜切除 3～5mm 的上睑松弛皮肤；④为使再造的重睑皱襞自然，FSF 和睑板缝合时避免组织瓣臃肿，缝合部位在上睑睑板上、中 1/3 的上方；⑤将上睑切口下方的皮肤和睑板上缘的 SMAS 组织瓣固定缝合，行重睑皱襞再造。

三、结果

评价标准：①优良。上睑下垂得到矫正，张眼时睑缘达角巩缘，两侧上睑缘高度相差≤1mm。眼睑有正常闭合功能，睑缘弧度自然，双侧睑裂对称或伴有双重睑皱襞。②良好。双侧睑裂基本对称，高度相差≤2mm，睑缘弧度自然或双重睑皱襞明显。③矫正不足。上睑提升≤2mm 或双侧睑裂明显不对称，高度相差＞3mm。

本组患者共 148 例（215 只眼），采用额肌上睑 SMAS 瓣提紧治疗上睑下垂 81 例（121 只眼），术后 1 周，静止位上睑位置均提高 2mm 以上；用力睁眼，上睑提升幅度达 4～10mm。采用提上睑肌缩短等术式治疗上睑下垂 67 例（94 只眼），除 2 例（3 只眼）矫正不足需再次修复外，其余术后良好。在额肌上睑 SMAS 瓣提紧治疗上睑下垂 81 例中，有 49 例（69 只眼）术后随访 4 周～10 年，其中优良 30 例（45 只眼），良好 17 例（22 只眼），优良率达 97%；矫正不足 2 例（2 只眼），于术后 4～11 个月经再次手术治愈。本组术后早期并发症中，角膜溃疡 1 例，经对症治疗好转；结合膜脱垂 2

例、术后血肿2例，经保守治疗痊愈；睑内翻角膜刺激1例，经再次手术治愈。术后提上睑功能和上睑形态良好(图6-22)。

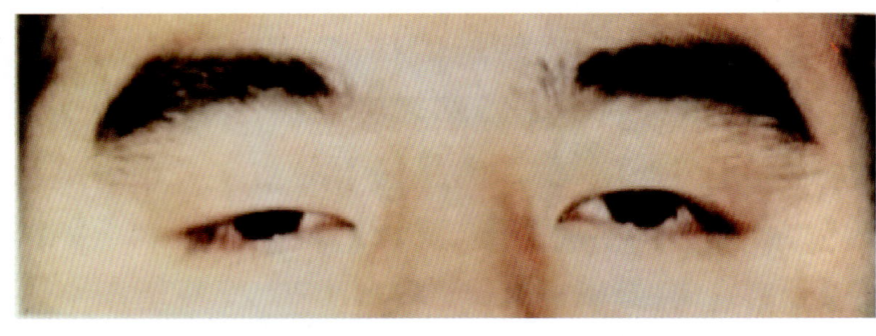

A

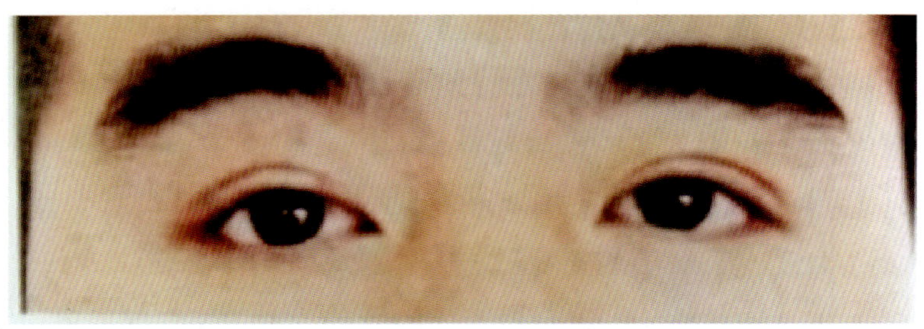

B

图6-22 双侧上睑下垂提上睑肌缩短手术失败后1年，双侧重度上睑下垂者行额肌上睑SMAS瓣悬吊术前后对比
A. 术前 B. 术后4个月

四、讨论

(1) 直接额肌瓣悬吊是治疗提上睑肌严重发育不良和复发性上睑下垂的良好选择(Song R., 1982)，可避免切取阔筋膜，防止采用阔筋膜代用品(如硅橡胶条或PTFE等)移植所导致的并发症。改良的单切口额肌上睑SMAS瓣经眶隔悬吊术的优点包括：①减少了眉下皮肤切口；②减少了传统额肌动力阔筋膜悬吊制备的眉上切口；③上睑中1/3的眼轮匝肌得到了保护；④FSF在眼轮匝肌深层和眶隔筋膜下穿过，上睑提升动力滑动方向类似于提上睑肌的运动方向；⑤可应用于多次上睑下垂手术失败和严重上睑下垂患者的治疗，如复发性Horner综合征、张口瞬目综合征和下颌面发育不良综合征伴睑板发育不良的上睑下垂的治疗。

(2) 为防止矫正不足和矫枉过正，本组病例均采用局部麻醉，手术中患者能配合睁闭眼，有利于上睑下垂矫正力度的调试。上睑下垂侧的睑裂宽度须矫枉过正1～1.5mm，使睁眼时上睑缘位于上角巩缘或其上方0.5～1mm。

(3) 制备FSF的关键是防止面神经额支损伤。额肌由面神经额支发出的五六个分支支配，成人的平均入肌点在外眦上方26mm，儿童为18mm。因此，在额肌瓣制备过程中，外侧切开高度应在眉上缘5mm以内，以避免损伤面神经额支(朱发亮，1986)，有良好神经支配的额肌可将下垂的上睑提升8mm以上。正常东方人种额肌活动幅度平均为7.92±2.74mm，上睑下垂患者的额肌提升功能有代偿性，提升幅度增加，成人的患侧额肌提升幅度平均为10.9±2mm，儿童为9.6±2.3mm。

(4) 睑内翻和倒睫常发生于上睑下垂多次修复失败后再次手术的病例，因为多次手术后，上睑眼轮匝肌和提上睑肌腱膜等结构为瘢痕所替代，睑板固定、僵硬，再次矫正上睑下垂时容易产生睑内翻。预防方法：①术中宜充分松解上睑粘连结构，将睑板充分游离，使FSF悬吊方向近似于提上睑肌运动方向，FSF从眼轮匝肌深层眶隔后隧道穿过，在睑板中上部的上方固定缝合；②将患侧松弛皮肤切除3～5mm；③必要时将上睑缘睫毛区域外翻缝合，以矫正睑内翻和倒睫。

（5）术后睑外翻是由于睑板因多次手术后固定，或睑板及其周围结构发育不良所致，常见于睑板发育不良的先天性睑裂狭小综合征、下颌面发育不良综合征伴有的上睑下垂。其原因是睑板固定，使其牵引移动的幅度受限，睁眼时使再造的动力牵引不平衡；或因肌瓣固定在上睑板的位置过低所致。为防止术后形成睑外翻，手术中应将睑板充分游离，使上下睑活动幅度接近正常；也可将FSF固定于睑板上部，并避免上睑下垂过度矫正。

参考文献

[1] Yoon J S, Lee S Y. Long-term functional and cosmetic outcomes after frontalis suspension using autogenous fascia lata for pediatric congenital ptosis[J]. Ophthalmol, 2009, 116(7): 1405-1414.

[2] Salvi S M, Currie Z I. Frontalis suspension sling using palmaris longus tendon in chronic progressive external ophthalmoplegia[J]. Ophthal Plast Reconstr Surg, 2009, 25(2): 140-141.

[3] Lee M J, Oh J Y, Choung H K, et al. Frontalis sling operation using silicone rod compared with preserved fascia lata for congenital ptosis a three-year follow-up study[J]. Ophthalmol, 2009, 116(1): 123-129.

[4] Fogagnolo P, Serafino M, Nucci P. Stability of silicone band frontalis suspension for the treatment of severe unilateral upper eyelid ptosis in infants[J]. Eur J Ophthalmol, 2008, 18(5): 723-727.

[5] Morris C L, Buckley E G, Enyedi L B, et al. Safety and efficacy of silicone rod frontalis suspension surgery for childhood ptosis repair[J]. J Pediatr Ophthalmol Strabism, 2008, 45(5): 280-288; quiz 289-290.

[6] 王炜，徐靖宏，张莉，等.额肌上睑SMAS提紧治疗复发性先天性上睑下垂[J].实用美容整形外科杂志，2002，13(6)：291-293.

[7] 王炜.整形外科学[M].杭州：浙江科学技术出版社，1999：940-950.

[8] Emsen I M. A new ptosis correction technique: a modification of levator aponeurosis advancement[J]. J Craniofac Surg, 2008, 19(3): 669-674.

[9] Liu D. Ptosis repair by single suture aponeurotic tuck, surgical technique and long-term results[J]. Ophthalmol, 1993, 100(2): 251-259.

[10] Cetinkaya A, Brannan P A. Ptosis repair options and algorithm[J]. Cur Opin Ophthalmol, 2008, 19(5): 428-434.

[11] Park D H, Choi W S, Yoon S H, et al. Comparison of levator resection and frontalis muscle transfer in the treatment of severe blepharoptosis[J]. Ann Plast Surg, 2007, 59(4): 388-392.

[12] Park D H, Lee S J, Song C H. Recurrence of blepharoptosis after a superiorly based muscle flap: treatment by frontalis muscle advancement[J]. Plast Reconstr Surg, 2005, 116(7): 1954-1959.

[13] 涂江义.额肌瓣的应用解剖[J].四川医学，2007，28(12)：1317-1318.

（载于《中国美容整形外科杂志》2011年第22卷第4期P212-215）

面部年轻化和面部轮廓整形

颞深部眶颧骨膜下除皱及SMAS剪力除皱术

上海第二医科大学附属第九人民医院　王炜　陈守正　董佳生　祁佐良　林晓曦　杨群　余力
中国人民解放军第85医院　张杏梅
杭州整形医院　宋建良　谭晓燕

【内容提要】 笔者报告了1993～1996年的46例面部除皱经验，其中12例进行颞深部眶颧骨膜下除皱(内含6例颧弓缩小整形),或合并SMAS剪力除皱;34例进行两个层次的除皱及SMAS剪力除皱。颞深部眶颧骨膜下除皱术采用颅面外科手术进路,在颞窝前方、眶周、外眦韧带区、部分眶内、颧弓周围及上颌骨前外侧方分离骨膜,将其与帽状腱膜、颞浅筋膜及上半面部的皮肤、头皮同时提紧,有的病例同时进行颧弓缩小整形,术后使上半面部皮肤、眼轮匝肌及其周围组织提紧,眉弓及眼角上悬,上、下眼睑松弛矫正,眼鼻沟、鼻唇沟变浅,特别对中年以上人群的上2/3面部除皱有效。SMAS剪力除皱是下半面部除皱,将皮肤及SMAS两平面进行提紧,耳前制成S状SMAS瓣,在其中央剪成两半,向上及向耳后方提紧,使颊、下颌、颈部松弛组织提紧,鼻唇沟变浅;同时作颏下区松坠的脂肪抽吸或切除。

【关键词】 骨膜下除皱、SMAS剪刀除皱术

消除皮肤松弛而造成的面部纵横皱纹是中年以上人群的希望。外科除皱技术最初是皮肤拉紧,20世纪70年代发展了表浅肌肉腱膜系统(SMAS)除皱术,80年代出现了骨膜下除皱,90年代内镜除皱技术问世,几乎是每10年一个台阶,追求用小切口把松弛的皮肤、韧带、肌肉、腱膜紧缩,达到有效而持久的疗效。笔者从颧弓缩小以及数百例面神经瘫痪治疗的经验中提出颞深部眶颧骨膜下除皱及SMAS剪力除皱术,从1993～1996年积累了46例临床经验,叙述如下。

一、解剖生理及外科技术

面部衰老最显著的表现是软组织的松弛,包括皮肤松坠、皮下组织及筋膜韧带的松弛、面部肌肉及肌肉间联合结构的松弛、面部表浅脂肪的异常积聚及分布。因此,在面部年轻化手术的发展中,人们把注意力集中在以下几方面:①皮肤、皮下组织、松弛筋膜的提紧;②SMAS的提紧;③面部肌肉及肌肉联合部的提紧(含骨膜下除皱);④异常分布区域脂肪的清除,如颌下、鼻唇沟区脂肪的清除等。

1 颞深部眶颧骨膜下除皱技术——颧弓缩小整形的启示　Tessier(1980)、Psillakis(1988)提出的骨膜下除皱的概念在东方人中是否适用?一种观点认为,东方人的皮肤、筋膜、肌肉较高加索人为紧,因此骨膜下除皱技术对东方人没有适应证。笔者在进行颧弓缩小整形时,由于广泛的面部

骨膜分离，颧弓上移，使面部肌肉提紧，上半面部年轻化效果很好，提示了颞深部眶颧骨膜下除皱是上半面部除皱的良好选择，其疗效表现在额部、眉间皱纹去除，眉弓上提，眼角上飘，眼睑提紧，颧、颏部皮肤提紧，鼻唇沟皱襞减轻等。

（1）作发际内颅面外科冠状切口：在耳郭上方 1cm 处作一顶端向后的三角形定位切口，向下经耳前转向耳垂下及耳后（图 6-23）。如果只需作上半面部除皱，切口到耳垂前方为止。

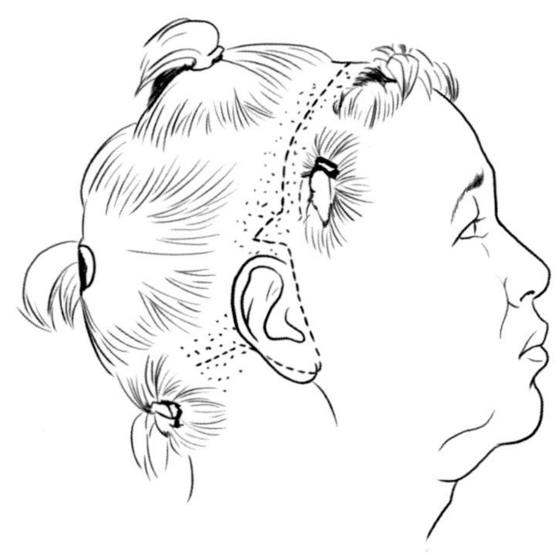

图 6-23　冠状切口及耳上标志性切口

（2）帽状腱膜层分离：皮肤切口直达帽状腱膜下方，项部在帽状腱膜层下疏松结缔组织内分离，直达眉弓嵴；两侧在颞浅筋膜下颞深筋膜浅层行进，直达耳郭上方 1cm 水平。

（3）眶上骨膜分离：在眉弓嵴的平面切开颅骨膜，用 6mm 的骨膜剥离子分离眶上骨膜，直达眶上缘，见眶上血管神经束阻碍眶区骨膜向眶内分离，用 4mm 的骨凿凿断眶上孔下缘的骨桥，使眶上血管神经束松动游离，向眶内分离眶上壁骨膜 0.5～0.8cm 或更多一些。

（4）颞深部及颧眶周骨膜分离：从颞深筋膜的深浅两层之间为入路，分离的颅骨骨膜包括眶前外侧壁、外眦韧带区、颞窝内颧弓后方的眶外侧壁。眶内分离包括上、下、外侧壁，深入眶内 0.8～1cm；眶周分离包括颧弓的上、下缘及前、内侧面，上颌骨的眶下区、外侧壁。

颞深部骨膜的分离途径：在冠状切口侧方掀起颞浅筋膜，在颞浅筋膜下方的疏松结缔组织内分离，此疏松结缔组织的深层为颞深筋膜，该筋膜随颞肌腱膜一齐向颧弓移行，在移行过程中逐步分成为颞深筋膜浅层及深层，在两层之间有脂肪、血管充填。在近颧弓区，颞深筋膜与颞肌腱膜之间也有脂肪组织。分离骨膜时，先在颞深筋膜浅层附着区切开附着处，进入颞深筋膜浅层的下方，分离颧弓前的骨膜；再在颞深筋膜深层的表面分离颧弓后面的骨膜，沿颞肌前附着区进入颧弓后方的眶外侧壁，颧弓下方，上颌骨前壁、外侧壁；最后将颧弓前面、眶前外侧壁及上颌骨眶下区的骨膜分离与眶上骨膜的分离连成一片。

经过上述步骤后，上半面部及中面部肌肉附着区的骨膜均被分离，造成一个使肌肉、腱膜及筋膜可提紧的条件。

2　SMAS 剪力除皱

（1）SMAS 的分离范围：SMAS 提紧是面部除皱的重要步骤，SMAS 剪力除皱可使SMAS 作较为广泛的分离，并使其向两个方向提紧。SMAS 分离范围可仅作腮腺前的分离及折叠缝合；也可上起颞浅筋膜，下达颈阔肌。笔者的分离范围是上起颧弓，下达颈阔肌。在 SMAS 表面作类 S 形切口，在颧弓处横行切开 SMAS，经耳前纵切口沿耳垂下方转向耳后（图 6-24）。

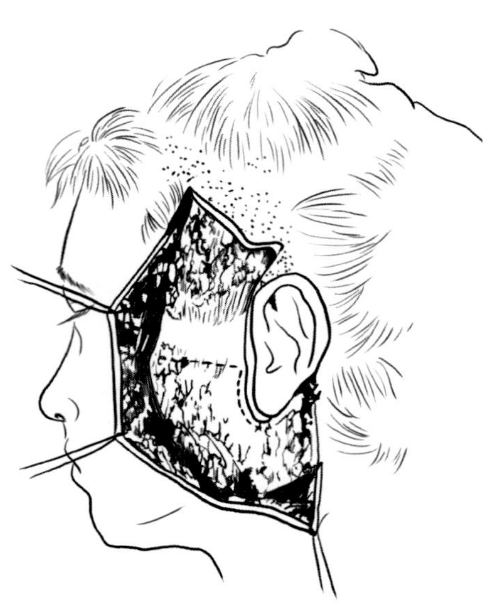

图 6-24　面部 SMAS 的 S 形切口

（2）面神经的保护：在分离 SMAS 时有几处易损伤面神经，宜仔细进行：①在颧弓下 1cm 与鬓角垂直线交界的前方 1cm 范围内是面神经颧支经过之处，面神经位于 SMAS 下方，SMAS 为一层致密的结缔组织，而面神经颧支位于蜂窝状的结缔组织之中；②耳前切开 SMAS 时，在腮腺筋膜表面进行潜行分离，在腮腺前缘致密的结缔组织下方有蜂窝状的结缔组织，其中有面神经上下颊支或上中下颊支经过；③在颈阔肌分离达下颌缘水平时，在面动脉搏动处前后 1cm 范围内有面神经下颌缘支经过。因此，宜在直视下分离上述三个部位的SMAS，防止损伤面神经。

（3）SMAS 剪刀提紧的设计：上述 SMAS 分离完成之后，在 SMAS 瓣中部作 45°斜角剪开，此时两瓣 SMAS 一瓣向颞部提紧，使下睑、鼻唇沟、颊部提紧；一瓣拉向耳后，使鼻唇沟、颊部、下颌缘及颈部提紧（图 6-25）。

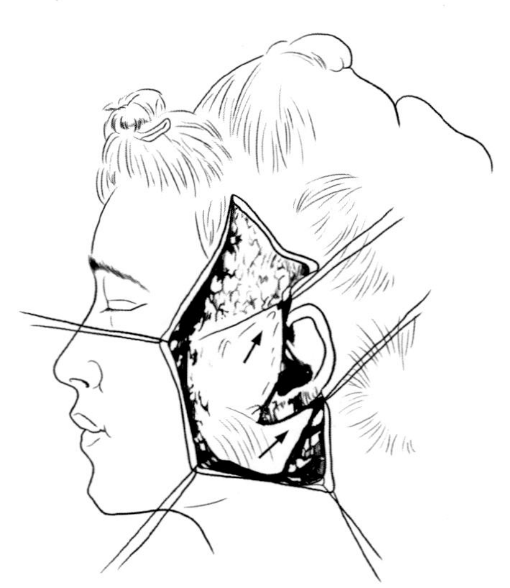

图 6-25　SMAS 剪力提紧的切口及提紧方向

3　异常分布区域脂肪的清除　在完成了上半面部骨膜提紧以及下半面部 SMAS 剪力除皱后，面部年轻化效果良好，但 50 岁以上的女性常常在颏下区积聚了脂肪，缺少年轻人棱角样的线条，为清除此处异常分布的颏下脂肪，我们采用针筒抽吸脂肪，效果较为满意。

二、临床病例及效果

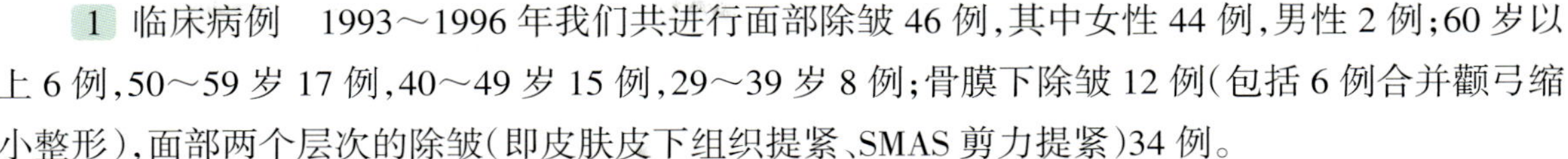

1 临床病例　1993～1996 年我们共进行面部除皱 46 例，其中女性 44 例，男性 2 例；60 岁以上 6 例，50～59 岁 17 例，40～49 岁 15 例，29～39 岁 8 例；骨膜下除皱 12 例（包括 6 例合并颧弓缩小整形），面部两个层次的除皱（即皮肤皮下组织提紧、SMAS 剪力提紧）34 例。

2 手术结果　在 46 例中，医师及患者均满意的有 44 例。1 例患者满意，但医师不满意，因除皱时皮肤去除太多，侧方面部去除的松弛皮肤宽达 4.5cm，提紧的皮肤张力太大，术后耳前皮肤有局灶性花斑样变。1 例是位近 50 岁的演员，术后照片及外表均显示出只有 35～40 岁的外貌，医师很满意，但患者还希望自己更年轻。

在骨膜下除皱中，特别是合并颧弓缩小上移的病例，其术后年轻化的效果更令人满意，这是由于骨膜分离广泛，颧弓上移时使骨膜及其附着的肌肉、韧带、皮肤、皮下组织的提紧更为有效之故。这类患者不但额部皱纹去除得较为满意，而且眼轮匝肌及其周围组织的提紧也很有效，可矫正上、下眼睑的松弛，并使眉弓上悬，眼外眦角轻度上飘，鼻唇沟、鼻眶（眼）沟变浅，对中年人而言效果更加明显。

SMAS 剪力除皱术由于使 SMAS 制成两个方向牵引的筋膜瓣，能有效地提紧眶下部、颊部、下颌部、颈部的软组织，使鼻唇沟变浅，下颌角及下颌缘棱角日渐清晰，线条层次分明，达到了年轻化的效果。

三、讨论

1 骨膜下除皱，特别是颞深部进路的颧眶部骨膜下除皱是上半面部除皱的有效术式　该手术的关键点有二：一是以颞深筋膜为入路可避免面神经颞支的损伤，在颧弓周围作骨膜分离时切勿过浅，否则可能伤及颧弓下方的面神经颧支；二是颧眶部及上颌骨的骨膜分离范围应较为广泛，否则骨膜下除皱效果不明显。

2 关于 SMAS 剪力除皱　剪力除皱是指将 SMAS 原有的支持带进行重新分布，要达到这个目的，其措施有三：一是进行 SMAS 的广泛分离；二是保护面神经终末支不受损伤；三是将 SMAS 原有的支持带分解，重新建立新的支持点。

3 关于 SMAS 支持带的分解及重建　造成颊部、下颌缘、颈部松弛及鼻唇沟变深的原因主要是皮肤及 SMAS 的松弛，特别是后者的松弛。要使下半面部除皱达到较理想的效果并能持久，本术式提出 SMAS 支持带的分解及重建。要达到此目的途径有三：一是广泛分离 SMAS，二是分离影响 SMAS 提紧的支持带，三是重建新的支持点。

本术式 SMAS 的分离范围是上起颧弓，下越下颌缘达颈上区，侧方在耳前，向前达腮腺前缘。有文章说颞浅筋膜提紧及眼轮匝肌提紧效果好，但笔者认为这类功效完全可在上半面部除皱即骨膜下除皱中达到。

SMAS 的提紧中有三个支持带区是至关重要的。①颧弓支持带区：此区的颧弓韧带与下方的 SMAS 紧紧相连，并与颧弓骨膜相连，只有分解这一支持带区，才能有效地提紧下半面部的 SMAS。笔者在颧弓下方作 SMAS 横切口，使 SMAS 从附着区松解。②耳垂下后方：此处的 SMAS 与乳突及胸锁乳突肌的腱膜紧紧相贴，需要将此处的 SMAS 分离，才能使颊部、下颌缘及颈部松弛的 SMAS 连成一块，成为一可提紧的结构。③腮腺前缘：此处的 SMAS 略致密，这一支持带区宜保护好，不被破坏，才能在 SMAS 提紧时消除鼻唇沟的皱褶及口角的松弛。SMAS 分离后在其中部作对角线切开，一瓣向上提紧，一瓣向耳后提紧，形成新的支持点，可有效而较持久地去除下半面部皱纹。

4 下半面部面神经终末支的保护 颧弓下方有面神经颧支，腮腺前缘有面神经上下颊支或上中下颊支，下颌缘有面神经下颌缘支，这些都是易于损伤的部位。必须充分了解面神经的解剖及其变化，并有较好识别面神经末梢的能力，才能防止面神经损伤。进行本手术宜慎重，以防止面神经损伤。

参考文献

[1] Peterson R A, Johnston D L. Facial identification of the facial nerve branches[J]. Clin Plast Surg, 1987, 14(4): 785-788.

[2] Byrd H S, Andochick S E. The deep temporal lift: a multiplanar, lateral brow, temporal, and upper face lift[J]. Plast Reconstr Surg, 1996, 97(5): 928-937.

（载于《实用美容整形外科杂志》1997 年第 8 卷第 4 期 P182-185）

多平面面部除皱及骨膜下除皱术

中国人民解放军第 85 医院　张杏梅　顾海峰

上海第二医科大学附属第九人民医院　王炜

【内容提要】

1 目的 探讨多平面面部除皱术及骨膜下除皱术两者的手术方法及其使用范围。

2 方法 对 101 例患者采取皮下组织及表浅肌肉腱膜层两平面除皱术以及面上中部骨膜下除皱术。骨膜下除皱术是指分离额骨、眶周、上颌骨及颧弓骨膜的除皱术。

3 结果 2 例手术后发生小血肿，治疗后没有后遗症。

4 结论 对于 35～45 岁的患者，可采用面上中部浅层两平面除皱；对于 50 岁以上的患者，需要全面除皱。骨膜下除皱术在消除鼻唇沟及眶颧颊皮肤皱纹方面特别有效。

【关键词】 面部除皱术、骨膜下除皱术、表浅肌肉腱膜层

面部除皱术一般分为三代，第一代为皮下除皱术，第二代为表浅肌肉腱膜系统（SMAS）除皱术，第三代为骨膜下除皱术。Duffy 等将除皱术分为四代，第一代为皮下除皱术；第二代为皮下除皱加SMAS 悬吊术；第三代为皮下分离解剖加 SMAS 手术加面部中、上 1/3 深层除皱术；第四代为复合除皱术，包括皮肤整形、颧脂肪及颈阔肌双蒂皮瓣提升术等。多平面除皱是指包括皮肤、SMAS 及骨膜下多层次的除皱。在我国，要求除皱者多为中老年人，这些人的皮肤质地较为细腻及较紧，因此采用浅层两平面除皱即可取得较好效果。现就 10 年来的 101 例除皱经验报道如下。

一、临床资料

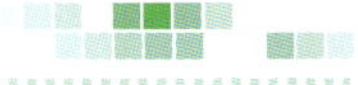

1991～2000 年 3 月共收治面部除皱患者 101 例，其中女性 95 例，男性 6 例；年龄最小的 28 岁，最大的 68 岁，30 岁以下 7 例，31～59 岁 85 例，60 岁以上 9 例；在手术术式上，浅层皮肤及 SMAS 除皱 79 例，骨膜下除皱及皮肤和 SMAS 紧缩悬吊 22 例。

二、手术方法

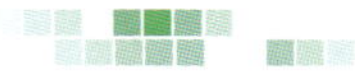

少数采用全麻插管麻醉，多数采用基础麻醉。切口用0.5%利多卡因浸润麻醉，皮下分离用0.25%利多卡因加0.375%布比卡因加肾上腺素(浓度为1/20万)。

在骨膜下除皱术中，采用下列所有的手术步骤；而在半面部及全面部除皱加骨膜下除皱中，只采用下列部分步骤。

1 皮肤切口　全面部除皱及骨膜下除皱采用冠状切口，在面部侧方沿耳屏缘作切口，上下延伸，垂直向上至耳郭上1.5～2cm处，形成一底边为1.5cm的三角形切口；再在发际内切开向上，与冠状切口相连；两侧切口向下，达耳垂下缘的前后方。颞、颧、颊部除皱的头皮切口在颞部终止。单纯面中上部分除皱采用两颞部短切口加或不加额部小切口。

2 分离范围　在全面部除皱及骨膜下除皱中，于SMAS表面进行分离，上部内侧分离到眉弓中部、眼外角，中部分离到鼻唇沟处、口角外方，下部分离达下颌缘下方至喉结的水平。如果是中上面部除皱，则往往采用颞部小切口，仅作颞、颧及颊腮部的皮下分离，必要时加额部小切口，作额部帽状腱膜下及部分骨膜下分离。

3 SMAS的分离提紧　分为以下三部分：

(1) 颊腮腺前SMAS提紧：在耳前腮腺表面切开SMAS，使之游离松动，将其提紧缝合，其切除的宽度为2.5～4cm，长度为5cm以上；也可采用折叠紧缩法。如果采用切除部分SMAS紧缩法时，尽可能控制在腮腺前缘的后方，以免损伤面神经。

(2) 眼轮匝肌周SMAS提紧：需暴露眼轮匝肌肌纤维，可向后上方缝合眼轮匝肌的外侧缘，不作肌肉的广泛松解。

(3) 额颞浅筋膜的悬吊：应将其向后上方悬吊，一般可悬吊1.5～2.5cm。

4 额顶部皮肤及SMAS的提紧　冠状切口直达帽状腱膜层下方，形成额顶SMAS皮瓣，包括帽状腱膜及其表层的皮肤。该SMAS皮瓣在颅骨骨膜上向下翻转，直达眶上缘，翻转后在皮瓣中央切除2cm×8cm的帽状腱膜及双侧额肌的一半或大半，并借助于细长剪刀剪除部分鼻根部的皱眉肌及降眉肌。有时可采用额部小切口完成额顶部皮肤及SMAS的提紧。

5 骨膜分离　骨膜下除皱采用冠状切口，使额部肌肉及帽状腱膜翻转到眉弓嵴区。横行切开颅骨膜，用骨膜剥离子分离骨膜到眶上缘，切断颞肌在颞窝眶外侧缘的附着点，在眶周游离骨膜，直达眶内5～10mm深处。为便于向下方分离，需凿断眶上孔和眶缘的骨桥，使眶上血管神经束从眶上孔内游离出来。进一步切断颞深筋膜与颧骨骨膜的附着处，在颧骨表面及上颌骨表面分离，使附着在其骨膜上的肌肉分离，并使颧骨内下缘附着处彻底分离。

6 皮肤紧缩　在完成上述手术步骤后作皮肤紧缩。先作关键点的缝合，用组织钳提起剥离的颞部皮肤，使之向上后方牵引。第一关键点的缝合是在耳上1.5～2cm的三角形切口处，一般可使皮肤上提2.5～4cm，向后提紧2～4cm。第二关键点的缝合是在耳屏处。第三关键点的缝合是在耳后乳突区，以此点为标准，切除面侧方多余的皮肤及顶部头皮，进行无张力缝合。置引流后均匀加压包扎。

三、手术结果

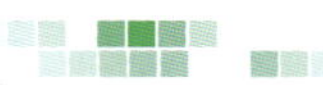

101例接受手术者，手术后随访2周～5年不等，效果较好的是骨膜下除皱加皮肤及SMAS多平面除皱的病例。2例手术后出现小血肿，治疗后没有后遗症。对于35～45岁的人群，采用面上中部浅层两平面除皱已能达到较好效果；对于50岁以上的患者需要全面除皱。骨膜下除皱在消除鼻

唇沟及眶颧颊皱纹方面特别有效。

四、讨论

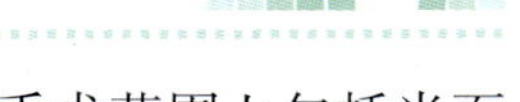

本组所有病例的表浅除皱均包括皮肤紧缩术及SMAS悬吊或紧缩术，在手术范围上包括半面除皱、全面除皱及骨膜下除皱。下列因素可作为术后效果的参考：

1 年龄因素　这是首要的，年龄因素常常是其他因素的综合。一般而言，45岁以下者采用半面除皱（即面部上、中1/3除皱）就能达到年轻化的目的，而且这种方法创伤小、康复快，易为患者所接受。

2 面部的皮肤状况　皮肤较厚，皮脂分泌较多的，说明皮肤萎缩不明显，皮肤松弛采用一般除皱法效果较差，只有全面除皱，或处理好眼周皱纹及深凹的鼻唇沟后才能取得良好的效果；而对皮肤较薄、细腻的患者，皮肤松弛采用半面去皱也能取得较为满意的效果。皮肤弹性差、松弛明显、皮下脂肪较少的病例，全面除皱或半面除皱均能达到使面容大大改善的效果。面部上下部的皮肤紧张度每个人都不一样，只有上下部均松弛者才能作全面除皱。

3 面部的骨骼形态　面部的骨骼形态也会影响除皱的效果，面中1/3凹陷，颧骨、颧弓高耸的病例，如果皮肤松弛不甚严重，一般小范围除皱效果不佳，常常需要作全面除皱；而面部细长，呈鸭蛋形者，除皱后往往能取得较好的效果。

4 面部肌肉的松紧度　可作为骨膜下除皱与否的参考。中国人面部肌肉严重松弛者不多，特别是中年人，面部肌肉松弛的更少。但中年人因特殊需要进行骨膜下除皱的，主要是鼻唇沟深凹、明显的坡形皱褶、眼角下垂以及颊部下垂者，这类患者即使上述畸形不严重，采用骨膜下除皱也能收到明显的效果，达到面部年轻化的目的。本组多为50岁以下的病例。

本组手术切口是在两耳上方颞部设计一三角形切口，作为定点分离层次的依据。在三角形瓣上方的SMAS深层、颞中筋膜层分离，在其下方作SMAS浅层分离。同时该三角形切口又可作为衡量皮肤切除量及定点缝合的标志，通过两侧同部位三角形切口的定点缝合，容易取得两侧皮肤提升及张力对称的结果。

参考文献

[1] Ramirez O M. The subperiosteal rhytidectomy: the third-generation face-lift[J]. Ann Plast Surg, 1992, 28(3): 218-232; discussion 233-234.

[2] Duffy M J, Friedland J A. The superficial-plane rhytidectomy revisited[J]. Plast Reconstr Surg, 1994, 93: 1392-1403.

（载于《上海医学》2000年第23卷第7期P396-398）

内镜骨膜下除皱术的应用

上海第二医科大学附属第九人民医院　余力　杨群　王炜　张涤生　朱昌
上海华澳整形美容医院　杭榆　岑国仁

【内容提要】

1 目的　传统除皱术在达到除皱效果的同时难免产生一些不良反应，如较长的头皮瘢痕、麻术、脱发、出血多、恢复期长等。为避免上述不良反应，我们在除皱术中应用了内镜技术，具有独到的优点。

2 方法　额部在骨膜下分离，颞部在颞深筋膜层分离，贯通额颞部形成视腔，在内镜直视下切除皱眉肌、降眉肌以及额肌，同时切开眶缘骨膜，通过纠正肌肉间的不平衡达到手术的目的和效果。

3 结果　1996～1997 年开展了内镜骨膜下除皱术，共 10 例，年龄 28～43 岁，平均 33 岁。术后效果均较满意，能纠正眉下垂、眼角下垂，减少颞部皱纹及眉间皱纹。

4 结论　内镜手术具有切口小、出血少、损伤轻等优点，在掌握指征的前提下，内镜骨膜下除皱能达到满意的效果。随着内镜技术与器械的不断完善，其术式会被较多的受术者接受。

【关键词】　内镜、除皱术

1992 年 Vasconez 在美国整形外科年会上发表了内镜额部除皱及皱眉肌切除术的录像；1994 年王炜在中华整形外科学会第二次全国学术会议（上海）上作了内镜除皱的文献介绍，并请法国的Marchac 作了学术报告；1995 年以后有各种相关论文报道。由于内镜除皱具有损伤轻、出血少、恢复快、水肿轻等独特的优势而在整形外科得到迅速发展，主要用于面部除皱，尤其是额颞部除皱。我们自1996 年以来共进行了 10 例手术，均获得了良好的效果。

一、临床资料

1996 年 10 月～1997 年 2 月共进行内镜除皱术 10 例，均为女性，年龄 28～43 岁，平均 33 岁；其中额颞部除皱 7 例，单纯颞部深筋膜层除皱 2 例，额部除皱合并 SMAS 除皱 1 例，效果良好，受术者均较满意。

二、手术方法

1 标记　在面部肌肉静止及活动时检查眉间皱纹，在皮肤上作好标记，同时画出滑车上神经、面神经的分支及眶上神经的体表投影位置。于发际后 1～2cm 处设计 6 个小切口，正中、旁正中及颞部各 2 个（图 6-26）。颞部切口要求受术者上抬眉毛以盯的方向进行定位。切口平均长 1.5cm。

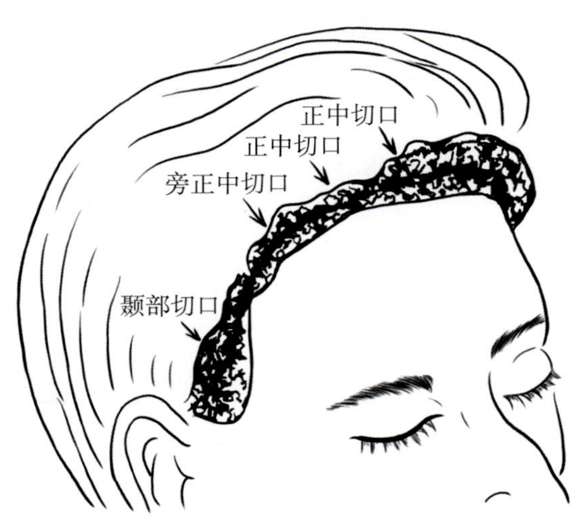

图 6-26　手术切口设计

2 麻醉 可采用全麻或基础麻醉加局麻；如除皱术区范围较大，则以气管内插管麻醉为好，并可加局部浸润麻醉，以减少出血，减少用药量，缩短术后恢复期。以 0.25%～0.5%利多卡因加 1/20 万肾上腺素为宜。本组均采用基础麻醉加局麻。

3 切口 仅进行降眉肌及皱眉肌的切除术时，只需 1 个切口；若进行骨膜下除皱术，则需 6 个切口，正中、旁正中及颞部各 2 个，切开头皮后用双极电凝在切口边缘止血。无论是骨膜下还是帽状腱膜下剥离，切口均须与毛囊方向平行，以减少毛囊损伤，避免脱发。

4 视腔形成 最初的剥离无须借助内镜，将骨膜剥离子经正中切口插入，向旁正中切口剥离。将额部颅骨骨膜作为一个整体剥离，直至眉上 2cm；外侧剥离达颞前嵴，以形成一完整的视腔，这是基本的步骤。由于骨膜下剥离较为简单，而且出血少，故我们全部以骨膜下为向前进路。

在颞筋膜深、浅层之间用 4mm 骨膜剥离子充分剥离后，颞前嵴上的移行区会较清楚地呈现出来。颞部及眶周、颧骨骨膜的剥离必须在内镜直视下进行，以防神经损伤。

5 内镜分离 将镜头湿暖后，经正中切口进入视腔中，直至眉上 2cm，在直视下分离。在眉上缘水平，接近眶上、滑车上神经时会遇到一些小血管，提示分离已接近血管神经束。在眶上血管神经束附近有致密的粘连，它们会影响钝性剥离，为妥善保护血管神经束，必须在直视下游离。

完成额部颅骨骨膜及颞部筋膜的剥离后，在颞前嵴至眶骨外缘有骨膜致密粘连的移行区，用内镜弯剪经颞部切口进入，贴颅骨分离致密粘连，直达眶下缘水平，甚至可及颧骨下缘。最后切开眶缘骨膜，根据需要咬除肌肉。

6 分离头皮的固定 完成以上手术步骤后向上提紧皮肤，眉梢上方头皮切口用 2-0 编织线固定于颅骨外板，颞部头皮切口用 2-0 编织线提紧后固定于切口后方的颞深筋膜。一般不放引流，用 1-0 丝线缝合头皮，在提紧的同时加压包扎固定。

7 术后处理 术后 2 天打开敷料洗头后再加压固定。术后 5 天去除敷料换弹力圈再固定 2 周。术后 10 天拆线。预防性应用抗生素 3～5 天(图 6-27)。

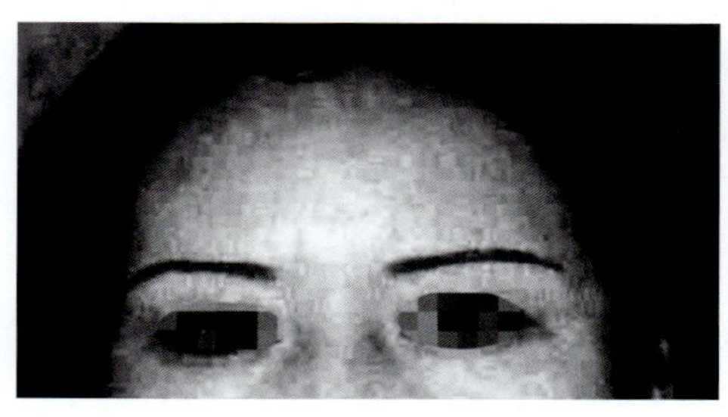

A

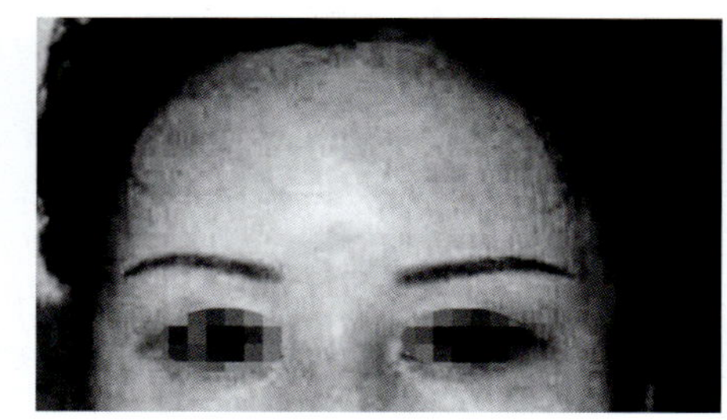

B

图 6-27 内镜骨膜下除皱术前后对比
A. 术前 B. 术后

三、讨论

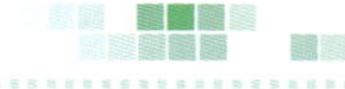

1 完美的眶-眉-额的美学形态应是提眉肌和降眉肌间的肌力较为平衡 面部唯一的提肌是额肌；降肌有 4 个，分别是降眉肌、睫上降肌、皱眉肌及眼轮匝肌眶部。有些人有额肌过度活动的习惯，随年龄的增长，降肌的持续作用以及重力的影响改变了肌力间的平衡，以致出现眉下垂。为了对抗眉下垂，出现额肌的过度活动，从而产生早期是动态的后为持续性的额纹。传统认为，眉间肌导致垂直眉间皱纹的出现，同时在皱眉时，眼轮匝肌眶部亦起重要作用。皱眉肌将额向下及向内牵拉，降眉肌则导致鼻根部水平皱纹及眉下垂的出现。

2 内镜除皱术的主要适应证 ①眉下垂;②假性眼睑下垂;③垂直眉间皱纹;④鼻根水平皱纹;⑤前额皱纹,额肌过度活动;⑥眼角下垂;⑦外眦韧带松弛;⑧外眦广泛鱼尾纹;⑨下睑松弛及眼鼻沟皱纹;⑩鼻唇沟过深。其中垂直眉间皱纹和鼻根水平皱纹可行骨膜下内镜除皱,根据皱纹的具体情况行皱眉肌、降眉肌等肌肉的切除、咬除,同时行皮肤提紧。前额皱纹可行额部双层除皱,分别于帽状腱膜下及骨膜下分离,根据额部皱纹的多少决定向下分离的范围。

3 内镜除皱术的皮肤固定方法 ①经头皮螺钉固定法;②海绵垫牵引固定法;③浅筋膜与深筋膜固定法;④组织胶固定法。第一及第二种主要应用于头皮旁正中切口的固定,第三种主要应用于颞部的提紧。但由于螺丝固定需 2 周再经手术拔出;海绵垫牵引固定虽然简单,但头发长时间不能得到清理,受术者难以接受。我们采用微型电钻在额部提紧皮肤处的颅骨外板上钻两个孔,穿线,另一端于切口近端拉紧固定,这种方法可较长久地维持提拉作用,减少皮肤再松弛的发生。由于线埋于头皮下,无须拆线,切口一次缝合时术后处理更为简单。正中切口亦可采用此法,无进入矢状窦之虞。目前国际上又采用了胶水固定法,应用组织相容性好的生物性胶水在术中固定提紧皮肤,使手术效果更趋稳定。

4 内镜除皱术的优点 ①能在直视下通过监视器进行分离、剥离、切除等手术操作,视野清楚,细微结构显露清晰,操作准确,能避免损伤知名血管神经,过程简捷,所需时间短;②由于不行广泛的冠状头皮切开,因此出血少,术中无须输血或应用血浆代用品,且因损伤轻而无片状脱发后遗症,术后术区肿胀轻、淤斑少,受术者于术后 2～3 天即可出院恢复工作。

内镜除皱术虽在国内开展不久,但其术式在整形外科的应用如同显微外科技术一样,会给整形外科带来新的发展,具有广泛的发展前景。

参考文献

[1] McKinney P, Celetti S, Sweis I. An accurate technique for fixation in endoscopic brow lift[J]. Plast Reconstr Surg, 1996, 97(4): 824-827.

[2] Ramirez O M. Endoscopic techniques in facial rejuvenation: an overview, part Ⅰ[J]. Aesth Plast Surg, 1994, 18(2): 141-147.

[3] Vasconez L O, Core G B, Gamboa-Bobadilla M, et al. Endoscopic techniques in coronal brow lifting[J]. Plast Reconstr Surg, 1994, 94(6): 788-793.

[4] Isse N G. Endoscopic facial rejuvenation: endoforehead, the functional lift, case reports[J]. Aesth Plast Surg, 1994, 18(1): 21-29.

[5] Daniel R K, Tirkanits B. Endoscopic forehead lift: an operative technique[J]. Plast Reconstr Surg, 1996, 98(7): 1148-1157; discussion 1158.

(载于《中华医学美容杂志》2000 年第 6 卷第 1 期 P10-12)

面部年轻化治疗的效果取决于个性化的适应证选择

上海交通大学医学院附属第九人民医院 王炜

【关键词】 面部年轻化、适应证、个性化治疗

追求美丽是人类的本能,对于任何个体而言,年轻和美丽是生活和生存质量的要素,因此,面

部年轻化治疗承载着人类对美容的永恒需求。

面部老化是人类岁月积累的综合性变化，是持续的和不可避免的，也是难以逆转的。现代医学的进步使我们能够延缓面部老化的过程，减少、掩饰和消除面部老化的表现，达到面部年轻化。面部老化表现为面部皮肤的形态、质地、紧张度和整个面部轮廓的老化，显示面部宽短、皮肤干燥、皱纹密布、软组织松垂、沟槽加深、骨形态结构短缩和面部器官边角下垂等。

现代面部年轻化治疗包括全身和局部的保健与治疗。

一、非手术侵袭治疗技术

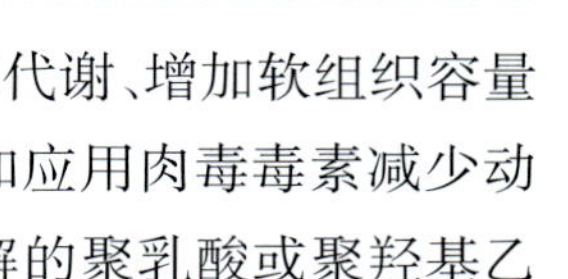

整形美容技术包括组织填充或削减、动力性皱纹的展平、改善浅表组织代谢、增加软组织容量和张力等，这类治疗主要包括三方面：①减少动力性皱纹，展平皱褶皮肤，如应用肉毒毒素减少动力性皱纹；②填充和植入治疗，如自体脂肪、透明质酸、胶原、水凝胶、可降解的聚乳酸或聚羟基乙酸、去细胞真皮微粒等组织填充剂和植入物的应用；③皮肤及皮下组织的物理治疗，包括各种激光、射频、皮肤磨削等。

二、外科手术治疗技术

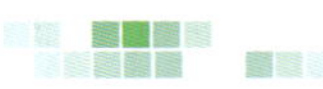

虽然非手术侵袭治疗技术发展、推广迅速，但是面部年轻化手术仍是一类有效而持久的年轻化手段，并且是不可替代的。

1 历史的演进　应用外科手术达到面部年轻化已有100多年的历史，手术方法的改进是随着医师们对于面部各层次和分区部位老化的生理解剖认识的深化而进步的，从最初的皮肤提紧到表浅肌肉腱膜提紧，再到骨膜下提紧；为了减少手术切口和创伤，20世纪90年代初，内镜技术用于面部年轻化治疗。

2 面部年轻化的原理　有关面部年轻化手术研究的文献数以千计，其基本原理是充分分离不同松弛度的组织，使其张力重置，取得各类软组织结构年轻化的张力再平衡。随着年龄的增长，软组织的张力发生变化，导致松垂、萎缩、含水量减少、形态和结构老化。从形象上观察分析，由于各类组织的张力改变及松弛度不均衡，出现面部软组织松垂，失去年轻面部特有的C形或S形轮廓边缘，面部器官结构出现沟槽、皱褶等老化表现。根据经验，随着年龄的增长，面部各类软组织张力递减的顺序是皮肤→肌肉→筋膜→腱膜→韧带→骨膜。但也不全是如此，因为面部的韧带不是孤立存在的，它连接和固定的组织往往是从骨膜到皮肤，因此，在面部年轻化手术中，松解面部有关韧带至关重要。为了纠正各类软组织的张力不平衡，必须充分松解老化松弛的组织，并给予重新张力置位固定，以取得新的张力平衡，重建年轻化的外观。基于此，分析、研究当今众多学者所报道的面部各层次的支持结构和韧带的解剖研究结果，对提高面部年轻化手术的效果是至关重要的。

在面部年轻化手术过程中，松垂软组织的有效松解是过程，良好的重新固定是手段，目的是取得软组织年轻化的张力平衡。例如，为达到眶区年轻化的目的，Flowers R. S.较早就提出了在切除松垂的下睑皮肤的同时行外眦成形固定术。

3 面部年轻化手术的个性化选择　面部年轻化手术包括皮肤提紧、单纯或扩大SMAS提紧、骨膜下提紧等，由此延伸为多层次提紧、小切口多层次提紧和分区多层次提紧等。在几十年关于面部年轻化手术的研究和实践中，笔者认为，每一类手术方法都有其相应的适应证，面部年轻化治疗效果取决于医师对求美者个性化适应证的选择，即根据每个个体不同的老化表现，作出面部各类组织结构老化状况的分析和评估，再选择适当的松弛组织的松解范围，并注意将与皮肤、肌肉、筋膜、腱膜固定的韧带予以有效松解，从而完成各类组织的年轻化再塑造，只有这样，才能取得较好的手术效果。值得医师们注意的是，即使是同一个体，在不同的年龄段，其面部不同部位的结构变化也会有所区别，应予以不同的手术方法。

笔者于 1996 年在第 3 届中华整形外科全国学术交流会上报道的面颊区SMAS(或扩大 SMAS)剪力式提紧手术是中面部和下面部年轻化的有效选择。这是一种颊颧部扩大 SMAS 分离手术，手术设计完成于 1993 年，术后对求美者随访 6 个月～2 年，积累了较多经验。术中在颧弓上下缘彻底分离皮肤及皮下组织，离断颧弓韧带和咬肌韧带，在颧弓下和颊部腮腺前到下颌缘掀起 SMAS，在 SMAS 深层向前分离。其要点为：①分离的 SMAS 深层前缘直达面神经分支入肌点，近鼻唇沟；②分离的 SMAS 深层下缘经耳垂下后方直达颈阔肌起始部深层。完成 SMAS 深层分离后，将广泛分离的 SMAS 对角线剪开，即从耳屏到口角方向剪开，使扩大分离的 SMAS 被剪成上下两块。用血管钳夹持广泛分离的 SMAS，检视其提紧效果，提拉上面一块 SMAS 时，可明显见到中面部皮肤被有效提紧，鼻唇沟深陷被矫正；提拉下面一块 SMAS 时，可见到下面部、口角周围、颈部和颏下区皮肤被有效提紧，颏下双下巴得到缓解或矫正，可达到明显年轻化的目的。将上面一块 SMAS 提紧，用 4-0 尼龙线缝合固定在耳屏上方的颧弓根部；将下面一块 SMAS 提紧到耳垂后方，缝合固定在乳突的腱膜上，其提紧力的方向似剪刀样。这是笔者早在 1993 年完成的面部年轻化的手术设计，当年笔者将其命名为“SMAS 剪力样提紧除皱”，这与 Strizin 等和 Mendelson 报道的扩大 SMAS 概念属同类手术。笔者于 20 世纪 90 年代初期进行了面部年轻化手术的设计和实践，后来在 Mendelson 等的研究中，得到了解剖结构改变的详细注释。

有效的韧带松解是面部提紧的要诀之一。2000 年笔者报道的眶区眶肌筋膜韧带松解和提紧是眶区年轻化且创伤较小的手术选择。为了有效地分离面部支持组织结构，笔者自 20 世纪 90 年代后期至今，多次在国内外学术交流中报道了将面部年轻化手术分成 6 区的设计，在不同的区域按其不同的解剖结构作区分松解和提紧：额顶部 1 区，在帽状腱膜深部分离。额部 2 区，常在额肌深层分离，切除部分额肌。颞部 3 区，通常在颞浅筋膜浅层分离，程度严重者需行颞深筋膜深层分离，进入颧弓表面骨膜下，常与眶周 4 区骨膜下分离联合。眶周 4 区，在眶颧区作骨膜下分离(笔者改良和缩小了眶颧区骨膜下分离范围，即分离仅限于颧眶周边缘和外侧，在眶上区深入眶内约1cm)。在眶周 4 区分离中，也可仅作 SMAS 下分离，将 4 区分为眶水平线上部和眶水平线下部，眶水平线上部的 SMAS 下分离和额部 2 区连成一平面；眶水平线下部的 SMAS 分离是禁忌的，因为此部分颧区的 SMAS 界限不完整，试图分离常会损伤面神经颧支和颞支。颊颧部 5 区，根据情况行 SMAS 或扩大 SMAS 分离。颏下颈部 6 区，连同 5 区行扩大 SMAS 分离，或配合颈阔肌紧缩整形及颏下抽吸。这些设计构成了面部年轻化手术区域性松解和提紧的个性化选择模式(图 6-28)。

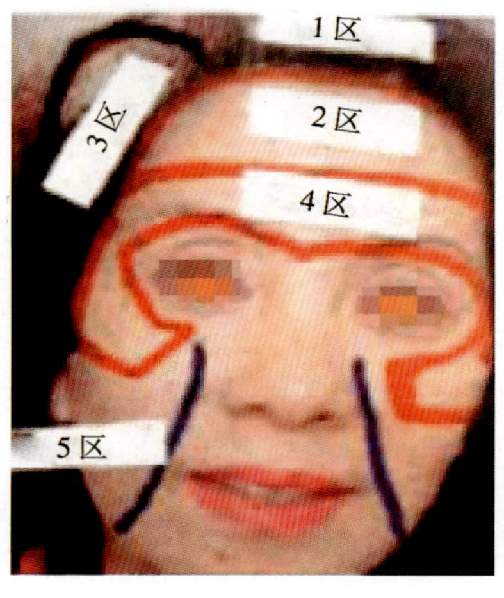

图 6-28 面部年轻化手术分区

三、面部年轻化手术的个性化选择

（1）对于30～55岁的求美者，应选择改善面部质感，实现眶颧区和颊、下颌区提紧的部分面部除皱手术，以适应年轻化重塑区的选择，即以眶颧区和颊、下颌区皮肤的提紧和扩大SMAS分离作为除皱年轻化的手术。求美者为54岁的女性，额部轻度松弛、皱纹显现，眶周显示眉外侧角下垂，睑裂外侧角下垂，睑板下沟深凹，眶颧沟明显，颧部臃肿饱满，鼻唇沟凹陷，下颌外组织松弛，颏下松弛下垂。行部分2区（即额区）小切口潜行分离，提紧3、4、5区皮肤和扩大SMAS分离，SMAS剪力分别向上和向后提紧，术后面部年轻化效果显著，眶周松弛、眉外侧角下垂和睑裂外侧角下垂得到改善，睑板下沟深凹、眶颧沟明显、颧部臃肿饱满得到展平，鼻唇沟凹陷、下颌外组织松弛、颏下松弛下垂明显改善，皮肤质感具有年轻化的效果，求美者和医师均对术后效果满意（图6-29）。

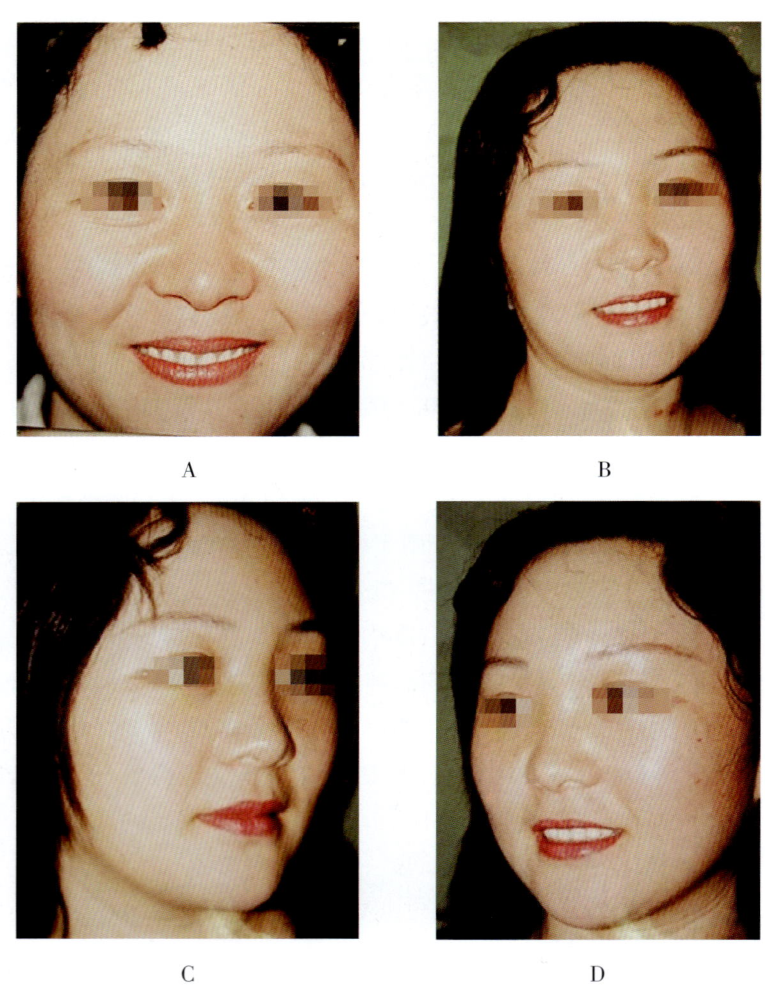

A B C D

图6-29　3、4、5区皮肤提紧和扩大SMAS分离手术前后对比
A. 术前正位　B. 术后正位　C. 术后右侧位　D. 术后左侧位

（2）对于60岁以上，面部明显老化、皮肤松垂、沟槽明显、皱纹密集、轮廓失去年轻时的光滑边缘者，其面部年轻化手术宜对面部1～6区都作松解、提紧，眶颧区行部分或全部骨膜下分离、提紧，常常能取得较好的效果，获得年轻化的张力平衡，而且这类手术常能保持长时期的年轻化效果。求美者是60岁的女性，整个面部轮廓老化，面部呈圆形，额部明显松弛，皱纹密布，眶周皱纹显

著，眉外侧角、眼角、上眼睑明显下垂，睑板下沟和眶颧沟明显凹陷，颧部臃肿饱满，鼻唇沟凹陷，颊部和下颌区松弛、皱褶明显，下颌外组织松弛，颏下松弛下垂，呈现双下巴。在基础麻醉加局部麻醉下手术，包括面部1～5区皮下及SMAS下松解，额肌部分切除，5区SMAS扩大分离，剪力提紧，下眼袋整形。术后随访2年，上述面部老化得到矫正，面部轮廓明显年轻化，皮肤质地年轻化，重现年轻化的C形和S形轮廓边缘（图6-30）。

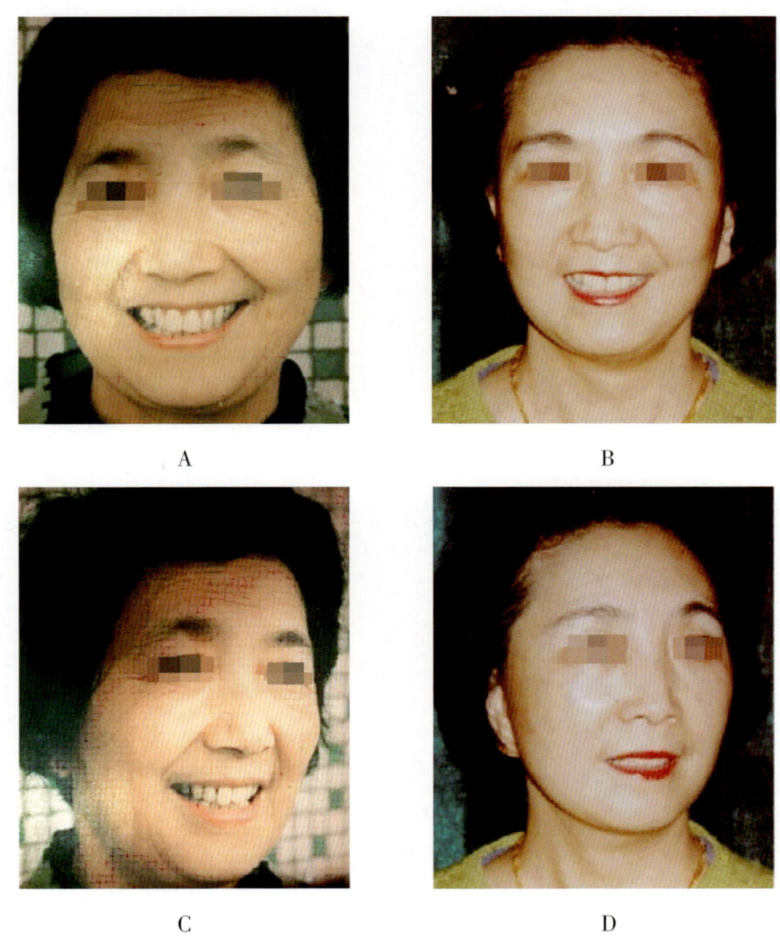

A B

C D

图6-30 1～5区面部年轻化手术及颏下颌区扩大SMAS提紧（包括颈阔肌提紧）手术前后对比

A. 术前正位 B. 术后正位 C. 术前侧位 D. 术后侧位

（3）对于特殊要求改变面部轮廓的患者，在改变面部轮廓的同时施行面部1～5区年轻化手术，特别是眶颧区骨膜下分离提紧，能取得患者和医师双方都满意的效果。求美者为37岁的女性，要求进行颧弓缩小和下颌角缩小整形。术前评估：额部轻度松弛，双眉和眼角下垂，下眶区凹陷，颧部复合体臃肿，颧下空虚，下颌方宽，外表显示男性和老态面容。在气管插管麻醉下手术，于冠状切口行颧弓缩小、1～5区面部松解提紧（骨膜下提紧），口腔入路行下颌角缩小，面部骨骼轮廓整形强化了除皱手术所带来的年轻化效果（图6-31）。

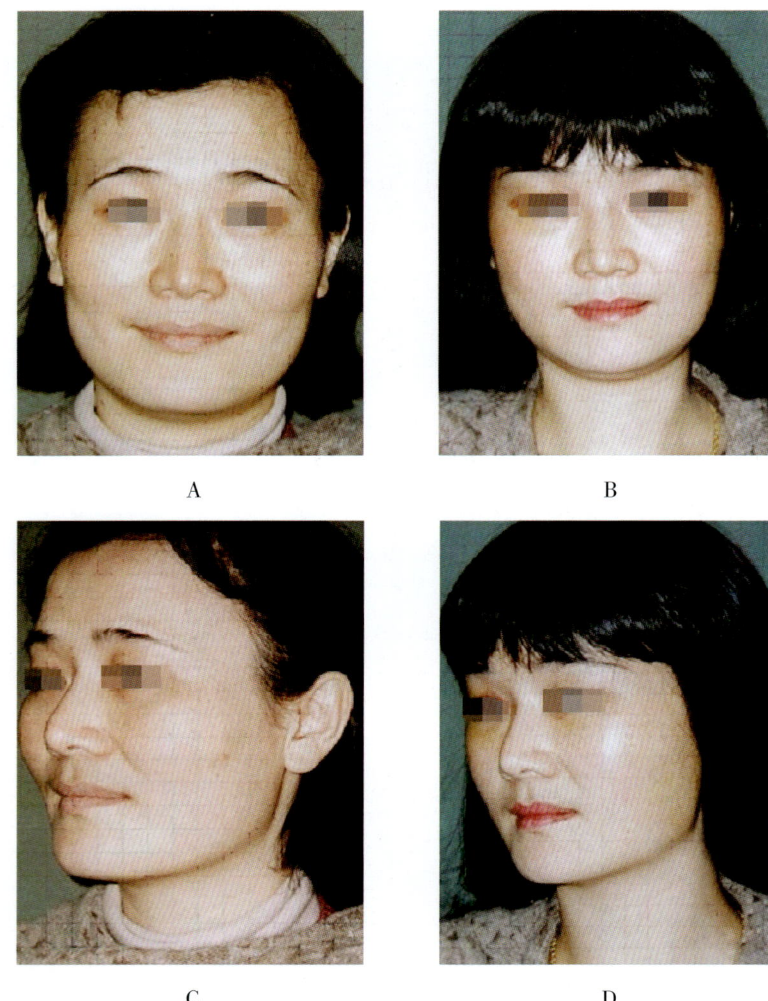

图 6-31 面部轮廓整形和面部年轻化手术前后对比
A. 术前正位 B. 术后正位 C. 术前侧位 D. 术后侧位

面部年轻化手术的术式虽然种类繁多，但只有两大要素——松解、提紧。最为重要的是，术前医师应对患者面部老化各部分的解剖结构准确评判，并选择准确、恰当的术式予以治疗，即可得到求美者和医师均满意的效果。

参考文献

[1] Miller C C, Miller F. Folds, bags and wrinkles of the skin about the eyes and their eradication by simple surgical methods[J]. Aesthetic Plast Surg, 1988, 12(3): 157-158.

[2] Skoog T. Plastic surgery: new methods and refinements[M]. Philadelphia: WB Saunders, 1974: 323-326.

[3] Porterfield H W, Mohler L R, Sandel A. Submucous cleft palate[J]. Plast Reconstr Surg, 1976, 58(1): 60-65.

[4] Stuzin J M, Baker T J, Gordon H L, et al. Extended SMAS dissection as an approach to midface rejuvenation[J]. Clin Plast Surg, 1995, 22(2): 295-311.

[5] Mendelson B C. Extended sub-SMAS dissection and cheek elevation[J]. Clin Plast Surg, 1995, 22(2): 325-339.

[6] Psillakis J M, Rumley T O, Camargos A. Subperiosteal approach as an improved concept for correction of the aging face[J]. Plast Reconstr Surg, 1988, 82(3): 383-394.

［7］余力，杨群，王炜，等.内窥镜骨膜下除皱术的应用［J］.中华医学美容杂志，2000，6（1）：10-12.

［8］王炜，祁佐良，林晓曦，等.眶区年轻化策略——王韧带松解及提紧的睑袋整形术［J］.中国实用美容整形外科杂志，2005，16（4）：205-208.

［9］王炜，王卫峻，祁佐良，等.眶区年轻化策略——王韧带松解及提紧的睑袋整形术（续）［J］.中国实用美容整形外科杂志，2005，16（10）：268-270.

［10］王炜，王卫峻，林晓曦，等.眶肌筋膜韧带提紧-眼袋整形的新思路［J］.中华医学美容杂志，2000，6（6）：284-287.

［11］Moss C J, Mendelson B C, Taylor G I. Surgical anatomy of the ligamentous attachments in the temple and periorbital regions［J］. Plast Reconstr Surg，2000，105（4）：1475-1490; discussion 1491-1498.

［12］Muzaffar A R, Mendelson B C, Adams W P Jr. Surgical anatomy of the ligamentous attachments of the lower lid and lateral canthus［J］. Plast Reconstr Surg，2002，110（3）：873-884; discussion 897-911.

［13］Ozdemir R, Kiling H, Unlu R E, et al. Anatomicohistologic study of the retaining ligaments of the face and use in face lift: retaining ligament correction and SMAS plication［J］. Plast Reconstr Surg，2002，110（4）：1134-1147; discussion 1148-1149.

［14］Ghavami A, Pessa J E, Janis J, et al. The orbicularis retaining ligament of the medial orbit: closing the circle［J］. Plast Reconstr Surg，2008，121（3）：994-1001.

［15］Hwang K, Nam Y S, Kim D J, et al. Surgical anatomy of retaining ligaments in the periorbital area［J］. J Craniofac Surg，2008，19（3）：800-804.

［16］Flowers R S. Canthopexy as a routine blepharoplasty component［J］. Clin Plast Surg，1993，20（2）：351-365.

［17］Hamra S T. Arcus marginalis release and orbital fat preservation in midface rejuvenation［J］. Plast Reconstr Surg，1995，96（2）：354-362.

［18］Hamra S T. The role of orbital fat preservation in facial aesthetic surgery: a new concept［J］. Clin Plast Surg，1996，23（1）：17-28.

（载于《中国美容整形外科杂志》2010 年第 21 卷第 3 期 P129-131）

面部整形和修复重建

眶损伤重建的研究进展

福建医科大学附属第一医院　林李嵩
上海第二医科大学附属第九人民医院　王炜

眶位于面中1/3,是构成面部轮廓形态及功能的主要区域,其包括7块骨头:额骨、颧骨、上颌骨、蝶骨、泪骨、筛骨和腭骨,毗邻上颌窦、筛窦、额窦和鼻腔。眶损伤不仅涉及面部外形,损害面部的主要器官,而且影响眼、鼻、口腔的功能。自20世纪50年代Smith和Regan首先提出单纯性眶爆裂性骨折(blowout fracture)的概念,Converse和Smith率先应用骨移植修复重建眶壁骨折以来,眶缺损的修复重建技术有了很大发展,颅面外科技术可以保证骨块截骨移动和最佳的切口外形,新的置入材料及内固定技术的应用使复位骨块的固定更加方便、可靠并具最小的异物反应。但是眶区的毗邻关系复杂,眼球内陷、复视、眶下区麻木等并发症仍困扰着许多外科医师。笔者仅就近年来有关内镜技术、快速原型(rapid prototyping,RP)技术和导航系统在眶骨折重建方面的进展作一综合性论述。同时由于儿童眶骨骨折的发生率近年来有升高的趋势,且其治疗的特殊性亦值得引起同行的重视,故一并论述。

一、内镜技术

随着内镜在面部除皱、隆乳术等整形美容外科中的成功应用,有学者亦把内镜技术应用于面部创伤的诊治中。使用内镜可减少创伤性切口,减少并发症,因此,以内镜技术等为代表的微创手术将是眶骨折诊治的有效手段和有益的补充。

1　眶下壁骨折　Ikeda等采用内镜经上颌窦窦口进入窦腔,进行探查和复位。为避免复位的眶底再次塌陷,Ikeda把带气囊的导尿管置入窦腔,充气或注射生理盐水后维持2周;若从气囊打入阻透X线的物质,具有术后仍可调整的优点。其不足之处是:①对大于1cm×2cm的骨折仍需要作外切口,以置入重建材料;②2周后移去导管气囊,仍有复发的可能。为此,Chen等加大上颌窦前壁的窗口(2cm×1.5cm),用视角0°、直径4mm的内镜清创,回纳眶内容物,用Medpor(3例)或钛网(6例)重建眶下壁。Medpor是经破裂的眶下壁置于眶内;而钛网则放在上颌窦侧,为避免锐利的边缘损伤眶内容物,用长4mm的钛钉将其固定于上颌窦顶部。随访4～20个月,除1例因并发眶内壁骨折无法复位外,其余8例的眼球内陷均得到矫正;3例复视患者有2例得以矫正,1例改善;除了眶下皮肤短暂的麻木外,余无异常并发症。该方法适用于简单的早期单纯性眶下壁骨折,但由于病例数少,随访时间短,缺少与传统睑内切口径路手术方法的对比研究,其优越性仍有待于证明。

2　眶内壁骨折　不同种族的人,其眶内壁的强度也不一样,一般亚洲人较北美高加索人脆弱。单纯性眶内壁骨折的发生率为42.8%～81.7%,CT的应用使其更易于被发现。外科技术要点:

①全身麻醉可避免患者紧张，而局部麻醉有利于复视的矫正；②切除钩状突可获得较大的径路进入病变区，利于内镜的操作；③将中鼻甲向鼻中隔方向移位，充分扩大进路，也有人用中鼻甲作修复材料；④骨折区的筛窦气房壁应切除，预防外伤或术后鼻窦囊肿；⑤保留眶周骨膜上的骨折碎片，完全回纳疝出的眶内容物；⑥将 2mm 厚的硅橡胶板折叠，一面紧贴复位的眶板，另一面放在筛窦内，并维持 2 个月，过早去除会导致眶内壁再次塌陷。

Naraghi 等用该技术治疗 21 例单纯性眶内壁骨折患者，平均随访 341 天，17 例效果良好，4 例不佳。内镜法最大的优点是面部无瘢痕，而常规的外睑切口、冠状切口都有瘢痕形成。其缺点是结膜内切口虽无瘢痕，却无法充分暴露眶内壁的上后部分。另外，该法无须新的供区供骨。显然，由于视野太小，手术区紧邻眶内容物、鼻额管颅凹和视神经管，有损伤内直肌和筛前筛后动脉引起眶内血肿等潜在危险。为此人们在内镜上驳接影像导航系统，帮助术者在术中定位鼻窦、眶、颅底的解剖结构，使术者在进行手术操作时能顾及术野周围的重要结构，提高手术的精确性和安全性。

二、快速原型技术

传统制备模型的方法是：根据 CT 数据，用数控铣床铣去固体的胚料（如塑料、多聚泡沫等易加工的材料），制备出外形简单无镂空的模型。由于上述技术的限制，颅颌面部的精细结构无法铣出。快速原型（RP）技术是计算机根据所给模型的数据，控制激光扫描光敏树脂，使其按一定的形状固化，并逐层累加而形成的三维模型，因此该技术可以对任何复杂形状的零件（包括中空结构）进行成形，而且精确度高。这种技术最先应用于飞机、汽车的制造，近年来快速原型及镜像技术开始应用于颅颌面外科，如构建患者个体三维模型，根据健侧的骨框架恢复患侧的骨框架，预制个性化的异形固定材料，个性化恢复颅骨缺损，个性化重建下颌骨缺损，以及对耳郭和眼缺损进行个性化赝复体修复，而且手术操作简单，时间短，修复精确，大大提高了治疗效果。在涉及眶骨骨折治疗方面，Holck 尝试应用 RP 技术治疗眶颧骨折外伤 7 个月的患者（制备 SLA 模型，以此为模板设计截骨线和骨块的移动方向及距离，测量与周边结构如左侧额窦、前颅凹等的距离，进行术前设计和术后效果的预测），术后复视及眼球下移均得到矫正。

Barker 等在人头颅骨选出成对的解剖标示点，通过测量和形态分析发现模型偏大些，平均偏大 0.47mm，准确率为 97.7%～99.12%。产生误差的原因可能与 CT 数据的处理、制备模型时所用光敏材料的性能有关。一般情况下，模型能满足临床的要求；但对骨质薄弱的区域如眶内壁、眶底、上颌窦前壁等部位，由于部分容积效应，眶壁的建模不理想，影响了眶重建的深入研究。随着计算机软件和材料的改进，产生了更加精确的模型并降低成本，使 RP 技术在眶重建中发挥更大的作用。

三、导航技术

成像技术（如螺旋 CT、三维 CT 成像）在二维平面上显示了三维的影像资料，快速原型则提供了硬组织大体的三维空间模型，在一定程度上有助于术前的设计和预测，但仍不能满足整个外科修复的需要。手术导航系统是近年来发展起来的先进技术。

手术导航系统又称为计算机辅助外科手术（computer-assisted surgery，CAS）、图像引导手术导航系统（image-guided surgical navigation system）、图像引导外科手术（image-guided surgery，IGS）等，其工作过程为：术前根据放射影像学图像（CT 或 MRI 等）重建三维影像模型，根据该模型确定病变区域和手术入路，完成虚拟手术规划。术中先进行系统配准，即在三维影像模型、实际的患部和手术器械的定位系统三者之间建立联系，然后实时监测手术器械的空间位置，并把它合成到图像中去，辅助外科医师完成复杂的外科手术。Gell-Rich 等对 18 例单侧外伤性眼球内陷患者利用 CAS

完成外伤性眶重建的术前设计和术中导航。

1 术前设计 首先在Stryker-Leibinger导航系统的计算机图形工作站中，利用原始螺旋CT数据正确测量解剖结构间的距离，判断患侧眼球的突度和位置，判断眶损伤和面中部结构不对称的程度；然后用镜像工具根据健侧的数据产生患侧的虚拟模型，再以此为蓝本设计截骨线、骨折块的复位以及置入体放置的位置等。

2 手术导航 Stryker-Leibinger导航系统采用无框架立体定向导航，由3个红外线相机和发光二极管组成光学定位系统。用Mayfield夹固定患者的头部，其上颌固定牙弓夹板，上面有4个标示点。然后进行系统配准，在患者实体与三维重建图像之间建立一一对应的关系，系统误差控制在1mm以内。导航系统界面友好，能满足外科医师的需要，不管是硬组织还是软组织，均能被分级识别，可让外科医师同时在多个平面和三维上观察患者的解剖结构。利用监视器能控制整个重建过程，保证外科医师避免损伤重要的结构(如视神经)；精确定位置入物，避免放置错误；确立眼球的正确位置；恢复正确的颧骨突度等。

手术导航系统不仅能帮助重建眶，亦可用于视神经减压和涉及眶的肿瘤切除等。但对肿瘤而言，术前确定切除的安全缘极为重要。

为了提高空间定位和配准的精度，应把计算机辅助的术前设计和外科手术进行完美结合，同时进一步改进软件和外科工具，最终使外科手术辅助导航系统真正成为颅面外科与整形外科医师的第三只眼，即看到手术部位的内部结构，避免因经验不足而造成的手术失误，使手术更安全、更精确、更科学。

四、儿童眶骨折

儿童面部骨折大约占所有面部外伤的5%，多发生于5岁以上儿童。在儿童眶骨折中，单纯性眶下壁骨折最常见。儿童的骨弹性较大，多见青枝骨折或仅骨变形而未折断。儿童眶骨折的治疗原则与成人相同，眶下壁骨折采取结膜内或睑缘下径路，但也有其特殊性，应加以重视：儿童眶下壁骨折易产生嵌顿，引起复视和眼球运动障碍，但常常由于在检查时的不合作而未能及时发现，延迟了手术治疗的时间。一旦手术不及时，一方面回纳眶软组织将更困难；另一方面因眼外肌长时间缺血，易致其永久性损伤而造成复视。所以外科医师对儿童眶下壁骨折应有高度的警惕性，除了进行全面的体检外，还应重视眼部检查，甚至有必要行眶区薄层冠状断层扫描。总之，及时诊断是临床上获得良好疗效的保证。儿童眶骨折的治疗原则是：①出现嵌顿症状和活板门式骨折时，即使只有很小的软组织疝出，只要患儿能耐受手术，应立即手术，这样效果好；②仅存在活板门式骨折，假如没有运动受限的体征，并不需要手术。但有学者建议，早期可先观察48小时，再决定是否手术。

Ducic倾向使用自体颅骨和肋骨重建发育中儿童的眼眶缺损，这些置入材料经过一段时间能与眶骨融合，以适应眶骨等的发育生长。另外，儿童的颅骨板有较好的可塑性，制备外形亦容易，可经一个小冠状切口取颅骨外板，包括骨膜。但Jordan等用硅橡胶或聚丙烯对19例患儿进行修复，也获得了较好的效果。在手术前及置入物体后，都应该做眼球的被动转向试验，以排除医源性嵌顿。

[1] Ahmad F, Kirkpatrick W N, Lyne J, et al. Strain gauge biomechanical evaluation of forces in orbital floor fractures[J]. Br J Plast Surg, 2003, 56(1): 3-9.

[2] Baumann A, Ewers R. Use of the preseptal transconjunctival approach in orbit

reconstruction surgery[J]. J Oral Maxillofac Surg,2001,59(3):287-291; discussion 291-292.

[3] Grabb-Smith.格-斯整形外科学[M].郭树忠,主译.西安:世界图书出版公司,2002:363-404.

[4] Sanno T, Tahara S, Nomura T, et al. Endoscopic endonasal reduction for blowout fracture of the medial orbital wall[J]. Plast Reconstr Surg,2003,112(5):1228-1237; discussion 1238.

[5] Burm J S, Chung C H, Oh S J. Pure orbital blowout fracture: new concepts and importance of medial orbital blowout fracture[J]. Plast Reconstr Surg,1999,103(7):1839-1849.

[6] Ikeda K, Suzuki H, Oshima T, et al. Endoscopic endonasal repair of orbital floor fracture[J]. Arch Otolaryngol Head Neck Surg,1999,125(1):59-63.

[7] Chen C T, Chen Y R. Endoscopically assisted repair of orbital floor fractures[J]. Plast Reconstr Surg,2001,108(7):2011-2018; discussion 2019.

[8] Naraghi M, Kashfi A. Endonasal endoscopic treatment of medial orbital wall fracture via rotational repositioning[J]. Am J Otolaryngol,2002,23(5):312-315.

[9] Cartellieri M, Vorbeck F. Endoscopic sinus surgery using intraoperative computed tomography imaging for updating a three-dimensional navigation system[J]. Larygoscope,2000,110 (2):292-296.

[10] Klein H M, Schneider W, Alzen G, et al. Pediatric craniofacial surgery: comparison of milling and stereolithography for 3D model manufacturing[J]. Pediatr Radiol,1992,22(6):458-460.

[11] 何冬梅,张益,张震康,等.三维头颅模型在口腔颌面外科的应用[J].中华口腔医学杂志,2001,36(5):334-338.

[12] 归来,左锋,张智勇,等.颅骨缺损的个性化修复[J].中华整形外科杂志,2004,20(2):98-100.

[13] 周树夏,刘彦普.进一步提高面中部骨折的治疗质量[J].中华口腔医学杂志,2004,39(1):2-4.

[14] 焦婷,张富强,孙健,等.计算机辅助设计颌面缺损修复技术的开发应用研究[J].中华口腔医学杂志,2004,39(2):129-132.

[15] Holck D E, Boyd E M, Ng J, et al. Benefits of stereolithography in orbital reconstruction[J]. Ophthalmol,1999,106(6):1214-1218.

[16] Barker T M, Earwaker W J, Frost N, et al. Integration of 3D medical imaging and rapid prototyping to create stereolithographic models[J]. Australas Phys Eng Sci Med,1993,16(2):79-85.

[17] Choi J Y, Choi J H, Kim N K, et al. Analysis of errors in medical rapid prototyping models[J]. Int J Oral Maxillofac Surg,2002,31(1):23-32.

[18] Gellrich N C, Schramm A, Hammer B, et al. Computer-assisted secondary reconstruction of unilateral posttraumatic orbital deformity[J]. Plast Reconstr Surg,2002,110(6):1417-1429.

[19] Schultes G, Karcher H, Gaggl A, et al. Computer assisted tumour resection of the skull base: case report[J]. J Cranio-maxillo-fac Surg,2001,29(6):326-331.

[20] Bansagi Z C, Meyer D R. Internal orbital fractures in the pediatric age group: characterization and management[J]. Ophthalmol,2000,107(5):829-836.

[21] Grant J H, Patrinely J R, Weiss A H, et al. Trapdoor fracture of the orbit in a pediatric population[J]. Plast Reconstr Surg, 2002, 109(2): 482-489; discussion 490-495.

[22] Jordan D R, Allen L H, White J, et al. Intervention within days for some orbital floor fractures: the white-eyed blowout[J]. Ophthal Plast Reconstr Surg, 1998, 14(6): 379-390.

[23] Ducic Y. Three-dimensional alloplastic orbital reconstruction in skull base surgery [J]. Laryngoscope, 2001, 111(7): 1306-1312.

(载于《中国实用美容整形外科杂志》2005 年第 16 卷第 3 期 P173-175)

肿瘤根治术后眶缺损畸形的整复

上海第二医科大学附属第九人民医院　王炜

福建医科大学附属第一医院　林李嵩

【内容提要】 肿瘤切除术后的眶重建是一个复杂的工程,成功的眶重建对患者的生活方式和心理都能产生良好的影响。颅面外科、显微外科技术和生物材料等的发展,使得眶缺损畸形的整复成为可能,其手术内容包括骨性眶的重建、眶内容物的充填、结膜囊的成形和眼睑的再造等。笔者仅就近年来有关肿瘤根治术后眶缺损畸形整复的进展作一综述。

【关键词】 眼眶、肿瘤、重建

眶区肿瘤根治性切除常造成眼球、眶内容物、骨性眶壁等面部缺损畸形。眼睛能刺激面部的生长发育,故在儿童时期剜除眼球不仅造成眼缺失畸形,还将造成眶睑及颜面区的继发畸形。另外,眶肿瘤的放射治疗使得软组织产生瘢痕,血供很差,加重了组织损伤,畸形范围常超过眶区,引起半面萎缩。若患者在眶发育完成后行眼球剜除术,则畸形相对较轻,多局限在眶区。

颅面外科、显微外科技术和生物材料等的发展,使得眶缺损畸形的整复成为可能。整复的目的是维持眼球的正确位置,或使无眼球患者能戴上合适的义眼,或整复眶面部的畸形和缺损。手术内容包括骨性眶的重建、眶内容物的充填、结膜囊的成形和眼睑的再造等。

一、骨性眶的重建

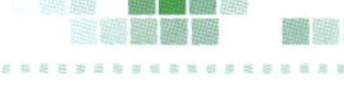

无眼球骨性眶缺损(如视网膜母细胞瘤切除术后)的重建,目的在于重建的眶能支持义眼并保证其正确的位置。由于合成材料失败率较高,在放疗过的眶中应避免使用,尽量利用自体组织,如颅骨。对于严重失去活力的受植床,颅骨块常需联合松质骨(胫骨或髂骨)使用,将骨块衬垫于眶周围的骨表面,构建骨性眶。尽管用自体骨重建具有许多优点,但是其塑形困难,不易精确重建眶壁及颧骨的解剖外形;而常用的异质材料 Medpor 和钛网易于塑形,并可在术前用计算机进行设计制作,精确重建缺损区的外形,缩短手术时间。要降低异质植入体的排异率,关键是要有足够的软组织覆盖包裹。采用骨切开术前移眶框架的方法常被认为是不安全的,因为放疗区血供差,很可能形成死骨。

保存眼球的骨性眶缺损(如仅侵及眶壁的上颌窦癌根治术后)的重建,除了要重建眶腔周边缺损的软硬组织外(如颧上颌骨及软组织),还须准确重建眶壁,以维持眼球的正常位置,防止眼球内陷或错位。通常有三种术式:①单独采用软组织瓣;②单用一个骨肌皮瓣(如腓骨肌皮瓣、肩胛骨肌皮瓣、带肋骨的腹直肌皮瓣),但因为软组织附着在骨组织上而无法精确重建眶颧;③采用游离骨块联合带血管的游离皮瓣,骨组织和软组织可分别单独摆放,精确重建眶颧解剖形态(如眶侧壁和后内侧壁),调整眼球位置,防止眼球内陷或错位,同时悬吊眦角,采用的游离骨块为颅骨板或肋骨;④带血管的游离皮瓣可用前臂皮瓣、腹直肌瓣、背阔肌瓣或股前外侧瓣。

传统认为,游离骨块难以经受根治术后的常规放疗,较骨肌皮瓣有更大的失败风险,但近年的一些动物实验和临床研究显示,游离骨块成活的关键是植入骨块的再血管化,只要保证植入骨块有血供良好的软组织包裹,游离骨块通常在4周内即能获得髓内循环,因而足以耐受通常在术后6周开始的放疗。

随着时间的推移,非血管化移植骨会出现吸收,其吸收率取决于骨的血供和特性。游离骨块的吸收率较血管化移植骨高,皮质骨较松质骨不容易被吸收。对软骨成骨(如髂骨)而言,膜性骨(如颅骨)血管化更快,且更不容易被吸收。

移植骨块重建骨性眶时应注意:①重建的眶下缘应较对侧高3～4mm,以维持下睑和皮瓣的高度;②支撑义眼的不是眼睑而是眶下缘,因此眶下缘必须有足够的前突度;③眶底壁和后内壁骨的一期重建应该矫枉过正,防止眼球内陷。

二、眶内容物的充填

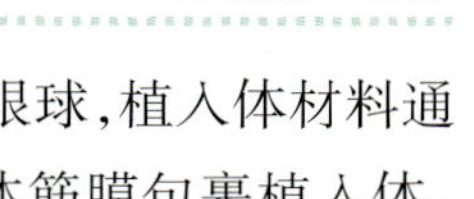

1 眼球剜除术 眼球剜除术后患者需用合适的球形植入体替代剜除的眼球,植入体材料通常是聚甲基丙烯酸甲酯、硅橡胶或羟基磷灰石。为了减少暴露的危险,可用自体筋膜包裹植入体。对于放疗后或植入体暴露的病例则采用真皮脂肪。真皮脂肪可从臀部或脐周获取,但臀部会留有明显的瘢痕;而脐周的真皮脂肪更具优点,如组织量足够、毛发少、瘢痕隐蔽等,尤其适合于年轻女性。植入体应置入眼球筋膜鞘(Tenon 囊)内,使眼球假体能自如运动。若植入体在眶内的位置太低或眶内容物较少,可通过睑板下切口置入适量的颅骨板。

2 眶内容剜除术 行眶内容剜除术或扩大眼球剜除术后,传统上仅在残留的空腔内植断层皮片或任由肉芽组织覆盖。目前倾向于重建全部的眶内容,移植的软组织必须有足够的量,足以成形和充填眶尖、眶缺损,避免死腔;能支持结膜囊、义眼和眼睑。此外,血供要好,利于植入皮肤或黏膜的成活以重建结膜囊,同时促进眶骨和眼睑的生长发育。

颞肌瓣能满足上述要求,常作为首选。有两种制备颞肌瓣的方法:①矢状分离,将颞肌分浅层和深层两部分,旋转浅层颞肌瓣,越过眶外缘表面,提供较大面积的覆盖;②冠状切口,把颞肌分为前后两部分,颞肌前份的组织旋转,经过眶外侧创口充填眶腔。若要利用全部的颞肌充填眶腔,则需要切除眶外侧壁。但 Menon 等通过研究尸体标本和临床实践后认为,在眶外侧壁能够制备一个足够大的骨窗(约3.3cm×1.9cm)以通过全部的颞肌,而无须切开眶外侧壁。该方法的优点是手术时间较短,供区损伤较小,可一次完成。Menderes 等则发现在颞下线下1.5～2.5cm 区域内,颞浅动脉与颞深动脉存在吻合交通支,可利用颞浅动脉为蒂的逆行颞肌瓣,这样克服了传统的以颞肌为蒂的缺点,使更多颞肌可被利用。

当颞肌瓣不能利用时,亦可用带血管的游离组织瓣来修复,常用的游离组织瓣有腹直肌瓣、背阔肌瓣、前锯肌瓣等。其中用腹直肌瓣修复可产生较好的美观效果,该瓣安全可靠,供区损伤较小,制备时可与眶肿瘤切除术同时进行;若有骨缺损,肌皮瓣可携带肋骨。由于该瓣易修成眶的大小,且蒂窄,横穿面部隧道而不显著,故在儿童眶重建中更具优越性。

三、结膜囊的成形

无眼球的结膜囊和穹隆能容纳、维持和湿润义眼；如果结膜囊收缩，则无法维持义眼，须植入皮肤或黏膜重建结膜囊。颊黏膜耐磨，收缩性小，但供应的量较少。从颊部切取黏膜(约 3cm×4cm)时，应注意保护前庭沟和腮腺导管。供区不应直接拉拢，而应让其再上皮化。术后按摩口内瘢痕、咀嚼口香糖可减轻挛缩。全厚皮片从无毛发且隐蔽的部位获取，如腹股沟和上臂，但其收缩性较颊黏膜严重，还有诸如脱皮屑、毛发生长和恶臭等问题。

结膜囊重建可以是部分或完全的重建。部分重建常涉及下穹隆和内侧穹隆，罕见上穹隆，植入黏膜或皮片缝合于残存的结膜，打包缝合和腔内置入环形成形物，以维持穹隆形状和深度，然后行上下眼睑中部的睑粘连术，术后须维持 4～6 个月。在眶内容剜除或眶内软组织极度挛缩的病例中，必须重建完整的结膜囊，先行颞肌等充填，然后移植黏膜或皮肤，置入成形体，重建整个结膜囊。睑融合至少维持 6 个月(青春期需 1 年)，近中侧和外侧留下小创口，以便冲洗空腔和局部用药。局麻下解除睑融合，同时去除成形物，探查空腔，10 天内置入临时的义眼。

四、眼睑的再造

无眼球睑的整复和重建是为了维持义眼，改善容貌。眼睑出现扩张肿胀、萎缩、变短或失运动时，均需要手术矫正。通常，上睑需采用上提手术，并形成睑皱褶；下睑需行外翻矫正术。萎缩的上、下睑在支撑和血供方面都存在缺陷，这些可通过置入颞肌瓣来矫正：颞肌瓣前 2/5 被一分为二，经隧道分别穿过上、下睑的眼轮匝肌下方，缝合于内眦处；后 3/5 前移充填颞窝，而后面的缺损则用异质材料修复。

眼睑的重建有两种方法：皮瓣和肌瓣(或帽状腱膜)加植皮，前者有耳后颞瓣、足背游离皮瓣等，后者多为颞肌瓣加植皮。将转入眶区的颞肌瓣表面移植全厚皮片，1 年后水平切开，创建一个新的较短眼裂，在肌间分离一个空腔，睑通过颞肌腱膜获得结构支持，通过额肌悬吊产生上睑名义上的垂直向运动。睑裂再造前 1 个月需行睫毛重建术。将合适的义眼置入眼窝后，可采用重建睑皱褶和刺青等方法改善再造眼睑的外观。但目前眼睑的重建效果仍不尽如人意。

五、眉毛的重建

如健侧眉毛浓密，可以采用健侧的眉毛移植。注意矫正毛发的韧带，在术后 6 个月内，毛发常为倒伏状，而后重新直立。如健侧眉毛稀少，可采用刺青或枕部头发显微移植的方法。

六、其他

成人因眼球剜除造成的面部不对称较儿童轻，重建主要在眶区内。儿童患者在发育过程中可继发明显的面部畸形，还需做上颌骨截骨术、颏成形术、鼻成形术等以进一步矫正。此外，还可用不同的美容外科方法如除皱术、睑成形术和面罩式提升等进一步改善面部的协调对称性。

七、总结

肿瘤切除术后的眶重建是一个复杂的工程，成功的眶重建可对患者的生活方式和心理产生良好的影响。治疗组应包括肿瘤外科、放射科、眼科和心理科医师。对于儿童患者，应先行肿瘤的根治性治疗，重建必须等到快速生长期结束后才能进行。在此期间，不仅可以评估肿瘤的预后，也可了解无眼畸形患者整复畸形的愿望和合作态度。

一方面，肿瘤的影像定位技术和术中冷冻切片检查可保证肿瘤切除后的安全缘，提高肿瘤的治愈率；另一方面，显微外科技术使得即刻修复成为可能。建议对成年患者在行肿瘤根治性切除后即刻重建。术前、术后均应拍摄 MRI，随访时进行对比，以便早期发现和处理肿瘤的复发。

参考文献

[1] Krastinova D, Kelly M B, Mihaylova M. Surgical management of the anophthalmic orbit, part 1: congenital[J]. Plast Reconstr Surg, 2001, 108(4): 817-826.

[2] Krastinova D, Mihaylova M, Kelly M B. Surgical management of the anophthalmic orbit, part 2: post-tumoral[J]. Plast Reconstr Surg, 2001, 108(4): 827-837.

[3] Ducic Y. Three-dimensional alloplastic orbital reconstruction in skull base surgery [J]. Laryngoscope, 2001, 111(7): 1306-1312.

[4] Janecka I P. New reconstructive technologies in skull base surgery: role of titanium mesh and porous polyethylene[J]. Arch Otolaryngol Head Neck Surg, 2000, 126(3): 396-401.

[5] Rohner D, Tan B K, Song C, et al. Repair of composite zygomatico-maxillary defects with free bone grafts and free vascularized tissue transfer[J]. J Cranio-maxillo-fac Surg, 2001, 29(6): 337-343.

[6] Browne J D, Burke A J. Benefits of routine maxillectomy and orbital reconstruction with the rectus abdominis free flap[J]. Otolaryngol Head Neck Surg, 1999, 121(3): 203-209.

[7] Cordeiro P G, Santamaria E, Kraus D H, et al. Reconstruction of total maxillectomy defects with preservation of the orbital contents[J]. Plast Reconstr Surg, 1998, 102(6): 1874-1884; discussion 1885-1887.

[8] Kyutoku S, Tsuji H, Inoue T, et al. Experience with the rectus abdominis myocutaneous flap with vascularized hard tissue for immediate orbitofacial reconstruction[J]. Plast Reconstr Surg, 1999, 103(2): 395-402.

[9] Lee H B, Hong J P, Kim K T, et al. Orbital floor and infraorbital rim reconstruction after total maxillectomy using a vascularized calvarial bone flap [J]. Plast Reconstr Surg, 1999, 104(3): 646-653.

[10] Gosain A K, Song L, Santoro T D, et al. Long-term remodelling of vascularized and nonvascularized onlay bone grafts: a macroscopic and microscopic analysis[J]. Plast Reconstr Surg, 1999, 103(5): 1443-1450.

[11] Ozaki W, Buchman S R. Volume maintenance of onlay bone grafts in the craniofacial skeleton: micro-architecture versus embryologic origin[J]. Plast Reconstr Surg, 1998, 102(2): 291-299.

[12] Motoki D S, Mulliken J B. The healing of bone and cartilage[J]. Clin Plast Surg, 1990, 17(3): 527-544.

[13] Bonavolonta G, Tranfa F, Salicone A, et al. Orbital dermis-fat graft using periumbilical tissue[J]. Plast Reconstr Surg, 2000, 105(1): 23-26.

[14] Menderes A, Yilmaz M, Vayvada H, et al. Reverse temporalis muscle flap for the reconstruction of orbital exenteration defects[J]. Ann Plast Surg, 2002, 48(5): 521-526; discussion 526-527.

[15] Menon N G, Girotto J A, Goldberg N H, et al. Orbital reconstruction after exenteration: use of a transorbital temporal muscle flap [J]. Ann Plast Surg, 2003, 50(1): 38-42.

[16] Uusitalo M, Ibarra M, Fulton L, et al. Reconstruction with rectus abdominis myocutaneous free flap after orbital exenteration in children[J]. Arch Ophthalmol, 2001, 119

(11):1705-1709.

[17] Schultes G, Karcher H, Gaggl A, et al. Computer assisted tumour resection of the skull base: case report[J]. J Cranio-maxillo-fac Surg, 2001, 29(6):326-331.

[18] Posnick J C, Polley J W, Zuker R M, et al. Chemotherapy and surgical resection combined with immediate reconstruction in a 1-year-old child with rhabdomyosarcoma of the maxilla[J]. Plast Reconstr Surg, 1992, 89(2):320-325.

[19] Tse D T, Goodwin W J, Johnson T, et al. Use of galeal or pericranial flaps for reconstruction or orbital and eyelid defects[J]. Arch Ophthalmol, 1997, 115(7):932-937.

(载于《中国口腔颌面外科杂志》2005 年第 3 卷第 2 期 P159-162)

一个面部巨大良性肿瘤是如何切除和修复的

面部巨大良性肿瘤虽然不像心脑血管疾病那样易于顷刻危及人的生命安全,但是对生活的危害性是一目了然的,有时也可严重危及生命安全。有一位 19 岁的男青年,左侧面部的黑褐色肿瘤大如足球,虽然心、肺、肝、肾功能正常,但无法面对现实生活,无法见人。犹如椰子样的肿瘤从颞顶部头皮起始,经过额部、眶部及上下睑,再经颧颊部,直到下颌缘,不但累及上下睑,还深入眶内,导致眶腔扩大,眼球突出,上下睑肥厚如马唇下坠,遮挡视线,辗转求医于各地,于 1989 年收入上海第二医科大学附属第九人民医院(图 6-32)。

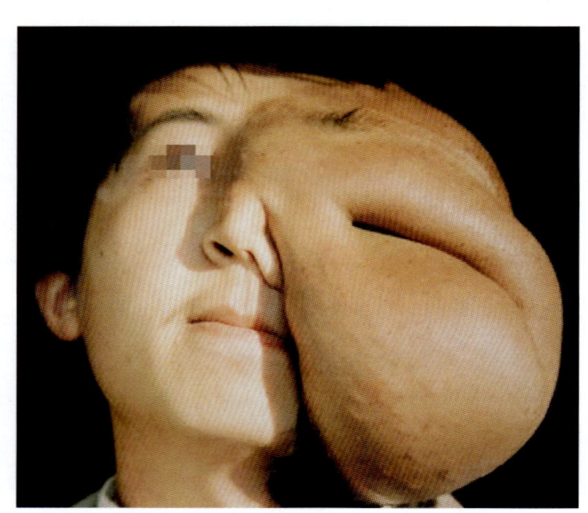

图 6-32　左侧面部巨大良性肿瘤

入院前患者曾在南京市第一医院进行手术切除, 术者细致地考虑到手术中可能会发生大出血,故先进行了双侧颈外动脉结扎,企图控制手术过程中的出血。手术切口选择肿瘤下缘即下颌缘进路,切开肿瘤皮肤后,立即发生无法控制的切口出血,只能将切口原位缝合,并加压包扎。手术中和手术后共输血 10000ml,方挽救了患者的生命,1 年后来我院医治。

入院后,为该患者进行了第二次手术。手术在全身麻醉下进行,吸取第一次下颌缘进路手术切口出血无法控制的教训,此次改为从额部发际区进路,切开皮肤后,血如喷泉般地汹涌而出,手术无法前进，也难以后退，只能用大块明胶海绵加压，并迅速将切口原位缝合和加压包扎，手术中及手术后又输血 10000ml，再次挽救了患者的生命。至此，面对切除肿瘤的巨大风险，虽然外科医师们有良好的愿望，但谁都不敢轻易再次尝试手术切除。如何治疗该患者成为整个学科医师们深感不安和难以助力的问题，期望患者及其家属能理解医务人员的困境而自动出院。

由于该男青年面部神经纤维瘤巨大，不切除肿瘤进行面部整形无法生活，患者及其家属坚决要求手术切除，男青年更是坚决地表示："现在只有两种选择，一是医师为我切除肿瘤，二是我从病房六楼跳下。"显然，留给外科医师的路只有一条：竭尽全力，为该青年切除使他不能继续生活的面部巨大肿瘤。

手术成功的关键是：①减少手术过程中的出血；②完整切除肿瘤；③恰当地进行面部缺损的修复。三者缺一不可，其中以减少手术过程中的出血为前提。前两次手术失败，并前后输血 20000ml，主要原因是手术中不能有效地控制出血。

在患者及其家属的密切配合下，进行了第三次肿瘤切除。经过充分的准备，第三次肿瘤切除终于取得成功，整个手术过程输血近 4000ml。手术后，对患者的面部进行了良好的整形和美容性修饰，使他能够融入周围的生活中去（图 6-33）。男青年高高兴兴地回家，并在元旦和春节时给医师寄了感谢信。

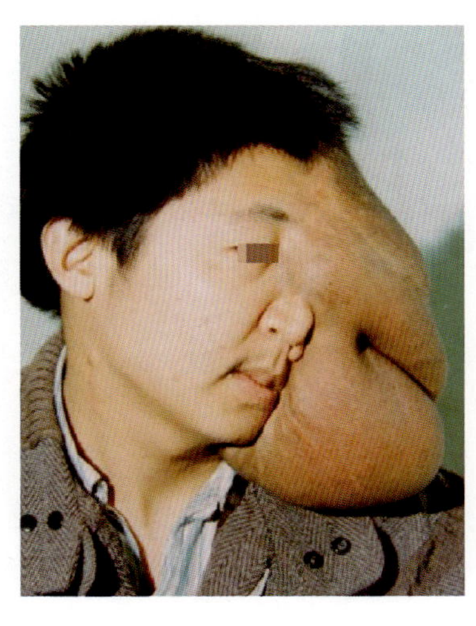

A

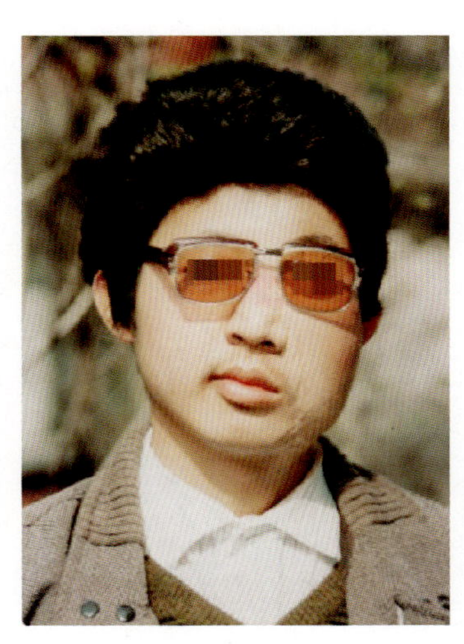

B

图 6-33　面部巨大肿瘤切除前后
A. 术前　B. 术后

手术在全身麻醉下进行。进行低压和低温麻醉，控制手术过程中的出血是第一要务。由于肿瘤切除的出血来自瘤体、瘤体周围的皮肤和瘤体深面，所以采取以下步骤：第一步，截源堵泉。肿瘤切除时无法控制的出血来源于肿瘤周围的组织，即切口上方、下方及其基底部。为此，在皮肤切开之前，于切口上方，即正常皮肤上作连续而有效的结扎性缝合，并深达骨膜，使正常皮肤进入肿瘤的血液得到有效的阻断。在切口下方，即肿瘤组织的一侧，也进行连续而有效的结扎性缝合，深达骨膜，使肿瘤组织进入皮肤切口的血流也得到有效的阻断。第二步，用微波针多方位刺入瘤体，使瘤体内的血液凝固，血流减少。在完成上述两个步骤后，再作肿瘤切除的皮肤切口。虽然如此，来自肿瘤深部的出血还不能控制，为此，在皮肤切开后，采取步步为营、循序渐进的策略，即第三步，手术切口设计在左侧顶部肿瘤边缘，采取长切口、短距离推进的方法。由于皮肤切口长，手术野暴露好，切开皮肤后可整片压迫切口缘，控制出血。在切口的正常皮肤侧和肿瘤侧，分别用两把长血管钳夹住切口两侧的组织，再一厘米一厘米地推进，以切除肿瘤组织。在肿瘤组织的深层，不厌其烦地采取边切除边缝合止血的方法。对于来自骨滋养孔的出血，采用骨签、明胶海绵、电灼等综合处理。第四步，肿瘤切除到达眶内区域时，在眼球赤道后方，用多把长血管钳钳夹眶尖以控制出血，摘除眼球及眶内肿瘤，然后在颊部及下颌区腮腺深层咬肌表面切除肿瘤。耗时5个多小时，将肿瘤完全切除后，切取同侧背阔肌肌皮瓣16cm×23cm游离移植修复面部创面，进行面部形态整形，手术经过顺利。通过这一手术的成功经验，我们后来进行了十多例巨大面部神经纤维瘤和血管瘤的切除修复手术，都取得了成功，并进行了可接受的面部缺损的有效修复。

［载于《医家金鉴——外科学卷（下）》，军事医学科学出版社，2007年版，P712-713］

是等待还是冒险

某一天，上海第二医科大学附属第九人民医院整复外科急诊收治了一名11岁女孩，只见她面部焦黑，全身异常虚弱，气管切开，奄奄一息，全头皮及大部分面部、颏、颈部皮肤撕脱伤，伴有颅骨骨折。撕脱伤的皮肤焦黑如炭，撕脱的全头皮及面部、颏、颈部皮肤再植已14天，再植头皮完全坏死，且已经松软、液化，依靠静脉补液维持生命，生命垂危（图6-34）。

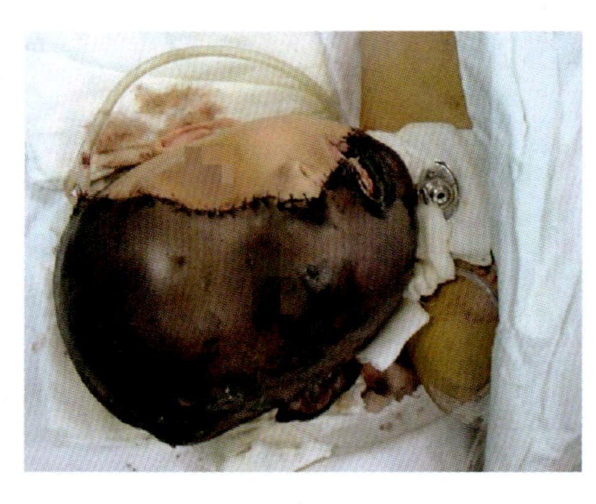

A

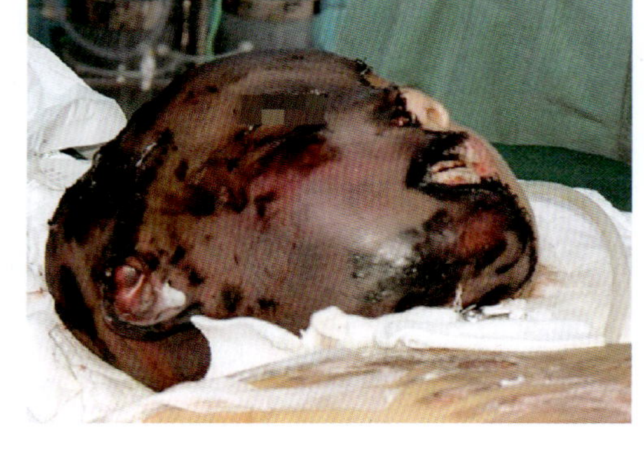

B

图6-34　11岁女孩，头部严重撕脱伤
A. 头部正面　B. 头部侧面

由整形外科医师和麻醉科教授参加的会诊开始了，两种处理意见分别表达出来，理由都很充足。

一种意见认为，患者年幼，有广泛的头部撕脱伤，伴颅骨骨折，气管切开，奄奄一息，立即手术危险性很大；再者，修复治疗无从着手。头皮连同颅骨骨膜一并撕脱，伴有颅骨骨折，难以一次修复；右耳撕脱，其深度难以预测；右侧面部撕脱，其平面肯定在上颌骨和下颌骨的表面，骨骼外露，难以修复处理；颈部撕脱，使颈部的浅静脉也受到损害，给显微外科修复手术带来难以估计的困难。一期修复创伤太大，头皮缺损的面积加上皮瓣供区的面积及切取皮瓣后的植皮区面积，几乎占体表面积的25%～30%。这样的巨大创伤，其修复手术对一个病危的孩子来说能承受得了吗？因此，早期手术对患儿和医师来说都充满了风险。再者，讨论时已是星期四，面临周末，还是等待患儿病情较为平稳后再考虑手术治疗。

另一种意见认为，要尽量早期进行修复手术，否则可能失去治疗时期，因为患儿全头皮及面部、颏、颈部皮肤撕脱伤伴有颅骨骨折，再植的头皮已经松软、液化，继发感染即将发生，这对一个生命垂危的孩子来说无疑是雪上加霜，只有尽早采取修复手术，才有拯救其生命的可能。等待不是上策，如果能设计妥善的修复方案，并能保证手术较大的成功率，还是应该冒险进行早期修复手术。

必须尽早采取修复手术，这仅仅是原则，要具体履行，必须有其可行性，并有成功的把握。在深刻的讨论思考中，一个具体的方案被制定出来了：

（1）用 1 天左右的时间补足液体和血容量，积极改善全身状况。

（2）彻底清创，用大量液体清洗创面，降低已坏死的头皮毒素对身体的危害，减少已存在的感染性因素，防止继发感染的发生。

（3）将坏死的头皮切除后，采用显微外科技术进行背阔肌肌皮瓣移植修复。为保证移植皮瓣的成活，除了用显微外科技术保证移植皮瓣立即成活外，尚需采取相关处理，保证移植皮瓣的长期成活。

（4）切除坏死的头皮后修复颅骨骨折，对撕脱骨膜后暴露的颅骨进行钻洞，以形成骨腔外露，为移植皮瓣的贴附和成活创造营养基地。

（5）对眼睑损伤的处理、眼球的处理、外耳的处理、鼻缺损的处理、唇坏死的处理、口腔黏膜撕脱的修复、背阔肌肌皮瓣移植受区吻合血管和移植血管的选择，都一一作出细致的方案。

（6）为争取时间，手术安排在星期六进行。

一个安静的星期六，在上海第二医科大学附属第九人民医院整复外科的手术室里，为拯救一个 11 岁女孩生命的手术正在顺利地进行。经过手术以及术后 2 周的治疗，女孩的生命被挽救了，创伤被修复了，患儿和她的父亲离开了上海第二医科大学附属第九人民医院（图 6-35）。

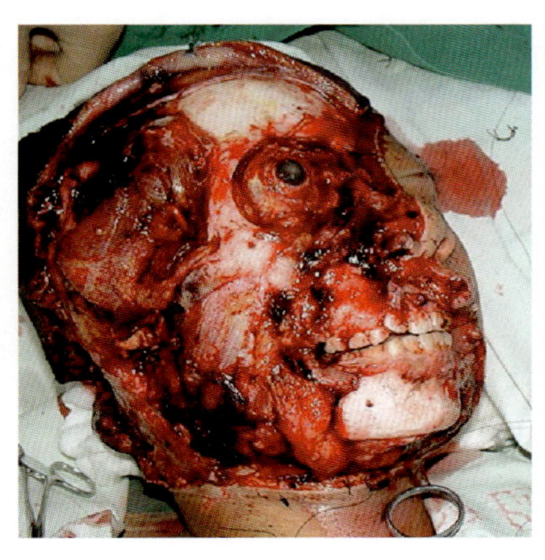

A

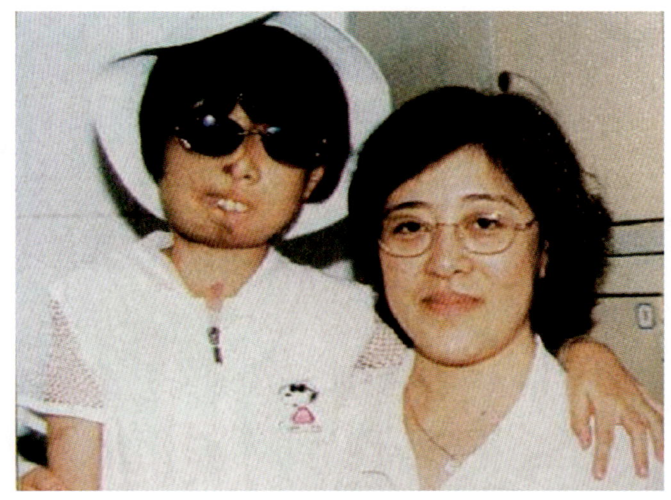

B

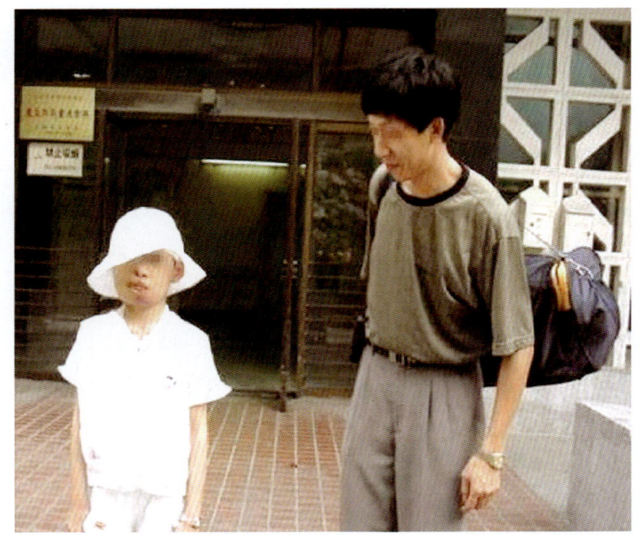

C

图 6-35　一个大面积创伤女孩的救治过程

A. 手术清创后，患儿的面部状况　B. 患儿手术后和床位医师在一起　C. 患儿手术后和父亲离开上海第二医科大学附属第九人民医院整复外科

［载于《医家金鉴——外科学卷（下）》，军事医学科学出版社，2007 年版，P713-715］

第七章
乳房整形

笔者 1981 年在美国休斯敦贝勒大学医学院整形外科做访问学者期间，可作为助手自由参加 Spira M. 教授（主任）以及乳房假体发明人 Cronin 和 Gerow 教授的任何手术；1983 年，在国内最先开展乳房假体隆乳；20 世纪 80 年代，作为上海房地局职工医院的顾问，帮助孟永济院长建立了上海乳房专科医院，进行乳房扩大、缩小、再造整形的实践和指导，为该院培养了几任乳房整形学科带头人。

巨大乳房或乳房下垂的三瓣整形法

上海第二医科大学附属第九人民医院　王炜　张涤生

笔者报告了 15 例乳房肥大、下垂或双侧乳房不对称患者的乳房缩小整形手术，7 例是未婚女青年，其中 1 例系遗传性，1 例由内分泌失调引起；8 例为中年已婚妇女，均是产后乳房肥大。患者曾采用 Biesenberger、McKissock 及 Pitanguy 法进行医治，但是笔者更愿意采用三瓣整形法，因为该法术后外形美（特别是对于严重的巨乳症患者），还可以避免在乳房下皱襞与锁骨中线交界处发生溃疡。文章详细描述了三瓣整形法的手术原则及外科技术。

巨大乳房（巨乳症）或乳房下垂给女性患者带来了精神上及肉体上的痛楚，严重的乳房肥大患者，其乳房下垂可超越脐孔，到达耻骨水平，导致行动不便，肩背酸痛，平卧时有胸部受压及窘迫感；夏天，两侧乳房之间及乳房下皱襞常常处于汗水浸湿状态，易生痱子、湿疹、皮炎之类的皮肤疾病。巨大乳房、下垂乳房或双侧乳房大小明显不等，使女性失去了匀称的曲线美，也使她们失去了正常参加社交活动的勇气，这正是这类患者要求治疗的原因。

巨大乳房的治疗虽可采用单纯乳房切除术，但选用乳房缩小整形术更多。我们于 1971～1985 年共收治了 15 例巨大乳房、乳房下垂及双侧乳房不对称的患者，均采用乳房缩小整形术（如巨大乳房半侧切除缩小整形术、下半乳房切除整形术）以及从 1983 年下半年起我们改进的方法——巨大乳房缩小的三瓣整形术，并沿用至今。

一、临床资料

本组共 15 例，年龄在 18～38 岁之间，其中已婚 8 例，未婚 7 例。15 例中，单纯性乳房下垂 2 例，系已婚的有哺乳史的患者；双侧乳房大小不对称 1 例（未婚）；巨大乳房或伴有下垂 12 例（已婚、未婚各 6 例）。

临床症状除乳房肥大、下垂，肩背酸痛，易生痱子、湿疹外，常有乳房胀痛，且与月经周期有一定的联系。追问病史，未婚女青年的巨乳往往是在发育后乳房迅速增大，超过一般人，一般无明显的致病因素可问及，但有 2 例例外：1 例有明显的家族史，其母亲和外祖母均有乳房肥大症，其姐姐和妹妹的乳房也较常人为大；1 例系内分泌失调引起的全身性脂肪堆积，表现为严重肥胖症，乳房肥大尤为突出。在已婚妇女中，乳房肥大往往与生育及哺乳有关，检查可有乳腺小叶增生，其中 4 例有广泛性乳腺小叶增生或胶原纤维组织增生等。

上述病例均经过巨大乳房缩小整形手术，手术后肩背酸痛症状消失，乳房胀痛也消失，所有患者均对缩小的乳房形态感到满意。原有乳腺小叶增生的病例，切除了部分增生的小叶后，余下的乳腺硬块经过 2～3 个月后也软化。乳房大块切除、乳头移位后，乳头感觉麻木需要半年时间才能逐渐恢复；仅作乳房小块切取、乳头移位范围较小的病例，乳头感觉不受影响。

二、外科技术

巨大乳房缩小整形的目的是治疗疾病，美化外形。本组第一例系 1971 年的病例，采用两侧半乳房切除整形术，即 Biesenber-Sger-Mclndoe 手术；另外病例采用下半乳房切除整形术，包括 McKissock 手术及 Pitanguy 手术。1983 年底以来，我们对这两种手术方法作了改进，称之为巨大乳房三瓣整形术，该方法容易掌握，手术后可避免乳房下皱襞中点易发生溃疡的弊病，外形也较为满意。

（一）手术设计原则

（1）整形后的乳房呈圆锥形，位于胸壁第 2～6 肋之间，两侧乳房的形态、大小、位置对称。

（2）乳头位于第 4 肋间或稍下方的锁骨中线上。

（3）乳头、乳晕感觉良好，乳房整形后局部瘢痕位于较隐蔽的区域。

（二）麻醉

取高位硬膜外麻醉较好，也可用全麻。

（三）手术设计

手术前晚或麻醉前作切口设计，并标记之。设计时让患者取端坐位。设计与手术效果的好坏密切相关。巨乳缩小整形的设计中有四个要素：①乳头位置及乳晕的大小；②三皮瓣夹角的大小及形态；③乳腺切除的范围及整形；④乳头及乳晕感觉神经的保护。

1 乳头位置及乳晕的大小　巨乳或乳房下垂患者的乳头位置很低，设计一个正常乳头位置是手术成功的关键。首先标记锁骨中线（即乳房纵轴线）、胸骨上切迹及剑突，设计点 A（即乳头中点），这是手术的关键点。在锁骨中线中设计点 A'，使其与胸骨上切迹的距离为 17.5～19cm，即 AA' 线。AA' 是一个变数，与胸围及身高有关。为方便起见，以身高作为主要参考因素，即身高的 11%～11.5% 为参考数值。一般身高 155～165cm 的女性其乳头中点与胸骨上切迹的距离为 17.5～19cm。以点 A 为中心，画一直径为 5～5.5cm 的圆，该圆是再造乳晕的位置及范围（图 7-1A）。

确定乳头位置点 A 尚有下列几个因素作为参考：①第 4 肋间下方或第 5 肋与锁骨中线的交叉点；②乳房下皱襞弧线与锁骨中线的交叉点；③上臂中点的水平线与锁骨中线的交叉点。有时因为乳房严重下垂，锁骨中线的位置也不易确定，可采用点 A 与剑突的距离为 9.5～10.5cm 为参考（图7-1A）。

2 B、C、D 三皮瓣的设计

（1）三角皮瓣 D 为一常规皮瓣，位于再造乳房的下缘，其底边宽 5cm，坐落在乳房下皱襞上。三角皮瓣高 5cm，皮瓣的轴线与锁骨中线相重叠。但是当乳房肥大或下垂不甚严重时，该皮瓣可以很小，只有 1cm×1cm，仅仅作为 B、C 两皮瓣对合缝合时减张之用（图 7-1B）。

（2）皮瓣 *B*、*C* 分别是乳房外、内侧的两块三角皮瓣。由点 *A* 分别向乳房外、内侧移行 7～7.5cm，即成点 *B*、点 *C*。点 *B*、点 *C* 构成 *B*、*C* 两皮瓣的三角顶端，该顶端到再造乳晕边缘的距离为 5～5.5cm。设计点 *E* 及点 *F*，点 *E* 位于乳房下皱襞弧线与腋前线或腋中线的交叉点，点 *F* 为胸骨旁线与乳房下皱襞弧线的交叉点。*EB* 及 *CF* 均为向下突出的弧线，分别是 *B*、*C* 皮瓣的一边缘（图 7-1C）。

皮瓣 *B*、*C* 构成再造乳房的外、内侧，两皮瓣间的乳腺组织予以切除，即 *BAC* 角，该角为 60°～135°。乳房巨大、皮肤松弛时，*BAC* 角度大；乳房丰满，但不十分巨大，皮肤较紧张时，*BAC* 角度小。设计时如 *BAC* 角度太大，致乳房皮肤切除太多，创口难以闭合；如 *BAC* 角度太小，则术后乳房形态不良，难以矫正下垂，或乳房呈横向过大，像柠檬状横挂在胸部，双肩下垂时更为明显。

（四）手术步骤

1 安置止血带　轻轻地提起乳头及乳晕，在乳房基底部扎以橡皮管止血带，使乳房呈球状，其目的是止血，并使乳房皮肤绷紧，便于作表皮组织的切除。

2 去表皮技术　用 15 号圆头刀片削去再造乳头及乳晕区域的表皮组织，并去除再造乳晕与乳晕之间的表皮组织，其宽度为 5cm（图 7-1D）。去除表皮时应注意保护好真皮及其下方的血管网，乳头、乳晕借此血管网作为蒂的血供。去除上皮的范围根据巨乳的程度而定，较轻的巨乳采用乳头单蒂移位，只切除乳头与再造乳头之间的表皮组织；严重的巨乳采用乳头双蒂（上、下蒂）移位，则分别在乳头的上、下方均去除一条 5cm 宽的表皮组织。

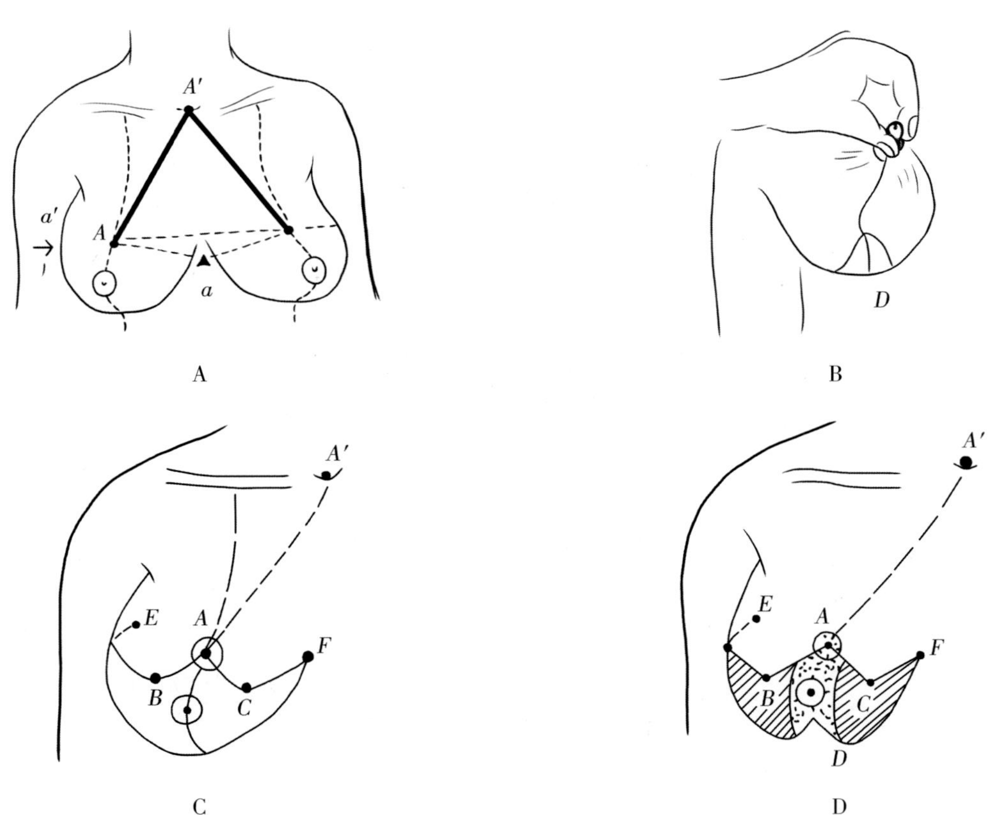

A　B　C　D

图 7-1　巨乳或乳房下垂的三瓣整形法

A. 端坐位，标记胸骨上颈静脉切迹点 *A′*，剑突 *a*。乳头位置设计：*AA′*＝17.5～19cm，*a′*为上臂中点　B. 提起乳房，以锁骨中线为轴、乳房下皱襞为底，设计底边宽 5cm、高 5cm 的 *D* 皮瓣　C. *B* 瓣为∠*ABE*，*C* 瓣为∠*ACF*，*AC*＝*AB*＝7～7.5cm，∠*BAC*＝60°～135°　D. 标记去上皮范围（蒂），细黑点区为去上皮范围，斜线部分为切除范围

3 乳头及乳晕的移位　采用带蒂推进法，这种移位的乳头及乳晕需有足够的血供，防止移位后乳头坏死。有单蒂推进法及双蒂推进法两种方法，前者用于乳房肥大但不甚严重，乳头移位的距离在 5cm 以内的病例，乳头移位后其血供来源于乳头上方真皮下及皮下组织的血管网；后者用于乳头移位 5cm 以上的病例，乳头移位后其血供不仅由乳头上方的蒂提供，而且乳头下方也有 5cm 宽的真皮及皮下组织蒂与乳房下皱襞相连，以提供更多的血供。不管是单蒂推进法还是双蒂推进法，其蒂部宽度均为 4～5cm，厚度为 0.8cm 左右，常包括乳腺组织表面的全层皮下组织。

4 皮肤及乳腺组织的切除　在乳头乳晕带蒂移位准备完成后，开始做乳房缩小手术。在去表皮组织以外的皮肤，沿切口设计线切开全层皮肤，然后用电刀垂直切开皮下组织及乳腺组织，直达胸肌筋膜，切除一块笔架形皮肤、皮下组织及乳腺组织。遇有乳房下垂严重，但乳腺组织增生不明显的病例，在手术过程中需切除较多的皮肤及皮下组织，多保留一些乳腺组织，其方法是制成 *B*、*C* 两皮瓣后，其下方的乳腺组织不作切除或少作切除，在 *B*、*C* 两皮瓣的边缘多保留 2cm 宽的乳腺组织。乳腺部分切除后，在皮下及胸肌筋膜表面将乳腺作适当的分离，用 1 号肠线将乳腺向上方第 2 肋间悬吊，并将乳腺作圆锥形塑形缝合，固定在第 2～6 肋间的胸壁上。

5 缝合及包扎　切除手术完成后进行妥善的止血，并作必要的创口冲洗，然后缝合。先作乳腺组织成形的缝合，再作乳头乳晕的定位缝合，最后进行 *B*、*D*、*C* 三皮瓣的对拢缝合。皮肤常规作皮内缝合，用 3-0 或 4-0 尼龙线，并贴以透明胶带纸以减张。如担心有渗血的可能，可作引流。术毕用圆锥形、透气的胸罩及松软的敷料加压包扎。术后用圆锥形胸罩的时间应至少持续 3 周以上（图7-2，图 7-3）。

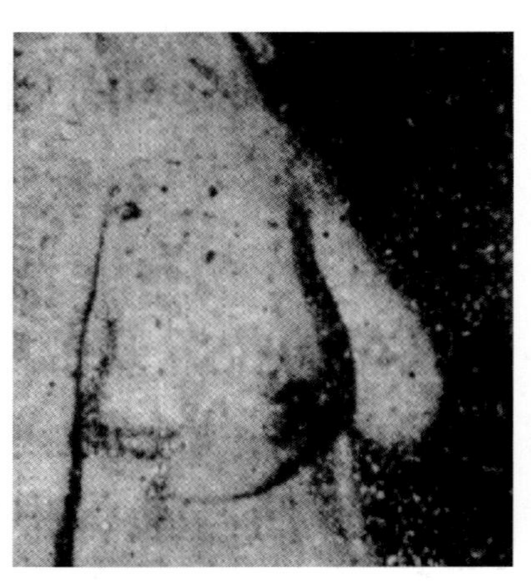

A

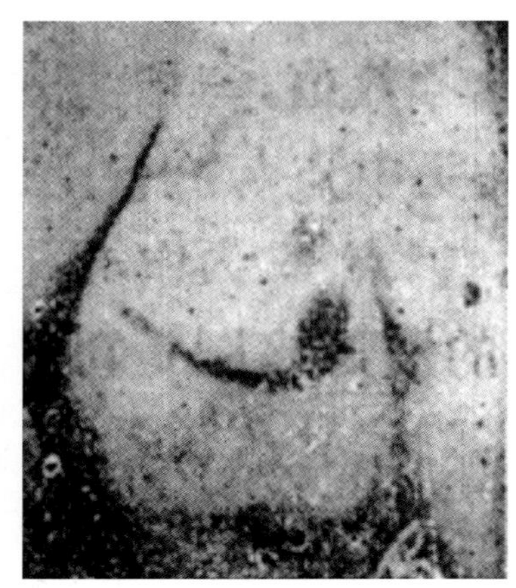

B

图 7-2　病例一
A. 术前　B. 术后

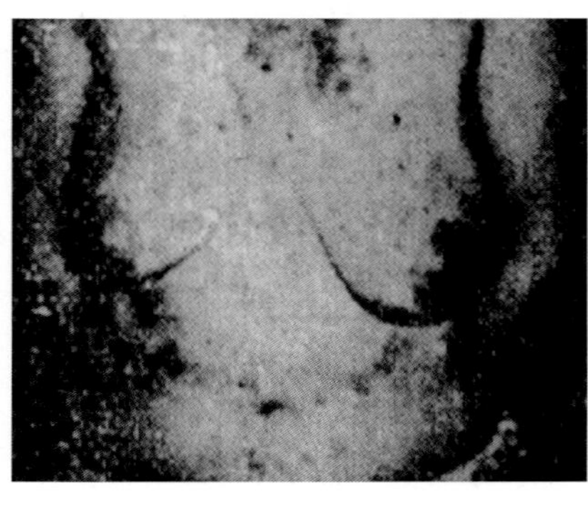

A

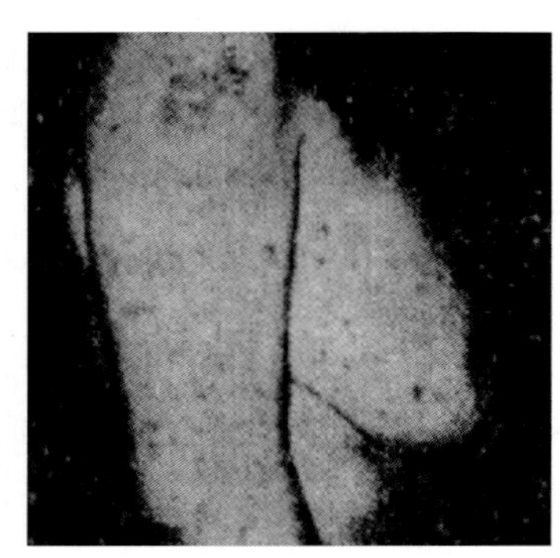

B

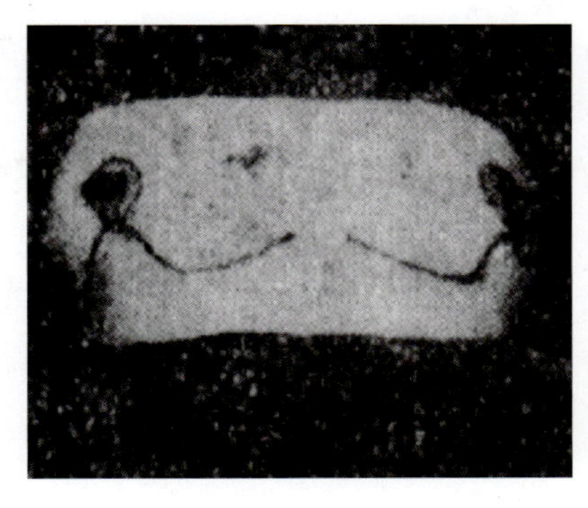
C

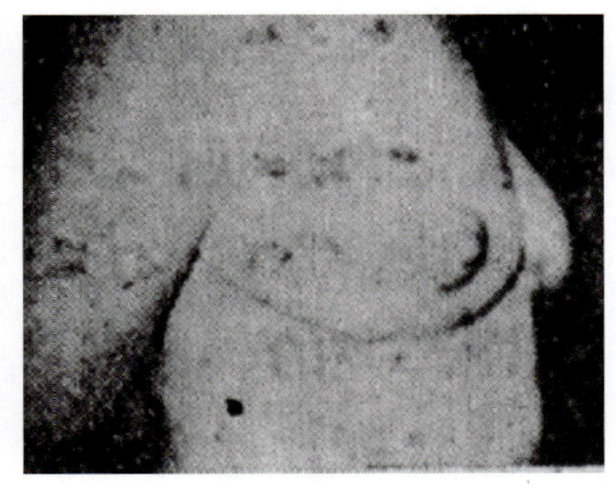
D

图 7-3　病例二
A. 术前正面　B. 术前侧面　C. 术毕　D. 术后

三、讨论

在我们的临床实践中，采用 McKissock 手术或 Pitanguy 手术时发现，乳房的整形主要采取下半乳房切除，将外、内两侧的皮瓣(即 *B*、*C* 皮瓣)向乳房下边靠拢缝合，但是术后 *B*、*C* 皮瓣与乳房下皱襞缝合处常因张力过大，局部易发生组织坏死或溃疡导致延迟愈合。这就是本文设计一块较大的 *D* 皮瓣的原因，该皮瓣插入 *B*、*C* 皮瓣之间，既可减张，又使乳腺组织旋转固定成形后，其下方有 *D* 皮瓣作为支撑，这对术后获得良好的乳房外形也有帮助。再者，做 McKissock 手术或 Pitanguy 手术时，在手术台上，患者卧位时容易取得一个良好的圆锥形乳房，但是拆线后患者直立时，特别是双手下垂时乳房常呈椭圆形横架在前胸壁上。虽然一般患者对术后乳房外形的大大改善感到满意，但对整复外科医师而言尚感不美，其原因是 *BAC* 角度过小，横向保留的组织过多。为此，三瓣法可矫正此缺陷，经过三瓣法整形的乳房外形为圆锥形，大小合适，患者往往十分满意。

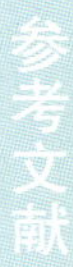
参考文献

[1] Converse J M. Reconstructive plastic surgery: Vol.7[M]. 2nd ed. Philadelphia: WB Saunders, 1973.

[2] Grabb W C, Smith J W. Plastic surgery[M]. 3rd ed. Boston: Little Brown, 1979.

[3] Pitanguy I. Surgical treatment of breast hypertrophy[J]. Br J Plast Surg, 1967, 20(1):78-85.

(载于《上海医学》1987 年第 10 卷第 4 期 P208-211)

乳头凹陷的新月形瓣矫正术

上海第二医科大学附属第九人民医院　王炜

【关键词】 乳头凹陷、巨乳缩小整形术、新月形瓣

乳头凹陷多半是先天性畸形所致，也可能是外伤、手术(特别是巨乳缩小整形术)以及产后泌乳乳腺炎所致。典型的乳头凹陷表现为乳头深陷于乳晕之中，外观乳头缺失，凹陷的乳头内常积聚污垢，造成奇痒、湿疹或炎症，夏日尤甚。由于反复发作的湿疹、炎症，有不少人担心癌变来就诊。乳

头凹陷也常给患者带来心理上的压抑或生活上的不快。在上海地区工厂的健康妇女乳腺病普查中，我们随机抽取记录200份，发现乳头凹陷的发病率为2%。

乳头凹陷有单侧，也有双侧。凹陷程度也不一，可以表现为外观乳头完全缺失，实为反向生长深陷在乳晕之中，很难以手法使凹陷的乳头突出体表；也可以表现为乳头外观缺失，但用手挤压可将乳头挤出体表。乳头凹陷患者乳头挤出后一般均较小，而且常常没有明显的乳头颈部。因乳头凹陷前来就诊者可能是婚前的少女，也可能是婚后已育的妇女。有些乳头凹陷的妇女照样可以喂哺儿女。

乳头凹陷的病理表现是乳腺管短缩，乳头下较少有纤维肌肉组织，乳腺管之间充塞有短缩的纤维束。

乳头凹陷的治疗多半需手术。国内很少有乳头凹陷手术的专题论述；国外有关乳头凹陷手术的报道起于20世纪50年代，其手术方法有十余种。当今国外较为推荐的手术方法有Hauberm（1983）法、Broadbent（1976）法、Teimonrian（1980）法等。在临床实践中，我们发现这些手术方法对于严重的乳头凹陷术后易于复发，或是由于环及整个乳头颈的切口（Hauberm法）致乳头感觉神经切断，为此我们设计了乳晕新月形瓣及乳腺旋转瓣修复乳头凹陷，取得了较好的效果。其手术操作如图7-4所示。

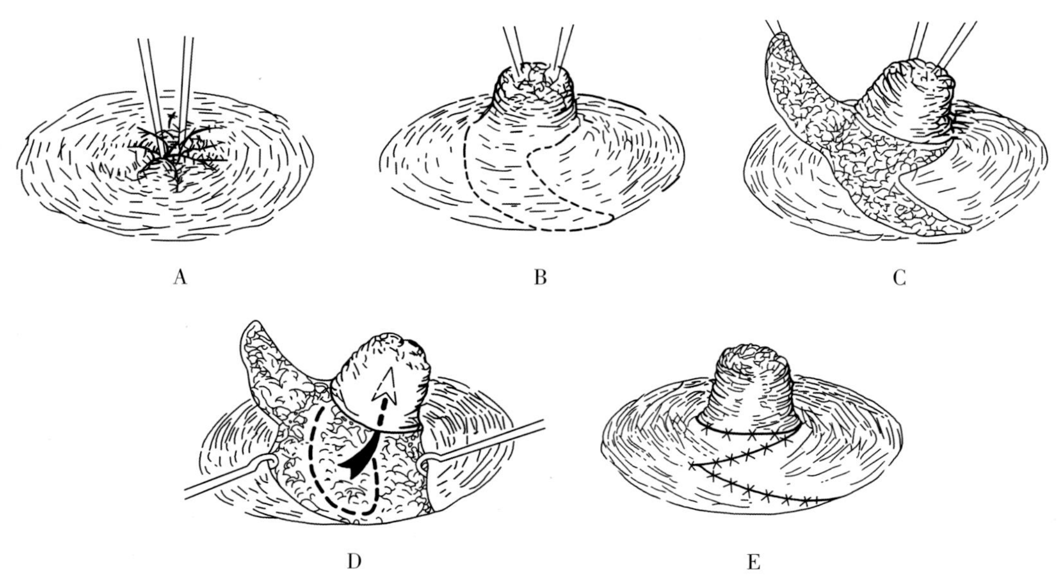

图7-4　乳头凹陷的新月形瓣矫正术

A. 提出凹陷乳头　B. 新月形乳晕瓣的设计　C. 提起乳晕瓣　D. 设计乳腺组织旋转瓣　E. 手术完成

在局麻下手术，其操作步骤为：①用3-0尼龙线缝合凹陷乳头，使之能提出体表。②在乳晕内下象限设计新月形乳晕皮瓣（0.6～1）cm×（1～2）cm，其大小根据乳头大小及其凹陷程度而定。在这个方位设计切口较少损伤乳头的感觉。③切开乳头下边缘，分离及切断乳腺管间的纤维束，纠正乳头凹陷；如还不足以使乳头复位，则切断部分或大部乳腺管。④在乳头内下方设计乳腺组织旋转瓣（0.6～1）cm×1.5cm，使其充分地充填于复位的乳头下方空隙内。⑤在乳头颈作一荷包口缝合，以固定旋转的乳头组织瓣，保证其充填于乳头下的空隙内，防止其疝入乳头颈下方。⑥将新月形乳晕瓣缝合于乳头下缘的切口内，形成乳头颈的一部分。由于该手术形成了新的乳头颈部并充填了乳头下空隙，术后效果良好。笔者应用此法治疗了6例乳头凹陷，其中5例已婚，1例未婚；4例单侧，2例双侧（图7-5）。

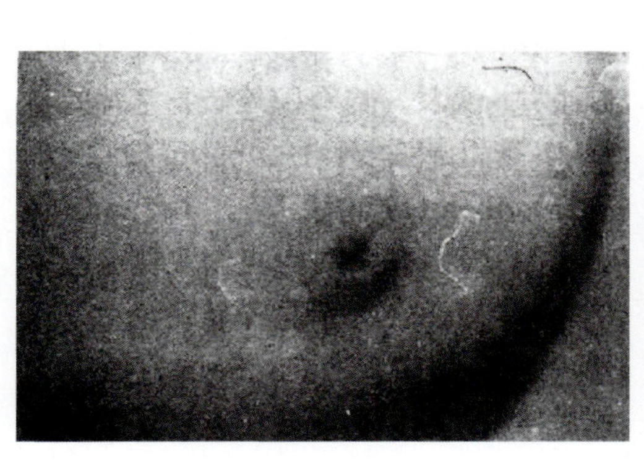

A

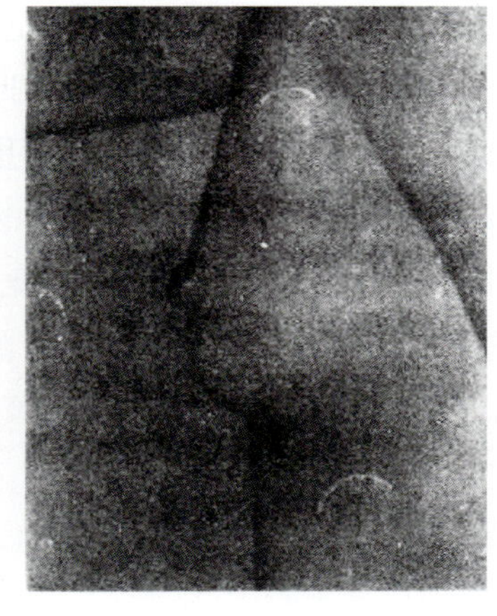

B

图 7-5　女性，23 岁，未婚，先天性乳头凹陷新月形瓣矫正术前后对比
A. 术前　B. 术后 3 个月

参考文献

[1] McCarthy J G. Plastic surgery: Vol.2[M]. Philadelphia: WB Saunders, 1990.

[2] Hauben D J, Mahler D. A simple method for the correction of the inverted nipple [J]. Plast Reconstr Surg, 1983, 71(4):556-559.

[3] Broadbent T R, Woolf R M. Benign inverted nipple: trans-nipple-areolar correction [J]. Plast Reconstr Surg, 1976, 58(6):673-677.

[4] Teimourian B, Adham M N. Simple technique for correction of inverted nipple[J]. Plast Reconstr Surg, 1980, 65(4):504-506.

（载于《实用美容整形外科杂志》1992 年第 3 卷第 4 期 P189-192）

乳房整形及再造

上海第二医科大学附属第九人民医院　王炜

匀称、丰满的乳房是女性健康及形体美的重要标志，也是女性的魅力所在，实际生活中女性乳房的形态各异。发育良好的半球形或圆锥形乳房是现代女性所期望的，而乳房缺失是女性象征的重大缺陷，应尽力给予再造。

整形外科应用现代外科技术，结合艺术雕琢，可对乳房进行整形。乳房整形包括巨大乳房缩小术、乳房下垂悬吊术、乳房不对称整形、隆乳术、乳房形体整形、乳房再造术、乳头乳晕整形、乳头乳晕再造、乳头凹陷整形等，本文仅就几种常用手术进行商讨。

一、隆乳术

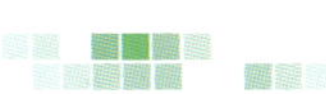

隆乳术可使平坦及较小的乳房变得丰满、匀称。中国女性多数乳房容积较小，一般而言，中等身材的女性每侧乳房能达到 300～350ml，即可称为丰满的乳房。

1　适应证　先天性乳房发育不良、继发性乳房萎缩、双侧乳房不对称、乳房外伤性缺损或手术后缺损等。

早在1945年就有人用自体真皮脂肪或矿物、化学、生物物质充填乳房,但效果很差。现代隆乳术由Cronin及Gerow(1964)所倡导,应用硅胶囊内充满硅凝胶的假体充填乳房,因反应少、质感可以乱真而被推广,在美国有数以百万计的妇女接受了这类手术。20世纪80年代末,因发现硅胶囊破裂,硅胶留在人体内流窜,有的引起免疫性疾病,故美国食品和药物管理局发表公告,劝告市民不要接受这类假体隆乳术。目前在欧洲此方法继续被应用,但美国、加拿大、日本等国已采用硅胶囊内注入盐水的假体作为隆乳术的充填物;为减少假体置入体内后发生纤维化,采用假体表面涂以细绒毛状的聚氨酯等技术处理。

2 手术方法　在高位硬膜外麻醉或局麻下进行手术,国外常采用全麻。在乳腺后间隙或胸大小肌间剥离腔隙,置放假体。乳腺后间隙埋藏假体术后乳房形态及质感较好,但纤维囊性化发生率较高,故目前只有在乳腺组织较丰富时采用此法。一般情况下宜将假体埋藏在胸大小肌间隙里。遇有改良乳腺癌乳房切除的病例,可采用皮下埋藏假体作乳房再造,显然,这类病例术后乳房假体囊性化发生率较高。

3 手术切口选择　为制造置放假体的间隙,常用如下几种手术切口:

(1)乳晕边缘切口:这一切口隐蔽,不易产生术后瘢痕。该切口适用于乳晕较大的病例,但是手术操作较为困难,特别是将240ml以上的假体埋藏于胸大肌后间隙时,手术者要有一定的经验才行。

(2)乳房下皱襞切口:这也是较为隐蔽的切口,而且手术操作十分方便,术后瘢痕能被胸罩所掩盖。西方国家女性隆乳时多用此切口。

(3)胸侧壁切口:手术操作容易,虽留有局部瘢痕,但可被胸罩所掩盖。

(4)腋下切口:此切口瘢痕易暴露在体表。目前有人采用关节镜经过腋下切口,分离间隙后放置盐水注入型假体。

二、乳房缩小整形术

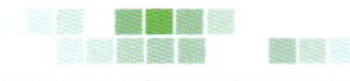

乳房缩小整形术是使巨大乳房缩小或乳房下垂矫正的外科技术。巨乳症是一种疾病,表现为双侧乳腺或脂肪堆积增生,每侧乳房的容积可达800~1000ml以上,常伴有乳房下垂,严重者乳房下缘达脐孔或耻骨。巨乳患者可伴颈、肩酸痛,胸前压迫感,乳房皱襞湿疹,有的还伴有月经期乳房奇痛等症状。

1 适应证　巨大乳房、乳房下垂、双侧乳房不对称等。

早在1922年,Thorek即采用乳房切除加乳头游离移植治疗巨乳症。Biesenberger(1928)采用S形侧半乳房切除,余下乳房作旋转后再造一新乳房,我院曾在20世纪70年代应用此法治疗巨乳。当今国内外治疗巨乳症多采用乳头乳晕皮下蒂移植乳房缩小整形,由于乳头乳晕移植的方式不同及皮肤切口的变化,手术方法达十余种。我们常用手术方法如下。

2 手术设计及方法　在手术前晚或麻醉前作切口设计,并用亚甲蓝标记,碘酊固定。设计时患者取坐位。切口及手术设计时应注意以下几点:①新乳头乳晕区的定位;②乳房皮肤切除的范围;③乳腺组织的切除量及部位;④乳头乳晕移植后的血供及感觉保护。

(1)新乳头乳晕区的定位:这是乳房缩小整形的关键,对初学者尤为重要。乳头中点设计在锁骨中线上,其距胸骨切迹中点的距离与身高、胸围、乳房下垂程度有关。笔者曾提出新乳头与胸骨切迹中点的距离为身高的11%~11.5%,经过改进为身高的12%+(0~2)cm为妥。例如,身高160cm的女性重建乳头的位置与胸骨切迹中点的距离为:160cm×12%+(0~2)cm=19.2~

21.2cm。乳房很大且下垂严重者宜加 1～2cm，乳房仅轻度肥大且下垂不甚者则可按 19.2cm 计算，并可配合乳头位置相当于乳房下皱襞中点为参考值。乳头距正中线 9～11cm（图 7-6）。

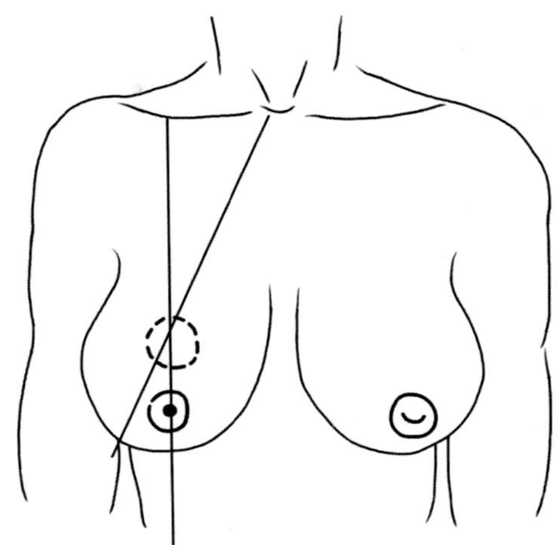

图 7-6　新乳头乳晕区的定位：身高的 12%＋（0～2）cm

（2）乳头乳晕带蒂移植：乳头乳晕移植到新位置时带有去表皮的皮下筋膜带，以保证血供。如上提 5～7cm，采用单蒂瓣；如上提超过 10cm，采用双蒂瓣较为安全，可防止乳头乳晕坏死。蒂可在上、下方，也可在内、外方。

（3）乳房皮肤切除范围的设计：设计 B、C、D 三皮瓣，三皮瓣间的皮肤予以切除。D 皮瓣为常规皮瓣，底边坐落在乳房下皱襞的中央，宽 1～5cm，为等腰三角形，其底边宽度可随巨乳程度而增减。D 皮瓣可减少 B、C 皮瓣对合时的张力，该皮瓣小一些可减少局部瘢痕。B、C 皮瓣分别位于乳房内、外侧，两皮瓣间的夹角在 60°～180°之间，随巨乳程度而定，两皮瓣相对缘的长度为 5～5.5cm（图 7-7）。

（4）乳腺组织的切除：我们多半将巨乳缩小的皮肤切除和乳腺切除分开进行。切除皮肤后，将乳腺与皮肤作部分分离，同时将乳腺组织的胸肌附着区也作部分分离，然后作楔状切除（图 7-8），剩余的乳腺组织作大衣门襟样叠合缝合后，使乳腺呈圆锥形。当皮肤及乳头乳晕缝合后，新建的乳房如少女型。

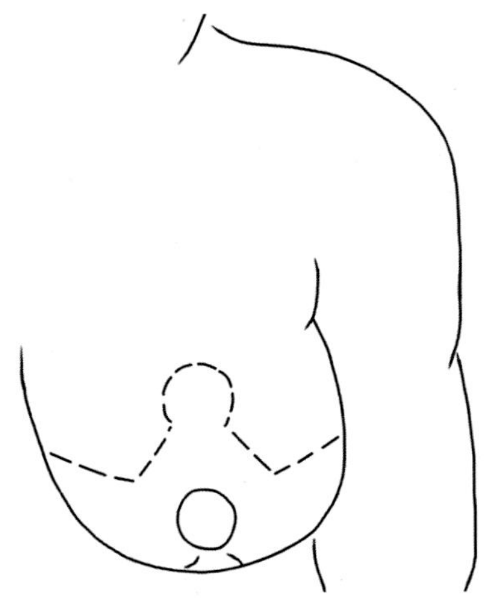

图 7-7　乳房皮肤切口及 B、C、D 皮瓣的设计

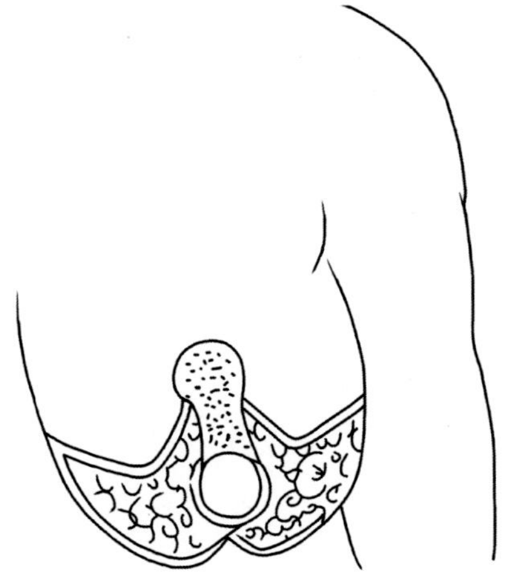

图 7-8　切除皮肤及乳腺组织后，乳头乳晕带皮下蒂向上移植

三、乳房再造术

乳房缺失是女性形体的重大缺陷，在国内，因乳腺癌作乳房切除的患者数以十万计，因乳房良性肿瘤、肿块误作乳房切除的病例也屡见不鲜，其他先天性乳房缺失及外伤性残缺亦不罕见，其治疗均可选择乳房再造。

1 乳房再造时机的选择　乳腺癌患者经受癌肿和失去女性特征的双重折磨，整形科和肿瘤科医师应尽早为她们切除癌肿，争取立即或延期作乳房再造。甚至在有全身转移情况的乳腺癌缓解期，国外也有人主张整形科和肿瘤科医师合作，为患者作乳房再造。其他原因引起的乳房缺失亦应早行乳房再造，少女宜在发育后作乳房再造。

乳房再造常分期进行，先作乳房再造，后行乳头乳晕再造。我院常用的手术有：①乳房假体置入行乳房再造，适用于胸部皮肤及胸大肌完好的先天性或外伤性乳房缺失；②组织扩张后乳房再造，适用于胸部皮肤较紧的乳房缺失；③皮肤组织瓣移植乳房再造，包括对侧乳房、上腹部或胸侧皮瓣移植，背阔肌肌皮瓣移植，腹直肌肌皮瓣移植等，国外尚有臀大肌肌皮瓣、阔筋膜张肌肌皮瓣游离移植乳房再造。以背阔肌肌皮瓣与腹直肌肌皮瓣移植为常用。

2 乳房再造的方法

（1）组织扩张后乳房再造：因乳腺癌改良根治术后或其他原因导致的乳房缺失病例胸部皮肤存在，但较为紧缩，胸大肌存在，可将组织扩张器置于胸大肌后，如果没有胸大肌则置于皮下，使组织逐步扩张，达到 300ml 左右时，取出组织扩张器，置入乳房假体。

（2）背阔肌肌皮瓣乳房再造：以健侧乳房形态为依据，根据患侧胸壁皮肤缺损状况设计背阔肌肌皮瓣，以腋窝中点下方 5cm 为点 A，肩胛骨下角下方 5cm 为点 B，两点连线构成肌皮瓣的纵轴。再造乳房的肌皮瓣设计在纵轴的两侧，一般将皮瓣设计成梭形，（7～8）cm×（15～20）cm，如果其宽度超过 7～8cm，供区多半需要植皮修复。由于背阔肌及背部皮瓣移植的组织量不够，可同时埋藏一乳房假体，使两侧乳房丰满对称（对于少女，应用 100～160ml 的乳房假体已够；而对于丰满乳房的妇女，则需要 200～250ml 的乳房假体）。

（3）腹直肌肌皮瓣乳房再造：这是一个组织量大、操作方便的手术，对于腹壁松弛的患者，可同时进行腹壁整形。由于组织量较多，肌皮瓣转移后可使乳房形态良好，一般不用加乳房假体；对于较为消瘦的病例，有时也需置入假体，使再造乳房和健侧相似。腹直肌肌皮瓣移植是以腹壁上动静脉为蒂，该动静脉在腹直肌鞘内腹直肌后外侧下行与腹壁下动脉相吻合，经过肌皮支进入下腹壁的皮肤。有少数病例腹壁上、下动脉的吻合支不完善，特别是乳腺癌根治术中结扎了胸廓内动脉或术后需作放疗的病例，会造成胸廓内动静脉的损害，不宜选择此肌皮瓣（图 7-9）。

3 乳头乳晕再造　可采用对侧部分乳头乳晕移植，但是患者多半不愿接受；尚可采用小阴唇、趾腹皮瓣、耳后皮肤移植等制造乳头乳晕，手术容易，色泽近乎深褐色。笔者有时采用再造乳房尖端的皮肤制成卷曲皮瓣形如乳头，再在周围植皮制成乳晕，该方法简单易行，易为患者所接受，缺点是乳头皮肤缺乏深褐色的外观，可用文身法加深乳晕颜色。

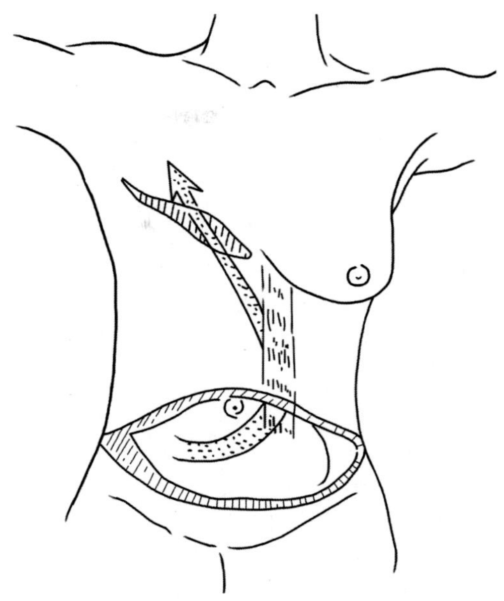

图 7-9　腹直肌肌皮瓣乳房再造

（载于《临床外科杂志》1994 年第 2 卷第 3 期 P162-164）

第八章 淋巴管疾病和淋巴水肿

研究背景　淋巴管疾病和淋巴水肿，特别是下肢淋巴水肿，是整形外科的常见病。在20世纪30～60年代的中国整形外科文献中，下肢和阴囊淋巴水肿，特别是丝虫病淋巴水肿较为常见，多半采用下肢或阴囊病变组织切除加游离植皮修复，手术创伤大，术后复发率高。1964年《中华外科杂志》刊登了泉州同行应用烘绑疗法治疗肢体淋巴水肿的经验，同年张老师设计电热烘炉，用烘绑疗法治疗肢体淋巴水肿取得疗效。1973年，笔者以“上海第九人民医院整复外科”的名义，在中国中西医结合代表大会（北京）上作了《烘绑疗法治疗象皮肿附500例报告》的发言。

20世纪70年代后期，我们开展了肢体淋巴管静脉吻合、淋巴结静脉吻合、淋巴结移植等治疗下肢淋巴水肿。例如对先天性下肢淋巴水肿、女性生殖器恶性肿瘤腹股沟淋巴清扫后所致的下肢淋巴水肿采用显微外科方法治疗取得了疗效。在张涤生主编的《显微修复外科学》一书中，显微淋巴外科章节和下述论文主要由笔者在1978～1980年编写（包括绘图）完成。

肢体淋巴水肿的病因及分类

（附511例肢体淋巴水肿分析）

上海第二医学院附属第九人民医院　王炜　张涤生　程开祥

肢体淋巴水肿在我国是一种常见病，特别多见于东南沿海地区。对于该病，国内外的分类方法混乱，治疗方法不多。自1964年福建泉州报道了烘绑疗法治疗象皮肿之后，张涤生研制了电热烘绑疗法医治下肢淋巴水肿取得了较好的疗效。近几年来国内外开展了显微淋巴管外科医治肢体淋巴水肿，也有一定的疗效。我院为探求该病的良好治疗方法、分析疗效，在烘绑疗法及淋巴管静脉吻合或淋巴结静脉吻合医治肢体淋巴水肿的实践中，深感需有一个较好的分类方法，这是对临床工作及进行深入研究的必要条件。Cordeiro（1970）总结了前人的多种分类方法后提出了自己的分类方法，并对400余例患者进行了分析（表8-1）。

表 8-1 Cordeiro 淋巴水肿分类

病因	病例数
原发性淋巴水肿	
由羊膜束带引起	1
家族性 Milroy 病	9
性发育不全	1
家族性高弓足	1
先天性早发性(青春期前发病)	11
先天性迟发性(青春期后发病)	91
继发性淋巴水肿	
丝虫性	5
结核性	1
淋巴管炎后	50
蜂窝织炎后	68
肿瘤后	4
外科手术后	
乳腺癌手术后	52
区域性切除后	3
整形手术后	1
隐静脉切除术后	35
放射治疗后	75
损伤后	
骨折	1
交通事故	3
烧伤	1
动物咬伤	1
乳糜反流性淋巴水肿	1
蛋白流失性肠病	1
肿瘤源性淋巴水肿	
淋巴肉瘤伴发	1
纤维性	35
淋巴赘疣	1

一、肢体淋巴水肿的分类

目前对肢体淋巴水肿的分类原则一是按发病年龄及病因来分类,二是以淋巴管造影结果来分类,前者是基础,后者是补充。我院自 1964～1980 年 8 月共收治各种肢体淋巴水肿 1015 例,其中资料较完整的 511 例。按病因及发病年龄,肢体淋巴水肿可分为四大类:第一类是以淋巴管疾病及缺陷为主要病因的肢体淋巴水肿,包括原发性肢体淋巴水肿及继发性肢体淋巴水肿。原发性肢体淋巴水肿又可分为先天性的和后天性的。原发性肢体淋巴水肿病因不明,在淋巴管造影片上可见到淋巴管生成不全、淋巴管发育不良及淋巴管增生等;而继发性肢体淋巴水肿是由于各种疾病引起的淋巴回流障碍所致,其病因及表现是多种多样的。第二类是以血管性疾病及血管畸形为主要病因的肢体淋巴水肿,其主要病变是血管疾病,淋巴水肿是血管疾病的外在表现之一。第三类是恶性淋巴瘤引起的肢体淋巴水肿,如淋巴肉瘤、霍奇金病、网状内皮细胞瘤等。第四类是全身性疾病引起的肢体淋巴水肿,如心、肝、肾疾病及营养不良、过敏等。第三、四两类均不属外科范围,但是第三类须与外科性肢体淋巴水肿相鉴别(表 8-2)。

表 8-2 肢体淋巴水肿分类及 511 例肢体淋巴水肿分析

肢体淋巴水肿的分类	小计	病例数	发病率
第一类:以淋巴管疾病及缺陷为主要病因			
1. 原发性肢体淋巴水肿	75		14.68%
(1) 先天性肢体淋巴水肿			6.07%
①遗传性肢体淋巴水肿(Milroy 病)		3	0.59%
②先天性多发性肢体淋巴水肿		4	0.78%
③先天性非遗传性肢体淋巴水肿		23	4.5%
④先天性束带性肢体淋巴水肿		1	0.195%
(2) 后天性肢体淋巴水肿			8.61%
①早发性肢体淋巴水肿(20 岁之前发病,其中有 5 例有家族遗传史)		36	7.05%
②迟发性肢体淋巴水肿(20 岁之后发病)		8	1.56%
2. 继发性肢体淋巴水肿	434		84.93%
(1) 肿瘤压迫、阻塞所致肢体淋巴水肿		1	0.195%
(2) 外科手术后肢体淋巴水肿			
①子宫癌、外阴癌、人流手术后肢体淋巴水肿		11	2.15%
②腹股沟淋巴瘤切除术后肢体淋巴水肿		2	0.39%
③腹股沟淋巴结清扫术后肢体淋巴水肿		4	0.78%
④乳腺癌根治术后肢体淋巴水肿		2	0.39%
⑤腋部大汗腺切除术后肢体淋巴水肿		2	0.39%
⑥隐静脉切除术后肢体淋巴水肿		4	0.78%
⑦阴茎癌切除术后肢体淋巴水肿		3	0.59%
(3) 放射性治疗后肢体淋巴水肿		1	0.195%
(4) 感染后肢体淋巴水肿			
①结核感染后肢体淋巴水肿			
②真菌感染后肢体淋巴水肿			
③葡萄球菌、链球菌感染后肢体淋巴水肿		208	40.7%
(5) 丝虫病性肢体淋巴水肿		147	28.77%
(6) 外伤性肢体淋巴水肿(包括扭伤、骨折、烧伤瘢痕挛缩等引起)		39	7.63%
(7) 妊娠后肢体淋巴水肿		10	1.96%

续表

肢体淋巴水肿的分类	小计	病例数	发病率
第二类：以血管性疾病及血管畸形为主要病因的肢体淋巴水肿	1		0.195%
1. 静脉淤滞（静脉曲张）			
2. 静脉回流不畅（静脉炎）		1	0.195%
3. 静脉阻塞（静脉血栓形成，外伤性或肿瘤压迫）			
4. 血管畸形（广泛性血管瘤、动静脉瘤）			
5. 淋巴管瘤及淋巴管血管瘤			
第三类：恶性淋巴瘤引起的肢体淋巴水肿（如霍奇金病、淋巴肉瘤等）	1	1	0.195%
第四类：全身性疾病引起的肢体淋巴水肿（不属外科讨论范畴）			
合计	511	511	

关于肢体淋巴水肿的发病年龄，无论是原发性的还是继发性的，绝大多数在 30 岁以前发病（表 8-3，表 8-4）。

表 8-3　原发性肢体淋巴水肿的发病年龄

发病年龄（岁）	早发性（例）	迟发性（例）
1～10	15	
11～20	21	
21～30		4
＞30		4
合计	36	8

表 8-4　继发性肢体淋巴水肿的发病年龄

发病年龄（岁）	感染性（例）	外伤性（例）
1～10	14	1
11～20	86	16
21～30	71	8
31～40	22	6
＞40	15	8
合计	208	39

二、讨论

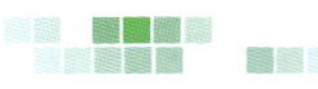

1　分类及诊断标准问题　原发性肢体淋巴水肿是指原因不明的突发性肢体淋巴水肿，而继发性肢体淋巴水肿则是由各种疾病所导致。丝虫病性肢体淋巴水肿是指患者居住在丝虫病流行区，同时该地区有许多肢体淋巴水肿患者，或是检查有幼丝虫发现，或是曾接受过抗丝虫病治疗。感染性肢体淋巴水肿是指肢体淋巴管炎或蜂窝织炎反复发作，而后发生肢体淋巴水肿。妊娠后肢

体淋巴水肿是指妊娠后发生持久不退的肢体淋巴水肿，分娩后肢体淋巴水肿不见减退，肢体皮肤呈象皮样改变。

2 后天性原发性肢体淋巴水肿的分类　国外一些作者将青春期前后发病的肢体淋巴水肿分为早发性和迟发性，但在年龄的分布上几乎都将35岁以前发病者称为早发性肢体淋巴水肿。其实这两类肢体淋巴水肿在本质上属于同一类，因为无论从病变表现还是从病变过程来描述，都是相同的。但为了适应国际上通用的称呼，本文仍将它分为早发性和迟发性两种。在年龄的划分上，我们以20岁为界线，20岁以后发病者属于迟发性，这是基于青春期是指20岁之前的一段时期。再从表8-3的年龄分布来观察，20岁前后似有分界。本组早发性与迟发性在发病比例上与Cordeiro报道的有明显不同。Cordeiro报道的一组原发性肢体淋巴水肿共有102例，其中早发性的占10.78%，迟发性的占89.22%；而本组的原发性肢体淋巴水肿共有44例，其中早发性的占81.82%，迟发性的占18.18%（表8-5）。这类肢体淋巴水肿在Cordeiro的报告中占总体发病率的22.52%，而本组只占8.61%。

表8-5　后天性原发性肢体淋巴水肿的发病情况比较

分组	分类	病例数	发病率	合计例数
本组	早发性	36	81.82%	44
	迟发性	8	18.18%	
Cordeiro组	早发性	11	10.78%	102
	迟发性	91	89.22%	

3 有关继发性肢体淋巴水肿问题　感染后肢体淋巴水肿占总体发病率的40%以上，其次是丝虫病性肢体淋巴水肿。这对临床医师及研究人员提出了早期控制肢体淋巴管炎、蜂窝织炎及防治丝虫病的重要性。

在继发性肢体淋巴水肿中尚有2例继发于腋部大汗腺切除术后，这是较为罕见的，或许其本身即有先天性淋巴管畸形，或许是手术切口太深之故。2例均为女性，其中1例2年后自愈，1例则持续数年不见好转，后者在妊娠期间加重，分娩后明显好转。

本组继发性肢体淋巴水肿有1例系下肢淋巴水肿，1975年来我院就诊，主诉1年来左下肢逐渐增粗，并有皮肤表面角化等典型的象皮肿症状。患者曾去许多医院未能确诊，经检查是左髂关节软骨肉瘤造成淋巴回流受阻。这类病例虽属少见，但在鉴别诊断上应该引起重视。

4 关于发病年龄问题　本组病例无论是原发性还是继发性，发病年龄均较早。从表8-4中列举的感染性及外伤性肢体淋巴水肿为例，79.4%的患者在30岁以前发病，说明该病主要累及青年人，而且常常直到老死仍未能治愈。另外，这类患者可能有肢体淋巴管发育畸形，遇有感染或外伤因素可促其发病，因此造成继发性淋巴水肿的发病年龄也较早，但目前尚无足够的淋巴管造影结果来证实这点。

5 其他　血管性疾病及淋巴瘤所引起的肢体淋巴水肿在临床上是不少见的，但在本组统计中只有1例，这是由于来院门诊的患者虽多，但引起象皮肿后均无良好的治疗方法，以至于对他们的病史资料未作详细记录，因此本文统计中该类肢体淋巴水肿的发病率过低。本文第三类中有1例为儿童，因肢体淋巴水肿转来门诊治疗，后发现为淋巴系统恶性肿瘤，不久患儿亡故。

三、小结

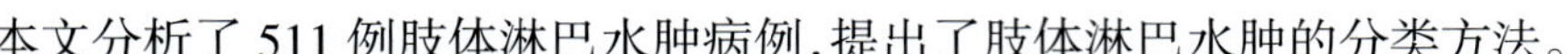

本文分析了 511 例肢体淋巴水肿病例,提出了肢体淋巴水肿的分类方法。

（载于《上海第二医学院学报》1982 年第 S1 期 P43-46）

第九章 早期的组织工程研究

研究背景和创新　上海第九人民医院的组织工程研究起于20世纪90年代初，1995年被作为上海市重点学科——整形外科的学科建设项目之一。刘彦春是早期进行组织工程研究的硕士研究生，他的研究课题是“软骨组织工程”。

软骨工程技术及其应用综述

上海第二医科大学附属第九人民医院　刘彦春　王炜

因外伤或疾病引起的软骨缺损，需利用软骨或其他替代材料修复。自体软骨移植因来源有限，且容易造成供区缺损或表面皮肤瘢痕，故应用受到限制。异体软骨移植曾广泛应用，但由于负重及磨损，最终使细胞暴露于循环抗体中而引起免疫排斥反应，导致细胞死亡及功能丧失。人工合成的无机材料虽可代替软骨，但易引起感染或作为异物排出。有关软骨再生，过去阐述很少，且都局限在骨或软骨缺损处，如注射分离的软骨膜细胞或关节软骨细胞悬液，使细胞附着在自然的基质中移植；移植软骨细胞膜；利用多肽类刺激软骨的再生等。Vacanti 等利用组织工程技术再生新的透明软骨，标志着软骨工程技术已进入一个新的阶段。随着细胞培养、材料科学以及细胞移植等技术的发展，软骨工程技术将会有更大的突破。

一、软骨的特性

软骨由软骨细胞组成，这种细胞易大批分离且具有较强的生命力，在体内主要靠扩散获取营养。细胞的低耗氧量使其在动物杀死后几天内取材仍能保持成活，且在体外能不断进行繁殖，在合适的培养基、4℃冰箱中可长期保存。这些特性使软骨成为理想的移植材料，在移植前可通过扩散供给营养，保持软骨细胞成活。

二、聚合物支架的制备

利用具有生物相容性和生物可降解性物质合成的聚乙醇酸（polyglycolic acid, PGA）和 L-聚乳酸（poly-L-lactic acid, PLLA）制备支架。将直径 15μm 的非织性 PGA 纤维任意缠绕成网状，纤维之间的距离为 75～100μm，网厚约 100μm，具有类似棉球的特性，即浸湿后不能保持一定的形状。用以下方法可使交叉在一起的纤维连接起来：将 PGA 纤维网浸入 4×10^{-4} mol/L 的 PLLA 二氯甲烷溶液中 2 分钟。一般认为，4×10^{-4}mol/L 的 PLLA 二氯甲烷溶液是能起作用的最低浓度，其在支架中的含量越少，引起感染的机会就越小。浸过后用无绒的实验室织物吸附 10 秒钟，去除多余的溶液，二氯甲烷则靠自行蒸发去除。PLLA 能把相邻的 PGA 纤维连接起来，使支架结构稳定，保持一定的形状，最后切成所需大小及形状使用。目前使用这种方法较多，且效果较好。

利用具有生物相容性物质合成乙交酯和丙交酯双聚合物 Polyglactin 910 制备支架。Polyglactin 910 是由乙交酯和丙交酯按 90:10 的比例聚合而成的双聚合物，经编织的 Polyglactin 910 缝线外包埋一层乙交酯和丙交酯双聚合物 Polyglactin 370 和硬脂酸钙，也有人将 Polyglactin 910 与 PGA 混合后做成纤维直径为 15μm 的网或孔径不同的泡沫。

三、软骨组织工程技术

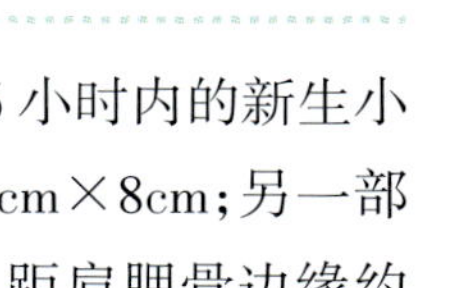

1 软骨细胞悬液的制备　采用 Klagsbrum 法制备软骨细胞悬液。取杀死后 6 小时内的新生小牛（日龄 1～14 天）肩关节作为软骨细胞的来源，其中一部分取自肩胛骨，可取 3cm×8cm；另一部分取自肩关节表面。肩胛骨表面的软骨覆有软骨膜，应剥除软骨膜后切取软骨。距肩胛骨边缘约 0.5cm 宽的一条软骨应切除，因这条软骨有少量血管供应。肩关节表面的软骨无软骨膜，剥离开周围的肌肉及结缔组织后即可切取软骨。将所取软骨切成约 0.5cm×0.5cm 的小块，用含有青霉素（200 U/ml）和链霉素（200μg/ml）的磷酸盐缓冲盐水漂洗两次后放入 60mm 的陪替培养皿中，再加入 25ml 磷酸盐缓冲盐水-青霉素链霉素混合液及梭状芽孢杆菌胶原酶（2mg/ml），在 37℃恒温培养箱内孵化 12～24 小时至软骨碎片完全溶解，软骨细胞从基质中释放出来。将含有软骨细胞的溶液经 153μm 的尼龙筛过滤，去除碎屑及未溶解的软骨碎片。用离心方法以磷酸盐缓冲盐水-青霉素链霉素混合液漂洗两次，漂洗第二次时用电子计数器进行细胞计数。一侧肩关节能制成含（1～4）×10^8 个细胞的软骨细胞悬液。

人的软骨细胞主要来源于肋软骨，漏斗胸患儿做矫形手术时可切取肋软骨。因术中已将软骨膜、肌肉和结缔组织剥离，软骨很容易切取。软骨细胞的分离过程与新生小牛肩关节的软骨细胞分离相同。

2 软骨细胞的培养　将所制软骨细胞悬液浓缩成 5×10^7 个 /ml。将两个已切成 1.5cm×2cm 的聚合物支架放入 35mm 聚苯乙烯组织培养皿中，每个支架中加入 100μl 软骨细胞悬液。4 小时后在每个培养皿中加入 2ml 含 10%胎牛血清的 Hamm F-12 培养液，其中含有 50μg/ml 维生素 C、292μg/ml L-谷酰胺、100U/ml 青霉素、100μg/ml 链霉素，于 37℃、5% CO_2 培养箱中孵化。培养液每 3 天更换一次。培养期间可观察到软骨细胞重叠，呈球状吸附在聚合物支架纤维上。培养 1 周后将细胞聚合物复合体植入动物体内。

3 种子细胞的标记　种子细胞标记的目的是在新产生的组织中进行细胞来源定位。有两种标记方法：

（1）利用胸腺嘧啶核苷类似物 5-溴脱氧尿核苷（BrdV）进行脉冲标记。将细胞聚合物复合体在含 BrdV 的营养液中培养 48 小时，然后吸除含 BrdV 的营养液，用预温到 37℃的磷酸盐缓冲盐水漂洗 3 次，再加入原培养液后置入温箱中继续培养。胸腺嘧啶核苷是合成 DNA 的主要成分之一，BrdV 为常用标记物，它将结合到细胞的 DNA 上。

（2）将细胞暴露于荧光染料中。该染料是一种诱导剂，可自由进入细胞膜，在活的细胞内存留几代而不传给相邻的细胞。该染料在细胞内引发了由谷胱甘肽 S-转移酶介导的反应，将氯甲酸偶合到细胞内的巯基上，产生不能通过细胞膜的荧光物质硫醚染剂，可在细胞内检测到。

4 软骨产生评价　软骨细胞聚合物复合体植入动物体内 18 天后，先用苏木精-伊红做染色组织学检查，证实嗜碱性染色基质的存在；再做品红阿利新蓝染色，证实酸性硫酸黏多糖即硫酸软骨素的存在，说明有软骨产生。软骨产生的最佳时间是细胞聚合物复合体植入后 7～10 周，以后则基本保持稳定。免疫组织化学证实有Ⅱ型胶原产生。在新产生的软骨中发现了在体外以BrdV标记的细胞，即利用偶合抗体的过氧化物酶追踪免疫球蛋白技术，软骨细胞在钴和镍存在时能聚合二氨基联苯胺(diaminobenzidine, DAB)，在BrdV结合位点产生蓝黑染色。用荧光滤器可看到在体外以荧光物质氯甲酸诱导剂染料标记的细胞。这些事实证明，新生软骨是由体外标记的软骨细胞产生的，不是由刺激周围的间充质细胞产生的。

5 种子细胞浓度与软骨生成量的关系　实验证明，种子细胞的浓度小于 2×10^7 个 /ml 时，只产生纤维组织；当浓度为 $(2\sim10)\times10^7$ 个 /ml 时，有透明软骨产生，无纤维组织生成。新产生组织的形态测定法分析表明，早期标本的软骨细胞密度与分离的新生小牛软骨细胞密度一致。工程化软骨通过增加细胞间距达到最终的细胞密度，即软骨细胞沉淀在新生的基质中，聚合物支架种植不同浓度的细胞，产生的软骨细胞密度相同，但软骨量不同。$1cm^2$ 聚合物支架种植 2×10^7 个细胞，产生的软骨量小于 $1cm^2$；种植 1×10^8 个细胞，产生的软骨量大于 $1cm^2$；种植 $(5\sim6)\times10^7$ 个细胞，产生的软骨量约等于 $1cm^2$。

四、软骨工程技术的应用

1 在修复重建外科的应用　将聚合物支架制作成特定形状，如三角形、正方形、圆管状，甚至制作成人耳形状，使软骨细胞在特定形状的支架内生长。将PGA无纺网浸在10% PLLA二氯甲烷溶液中，固定后雕刻成所需形状。将分离的软骨细胞种到聚合物支架上，体外培养1周后移植到受体内，可形成与聚合物支架形状相同的软骨，也可形成像人耳这样精细复杂的软骨。软骨工程技术使耳再造与过去雕刻精巧的Brent耳支架相比，达到了非常精细逼真的水平。

2 替代气管软骨　有文献报道，利用软骨工程技术生成的圆管状软骨可替代裸鼠颈段气管环状缺损。在2.5cm×4cm的聚合物支架上(纤维直径15μm)种植刚分离的软骨细胞，并将其包在硅胶管周围后移植到裸鼠体内，4周后肉眼及组织学观察证实有新生软骨形成。切下新生软骨标本，采用生物力学技术测定其抵抗反向压力所引起的塌陷能力。把软骨放进一段剥离了黏膜的肠腔内，发现其能抵抗26.6 kPa的反向压力。将上述圆管状软骨缝合固定到裸鼠颈段气管的环状缺损上，裸鼠能生存且可自主呼吸。

有学者在聚合物支架上种植两种以上细胞产生复合组织，利用这种方法形成管状软骨和衬在其内的黏膜作为气管替代物。

3 修复关节面　Vacanti利用软骨工程技术修复新西兰大白兔膝关节面软骨缺损。软骨取自兔股骨远侧关节面，分离软骨细胞后种植到合成的PGA支架上，种子细胞在体外以BrdV标记，切除对侧膝关节股骨关节面的一部分软骨，缺损处覆以细胞-聚合物复合体，一对照组覆以未种植细胞的聚合物支架，另一对照组无特殊处理。7周后对所有关节面进行肉眼及组织学观察，覆以细胞-聚合物复合体的关节面缺损处有新的透明软骨产生，而两个对照组的关节面缺损处无任何修复迹象。新产生的软骨中含有以BrdV标记的软骨细胞，说明新生软骨由种在聚合物支架上的细胞产生。

尽管软骨工程技术发展迅速，研究应用领域日益广泛，但仍有许多问题尚未解决，如目前所用的聚合物支架是一种人工材料即异物，植入体内可引起不同的炎性反应；同时也同样遇到医用硅胶所遇到过的免疫原性问题及致癌性问题，所以发现天然的细胞培养支架将成为今后软骨工程技术的焦点之一。另外，目前软骨技术的实验大部分在无胸腺的动物如裸鼠身上进行，以避免免疫排斥反应。软骨工程技术应用到其他种系动物身上从而逐渐过渡到人体，还有待于实验及资料的积累，以解决免疫排斥反应等问题。我们可以预言，软骨工程技术作为一个新兴边缘学科有着很大的发展潜力及应用前景，将为修复重建外科领域带来一场革命。

[1] Springfield D S. Massive autogenous bone grafts[J]. Orthop Clin North Am,1987,18(2):249-256.

[2] Friedlaender G E, Mankin H J. Transplantation of osteochondral allografts[J]. Ann Rev Med,1984,35:311-324.

[3] Mankin H J, Gebhardt M C, Tomford W W. The use of frozen cadaveric allografts in the management of patients with bone tumors of the extremities[J]. Orthop Clin North Am,1987,18(2):275-289.

[4] Gatti A M, Zaffe D, Poli G P. Behaviour of tricalcium phosphate and hydroxyapatite granules in sheep bone defects[J]. Biomaterials,1990,11(7):513-517.

[5] Roux F X, Brasnu D, Loty B, et al. Madreporic coral: a new bone graft substitute for cranial surgery[J]. J Neurosurg,1988,69(4):510-513.

[6] Rozema F R, Bos R R, Pennings A J, et al. Poly(L-lactide) implants in repair of defects of the orbital floor: an animal study[J]. J Oral Maxillofac Surg,1990,48(12):1305-1309; discussion 1310.

[7] Bentley G, Greer R B. Homotransplantation of isolated epiphyseal and articular cartilage chondrocytes into joint surfaces of rabbits[J]. Nature,1971,230(5293):385-388.

[8] Chesterman P J, Smith A U. Homotransplantation of articular cartilage and isolated chondrocytes: an experimental study in rabbits[J]. J Bone Joint Surg,1968,50(1):184-197.

[9] Grande D A, Pitman M I, Peterson L, et al. The repair of experimentally produced defects in rabbit articular cartilage by autologous chondrocyte transplantation[J]. J Orthop Res,1989,7(2):208-218.

[10] Green W T Jr. Articular cartilage repair: behavior of rabbit chondrocytes during tissue culture and subsequent allografting[J]. Clin Orthop Rel Res,1977,124:237-250.

[11] Itay S, Abramovici A, Nevo Z. Use of cultured embryonal chick epiphyseal chondrocytes as grafts for defects in chick articular cartilage[J]. Clin Orthop Rel Res, 1987,220:284-303.

[12] Wakitani S, Kimura T, Hirooka A, et al. Repair of rabbit articular surfaces with allograft chondrocytes embedded in collagen gel[J]. J Bone Joint Surg,1989,71(1):74-80.

[13] Upton J, Sohn S A, Glowacki J. Neocartilage derived from transplanted perichondrium: what is it?[J]. Plast Reconstr Surg,1981,68(2):166-174.

[14] Wozney J M, Rosen V, Celeste A J, et al. Novel regulators of bone formation: molecular clones and activities[J]. Science,1988,242(4885):1528-1534.

[15] Vacanti C A, Langer R, Schloo B, et al. Synthetic polymers seeded with chondrocytes provide a template for new cartilage formation[J]. Plast Reconstr Surg, 1991, 88(5): 753-759.

[16] Kim W S, Vacanti C A, Puelacher W C, et al. Cartilage engineered in predetermined shapes employing cell transplantation on synthetic biodegradable polymers[J]. Plast Reconstr Surg,1994,94(2):233-237; discussion 238-240.

[17] Vacanti C A, Upton J. Tissue-engineered morphogenesis of cartilage and bone by means of cell transplantation using synthetic biodegradable polymer matrices[J]. Clin Plast Surg,1994,21(3):445-462.

[18] Klagsbrun M. Large-scale preparation of chondrocytes[J]. Methods Enzymol, 1979,58(8):560-564.

[19] Vacanti C A, Paige K T, Kim W S, et al. Experimental tracheal replacement using tissue-engineered cartilage[J]. J Pediatr Surg, 1994, 29(2): 201-204; discussion 204-205.

[20] Vacanti J P, Morse M A, Saltzman W M, et al. Selective cell transplantation using bioabsorbable artificial polymers as matrices[J]. J Pediatric Surg, 1988, 23(1): 3-9.

[21] Costantino P D. Synthetic biomaterials for soft-tissue augmentation and replacement in the head and neck[J]. Otolaryngol Clin North Am, 1994, 27(1): 223-262.

（载于《中国修复重建外科杂志》1997 年第 11 卷第 5 期 P305-308）

包埋后的聚羟基乙酸与软骨细胞体外培养实验研究

上海第二医科大学附属第九人民医院　刘彦春　王炜
上海第二医科大学组织工程研究中心　曹谊林　商庆新
复旦大学高分子科学系　钟伟

【内容提要】

1 目的　通过卵磷脂和多聚赖氨酸分别及共同包埋以聚乳酸固定成形的聚羟基乙酸支架与软骨细胞体外培养，来观察支架的亲水性、对细胞吸附力的改变以及对细胞功能的影响。

2 方法　将软骨细胞种于上述支架后进行体外培养，通过倒置显微镜及扫描电镜观察支架的亲水性，对细胞的吸附力及基质产生情况。

3 结果　支架以卵磷脂包埋后细胞悬液易浸入支架内；以多聚赖氨酸包埋后细胞易吸附在支架纤维表面；以卵磷脂和多聚赖氨酸共同包埋后细胞均匀分布于支架纤维之间并吸附在支架纤维表面，且基质产生旺盛。

4 结论　卵磷脂具有增强支架亲水性的作用，而多聚赖氨酸除增加支架对细胞的吸附力外还具有促进细胞功能的作用。以卵磷脂和多聚赖氨酸共同包埋支架可能是组织工程技术中较理想的支架之一。

【关键词】　卵磷脂、多聚赖氨酸、聚羟基乙酸、软骨细胞、体外培养

组织工程技术中细胞培养支架的选择是研究的焦点之一。以聚乳酸包埋的聚羟基乙酸无纺网是应用较为广泛的支架之一，但亲水性差、对细胞吸附力弱是其不足之处。在此实验中我们选择了用卵磷脂和多聚赖氨酸分别和共同包埋以聚乳酸包埋的聚羟基乙酸支架，来观察其亲水性、对细胞吸附力的改变以及对细胞功能的影响，为组织工程研究筛选一种较为理想的支架。

一、材料与方法

1 聚羟基乙酸支架的包埋　将直径 15μm、纤维间隔 150～200μm、厚度 100μm 的聚羟基乙酸(polyglycolic acid，PGA)无纺网(Davis-Geck 公司提供)以 2%聚乳酸(polylactic acid，PLA)二氯甲烷溶液包埋固定，再分别以 1%卵磷脂（lecithin，LEC）无水酒精溶液及 10%多聚赖氨酸(poly-L-lysine，PLYS)包埋。这样可得到 4 种类型的支架：①PGA＋PLA；②PGA＋PLA＋LEC；③PGA＋

PLA＋PLYS；④PGA＋PLA＋LEC＋PLYS。支架消毒采用75%酒精浸泡及紫外线照射。

2 软骨细胞悬液的制备　取新西兰大白兔（大小、雌雄不限）耳郭软骨，将所取软骨剥去软骨膜，剪成0.1cm×0.1cm大小的碎片，以磷酸盐缓冲盐水（PBS，含青霉素200 U/ml、链霉素200μg/ml）冲洗两遍，以去除残余血迹，然后加入2倍于软骨体积的Ⅱ型胶原酶（Sigma公司，2mg/ml），在37℃恒温振荡器内消化。12～18小时后软骨碎片完全溶解，细胞从基质中释放出来，经过滤、漂洗、计数制成细胞悬液，浓度为5×10^2个/ml。

3 培养液的配制　培养液用F-12培养基，加入10%的小牛血清、100 U/ml青霉素、100μg/ml链霉素。

4 细胞支架的培养　将上述4种支架分别裁剪成1.5cm×2cm大小，每个支架中加入细胞悬液250μl。然后将4种细胞支架复合物分别置入60mm培养皿中，放入37℃、5% CO_2培养箱中，4小时后加入培养液5ml、维生素C 50μg/ml。培养液每3天更换一次。定期在倒置显微镜下观察细胞与支架的吸附、生长繁殖及基质产生情况，并送标本做扫描电镜检测。

二、结果

1 支架亲水性的观察　支架①、③加入细胞悬液后悬液先呈球形吸附在支架表面，然后缓慢地扩散到支架内；支架②、④加入细胞悬液后悬液迅速均匀地扩散到支架内，说明支架②、④的亲水性优于支架①、③。

2 支架对细胞吸附力的观察　培养期间用倒置显微镜观察，见支架①中细胞成团地附在支架纤维表面，晃动培养皿可见细胞漂浮不定；支架②中细胞均匀地分布于支架纤维之间；支架③中细胞单个或呈团状附在支架纤维表面，晃动培养皿细胞团无漂动；支架④中细胞均匀地分布于支架纤维之间或吸附在支架纤维表面，说明支架③、④对细胞的吸附力优于支架①、②。

3 支架细胞功能的观察　培养期间用倒置显微镜观察及扫描电镜检测发现，随着培养时间的延长，支架①无基质产生，支架②有少量基质产生，支架③、④有呈蜘蛛网样分布于支架纤维间的基质产生（图9-1）。

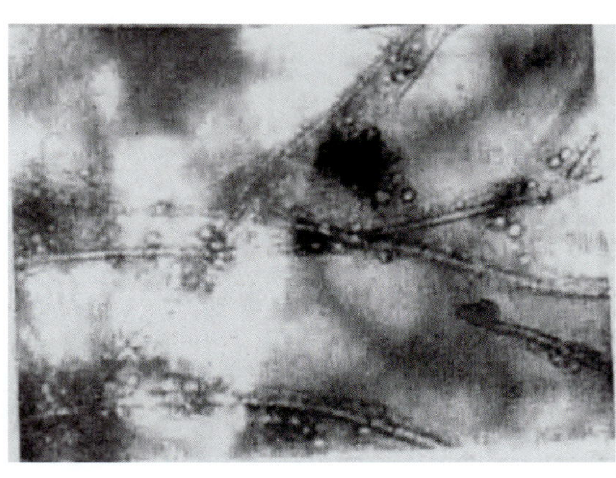

A

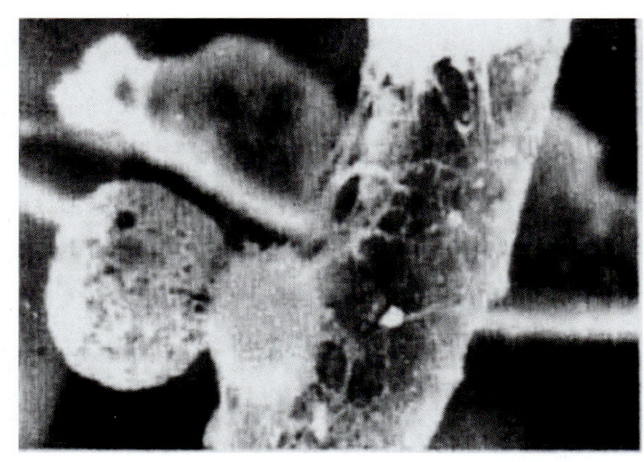

B

图9-1　支架③、④与软骨细胞培养，细胞分布于支架纤维之间或吸附在支架纤维表面，有呈蜘蛛网样分布的基质产生

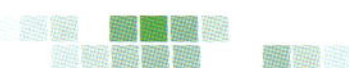

三、讨论

1 组织工程技术中对细胞培养支架的要求及目前的研究现状　细胞培养支架的选择是组织工程研究的焦点之一，其除了具有良好的生物相容性和生物可降解性外，还需具有良好的亲水性和细胞吸附性。以 PLA 包埋的 PGA 是目前组织工程领域应用最广泛的细胞培养支架，但其亲水性差、对细胞吸附力弱等问题一直困扰着组织工程学家。人们一直在寻找理想的物质对其进行再次包埋来增加其亲水性以及对细胞的吸附力。本实验采用卵磷脂和多聚赖氨酸对已进行 PLA 包埋的 PGA 作二次包埋，来观察其亲水性、对细胞吸附力的改变以及对细胞功能的影响，从而为组织工程研究寻找一种更为理想的支架。

2 卵磷脂具有增加支架亲水性的作用　从本实验可以看出，PGA 单纯以 PLA 包埋后，其亲水性较差，表现在细胞悬液在其表面不容易扩散，对细胞吸附力较弱，细胞很容易脱落；PGA 和 PLA 以卵磷脂包埋后，细胞悬液很容易扩散到支架纤维之间，说明其亲水性增强。其原理是卵磷脂具有两根长的非极性脂肪酸的碳链，同时还具有高度极性的磷酸负离子，因此在水溶液中可以像肥皂一样分散成胶束，非极性脂肪酸的碳链聚集在胶束中间，留下极性端暴露在水中，从而增加了 PGA 和 PLA 的亲水性。

3 多聚赖氨酸具有增强支架对细胞吸附力及促进细胞功能的作用　多聚赖氨酸因具有良好的细胞吸附性已得到广泛应用，用其包埋细胞培养支架也有报道。我们的实验也证实，PGA 和 PLA 以多聚赖氨酸包埋后对细胞吸附力明显增强，且细胞分泌基质增多，说明多聚赖氨酸除对细胞有良好的吸附力外，还有促进细胞发挥正常功能的作用。

4 卵磷脂和多聚赖氨酸共同包埋 PGA 和 PLA 是一种较为理想的细胞培养支架　PGA 和 PLA 经卵磷脂包埋后细胞均匀地分布于支架纤维之间；经多聚赖氨酸包埋后细胞较多地吸附于支架纤维表面；而两者共同包埋后可使细胞一部分分布于支架纤维之间，一部分吸附于纤维表面，使支架的空间得到最大限度的利用。

本实验可以得出这样的结论：以卵磷脂和多聚赖氨酸共同包埋 PGA 和 PLA 的效果优于单一物质包埋，以多聚赖氨酸包埋 PGA 和 PLA 的效果优于卵磷脂包埋。所以以卵磷脂和多聚赖氨酸共同包埋 PGA 和 PLA 可以作为今后组织工程技术研究中一种较为理想的支架。

参考文献

[1] Vacanti C A, Upton J. Tissue-engineered morphogenesis of cartilage and bone by means of cell transplantation using synthetic biodegradable polymer matrices[J]. Clin Plast Surg, 1994, 21(3): 445-462.

[2] Vacanti C A, Langer R, Schloo B, et al. Synthetic polymers seeded with chondrocytes provide a template for new cartilage formation[J]. Plast Reconstr Surg, 1991, 88(5): 753-759.

[3] 顾汉卿，徐国风. 生物医学材料学[M]. 天津：天津科技翻译出版公司，1993: 473-481.

[4] Kim W S, Vacanti C A, Puelacher W C, et al. Cartilage engineered in predetermined shapes employing cell transplantation on synthetic biodegradable polymers[J]. Plast Reconstr Surg, 1994, 94(2): 233-237; discussion 238-240.

[5] Wickner W T. Role of hydrophobic forces in membrane protein asymmetry[J]. Biochem, 1997, 16(2): 254-258.

[6] Bujia J, Sittinger M, Minuth W W, et al. Engineering of cartilage tissue using

bioresorbable polymer fleeces and perfusion culture[J]. Acta Otolaryngol, 1995, 115(2): 307-310.

(载于《中华显微外科杂志》1998 年第 21 卷第 1 期 P36-38)

用组织工程方法桥接周围神经缺损的实验研究

上海第二医科大学附属第九人民医院 戴传昌 王炜 董佳生 祁佐良 钟斌

上海第二医科大学组织工程研究中心 商庆新 曹谊林 胡晓洁

【内容提要】

1 目的 寻找修复周围神经缺损的新的有效替代材料。

2 方法 将体外培养扩增的施万细胞接种在生物可吸收材料聚羟基乙酸纤维支架上培养 2 周,形成一种新的神经桥接物,并对其进行观察和动物移植实验。

3 结果 接种的施万细胞可在聚羟基乙酸纤维上良好地吸附、迁移,形成一种新型的、非管状的、具有三维纵向细胞排列和层粘连蛋白通道的组织工程化神经桥接物,用其修复近交系 Wistar 大鼠 15mm 坐骨神经缺损时,取得了接近自体神经移植的结果,并且没有缺血或炎性表现,无瘢痕形成。

4 结论 这种新的桥接物有可能成为自体神经的替代材料。

【关键词】 神经再生、组织培养、聚羟基乙酸

长期以来临床上都是采用自体神经游离移植修复周围神经缺损,这不仅造成了新的损伤,而且修复效果也不十分理想。因此,我们将体外培养的施万细胞(Schwann cell, SC)接种在生物可吸收的聚羟基乙酸(PGA)纤维支架上,制备了一种新的、非管状组织工程化神经替代物,并进行大鼠周围神经缺损桥接的实验研究。

一、材料与方法

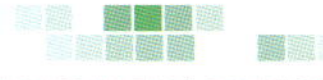

1 组织工程化神经桥接物的制备 将直径 15μm 的生物可吸收材料 PGA 单丝纤维(Davis-Geck 公司提供)经拉丝定制成纵向平行排列的、具有立体构型的纤维条索,并将其固定在自制的不锈钢丝架上,用 75%酒精浸泡半小时风干备用。将新生 5 天的 Wistar 近交系大白鼠坐骨神经和臂丛神经来源的、经 2 周体外培养扩增的 SC 悬液分次浸润接种于 PGA 纤维条索上,再培养 2 周。

2 组织工程化神经桥接物的观察 取上述神经桥接物进行倒置相差显微镜观察、层粘连蛋白(LN)和S-100 免疫组织化学观察、扫描和透射电镜观察,并采用 LN 胶体金免疫组化方法观察 LN 合成分泌情况。

3 手术移植 取 Wistar 近交系雌性大白鼠 16 只,体重 185~285g。所有动物用 1%戊巴比妥钠(35mg/kg)腹腔麻醉,并切除双侧共 32 条 15mm 长的坐骨神经段,随机分为 4 组,每组 8 条神经。实验组(PGA+SC)先用 9-0 无损伤线缝合两断端外膜,形成一个缝线桥,将两断端固定在 15mm 间距,再将直径约 2mm 粗的组织工程化周围神经放入缺损处,用缝线结扎固定并标记;空白

对照组不予修复，仅用尼龙线桥保持两断端的位置；自体神经（NAG）组用对侧 15mm 坐骨神经修复。

4 一般观察　术后 1 周观察大鼠的精神状态、肢体活动、饮食、伤口愈合情况等，远期观察足部溃疡形成及愈合情况。

5 皮肤感觉测试　将动物用戊巴比妥钠浅麻醉并固定，待其安定后，用针刺和盛有 80℃热水的试管刺激动物的脚趾部，观察其有无反应。

6 电生理测量　完全显露麻醉动物的坐骨神经，采用 Keypoint P 多道肌电图仪测量，用固定距离的两组电极分别刺激桥接神经的远、近端，同时不断滴加 37℃生理盐水保持神经的温度和湿度，记录胫骨前肌或小腿三头肌复合动作电位图形，电脑计算出桥接神经兴奋传导速度（NCV）、复合动作电位的振幅（AMP）及动作电位面积积分（AREA）。

7 肌肉测量　术后 12 周在小腿三头肌起止点处和小腿前外侧肌群起止点处切取肌肉，用吸水纸吸去血迹后，在分析天平上称出每条肌肉的湿重，再除以大鼠的体重，得出肌肉占体重的相对比值，以反映肌肉萎缩的情况。

8 组织学观察　术后 12 周取坐骨神经标本，找出缝线标记的吻合口，以近端吻合口为零点，分别在 1、4、7、10、14、18mm 处作 1μm 厚的连续半薄组织切片。切片经甲苯胺蓝（toluidine blue）染色后作组织学观察。

9 图像分析　取 toluidine blue 染色神经切片，采用 KS 400 图像分析系统进行图像分析，计数出神经纤维的面积、轴索面积，再根据等效圆面积原理计算出髓鞘的平均厚度，并计数每一横切面上的神经轴突总数、大于 3μm 的轴突总数，测量出神经纤维分布区面积，然后计算出单位面积内轴突的数量。

二、结果

1 桥接物观察

（1）倒置相差显微镜下观察：细胞接种后悬液呈均匀分散状，孵育半小时后细胞即开始向 PGA 纤维聚集，24 小时时 SC 已在支架上良好黏附并伸出 50μm 左右的细长突起。第三天开始细胞突起继续增长，在 PGA 纤维上，SC 沿着纤维的方向不断生长、分裂、繁殖而向前迁移延伸，细胞突起首尾相互融合、交联，此时可见串珠状的细胞链黏附于支架上，类似于溃变神经中的 Büngner 带。2 周后 PGA 纤维上可见到大量膜状物，此时已开始降解，机械强度开始下降；4 周后，用镊子提起时不能承受自身重量而断裂。

（2）免疫组化观察：培养 2 周，显微镜下见 PGA 纤维上呈现咖啡色的 LN 强阳性免疫复合物。

（3）扫描电镜观察：PGA 纤维表面随处可见冰霜样沉积物，纤维之间有大小不等的间隙；SC 胞体呈纺锤形，从胞体两极伸出两根细长的突起，相邻细胞的突起首尾相接形成细胞链，或在纤维的侧方与纤维平行行走，或呈螺旋形缠绕在纤维上，还有一些细胞链脱离纤维支架支起。

（4）透射电镜观察：2 周时 PGA 纤维切面呈均质无结构状态，边缘大多清晰，纤维周围可见大量细胞外基质（extracellular matrix, ECM）存在，细胞周围和纤维表面可见到大量的带横纹的胶原纤维和无定型的 ECM 成分。免疫电镜观察发现细胞之间的 ECM 内有广泛分布的胶体金颗粒，表明细胞合成分泌了大量的 LN。

2 动物一般观察　术后 3 周，几乎所有动物都有不同程度的足踝部溃疡。6～12 周后，空白对照组和单纯 PGA 组动物仍未愈合，动物足趾部的感觉完全没有恢复；而自体神经组和实验组动物均已愈合，痛觉和温度觉都有程度不同的恢复。

术中可见空白对照组和单纯 PGA 组动物的远、近端神经完全分离，近断端神经有增生膨大的胶质瘤形成，没有再生纤维通过缺损段，PGA 纤维被完全吸收；而自体神经组和实验组动物的再生神经的外观类似正常神经纤维。

3 肌肉测量 空白对照组和单纯 PGA 组动物的肌肉明显萎缩，标本呈苍白色，肌肉肌纤维成分很少，主要成分为结缔组织；自体神经组和实验组动物的肌肉呈鲜红色，肌腹粗大，萎缩程度较小。两组之间的肌肉重量之比分别为 2.8mg:2.95mg，2mg:1.5mg，差异无显著性意义。但自体神经组和实验组与空白对照组之比为 1.15mg:0.8mg，与单纯 PGA 组之比为 1.2mg:0.8mg，差异均有显著性意义。

4 肌电图测量 单纯 PGA 组和空白对照组无再生神经纤维通过，无法测量肌电图；自体神经组和实验组肌电图测量结果正常。

5 组织学观察 实验组组织切片 HE 染色可见再生神经远、近端都有丰富的毛细血管增生，但未见淋巴细胞浸润。连续半薄切片甲苯胺蓝染色切片上可见再生神经纤维在近端呈束状散在分布，到远端纤维渐呈聚集的趋势。近端再生的血管及神经束呈稀疏分布，每一神经束内含有大量密集、粗大的有髓神经纤维，神经束之间留有较大的间隙而未见瘢痕形成。14mm 处即远端吻合口断面上靠近边缘处毛细血管分布较密集，粗大的有髓纤维较近端少，但仍很密集。整个切面上没有缺血的表现，也未见明显瘢痕增生，各段已看不到 PGA 纤维。吻合口远侧神经段内可见两束以上粗大的神经，再生纤维多集中在边缘区域，中央多出现坏死。

自体神经组移植的神经段近端可见 2～4 束神经，高倍镜下可见神经束边缘的再生纤维较密集，粗大纤维较多，接近正常神经，但中央部大多已坏死，没有再生的神经纤维；远端 14mm 处纤维粗大，再生纤维也较密集，但有较多的神经纤维髓鞘呈空泡样变性，其间再生血管也较少。

6 图像分析 实验组神经髓鞘的平均厚度较自体神经组稍薄，远端为甚，再生轴突总数两组并没有太大的差别。自体神经组远端轴突密度低于实验组，主要由于自体神经组内有大片坏死区域；而实验组则再生较均匀，没有坏死区域（表 9-1）。

表 9-1 各组再生神经近、远端轴突断面分析（$n=16, X\pm s$）

组别	髓鞘平均厚度（μm）	轴突总数	轴突数 / 万 μm^2	>3μm 轴突数
近端				
PGA＋NAG 组	071±0.04*	39925	334	7615
NAG 组	081±0.09*	48472	386	6115
远端				
PGA＋SC 组	0.80±0.09△	7332	202	1111
NAG 组	1.10±0.09△	9116	176	1954

注：$^*P=0.018746$，$^{\triangle}P=0.001516$。

三、讨论

过去关于神经桥接物的研究多强调采用管状材料或管状的再生式材料，如血管、硅胶管、几丁质管、Dacron 管等；或用变性肌肉条类的去细胞基膜管。大量研究表明，这些管状材料由于不含 SC，因此只能引导大鼠 5～20mm 以内的轴突再生。

大量研究表明，SC 在轴突再生中起着至关重要的作用，SC 合成的 ECM 分子、细胞黏附分子等，为轴突的再生提供黏附和生长底物，以促进神经轴突再生；SC 还合成可弥散的神经生长因子促进轴突生长，防止神经元的凋亡。因此，近年来也有人将 SC 悬液加入各种管状材料中修复神经缺损。但采用这种方法，由于管内缺乏立体支架，细胞会沉积在管壁上形成细胞团块，在再生轴突未到达之前，过多的 SC 即堆积起来与成纤维细胞一起形成了胶质细胞瘤，对轴突的再生必然会成为一种阻碍，而且管道太长时，中央部分的细胞还可能会出现代谢障碍，因此成功的轴突再生还有赖于 SC 有一个合理的组织形式。在自体神经移植体中，其组织形式表现为每一个基膜管内含有一条链形的 SC 组成的 Büngner 带。

因此，我们将 SC 接种在生物可吸收材料 PGA 纤维上，制备了一种非管状的、开放的、含有 SC 的支架材料，该方法目前国际上尚未见报道。我们认为，该材料较以往的桥接物具有如下特点：①仿真性。其内含有 LN 包被的纤维支架和类似于 Büngner 带的纵向排列的 SC 链。②三维结构的合理性。支架材料之间含有一定的空隙，有利于细胞与外界的物质交换，SC 的立体培养也有利于细胞的分裂繁殖，同时，材料内的间隙在移植后也有利于再生轴突在其间黏附、延伸和移植体的再血管化。③良好的组织相容性。支架材料可吸收，当轴突再生跨越缺损部位后，PGA 即已完全被吸收，无碍于髓鞘的形成，因此能成功地诱导神经轴突的再生。PGA 纤维将对神经再生具有诱导和支持作用的 SC 组成了一个极具仿真性和三维结构合理性的空间组织形式，因此我们认为，该材料及方法在修复神经缺损方面具有广阔的发展前景。

参考文献

[1] 钟世镇，徐达传.显微外科的基础研究概况[J].中华显微外科杂志，1997，20(3)：167-169.

[2] Hall S. Axonal regeneration through acellular muscle grafts[J]. J Anat，1997，190(1)：57-71.

[3] Ide C. Nerve regeneration and Schwann cell basal lamina: observations of the long-term regeneration[J]. Arch Histol Jpn，1983，46(2)：243-257.

[4] Kiyotani T, Teramachi M, Takimoto Y, et al. Nerve regeneration across a 25-mm gap bridged by a polyglycolic acid-collagen tube: a histological and electrophysiological evaluation of regenerated nerves[J]. Brain Res，1996，740(1)：66-74.

[5] Heath C A, Rutkowski G E. The development of bioartificial nerve grafts for peripheral-nerve regeneration[J]. Trends Biotechnol，1998，16(4)：163-168.

（载于《中华外科杂志》2000 年第 38 卷第 5 期 P388-390）

去细胞异体神经基膜管桥接神经缺损的实验研究

上海第二医科大学附属第九人民医院　戴传昌　王炜　董佳生　祁佐良　钟斌
上海第二医科大学组织工程研究中心　曹谊林　商庆新　胡晓洁

【内容提要】

1 目的　探索修复周围神经缺损的新的有效替代材料。

2 方法　将异体的预变性神经和正常神经经溶血卵磷脂裂解液处理后得到一种无细胞及细胞碎片、无抗原性的空的神经基膜管，用其来修复大鼠坐骨神经 15mm 缺损，并进行一般观察、肌萎缩测量、电生理检测、连续切片组织学观察和计算机图像分析。

3 结果 经预变性神经和正常神经化学抽提的神经桥接物组均获得了密集的神经纤维再生和良好的神经功能恢复，其中以前者的效果更为优越。

4 结论 这种材料极有可能成为自体神经的替代材料应用于较短的神经缺损的修复。

【关键词】 周围神经再生、去细胞基膜管、移植、层粘连蛋白

周围神经缺损的修复仍然是临床上的一个难题，大量的神经缺损患者不得不采取自体神经移植来修复。能否找到一种有效的神经替代修复材料是外科领域的一个研究热点。最近我们将 SD 大鼠来源的神经经化学去污剂处理后得到一种完全空的去细胞神经基膜管，将其用来修复没有基因同源性的 Wistar 大白鼠的坐骨神经缺损，取得了良好的效果。

一、材料与方法

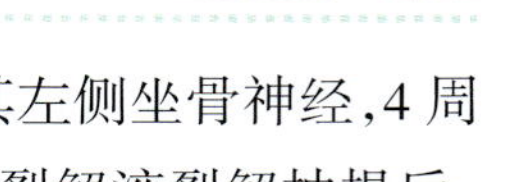

1 去细胞神经基膜管的制备与观察 取 SD 大鼠 8 只，在出盆处切断其左侧坐骨神经，4 周后取出左侧变性神经段和右侧正常神经段各 45mm 左右，经溶血卵磷脂复合裂解液裂解抽提后，制备出两种完全空的去细胞神经基膜管，并对两种支架进行肉眼、组织化学、免疫组化、透射电镜、胶体金免疫电镜观察。

2 手术桥接

（1）手术方法：取 Wistar 雌性大白鼠 16 只，体重 180～240g，用 1%戊巴比妥钠（35mg/kg）腹腔麻醉，75%酒精皮肤消毒，切取双侧共 32 条坐骨神经，随机分为 4 组，每组 8 条神经。在手术显微镜下显露双侧坐骨神经，切除 15mm 长的神经段，实验组用预先经化学抽提的变性神经（EDNG）和经化学抽提的正常神经（ENG）进行桥接，另取自体神经（NAG）移植组和空白组作对照。移植物长度均为 15mm，用 9-0 无损伤缝线对端吻合，缝合臀大肌及皮肤。

（2）术后处理：动物剪耳标记后分笼饲养，第一周每笼 1 只，伤口愈合后每笼 4 只饲养，自由觅食。

3 一般观察 术后观察大鼠的足部溃疡形成及愈合情况，术后 12 周观察神经再生情况，并行皮肤感觉测试。将动物用戊巴比妥钠浅麻醉及固定，待其安定后，用针和盛有 80℃热水的试管刺激动物的脚趾部，观察其对刺激的反应。

4 肌肉电生理测量 术后 12 周在神经移植物两端分别给予电刺激，采用 Keypoint P 多道肌电图仪直接测量修复的坐骨神经的电兴奋传导速度（NCV）、复合动作电位的振幅（AMP）及动作电位波形，并计算出动作电位面积积分（AREA）。

5 肌萎缩程度测量 术后 12 周观察肌肉萎缩情况，去除动物附着在小腿上的大收肌即可见到完整的小腿三头肌和小腿前外侧肌群。在小腿三头肌起止点处和小腿前外侧肌群起止点处切取肌肉，用吸水纸吸去血迹后，在分析天平上称出每条肌肉的湿重，再除以大鼠的体重，得出肌肉占体重的百分比。

6 组织学观察 术后 12 周取坐骨神经标本，经 2.5%戊二醛磷酸缓冲液固定 2 小时，对部分标本进行 HE 染色；部分标本经 1%锇酸固定，环氧树脂包埋，酒精梯度脱水，连续组织切片，行甲苯胺蓝染色观察。

7 计算机图像分析 取甲苯胺蓝染色的神经组织切片，采用 KS 400 图像分析系统进行图像分析，计数出神经纤维的面积、轴索面积，再根据等效圆面积原理计算出髓鞘的平均厚度，并计数每一横切面上的神经轴突总数、大于 3μm 的轴突总数，测量出神经纤维分布区面积，然后计算出单位面积内轴突的数量。

二、结果

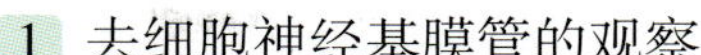

1 去细胞神经基膜管的观察

（1） 肉眼下可见神经段在裂解中即有大量乳白色絮状物析出，裂解后神经段变细并呈乳白色、半透明状态。正常神经化学抽提物细长，透明度高；变性神经化学抽提物粗短，透明度较差，在干燥的情况下易变成扁薄形状。

（2）HE 染色下两种化学抽提物均未见细胞结构，变性神经尚可看出管状神经纤维轮廓；Masson 三色染色可见变性神经有较多的呈蓝染的胶原成分。

（3）层粘连蛋白免疫组化切片上可看到变性神经化学抽提物有圆形或椭圆形的基膜管，其直径为 2～6μm，管内壁有深咖啡色的强阳性层粘连蛋白-单抗体免疫复合物；正常神经抽提物也可看到管状结构，但免疫标记较弱，且管壁多塌陷。

（4）电镜下可见大小不等的呈网状的相互连贯的基膜管，管内没有任何结构；层粘连蛋白免疫电镜观察可见到基膜管内有免疫胶体金颗粒吸附，表明基膜管内有层粘连蛋白存在。

2 一般观察 术后 3 周，几乎所有动物都有不同程度的足踝部溃疡，空白对照组动物到 12 周后仍不愈合，而自体神经组和两个实验组的动物均已愈合。EDNG 组、ENG 组和 NAG 组动物的足趾部痛觉和温度觉都有较好的恢复，空白对照组则完全没有恢复。

术中发现，空白对照组中看不到再生神经通过缺损段，神经断端近端有增生膨大的胶质瘤形成，8 例 ENG 组中有 1 例没有神经纤维通过远端吻合口，而 EDNG 组和 NAG 组的再生神经外观均类似于正常神经纤维。

3 肌肉电生理测量 手术中可见空白对照组无再生神经，EDNG 组和 ENG 组均有神经纤维通过。肌电图测量两组的传导速度和动作电位振幅都较正常神经有所下降，两组测量差距都较大，因而标准差较大，结果两组之间的统计没有显著性差异。

4 肌萎缩程度测量 空白对照组肌肉明显萎缩，标本呈苍白色，肌肉肌纤维成分很少，主要成分为结缔组织；EDNG 组、ENG 组和 NAG 组肌肉呈鲜红色，肌腹相对粗大，萎缩程度明显较小。

5 组织学观察 空白对照组没有神经纤维再生；EDNG 组和 ENG 组的 HE 染色均可见再生神经远端有毛细血管增生，但未见淋巴细胞浸润。连续半薄切片甲苯胺蓝染色可见两组神经纤维的再生特点相类似，近端纤维呈束、丛状分布，再生纤维较粗大，到 10mm 处再生纤维都很密集，但到 14mm 处即远端吻合口处再生纤维呈分散分布，粗的有髓纤维比例下降。ENG 组有较多的瘢痕增生，8 例中有 1 例没有神经纤维通过远端吻合口，18mm 处的远侧神经段内，再生纤维的分布类似正常神经。自体神经组移植段神经近端边缘部再生纤维的数量较密集，粗大纤维较多，接近正常神经，但中央部大多已坏死，没有再生的神经纤维；远段 14mm 处纤维仍很粗大，再生纤维也较密集，但有较多的神经纤维髓鞘呈现空泡样变性，其间再生血管也较少。

6 计算机图像分析 见表 9-2。

表 9-2　各组再生神经近、远端轴突断面分析

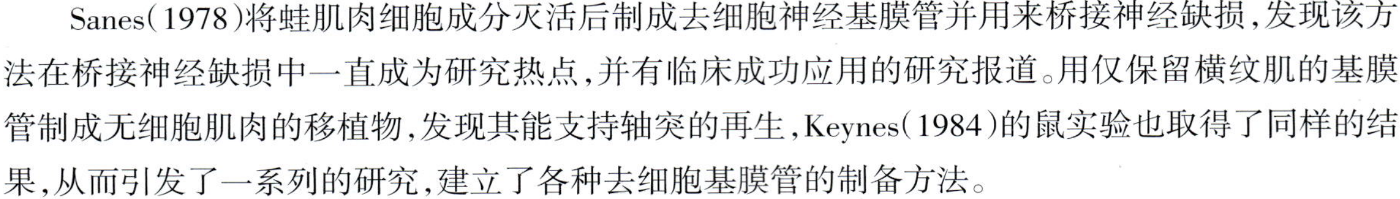

名称	近端（3mm 处）		远端（10mm 处）	
	EDNG 组	ENG 组	EDNG 组	ENG 组
髓鞘平均厚度（μm）	0.84±0.042	0.58±0.023	0.8±0.0941	0.61±0.019
轴突总数	9599.1	8235.2	9158.4	7365.2
轴突数 / 万 μm^2	411.3	385.2	245.5	369.8
＞3μm 轴突数	1504.3	1181.2	1259.3	1528

三、讨论

Sanes（1978）将蛙肌肉细胞成分灭活后制成去细胞神经基膜管并用来桥接神经缺损，发现该方法在桥接神经缺损中一直成为研究热点，并有临床成功应用的研究报道。用仅保留横纹肌的基膜管制成无细胞肌肉的移植物，发现其能支持轴突的再生，Keynes（1984）的鼠实验也取得了同样的结果，从而引发了一系列的研究，建立了各种去细胞基膜管的制备方法。

然而，以往的大多数去细胞基膜管都是通过反复冻融的方法从自体肌肉或神经中制备的，这种去细胞基膜管内含有许多异体的细胞碎片，具有一定的免疫原性；而从自体取材去制备细胞基膜管又要受到许多条件的限制，且易造成自体损伤，均难以在临床广泛地推广应用。

最常用的方法是用液氮反复冷冻干燥处理留下的几乎无损的去细胞基膜管作为移植物，试用于临床后取得了一定效果。Hall 分别用冷冻干燥和 60℃、80℃热处理方法制成去细胞移植物进行比较研究，结果发现冷冻干燥处理和 60℃热处理的去细胞肌肉移植物均可诱导轴突再生，而 80℃热处理的去细胞肌肉移植物则不能诱导轴突再生，可能是由于层粘连蛋白和纤粘连蛋白的热不稳定性所致。

研究发现，将这种去细胞移植物植入宿主后有大量的巨噬细胞侵入基膜管，吞噬降解残余的磷脂鞘，留下几乎没有损伤的肌肉基膜管，于是这种去细胞移植物包含像神经纤维一样多但比神经纤维大 10 倍的基膜管，其中没有可成活的 SC。与此同时，在轴突切断后 5 小时，近端轴突即可出现胞芽，胞芽逐渐发育成生长锥，生长锥越过吻合间隙进入远端肌肉基膜管与之黏附并紧贴基膜管内表面向前生长延伸，随后，近端的 SC 随着不断增殖也迁移进入基膜管。SC 总是滞后于生长锥向前延伸，随着再生的继续，多根轴索长入肌肉基膜管，SC 包绕这些轴索使其成组、成束地分开，最后形成 SC 鞘，SC 在其表面产生自己的基膜，同时原来的基膜被降解吸收。

然而，尽管生长锥能很好地与肌肉基膜管黏附，但轴突干部未必能很好地与基膜接触，因此这种黏附还有着和 SC 基膜不同的地方。其他非神经的基膜管对生长锥的黏附性则更差。神经的SC 基膜管黏附最为理想，因其基膜成分大部分是由 SC 所产生的。

去细胞肌肉移植物虽能成功地引导轴突再生，但实验中发现它在人或大动物中不能引导大于 50mm 的轴突成功再生，在啮齿类动物中则不能引导小于 20mm 的轴突成功再生。

Dumont（1997）首次采用化学方法制备出去细胞神经基膜管，他发现这种方法可完全去除基膜管内的细胞碎片而没有抗原性，因而使提供商业化的去细胞神经基膜管成为可能，这样必然会促进去细胞神经基膜管的临床应用。

我们的研究发现，用该方法从变性神经中制备去细胞神经基膜管有更好的外形结构和良好的弹性，且管壁内有丰富的层粘连蛋白。我们将其应用于 Wistar 大鼠坐骨神经缺损的动物模型中，发现它们可以成功地桥接大多数 15mm 的神经缺损，在 10mm 处再生神经纤维非常密集，粗的有髓纤维比例较高，只是在远端吻合口处有一些瘢痕形成，正常神经化学抽提组更明显，但是远侧神经段仍有较多纤维成功通过。其他各项检测指标都表明，动物肢体的感觉和部分运动功能都得到了较为满意的恢复。

从术后12周的切片看，这种同种异体的去细胞基膜管并没有引起淋巴细胞的浸润；从其再生的效果看，也表明这种移植物不会引起免疫排斥。

关于去细胞基膜管诱导神经再生的机制，Enver M. K.在去细胞的肌肉移植物内放入可持续作用3～4周的抗细胞分裂剂丝裂霉素C，观察其对神经轴突再生的影响，发现轴突再生通过该移植物较通过没放丝裂霉素C的对照组延迟约3周，提示在缺乏SC的情况下轴突完全没有生长，表明SC在轴突再生中起着重要作用，单有基膜管是不足以引导轴突再生的。但有人认为去细胞基膜管内除去SC对轴突再生的远期效果并无多大影响，这可能是由于其神经缺损较短而并不能显现出差别，短的去细胞基膜管内完全可在再生中由近端和远端的SC迁移充填。Zhao将硅胶管埋入大鼠的两段变性神经之间，可发现两端的SC都能迁入管内，从而长出类似于神经结构的假神经，但他认为，如果硅胶管的长度大于15mm，则不能形成假神经。因此，Berry认为坐骨神经富于层粘连蛋白的基膜管更利于诱导远、近端神经的SC迁移进入基膜管，形成类似于神经的桥接物，因而可以成功地诱导神经再生。

我们认为，异体变性神经中经化学抽提的去细胞基膜管具有良好的管形结构，管内没有细胞碎片，利于SC的迅速迁入，而管壁上丰富的层粘连蛋白可以使SC迁移得更远更快，同时在桥接周围神经缺损时没有免疫原性，从而引导15mm的神经缺损成功再生，这个长度相当于大动物或人类神经的1/5，也就意味着人类5cm的神经缺损完全有可能用该方法来成功修复。

参考文献

[1] Dumont C E, Bolin L M, Hentz V R. A composite nerve graft system: extracted rat peripheral nerve injected with cultured Schwann cells[J]. Muscle-Nerve, 1996, 19(1): 97-99.

[2] Enver M K, Hall S M. Are Schwann cells essential for axonal regeneration into muscle autografts?[J]. Neuropathol Appl Neurobiol, 1994, 20(6): 587-598.

[3] Bajrovic F, Bresjanac M, Sketelj J. Long-term effects of deprivation of cell support in the distal stump on peripheral nerve regeneration[J]. J Neurosci Res, 1994, 39(1): 23-30.

[4] Zhao Q, Lundborg G, Danielsen N, et al. Nerve regeneration in a "pseudo-nerve" graft created in a silicone tube[J]. Brain Res, 1997, 769(1): 125-134.

[5] Berry M, Rees L, Hall S, et al. Optic axons regenerate into sciatic nerve isografts only in the presence of Schwann cells[J]. Brain Res Bull, 1988, 20(2): 223-231.

（载于《中华整形外科杂志》2001年第17卷第6期P366-369）

利用组织工程技术再生软骨组织的实验研究

上海第二医科大学附属第九人民医院　刘彦春　王炜
上海市组织工程研究重庆实验室　曹谊林　商庆新　夏万尧
复旦大学高分子科学系　钟伟

【内容提要】

1 目的　在有免疫力的动物兔体内探索组织工程化软骨生成的影响因素。

2 方法　经不同物质修饰的聚羟基乙酸支架与软骨细胞体外培养，观察基质产生情况，并将细胞支架复合物进行体内回植，观察软骨的生成，并进行组织学及超微结构评价。

3 结果　以卵磷脂、多聚赖氨酸及聚乳酸共同修饰的聚羟基乙酸支架与软骨细胞体外培养，结果基质产生旺盛，体内回植后软骨生成良好。

4 结论　细胞支架复合物体外培养期间有基质产生，是组织工程化软骨生成的前提条件。以卵磷脂、多聚赖氨酸及聚乳酸共同修饰的聚羟基乙酸支架与软骨细胞复合培养后回植到有免疫力的动物体内可生成组织工程化软骨。

【关键词】　细胞、软骨、再生、组织工程

目前有关组织工程化软骨的研究大部分是在无免疫力的裸鼠体内进行的，在有免疫力的动物体内形成组织工程化软骨的研究报道较少，而且目前所用固体细胞培养支架主要是以聚乳酸修饰的聚羟基乙酸，存在着亲水性差、对细胞吸附力弱等缺点。本课题通过不同物质修饰的聚羟基乙酸支架与软骨细胞体外培养后回植，探讨在有免疫力的动物兔体内组织工程化软骨形成的影响因素，为软骨组织工程技术过渡到临床应用提供理论依据。

一、材料与方法

1 聚羟基乙酸支架的表面修饰　将直径 15μm、纤维间隔 150～200μm、厚度 100μm 的聚羟基乙酸(PGA)无纺网(Davis-Geck 公司提供)以 2%聚乳酸(PLA)二氯甲烷溶液包埋固定，再分别以 1%卵磷脂(LEC)无水酒精溶液及 10%多聚赖氨酸(PLYS)包埋，得到 4 种经不同物质修饰的聚羟基乙酸支架：①PGA＋PLA；②PGA＋PLA＋LEC；③PGA＋PLA＋PLYS；④PGA＋PLA＋LEC＋PLYS。支架消毒采用 75%酒精浸泡及紫外线照射。

2 软骨细胞悬液的制备　取新西兰大白兔(体重 2～2.5kg,雌雄不限)一侧耳郭软骨，剥去软骨膜，剪成 0.1cm×0.1cm 大小的碎片，以磷酸盐缓冲液（PBS，含青霉素 200U/ml、链霉素 200μg/ml)冲洗两遍，以去除残余血迹，然后加入 2 倍于软骨体积的Ⅱ型胶原酶(Sigma 公司，3mg/ml)，在 37℃恒温振荡器内消化，4～5 小时收获细胞 1 次，2～3 次后软骨碎片完全溶解，细胞从基质中释放出来，经过滤、漂洗、计数制成细胞悬液，浓度为 5×10^7 个 /ml。

3 培养液的配制　培养液用 F-12 培养基，加入 10%的小牛血清、100U/ml 青霉素、100μg/ml 链霉素。

4 细胞支架复合物的体外培养　将上述支架分别裁剪成 1.5cm×2cm 大小，每个支架中加入细胞悬液 250μl，然后将 4 种细胞支架复合物分别置入 60mm 培养皿中，放入 37℃、5% CO_2 培养箱中，4 小时后加入培养液 5ml、维生素 C 50μg/ml、人转化生长因子 β_1（TGF-β_1, MegaGene 公司）10ng/ml、人碱性成纤维细胞生长因子（b-FGF, MegaGene 公司）2ng/ml。培养液每 3 天更换一次。定期在倒置显微镜下观察支架的细胞吸附力、生长繁殖及基质产生情况。

5　细胞支架复合物的体内回植　取新西兰大白兔 12 只，于每只兔背部不同部位皮下单纯植入 1种支架及 4 种自体细胞支架复合物，3 个月后取材，进行大体、组织学及透射电镜检测，观察有无软骨组织生成，并与原耳郭软骨进行比较。

二、结果

1　细胞支架复合物体外培养期间观察　培养期间经倒置显微镜观察及扫描电镜检测，见支架①无基质产生，支架②有少量基质产生，支架③的纤维间有呈蜘蛛网样分布的基质产生，支架④的纤维之间或纤维表面有较多呈蜘蛛网样分布的基质产生（图 9-2）。

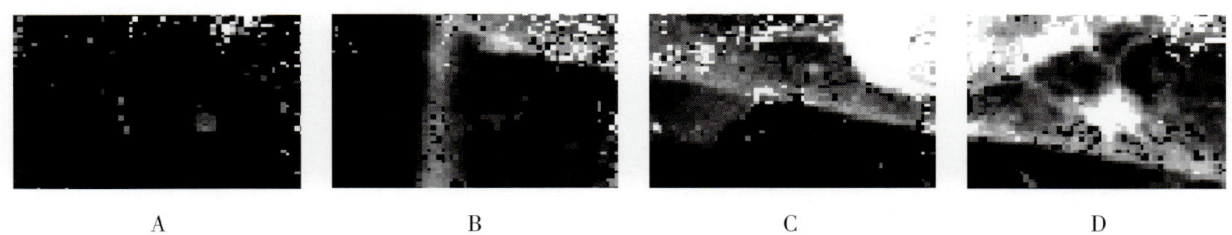

A　B　C　D

图 9-2　支架③、④与软骨细胞培养，细胞吸附在支架纤维表面，有呈蜘蛛网样分布的基质产生（扫描电镜，×600）

2　软骨生成情况观察　3 个月后对 12 只兔背部不同部位皮下的埋置物进行大体观察及组织学、透射电镜检测，结果如下：单纯 1 种支架回植后均无软骨生成；支架①回植的 12 个标本中 2 个有软骨生成，但生成的软骨体积远远小于细胞支架复合物的体积；支架③、④回植的 12 个标本中均有软骨生成，且生成的软骨体积基本等于细胞支架复合物的体积。组织学及电镜检测与原耳郭软骨相同（图 9-3）。

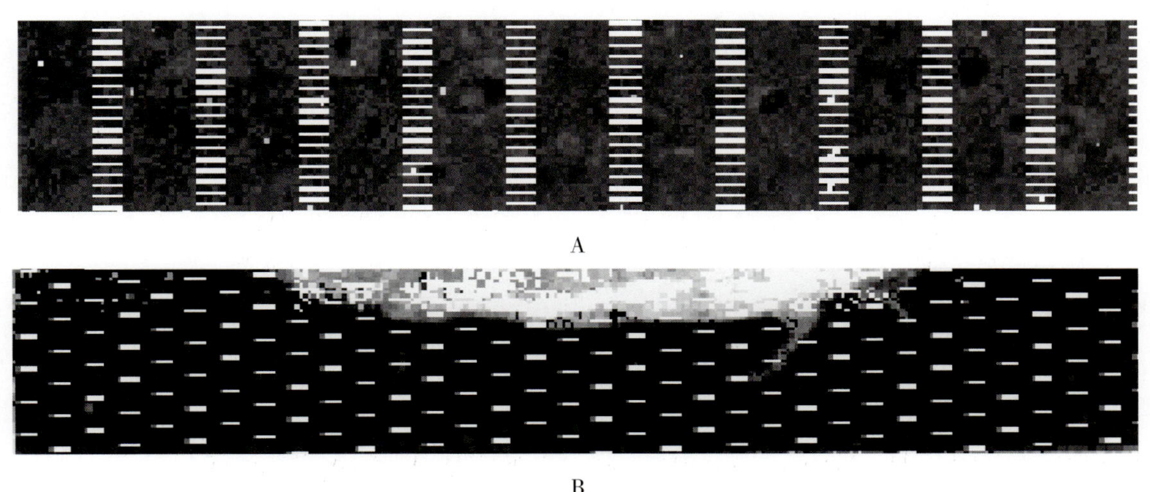

A

B

图 9-3　软骨生成情况

A. 形成的组织工程化软骨中有不同分化程度的软骨细胞沉淀在软骨基质中（HE 染色，×10）　B. 形成的组织工程化软骨细胞位于软骨陷窝内，软骨细胞表面有较多隆起，胞质内有较多粗面内质网（扫描电镜，×600）

三、讨论

1 细胞支架复合物体外培养期间的基质产生情况是评价软骨细胞功能的指标之一　支架③、④在体外培养期间基质产生旺盛，说明软骨细胞较好地发挥了功能，主要由于多聚赖氨酸对支架的修饰不仅增强了支架对细胞的吸附性，而且具有促进细胞发挥功能的作用；支架①、②未经多聚赖氨酸包埋，则无或较少有基质产生。

2 细胞支架复合物体外培养期间的基质产生情况与软骨生成与否及其生成量密切相关　支架①在体外培养期间无基质产生，故回植后无软骨生成；支架②在体外培养期间基质产生较少，故12个标本中仅2个有软骨生成，且生成软骨的体积远远小于细胞支架复合物的体积；支架③、④在体外培养期间基质产生旺盛，故回植后12个标本中均有软骨生成，且生成软骨的体积基本等于细胞支架复合物的体积，其组织学及电镜检测与原耳郭软骨基本相同。

以往组织工程化软骨的研究大部分是在无免疫力的裸鼠体内进行的，而在有免疫力的动物体内研究报道较少。本实验证明，在有免疫力的动物兔体内可形成组织工程化软骨组织，为软骨组织工程技术过渡到临床应用提供了理论依据。

参考文献

[1] Vacanti C A, Upton J. Tissue-engineered morphogenesis of cartilage and bone by means of cell transplantation using synthetic biodegradable polymer matrices[J]. Clin Plast Surg, 1994, 21(3):445-462.

[2] 刘彦春，王炜.软骨工程技术及其应用综述[J].中国修复重建外科杂志，1997，11(5):305-308.

[3] Klagsbrun M. Large-scale preparation of chondrocytes[J]. Methods Enzymol, 1979, 58(8):560-564.

[4] 刘彦春，王炜，曹谊林，等.包埋后的聚羟基乙酸与软骨细胞体外培养实验研究[J].中华显微外科杂志，1998，21(1):36-38.

（载于《中华显微外科杂志》1999年第22卷第2期P122-124）

第十章
英文论著

Flap Research and Toe-to-Hand Transfer

The Free Forearm Flap—a Report of 25 Cases

Chang Tisheng, Wang Wei, Xu Chunyang

(1) Summary

In 25 cases using microvascular techniques, free forearm flaps were used for reconstruction of various tissue defects, 15 flaps were used for repair of hand injuries, 5 for facial defects, 1 for lower extremity deformity and 4 for total rhinoplasty. All flaps survived. The arterial blood supply of the forearm flap comes from the cutaneous branches of the radial artery while its venous drainage is via cephalic vein and the radial comitantes veins. The forearm flap has a thin layer of subcutaneous fatty tissue which can provide quite large area of soft tissue and the vascular pedicle is long with moderately large caliber vessels. The donor area, however, has to be skin grafted, leaving an unsightly scar over the forearm which is one of the shortcomings of this flap. Meanwhile it will sacrifice a major arterial supply to the hand on the donor side.

(2) Introduction

The first successful microvascular skin flap was performed by Harii in 1972, using a free scalp flap based on the superficial temporal vessels. Later in 1973, free groin flaps were carried out with success by Daniel and late Young of China. From then on, various other donor areas of free flap have been advocated by many authors, such as dorsalis pedis flap, axillary flap and others.

In August 1979, K. F. Young of China first advocated the use of a free forearm flap with encouraging results. Since September, 1979, we have used the same procedure for reconstruction of various tissue defects in 25 cases.

Among the 25 cases, 17 were male, and 8 were female, the youngest being 5 years old, while the oldest 50 years old. 15 flaps were used for the reconstruction of hand injuries, 1 for a defect in the lower extremity deformity, 5 for facial defect, and 4 for reconstruction of nasal deformities (total rhinoplasty).

1) The applied anatomy of the free forearm flap

The arterial blood supply of the free forearm flap comes from the cutaneous branches of the radial artery while its venous drainage is via its venae comitantes and the cephalic vein(Fig. 10.1).

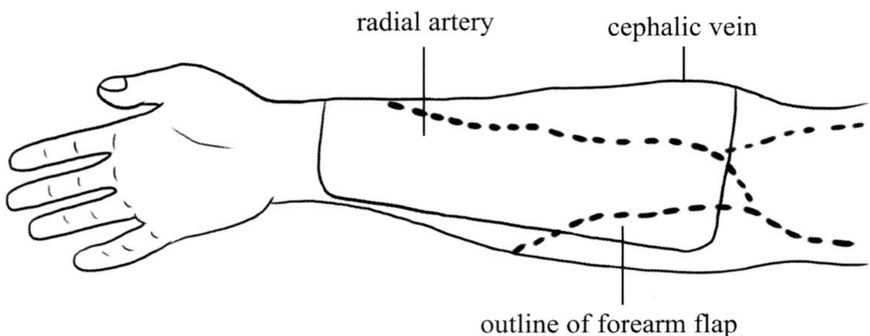

Fig. 10.1 Schematic drawing showing the course of the radial artery and the cephalic vein in the forearm

The radial artery arises from the brachial artery at the level of the anterior to the insertion of the biceps muscle. Its upper two-fifths lie beneath the fleshy belly of the brachioradialis muscle while its middle one-fifth passes under the tendon of the same muscle. Its lower two-fifths courses radially in the groove formed by the tendons of the brachioradialis and the flexor carpi radialis.

The radial artery gives off two groups of cutaneous branches, one superior and the other inferior. The superior group comprises of 3 to 5 branches which are located in the deep surface of the branchioradialis muscle and perforate the intermuscular septum and the margin of the brachioradialis muscle, nourishing the skin over the forearm. The inferior group of 4 to 7 tiny cutaneous branches arise from the lower two-fifths of the artery and lie close to the skin. If both these two groups of branches are preserved during the dissection, adequate blood supply to the whole area of the forearm, including skin and subcutaneous tissue can be preserved. But in practice, it is seldom necessary to utilize the whole area of the forearm flap. Only the inferior group is adequate and the superior group can be ligated and served.

We feel that the forearm flap is not an axial type of vascular perfusion. These tiny arterial branches to the flap form a net-work of vascular perfusion underneath the dermis of the forearm. We therefore prefer to call it a net-work type of flap.

Cephalic vein constitutes the main venous drainage for the flap because of its large calibre(3-4 mm). It is easily visible under the skin. There are two venae comitantes running close to the radial artery, with multiple tiny communications between them. Should it be necessary, these two veins can also be used for anastomosis.

There are two cutaneous nerves over the lateral aspect of the forearm, namely the lateral cutaneous nerve of the forearm and the superficial branch of the radial nerve. The former usually lies along the cephalic vein and can be included in the flap. The latter, first accompanies the radial artery to the wrist and then courses to the dorsum of the hand and should be preserved. Accidental severance of this nerve will leave a small area of anaesthesia over the dorsal surface of the first web with no other serious sequela. However, both these nerves could be included in the forearm flap if there is a need for a neurosensory free flap.

2) Elevation of the free forearm flap

Brachial plexus block or high epidural block anaesthesia may be used for the operation. A tourniquet should be applied to avoid exsanguination of the limbs.

The patient is placed in a supine position with the operated arm abducted. A point 2.5 cm below the crease of the elbow joint is marked on the skin. This denotes the point of origin of the radial artery. Another point is marked at the wrist where the course of the artery is intersected by the carpal crease. The line joining these two points represents the course of the radial artery in the forearm. The free forearm flap is then designed equally on both sides of this line, or in such a way that a larger width lies a little more dorsally(Fig. 10.1).

The skin incision is first made along the distal margin of the flap at a level superficial to the deep fascia preserving the paratenon of the tendons of the forearm muscles in order to provide a healthy bed for free skin graft. The radial artery is carefully dissected and the cephalic vein is exposed at the carpal crease. It is divided and ligated and the superficial branch of the radial nerve which lies dorsal to the vein is included in the flap if necessary. The lateral cutaneous nerve of the forearm lying palmar so the cephalic vein may be cut. The radial artery and its venae comitantes are then divided and ligated inside the radial groove. These vessels are very carefully dissected proximally dividing their deep branches(Fig. 10.2). Care must be taken not to detach the vessels from the subcutaneous tissue and skin of the flap to ensure adequate blood supply. To facilitate protection of the cutaneous branches from the proximal part of the radial artery, it is necessary to retract the brachioradialis muscle. The branches to the intermuscular septum are also important and must be protected. Furthermore, we intentionally leave some perivascular tissue around the artery to avoid any damage to it.

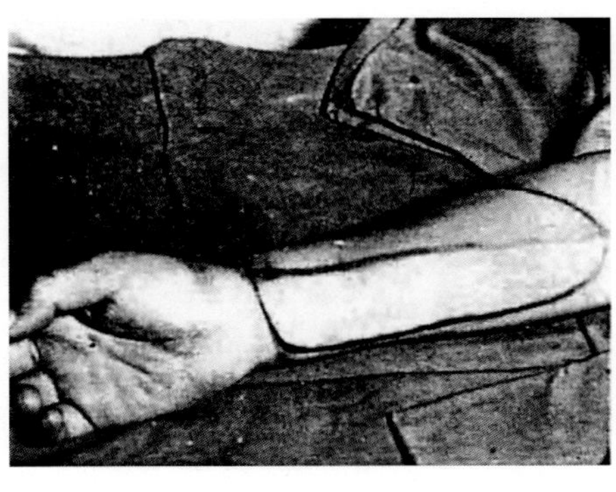

A

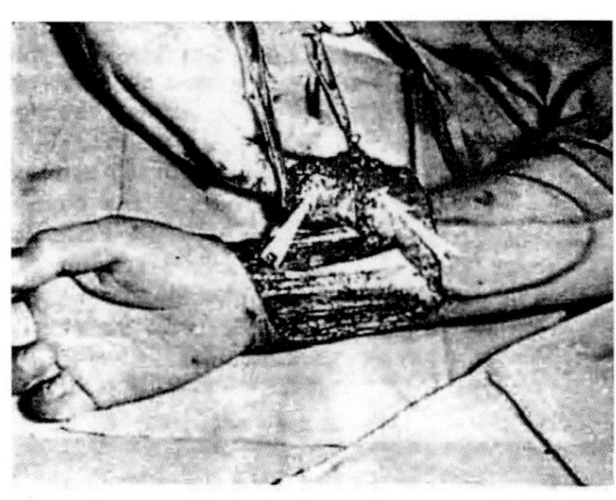

B

Fig. 10.2 Elevating forearm flap from distal side to proximal side

A. Outline of the forearm flap to be harvested B. The skin incision made along its distal margin first for elevating the flap from distal to proximal side

As the dissection approaches the midportion of the forearm, care should be taken not to damage the superficial branch of the radial artery which emerges from the side of the brachioradialis muscle and tendon. Elevation of the elbow portion of the flap completes the dissection, leaving the flap attached to the forearm only by its vascular pedicle (Fig. 10.3). At this stage, the preparation of the recipient site should be completed by another team, and then the vascular pedicle can be divided and the flap be transferred. The wound on the donor forearm is covered with a split-thickness skin graft.

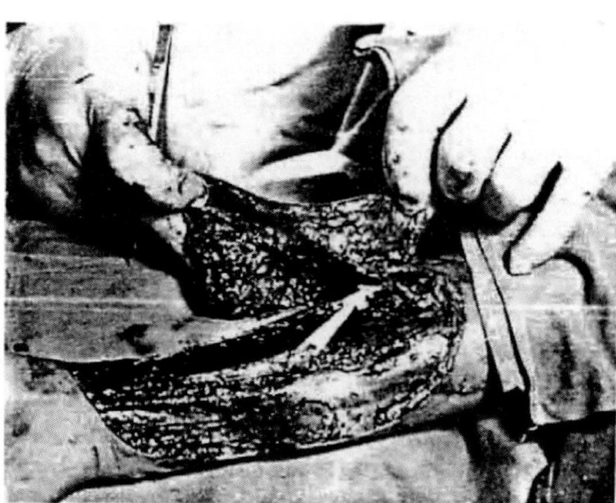

Fig. 10.3 The flap is now attached to the forearm only by the vascular pedicle and ready for detachment

3) Case reports

a. Case 1

Yuan, a male of 28, was admitted on October 10th, 1979, with claw hands after burns.

He sustained burns in March 1979 from flames of burning alcohol, resulting in scar contracture of both hands, which ultimately led to severe clawing of the hands. Examination revealed scar contraction over the dorsum of the left hand but no tendon or joint involvement. The scar contraction over the dorsum of the right hand was associated with fibrous adhesions and ulnar deviation of the metacarpophalangeal joints of the fingers, and the thumb was adducted with dorsiflexion and partial dislocation of the metacarpophalangeal joint. The thumb could only be abducted by a few degrees. Adhesions were also present between the scar and the tendons of the extensors digitorum communis and the extensor pollicis longus.

Under general anaesthesia two surgical teams worked simultaneously. In the recipient side of right hand, the scar was excised and the metacarpophalangeal joint of the thumb reduced by incising the joint capsule, resecting the accessory ligament, releasing and extending the extensor pollicis longus tendons. In order to widen the first web the transverse head of the adductor pollicis was also divided. A Kirschner wire was inserted into the first metacarpophalangeal joint to maintain reduction.

The other team elevated a free flap measuring 10cm×15cm from the donor left forearm, leaving the superficial branch of the radial nerve intact. This flap was then transplanted to the right hand restoring revascularization by anastomosing the radial artery to that of the flap. The venous anastomosis was established between the venae comitantes of the flap and a branch of the cephalic vein in the recipient hand. The donor wound was covered with a split-thickness skin graft. The flap took well and the function of the hand was restored satisfactorily. No dysfunction was noted in the donor forearm(Fig. 10.4).

b. Case 2

Kung, a female aged 20, was admitted on January 16th, 1980, for dorsiflexion deformity of the right wrist due to deep burns from molten glass. Examination revealed scar contraction over the dorsum of the right hand and right forearm. The wrist was dorsiflexed at 120° with 30° of ulnar deviation. The

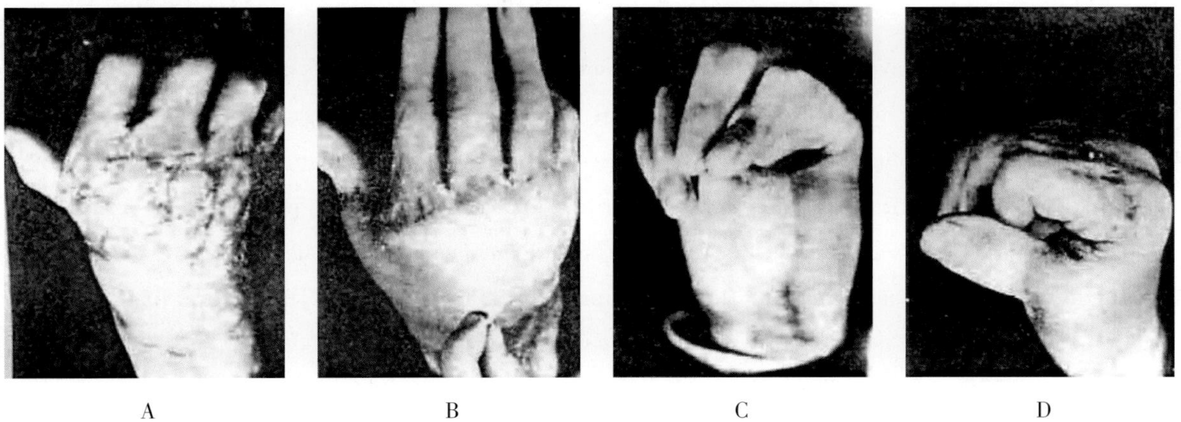

A B C D

Fig. 10.4　Claw hand by burns, treated with a left forearm flap free transfer

A. Preoperative view of the right hand　B,C,D. Postoperative view of the hand with fine functional recovery

extensor tendons were involved in a mass of the scar tissue resulting in fixation of the wrist joint, and restriction of the finger movements.

High epidural block anaesthesia was used during the operation and two surgical teams worked simultaneously. One team excised the scar over the dorsal aspect of the forearm(the excised scar measured 6cm×12cm). The extensor tendons were released and repaired at the same time. The resulting wound measured 6.5cm×19cm and was covered with a free flap from the left forearm.Revascularization was achieved by anastomosing radial arteries and the cephalic veins. The donor area was covered with a split-thickness skin graft with no resultant dysfunction of the donor forearm. Postoperatively the operated hand showed good function(Fig. 10.5).

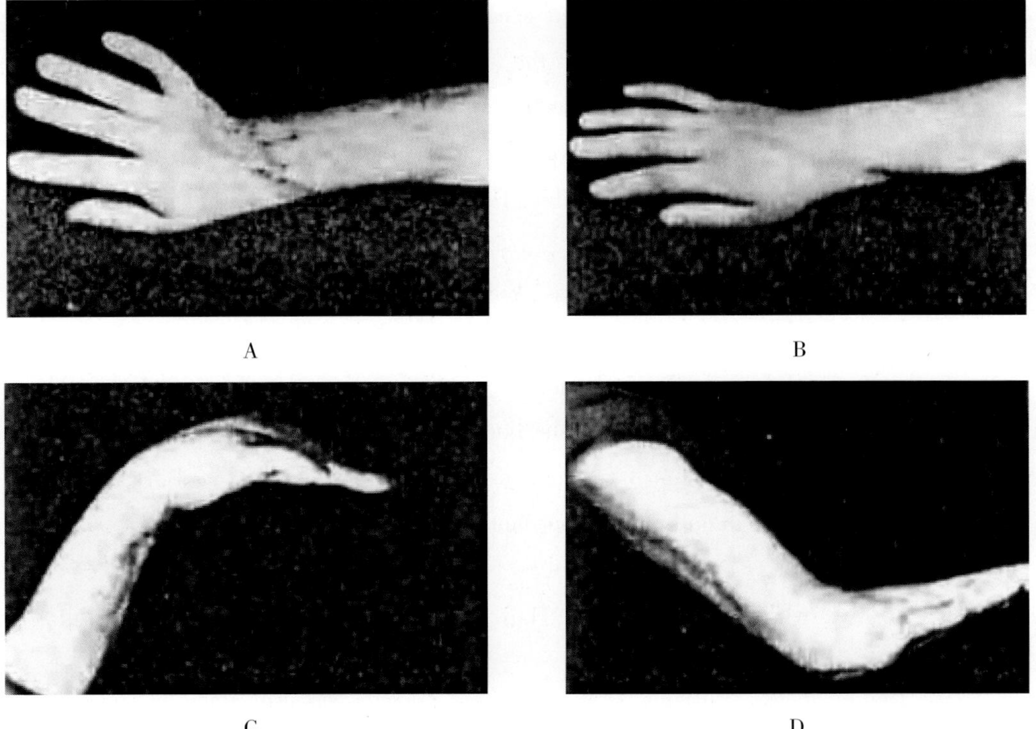

A B

C D

Fig. 10.5　Scar in the right forearm excised and flap transferred from the left forearm

A. Preoperative view　B,C,D. Postoperative views of the wrist joint and the forearm

(3) Discussion

In the past we have used groin and dorsalis pedis flaps for the reconstruction of various deformities, but we now feel that the forearm flap has certain advantages compared with other flaps. The groin flap usually contains excessive amount of fat tissue, its vascular pedicle is comparatively short and in some cases is not suitable for vascular anastomosis. The dorsalis pedis flap has a thin layer of subcutaneous fat and a longer vascular pedicle, but the amount of soft tissue it can provide is limited and its dissection is not easy compared to that required for the forearm flap. The forearm flap has a thin layer of subcutaneous tissue, can provide a large amount of soft tissue(in our series of patients the largest flap measured 275 cm^2) with a texture similar to that of the recipient hand and owns a long vascular pedicle of large calibre vessels which can be anastomosed even without the help of an operating microscope. Though there have been many reports on the use of lattisimus dorsi myocutaneous flap and other myocutaneous flaps, they have the same shortcomings of either being too bulky or having too short a vascular pedicle.

The forearm flap has good blood supply and has a high percentage of survival rate(100% in our series), because it contains the radial artery which has a comparatively large calibre. In one of our cases it survived despite infection and accumulation of pus under the flap. The flap took well after the evacuation of the pus and the functional end result was unaffected.

Tourniquet was applied in all cases during operation but care should be taken to ligate all small vessels during the course of the dissection. This renders the operative field bloodless, curtailing the operative time for flap dissection to less than one hour in most cases. The vascular anastomosis presented little difficulty because of considerably larger calibre of the vessels and for the sake of accurate anastomosis. An operating microscope was used in most cases.

Since 1981, the free forearm flap has been used to reconstruct the nose in one-stage procedure. The skin flap was designed on the distal part of the forearm, while a long radial and cephalic vascular pedicle, measuring as much as 15 cm was dissected up to the proximal part of the forearm. This long vascular pedicle was passed under a subcutaneous tunnel in the cheek to be anastomosed to the facial artery and vein at the lower border of the mandible. Detail of this new method of nasal reconstruction is discussed in another paper.

It is advisable to use a thick split-thickness skin graft for the donor forearm, preferably 18 to 20 thousandth of an inch to avoid functional interference. Too thin a skin graft may cause functional disturbance to the donor forearm. The only major shortcoming of this forearm flap is leaving an unsightly grafted area over the exposed part of the body. But this unsightly grafted area was acceptable to most of our patients as many of them had other visible and more disfiguring scars over some of the other exposed parts of the body including the face due to severe burns.

References

[1] Harii K, Ohmori K, Ohmori S. Hair transplantation with free scalp flaps[J]. Plast Reconstr Surg, 1974, 53(4): 410-413.

[2] Daniel R K, Williams H B. The free transfer of skin flaps by microvascular anastomoses: an experimental study and a reappraisal[J]. Plast Reconstr Surg, 1973, 52(1): 16-31.

[3] Young T Y. Free skin flap transfer by microvascular anastomoses to repair a cheek defect[J]. Chinese Med J, 1974, 54: 163.

From: Chang T S, Wang W, Xu C Y. The free forearm flap — a report of 25 cases[J]. Ann Acad Med Singapore, 1982, 11(2): 236-240.

The Reverse Island Forearm Flap

Wang Wei, Chang Tisheng

In the past ten years, as a result of the growth in use of microsurgical techniques in the field of plastic and reconstructive surgery, more and more myocutaneous flaps and island flaps of different designs have emerged. Based on findings in anatomic study, we first designed an island dorsalis pedis flap in a clinical case in 1977, followed by an island medial plantar flap(based on the medial plantar artery) and a reverse island forearm flap in 1980. These newly designed flaps together with microsurgical techniques have brought in a new era in our department. In this chapter we present our experiences in the use of the reverse island forearm flap, which was first performed on June 7, 1980. This reverse island flap may be utilized to cover either the dorsal or the palmar side of hand defects. It can moreover be used for the purpose of reconstructing a lost thumb. Up to December 1982, a total of 18 cases(mostly hand injury) were carried out with 100% success.

(1) Anatomic basis

The reverse island forearm flap, based on the distal part of the radial artery, receives a retrograde blood flow from the ulnar artery via the deep and superficial palmar arterial arches, and the venous blood returns through the cephalic vein and venae comitantes of the radial artery.

(2) Anatomic features of the forearm arteries

The humeral artery courses down the upper arm to lie beneath the biceps branchial tendon at the cubital fossae of the elbow joint whence it divides into radial and ulnar arteries. These two arteries then run separately down along the radial and ulnar aspects of the forearm and send out the palmar interosseous artery and others. At the wrist region, each of these three arteries gives off tiny branches to communicate with each other, while in the hand, the radial and ulnar arteries meet to form the superficial and deep palmar arches in a closed circuit, with a caliber of about 1 mm. Therefore, the bloodstream can flow in a reverse direction in either of the arteries if it is cut proximally. The radial artery lies more superficially just beneath the skin at the lower third of the forearm where it sends 4-7 subcutaneous branches to supply the forearm skin. At the middle third of the forearm it traverses within the loose connective tissue between the brachioradialis and extensor carpal muscles, giving off two or three branches to nourish the skin. At the upper third, the artery is covered by the belly of the brachioradial muscle, supplying the overlying skin through one to three tiny myocutaneous branches.

Based on these anatomic features, a reverse island forearm flap may therefore be safely designed at the lower half of the forearm, if these subcutaneous branches are well preserved. But when the flap is placed at the upper half of the forearm, the surgeon must keep some of the myocutaneous branches intact. In order to achieve this, it is advisable to include a small belly of brachioradial muscle, about 2-3 cm wide, with the flap. Should need arise, one can also include the forearm lateral cutaneous nerve within the flap. Resection of this nerve usually brings no problems, as it produces only a small area of numbness at the lower half of the forearm.

(3) Design of the flap

Design principles are as follows.

1) Draw the course of the cephalic vein on the forearm with ink.

2) Define the course of the radial artery. Mark a point at the insertion of the biceps humeral tendon and a second point at the skin crease of the wrist intersected by the radial artery. Connect these two points with a line which represents the course of the radial artery. The size of the flap should be estimated according to individual need, and is outlined on both sides of this line. In order to include the cephalic vein enclosed in the flap, the radial half must be greater than the ulnar half (Fig. 10.6).

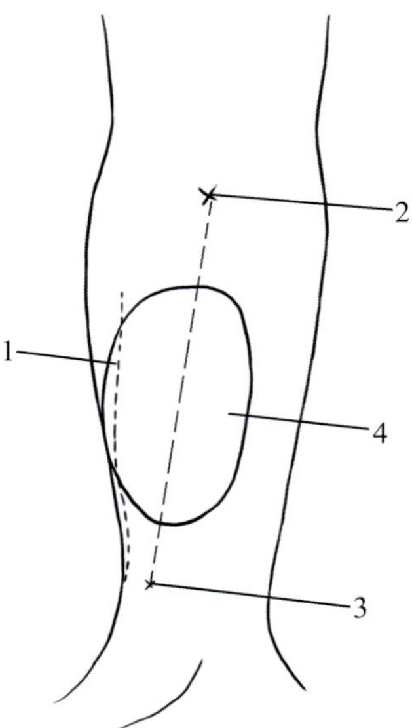

Fig. 10.6 Plan of reverse island forearm flap. The skin incision and the vessels outline

1. Cephalic vein 2. A point at the insertion of the biceps humeral tendon 3. Point where radial artery crosses the skin crease of the wrist 4. The reverse island forearm flap outline on both sides of the line of radial artery

3) The length of its vascular pedicle should be well considered according to the requirements of the defect. The artery pedicle should not be overtorsion when the flap is truned upside down by 180°.

(4) Operative steps

The incision is made along the outline and carried down to the plane just superficial to the forearm fascia. Dissection of the flap begins from the two lateral margins and then carefully proceeds towards its center. When dissection approaches near the sulcus between the brachioradial muscle and radial extensor carpal muscle, it is deepened to include the forearm deep fascia and then carried on along this plane underneath the radial artery. At this stage, care should be taken to keep the artery and its branches as closely attached to the flap as possible. If the flap is placed at the upper half of the forearm, a thin belly of brachioradial muscle must be included within the flap. The proximal segment of the artery is then divided underneath the brachioradial muscle and the dissection is completed.

It is important to keep intact the venae comitantes of the artery as well as the cephalic vein as a whole vascular bundle during dissection, and finally they are divided and ligated at the proximal end of the flap.

1) Management of the nerve

In this reverse flap, the forearm lateral cutaneous nerve may be included so as to make this a sensory flap. Partial recovery of sensation can usually be expected after nerve anastomosis. Meanwhile, the superficial branch of the radial nerve must be preserved intact on the donor site.

2) Skin graft

This is usually required for coverage of the donor site.

(5) Clinical cases

In a period of 2.5 years from June 1980 to December 1982, this flap transfer was performed in 18 cases, 10 males and 8 females. Of these cases, 10 were palmar defects with adducted thumb deformity, 6 were defects of the dorsum of the hand and 2 were thumb reconstruction.

1) Case 3

A 38-year-old female suffered from a severe scar contraction on her right palm and lost her small finger postburn. The right thumb was in severe adduction flexed deformity. The scar over the patient's right palmar was removed and the adduction and flexed deformities of the right thumb were corrected in one stage. A reverse island forearm flap measuring 13cm×7.5cm was designed and turned over to cover the wound on the palmar. The donor site of the forearm was covered with split-thickness skin graft (Fig. 10.7).

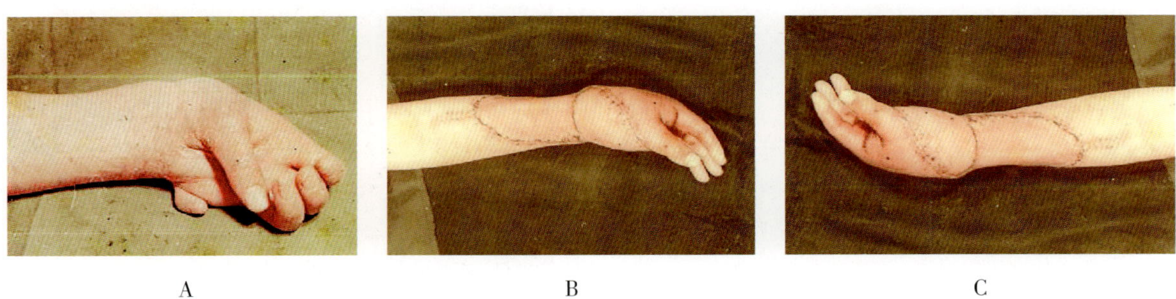

A B C

Fig. 10.7 Case 3

A. Preoperative palmar view B. Postoperative lateral view C. Postoperative palmar view

2) Case 4

A 22-year-old male had all the fingers including thumb of his right hand amputated at MP joint level, after postburn and avulsion injury. The right palmar and dorsal scar contractions are shown here. A surgical procedure was performed including removal of the second and third metacarpals and transfer of an reverse island forearm flap measuring 6cm×8cm. The patient is shown using a hammer after the operation (Fig. 10.8).

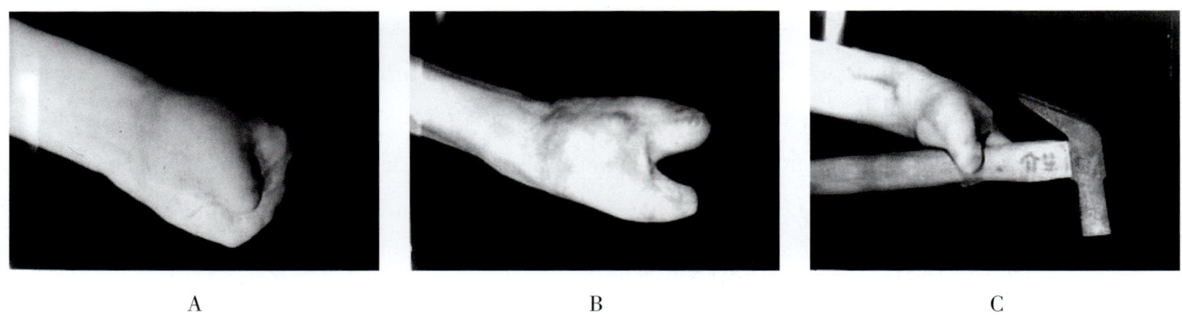

A B C

Fig. 10.8 Case 4

A. Preoperative dorsal view B. Postoperative palmar view C. The patient can use the hammer

3) Case 5

A 28-year-old male suffered from amputation of his right thumb at MP joint level. This patient turned to us after failure of a toe-to-hand free transplantation. A reverse island forearm flap 7cm×7.5cm was designed and used to rebuild a thumb with iliac bone graft in one stage (Fig. 10.9).

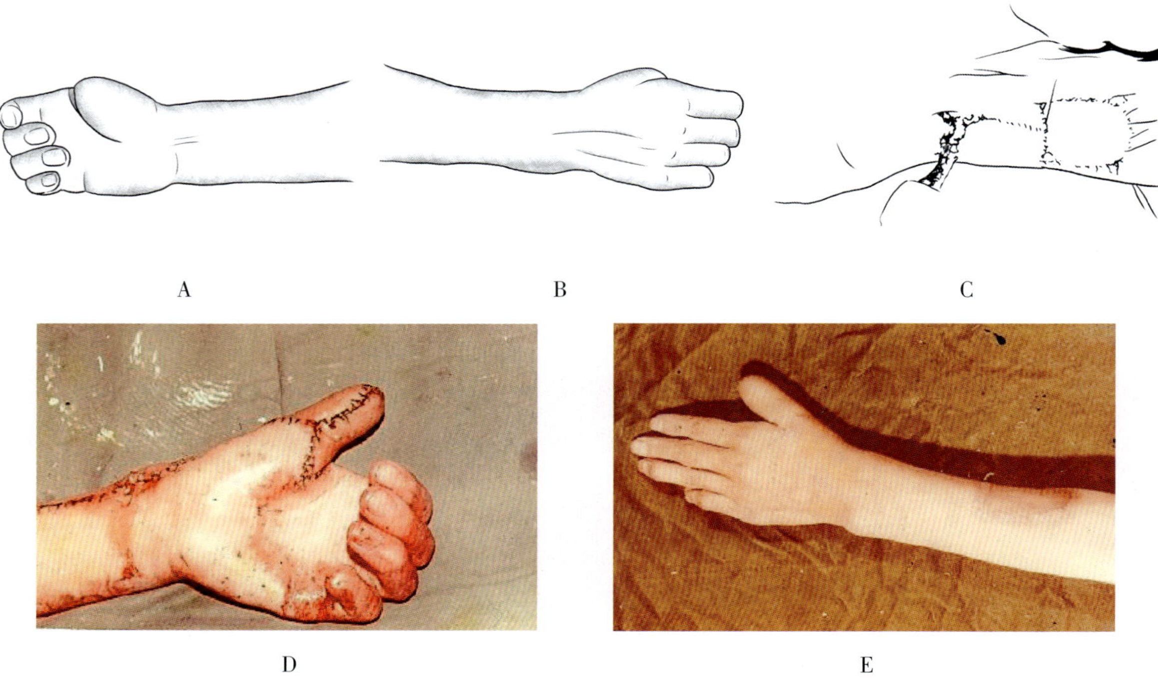

A B C

D E

Fig. 10.9 Case 5

A. Preoperative palmar view B. Preoperative dorsal view C. An island forearm flap was ready for transfer D. Postoperative palmar view E. Postoperative dorsal view

(6) Discussion

Firstly, due to its accessibility, the reverse island forearm flap is easily available for reconstruction of hand deformities, and the procedure is simple and safe. It can be completed in one stage even for quite a large defect. So far no postoperative functional disturbances with the donor site have ever been observed. The flap contains thin subcutaneous tissue overlaid by a rather tough skin, and therefore, when judged from the esthetic viewpoint, it seems to be an ideal flap for most cases of hand injury. It can be used either in acute injury or late cases. It is especially indicated for complicated cases when deep structures are exposed, such as damage to the tendon, bone and joint. It has also been used for the correction of first web contracture and adducted thumb, and also for the reconstruction of a missing thumb, etc.

Secondly, the reverse island forearm flap is nourished by a retrograde blood blow from the ulnar artery, and therefore, the capability of backblow in these two arteries must be confirmed by the Allen test preoperatively. Of course, this by no means implies that the integrity of veins can be ignored. However, physical examination can only verify the status of the superficial venous system, not the deep system. This problem can only be solved by a presumption—this does work well in our hands—i.e., a detectable forceful pulsation of the artery in a patient who is not badly injured always speaks of the soundness of the venae comitantes. Moreover, it should be stressed that a normal artery if accompanied by two sound returning venous systems provides a smoother postoperative course for the flap than only one.

Thirdly, the island forearm flap can be safely designed as large as 12cm×8cm, but when this limit is exceeded there will probably be problems in venous return. The following precautions are taken to alleviate this adverse outcome.

1) If possible, avoid a flap larger than 12cm×8cm.

2) Never strip the nourishing vessels bare, but instead preserve carefully a thin layer of loose tissue around them to facilitate venous return.

3) When a larger flap is inevitably needed for an extensive defect of the hand, a vein graft between the cephalic vein and that of the hand to enhance venous return may be helpful.

4) Apply appropriate light pressure dressing postoperatively to overcome excessive edema of the flap.

Fourthly, generally the donor site requires a thick split-thickness skin graft for its coverage. A tie-over dressing is applied to ensure a 100% survival of skin graft so that no functional interference with the donor forearm will follow.

References

Yang G F, Chen P J, Gao Y Z, et al. Forearm free skin flap transplantation: a report of 56 cases[J]. Br J Plast Surg, 1997, 50(3): 162-165.

From: Chang Tisheng, Shi Jixiang, Yang Zhijun. Recent advances in burns and plastic surgery — the Chinese experience[M]. Lancaster: MTP Press, 1985: 81-89.

Application of Microvascular Surgery in Free Flap Transplant

Chang Tisheng, Wang Wei, Yang Zengnian, et al.

(1) Replantation of avulsed scalp and free transplant of scalp flap with vascular anastomosis

Repair of partial scalp damage—free scalp flap transplant. In the past, the repair of partial scalp damage was limited to a simple closure of the wound or free skin grafts. The remaining bald area was left in its natural state and thus affected the psychological well-being of the patient. To repair this type of partial baldness, scalp transplant had been used in the past. There are many types of scalp transplantations which may be grouped under three categories: free transplant, transplant with pedicle and transplant with an island flap. Free scalp flap transplant is only limited to narrow longitudinal shape scalp defects and usually the survival rate of its hair follicles is not high. The regrown hair is usually thin, sparse, short and brittle. In recent years, Orentreich(1971), Felipe and Loiuffmen(1977) reported the technique of fine-spot hair follicle transplants to decrease the degree of hair follicle damage, thus increasing its survival. However, such grafts do not usually survive in the markedly scarred recipient bed. The effects of regional scalp flap transfer are very good, but it cannot be completed in one stage and multiple transfer operations are necessary. An island flap is only limited to repair of scalp damage in unilateral smaller areas.

It is now possible(with microsurgical techniques) to transplant directly a piece of scalp on the required area and to complete the surgery at one stage to supplement the insufficiency of the above methods.

1) Principles and indications for using microsurgery

In principle, free vascularised transplant of scalp is suitable for scalp damage in any area. However, as the area of long hair is limited, new areas of baldness will appear after the transplant. From the cosmetic point of view, the area for repair is limited to the forehead and bilateral temporal areas of baldness. The forehead hairline and temporal area are the prominent part of the head and face and abnormalities caused by the baldness in these areas are most obvious. Therefore, the source of scalp transplant could be the more concealed superior area of the temporal region or the upper occipital area. The hair from the forehead hairline can cover the bald area of the superior temporal and occipital areas and hence decreases the unsightliness. The blood vessels supplying this scalp flap are the superficial temporal artery, the occipital artery and their accompanying veins. Usually, one superficial temporal artery with its accompanying veins is used and the contralateral superficial artery and veins are recipient blood vessels.

2) Preoperative planning and preparation

a. Local examination

Careful examination of the superior part of the scalp should be done after shaving the hair. The extent of damage should be assessed. When suitable blood vessels for anastomosis are present, the area can be outlined with methylene blue. The posterior branch of the superficial temporal artery can be followed to determine the site of donor area of the scalp flap.

b. Design of flap

A rotational design is usually used. The shape and area of the forehead or temporal hairlines to be repaired is outlined with methylene blue. In general, a width of 2-3 cm is adequate. The length will depend on the need. The shape is cut on a piece of cloth and placed on the route of the posterior branch of the superficial temporal artery on the superior temporal area of the donor side. Care must be taken to use the anterior edge of the cloth for the posterior edge of the scalp flap. Thus there will not be any directional mistakes during the transplant and anastomosis of blood vessels. We must also ensure that a suitable length of the vascular pedicle is available to fit the need of the donor area. If the length is insufficient, a vein graft should be considered. The donor area of the scalp flap should be at a certain distance from the hairline of the temporal region, thus a certain width of hair area can be maintained in the temporal region.

3) Procedure of operation

The operation can be carried out under local anaesthesia. Usually 0.25% -0.5% adrenaline in xylocaine solution is used for local soaking analgesia.

The patient is placed in supine position and the area of sterilization includes the whole face and neck area so that the head can be turned to the right and left.

The position of pulsation of the superficial temporal artery is located in the area above the parotid gland. The skin is cut longitudinally. The superficial temporal artery at the superior border of the parotid gland of the diseased side is isolated. The state of pulsation is observed on the anterior and posterior branches. The accompanying vein is prepared for anastomosis in the recipient area(Fig. 10.10). The scarred skin on the bald area designed to be removed is then cut away. The wound on the two areas is then connected together by making a subcutaneous tunnel. Blood vessel dissections and scalp flap separation are then carried out on the donor side(Fig. 10.11). The blood vessels should be left intact until the circulation is proved to be satisfactory. No irrigation is necessary.

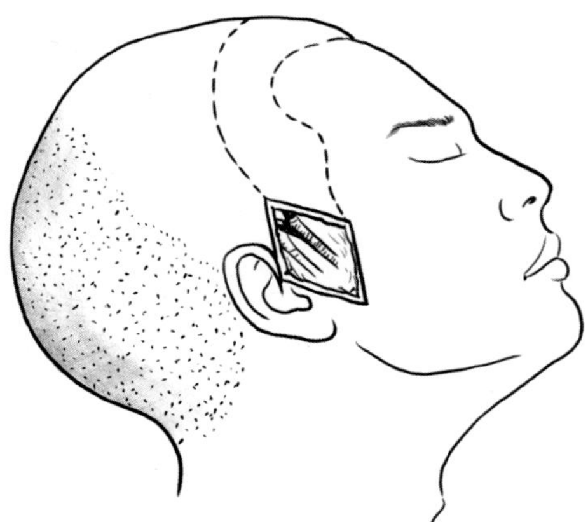

Fig. 10.10 Exposing the superficial temporal artery of the recipient site

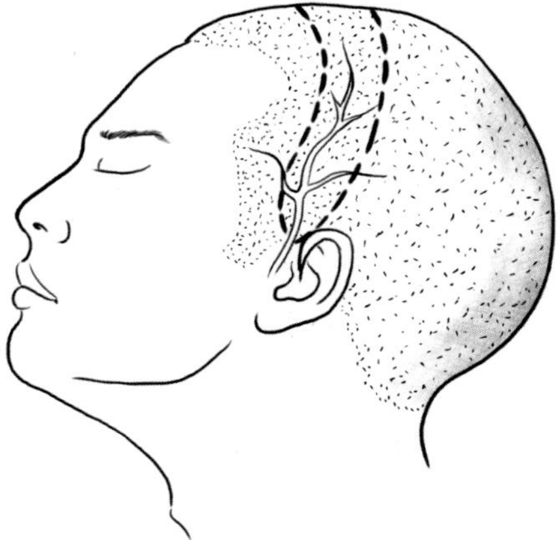

Fig. 10.11 Designing the scalp free flap

When the scalp flap is transplanted to the diseased site, it is fixed with a few stitches, then the veins are anastomosed followed by anastomosis of the arteries (care must be taken to avoid twisting the vascular stems). After checking the patency of the anastomosis, the scalp flap is closely sutured and a small rubber drain placed under the flap (Fig. 10.12).

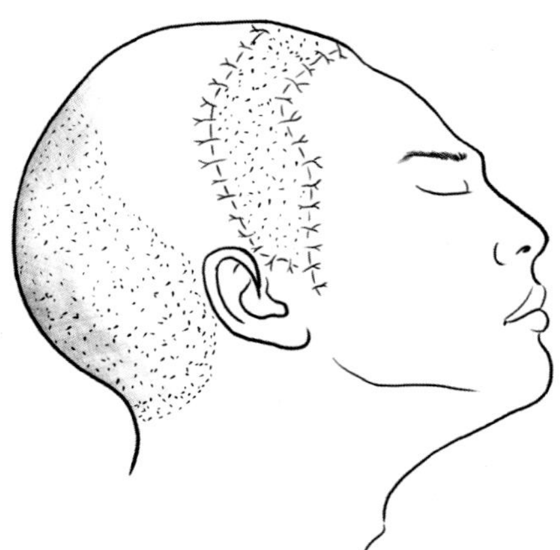

Fig. 10.12 Transposing the vascularised scalp free flap anteriorly

During the transplant of the flap, one blood vessel can be anastomosed first, before the scarred tissue in the bald recipient area is removed. The advantage of this method is obvious because another wound is avoided should the transplant be given up in case of vascular hazards.

Finally, medium thickness split skin graft is used to cover the donor site, and fixation is done by tie-over stitches (Fig. 10.13). For wound surfaces of widths smaller than 2 cm, direct closure might be possible after undermining.

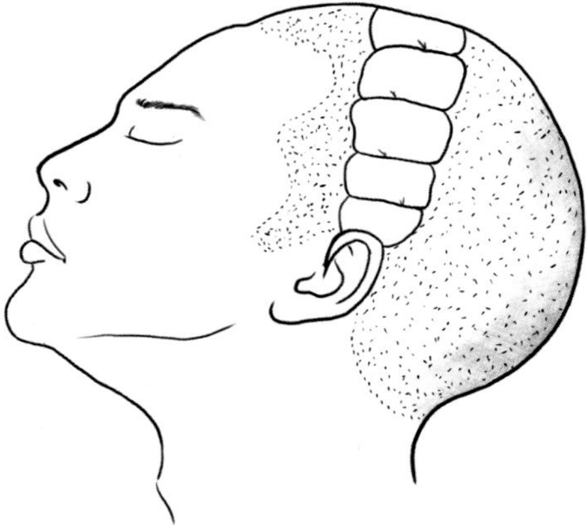

Fig. 10.13 Medium-thick skin graft used to cover up the donor raw area

After the flap transplantation, the area operated on is gently dressed; excessive pressure is contraindicated. Wound exposure may be an alternative method to allow examination to be carried out.

4) Postoperative management

Postoperatively, the patient should lie supine and the head should be slightly higher than the heart level, or the bed can be raised up 15° to facilitate venous return in the head. According to the general regulations in microsurgery, the room temperature is maintained above 25℃. Anticoagulants such as dextran and antispasmodics should be used. Suitable antibiotics should be given. The drain can be removed after 48 hours and the stitches removed after six to seven days postoperatively.

Case 6: Chiu X X, male, 26 years old.

The patient had facial burn in December 1975. After resuscitation and treatment, his right superior temporal region had a big residual bald area (14cm×12cm), and treatment was required. It was decided that the left superior temporal scalp flap would be used for a vascularized scalp transplant. From the area of distribution of the posterior branch of the left superficial temporal artery, a piece of narrow scalp flap with an area of 9cm×4cm was removed. It was then transplanted to the raw area which resulted from the removal of the scarred tissues in the right temporal hairline. The left superficial temporal artery and vein were anastomosed end-to-end with those of the right superficial temporal vessels. The diameters of the artery and vein were similar on the two sides. The external diameter of the artery was 1.3 mm and the vein was 1.4 mm. The anastomosis was successful at the first attempt and the postoperative course was smooth. Four months after the operation, the hair growth was adequate in the transplanted area and after brushing, it covered up the whole bald area(Fig. 10.14).

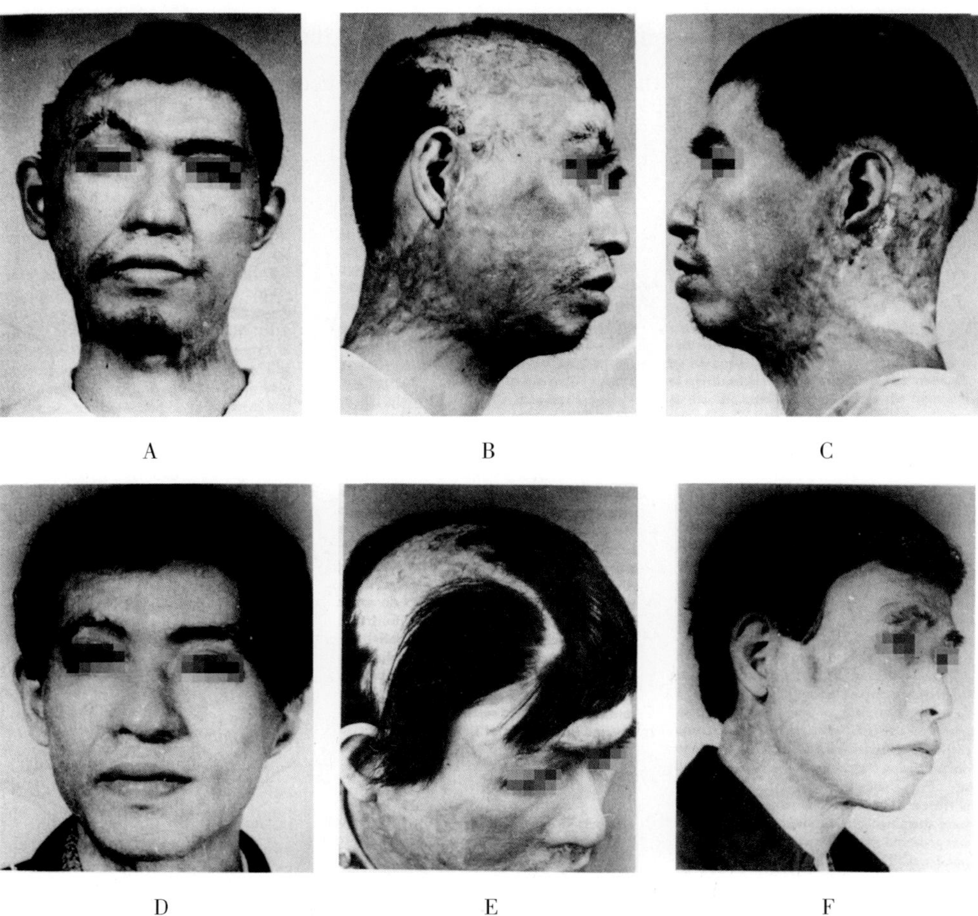

Fig. 10.14 Baldness over the right temporal region resulting from burn

A. Front view before the operation B. Right-side view before the operation C. Left-side view(normal scalp over the temporal region) D. State of hair growth after transposition of the vascular pedicled scalp flap E. Hair growing well from the transposed scalp flap F. Right-side view after operation

(2) Free transplant of the temporalis fascia flap(this creation never reported at any medical journals, just reported at the Chinese-France Conference of Hand and Microsurgery at the year of 1984, in Nancy, France)

The surface of the galea aponeurosis has an abundant distribution of blood vessels and, in some areas, the distribution has an axillary pattern. Thus clinically, the aponeurosis can be removed and the blood vessel stems preserved and transplanted to the deficient areas with vascularization. Free split skin grafts are applied on the donor fascial surface after reestablishment of circulation. The functional effects of this type of flap transfer are the same as in any free skin flap. It is a quite thinner free flap.

Smith(1980) first reported success in treating chronic ulcerations in the lower limbs by skin grafting on a vascularised temporalis fascia transplant. In 1980, the Ninth People's Hospital of Shanghai researched on the area of aponeurosis that could be transplanted and the distribution and sizes of blood vessels on the aponeurosis. They found that the galea had a very rich supply of arteries and veins, so it was a good donor area. In adults, the diameter of the blood vessels here is usually 1.3-1.5 mm. The survival rate is high after transplant. The area for removal can reach 10cm×15cm and the thickness of the tissue is 2-3 mm. The occipital artery may also be used for anastomosis. It has a winding distribution on the surface of the galea and the diameter is more than 2 mm at the level of the superior nuchal line. With the occipital muscle attached, this portion of the aponeurosis is thicker than the area of distribution of the superficial temporal artery, and the area removable on each side can reach (8-10)cm×(10-15)cm(Fig. 10.15). Clinically we have successfully used this flap in treating cases resulting from burn scars.

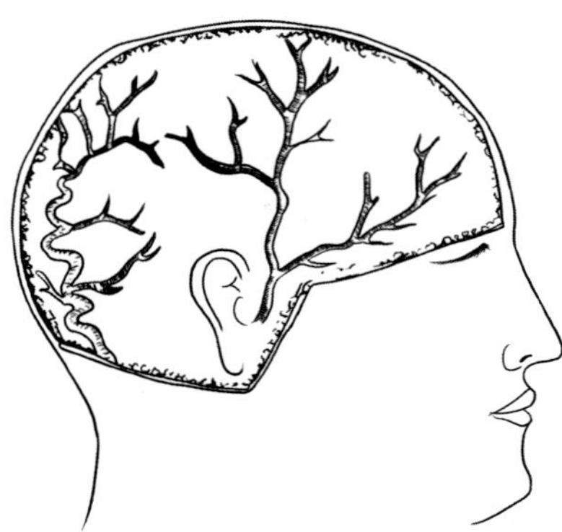

Fig. 10.15 Vascular supply of the galea aponeurosis

Preoperatively, before the transplant of the aponeurosis involving the distribution of superficial temporal artery, the direction of the vessels should be explored. The artery can be detected by feeling the pulse, the vein can only be detected by a Doppler ultrasound blood flow detector and should be marked with a coloured pen.

The operation can be performed under general or local anaesthesia. A "T" shaped incision is made using the main direction of the superficial temporal artery and vein as the vertical axis. The horizontal limb of the "T" is near the vertex of the skull(Fig. 10.16). The whole skin layer is cut open along the "T" shaped incision. Care must be taken not to damage the superficial temporal artery and vein under the subcutaneous tissues. The scalp flap is lifted up, separating sharply along the two sides of the incision.

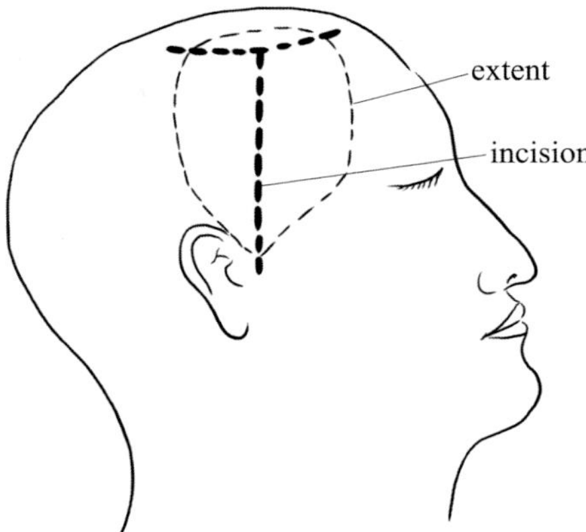

Fig. 10.16　Incision for the galea flap

During the process of separation, some adipose nodules have to be left under the scalp flap to prevent damaging the hair follicles. However, it should not be cut too deeply as the subcutaneous structure under the scalp is very thin. At a slightly deeper level the artery and vein on the surface of the aponeurosis can be damaged. When the separation has reached a suitable area, the aponeurosis and its underlying loose areolar tissues may be removed together. The pedicle of the superficial temporal artery and vein should be protected for free transplant after the recipient area has been prepared.

Smith in his article mentioned that during the removal of the aponeurosis, the pericranium near the vertex may be removed together for transplantation. We consider this unnecessary. After the transplantation of the aponeurosis, the scalp flaps at the donor area are sutured back to the original positions. At this time, the scalp may appear to be excessive and can be trimmed suitably along the edges. Postoperatively, the scar of the "T" shaped incision can be completely covered by the growing hair. If more hair follicles are damaged, hair will be sparse in the temporal area. However, this will not affect the overall state of hair growth. At the transplanted site, the aponeurosis may be placed upside down or viceversa. For areas with bone, muscle and tendons exposed, the former is more advantageous in preventing adhesions around the site. However, this still requires more observation.

Case 7: Chan X X, male, aged 21.

The patient had postburn scar contracture in the face and hand. Preoperative examination showed scar contracture on the dorsum of the right hand. The first metacarpal phalangeal joint was dislocated towards the dorsal side. The thumb was contracted medially. Due to the involvement of the first metacarpal phalangeal joint on the dorsal side of the hand, scar removal on the dorsal right wrist was decided to correct the contracted thumb and dislocated metacarpal phalangeal joint. Repair was by free flap transplant of the galea aponeurosis followed by free split skin grafts. The operation was carried out under general anaesthesia. A longitudinal incision 3 cm long was made at the pulsating site of the right superficial temporal artery in front of the ear. The superficial temporal artery and vein were examined. The condition of the blood vessels was good and the "T" extension was made at the temporal area. The scalp flaps on both sides were lifted and aponeurosis of 9cm×15cm with its supplying vessels was removed for transplant. The scarred tissues on the radial side of the recipient area were removed and adhesions were seen around the extensor pollicis longus tendon. The joint capsule on the dorsal side of the metacarpal phalangeal joint was cut open and an attempt was made to restore the position of the joint. However, this attempt failed and tenolysis and collateral ligament incisions had to be done before adduction was achieved.

The first metacarpal phalangeal joint was fixed temporarily with K-wire and the aponeurosis with vascular anastomosis; the superficial temporal artery was anastomosed to the radial artery and the superficial temporal vein to the cephalic vein. Active bleeding was seen in the transplanted aponeurosis after loosening the blood vessel clips. Skin grafts of medium thickness were used to cover the aponeurosis and dressing was done with suitable pressure. Postoperatively, all the skin grafts survived. The adduction deformity of the thumb and its dislocated metacarpal phalangeal joint were thus corrected with a good restoration of functions(Fig. 10.17).

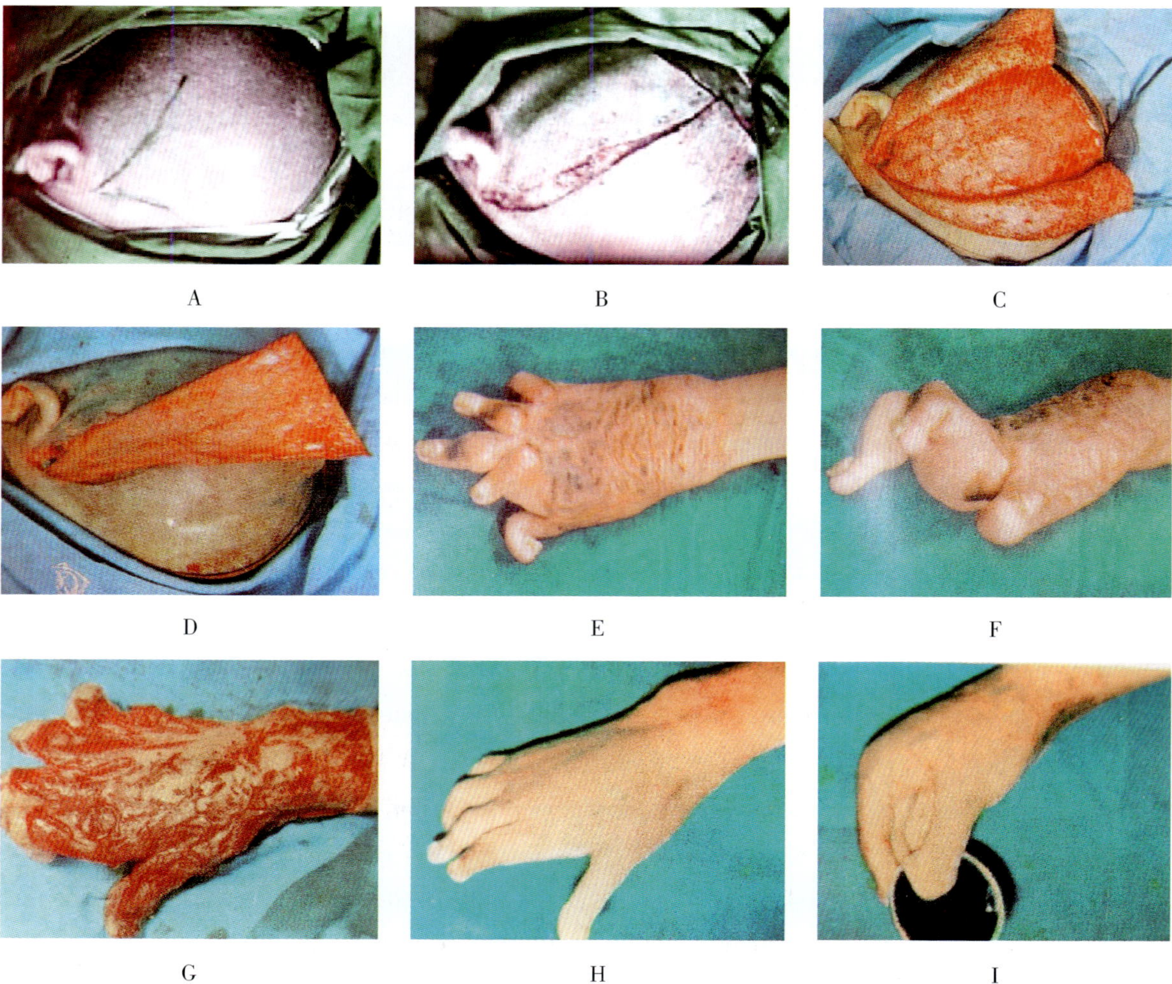

Fig. 10.17 Reconstruction of scar contractures over dorsum of the right hand and wrist using free vascularised temporal fascia transplantation and split skin grafting

A. Main trunk of the right superficial temporal artery B. "T" incision C. Exposing the right temporal fascia D. Preparing a sheet of the right temporal fascia(9cm×15cm) E. Scar contracture on dorsum of the right hand and wrist F. Radial side of the right hand G. Excising scars over dorsum of the right hand and wrist H. Finger extension after surgery I. Functioning after surgery

(3) Free transplant of the dorsalis pedis flap of the foot

The circulation of the skin flap on the dorsum of foot is maintained by the dorsalis pedis artery and the long and short saphenous veins. In 1974, the Department of Plastic and Reconstructive Surgery in the Ninth People's Hospital of Shanghai used the dorsalis pedis artery and saphenous veins as the nutrient vascular pedicle for island flap transfers and was successful in repairing severe fibrosis resulting from operated cases of talipes equinovarus feet. In 1975, McCraw and Furlow reported successes in 9 cases where free dorsalis pedis flaps were used to repair various traumatic types of soft tissue damages. Later, Daniel and Ohmori also reported on the same type of free flap transplant. They specially mentioned the anastomosis of the superficial tibial nerve to restore local sensation. In 1977, Leeb used flaps from the dorsum of the foot to repair 2 cases of tissue damage after excision of a tumour on the floor of the oral cavity. The Department of Plastic and Reconstructive Surgery in the Ninth People's Hospital of Shanghai has been applying this kind of free flap transplant since August, 1977 and has had more than 30 cases up to the present. There are certain advantages in the dorsalis pedis flap:

1) The dorsalis pedis artery and the long and short saphenous veins supplying the dorsalis pedis flap are bigger and easier to dissect and anastomose. If the choice of the donor and recipient areas are appropriate, the microsurgical techniques well mastered and the intraoperative and postoperative management suitable, the survival rate of dorsalis pedis flap transplant is very high.

2) The subcutaneous layer of adipose tissue of the dorsalis pedis flap is thinner and the skin structures finer with greater elasticity, the corneal layer is thicker, it tolerates friction and pressure better, and it is easy to mould. It is a good material for supplying soft tissues in the repair of limb trauma.

3) A very long segment of the vascular pedicle supplying the dorsalis pedis flap can be dissected, and it is very convenient for surgical uses, especially when the recipient area had widespread vascular damage, and vessel grafts can be avoided.

4) The dorsalis pedis flap can be transplanted together with the superficial tibial nerve at the same time to enable earlier restoration of sensation. Moreover, it can be transplanted together with the extensor digitorum brevis muscle to restore the function of intrinsic muscles of the hand after paralysis. Sometimes, a small segment of the metatarsal bone can be transplanted together. Since 1977, the Department of Plastic and Reconstructive Surgery in the Ninth People's Hospital of Shanghai has pioneered the combined transplant of dorsalis pedis flap and the second toe to reconstruct the thumb.

5) Medium thickness skin grafts can be used to repair the raw area in the donor area of the dorsalis pedis flap and there is usually no residual functional impairment. The disadvantage of the dorsalis pedis flap is its limited size(within 15cm×10cm).

a. Topographic anatomy of the dorsalis pedis flap

The blood supply of dorsalis pedis flap is mainly from the dorsalis pedis artery and the drainage is via the long and short saphenous veins. McCraw and Ohmori described the pathway of the dorsalis pedis artery and the blood supply of the dorsal skin of the foot after extensive observation from clinical and autopsy dissections. Wu Chunpo of the Anatomy Research Group in Shanghai 2nd Medical

College dissected 100 specimens of feet in the dissection room and found the following vascular patterns:

(a) Arterial supply of the skin of dorsum of the foot

The dorsalis pedis artery is a continuation of the anterior tibial artery. It runs from the front of the ankle joint, passes through the deep surface of the extensor retinaculum between the tendons of the extensor hallucis longus and extensor digitorum longus to reach the base of the second metatarsal bone and then into the first metatarsal space. It is crossed superficially by the extensor digitorum brevis muscle and at the base of the first metatarsal space. It terminates into the deep plantar arch and the first dorsal metatarsal artery(Fig. 10.18). The dorsalis pedis artery and its branches distribute some small branches through the deep fascia to supply the dorsal foot skin and its subcutaneous tissues. Moreover, medial and lateral branches of the deep plantar artery also supply the skin on the pedal and the lateral part of the dorsum of the foot. Based on the origin of the artery and its area of supply, the distribution of the branches of the dorsalis pedis artery may be divided into three groups(Fig. 10.19):

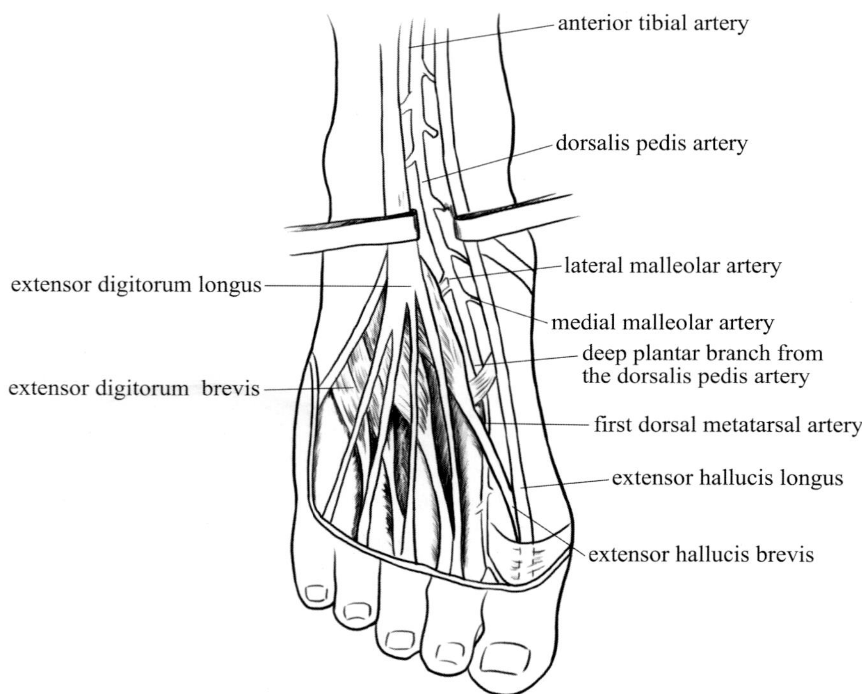

Fig. 10.18 Branches of the dorsalis pedis artery supplying the dorsal skin flap

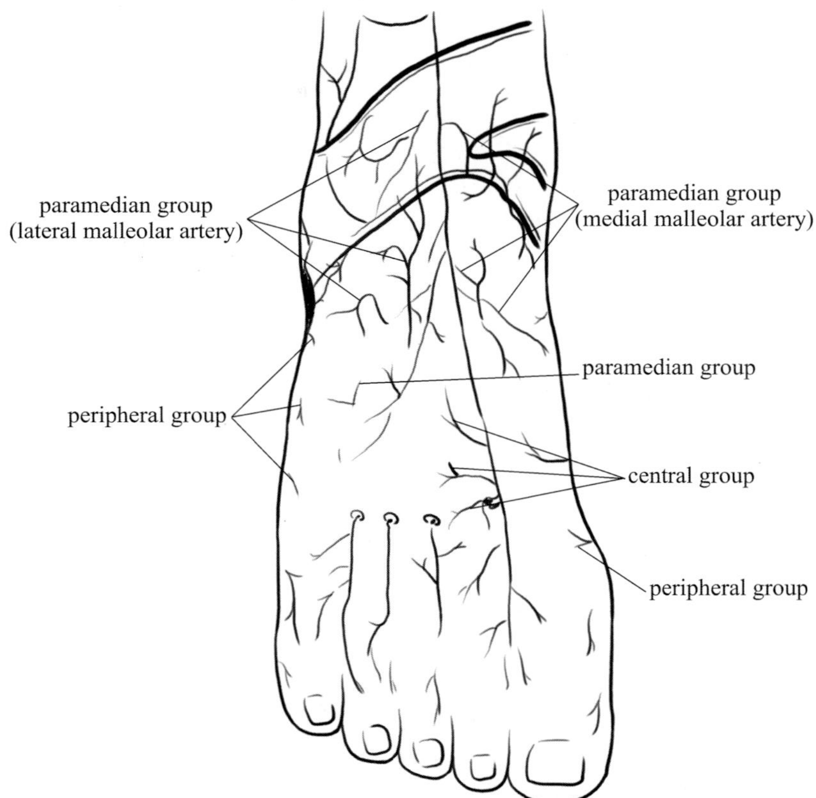

Fig. 10.19 Cutaneous branches from the dorsalis pedis artery

a) Central group

It branches directly from the dorsalis pedis artery or the first dorsal metatarsal artery. The cutaneous branches from the dorsalis pedis artery, after penetrating the deep fascia and running for short distances medially or laterally, will reach the subcutaneous tissue with a total of about four to seven branches. The branches of the proximal end are usually larger than those of the distal end and the area of blood supply also follows the arterial sizes. Some minute branches run along the medial cutaneous nerve of the dorsum of the foot.

b) The paramedian

The proximal branches originate from the main trunk of the dorsalis pedis artery and the lateral and medial malleolar arteries. They pass below the extensor hallucis tendon medially and extensor digitorum longus tendon laterally, and finally penetrate through the deep fascia to reach the subcutaneous layer. The number of branches on the medial side is about two to four and the lateral side about five to seven. The distal branches come from the second to fourth dorsal arteries. The first metatarsal artery is usually the continuation of the dorsalis pedis artery but there are many more variations in the origin of the 2nd, 3rd, 4th dorsal metatarsal arteries which come from either the dorsal arterial arch, lateral malleolar artery or plantar arterial arch. Since these arteries are not constant, there are many uncertainties in the blood supply of the skin and subcutaneous tissues in this paramedian area.

c) The peripheral group

Branches from the medial or lateral plantar arteries pass over the abductor hallucis brevis and abductor digiti minimi muscle to turn up and around the medial and lateral border of the foot to reach the dorsal skin over the medial and lateral edges of the foot(Fig. 10.20).

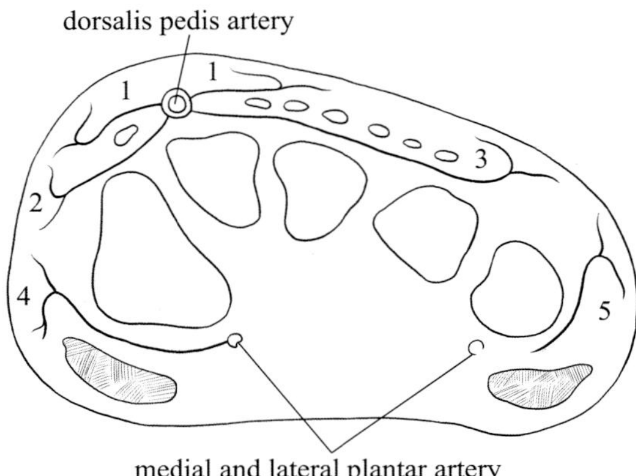

Fig. 10.20 Cross section showing cutaneous branches from the dorsalis pedis artery

McCraw and Furlow pointed out that the main blood supply of the dorsalis pedis flap comes from the section between the extensor retinaculum and the level of the deep plantar arch. If the flap in this segment is separated from the vascular pedicle, the flap will lose its blood supply and cannot survive. We think that this view is correct. These branches are mainly branches from the lateral and medial malleolar arteries. The branches of the medial malleolar artery are smaller and directly terminate on the skin. The branches of the lateral malleolar artery are bigger, but they enter the inferior side of the extensor digitorum brevis muscle. Hence the medial part of the dorsal skin of the foot has more abundant arterial supply than the lateral part.

Information, local and foreign, points to the fact that the arterial supply of the dorsalis pedis skin mainly comes from the central group and the paramedian group of arteries. The distribution of the peripheral group usually goes beyond the area of the flap. The arterial branches of the central group are only covered by the deep fascia, so if the flap immobilisation follows the plane just above the tarsal bones, all the arterial branches will be included in the flap. With the exception of some of the branches of the lateral malleolar artery which directly penetrate the subcutaneous tissues, all the other branches of the paramedian group originate in the deep surface of the muscle and tendons through which the arteries penetrate, before reaching the deep fascia. These arteries are usually all tied and cut off when lifting the flap. Nevertheless, their area of distribution obtains sufficient blood supply through the rich network of intercommunicating branches between the central and the paramedian groups of arteries.

(b) Dorsal veins

a) Superficial dorsal veins

The superficial dorsal veins may be divided into superficial and deep groups. The superficial group forms a venous network close to the dermis. The diameters of these veins are very small in general. They originate from the medial and lateral edges of the dorsum of the foot and the dorsal surface of the toes, gradually converging to form smaller venous trunks and passing over the venous arch on the dorsum of the foot and running towards the superior medial direction, finally forming several branches of bigger sizes and draining into the long saphenous vein in the middle of the calf. The long and short saphenous veins and the dorsal venous arch are more deeply situated and can be regarded as the deep layer of the superficial dorsum veins. Among all the dorsal veins, the long saphenous vein has the biggest diameter. In the 100 cases of autopsy, specimen from Wu Chunpo's series, the external diameter measured at the lower level of the medial malleolus is 3 mm in average(ranges from 1.3 mm to 4.3 mm). It is a continuation of the medial end of the dorsal venous arch and runs constantly upwards along the anterior edge of the medial malleolus. It is the main trunk for venous return on the dorsum of the foot. Its diameter is big and its position constant, hence it is the first choice for venous anastomosis in free flap transplants of the dorsal skin of the foot(Fig. 10.21). However, thrombophlebitis in this vein is common due to previous venous punctures. Thus careful examination should be carried out preoperatively.

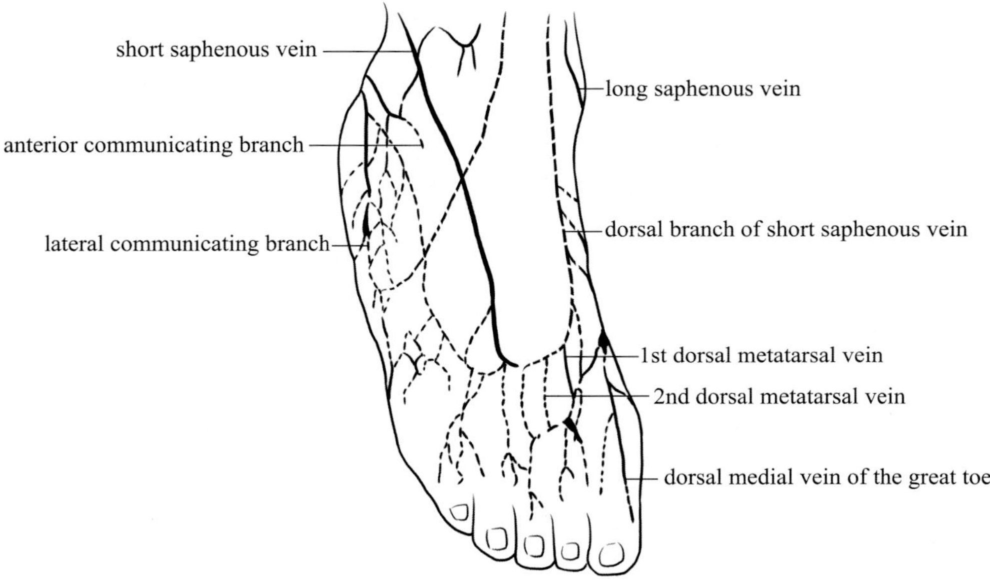

Fig. 10.21　Dorsal and lateral veins of the foot

The short saphenous vein runs upwards along the lateral edge of the dorsum of the foot and its position is slightly deeper. In general, at the posterior edge of the lateral malleolus, it receives branches from the lateral part of the heel and behind the heel, where its diameter gradually increases and runs upwards along the posterolateral edge of the calf. Measured at the posterior side of the lateral malleolus, the average external diameter is 2.2 mm(ranges from 1.2 mm to 3.6 mm). Variations of the short saphenous vein on the dorsum of the foot are more frequent; it may be very small or be replaced by the branch coming from the medial side. Only 32% of the short saphenous veins are really well developed. In the past, the anatomy text-books regarded the dorsal venous arch as the medial continuation of the long saphenous vein and the lateral continuation of the short saphenous vein. However, in this group of autopsy specimens, the mainstream of the dorsal venous flow is not a continuation of the short saphenous vein running along the lateral edge of the dorsum of the foot but is usually dependent on a medial branch from the short saphenous vein running across the anterior surface of the ankle. To distinguish this vein from the main trunk of the short saphenous vein, it is called the dorsal branch of the short saphenous vein. Its average external diameter is 1.32 mm, ranging from 0.9 mm to 2.3 mm. It is therefore obvious that, in most cases, the lateral side of the dorsal venous arch does not drain directly into the short saphenous vein but first passes through the anterior or lateral part of the ankle via significant tributaries. This observation is important to consider during the dissection on skin(Fig. 10.22).

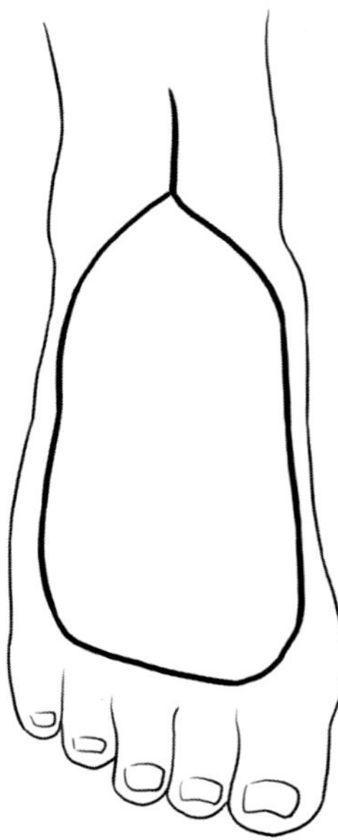

Fig. 10.22 Design of the dorsalis pedis flap

In this group of autopsy dissection, 90% of dorsal venous arch appeared as single arch; only 9% appeared as double arch and in the other 1%, the arch was absent.

b) Deep veins

There are two deep dorsal veins. They are the accompanying veins of the dorsalis pedis artery and mainly receive the branches of the vein in the deep part of the dorsum of the foot. Its surface is covered by deep tendon and the deep fascia on the dorsum of the foot. The distal end of the deep dorsal vein is small and the diameter increases markedly after receiving the malleolar veins and tarsal veins. There are small anastomosing branches between the two veins, winding around the dorsalis pedis artery and having a close relationship with the artery. At the distal end of the extensor retinaculum, the external diameter of the deep medial dorsalis pedis vein is 1.39 mm, ranging between 0.6 mm and 2.4 mm. The average external diameter of the deep lateral dorsalis pedis vein is 1.35 mm(ranges from 0.6 mm to 2.6 mm). These veins are not responsible for the effect of the venous return from the skin of the dorsum of the foot or the toes. When the saphenous veins cannot be used due to obstruction, they can be used for venous anastomosis. However, in general, the venous return is poorer.

There are three types of communicating branches between the superficial and deep dorsal veins: ①anastomosis between the saphenous veins and the posterior tibial vein and deep plantar veins; ②anastomosis between the saphenous veins and branches of deep dorsalis pedis veins; ③anastomosis between dorsal venous arch or the first dorsal metatarsal vein and the deep dorsalis pedis veins. Of these three types of communicating branches, only the 3rd type has direct link with the deep dorsalis pedis veins.

(c) Sensory nerve distribution of skin over the dorsum of the foot

The sensory nerve of the dorsalis pedis skin flap comes from the deep branch of the common peroneal nerve. It runs downwards accompanying the dorsalis pedis artery, distributes onto the skin adjacent to the 1st toe web. More important nerve is the branch from the superficial tibial nerve. They run downwards from lateral to medial side above the superficial fascia and distribute to most areas on the dorsum of the foot, until they reach the dorsum of the lateral side of the small toe. Although after a flap transplant, cutaneous sensation gradually recovers after 3 to 6 months, some surgeons advocate cutaneous nerve anastomosis for the more rapid and complete restoration of sensation. In 1976, Daniel reported a case using the dorsalis pedis flap transplant to restore sensation in the dorsal lateral area between the second and third metacarpal bones after trauma of the hand. During the operation, the superficial tibial nerve and the common digital nerve to the index and middle fingers were anastomosed. The restoration of sensation was reported to be good.

b. Indications, operation and preoperative preparations

The indications for dorsalis pedis flap are similar to those of flap transplants in general. However, the size of the flap is limited by the area of the dorsum of the foot. The width and length cannot exceed 15cm×10cm. In cases reported by McCraw, the biggest area was 9cm×10cm. In our cases, the biggest area reached 10cm×14cm. Preoperatively, the presence of dorsalis pedis artery should be confirmed and whether there is any damage or obstruction in the posterior tibial artery, and suitable drainage veins for anastomosis. The situation may be unfavourable due to congenital anomalies or previous trauma. Preoperatively, the vascular distributions are outlined with methylene blue on the skin for reference during isolation of the flap. The operation is carried out by two teams simultaneously, one for removal of the flap and the other for preparing the recipient area.

c. Operative procedures

(a) Based on the need of the area to be reconstructed, the size and shape of the flap to be removed is outlined with methylene blue(Fig. 10.23). The distal end of the flap can be close to the toe web, the two sides can reach the medial and lateral edges of the 1st and 5th metatarsal bones and the proximal end can reach the extensor retinaculum. The operation starts from the distal end of the flap towards the proximal end. A horizontal incision is made on the upper side of the toe web until it reaches the surface of the paratenon of the extensor tendons. Care should be taken to preserve the paratenon over the tendons of extensor hallucis longus and extensor digitorum tendons(Fig. 10.24). The metatarsal sensory nerves are cut but should not be mistaken for blood vessels and tied, otherwise postoperative pain may be experienced. The first dorsal metatarsal artery may now be seen at its distal end. It should be tied and cut off to include it in the flap.

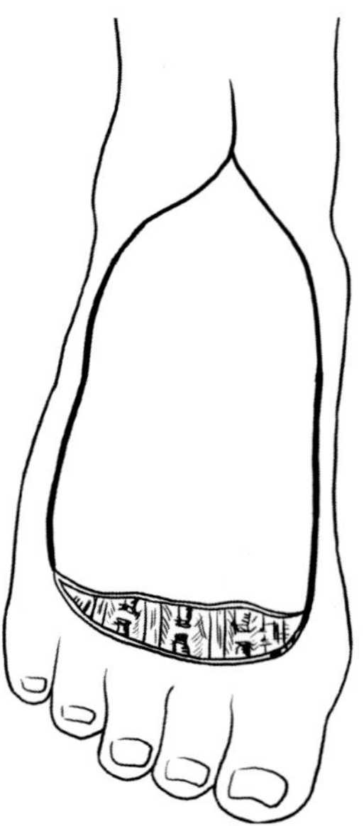

Fig. 10.23 Dorsal metatarsal veins ligated through distal incision

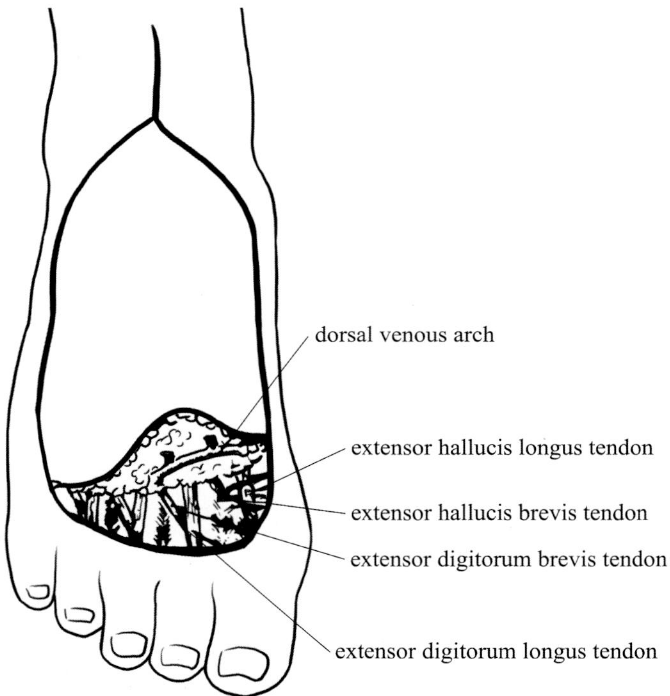

Fig. 10.24 Retracting flap and cutting extensor digitorum brevis tendons

(b) Incisions are made along the medial and lateral sides of the flap, the depth reaches the deep fascia above the paratenon of the tendons. Care should be taken to protect the long and short saphenous veins and the superficial dorsal venous arch in order to preserve more veins drainage of the flap.

(c) The flap is lifted up from its distal end. The tendon of the extensor hallucis brevis is cut off at the base of the proximal phalanx and marked(Fig. 10.25). This tendon is to be included in the flap. Anatomical dissections are then continued in the 1st metatarsal space, keeping above the surface of the fascia over interosseous muscles and deep into the extensor digitorum brevis muscle.

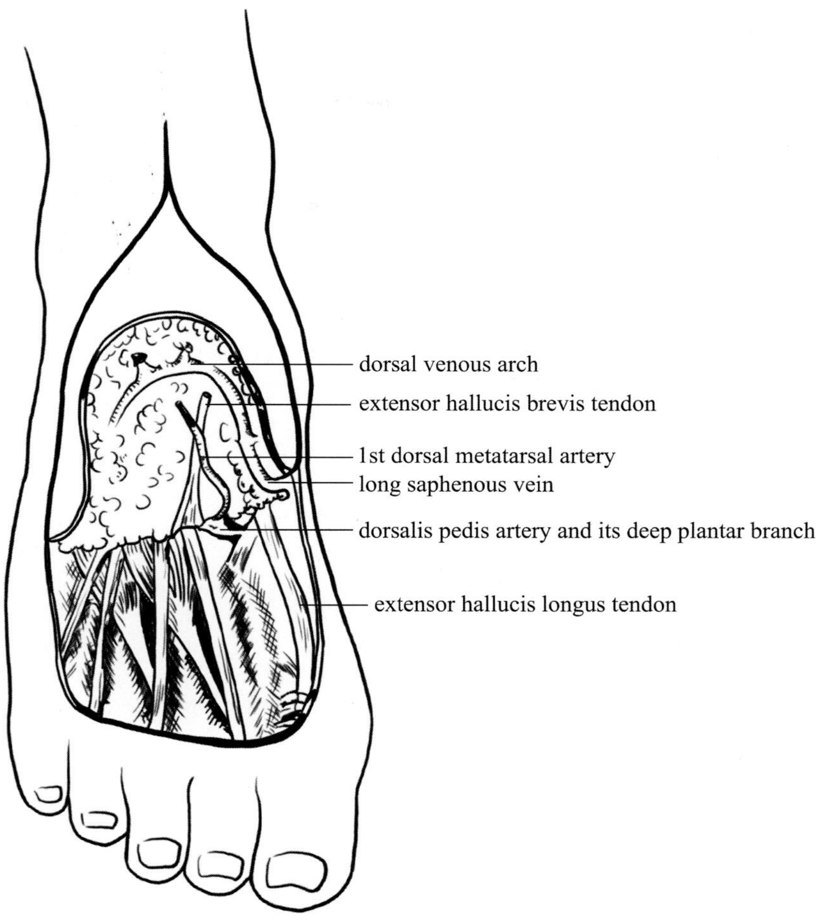

Fig. 10.25　Exposing the dorsalis pedis artery and its deep plantar branch

(d) The long extensor tendons of the great toe and the second toe are retracted to give better exposure. The deep plantar branch of the dorsalis pedis artery and its accompanying vein are tied and cut off at the base of the 1st metatarsal space(Fig. 10.26).

(e) The dorsalis pedis artery with its overlying flap is separated from the deep side of the dorsalis pedis artery. The branches of the artery should be tied and cut off at some distance from the artery. Part of the extensor digitorum brevis is included in the flap(Fig. 10.27). In order to avoid tearing the tissue interposing between the flap and dorsalis pedis vessels(mainly the small branches from the malleolar branches), during the process of separation, the edges of the flap and the deep tissues are sutured together so that the blood supply to the flap will not be disturbed during the dissection.

(f) In order to remove an adequate length of vascular pedicle, the incision may be extended towards the leg. If necessary, the extensor retinaculum may be incised to expose the anterior tibial artery.

(g) After the whole flap has been freed, the pedicle may be cut off for transplant when the recipient site is ready to receive the graft. During the dissection of the dorsalis pedis flap, care should be taken not to go too superficially. The vascular connections between the artery and skin should be protected. Sharp dissections should be used in the operation. There are more blood vessels at the edges of the flap and the small blood vessels should be tied to prevent bleeding.

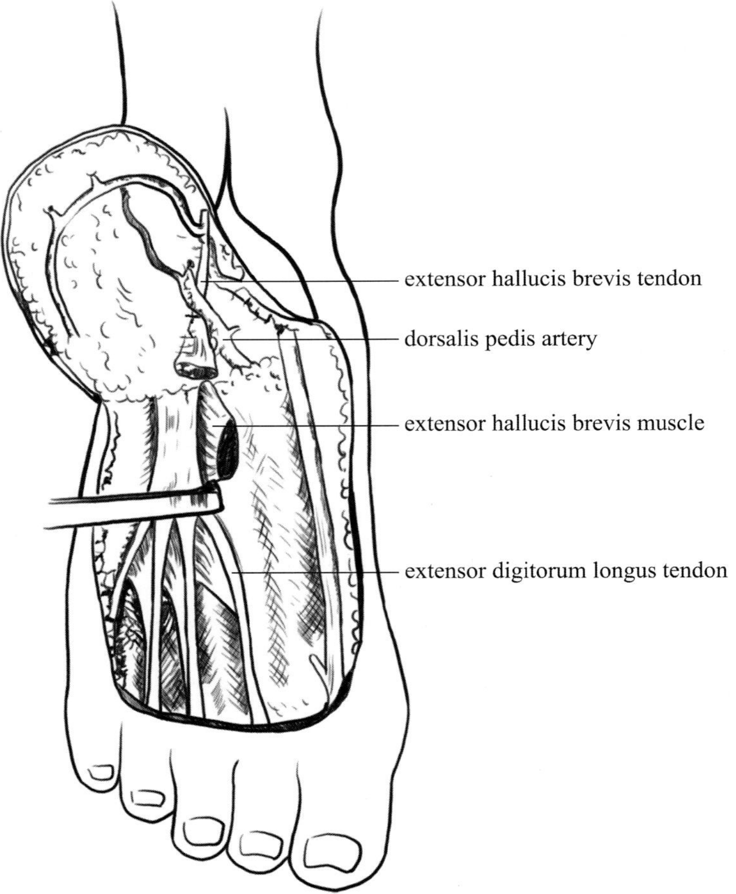

Fig. 10.26 Ligating the deep plantar branch and including the dorsalis pedis artery in the skin flap

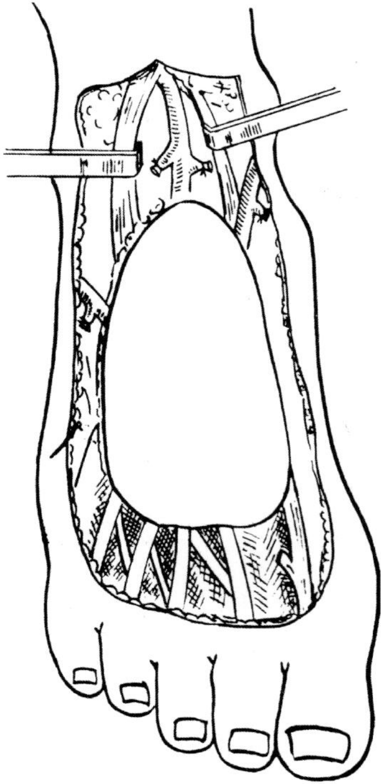

Fig. 10.27 Skin flap prepared with intact dorsalis pedis artery and long and short saphenous veins

(h) Vascular anastomosis at the recipient site. After the flap has been totally separated, it is passed to the recipient team for vascular anastomosis. Before anastomosing the blood vessels, the flap should be fixed with stitches in the recipient area and the site of anastomosis determined to ensure that there will be no kinking of the pedicle. As the diameters of the dorsalis pedis artery and the long saphenous vein are large, anastomosis may be carried out under direct vision. However, for the sake of accuracy, operating under the microscope with 6-10× magnification may be preferred. Intravascular irrigation of dorsalis pedis flap is not necessary. A mixed solution of heparin, lignocaine and Ringer's solution is used to wash the site of the anastomosis. Before the actual vascular anastomosis, 500 ml of low molecular weight dextran(m. w. below 20000) may be infused intravenously and the vein should be anastomosed before the artery. In our experience, the average ischemic time for the dorsalis pedis flap is less than an hour and it rarely exceeds one and half hours.

(i) Management of the donor area. After removing the dorsalis pedis flap, the raw area may be covered with medium thickness split skin graft. During the operation, we emphasised on not damaging the paratenon so that survival of the skin graft is ensured. If the paratenon is damaged, and the tendon exposed, it should be covered with loose tissues in the adjacent area. Otherwise, the medium thickness skin graft cannot survive or there may be adhesions leading to functional impairment. In our experience there has been one case of adhesion around the extensor hallucis tendon and postoperatively the great toe could not be extended.

As all the dorsal veins are removed in the operation, the venous return of the foot is greatly decreased, hence oedema of the foot is common. Thus, postoperatively, it is important to use elastic bandage to dress the limb for about three months to prevent oedema of the foot. Hypoaesthesia of the dorsal skin over the toes may occur postoperatively. This usually recovers gradually.

d. Case illustrations

(a) Case 8

Wang X X, male, 24 years old.

The patient's right hand was accidentally compressed and severe damage to the skin on the dorsum of the hand was sustained. The 2nd, 3rd, 4th and 5th carpal bones were also fractured. The wound healed after treatment in the regional hospital but there was severe adduction deformity of the thumb. The patient was admitted to hospital in 1977. Examination showed severe scar contracture in the 1st web space with all the function of adduction lost. The dorsal surface of the 2nd metacarpal bone was adhering to the scarred tissues and the dorsal interosseous muscles over the first web was deficient (Fig 10.28, Fig. 10.29). It was decided that free dorsalis pedis flap transplant be used for restoring the hand function.

Operative procedures: 20 months after the injury, an operation was carried out under epidural anaesthesia and brachial block. Two teams operated simultaneously. One team removed the scar in the 1st web and corrected the contracture deformity. The scarring on the dorsal interosseous and part of the adductor muscles was removed, leaving the normal oblique head of the adductor. The resulting raw area measured 5cm×8cm. Then the radial artery was exposed in the anatomical snuff box and the cephalic vein and the dorsal vein were exposed from the wrist area for anastomosis. The other team designed a dorsalis pedis flap measured 5.5cm×9cm on the dorsum of the right foot. The flap was separated as

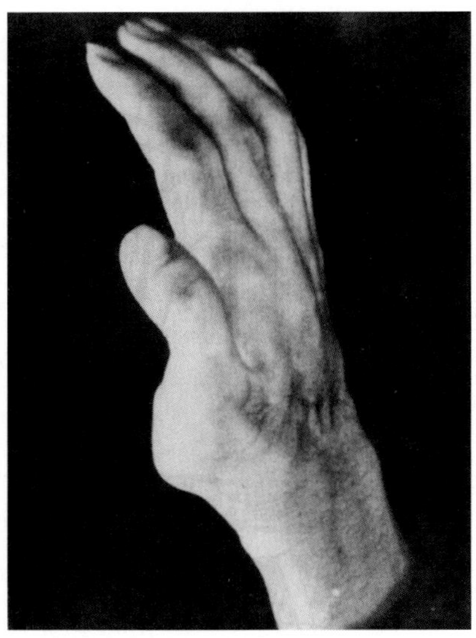

Fig. 10.28 Adduction deformity of the thumb and first web narrowing of the right hand resulting from crush injury

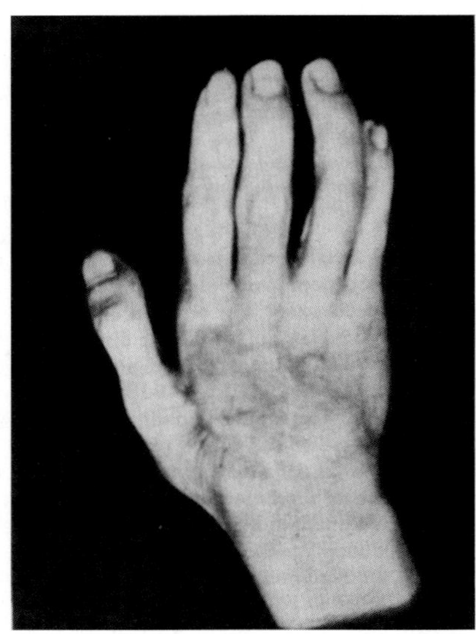

Fig. 10.29 Dorsal view of the right hand

described, and the dorsalis pedis artery and the long and short saphenous veins were prepared for anastomosis. When the preoperative work of the two teams was completed, the dorsalis pedis flap was transferred to the recipient area. The soft tissues were fixed with a few stitches, followed by a vascular anastomosis. The long, saphenous vein was anastomosed with the cephalic vein using a total of 8 stitches, and then the dorsalis pedis artery and radial artery were also anastomosed with 8 stitches. Finally, the short saphenous vein was anastomosed with the dorsal vein with 6 stitches. The circulation in the flap after anastomosis was good. Medium thickness skin graft was used in the donor area. The whole flap survived and the stitches were removed 10 days later and the patient was discharged after 16 days. After passive and active functional training, the first web could be opened 90° and the function of the thumb was restored(Fig. 10.30, Fig. 10.31).

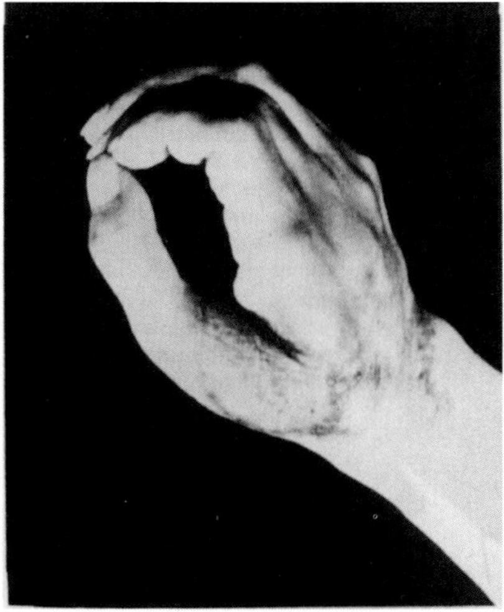

Fig. 10.30 Same hand after reconstruction using the dorsalis pedis free flap

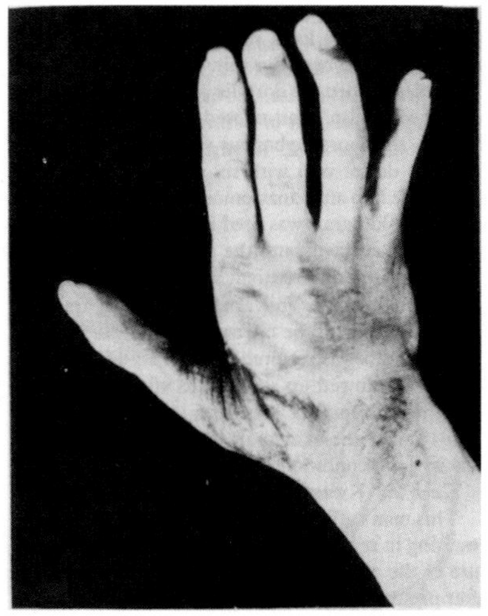

Fig. 10.31 First web opening up

When followed up six months after surgery, the right hand function was seen to be good(Fig. 10.32) and the skin graft on the donor area was also in good condition(Fig. 10.33).

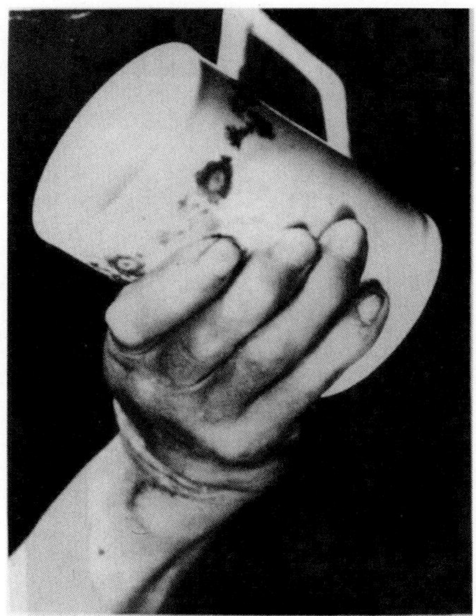
Fig. 10.32 Excellent hand functioning 6 months after surgery

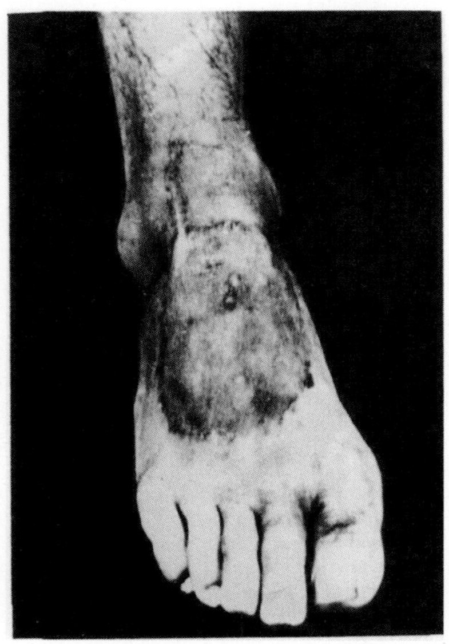
Fig. 10.33 Donor site 6 months after surgery

(b) Case 9

Kuan X X, male, 32 years old.

This man suffered from a blast injury in the face, resulting in severe lip damage and comminuted fracture of the mandible. The wound gradually healed after prolonged treatment. Most of the tissues in the upper and lower lips were deficient, speech was markedly impaired and swallowing was difficult. It was decided that a dorsalis pedis flap transplant be used as the means of repairing the lower lip deficiency(Fig. 10.34).

Operative procedure: The operation was carried out under traditional herbal-medicine anaesthesia with two teams working simultaneously. The left dorsalis pedis flap 7cm×8cm in size was harvested. The flap included the extensor digitorum brevis belly and tendons. In order to increase the venous return, an end-to-end anastomosis between a superficial dorsal vein near the proximal centre of the flap and a branch of the long saphenous vein was performed. The external diameter of the dorsalis pedis artery was 2.5 mm, that of the long saphenous vein was also 2.5 mm, and the vascular pedicle was 5 cm long(Fig. 10.35).

Another team carried out the operation on the face. A horizontal incision was made along the submandibular area for a distance of about 8 cm. The facial artery and its two accompanying veins were exposed, and the vessels were freed for distances of about 2 cm. A curved incision was made about 1 cm along the deficient edge of the lower lip and the everted mucosa was turned back towards the buccal cavity. The resulting raw area on the lower lip measured about 6cm×8cm. After preparation, the dorsalis pedis flap was transplanted to the face in end-to-end anastomoses between the long saphenous vein and the anterior facial vein, and between the dorsalis pedis artery and the facial artery(external diameter about 1.4 mm). After the vascular anastomosis had been completed, the circulation in the flap was perfect. The flap was sutured to the lower edge of the raw area. As the height of the lower lip was inadequate,

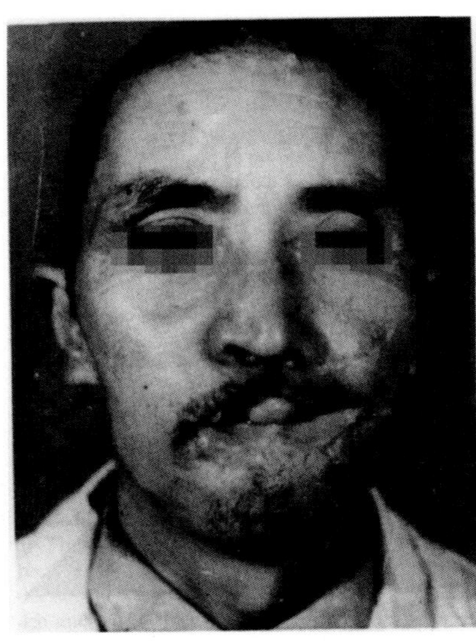

Fig. 10.34 Traumatic deficiencies of the upper and lower lips

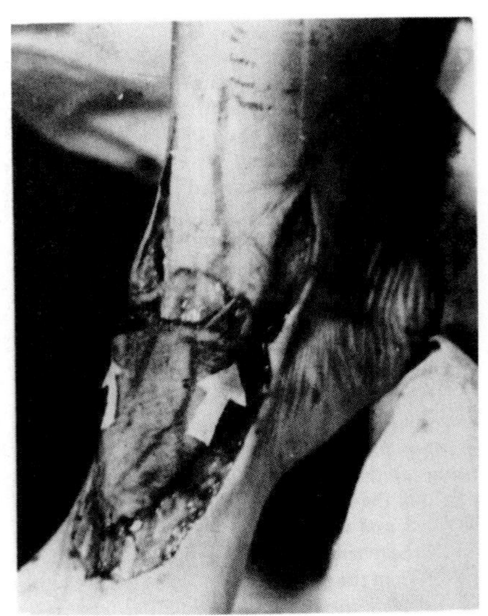

Fig. 10.35 The dorsalis pedis flap being prepared

the upper edge of the dorsalis pedis flap was folded for 1 cm to act as the bulk of the lip. In order to prevent drooping of the lower lip, the belly and tendons of the extensor digitorum brevis muscle inside the flap were fixed to the orbicularis oculi muscle at the left and right angles of the mouth to provide the function of a sling in the reconstructed lower lip(Fig. 10.36, Fig. 10.37).

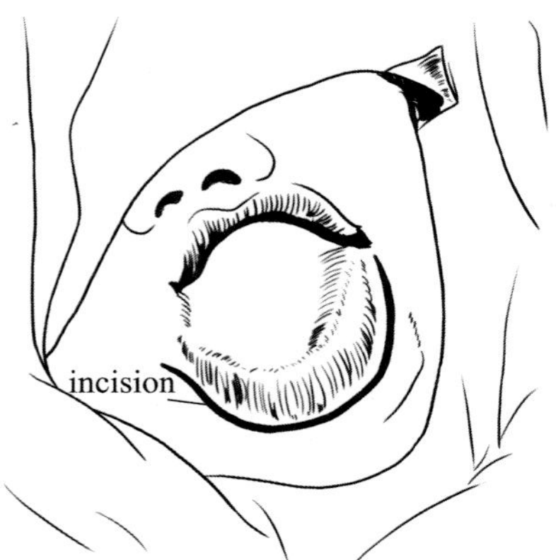

Fig. 10.36 Incision over the edge of the lower lip to correct eversion

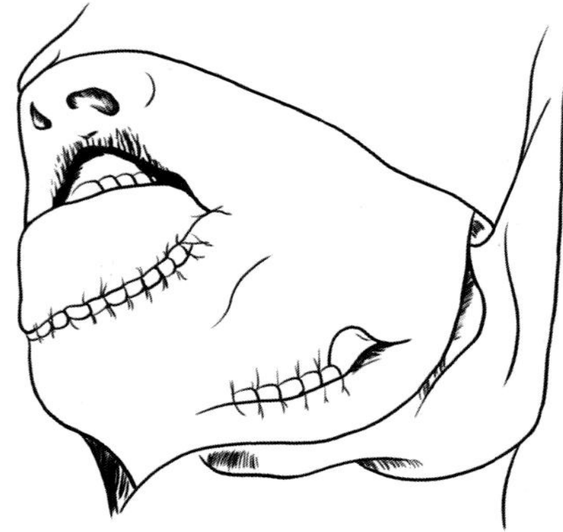

Fig. 10.37 The dorsalis pedis flap partially folded up to make a lower lip

The whole flap survived and some of the stitches were removed six days after the operation. Two months after the operation, the 2nd operation was performed. An island flap based on the superficial temporal artery was used to repair the deficient, upper lip. Finally, a very satisfactory restoration of lip function was obtained and the recovery of swallowing and speech abilities were fine(Fig. 10.38).

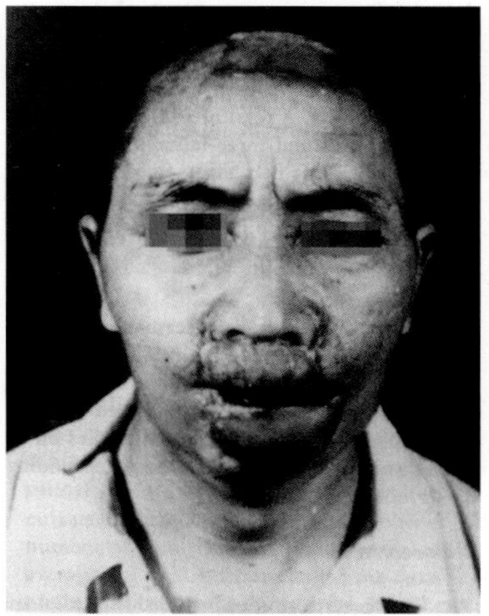

Fig. 10.38　The upper lip reconstructed using a forehead flap tunneled through the facial skin

From: Chang Tisheng, Zhu Shengxiu, Wang Zhongcheng. Principles, techniques and applications in microsurgery[M]. Singapore: World Scientific, 1986: 162-204.

Flap Transfer in Resurfacing of Extremities

Wang Wei, Chang Tisheng

(1) Free groin flap

1) Introduction

The groin flap receives its blood supply from the branches of the femoral artery arising around the inguinal region. So far it is one of the most popular flaps used clinically. It provides large skin flap. If the flap does not exceed 10cm×15cm, the donor wound can be closed primarily and the donor scar can be satisfactorily concealed by a bathing costume. Its popularity, however, has decreased recently because of the following disadvantages:

a. Its vascular pattern varies greatly.

b. The calibre of the vessels is generally small.

c. Its subcutaneous fat is too bulky in obese patients.

Chang Tisheng and his colleagues in 1965 performed experimental work on this flap in 60 dogs by elevating the flap and replacing it back to the donor site immediately, with a survival rate of 66%. In 1973, Daniel and Taylor first reported the successful use of this flap in a clinical case.

2) Flap types

The groin flap can usually be divided into two types, namely the epigastric flap and the iliac flap. The former is supplied by the superficial epigastric artery(SEA) and the latter by the superficial circumflex iliac artery(SCIA). If the flap is supplied by the common trunk of the two arteries mentioned above, it is called an ilio-inguinal flap.

The iliac osteomyocutaneous flap refers to a flap which includes a piece of iliac bone and is supplied by the deep circumflex iliac artery (DCIA, Fig. 10.39). The deep circumflex artery is larger, with a relatively constant course. The dissection, however, is more tedious and more meticulous reconstruction is required at the donor site to avoid donor morbidity of abdominal hernia.

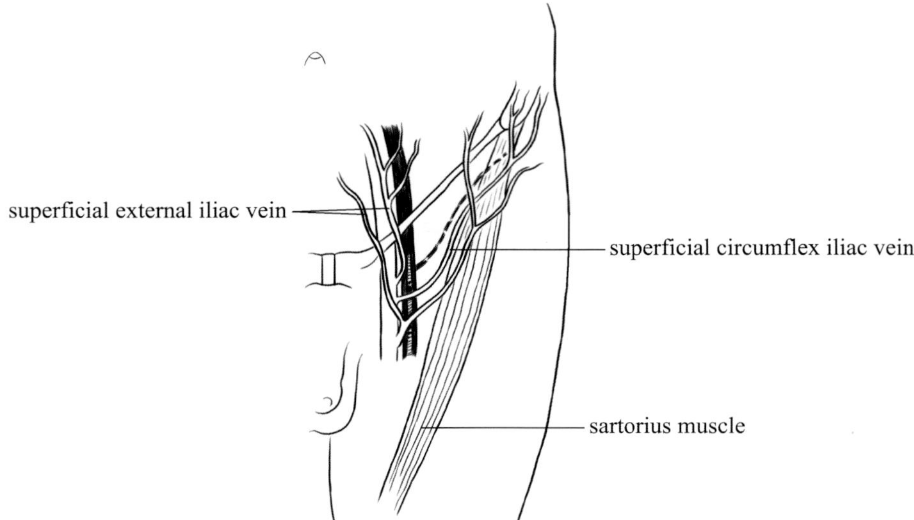

Fig. 10.39 Schematic diagram to show anatomy in the donor site for the iliac osteomyocutaneous flap. Vascular supply comes from the deep circumflex iliac artery (DCIA)

Taylor, Daniel, Ohmori, Harii, Katai, Kido, Numaguchi and others, basing on their own clinical experiences, findings in cadaver dissection and angiogram, have independently and successfully given full and excellent descriptions of this flap.

3) Anatomy

The superficial epigastric artery and superficial circumflex iliac artery usually arise from the femoral artery just below the inguinal ligament but occasionally they may branch from the profundus femoral artery. Taylor et al., reported that 35% of their patients had no superficial epigastric artery but instead they had a large SCIA; meanwhile 14% of the SEA's and SCIA's had a common trunk. From angiogram data produced by Katai in 50 cases, 38% of their patients had a single SCIA only. Katai also confirmed that SCIA usually originates from the femoral artery about 1-7 cm below the inguinal ligament and in 47 of their 50 cases the artery emerged 2-6 cm below the inguinal ligament.

The SEA usually runs upwards to the lower part of the abdominal wall in a direction perpendicular to the inguinal ligament, while the SCIA takes a course parallel to the inguinal ligament and along the margin of the sartorius to reach the iliac region (Fig. 10.40).

There are two groups of veins that drain the flap, the superficial and the deep groups. The former begins from the superficial epigastric vein and superficial circumflex iliac vein, passes through the great saphenous vein and its bulb and then flows into the femoral vein; or it may take a different route in which the superficial epigastric vein and the superficial circumflex iliac vein meet to form a common trunk first and then enter the femoral vein via the great saphenous vein. This superficial group comprises the main venous drainage of the flap and usually has a calibre larger than 1 mm. The second group is composed of the venae comitantes of the artery and they are usually smaller in diameter.

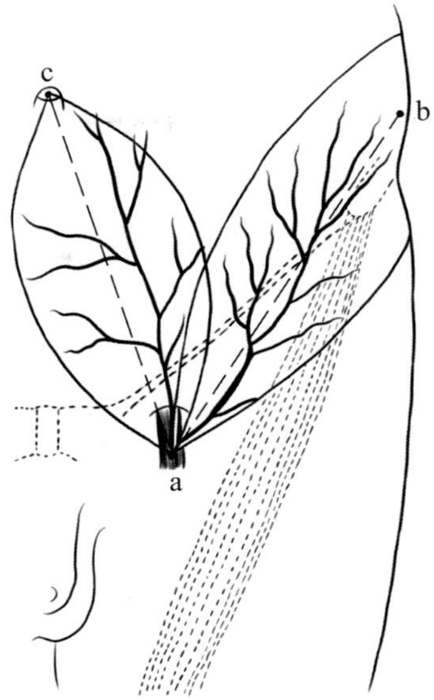

Fig. 10.40　Designing the inguinal flap

"a" is located at a point overlying the femoral artery 3-5 cm below the inguinal ligament and "b" at the anterior iliac spine. Draw a line between "a" and "b" and it corresponds to the axis of the ilioinguinal flap or locate "c" over the umbilicus and draw the line "ac" which represents the axis of the epigastric flap

4) Indications

The groin flap is suitable for defects of any size on the extremity. For an extensive defect the flap can be incorporated with a subaxillary flap to form an extraordinary large flap to meet the special requirements. In these patients the groin flap may also be considered for repair of defects over the dorsum or palm of the hand where there is exposed tendon or neurovascular bundle.

The osteocutaneous flap is suitable for soft tissue defects of the hand complicated by partial or total loss of metacarpus, or heel defect with missing calcaneous bone.

5) Advantages

There are four main advantages associated with using the groin flap.

a. A large flap can be taken, around 10cm×25cm in size.

b. The flap usually has arteries and veins whose diameter are larger than 1 mm.

c. The donor site could be closed primarily if the flap is smaller than 8-10 cm in width.

d. The graft can be taken with a piece of iliac bone graft.

6) Operative techniques

The patient is placed in the supine position.

a. Design of the flap

The course of the superficial epigastric artery or the superficial circumflex iliac artery should be defined preoperatively with a Doppler detector and marked on the skin. With the vascular course as the axis, the flap is designed on both sides of it and its size is determined by the defect. In cases where the course of the artery is undetectable, an alternative way is to mark a point 3-4 cm below the inguinal ligament and then draw from it a line across to the superior iliac spine. This line corresponds to the axis of the flap, which is designed in such a way that one-third of it is situated above and two-thirds below the inguinal ligament(see Fig. 10.40).

b. Harvesting the flap

A vertical skin incision about 8 cm long is placed below the inguinal ligament along the pulsation line of the femoral artery. The superficial epigastric vein and superficial circumflex vein which drain to the femoral vein through the saphenous vein at its bulbous portion are dissected out meticulously. Both veins should be preserved in order to provide better drainage. The femoral artery lying lateral to the vein together with its branches is exposed. Generally the two branches, i.e. the superficial epigastric artery and the superficial circumflex artery, are seated anteriorly and laterally to the femoral artery, but occasionally they may arise directly from the profundus femoral artery and for this reason it is advisable to dissect them in a retrograde fashion. Once the vascular pedicle has been well exposed and identified the surgeon can elevate the flap beginning from its distal end. Lateral to the anterior superior iliac spine the dissection should be superficial to the deep fascia. The flap therefore is relatively thin. Medial to the iliac spine the dissection should proceed deep to the sartorius fascia to include the SCIA. Lateral cutaneous nerve of the thigh should be preserved. Care should be taken to include in the flap the deep fascia between the pedicle and the sartorius muscle if the flap is based on the superficial circumflex artery. When the flap is raised with the superficial epigastric artery as its main source of blood supply, the dissection should start from the anterolateral border downwards to the pedicle.

It is important to note that the flap tends to retract medially once upper and lower borders have been divided. This may mislead the surgeon into believing the pedicle is still further medial to dissection.

The dissection of the iliac osteocutaneous flap is more or less the same as that mentioned above, by exposing the superficial vein first and then the deep circumflex iliac artery. However, the surgeon should note that the inguinal ligament should be divided because the deep circumflex iliac artery passes underneath and then emerges from above the ligament. Division of the inguinal ligament also provides good exposure to the branches of the artery around the iliac region. A piece of iliac bone together with the superficial layer of muscle is included in the flap to meet special needs. The deep iliac artery does not supply the overlying flap as directly as the superficial circumflex iliac artery.

7) Case examples

a. Case 10

Tian, male, 25 years old, had sustained a high voltage electric injury to the lower one-third of his right forearm where the skin, subcutaneous, tendons and nerve were later replaced by scar. On July 21st, 1977, he was operated on and after removal of the scar over his right forearm the radius and the ulna were exposed.

A free flap measuring 7.5cm×13cm was developed in the left groin and transferred to the right forearm for repair of the resulting defect, with the common trunk of superficial epigastric artery and the extra pudenda artery anastomosed to the ulnar artery, and also the superficial epigastric and superficial circumflex iliac veins to the radial and basilic veins(Fig. 10.41).

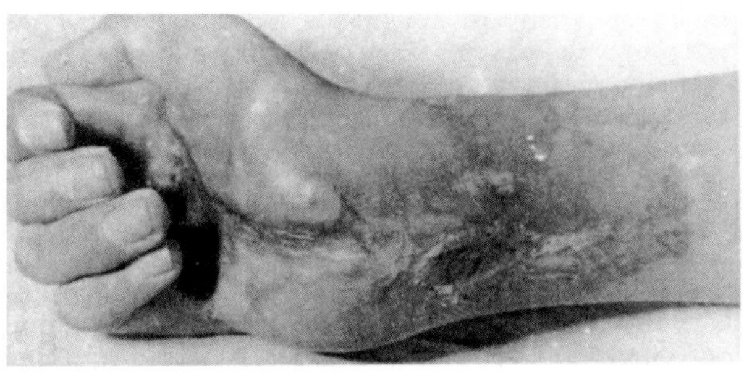

A

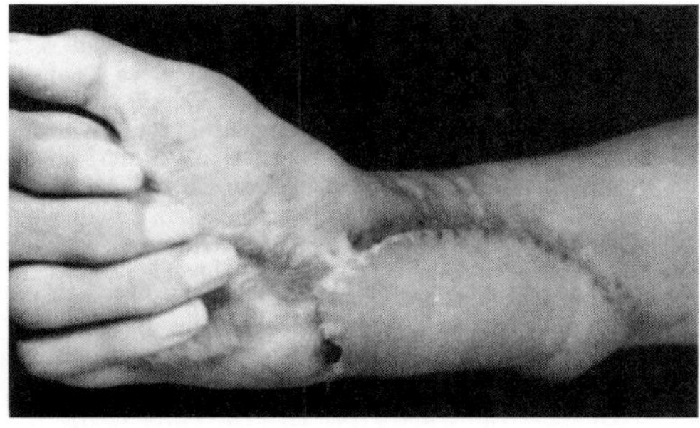

B

Fig. 10.41　Case 10

A. Preoperative view: A dense scar over the palmar surface of the wrist complicated by nerve and tendon damage
B. Postoperative view: The scar over the wrist was excised on July 21st, 1977, and the defect repaired with a left free groin flap

b. Case 11

Wei, male, 31 years old, suffered from a high voltage electric injury to this right forearm, resulting in burn scars over the forearm, palmar surface of the wrist and the palm. The range of motion in the wrist was 0°-90° because of burn scar contraction.

In April 1976, the scar over the forearm, wrist and palm was excised and the defect was reconstructed by a groin free flap. The remaining wound in the palm was covered with a split skin graft (Fig. 10.42).

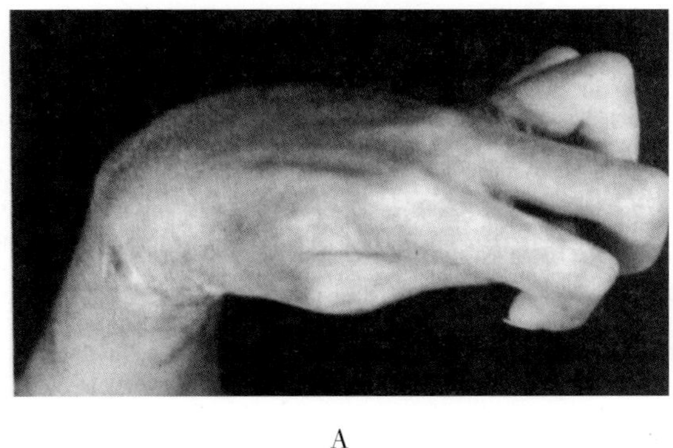

A

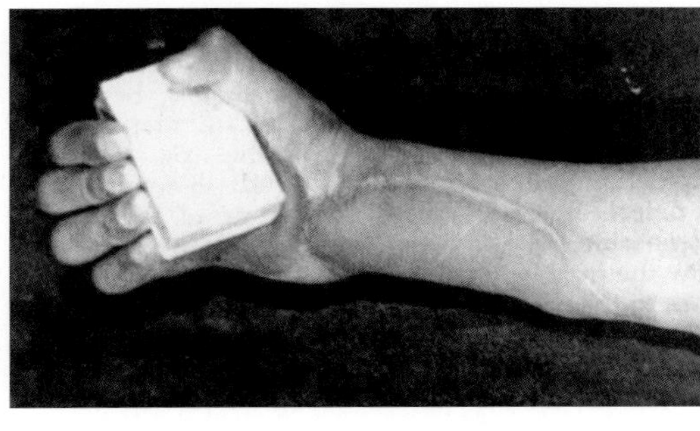

B

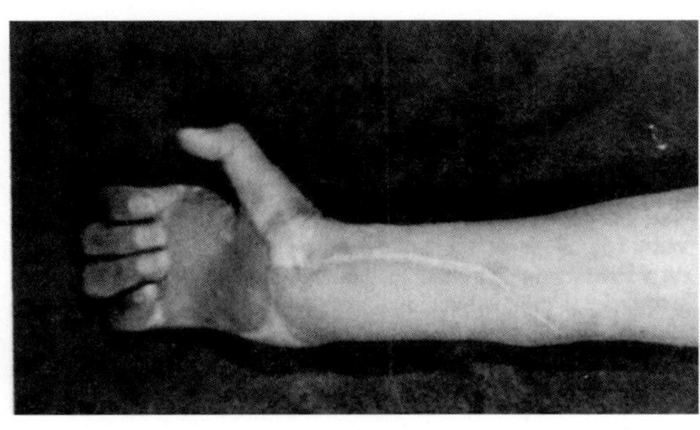

C

Fig. 10.42　Case 11

A. Preoperative view shows flexion deformity of the right wrist due to scar contraction associated with tendon and nerve damage. In April 1976, a left groin flap was transferred to repair the right forearm and the palm was skin grafted　B. Postoperative view showing good functional grasping　C. Postoperative view

(2) **Free forearm flap**

1) Introduction

Yang Guofang(1981) reported the forearm free flap and later in the same year Chang Tisheng and Wang Wei reported on the use of free forearm flap for postburn reconstruction hand surgery. The flap is based on the radial artery and cephalic vein and its venae comitantes or the ulnar artery and its venae comitantes. Sometimes the superficial branch of the radial nerve and the lateral cutaneous nerve of forearm can be included in the flap to form a neurovascular flap.

The flap has the following special features and advantages:

a. The subcutaneous fat is thin and the skin colour and texture are similar to those of the hand.

b. The flap has one artery and three or four veins which are usually larger than 2 mm in diameter and run a constant course.

c. The flap also possesses sensory nerves.

d. A sizeable section of skin is often available and the underlying radius can be incorporated to form an osteocutaneous flap. Incorporation of radius may increase the risk of fracture of the bone.

However, sacrifice of a major forearm artery and an unsightly visible scar on the forearm are usually considered as the two major shortcomings of this flap. In addition, the anaesthetic area around the first web is limited.

The editor has used this flap as a pedicular flap for thumb reconstruction or for replacement of the distal humerus.

2) Anatomy

a. Vascular system

The radial artery is the smaller of the two terminal branches of the brachial artery. It descends radially down the forearm and passes through the radial groove between the brachioradialis and flexor carpi radialis. The upper third of the artery gives off an irregular number of muscular branches to the fleshy belly of the brachioradialis muscle, of which 1-3 branches emerge from the margin of the muscle and supply the forearm skin. The middle third of the artery has fewer branches, but the lower third possesses 4-7 branches which constitute the main blood supply of the forearm skin. The lower third of the radial artery lies superficially whereas the upper half is overlapped by the brachioradial muscle. On the whole, the full length of the artery is located underneath the forearm deep fascia, sending off perpendicular cutaneous branches.

The calibre of the upper portion of radial artery ranges from 2 to 3 mm while that of the lower portion from 1.5 to 2.5 mm. Based on a cadaver study, it has been confirmed that either the radial artery or the ulnar artery alone is capable of supplying the whole forearm skin.

There are two groups of veins in the forearm, the superficial and the deep groups. The superficial group includes the cephalic vein which lies along the radial side of the forearm, and with a calibre larger than 2 mm constitutes the main venous drainage of the forearm. The second group consists of the two venae comitantes and their tiny communicating tributaries, but their calibre varies greatly so that they are seldom chosen for vascular anastomosis.

b. Nerves

The two forearm cutaneous nerves are usually elevated with the flap because of their superficial location. The first one, i.e. the superficial branch of the radial nerve, crosses the elbow joint anteriorly and lies under the cover of the brachioradial muscle. As it reaches the lower border of the pronator it gets near to the radial artery and descends along the radial side of the forearm. At a point 7 cm above the wrist it penetrates the fascia of the brachioradial muscle and lies in the subcutaneous tissue. It then terminates sending off four or five dorsal digital nerves.

The second nerve is the lateral cutaneous nerve of the forearm which runs along the lateral border of the forearm. Its anterior branch descends along the anterolateral aspect of the forearm, supplying the skin along its course and over the thenar region, while its posterior branch innervates the posterolateral skin of the forearm.

3) Indications

Use of the free or reversed forearm flap is indicated where avulsion of the skin from the palm or dorsum of the hand with exposure of the tendon, vessel and bone occurs.

It can be used in reconstruction of the thumb, and in cases of first web contracture with adduction deformity of the thumb.

It may also be used to cover skin loss in the forearm with associated adhesion of the tendon and nerve, and for reconstruction of face and neck.

The only contraindication is when one of the major arteries of the forearm, radial or ulnar has been damaged or diseased or there is no cross anastomosis between the two vessels.

The flap can be raised on its fascia to provide a gliding surface for the tendon bed. The donor site can then be closed primarily. When venous engorgement is evident, venous anastomosis should be carried out.

4) Operative techniques

Preoperative examination with a Doppler detector of the status of the arteries of the forearm and Allen's test to assess cross circulation between the radial and ulnar arteries is advisable.

a. Design of the flap

Starting from a point 2-3 cm below the elbow crease to the point of the pulsation of the radial artery at the wrist, a line is drawn and this line corresponds to the course of the radial artery in the forearm. The flap is then designed on either side of this line so that the greater part of it lies dorsally and the smaller part palmarly. Take care to include the cephalic vein in the outline of the flap. The operation is carried out under tourniquet.

b. Harvesting the flap

Incision is first made distally, four-fifths along the outline of the flap. The cephalic and other superficial veins are divided and ligated. Then the flap is elevated at a plane deep to the forearm fascia which should have a wider margin than the superficial skin flap. The latter must be preserved for protection of the tendons and muscles. Between 0.5 cm and 1.0 cm lateral to the radial artery the forearm fascia is incised longitudinally and only this strip of fascia is included in the flap to avoid damage to the cutaneous tributaries of the radial artery. In doing so, though, great attention must be paid to preserving the paratenon of the forearm tendons, otherwise, a skin graft will not take on the exposed tendon and adhesion or necrosis of the tendon may result.

The proximal ends of the radial artery and its venae comitantes, as well as their deep branches between the brachioradial and flexor carpi radialis, are divided. Take care to preserve the areolar tissue between the artery and the flap because it contains the cutaneous branches of the radial artery. There are also several muscular branches emerging from the undersurface of the brachioradial muscle to supply the forearm skin, and if a larger flap(usually situated more proximally) is required, these muscular branches must also be well preserved by including a layer of the brachioradialis muscle 1 cm wide in the flap. At the completion of dissection, the flap is only attached to the forearm by the distal vascular pedicle composed of radial artery and cephalic vein. The flap can then be used as an island flap to cover the distal part of the hand. When the recipient site is at a distant site, the pedicle is divided and the flap is transferred as a free flap. Normally the whole operation of elevation of the flap takes only 45-60 minutes to finish without difficulty because of the superficial location of the vessels and their large caliber.

5) Case examples

a. Case 12

Guan, female, 19 years old, presented with scar contraction of the dorsum of the right hand and forearm with adhesion of extensor. An operation was performed on January 23rd, 1980. The scar over the dorsum of the hand and forearm was excised and a free forearm flap measuring 6.5cm×19cm was taken from the other forearm and transferred to the right hand and forearm(Fig. 10.43).

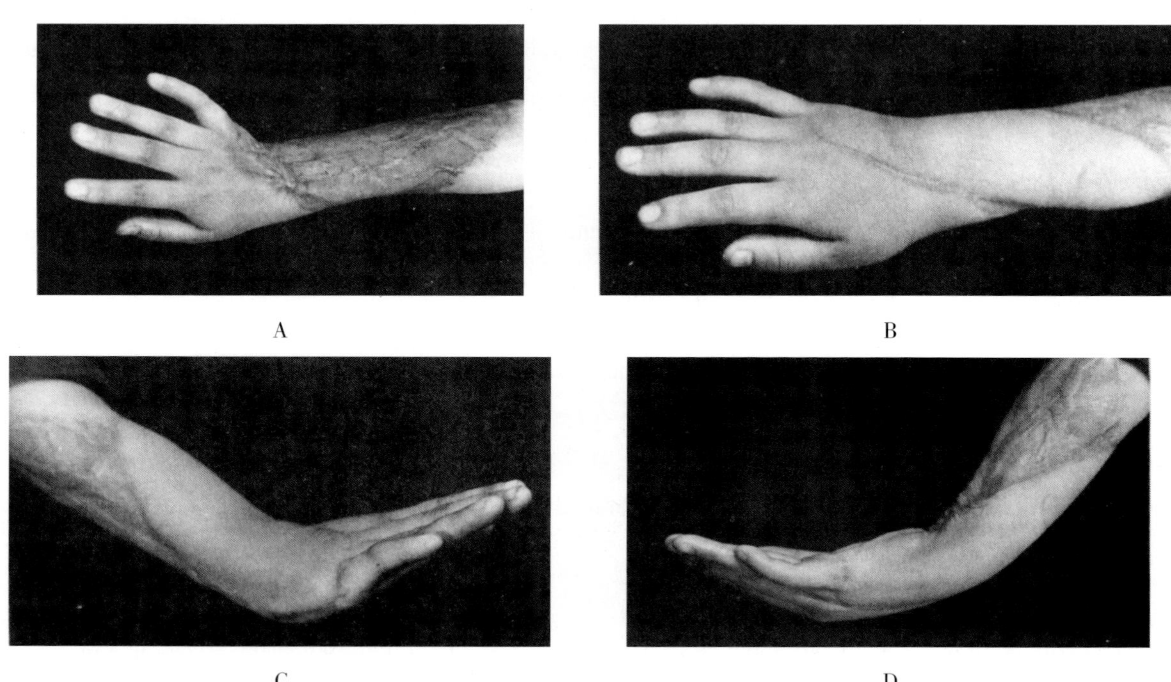

A B

C D

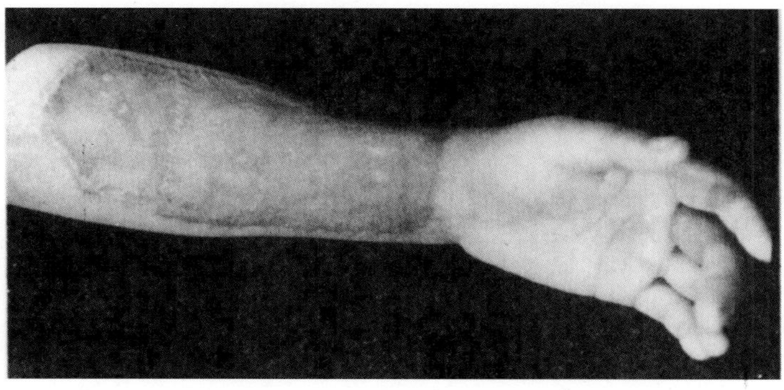

E

Fig.10.43　Case 12

A. Guan presented with scar contraction of the dorsum of the right hand and forearm with adhesion of extensors
B. Postoperative view of the dorsum with a free forearm flap transplantation　C. Postoperative lateral views
D. Postoperative lateral views　E. The left forearm donor area has been covered with a skin graft

b. Case 13

Ian, male, 38 years old, sustained crush and burn injury to his right hand and was admitted 5 hours after the accident. Examination revealed that the dorsum of the proximal phalanx of the index and thumb were complete but the dorsum of the hand and the wrist were partially denuded of skin and subcutaneous tissue. In addition, there was also partial avulsion of the first dorsal interosseous.

After debridement, a left forearm free flap measuring 17cm×11cm was transferred to the right hand by revascularization. Follow-up later showed good functional and cosmetic results of the hand(Fig. 10.44).

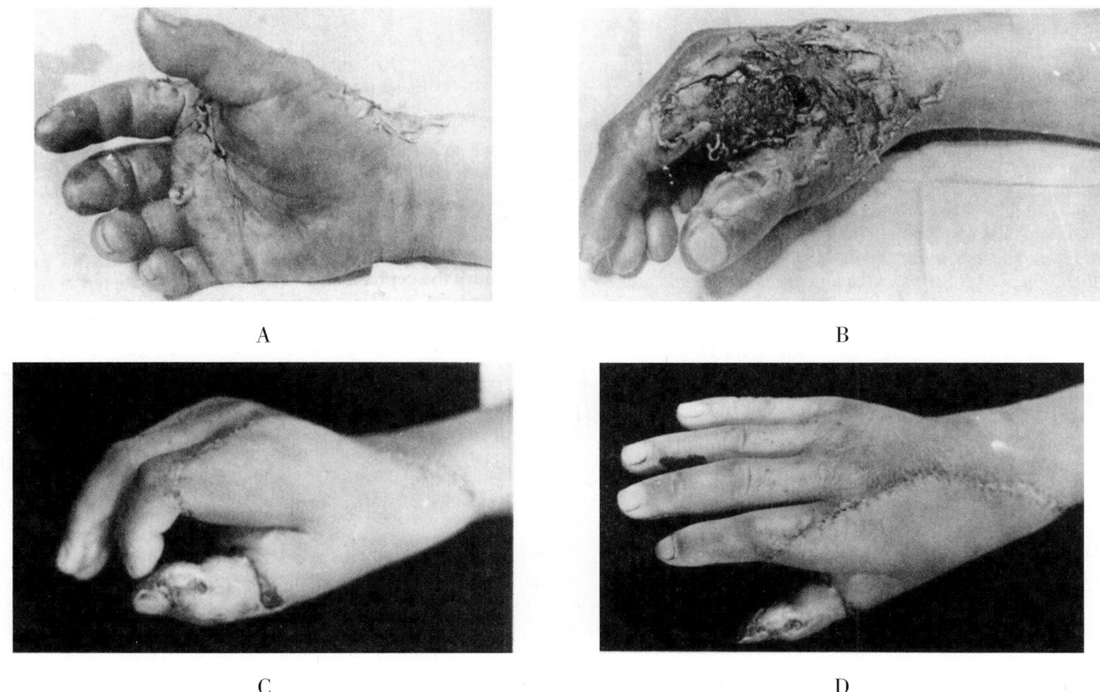

A　B　C　D

Fig. 10.44　Case 13

A,B. Male, 39 years old, sustained crush and burn injury to the dorsum of right hand with partial avulsion of the first dorsal interosseous muscle　C,D. Postoperative view: The wound was debrided immediately after injury and repaired with a free forearm flap, 17cm×11cm, from the left forearm

Based on the forearm free flap, we designed an island forearm flap for reconstruction of hand injury, especially for emergency cases(Fig. 10.45, Fig. 10.46).

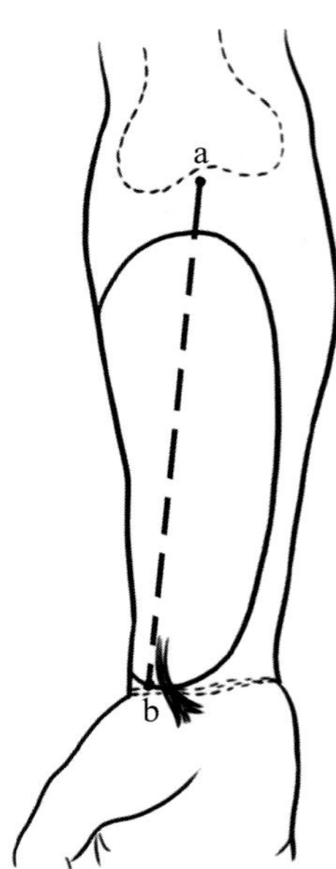

Fig. 10.45 Distally-based island forearm flap designed for reconstruction of the hand simulates the free island flap

"a" is placed at a point 3-4 cm below the midpoint of the cubital fossa. "b" overlies a point where the radial artery crosses the transverse carpal skin crease. "ab" is the connecting line between "a" and "b" and on either side of "ab" an island forearm flap is designed, based either on the distal or proximal parts of the radial artery and its venae comitantes

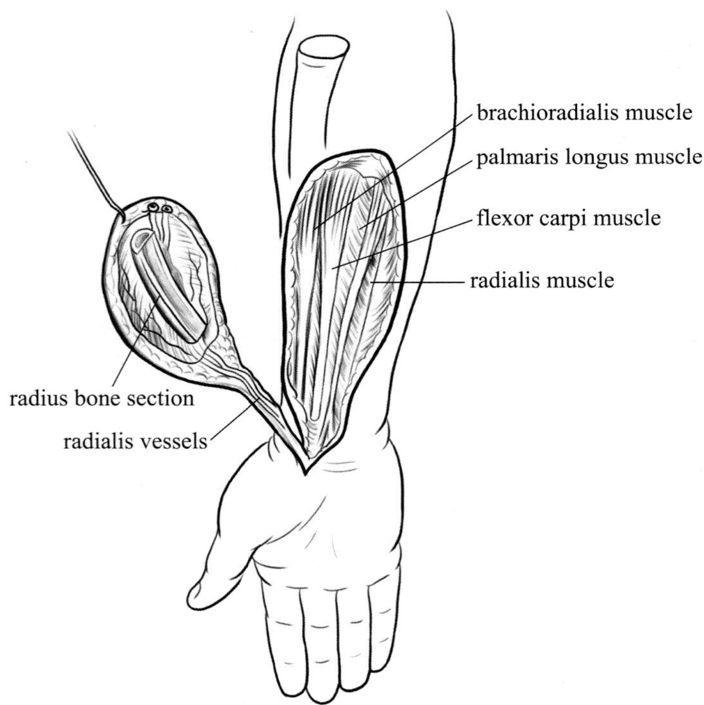

Fig. 10.46 An island forearm flap based on the distal parts of the radial artery and its venae comitantes(part of the radius can be included)

c. Case 14

Zhao, female, 38 years old, sustained an extensive burn on her right hand, both arms and axillae, chest and abdominal wall. She was admitted on the April 22nd, 1982, for reconstruction of her right hand.

Physical examination revealed severe scar contraction over the fourth and fifth fingers and palm. There was also linear scar contraction on the index, middle fingers and the thumb. On May 18th, 1982, the scar over the palm was excised and contraction of the palm relieved. An island forearm flap 13cm× 7.5cm in size was designed on the right distal forearm, based on the radial artery and the cephalic vein. The island flap was turned 170° to cover the wound on the palm (Fig. 10.47).

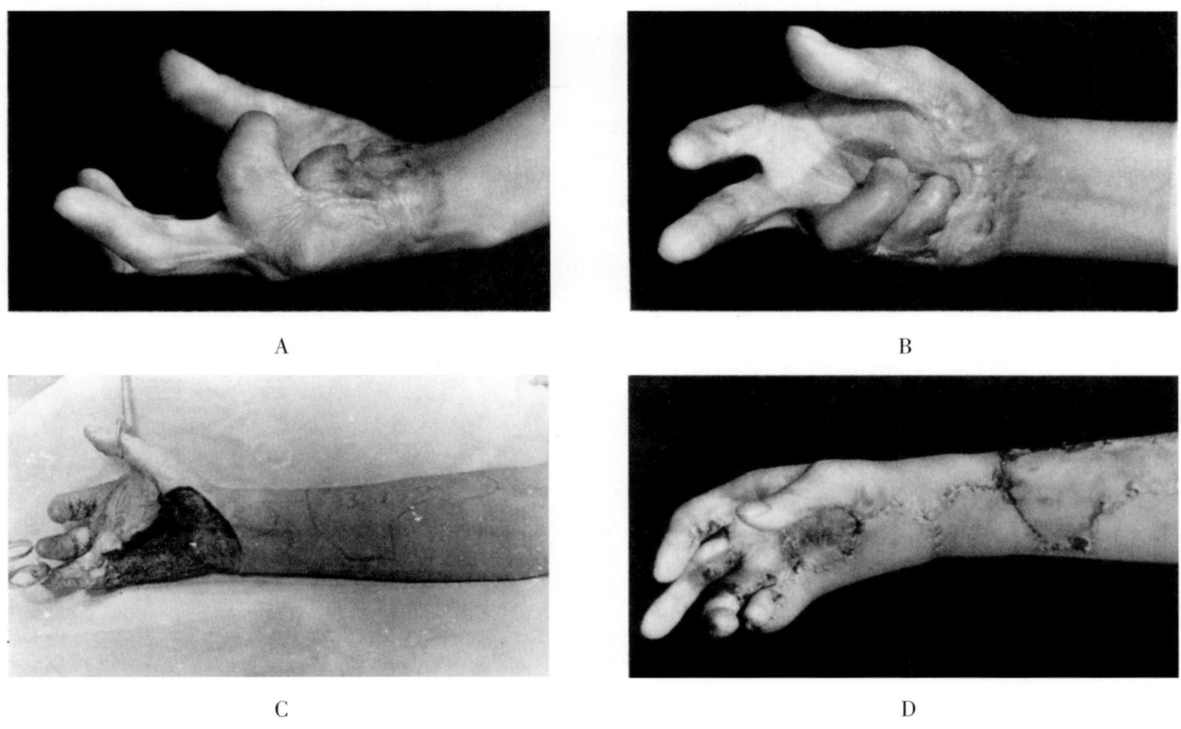

A B C D

Fig. 10.47 Case 14

A,B. Preoperative views of a 38-year-old female who sustained thermal injury to her right palm and wrist. This resulted in severe scar contraction of the middle and ring fingers C. The scar over the palm has been excised and flexion deformity of middle and ring fingers corrected with Z-plasty, a distally-based island forearm flap, measuring 13cm ×7.5cm, is designed on the unilateral forearm D. Postoperative view with the sutures removed

(3) Free scapular flap

1) Indications

This flap was first designed by Dos Santoz in 1980, subsequently described in detail by Nassif (1982), Gilbert(1982) and Urbaniak et al. After a series of studies these authors concluded that the scapular region could serve as a good donor site for a free flap. Since August 1982, we have used this flap with success in four cases and have found that this flap possesses many advantages.

The flap has the following main features and advantages.

a. The nourishing vessels of this flap run a constant course. No variation or absence of the vessels has yet been encountered.

b. The flap has one artery and two veins, their calibre being 1.0-1.5 mm.

c. A very large flap is available, usually it can be taken as large as 10cm×15cm and yet the donor defect can be closed by direct approximation. Nassif et al. have pointed out that this flap can be coordinated with the lateral thoracic flap or the latissimus dorsi flap to form a gigantic flap—the compound scapular flap—which has an area as big as 15cm×(25-30)cm.

d. The flap has a long vascular pedicle, 4-8 cm long or even longer.

e. The flap is thin enough for easy moulding and so is especially fit for resurfacing of the extremity.

2) Anatomy

The scapular flap is supplied by the scapular circumflex artery and its venae comitantes, but the compound scapular flap is supplied by the subscapular vessels which give rise to the scapular circumflex vessels.

The subscapular artery branches from the third part of the axillary artery and runs underneath the serratus muscle, giving off its anterior branch called the thoracodorsal artery which descends along the anterior border of the latissimus dorsi. The thoracodorsal artery supplies the subaxillary region, the skin of the lateral chest wall, the latissimus dorsi and the skin overlying the latter. Its posterior branch, called the scapular circumflex artery, courses along the lateral border of the scapula and pierces through a hole formed superiorly by the teres minor muscle, inferiorly by the teres major muscle and laterally by the scapular head of the triceps brachii muscle(Fig. 10.48, Fig. 10.49). Urbaniak reported that the diameter of the scapular artery at its origin level ranged from 2 mm to 3 mm and in a single case of a five-year-old girl the diameter was 1.5 mm.

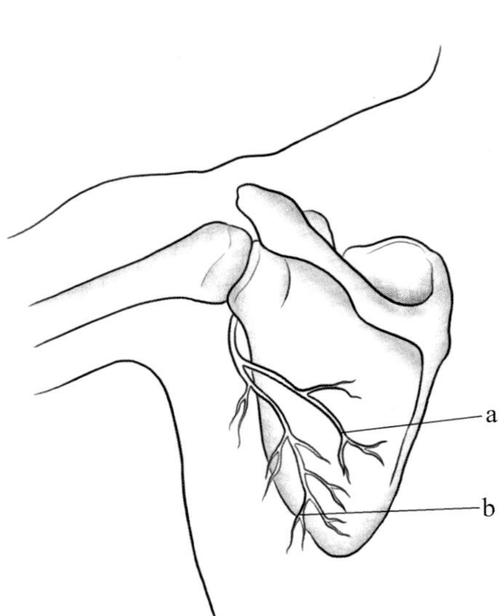

Fig. 10.48 The circumflex scapular artery, the nourishing vessel of the scapular flap, originates from the subscapular artery and terminates in "a"—a horizontal branch and "b"—a descending one

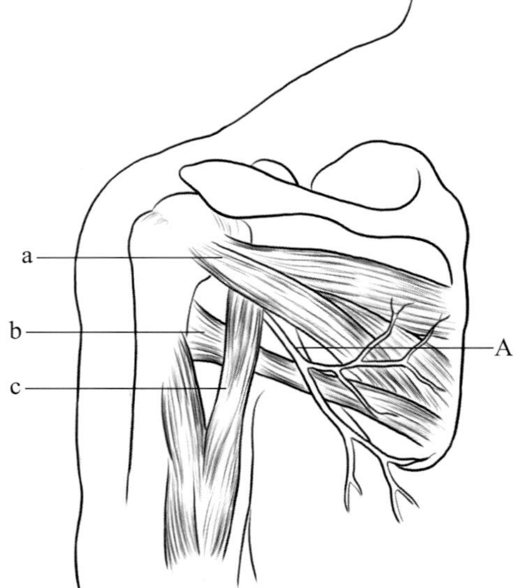

Fig. 10.49 The circumflex scapular artery emerges from the triangular space "A" which is surrounded superiorly by the teres minor muscle "a", inferiorly by the teres major muscle "b", and laterally by the long head of the triceps brachii muscle "c"

The scapular circumflex artery also divides into two branches, namely the horizontal branch and the descending branch. The former runs a course anterior and parallel to the spine of the scapula while the latter runs along the lateral border of the scapula to supply a region around the scapula. Barwick stated that the descending branch is consistently present, but the horizontal one might be very short or even absent. In addition, the scapular circumflex artery has two venae comitantes accompanying it.

Based on the different patterns of the vascular distribution, Nassif divided the flap into three types. Type A is the flap supplied by the descending branch of the scapular circumflex artery, type B is supplied by both descending and the horizontal branches of the scapular circumflex artery, and type C covers an area of skin and muscle nourished by the subscapular artery, i.e. an area covering the lateral chest, the scapular region and the latissimus dorsi with its overlying skin (Table 10.1).

Table 10.1 Vascular pattern of the three types of scapular flap

	Type A	Type B	Type C
Nourishing vessels	Descending branch of scapular circumflex artery	Horizontal and descending branches of scapular circumflex artery	Subscapular artery
Area	A	A+B	A+B+C
Length of the vascular pedicle(cm)	4-6	7-10	11-14
Diameter of the artery (mm)	1.5-2.0	2.5-3.5	3.5-4.5

3) Indications

Use of the scapular flap is indicated in the treatment of skin and subcutaneous tissue defects of the palm and dorsum of the hand, and also the dorsum and sole of the foot. Similarly it is suitable for treating extensive skin and subcutaneous tissue defects of the limbs(upper and lower limbs). In addition, it can be used for cases of extensive skin and subcutaneous tissue defect of limbs with involvement of the muscles or exposed bone.

4) Operative techniques

The origin of the scapular circumflex artery must be located. 2 cm above the posterior axillary fold a "hollow" space, also known as the triangular space, can be palpated and with this as a guide the scapular circumflex artery can be easily defined. Lateral to this triangular space lies the quadrangular space.

a. Design of the flap

There are two types of flap(Fig. 10.50).

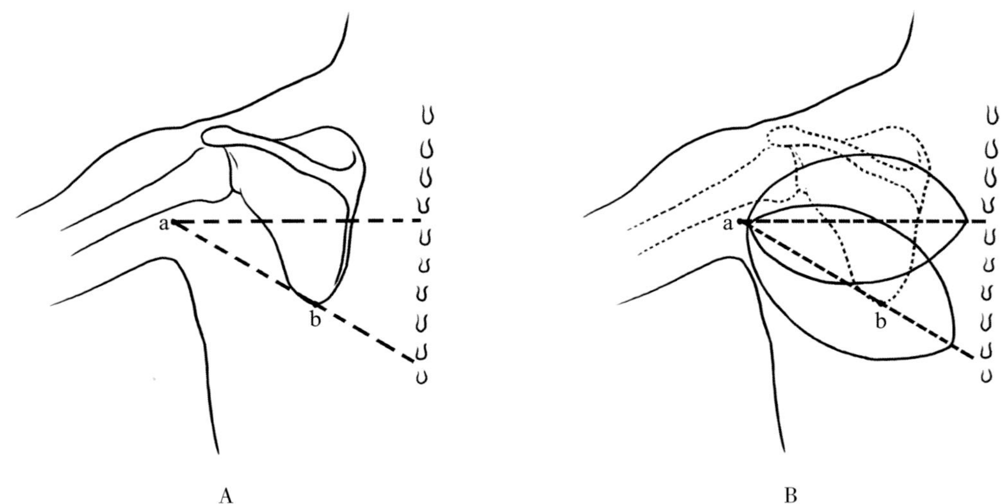

Fig. 10.50 Design of the scapular flap

From point "a" situated 2 cm above the superior border of the posterior axillary fold, draw a horizontal radiating line. The transverse scapular flap extends to either side of this. Then fix another point "b" at the lower angle of the scapula and connect "a" and "b" to form line "ab" which is the axis of the oblique scapular flap. The flap extends to either side of this line

b. Transverse scapular flap

From a point overlying the origin of the scapular circumflex artery or more precisely the mid-point of the triangular space, draw a horizontal line across to the vertebral spine. With this line as the axis, the flap is designed superior and inferior to it, the average length being 10 cm and the width 15 cm.

c. Oblique scapular flap

Beginning from the same point mentioned above, draw a line to the scapular inferior angle. This line corresponds to the course of the descending branch of the scapular circumflex artery, and with it as the axis the oblique scapular flap is designed on both sides of it(Fig. 10.51).

d. Harvesting the flap

For the transverse flap, the incision is first made at the lower border of the flap which is then elevated at a plane just underneath the deep fascia in a direction from below upwards until the fascia of the teres minor is seen situated above the latissimus dorsi. The dissection is continued laterally with meticulous care to expose the vascular pedicle which can be seen coursing along the border of the scapula to the back. The length of the vascular pedicle is then determined as is needed. The dissection of the oblique scapular flap is nearly the same as that of the transverse one. It begins from the inferior and posterior part of the flap and is continued to the superior and lateral part until the vascular pedicle is completely exposed and detached.

The donor wound is usually closed by direct approximation, but a skin graft is needed if the flap is elevated together with the latissimus dorsi myocutaneous flap, because in the latter case the secondary wound is too large for direct approximation.

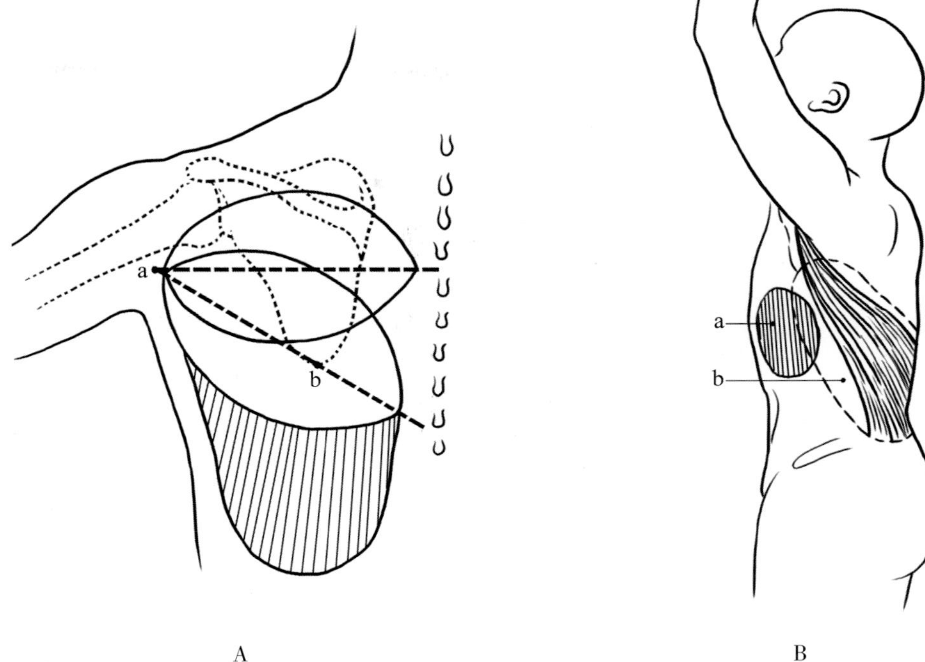

Fig. 10.51　The scapular flap, when based on the subscapular artery, can be incorporated with the dorsal latissimus myocutaneous flap to form a large flap

5) Case examples

a. Case 15

Lian, male, 23 years old, sustained an injury to his left hand from an explosion resulting in contracture of the first web and the palm. The thumb, index, middle and ring fingers had flexion deformities due to contracted scar on the palm. On May 10th, 1982, the contracture of the first web and the palm was relieved by excision of the scar, leaving a wound of 12cm×6cm on the left hand, which was reconstructed with an ellipse-shaped scapular free flap about 14cm×6.5cm from the right side of the patient's back(Fig. 10.52, Fig. 10.53).

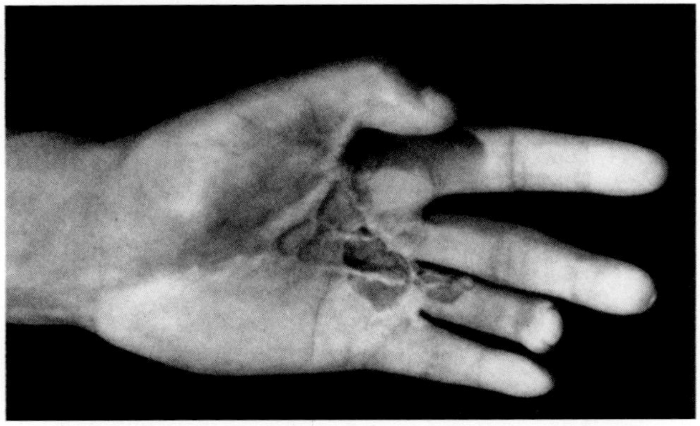

Fig. 10.52　A 23-year-old male, sustained a blast injury to his left hand from an explosion resulting in contracture of the first web and the palm. Tight scar on the palm caused flexion deformity in the thumb, index, middle and ring fingers

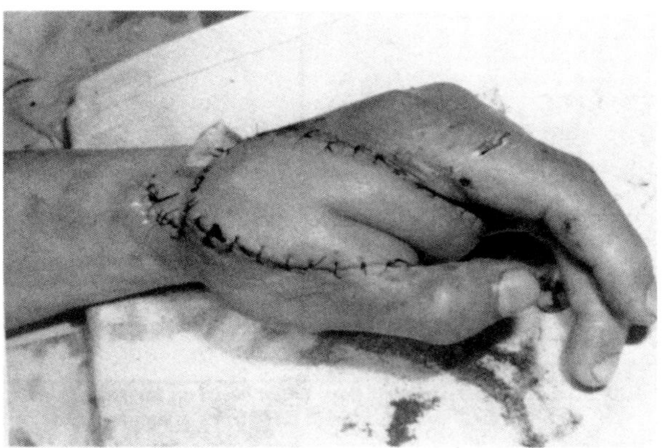

Fig. 10.53 The scar over the palm has been excised and the first web opened; the resulting defect is covered with a scapular flap measuring 12cm × 6cm

b. Case 16

Lou, male, 38 years old, sustained a high voltage electric injury to both forearms, the left forearm more severely injured than the right. Flexor tendons, nerves and subcutaneous tissue were all destroyed and replaced by scar tissue. In July 1982, the scar over the left forearm was excised and the area was reconstructed with a free scapular flap measuring 8cm×12cm, with the scapular artery anastomosed to the ulnar artery and the two scapular veins to the basilic vein and a branch of the cephalic vein (Fig. 10.54, Fig. 10.55).

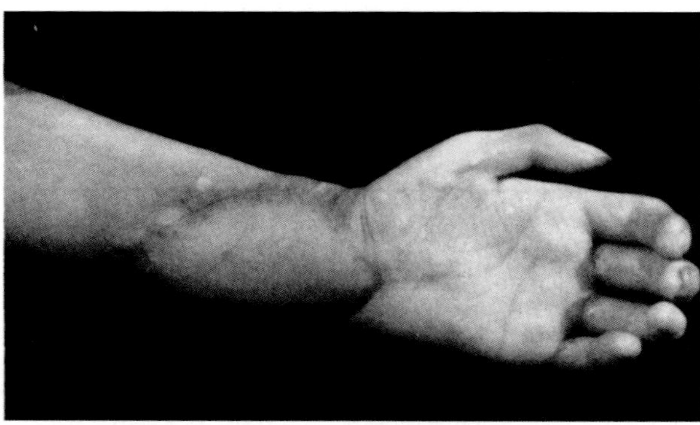

Fig. 10.54 A 38-year-old male, sustained an electrical injury to the left wrist which was reconstructed with a scapular flap measuring 8cm × 12cm

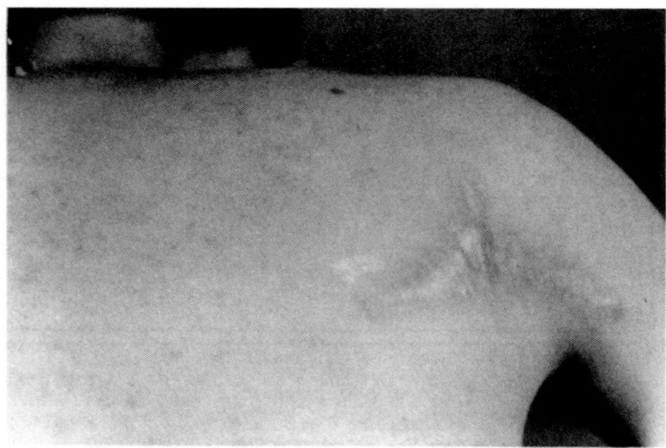

Fig. 10.55 The scapular donor site after healing

References

General

[1] Acland R D. The free iliac flap: a lateral modification of the free groin flap[J]. Plast Reconstr Surg, 1979, 64(1): 30-36.

[2] Acland R D, Schusterman M, Godina M, et al. The saphenous neurovascular free flap[J]. Plast Reconstr Surg, 1981, 67(6): 763-774.

[3] Baudet J, Guimberteau J C, Nascimento E. Successful clinical transfer of two free thoracodorsal axillary flaps[J]. Plast Reconstr Surg, 1976, 58(6): 680-688.

[4] Boeckx W D, de Coninck A, Vanderlinden E. Ten free flap transfers: use of intra-arterial dye injection to outline a flap exactly[J]. Plast Reconstr Surg, 1976, 57(6): 716-721.

[5] Chang T S, Wang W. The use of free forearm flap in hand surgery[J]. Journal of Shanghai Medicine, 1981, 4: 466.

[6] Daniel R K, Taylor G I. Distant transfer of an island flap by microvascular anastomoses: a clinical technique[J]. Plast Reconstr Surg, 1973, 52(2): 111-117.

[7] Daniel R K, Terzis J, Schwarz G. Neurovascular free flaps: a preliminary report[J]. Plast Reconstr Surg, 1975, 56(1): 13-20.

[8] Dos Santos L F. The scapular flap—a new free flap[J]. Bollitina Clinica Plastica, 1980, 70: 133.

[9] Foucher G, Merle M, Maneaud M, et al. Microsurgical free partial toe transfer in hand reconstruction: a report of 12 cases[J]. Plast Reconstr Surg, 1980, 65(5): 616-626.

[10] Harii K, Ohmori K, Ohmori S. Free deltopectoral skin flaps[J]. Br J Plast Surg, 1974, 27(3): 231-239.

[11] McCraw J B, Furlow L T Jr. The dorsalis pedis arterialized flap: a clinical study [J]. Plast Reconstr Surg, 1975, 55(2): 177-185.

[12] McLean D H, Buncke H J Jr. Autotransplant of omentum to a large scalp defect, with microsurgical revascularization[J]. Plast Reconstr Surg, 1972, 49(3): 268-274.

[13] Nahai F, Silverton J S, Hill H L, et al. The tensor fascia lata musculocutaneous flap[J]. Ann Plast Surg, 1978, 1(4): 372-379.

[14] Newsom H T. Medical arm free flap[J]. Plast Reconstr Surg, 1981, 67(1): 63-66.

[15] Omori K, Harii K. Free groin flaps: their vascular basis[J]. Br J Plast Surg, 1975, 28 (4): 238-246.

[16] Schultz R C. Microsurgical composite tissue transplantation[J]. J Am Med Ass, 1979, 241(23): 2554.

[17] Robinson D W. Microsurgical transfer of the dorsalis pedis neurovascular island flap[J]. Br J Plast Surg, 1976, 29(3): 209-213.

[18] Schenck R R. Free muscle and composite skin transplantation by microneurovascular anastomoses[J]. Orthop Clin North Am, 1977, 8(2): 367-375.

[19] Taylor G I, Townsend P, Corlett R. Superiority of the deep circumflex iliac vessels as the supply for free groin flaps: clinical work[J]. Plast Reconstr Surg, 1979, 64 (6): 745-759.

Free groin flap

[1] Acland R D. The free iliac flap: a lateral modification of the free groin flap[J]. Plast Reconstr Surg, 1979, 64(1): 30-36.

[2] Chang T S. The free flap replantation(experimental work)[J]. Journal of Chinese Surgery, 1965, 13: 264.

[3] Daniel R K, Taylor G I. Distant transfer of an island flap by microvascular anastomoses: a clinical technique[J]. Plast Reconstr Surg, 1973, 52(2): 111-117.

[4] Harii K, Ohmori K, Torii S, et al. Free groin skin flaps[J]. Br J Plast Surg, 1975, 28 (4): 225-237.

[5] Katai K, Kido M, Numaguchi Y. Angiography of the iliofemoral arteriovenous system supplying free groin flaps and free hypogastric flaps[J]. Plast Reconstr Surg, 1979, 63 (5): 671-679.

[6] Ohmori K, Harii K. Free groin flaps: their vascular basis[J]. Br J Plast Surg, 1975, 28 (4): 238-246.

[7] Taylor G I, Townsend P, Corlett R. Superiority of the deep circumflex iliac vessels as the supply for free groin flaps: clinical work[J]. Plast Reconstr Surg, 1979, 64(6): 745-759.

Free forearm flap

[1] Chang T S, Wang W. The use of free forearm flap in hand surgery[J]. Journal of Shanghai Medicine, 1981, 4: 466.

[2] Wang W. The island forearm flap used in hand surgery[J]. Acta Academiae Medicinae Secondae Shanghai(Supplement), 1982, 1(2): 31.

Free scapular flap

[1] Barwick W J, Goodking D J, Serafin D. The free scapular flap[J]. Plast Reconstr Surg, 1982, 69(5): 779-787.

[2] Dos Santos L F. The scapular flap: a new microsurgical free flap[J]. Bollitina Clinica Plastica, 1980, 70: 133.

[3] Gilbert A, Teot L. The free scapular flap[J]. Plast Reconstr Surg, 1982, 69(4): 601-604.

[4] Nassif T M, Vidal L, Bovet J L, et al. The parascapular flap: a new cutaneous microsurgical free flap[J]. Plast Reconstr Surg, 1982, 69(4): 591-600.

[5] Urbaniak J R, Koman L A, Goldner R D, et al. The vascularized cutaneous scapular flap[J]. Plast Reconstr Surg, 1982, 69(5): 772-778.

From: Robert W H. Microsurgical technique in orthopaedics[M]. London: Butterworths, 1988: 50-67.

Free Vascularised Skin and Fat Transfer

Wang Wei

Soft tissue deficiencies causing superficial depressions and deformities have posed difficult problems for reconstructive surgery. In the past, soft tissues like fat, true skin and fat, fascia and skin, etc., have been widely used to fill up concavities and correct deformities. Clinical experience showed that these methods of free transplant might not have good long term results. The common defects of these methods of transplant are: ①The power to resist infection is extremely low. This is particularly so in the case of superficial transplants. Even for stitch infection, the transplanted substance might get infected and subsequently undergo necrosis and rejection. ②Large grafts very often lead to central septic necrosis and liquidation. ③ Gradual absorption by the surrounding tissues occurs after transplant. Absorption is particularly obvious for free fat transplant, sometimes one-third to half of the fat transplanted may be absorbed. ④Fibrosis of the transplanted tissues resulting in late deformities.

Although these defects may be partially overcome by using a graft which is much bigger than is necessary, the results are still bad in extensive depressions and deformities that require reconstruction. The use of pedicled tissue transfers eliminates the ischemic changes after transplantation. However, pedicled grafts have their own defects. Local transfers of pedicled soft tissues will produce new deformities in the donor site, and split tissue available for pedicled transfers are very insufficient. Pedicled soft tissue grafts for distant transfers, on the other hand, require multi-staged operations and hence are not favoured. Of course, using a pedicled graft to fill deformities also has limited flexibility in the local moulding procedures.

In recent years, silastic implants have been used more satisfactorily, and constant research has yielded different materials with different hardness, elasticity, and shapes. These silastic implants are stable, cause very little tissue reactions, are easy to use, and can be easily moulded. However, these foreign bodies need to be deeply buried; if they are used superficially, local oedema and fluid collection commonly occur. Infection is also common and, not infrequently, the silastic implant might be rejected through the skin.

A vascularised free skin and fat transplant eliminates all the defects described, and, as long as the patency of the anastomosed vessels is maintained, good results are guaranteed.

(1) Indications

Vascularised free skin and fat transplants may be applied in any part of the body when filling of a deformity is required. Usually this vascularised graft is used over exposed parts of the body like semi-facial atrophy, local post-traumatic depressions, etc. The recipient site must have vessels which are suitable for anastomosis. For minor deformities, simple free soft tissue grafts or substituting an inert material transplant might be better. Moreover, making use of the vascular nature of this type of graft, unhealing sinuses and cavities like the bone marrow cavity in osteomyelitis or postirradiation cavities, may be covered by this vascularised graft to improve the local circulation in order to promote metabolism and enhance the absorption of necrotic tissues.

(2) Preoperative preparations

Apart from the usual preoperative preparations, the following rules have to be observed.

1) Examination of the recipient vessels. The artery and the vein of the region need to be checked for their state of circulation, position and direction of flow.

2) The exact area and thickness of soft tissue loss need to be noted and marked on the skin with ink. A template may be made with a piece of wax or plastic exactly equivalent to the size of the defect so that the surgeon knows the exact size of the tissue to be taken.

3) The selection of the donor site has to be finalised according to the need of the patient.

(3) Selection of the donor site

Vascularised skin and fat graft is in fact a piece of vascularised skin flap without the surface epithelium. The three useful sites for skin and fat donor include the followings:

1) Iliac abdominal region

The blood supply for this region comes from the superficial circumflex iliac artery and veins. Although anomalies of these vessels do exist, common patterns are usually found. One of the superficial epigastric or superficial circumflex iliac arteries, at least will fulfill the requirements for anastomosis. 98% of these arteries measure more than 1 mm in diameter. The soft tissue quantity of this part of the body is copious, especially in the supply region for the superficial epigastric vessels; the subcutaneous fatty layer is thick, and is suitable for reconstruction of large defects. After removing the skin and the fat graft which is less than 10 cm in breadth, the donor site can usually be closed directly without skin grafting.

2) Axillary region

The skin flaps from this region receive their blood supply from the inferior third of the axillary artery. The axillary artery gives out the circumflex humeral artery, and then becomes the thoraco dorsal artery. This artery supplies branches to the skin around the lower axilla and the subcutaneous tissues. However, sometimes the branches enter the latissimus dorsi muscle before sending out perforators to supply the skin. Under such circumstances, the operation must include part of the latissimus dorsi muscle in the skin and fat flap. This region has a rich supply of communications between the deep and superficial venous system, which is eventually drained into the axillary vein. The vessels have large diameters, usually 2.5 mm and above. The vascular pedicle is long, therefore, it is suitable for anastomosis. The incision is made along the anterior border of the latissimus dorsi muscle. After the axillary artery has been found, it is traced distally so that the interior axillary artery can be identified. The dorsal lateral artery is identified at the end of the inferior axillary artery and isolated anteriorly. A careful inspection must be done to check whether the branches go to supply the skin. When the branches are present, the skin flap is suitable for transfer. During the isolation of the skin flap, the veins must be carefully selected. If during the dissection, it is found that branches of the artery only go into the latissimus dorsi muscle, part of the anterior latissimus dorsi muscle may be included in the skin and fatty tissue transplant.

3) Delto-pectoral region

The feeding vessels come mainly from the second intercostal perforator from the internal mammary vessels. This perforator pierces through the second intercostal space 1 cm lateral to the edge of the sternum. The cutaneous branches run just superficial to the fascia covering the pectoralis major muscle. Therefore, separation of the flap in the plane below the pectoralis major muscle fascia will safely avoid damaging the vessels. The size of the vessels in this region varies greatly: Taylor found the vessels 0.5-1 mm in diameter in eight cases of autopsy, Toyomi and Fujino successfully carried out two cases of delto-pectoral skin and fat vascularised transplantation and reported that the diameter of the donor arteries measured 1.2 mm and 1.5 mm respectively, the veins being 1.5 mm. Our clinical observations showed that for the adult male Chinese patient, the perforator supplying the skin is usually smaller, and the vessel wall is also thin. Damage and avulsion during the operation therefore occur easily and extra attention has to be paid to prevent this.

(4) The management of the recipient and donor regions

The preparation for the recipient area includes the dissection of vessels and widening of the defective area to be repaired. Since the operation time is not long, operation on the recipient area usually follows the preparation on the donor area. The recipient site preparation can be started only when the donor area succeeds in supplying the soft tissue, and the length of the vascular pedicle and the sizes of the vessels are known. For facial deformities, the super-ficial temporal artery and vein or facial artery, external jugular vein or mid-cervical vein may be used for anastomosis. In the preparation for vessels of the recipient area, sufficient lengths need to be prepared so that different positioning of the graft may be possible. The cavity which is to receive the graft should be slightly bigger than the graft in order to prevent postoperative oedema causing compression on the graft. Blunt dissections prevent excessive damage and haemorrhage. After the cavity has been prepared, hot saline pack may be used to stop the bleeding. Small incisions are made around the cavity for fixing up the graft to be transplanted. When the recipient site is ready, the free skin and fat graft is separated and placed inside the cavity. Subcutaneous stitches are used to stitch the graft in place. The epithelium of the skin and fat graft is removed manually, taking care not to damage the subcutaneous plexus of vessels. While the vascular anastomosis is being performed, the donor site is closed.

When the skin and fat graft has been isolated totally, no trimming is advised, especially over the two sides of the flap and in its proximal end, to avoid damaging the chief vessels. Stitches are placed on the graft through the small periphery incisions so that the graft can be held in place by gently pulling the stitches. The entire graft is gently introduced into the cavity, avoiding tension and pressure all the time. When the position is satisfactory, the graft is stitched to its surrounding tissues.

Vascular anastomosis is done according to the basic principles of microsurgery. Care must be taken not to twist the vessels, and there must be no tension at the site of the anastomosis. When too much tension occurs, the recipient vessel should be traced proximally to free the tension. Alternatively vascular free grafts may be used. After vascular anastomosis, a few minutes' observation should be taken to confirm the patent anastomosis, and if the circulation in the graft appears normal, the wound can be closed with a drain to prevent haematoma formation.

(5) Postoperative management and observation

Postoperatively there must be no pressure on the graft. The position and posture must be maintained such that venous return is facilitated. Preferably, no bandaging should be allowed. Appropriate antibiotics are used and some standard vasodilators may also be useful. Anticoagulants may sometimes be indicated. As it is almost impossible to detect the circulatory state in the graft after skin closure, when in doubt, one should not completely close the incisional wound but leave a small area of the graft exposed for observational purposes.

Case 17: Lao X X, female, 24 years of age.

This girl had left facial atrophy since the age of four. The deformity persisted in the next 20 years, and many reconstructive procedures had failed. The girl was admitted for free skin and fat transfer to fill up the facial asymmetry.

Surgery was done under general anaesthesia with two teams of surgeons working simultaneously. A piece of skin measuring 7.5cm×9cm was taken from the right groin area, based on the superficial epigastric vein and artery. The epithelium of this skin flap was shaved away manually. The superficial epigastric artery measured 0.8 mm in diameter and the vein measured 2.5 mm in diameter.

The facial atrophic area was prepared by another team of surgeons. The superficial temporal vein and artery were isolated. The superficial artery measured 0.8 mm in diameter and the vein 1.2 mm in diameter. A big subcutaneous pocket was undermined from the eye downwards to the side of nose and the lip. Haemostasis was achieved through pressure, and then the skin and fat graft was introduced into the cavity. Microvascular anastomosis followed and the superficial temporal artery was anastomosed to the superficial inferior epigastric artery and the veins were likewise anastomosed. Six stitches were used for each vessel. The circulation was satisfactory and the graft turned pink immediately. Closure of the skin was done later. The postoperative condition remained good, stitches were removed after 10 days and healing was by primary intention. Two months after surgery, no sign of fat necrosis was observed. A year after surgery, the facial deformity was found to have markedly improved.

From: Chang Tisheng, Zhu Shengxiu, Wang Zhongcheng. Principles, techniques and applications in microsurgery[M]. Singapore: World Scientific, 1986: 234-236.

The Use of Microsurgery in Limb and Digital Replants and Toe Transplants

Wang Wei

(1) Free toe transplant for reconstruction of the thumb and the finger

1) Dorsal digital and plantar digital arteries

With the exception of the great toe, the dorsal digital artery of the toes is small, while the plantar digital arteries are usually bigger. Gilbert pointed out that the medial plantar digital artery of the second toe is small, and its equivalent dorsal branch is even smaller.

We found that on the lateral side of the great toe, 92% of the dorsal digital arteries were smaller than the plantar digital arteries. 6% of these arteries were equal in size, and 2% of the dorsal branches were bigger than the plantar branches. However, on the medial side of the second toe, 86% of the dorsal digital arteries were smaller than the plantar branches, 8% of these were equal and 6% of the dorsal branches were bigger. These findings proved that the plantar digital circulation was usually more important than the dorsal one, although communicating branches did exist between the dorsal and plantar branches.

Although the dorsalis pedis and the first dorsal metatarsal arteries are found to occur in definite patterns, these patterns only occur under usual circumstances, and one must be aware of the possible anomalies that might exist in individual cases. For example, we have encountered a case in which the dorsalis pedis artery travelled towards the fibular side of the dorsum of the foot, entered the lateral side of the flexor hallucis longus, then curved medially towards the first metatarsal space and became the deep plantar branch of the foot. The first dorsal metatarsal artery was not given out from this artery but instead it arose from a plantar metatarsal branch, and emerged through the first metatarsal space to the superficial layer and ran towards the first web space. During the operation, the branch from the deep plantar artery was ligated and cut. However, the dorsalis pedis artery failed to supply the second toe adequately and caused ischaemia. Eventually, the plantar branch arising from the dorsalis pedis artery had to be dissected out and then subsequently anastomosed to the first dorsal metatarsal artery. This procedure quickly restored the blood supply to the second toe. From these dissection findings, it is obvious that using the first dorsal metatarsal artery in second-toe transplants has the following advantages: ①The first dorsal metatarsal artery is the direct continuation of the dorsalis pedis artery. ②The diameter of the first dorsal metatarsal artery is big, usually even bigger than that of the plantar metatarsal artery. ③The dorsal metatarsal artery usually participates in the formation of the plantar digital artery, which is the main source of blood supply to the second toe. All these factors ensure that the blood supply to the free second-toe graft is adequate.

In the second-toe transplantation operation, the dorsalis pedis artery, the first dorsal metatarsal artery(type Ⅰ), and also the first plantar metatarsal artery(type Ⅱ) all need to be ligated and cut. The blood supply to the great toe can still be maintained through the circulation supply from: ①the medial plantar artery and the lateral digital artery to the great toe; ②the anastomosing branches between the medial plantar artery and the first plantar metatarsal artery; ③the anastomosing branches between the muscular branches from the first plantar metatarsal artery and the second plantar metatarsal artery. Therefore, there need not be any worry about the blood supply to the great toe after removal of the second toe for transplantation.

2) Indications for toe transplant

The thumb is the only digit that is capable of opposing the other four digits. The thumb, by its large and wide first web, flexes, extends, abducts, adducts and rotates on the trapezoidal metacarpal joint. The functions of the thumb account for more than half of the total hand functions. When the thumb is deficient, the other four fingers cannot fulfill the function of grip or opposition properly. Therefore, reconstruction of the thumb has been a challenge to both orthopedic and plastic surgeons. Since the site of amputation is different among different patients, the patients' age and conditions of the stump also differ among different patients, and thumb reconstruction might not be indicated in all cases. As a matter of fact, when the thumb amputation is not extensive, usually reconstruction is not indicated.

Toe transplant for thumb reconstruction is a new method, and it is not universally used. As pointed out previously, the many available means of thumb reconstruction have their own advantages and indications. The microsurgical toe transplantation is a method which will need strict scrutiny before being chosen as the method of reconstruction.

The indications for this method of reconstruction are analyzed as follows(Fig. 10.56).

a. Type Ⅰ

The amputation occurs at the proximal end of the distal phalanx or the nail bed area of the thumb. No reconstruction and definitely no transplant should be performed.

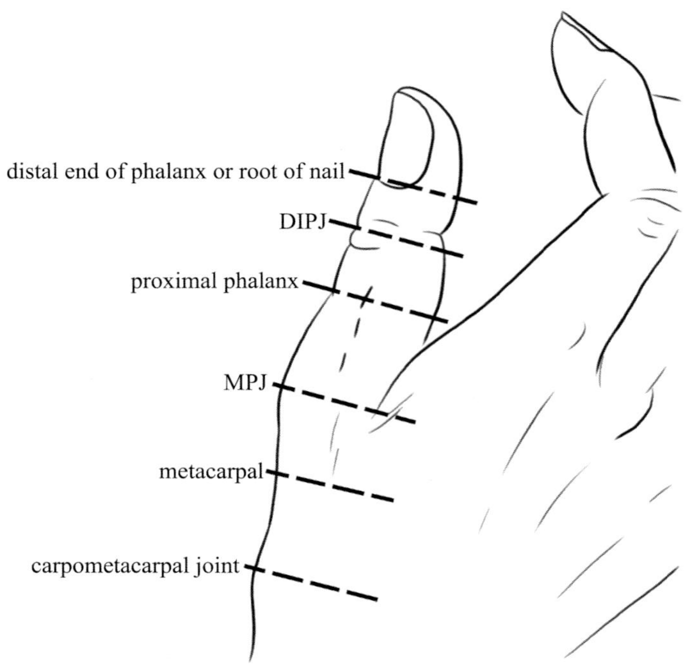

Fig. 10.56 Types of damage to the thumb

b. Type Ⅱ

The level of amputation is at the interphalangeal joint. This type of deficiency also usually would not require toe transplant. Instead, first web widening or the Gillis' method of elongation might be considered.

c. Type Ⅲ

The amputation level occurs along the shaft of the proximal phalanx. Although toe transplant may be used as a method of reconstruction, Gillis' method may be an alternative.

d. Type Ⅳ

The amputation occurs at the metacarpal phalangeal joint level. This type of amputation is particularly suitable for toe transplant reconstruction.

e. Type Ⅴ

Amputation occurs on the shaft or at the base of the first metacarpal bone. Sometimes the whole metacarpal bone is missing. These cases are also suitable for toe transplant. However, if the index finger is partially amputated, pollicization using the amputated index finger might be preferred, because pollicization is easier and the function is usually good.

f. Type Ⅵ

The amputation level occurs at the carpometacarpal joint. No matter what way of reconstruction is used, including toe transplant, the functional and cosmetic results are not satisfactory.

Toe transplant may not only be used for thumb reconstruction, but it may be used for replacing other amputated fingers. This however, does not mean that any individual amputation of the fingers would be an indication for toe transplant. The simple cosmetic consideration should not be used to decide on the transplant. If the toe transplantation is performed for purely cosmetic purposes, the patients are usually disappointed. For the reconstruction of the fingers, the most suitable case would be one with total loss of all the fingers. The toe transplant in such case would restore the pinching effect of the hand.

The toe transplant operation is suitable for young or middle aged patients who are healthy. Old ones or very young children are poor indications. For children, the transplant operation is preferred at a later stage. However, in 1978, an eight years old boy received a combined second toe and dorsalis pedis flap reconstruction to reconstruct the thumb and the results were good. O'Brien thought that in the reconstruction using the second toe for children, the metatarsal phalangeal joint must be preserved so as to ensure the continuous growth of the immature bones. On the whole, we feel that we must avoid misusing microsurgical techniques in the reconstruction of the thumb and other fingers.

3) Operative procedures

Apart from a whole body examination for the patient scheduled for toe transplant, the donor and the recipient sites need to be carefully examined.

a. Examination of the recipient site

(a) Condition of the blood vessels

Satisfactory vessels must be available at the recipient site. The artery must be big enough to ensure sufficient intravascular pressure and flow. Bigger veins are also more favorable because they can be anastomosed to the long and short saphenous veins. However, the vessels in the damaged hand are not infrequently adversely affected by the trauma and resulting extensive fibrosis. Usually the radial artery or its dorsal branch at the wrist, the ulnar artery or its branch are selected to be the recipient artery. The cephalic vein and superficial dorsal vein are usually selected as the recipient veins. In cases of electrical burn or cases that have a history of extensive infection, both the artery and the vein may be damaged and are unsuitable for recipient vessels. Therefore, it is important to examine the state of function of these vessels before the operation.

(b) State of the soft tissues

Apart from the vessels, the adjacent soft tissues are also important. When fibrosis is extensive, the scarred tissue should be excised and soft tissue reconstruction might have to precede the toe transplant operation. Using a composite second toe together with the dorsalis pedis skin flap in a one stage transplantation, has solved the problems of fibrotic tissues to a significant extent. In cases of deficient first metacarpal with extensive soft tissue damage, sometimes a staged reconstruction has to be performed. Skin flap transfer in such cases precedes the toe transplant. In cases with severe deep burns causing finger amputations, there might be disturbed venous return, but on the whole these problems are not absolute contraindications.

b. Preoperative examination of the donor toe

First the foot is examined for any chronic skin conditions of which fungal infection is the most common and should be treated before surgery. The dorsalis pedis artery is then checked for its pulsation and the long and short saphenous veins are examined for their filling capacities. The pulsation of the dorsalis pedis artery should be very strong. If the pulsation of the first dorsal metatarsal artery is felt in the first metatarsal space, it is an indication that the first dorsal metatarsal artery is not only big, but it is also superficial and easy to dissect. A micro ultrasonic blood flow detector may be used preoperatively to define the position and depth of the first dorsal metatarsal artery. It is also important to feel for the pulse of the posterior tibial artery, because after ligation of the dorsalis pedis artery, there might be problems with the blood supply to the other toes if the posterior tibial artery is abnormal.

c. Operative procedures

Two operating teams work simultaneously: one on the hand, preparing the recipient vessels, nerve, tendon and bony stumps; the other team working on the foot, to isolate the second toe. Usually the surgery of the recipient site is easier, and the time spent shorter. On the other hand, the donor dissections tend to be slow and time-consuming. Therefore, the donor team usually starts before the recipient team so that there would not be excessive exposure time for the hand. The close cooperation between the two teams would shorten the overall operating time.

(a) Preparation of the skin before surgery

Skin preparation starts a day before surgery. This includes shaving, and soaking the areas with alcoholic solution for five minutes and marking the courses of the dorsalis pedis artery and the long and short saphenous veins.

(b) Anaesthesia

Since the overall operating time is long, vasospasm is not uncommon. Therefore the selection of anaesthesia is very important, and the method which will prevent vasospasm would be preferred. Ideally speaking, the cervical or lumbar epidural continuous anaesthesia would be suitable. Under certain circumstances, epidural anaesthesia cannot be applied, and general anaesthesia is used instead.

(c) The isolation of the second toe

A V-shaped incision is made on the base of the second toe, the limbs of the "V" are extended towards the first and second web spaces. The V-cuts are extended slightly to both the great toe and the middle toe, so that the overall area may be enlarged and it would not be so easy to damage the vessels of the second toe. The apex of the "V" skin flap occurs at the head of the second metatarsal bone. An S-shaped incision is made from the apex of the "V" along the dorsum of the foot corresponding to the direction of the flow of the dorsalis pedis artery and dorsal venous plexus(Fig. 10.57). The incision over the plantar side is also V-shaped(Fig. 10.58), but in order to have better exposure, sometimes the "V" may be extended as a "Y" along the longitudinal axis of the second metatarsal bone. The limb of the "Y" should not be too long so that scar formation later would not produce walking pain.

The dorsal skin incisions are made first, and the veins are isolated first until the long and short saphenous veins are left in continuity with the second toe(Fig. 10.59). The dorsalis pedis artery is exposed from under the extensor digitorum brevis muscle, and is dissected distally towards the first metatarsal space. The dorsalis pedis artery deepens down near the base of the first metatarsal space and becomes the deep plantar branch while giving out the first dorsal metatarsal artery. The deep plantar branch forms the plantar arch and the first dorsal metatarsal artery runs distally. Since many types of location of this artery have been described, surgery at this stage includes the definition of the position and the type of the artery.

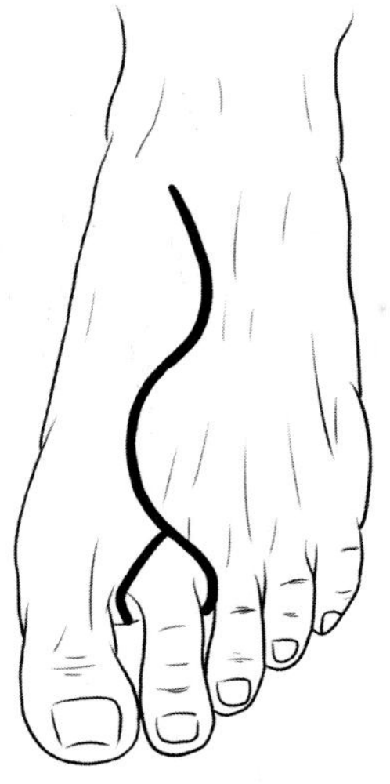

Fig. 10.57 Dorsal incisions for the second-toe isolation

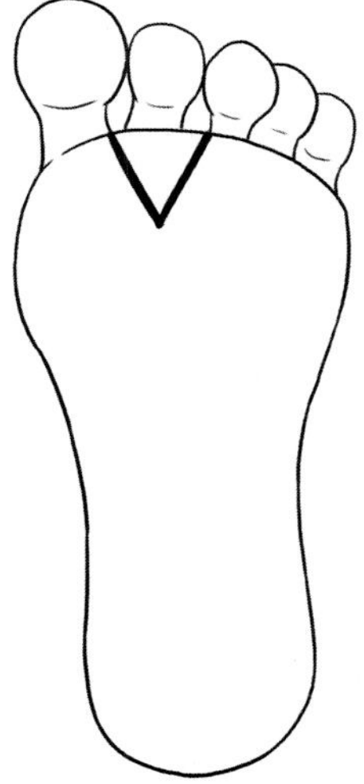

Fig. 10.58 Plantar incision

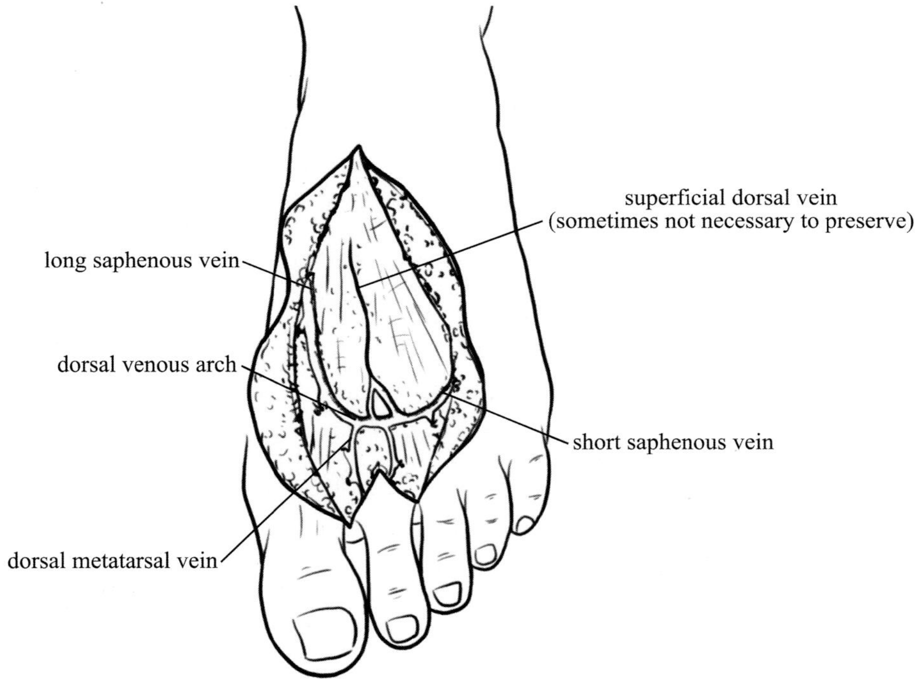

Fig. 10.59 Dorsal venous drainage of the foot

If the dorsal metatarsal artery is type Ⅰ, it runs above the interosseous muscles, and its diameter is usually bigger(around 1 mm), and the operating procedures are expected to be simpler. The procedures include the dissection of the first dorsal metatarsal artery from its origin to the base of the first web, where this artery divides into the dorsal digital branches and communicating branches with the plantar digital arteries. All the branches from this artery to the great toe are ligated and cut. The second toe is more or less isolated with its vascular pedicle. If the first dorsal metatarsal artery runs inside the interosseous dorsal muscles, these muscles must be split open so that the artery may be traced distally.

If it presents as type Ⅱ, the first dorsal metatarsal artery runs deep into the interosseous muscle. Extra attention must be paid to this type of anatomy in order to prevent damage to the artery. If it belongs to type Ⅲ, usually a very small first dorsal metatarsal artery with external diameter of around 0.2-0.4 mm is found superficial to the interosseous muscle. This artery is too thin to be reliable. Therefore, the interosseous muscles must be split open to facilitate a transverse metatarsal ligament between the first and second metatarsal bones. The first plantar metatarsal artery is identified as a common branch from both the dorsalis pedis artery and posterior tibial artery. This artery usually has a diameter of 1.0 mm and is suitable for second-toe transplants. The plantar digital artery to the second-toe needs to be ligated.

The surgical procedures and problems related to this type of dissection are usually more difficult compared with the type Ⅰ and type Ⅱ cases. Although we have described three different types of anatomy and their dissections, more anatomical types are found clinically. We have had one case in which the first dorsal metatarsal artery was not found, and the dorsalis pedis artery, after deepening down, divided into three very small branches to supply the interosseous muscle and the plantar part of the foot. These arteries were all too small for anastomosis, and the surgery had to be terminated. Although the second-toe transplant is closely related to the anatomy of the first dorsal metatarsal artery, the major blood supply to the second toe is still from the dorsalis pedis artery which is the artery of choice for anastomosis because the anastomotic procedures are not difficult.

However, when the dorsalis pedis artery has been damaged, the dorsal metatarsal artery or even the digital artery or plantar metatarsal branch may have to be used. The latter arteries measure less than 1 mm in diameter, and microsurgical techniques may be used. After completion of the dorsal dissections, plantar explorations are done via the V-shaped plantar incision. These digital nerves to the second toe are first isolated, and about 3 cm are taken. The deep flexor tendon to the second toe, and the long extensor tendon to the second toe are isolated and cut. About 7 cm of tendons are necessary for rejoining purposes. The toe is usually separated from the metatarsal bone at the metatarsal phalangeal joint level. The capsular tissues are maintained intact so that in case the reconstruction of the metacarpal phalangeal joint of the thumb needs to be performed, there will be sufficient tissue for suturing. If a segment of metatarsal bone is needed, then the shaft of the second metatarsal bone is osteotomised at its middle level.

After isolating and separating the tendon, nerve and the metatarsal phalangeal joint, the whole toe is now separated with intact arterial and venous pedicles(Fig. 10.60). As soon as the recipient area is ready, the vessels could be separated, and the toe transferred to the recipient site. Usually over 10 cm of artery or vein is necessary.

(d) Preparation on the stump of the thumb

The other team of surgeons prepare the recipient site to receive the toe. With the exception of a few cases where local skin flaps are used, the arrow-shaped incision is usually used for the stump of the thumb(Fig. 10.61). The metacarpal bone is exposed through this incision. Osteosynthesis is usually maintained by inserting the metatarsal bone into the metacarpal or vice versa. A separate transverse incision is made over the anatomical snuff box and the dorsal branch from the radial artery is isolated for anastomosis. This artery measures 1.3 mm and above in diameter in adults. The cephalic vein is also isolated and it measures around 2 mm in diameter. Through inner incision, the long extensor tendon of the thumb is isolated. A wide subcutaneous tunnel is then made between the wrist incision

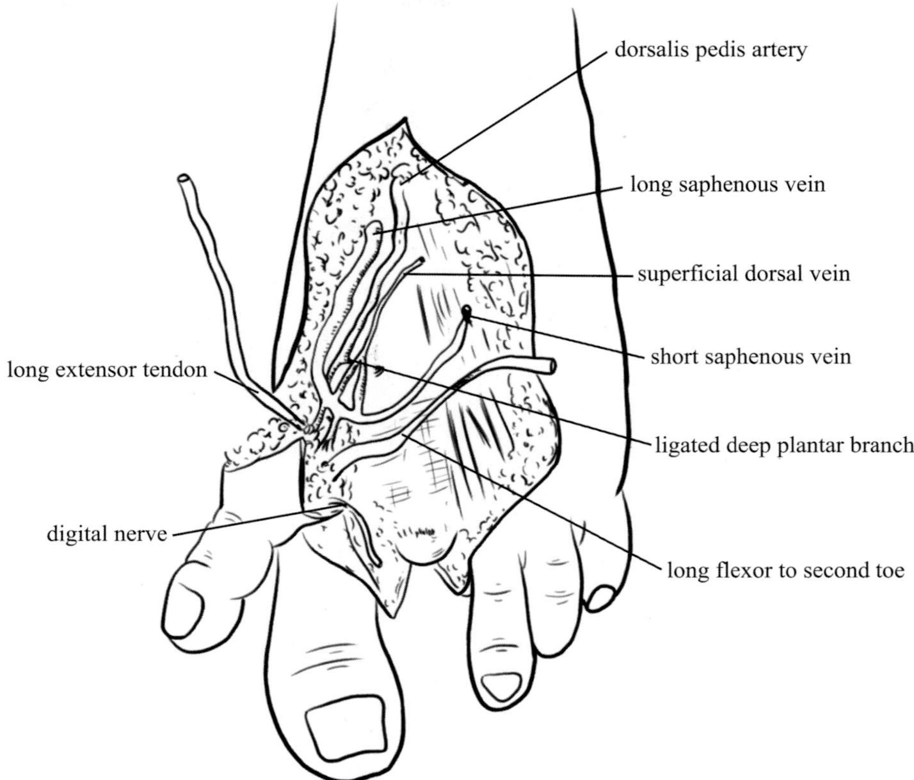

Fig. 10.60　Isolation of the second toe completed. Dorsalis pedis artery and long saphenous vein still intact

and the stump of the thumb. Through this tunnel, the vascular bundle, the long extensor and dorsal sensory branches of the toe pass. Another incision is made over the ulnar side of the hand at the thenar crease. The two digital nerves and the flexor pollicis longus tendon are isolated through this incision. If the tendon is not found, extension of the incision is not advisable. Under such circumstances, the flexor digitorum superficialis tendon to either the ring or little finger may be substituted. All these procedures are done under a tourniquet.

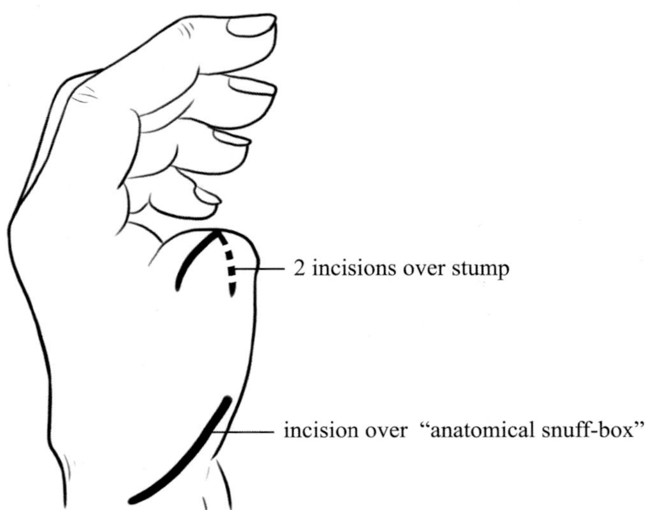

Fig. 10.61　Incisions at the recipient sites

(e) Transplantation of the toe to the stump of the amputated thumb

After the second toe is completely detached from its site, arterial irrigation is performed before attaching it to the recipient site. We use Ringer's solution with 10 mg of heparin and 400 mg of xylocaine per 200 ml. This solution is infused via the dorsalis pedis artery slowly, until the venous drainage fluid appears clear. After irrigation, the second toe is fixed onto the stump of the amputated thumb. The osteosynthesis is accomplished by making use of an intramedullary bone peg which passes from the metacarpal to the metatarsal or proximal phalanx of the second toe. A K-wire may be used to reinforce the bone peg osteosynthesis(Fig. 10.62). If the metacarpal head is intact, the base of the proximal phalanx may be allowed to articulate with the metacarpal surface, and the corresponding joint capsules are sutured together so as to reform a new metacarpal phalangeal joint.

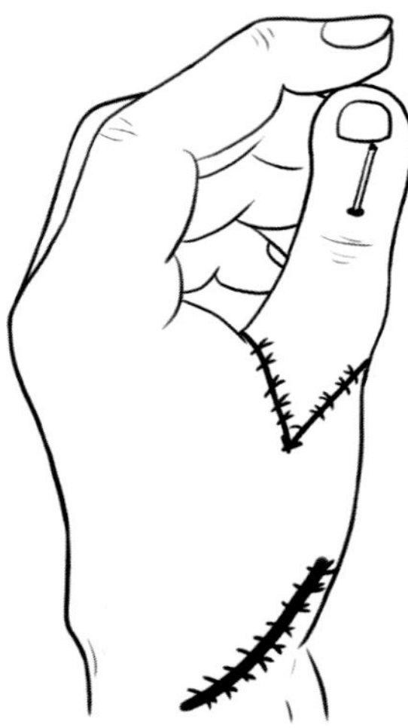

Fig. 10.62 K-wire fixation to the thumb stump

In the reconstruction of the capsule, care must be taken to stitch the adductor pollicis tendon, the abduction pollicis brevis tendon and the opponent pollicis to the capsule. The vascullar pedicle of the second toe is then passed underneath the subcutaneous tunnel to the site of the anatomical snuff box. Vascular anastomosis then follows. The order of anastomosis is usually venous, then arterial. Rejoining of tendons follows and then the nerves are anastomosed and finally the skin is closed. Vascular anastomoses are the deciding procedures for survival. The diameters of the vessels are usually quite big (2-3 mm in average), and anastomosis under direct vision is possible.

Nevertheless, in order to ensure good quality of surgery, and to maximise the patency rate, the procedures are usually performed under 6-10× magnification. Arterial anastomosis usually involves the dorsalis pedis artery and the dorsal branch of the radial artery; if the dorsal branch is too small, the radial artery may be used for direct anastomosis. The venous anastomosis is done between the dorsal vein of the foot and the dorsal vein of the hand and between the long saphenous vein and the cephalic vein. Usually, two veins are used. 9-0 atraumatic stitches are utilized, and usually 10-12 stitches are required. The veins are of bigger diameters, and the intralumenal pressure is low, therefore, usually 10 stitches would be sufficient. During the vascular anastomosis, close cooperation between the surgeon and his assistant is the most important. If the dorsalis pedis artery had been damaged before, then, the arterial anastomosis must be performed between the digital artery of the toe or plantar metatarsal artery and a branch from the radial artery over the back of the wrist. The technique in the latter case, will be definitely much more difficult.

(f) Repair of the tendons

The tunneling method is usually used. The flexor pollicis longus tendon and the deep flexor of the second toe are united together. Similarly the extensor pollicis longus and the long extensor of the toe are united. When the long flexor or long extensor tendon of the thumb is extensively damaged, an adjacent tendon with an equivalent function may be selected to replace it.

(g) Rejoining of nerves

The two digital nerves of the thumb are anastomosed to the nerves of the toe. Anastomosis needs to be done under the operative microscope using the fascicular type of nerve repair. Usually three to four stitches of 7-0 atraumatic needle are used for each digital nerve. The dorsal nerve from the second toe may be similarly anastomosed to the superficial branch of the radial nerve.

(h) Skin closure

The region of the first web and the site of vascular anastomosis must be well covered, and at the same time, there must not be too much tension overlying the vascular anastomosis. Uncovered areas may be covered with medium split-thickness skin grafts. A small rubber drain may be used to avoid blood collection and haematoma formation. The drain must not touch the vascular anastomosis and it should be usually placed on the dorsal medial side of the wrist. When necessary a similar drain may be used over the volar side. Bandaging should never be tight, and the wrist should be kept at gentle dorsiflexion with a plaster-of-Paris slab. The transplanted toe must be exposed at its tip, to facilitate inspection for circulation and temperature.

(i) Management of the donor site

After the second toe has been completely detached and removed, the donor site is adequately closed. If the head of the second metatarsal is not removed, it must be nipped away because if it is left untouched, pain during walking is likely to occur. The potential space left after removing the second toe must also be eliminated. Two small pieces of skin flaps may be planned on both sides of the donor wound, approximated towards each other, and then joined together. This small procedure can hasten wound healing.

d. Crucial factors affecting survival

The success of the second-toe transplantation for thumb reconstruction depends on a thorough understanding of the regional anatomy, skillful and meticulous operative technique, close cooperation between the operating teams, the patient and efforts of all the workers. In the planning and operating procedures, the following factors must be given particular attention.

(a) Clear indications

The use of the free second toe as a means of some reconstruction has now been widely accepted. However, the indicated cases must be correctly selected. Preoperative examination should include a careful assessment of the anastomosing vessels, the arteries must be large enough, and the veins must be draining normally. The radial artery or its dorsal wrist extension is chosen as the donor artery, while the cephalic vein and the dorsal vein of the hand are used as the drainage veins. If there is extensive fibrosis as in cases of burn injury, or when there had been extensive cellulitis, the veins and even the radial artery may be severely affected, and anastomosis using these pathological vessels may lead to failure. Extensive fibrotic tissues must be thoroughly excised, or alternatively, soft tissue and skin reconstruction may precede the second-toe transplant. Using the toe together with the dorsalis pedis flap may yet be another better alternative. The posterior tibialis artery must also be palpated for its pulsation, so that after the removal of the dorsalis pedis blood supply, the great toe will not suffer from ischaemia.

(b) Adequate dissection

The survival of the transplanted toe depends on patent vascular anastomosis and this depends on accurate toe isolation and dissection. Because a number of anomalies will present in the vascular anatomy of the first metatarsal space, the dissections involved are usually more difficult than the actual anastomosing processes. Accurate dissections involve taking the following precautions:

a) The dorsal veins over the dorsum of the second toe and other tributaries joining the long and short saphenous veins must be well preserved.

b) The accurate and secure dissection of the dorsalis pedis artery and its arterial supply to the second toe is crucial for any successful transplant. The usual types of presentation of the first dorsal metatarsal artery need to be realised. In the isolation of the first dorsal metatarsal artery, a little amount of adjacent loose areolar tissues should be left adherent to the artery to protect it from vasospasm. The plantar digital artery of the second toe must also be safeguarded(Fig. 10.63).

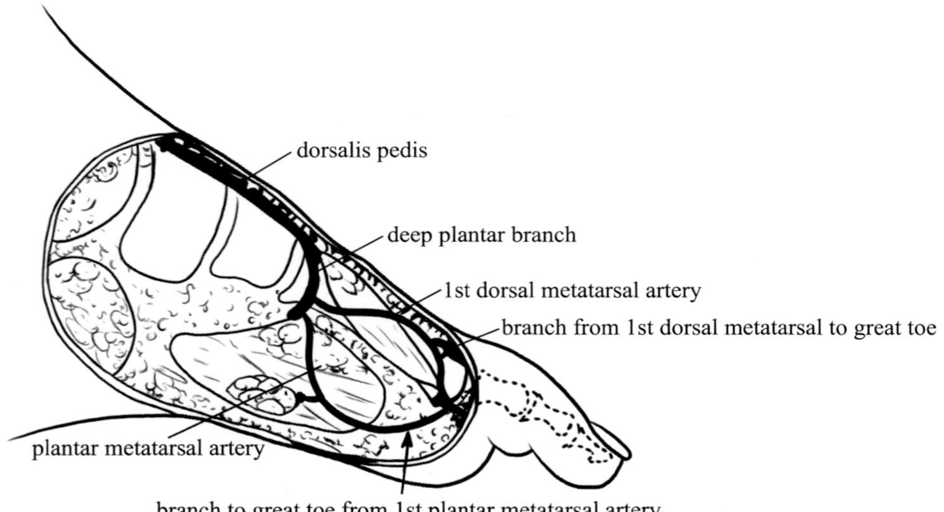

Fig. 10.63 Sagittal section of the first web space(preserving the dorsal and plantar metatarsal vessels and their branches)

During the dissection procedures, the blood supply to the second toe may be inspected anytime. Its blood supply depends on three sources, namely, the superficial and deep branches of the first dorsal metatarsal artery and the plantar metatarsal artery. The final selection from these three arterial sources must be delayed until dissections of all three branches are completed. The main feeding artery is identified after which the other two branches are tied and cut. If a branch with a diameter of 0.8-1 mm is found, this artery may be safely traced to complete the dissection.

(c) Good cooperation between the chief surgeon and his assistant is also important. This cooperation is necessary to ensure a perfect and patent anastomosis. The assistant should help with the lifting of the blood vessel to maintain a wide lumen during anastomosis, and he should also irrigate the operating site constantly. Such good cooperation ensures that the vascular anastomosis will be done within 13-15 minutes and the venous anastomosis within 10-13 minutes. The shortest time spent on one anastomosis may be 6-7 minutes.

e. Case examples

(a) Case 18: Cheng X X, male, 21 years of age.

This patient was admitted in 1977 because of right thumb amputation during a traffic accident. The amputation occurred just beyond the metacarpal phalangeal joint, and the surrounding skin remained soft and normal(Fig. 10.64).

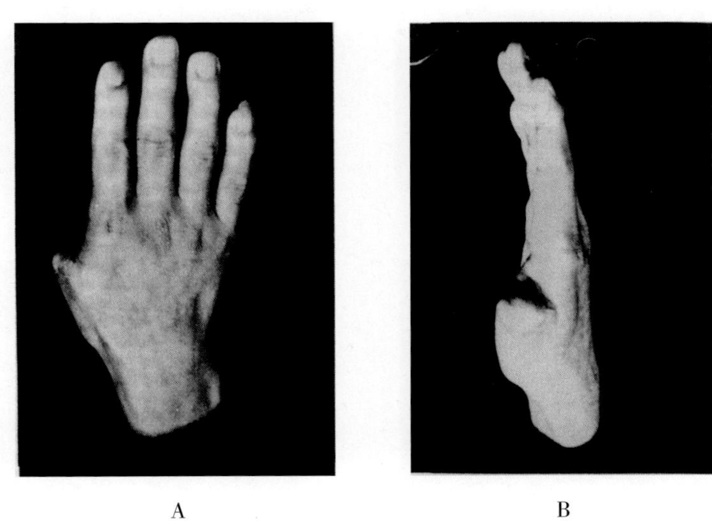

A B

Fig. 10.64 The right hand before operation
A. Dorsal view B. Radial view

In the foot, the mobility of the second toe was normal and there was no fungal infection. It was decided to use the second toe for thumb reconstruction, which was performed three weeks later. The second toe was removed at the level of the metatarsal phalangeal joint, and the dorsalis pedis pedicle measured 10 cm in length. The long saphenous vein measured 12 cm, the long extensor tendon measured 7 cm, and the deep flexor 6 cm. The digital nerves to the second toe measured 3 cm. The dorsalis pedis artery was 1.8 mm in diameter, and this shrank down to 1.3 mm because of vasospasm. The vein measured 2.5 mm which shrank to 1.8 mm because of spasm. The right hand was prepared as described and over the dorsum of the wrist region, the following vessels were prepared: the dorsal vein (1.8 mm in diameter), cephalic vein(2.5 mm in diameter), and the dorsal wrist branch of the radial artery (1.6 mm in diameter). The second toe was transferred to the stump of the right thumb, and reconstruction of the metacarpal phalangeal joint was performed, after which the new joint was temporary fixed with a K-wire. Two veins and then one artery were anastomosed, 11 and 10 stitches were used for the veins and 9 stitches used for the artery.

The total ischemic time was 2 hours and 20 minutes. The tendons and the nerves were anastomosed as described. During the operation 400 ml of blood was given and 500 ml of rheomacrodex was also given. The postoperative period was smooth and there was no arterial vasospasm. The stitches were removed after 10 days. The functional recovery after training was satisfactory(Fig. 10.65). The cosmetic look was also good and the joint movements were highly satisfactory, in spite of some adhesions around the flexor tendon.

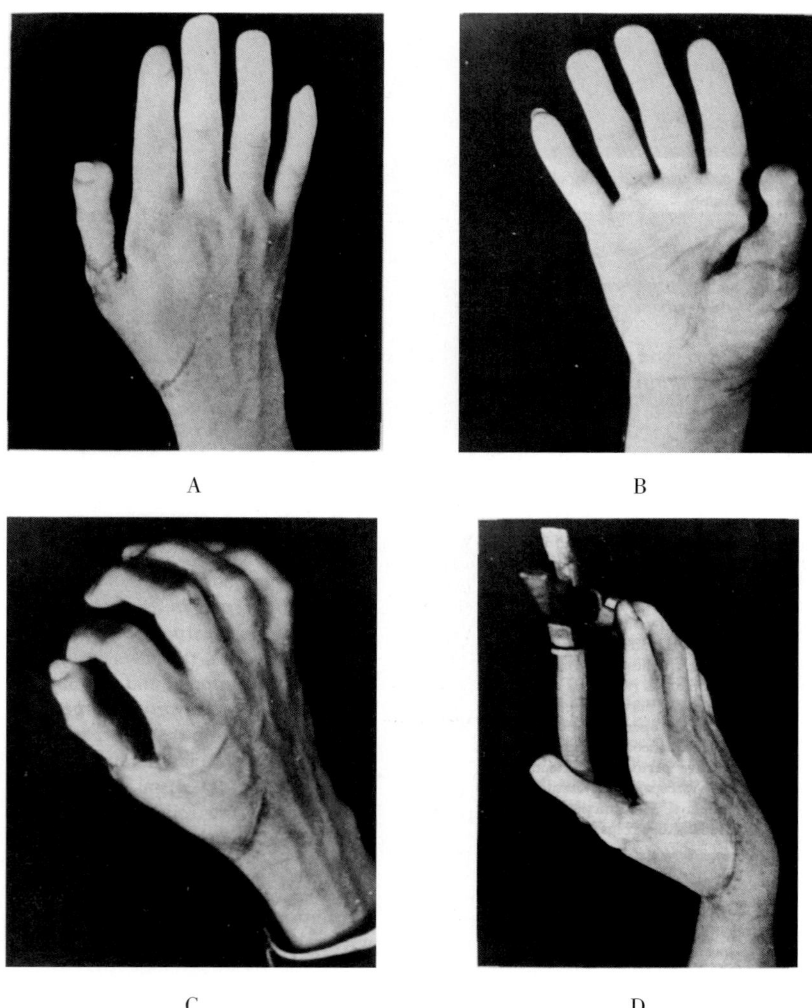

Fig. 10.65 Appearance and functioning of the reconstructed right thumb

A. Dorsal view after second-toe transplant B. Volar view after second-toe transplant

C. Opposition between the reconstructed thumb and the index finger D. Gripping function

(b) Case 19: Zhang X X, female, 38 years of age.

The patient had her left thumb amputated in a machine and she was admitted in 1977. The left thumb was found to be missing at the level of the upper third of the metacarpal bone(Fig. 10.66). The skin around the stump of the thumb appeared normal and supple, and the fungal infection of the foot was treated before surgery. Second-toe transplant for the reconstruction of the thumb was performed one month later. The second toe was isolated at the level of the distal third of the metatarsal. On releasing the tourniquet to check the circulation to the second toe, it was found to be bloodless and vasospasm was severe. After the application of warm saline soaks for 10 minutes, circulation improved. The sizes of the vessels were as follows: cephalic vein 2.5 mm, dorsal vein of the hand 1 mm, dorsalis pedis artery 1.8 mm, radial artery 1.2 mm, long saphenous vein 2.2 mm, short saphenous vein 1 mm. The anastomosing procedures were as follows: vein, artery, then vein again. Eight stitches were used for one vein and one artery whilst the second vein required only six stitches. Osteosynthesis was achieved by using K-wire fixation, and tendon repair was achieved in the usual way. 400 ml of blood was transfused and the operating procedures were smooth and satisfactory. The cosmetic and functional results of the reconstructed thumb were very good(Fig. 10.67).

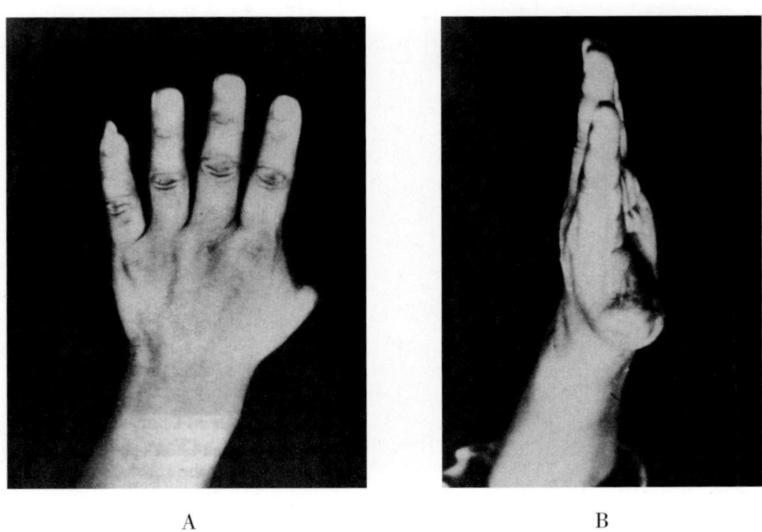

A　　B

Fig. 10.66　The left hand with a damaged thumb before operation

A. Dorsal view　B. Radial view

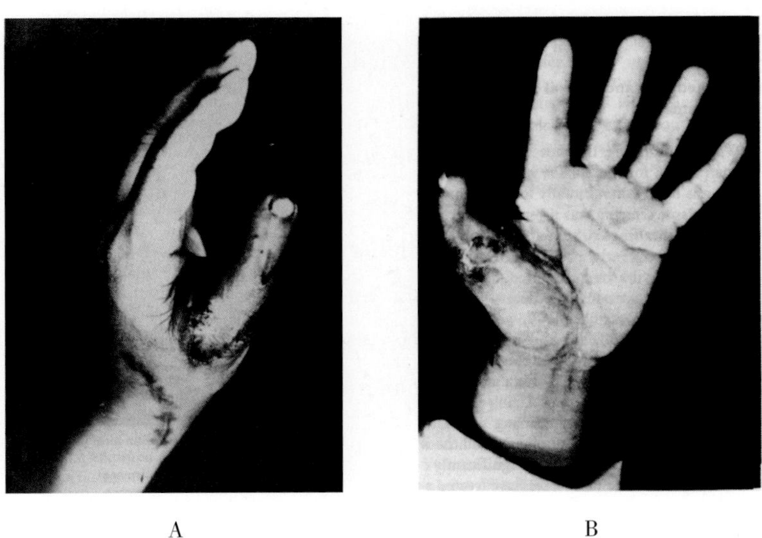

A　　B

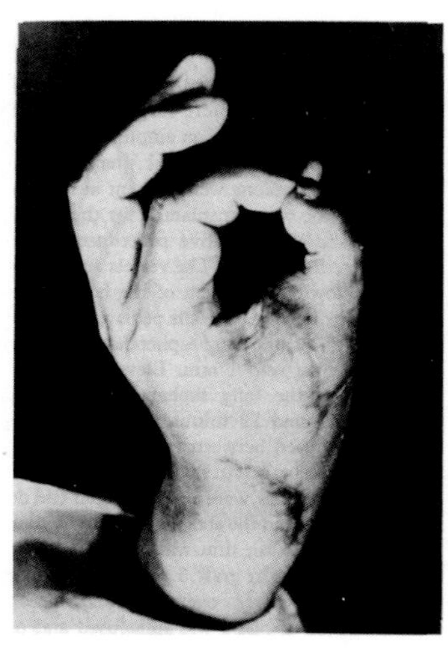

C

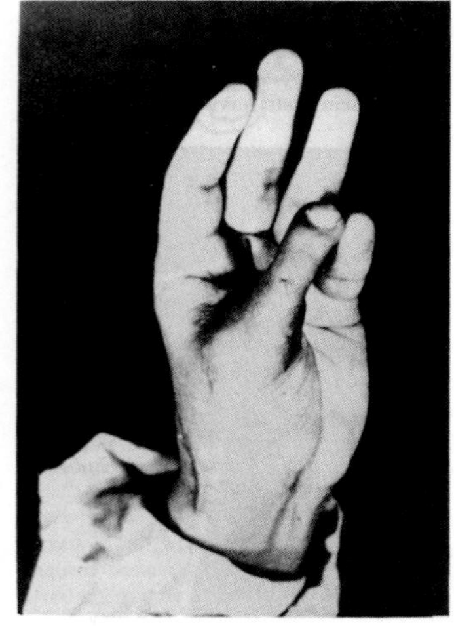

D

Fig. 10.67 Reconstructed left thumb using the second toe

A. 3 weeks after the operation B. 2 months after the operation

C. Thumb opposition D. The thumb opposed to the little finger

(c) Case 20: Lao X X, male, 33 years of age.

The patient had his left thumb amputated by a train door 18 months before surgery. On examination he was found to have an amputated left thumb at the level of the metacarpal phalangeal joint. Scarring and adhesions were present at the stump. The second toe was transplanted for thumb reconstruction, and the operative procedures were the same as described before. The vessels and their sizes were as follows: dorsal vein of the hand 1.3 mm, cephalic vein 1.5 mm, dorsalis pedis artery 1.6 mm, radial artery 1.6 mm, long saphenous vein 1.6 mm, short saphenous vein 1 mm. 11 stitches were used between the long saphenous vein and the cephalic vein, and 20 minutes were spent; 7 stitches were used between the dorsalis pedis and the dorsal wrist branch of the radial artery, using 23 minutes; 6 stitches were used between the dorsal vein of the hand and the short saphenous vein, using 13 minutes. Ischemic time was 75 minutes.

A piece of full thickness skin graft measuring 3cm×2cm was used to graft an uncovered area over the radial side of the thumb. 200 ml of blood was transfused and osteosynthesis was achieved by inserting the second metatarsal bone into the medullary cavity of the first metacarpal, re-enforced with K-wire. The postoperative recovery was smooth, and the free full thickness skin graft survived completely. Stitches were removed on the 9th day after operation and after a period of training, the functional as well as the cosmetic results of the thumb were perfect(Fig. 10.68).

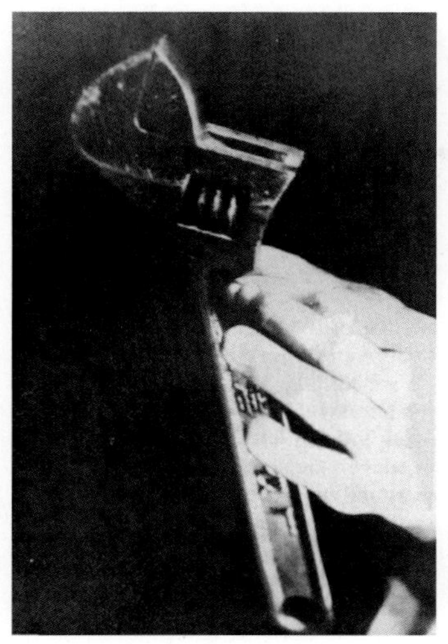
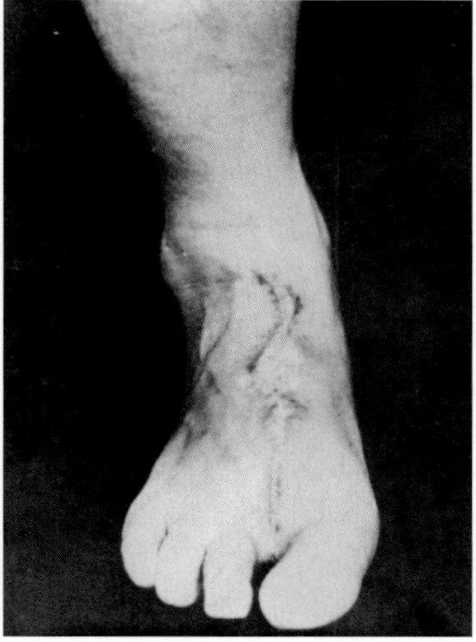

A B

Fig.10.68 Postoperative situation for a damaged left thumb
A. Pinching an instrument B. Donor site appearance

(2) Combined toe and dorsal flap transplantation

While performing free toe transfer for thumb reconstruction, for those cases where the first metacarpal was totally or sub-totally lost, or when extensive soft tissue scarring was present with or without the loss of other fingers, we felt that simple second-toe transfer frequently provided insufficient skin coverage, and the reconstructed thumb length tended to be too short. In order to improve this deficiency, since December 1977, we have started to transfer the second toe together with the adjacent dorsal skin of the foot. When necessary, the second metatarsal and the second metatarsophalangeal joint could be taken together. Using this method, the preliminary stage of transferring a skin flap to replace fibrotic tissues was eliminated and the whole reconstructive procedure was significantly simplified. Using this technique, we have treated a total of 9 patients, and total success has been achieved in all the cases.

1) Regional dissection

Both the second toe and the dorsal skin of the foot were supplied by the dorsalis pedis arterial system and drained by the long and short saphenous veins. While performing the combined transfer, the dissection techniques for the harvesting of the individual second toe and dorsal skin flap should be separately observed as have written in the past few chapters.

2) Surgical indications

a. Total thumb loss with most of the first metacarpal bone deficient. When the function of the thenar muscles is still maintained, the second toe alone might not be able to provide sufficient length for the thumb to be reconstructed. The second-toe transfer, therefore, must be combined with part of the second metatarsal bone, the metatarsophalangeal joint and their overlying dorsal skin.

b. Total thumb loss with extensive dorsal scarring which requires a preliminary procedure of skin resurfacing.

c. Total thumb loss with generalised adjacent contractures which would make even free skin flap transfer difficult and inadequate. Simple second-toe transfer, under such circumstances, fails to correct the contractures.

d. Thumb exist, yet with a total loss of fingers, shortened metacarpals with or without palmar or dorsal scarring and contractures. Under such circumstances, simple second-toe transfer would not give a functional digit.

3) Operative procedure

Preoperative examination and preparations are similar to what was described in the previous chapters.

a. Donor team

(a) According to the preoperative understanding of the vascular supply to the dorsal skin of the foot, a vase-shaped skin flap on the dorsum and a V-shaped incision marking are made with marking ink(Fig. 10.69).

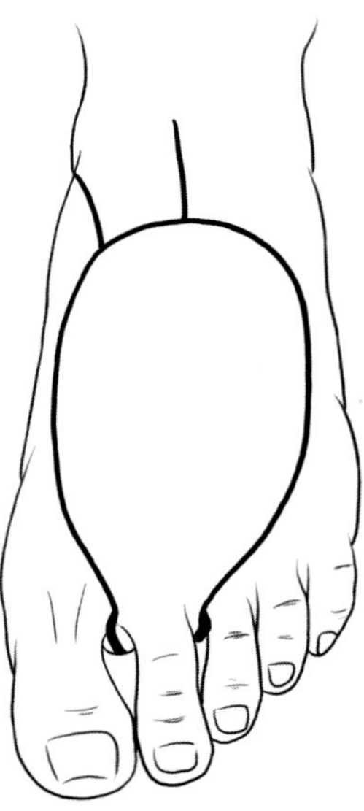

Fig. 10.69 Incision for the combined second toe and dorsalis pedis flap isolation

(b) Incision is made along the dorsal markings down to the level of the extensor tendon sheath. The dorsal venous arch is isolated and its tributaries ligated from the first, third and fourth toes. The long and short saphenous veins are well preserved. The complete isolation of the venous system might have to coincide with some of the procedures on isolating the arterial system.

(c) The dissection of the first dorsal metatarsal artery is the most crucial procedure for the success of the whole operation. Because of the frequent occurrence of anomalies of the first dorsal metatarsal artery, its isolation must be done with the utmost care. The dissection starts at the edge of the vase-shaped incision, deepening down to the site of the tendon of the extensor hallucis longus. The extensor hallucis brevis tendon is severed at its junction with the longus tendon.

If the first dorsal metatarsal artery belongs to Type Ⅰ, it is clearly visible beneath the subcutaneous tissues superficial to the interosseous muscles of the first web. The branches of this artery to the great toe were ligated and cut while the main artery was left with the second toe and dorsal skin flap. If the first dorso-metatarsal artery belongs to Type Ⅱ, it travels within the interosseous muscles of the first web space. Under such circumstances, the first web space needs to be cleared by exposing the interosseous muscles of the first web, separating their origins from the first metatarsal periosteum. After this is done, the pulsation of the first dorso-interosseous artery may usually be palpable. Tracing this artery proximally to its origin from the dorsalis pedis completes the arterial identification. This artery is isolated from the deep plantar arch by ligating and cutting the connection between the dorsalis pedis artery and the deep plantar arch.(This connection is given out from the dorsalis pedis artery in the proximal end of the first metatarsal space at a depth of 0.5 cm from the skin.)

After giving dorsal branches to the second toe, the first dorsal metatarsal artery also gives out an anastomosing branch to the plantar digital artery of the same toe. If dissection is not carefully done, this branch may be damaged and cause technical difficulties. After a clear visualisation of the branches of the dorsal metatarsal artery to the second toe, the second metatarsal bone may now be osteotomised. If the first dorsal metatarsal artery is absent or minute, a deeper dissection has to be carried out to expose the plantar arch and its first plantar digital branch. Then trace this distally to the digital artery of the second toe, before carrying out osteotomy of the second metatarsal.

(d) The isolation of the dorsalis pedis skin flap. The osteotomised second metatarsal together with the second toe is retracted upwards, so that the deep surface of the dorsalis pedis artery can be dissected. The whole second toe and the skin overlying the dorsum of the foot and second metatarsal are totally isolated with the dorsalis pedis artery and the long and short saphenous veins intact. When the recipient area is prepared, the vascular bundles are divided for transplantation.

(e) Reconstruction of the donor site. The skin deficient area over the dorsum of the foot is covered with a medium split-thickness skin graft. In order to eliminate the dead space left after removal of the second metatarsal, small skin flaps are raised from the basal areas of the first and third toes, and these flaps are rotated to approximate each other so that primary union of the resected areas may be easily attained. During the skin grafting, if the exposed tendon and tendon sheaths are found to be damaged, the exposed tendons must be well covered with adjacent loose areolar tissue. Pressure bandage is applied for three months in order to eliminate foot oedema and to accelerate recovery.

b. Preparation of the recipient site

This is started when dissection in the donor area has been carried on for some time and when the first dorsal metatarsal artery is already identified and exposed. The operative procedures include the followings.

(a) Excision of the pathological scarred tissues.

(b) Isolation of the artery and veins to be anastomosed. Usually the radial artery or its branch at the wrist and the cephalic vein and superficial dorsal vein of the hand are to be used.

(c) Dissection and exposure of the skin and flexor and extensor tendons to be rejoined.

(d) Preparing the metacarpal bones stump for osteosynthesis.

4) Transplantation of the toe together with the dorsal skin

When the recipient area is ready to receive the graft, the dorsalis pedis artery and the long and short saphenous veins are divided so that the composite tissues may be transplanted. The procedures involved in the transplantation are similar to those previously described. The metatarsal and metacarpal bones are first fixed, and then the skin flap is sutured at the key positions before the vascular anastomoses are started. The vein is first anastomosed and then the artery. Tendon anastomosis and nerve repair follow. The size of the skin flap can reach up to an area of 8cm×10cm. This area is usually big enough to cover the dorsum of the first metacarpal, the thenar eminence and even some of the soft tissues of the first web may be covered. If some small areas of raw tissues are still exposed, a small piece of medium split-thickness skin may be used to cover the defect.

During the operation, the muscles inside the hand must also be reconstructed. During some reconstruction, the distal end of the short flexor muscle of the thumb may be attached to the capsule of the metatarsophalangeal joint, and the abductor pollicis brevis and opponent pollicis are similarly attached to the capsule. These procedures will facilitate the recovery of the thumb motions. During the nerve repair, it is preferable to use the two digital nerves together with the dorsal cutaneous branch from the deep peroneal nerve, and these are joined to the digital nerves and the sensory branch of the radial nerve respectively in the recipient site. The sensory recovery after this sort of repair is expected to be better.

5) Case illustrations

a. Case 21: Fang X X, male, 23 years of age.

The right hand of this man was compressed and burned, resulting in the total loss of the right thumb. The dorsal lateral side of the first metacarpal and thenar eminence showed hypertrophic scar formation. The first web was contracted and abductor deformity was obvious(Fig. 10.70, Fig. 10.71). Preoperative examination showed that the scarred tissues were so extensive that no local flap rotation would be possible. If a simple second-toe transplant was performed, operative difficulties would be very much expected. Therefore, it is decided that the second toe is to be transplanted together with the dorsalis pedis flap in the reconstruction of the thumb.

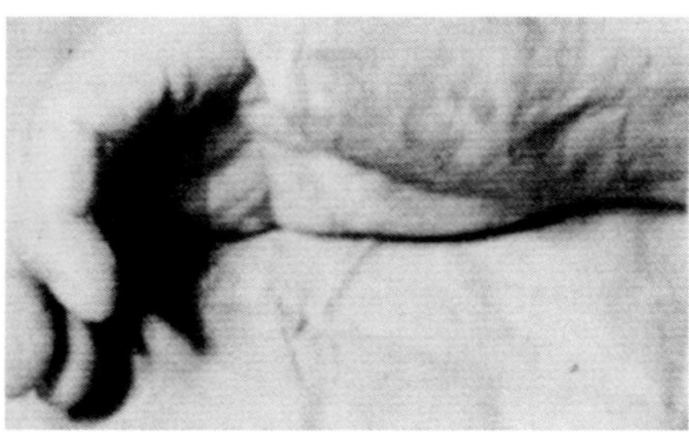

A

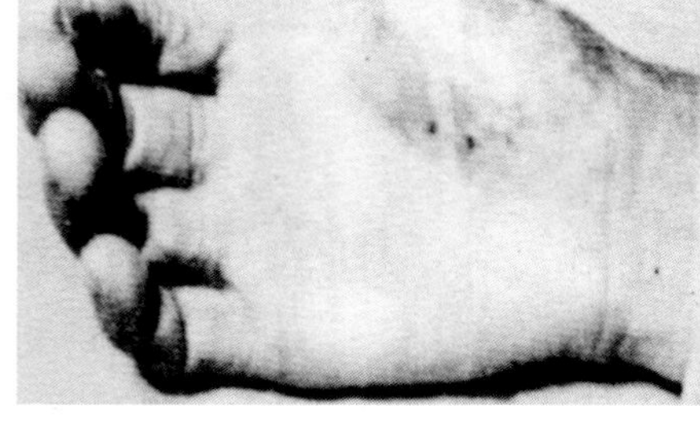

B

Fig. 10.70 Situation in which right thumb is lost and thenar eminence scarred

A. Dorsal view B. Palmar view

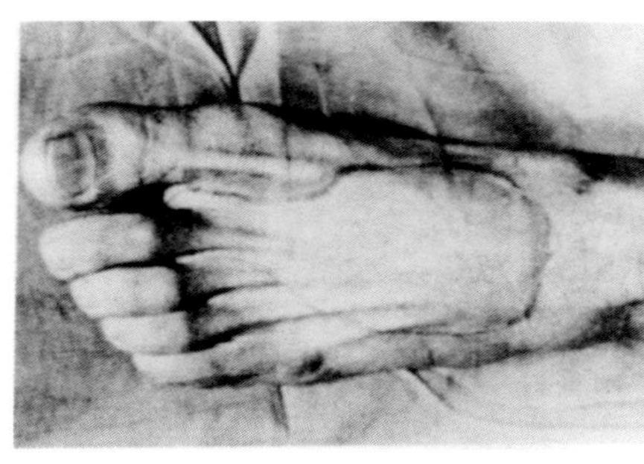

A

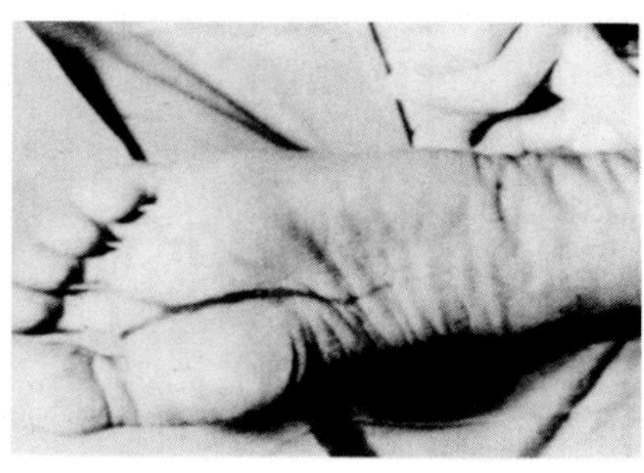

B

Fig. 10.71 Transplantation using the combined second toe and dorsalis pedis flap

A. Incision over the dorsum of the foot B. Incision on the underside of the foot

Operation was performed in December 27th, 1977. Continuous spinal epidural anaesthesia and brachial plexus block were given. The left foot was selected as the donor site. The second toe together with a dorsalis pedis flap measuring 8cm×7cm were taken for transplantation(Fig. 10.72). The transplantation was started by fixing the metatarsal bone to the first metacarpal, and then vascular anastomosis followed. The left long saphenous vein was anastomosed to the right cephalic vein in an end-to-end fashion, and the venae comitante of the dorsalis pedis artery was anastomosed to the median dorsal vein of the hand. The dorsalis pedis artery was anastomosed to the dorsal wrist branch of the radial artery. Since the long flexor of the thumb was lost, and the distal interphalangeal joint of the index finger was already stiff, the long flexor of the index finger was used to join the long flexor of the second toe. The long extensor tendon of the toe was in turn joined to the long extensor tendon of the thumb. The digital nerves were joined and the scarred tissue over the thenar eminence and the dorsum of the hand were excised and the raw area was covered with the dorsalis pedis flap. At the completion of the operation, both the transplanted toe and the skin flap showed very good circulation(also see Fig. 10.72). The postoperative period was smooth, and there was primary healing. The function of reconstructed thumb one and a half years postoperatively was excellent(Fig.10.73).

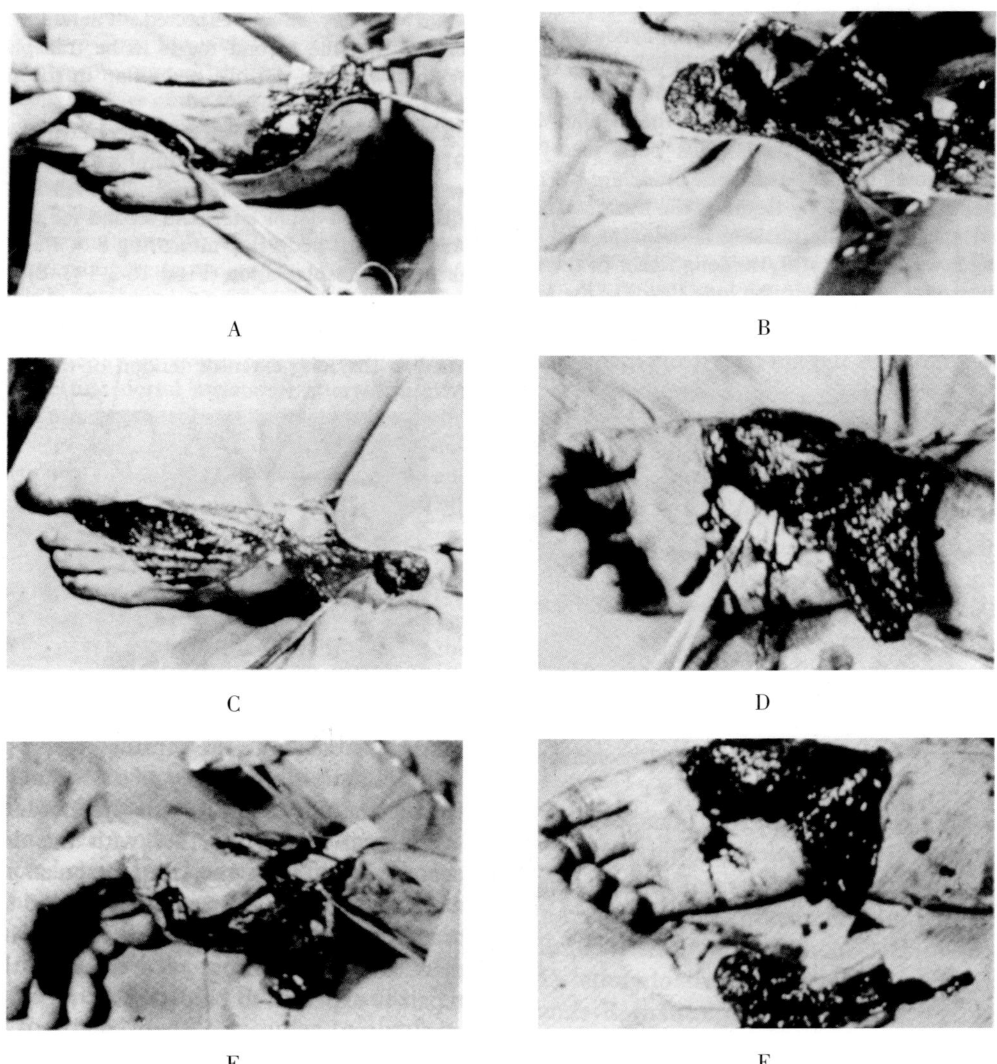

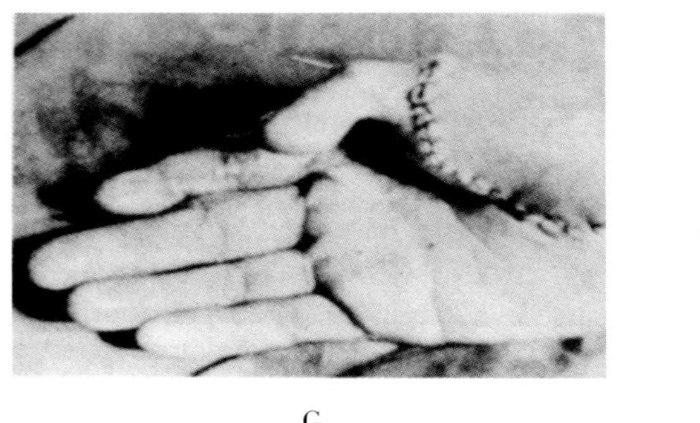

G

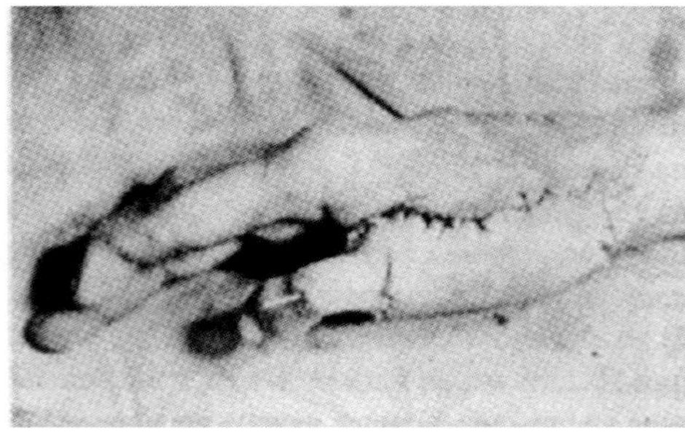

H

Fig.10.72 Operative procedures for transplanting the combined second toe and dorsalis pedis flap

A. Isolation completed with the vascular pedicle intact B. Dorsalis pedis pedicle C. Vascular pedicle of the second toe and the dorsalis pedis skin flap D. Preparing the recipient site E. Exposing the radial artery over the dorsal side of the wrist and cephalic vein F. Getting ready for vascular anastomosis G. Transplantation completed, palmar view H. Transplantation completed, radial view

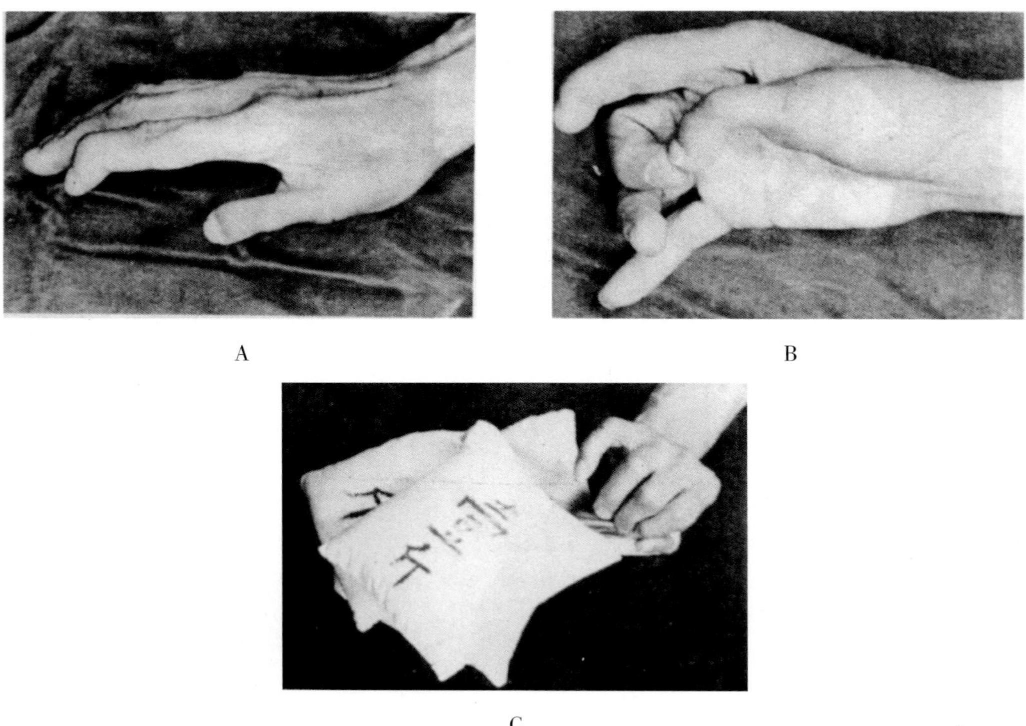

A B C

Fig. 10.73 Appearance of reconstructed thumb after the operation

A. Side view, 2 months after the operation B. Volar view, 2 months after the operation C. 1 year after the operation—capable of pinching a 3 kg weight

b. Case 22: Li X X, male, 27 years of age.

The right hand of this patient was compressed by a pressing machine, resulting in the total loss of the thumb and index finger. Three-quarters of the first metacarpal was missing and two-thirds of the second metacarpal was likewise absent(Fig. 10.74). The second toe together with the dorsalis pedis flap was to be transplanted at one stage to reconstruct the right thumb. The right second toe, together with its metatarsal phalangeal joint and 3.5 cm of second metatarsal was used for transplantation. The skin flap measured 8cm×7cm. Primary wound healing was achieved and the function of the reconstructed thumb a year after surgery was excellent(Fig. 10.75).

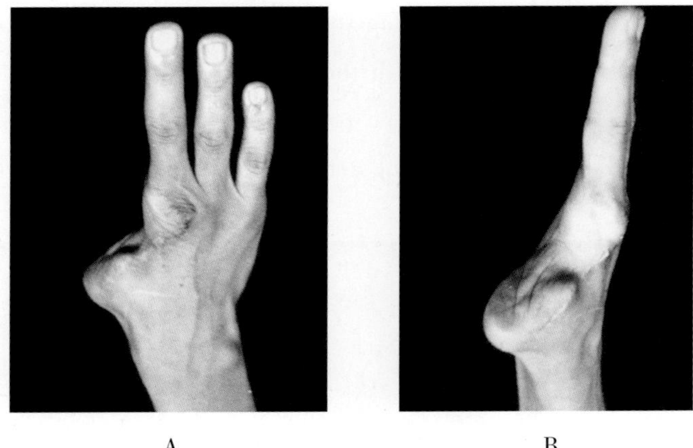

Fig. 10.74 Preoperative view of deficient right thumb

A. Dorsal view B. Radial view

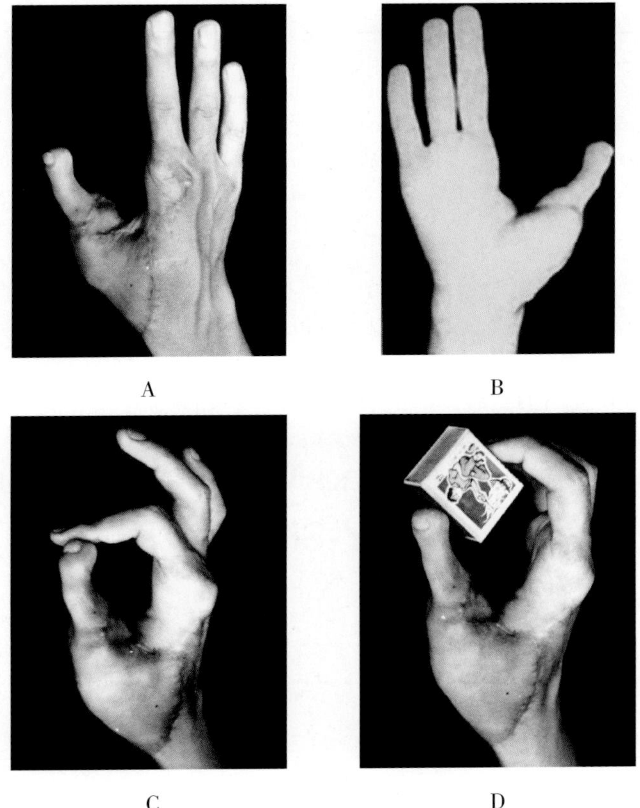

Fig. 10.75 Postoperative functioning of the reconstructed thumb using the combined second toe and dorsalis pedis flap

A. Dorsal view, 1 month after the operation B. Volar view, 1 month after the operation C. 1 year after the operation D. Pinching function 1 year after the operation

Apart from the reconstruction of the thumb, the toe together with the dorsalis pedis flap may be used for other finger reconstructions. The following example illustrates the application.

c. Case 23: Wu X X, male, 40 years of age.

The left hand of this man was damaged while working with a machine: the index, middle, ring and little fingers were all destroyed. Half of the 2nd metacarpal bone, four-fifths of the 4th and 5th metacarpals were also missing. Since the thumb was totally intact and functional, it was decided that the second toe together with the dorsalis pedis flap would be transplanted onto the 3rd metacarpal bone to reconstruct a pincer. The right second toe with the metatarsophalangeal joint and 3.5 cm of second metatarsal together with 7cm ×8cm of dorsalis pedis skin flap was transplanted. The operative procedures went smoothly, and very good pinching action was achieved(Fig. 10.76).

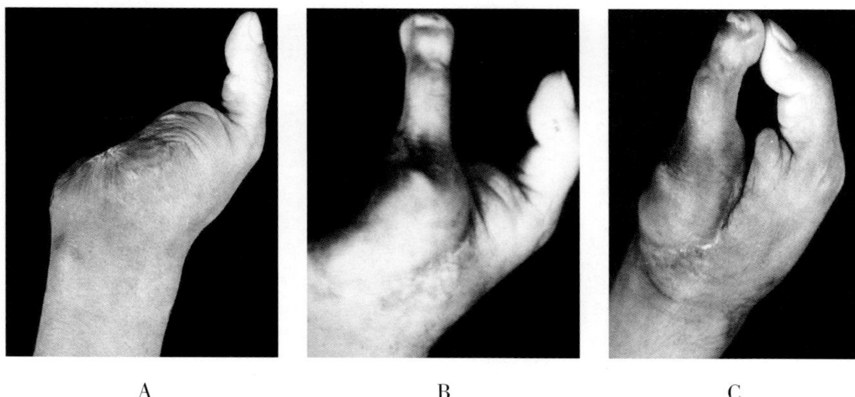

A B C

Fig. 10.76 Reconstruction of the middle finger using a combined second toe and dorsalis pedis flap transplantation

A. Only remaining thumb after metacarpal amputation B. Middle finger reconstructed
C. Opposition between the thumb and the reconstructed middle finger

From: Chang Tisheng, Zhu Shengxiu, Wang Zhongcheng. Principles, techniques and applications in microsurgery[M]. Singapore: World Scientific, 1986: 253-271.

A New Method of End-to-End Microvascular Anastomosis: the Y-Shape

Wang Wei, Xu Chunyang

The purpose of this article is to introduce a new method of end-to-end anastomosis of tiny veins as well as document its success in clinical application.

The method involves anastomosis of a larger vessel of the recipient site to two smaller vessels of the donor flap. First, a small slit is made on the lateral wall of each end of the two donor veins, and then they are sutured together to form a new but larger venous anastomotic end. This end is then anastomosed to the vein of the recipient site in a Y-fashion without a vein graft. We call this a "Y-shaped end-to-end anastomosis"(Fig. 10.77).

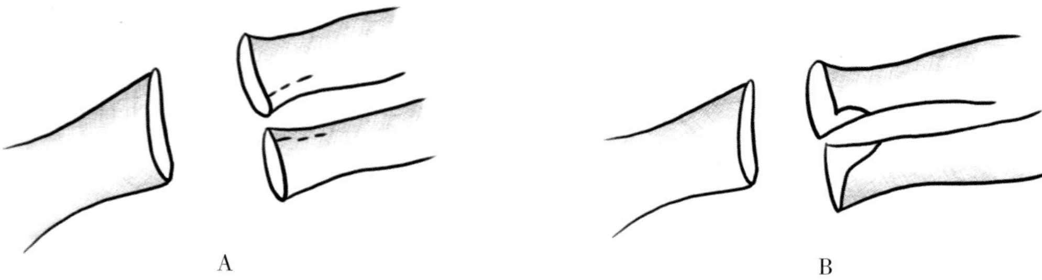

A B

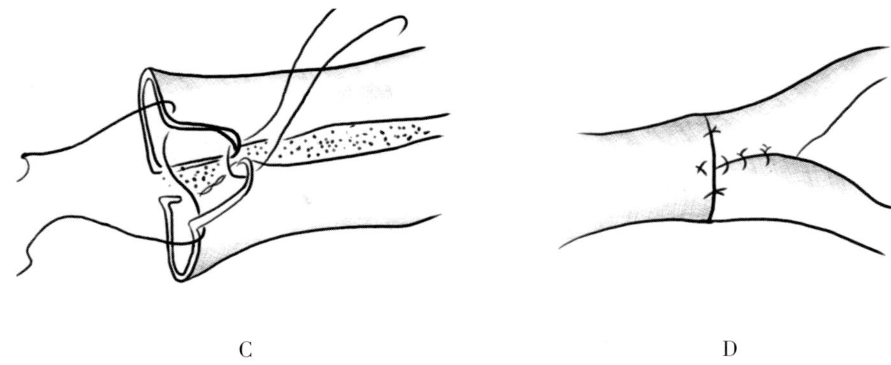

C D

Fig. 10.77 Y-shaped end-to-end anastomosis

A,B. Two slits are made on the lateral walls of the two donor veins C. The two slits are sutured together to form a new vascular stoma D. The three veins are anastomosed in an end-to-end fashion

We have successfully used this new method for the anastomosis of very tiny veins. The advantages of the method are as follows:

1) The anastomotic ends of smaller vessels are thus enlarged and adapted to the size of the larger one.

2) If the proper number of veins is not available on the recipient site, a single vein can serve for anastomosis with two veins from the donor site.

3) The time of the operation is markedly shortened because the number of vessels to be anastomosed is reduced.

We successfully used this method in clinic for two cases of scapular free flap transplantation. One was a 4-year-old girl in whom the cephalic vein was used as a recipient vein(with a diameter of 1.5 mm) and the two venae comitantes of the scapular flap(each with a diameter of 0.3 mm) were the donors. The other one was a woman who had the same operation as that done above.

From: Wang Wei, Xu Chunyang. A new method of end-to-end microvascular anastomosis: the Y-shape[J]. Plast Reconstr Surg, 1985, 75(1): 119.

Basic Techniques and Operative Methods in Microsurgery

Wang Wei, Chang Tisheng, Sun Yilu

(1) Basic requirements in the operative procedures of microsurgery

Microsurgery is known for its highly refined, highly accurate and atraumatic operating techniques. Although its techniques originate basically from general surgery, it is necessary to go through a long period of professional training in basic general surgery techniques first. And there are significant differences between the techniques used in the two fields.

For microsurgery, the surgeon must preoperatively prepare a detailed plan and establish various alternative methods for the operative management. This is the only way to ensure success with the first attempt. Alternative methods are important because if the desired method does not work, the second and third alternative methods may have to be adopted.

Microsurgical operations tend to have more complications, and are more time consuming. Operative surprises are not uncommon. Therefore, the surgeon is required to possess extraordinary patience and a spirit of perseverance.

The highly refined, highly accurate and highly atraumatic operating techniques must be utilised during every stage of the operation. This applies to skin incision, tissue separation, coagulation, knotting and anastomosis, etc. These basic rules are particularly important in the operations of microvascular surgery and lymphatics. Not observing these during an operation can lead to failure.

A small sharp blade should be used for cutting, making the procedure fine and accurate without traumatizing the adjacent structures. Similarly, sharp instruments are used to separate tissue planes.

Haemostasis must be maintained thoroughly and with the least damage. Minute blood vessel bleeding in the tissue bed should be controlled by bipolar diathermy. This type of electric coagulator has the advantage of producing only minimal damage to adjacent structures because it has no heat dissipation. Minute branches arising from bigger blood vessels are adequately coagulated by using this diathermy.

If it is necessary to tie the small blood vessels, usually 3-5/0 fine silk is used, and sometimes finer sutures like nylon are also used.

The tying of the branches of the small blood vessels must be accurate. It must not damage the vessel wall of the main blood vessels, otherwise the blood flow would be affected.

Every step in the operative procedure should be steady and gentle. In order to maintain the steadiness of the surgeon's hands, a more comfortable seat with a suitable height is needed.

A fine and steady operation always depends on the refined and well coordinated movements between the metacarpophalangeal and interphalangeal joints of the index finger, middle finger and the thumb.

The execution of such refined, accurate movements also relies on a horizontally resting forearm and a similarly positioned small finger. Movements of the wrist usually lead to great movements of the fingers under the microscope, therefore, unnecessary movements of the wrist joint should be avoided.

Owen specially emphasized the pen-holding method in handling the needle holder, which is held loosely in multiple well coordinated rotatory motions of the index and middle fingers and in the introduction and withdrawal of the needle through the vessel wall.

The basic techniques of microsurgery are not uniformly required in surgical territories. The following sections concentrate on the discussion of the general problems in microvascular surgery. Other special requirements will be dealt with in the following chapters.

(2) Techniques in the anastomosis of microvessels

For the anastomosis of blood vessels with external diameters of less than 2 mm, it is best to operate under the operative magnifying glass or microscope in order to achieve the best patency.

1) Methods of anastomosis of microvessels

There are three types of methods in anastomosing minute blood vessels, viz., end-to-end, end-to-side and side-to-side anastomoses.

End-to-end anastomosis is the most commonly used method and the most easily controlled method of anastomosis. End-to-side anastomosis is also commonly used clinically, but side-to-side anastomosis is rarely used.

The method of anastomosis of microvessels is usually achieved by suturing. Basically, there are four types of suturing methods: ①simple interrupted; ②simple continuous; ③interrupted mattress; ④continuous mattress.

The most commonly used method is simple interrupted suturing. This method is simple to operate, has accurate approximation and the rate of free flow is high.

Although the simple continuous suturing has the advantages of a greater speed and a lesser leakage of blood, it causes constriction at the anastomosis easily and it is difficult to achieve the eversion effect of the rejoined cut ends. Hence, this method is not suitable for small blood vessel anastomosis.

In order to avoid the constriction caused by the continuous sutures, the segmental continuous suturing method may be used for the larger blood vessels.

The interrupted mattress suturing method is more difficult, but it has the prominent advantage of accurate approximation for the cut ends and so eversion at the anastomosis is easily achieved. This method is most suitable for the anastomosis of the very thin-walled veins of the internal organs.

Although the continuous mattress suturing method has the advantage of eversion at the anastomosing site, it can easily produce constriction, so it is very rarely used.

2) End-to-end anastomosis

End-to-end anastomosis is most suitable when copious blood flow is required. This type of anastomosis maintains the greatest flow rate and quantity of flow. In order to avoid twisting and unbalanced stitching of the two cut ends, it is common to use either the two-fixed points or three-fixed points methods. The former is easier to control and more commonly used. The latter is suitable for thin-walled blood vessels with small diameters which have their anterior and posterior walls touching each other. An example of this is the omental vein.

a. Two-fixed points suturing method

After approximating the two ends to be anastomosed, one stitch is put at 0° and 180° of the cut ends. The stitches are passed through all layers of the vessel wall. Preferably double needle atraumatic monofilament nylon should be used. The entrance of the needles via the intima ensures eversion of the vessel walls at the anastomosis. One end of the tied stitch is left long for traction purposes. The third stitch is put mid-way between the first two, and two more stitches are put between the middle and the 0° and 180° stitches. The vessel is then turned upside down and three more stitches put in the same way. Usually 8 stitches are sufficient for a vessel around 1 mm in diameter. If the vessel is slightly larger, a total of 12 stitches may be necessary. The arterial clips at the approximator are released after the stitching is completed. The distal clip of the artery and the proximal clip of the vein should be released first so that there is less stasis of blood at the anastomotic site.

If there is a slight leakage of blood, the anastomosing site can be pressed lightly for several minutes with a ball of cotton wool soaked with warm saline.

If there is squirting blood leakage, one more suture should be added.

Occasionally some surgeons advocate that the suturing needle should not include the endothelial layer. However, we still believe in the inclusion of all layers in the suturing. This method is not only convenient, but it also ensures that the approximation is accurate. While introducing the first and second stitches, the surgeon should follow this technique. In the process of suturing the two points at 180° opposite each other, there is always the risk of suturing the opposite walls together.

Thus, we now prefer first introducing two stitches at 0° and 150° positions. Pulling these stitches tighter displaces the vessel wall to between 150° and 360° downwards. Hence the possibility of suturing the opposite wall is greatly minimised. This method is called unequal distance two-fixed points suturing method(Fig. 10.78).

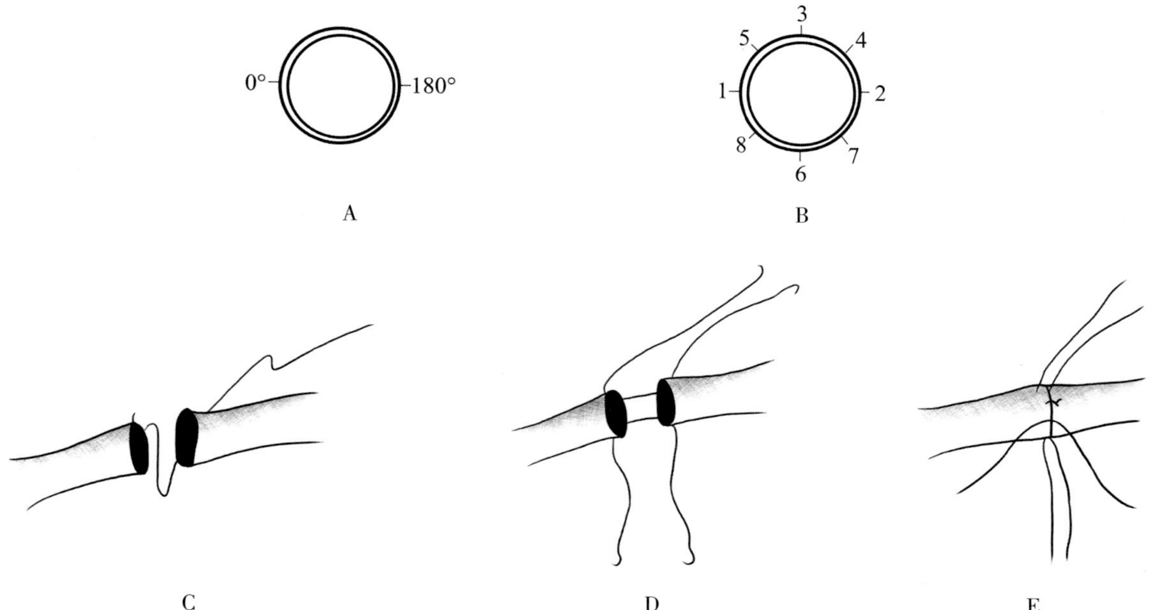

Fig. 10.78 Anastomosis with two-fixed points

b. Three-fixed points suturing method

The sites of anastomosis are set at the 90°, 210° and 330° positions. The knots are tied after a trial approximation of the cut ends at the anastomosing site. The three suturing threads are kept long for gentle traction. The remaining stitches are put between the first and the second, the second and the third, and the third and the first stitches. One to two extra stitches might be required. As stitches are put between the first and second stitches, the assistant may tract on the third stitch gently, so that the stitching will not include the posterior wall(Fig. 10.79).

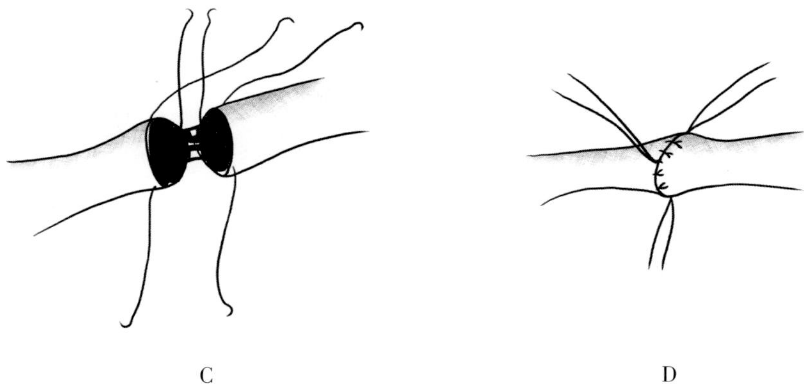

Fig. 10.79　Anastomosis with three-fixed points

c. Turning over stitching method

Proposed by Nathan, this is a suturing method by which the posterior wall of the blood vessel is sutured first. It is suitable for a small operative field, for the very short cut ends of blood vessels due for anastomosis, and also for deep-seated small blood vessels where the posterior vessel wall is not easy to be anastomosed.

During the operation, the two cut ends of the blood vessels to be anastomosed should be turned 180°, to enable the underside to face the visual field perpendicularly. The posterior wall of the anastomosing opening can then be clearly visualised. Introducing the needle from the intima, one or two stitches are placed in the posterior wall, the knots are tied after approximating well, keeping the suturing thread long for traction.

The blood vessel is then turned back and further stitches are put from the two sides towards the anterior wall. As a matter of fact, this method is not a convenient one because it is not easy to control the distance between the stitches especially when there is a discrepancy in the diameters of the vessels. Therefore, it is not as good as the two-fixed points or three-fixed points method(Fig. 10.80).

3) End-to-side anastomosis

This method can be used when the difference between the two ends of anastomosing blood vessels is too great or when the receiving blood vessel is not suitable to be severed. The smaller blood vessel for the end-to-side anastomosis should be cut with an oblique slant. The angle between the severed vessel and the longitudinal axis of the receiving blood vessel should be about 45°-60°.

In the Long March Hospital of Shanghai, plastic surgeons Gao Jianhua and Gao Xueshu et al. (1981) carried out animal experiments using minute arteries below 1 mm to perform end-to-side anastomosis at different angles. They found that the blood flow with a 45° anastomosis was greater than that with 90° anastomosis.

Similarly, the chances of thrombosis and the size of the thrombus(thrombus: vessel diameter ratio) were less for the 45° anastomosis. The implications of these experiments are: For end-to-side anastomosis, a 45° inclination gives the best results. While preparing the larger vessel to receive the smaller one, a small patch of vessel wall is removed from its side. If a transverse cut is made on the blood vessel wall, the slit will naturally collapse and close due to the elasticity of the vessel wall. Thus constriction at the site of anastomosis will be common.

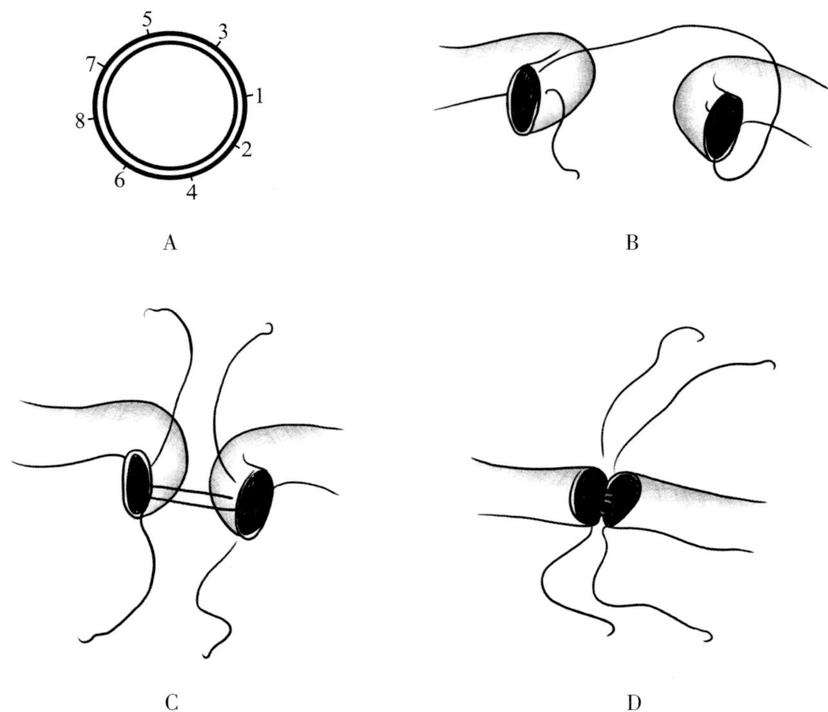

Fig. 10.80 Anastomosis by everting the posterior wall(Nathan Method)

This technique of removing the vessel wall instead of just cutting it is particularly important for the anastomosis between a blood vessel with thin walls and one with thicker walls.

The Long March Hospital of Shanghai has introduced a method by which a 7-0 single nylon on a 0-2 mm diameter needle is introduced into the wall of the receiving vessel. The size of the bite is determined under the microscope. While pulling the stitch gently, the vessel wall is cut just behind the needle or stitch. The resulting hole created in the vessel wall measures 0.4 mm across and the longitudinal width varies with the length of the cut.

In the process of end-to-side anastomosis, the posterior wall of the blood vessel should be sutured first, followed by the anterior wall. The exposure is better with this sequence of suturing. If the anastomosing blood vessel can easily be turned over, the two-points suturing method is usually preferred. Two stitches are placed at the 0° and 180° positions of the end of the severed blood vessel (i.e. the opening at the proximal and distal ends of the receiving blood vessel wall). Other stitches then are followed step by step.

If the diameter of the anastomosing blood vessel is above 2 mm, continuous suture or interrupted mattress type of suturing can be used.

In order to prevent leakage at the site of anastomosis, it is advisable to use the mattress type of suturing for the anastomosis(Fig. 10.81).

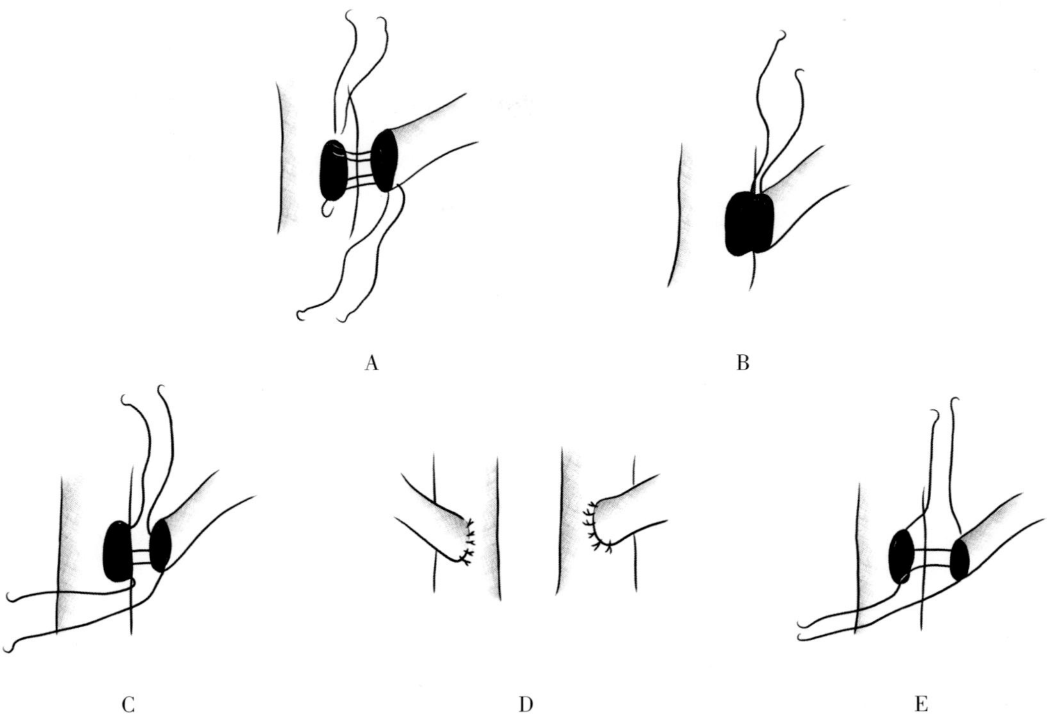

Fig. 10.81　End-to-side anastomosis

(3) Precautions in the preparation and operation of vascular anastomosis

In the anastomosis of microvessels, operative hazards like operative trauma, haematoma, malapproximation of the anastomosing site, blood vessel spasm and postoperative infection, etc., may all lead to thrombosis at the site of anastomosis, producing stagnation of flow or serious constriction of the anastomosis.

If the technique of operation is refined and accurate, measures have been taken to prevent blood vessel spasm, and suitable postoperative care is carried out, then the immediate free flow rate for small blood vessels around 1 mm in diameter can reach as much as 100%.

In clinical practice, however, the following details should be noted in order to achieve the best results:

1) Dissection of blood vessels

The dissection of blood vessels in the donor and recipient sites is a key step in the process of tissue transplant. As far as possible, sharp separation should be carried out accurately and atraumatically. The blood vessels in the donor area are usually normal apart from rare occasions of anatomical anomalies.

However, in the recipient site the blood vessels usually have thickened intima, narrowing, diminished elasticity and even obstruction (as a result of trauma, infection and oedema of the blood vessels and adjacent tissues). These effects are particularly true for areas of electrical burns, chronic osteomyelitis and chronic infection in soft tissues. These pathological blood vessels definitely affect the results of the operation.

Thus repeated and careful inspections must be done before the recipient vessels are selected. The sizes of these vessels, and spurts of blood when severed should be carefully considered.

We had two incidences when the operation had to be terminated because of unfavourable condition of the blood vessels in the recipient site. The first case was a chronic heel ulcer where a free flap transplant was being done. During the operation, the posterior tibial artery in the recipient area was found to have peripheral infection and scar formation. Although there was artery pulsation, the artery was found to be atherosclerotic. After further isolation, the artery started to develop serious spasms and blood flow totally stopped. As no other artery was available in the adjacent area, the operation had to switch over to an alternative method.

The second example was a case of recurrent basal cell carcinoma of the skin in the pretibial region. Free flap transplant was to be done after dissecting the tumour. During dissection of the anterior tibial artery, the area around the longer section of the artery was found to be undergoing chronic infection. As the tumour has already invaded into the muscle structures, the replantation operation had to be stopped.

2) Preoperative preparations for vascular anastomosis

Before the anastomosis of blood vessels, the operative microscope should be well adjusted. The nurse should move away all instruments unrelated to microsurgery. The microsurgical instruments should be laid out properly, the atraumatic sutures should be straightened and laid horizontally in a specially-made plastic box. One to two stitches are placed in each compartment of the box soaked in heparin solution(100 mg heparin and 400 mg of xylocaine in 200 ml of Ringer's solution).

Attention should be paid not to allow atraumatic needles and sutures to get in contact with dry gauze or balls of cotton wool, so as to prevent the cotton fibres from attaching to the stitches and the inner layer of blood vessels during the anastomosis.

A piece of sky-blue plastic material can be placed below the site of anastomosis to provide a clear background during the operation. The blue colour at the same time protects the eyes to reduce the degree of tiredness.

At the two sides of the operative field, a piece of wet, non-reflectile fabric or clean gauze should be placed to maintain the cleanliness and tidiness of the area. During the process of anastomosis, the sutures placed on the wet gauze can be easily seen.

3) Procedures and precautions in vascular anastomosis

a. Removal of the adventitia of blood vessels and preparing the cut ends for anastomosis

The free edges of the vessels to be anastomosed should be flat and smooth, usually they are trimmed straight with sharp fine scissors. Special attention should be paid to prevent the loose areolar tissues surrounding the adventitia of blood vessels from entering the lumen of the vessels. These tissues may behave like floating foreign bodies inside the lumen and cause platelet aggregation and thrombosis. Thus before the anastomosis of blood vessels, it is necessary to clean up the loose areolar tissues within 2-3 mm of the site of anastomosis. It is usually recommended that the adventitial tissues of the blood vessels are cleared. However, in actual practice, if this is really done thoroughly, the blood vessel wall itself will be damaged. Therefore, it is more accurate to say that the loose areolar tissues are cleared close to the adventitia of the blood vessels. The clearing of these structures is best carried out under the microscope. It can be done either before or after cutting off the blood vessel.

Before cutting off the blood vessel, the loose areolar tissues can be lightly lifted up with forceps. A small hole is opened and then the whole piece is peeled off(Fig. 10.82). If the blood vessel is already severed, the layer of loose areolar tissues can be lifted up with forceps, pulled outside the opening of the blood vessel(just like taking off a sleeve), then cut off with scissors. The remaining surface structures of the adventitia will contract and a segment of smooth blood vessel wall will be exposed(Fig. 10.83). Another way of removing the loose areolar tissue is by using the dental surgeon's tooth pulp extracting needle. While approaching the adventitial wall of the vessel, this needle is twisted and rotated repeatedly to hook and roll up the loose areolar tissues around vessel wall. These tissues are then cut off with scissors.

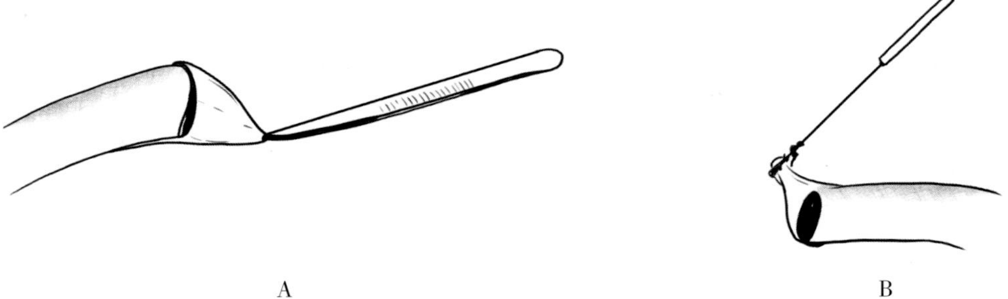

Fig. 10.82 Removing loose areolar tissues by gentle pulling with forceps or root extractor

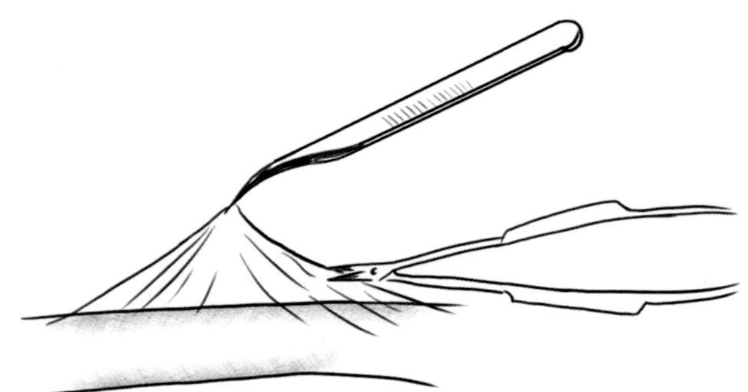

Fig. 10.83 Removing loose areolar tissues before cutting vessel

It is not uncommon for beginners to remove too much of the surface structure of the adventitia. When this happens, not only is the adventitia totally removed, but the muscular layer is also exposed or even damaged. This weakens the vessel wall and is the cause of tears and collapses during the anastomosis. After anastomosis, these damages produce aneurysmal protrusions or haematomas around the anastomotic site.

b. Even stitching from the intimal side

In order to achieve accurate approximation of the intima at the site of anastomosis, the needle should enter the intima first and then exit from the adventitia. Stitching should be done in this way especially for the first two stitches. There are surgeons who suggest that in anastomosing the blood vessels, only the layer outside the intima should be sutured in order to avoid exposure of the stitches in the lumen of blood vessels. However, in practice, it is very difficult to achieve this. Moreover, from experimental evidence, it has been found that exposure of stitches in the lumen of vessels was not the main cause of thrombosis. As the needle enters the vessel wall via the intimal layer, more intima and less outside layers should be taken, so that when the knot is tied, the site of anastomosis of the blood vessel will attain a slight eversion(Fig. 10.84). The needle entering the intima should be accurate so that only one attempt is required.

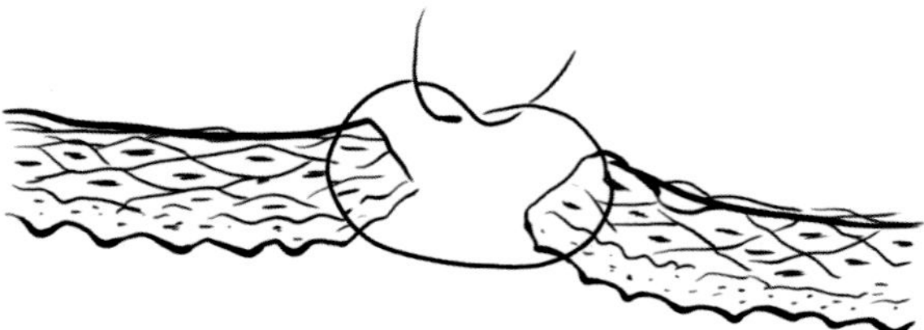

Fig. 10.84 Everting stitch

To avoid damage, the layers of the vessel wall should not be clipped at random. When anastomosing blood vessels, the distance between stitches may be increased or decreased according to the thickness of the vessel wall. The best spacing of stitches is one that just prevents the leakage of blood. With thicker vessel walls, the bite can be bigger, sometimes reaching above 1 mm from the edge. The spacing of stitches under such circumstances may also be much wider. This technique is particularly applicable in the end-to-side anastomosis between a small blood vessel and a bigger one.

In the anastomosis of arteries, as the blood pressure inside the lumen is higher than that of the veins, the spacing between the stitches should be shorter than that for the veins in order to prevent leakage of blood after anastomosis.

c. Suitable tension and prevention of twisting

There should be suitable tension between the two ends of the anastomosis and twisting of the vessels must be avoided. Twisting of either ends of the anastomosis may sometimes be overlooked as the surgeon is anxious to finish his work quickly and his vision is limited by the operative microscope. If the tension at the anastomosis is too great during the stitching process, it will not only cause tearing of the blood vessel wall and leakage of blood after anastomosis, but will also be the main cause of postoperative blood vessel spasm and thrombosis.

When excessive tension does occur, it should be decreased by changing the pathway of blood vessels or using a vein graft to bridge the gap between the two anastomotic ends. We had an example of thumb reconstruction using the second-toe transplant during which we encountered too much tension between the radial artery and the first dorsal interosseous artery. We released the radial artery from its distal attachments and advanced it more distally by stitching its branches to the surrounding tissues. These procedures did partially release the tension and the immediate blood flow through the anastomosis was satisfactory.

However, 24 hours postoperatively, the residual high tension produced serious vasospasm and finally thrombosis occurred. The operation had to be repeated by clearing the thrombosis, releasing stitches and inserting a segment of vein to release the tension totally. The circulation was smooth postoperatively and the toe finally survived.

d. Atraumatic technique—tissue irrigation

The following points should be noted during the atraumatic handling of small blood vessel anastomosis:

(a) Do not use forceps to clamp the intima or media of blood vessels. The adventitial structures may be lifted gently when necessary. The whole segment of blood vessel should not be lifted up carelessly.

(b) Do not use blunt separation too often when isolating a blood vessel.

(c) Do not manipulate the blood vessel too often to avoid blood vessel spasm.

(d) Choose suitable fine blood vessel clips. Small blood vessel forceps with clamping pressure below 30 g/mm^2 are safe, they should have just the minimal pressure to stop the blood flow.

(e) Prevent the blood vessels from drying up by continuously using an irrigating solution to keep the operative field wet.

(f) When washing the lumen of blood vessels, do not probe the needle end into the lumen directly.

e. Close cooperation

For the anastomosis of small blood vessels, the surgeons should cooperate closely. The two operative teams for the donor and recipient sites must carry out the operations simultaneously, although they might start at different times. During the anastomosis of blood vessels, three to four persons are needed to cooperate with one another. The chief surgeon and his assistant carry out the blood vessel anastomosis. The nurse prepares the instruments, stitches and needles, while another assistant washes the wound frequently to keep the operation field wet.(If there are only three persons involved, this job can be done by the nurse.)

At the start of the anastomosis, the assistant should hold two pairs of micro-tissue forceps. The surgeon holds a curve-tipped micro-needle holder in one hand and a pair of micro-tissue forceps in the other. The adventitia on the two sides of the anastomosis are held up with forceps by the surgeon and the assistant. The assistant uses another pair of forceps to press the vessel down gently to make the site of anastomosis slightly everted. The needle enters the lumen between the two forceps, and leaves the lumen by going through the intima then the adventitia. When the needle appears on the adventitia, the assistant holds the needle and pulls it out. During the pulling out process, irrigating solution should be used continuously to wash the needle and thread to prevent any unwanted structures from entering the lumen. The knot is not tied after the first stitch. When the second stitch of the two-fixed points method is completed, the surgeon and assistant hold the two ends of each stitch and tie the stitches with surgical knots independently.

As the assistant is tying the knot, the surgeon gently lifts up the other stitch and using the other hand, presses the two sides of the blood vessel walls gently with a pair of forceps. Thus, while the assistant is tying the knot, the intima of the blood vessel walls will become slightly everted(Fig. 10.85). When the surgeon is tying his knot, the assistant performs the same coordinated manoeuvres. The third stitch between the first and second stitches is not tied until the fourth stitch between the first and third, and the fifth stitch between the second and third are tied. This stitch is tied only after the suturing of the anterior wall is completed. This practice ensures a good exposure of the lumen of the blood vessels and prevents any accidental stitching of their posterior walls. All these procedures are done under the microscope. Perfect approximation and eversion should be observed at all times. Knots should be just firm, not too loose or too tight.

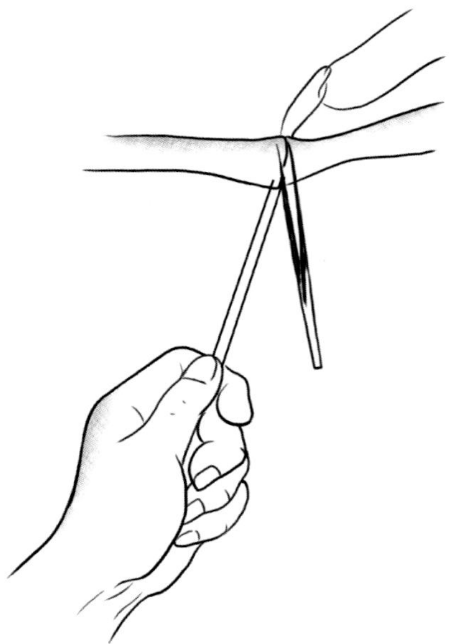

Fig. 10.85　Gentle intimal eversion achieved by applying gentle pressure with forceps while knotting is being tied

After suturing the anterior wall, the two pairs of small blood vessel clips are turned 180°. The position of the first and second stitches are interchanged so that the blood vessel is turned over and the posterior walls are exposed. The posterior walls are then sutured step by step using the above-mentioned method.

Generally speaking, after the third stitch, it is unnecessary to use the intimal entry method. The usual procedures of simple stitching—outside-in and inside-out—are safe and valid.

After anastomosing the whole blood vessel, the small blood vessel clip is removed. The site of anastomosis is pressed with a piece of wet saline gauze or cotton wool. Alternatively the small plastic material used as background material can be rolled up and wrapped around the anastomosis and pressed gently.

Maintenance of such pressure for two to three minutes stops any leakage from the anastomosis. If there is still projectile bleeding(from an artery) or obvious leakage(from a vein), one to two stitches may be added. According to the experiments done by Colen in 1979, 8 stitches were needed for the 0.9-1.1 mm diameter vessels of the white rat. If more than 8 stitches were made, the site for the extra stitch can become the weakest part of the blood vessel anastomosed.

In clinical practice, 8 stitches are made for anastomosis of arteries of 1 mm diameter, whereas 6 stitches are good enough for veins of a similar diameter.

f. Thorough debridement and aseptic technique

When microvascular surgery is carried out in the early stages after trauma, a thorough debridement of the wound should be carried out before the operation. All dead tissues should be removed and haemostasis ensured. A good tissue bed should be provided for the blood vessel anastomosis. This is very important in the prevention of postoperative vasospasm and infection.

g. Suitable dressing pressure—good immobilization

If the site of anastomosis is near the joints or is associated with bone fracture, attention must be paid to the proper fixation of the fracture and the postoperative immobilization of the joint. Suitable pressure should be applied in bandaging the wound. Too tight a pressure will affect the circulation of the transplanted structure, too little pressure will lead to oedema of the tissues. Thus, in the early postoperative stage, close observation should be given to the pressure on the dressings and adjustments made whenever necessary.

h. Effective release of vasospasm

During the process of microvascular anastomosis, vasospasm is often encountered. This should be prevented and actively managed. There are many methods in the prevention of vasospasm. Besides of keeping the room temperature high, and applying atraumatic techniques, pain relief medications may also be used. These include: papaverine, procaine, xylocaine, etc. However, in actual practice, drugs are often given after the spasm has occurred. These medications can be used locally or systemically.

Besides of medication, vasospasm may be effectively overcome by warm normal saline distension of the microvessels. Mechanical distension is also achieved by using atraumatic forceps to insert into the vessel lumen carefully and to allow the arms to open up, so as to distend the contracted vessel openings. However, since this method may damage the intima, it is seldom used.

The liquid pressure distension method is a better way of management. An arterial clip is placed on the upper part of the cut vessel and an atraumatic washing needle is inserted into the vessel lumen. A pair of forceps is used to hold the blood vessel opening and the irrigation needle to prevent leakage. The washing solution is then gently injected with pressure. When the injected solution has reached a certain pressure, the spastic blood vessel wall will suddenly be relaxed by the distending force (Fig. 10.86).

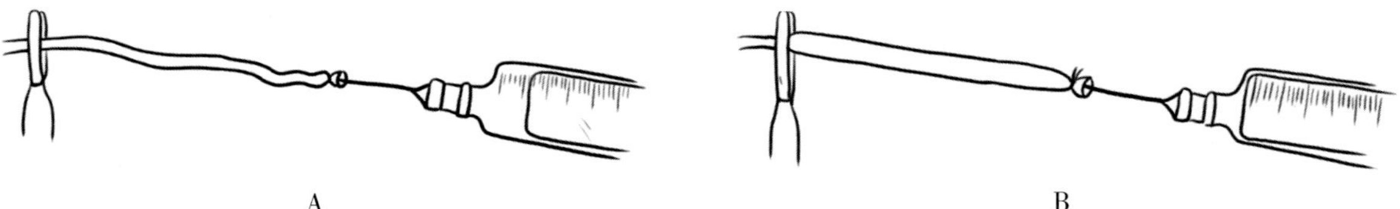

Fig. 10.86 Dilating microvessel with fluid pressure to overcome vasospasm

The segment of blood vessel irrigated has a certain degree of intimal damage. Thus it should be cut away.

The liquid pressure distension method is not only effective in the release of blood vessel spasm, but it also prevents the recurrence of vasospasm within a certain period of time. This effect is especially obvious in the case of spasm in veins.

i. Intraoperative medication

Just before performing the blood vessel anastomosis, a systemic vasodilator may be used. The recent tendency is to emphasize the technique of anastomosis and refrain from using any antispasmodic or anticoagulants postoperatively. We have been practising this since 1982.

j. Constant temperature in the operating room and the ward

Low temperature causes spasm of the peripheral vessels in the patients. But if the room is too warm, patients will get tired and irritable. Therefore, a constant temperature should be maintained when the patient returns to the ward postoperatively. Generally speaking, unless the room is kept warm, a cold winter usually has unfavourable effects on microsurgical operation. On the other hand, if the operation is done in the warm season before and after summer, the maintenance of warm room temperature is not important.

k. Close observation on general condition

The surgeon should not only pay attention to the local condition of the operating area, but also know the general condition of the patient at any time. During the operation, adequate blood volume should be maintained to prevent hypotension, the depth of anaesthesia should be noted and the state of oxygenation checked. The anaesthetist should be consulted whenever it is necessary. An insufficient blood volume not only affects the safety of the patient, but will cause a vasoconstriction of the peripheral vessels as well.

Incomplete regional anaesthesia causes pain at the site of the operation. This produces tension in the patient and subsequently causes vasoconstriction.

4) Microvessel grafts

In the process of tissue transplant, the problem of blood vessel shortage always exists. If the shortage and damage are not much, the proximal end of the blood vessel can be mobilised by cutting off and tying up its unimportant branches.

Another method is to transpose the blood vessel so that it runs a short cut. Keeping the joints in flexion again shortens the distance the vessels have to travel and is useful in eliminating vascular gaps. This type of mobilisation and transposition should be performed only when the gap is of limited length. To avoid carrying out the anastomosis under tension, blood vessel grafts should be used.

In the transplant of blood vessels, autografts of artery and vein, in general, are commonly used. Although homografts of artery and vein, heterografts and artificial substitutes have been tried in microvascular surgery, homografts seem to be more acceptable. The main source of homografts is from veins. The use of small heterograft veins is still in the experimental stage.

a. Arterial autograft

The arterial graft is selected according to the length of arterial shortage and diameter of the artery. Small arteries are used as arterial grafts. Removal of these arteries does not produce any obvious functional impairment. The superficial temporal artery has been used in digital replants because its diameter resembles that of the digital artery.

In clinical practice, however, as the source of artery is limited and vasospasm is common and persistent, arterial grafts are not used so frequently any more.

b. Venous autograft

Small veins are better transplant material for either artery or vein replacement. The source of vein graft is plentiful, the operation is simple, it will not cause any unfavourable influence in the donor area, and the success rate after grafting is high.

The sources include the long saphenous vein, the short saphenous vein, the external jugular vein, the cephalic vein, the basilic vein, the dorsal vein of the foot, the dorsal vein of the hand, etc. However, the main branch of the long saphenous vein is too big for general use. The vessel wall is also too thick and liable to have spasm which is very difficult to release. Hence generally speaking, some tributaries with smaller diameters in the system of saphenous vein are more suitable.

The vessel walls of these tributaries are thinner and the diameters are more even. Likewise, the veins on the dorsum of the hand and foot have similar properties and are good materials for grafting. The source of material is determined by the length and diameter of the vascular gap to be grafted. The pathway of the superficial vein is marked with gentian violet. If part of the vein is not visible, it can be made visible by using hot compresses or applying a tourniquet.

The skin is cut open following the pathway of the vein which is gradually exposed. The small branches are tied. The length is selected according to the length needed and after tying the distal and proximal ends, the vein is removed. Marking stitches are made at its proximal and distal ends. The graft is then wrapped up with saline gauze and is ready for use.

Notes in vein grafting:

(a) Choose veins of similar diameters for the anastomosis of blood vessels; the branches should be few and the pathway straight.

(b) After being removed, the vein graft will contract naturally. Therefore, take a length longer than the arterial gap.

(c) In vein grafting, the venous valves and the direction of blood flow should be noted. Reverse the position of the vein when it is used for artery grafting. If it is used for vein graft, keep the direction the same as that of the main vein.

(d) After being removed, the vein is usually in a spastic state. The spasm should be released with liquid pressure distension before starting the grafting procedures.

c. Trimming method for different types of blood vessel anastomosis

In the anastomosis between two small blood vessels with different diameters, or in carrying out end-to-side anastomosis, the free ends of the vessels should be prepared. There are several methods of preparing the free ends:

(a) A slanting cut at the mouth of the small blood vessel enlarges the site of anastomosis.

(b) A longitudinal cut of the free end followed by a trimming off of the triangular flaps enlarges the anastomotic site greatly(Fig. 10.87).

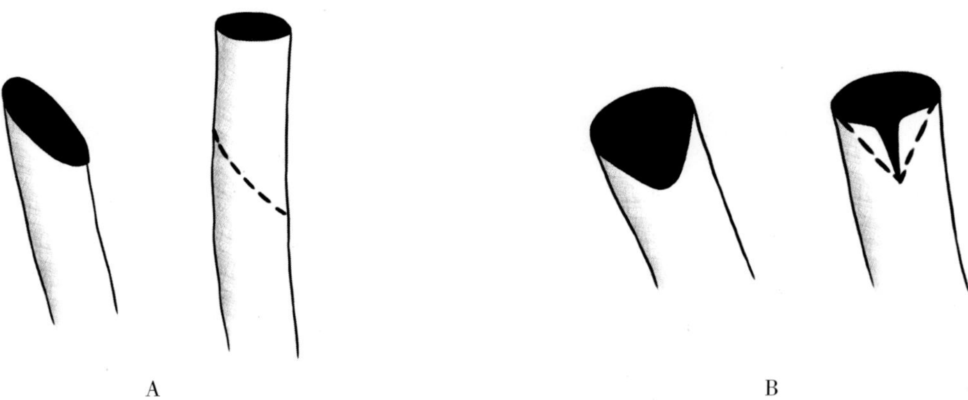

Fig. 10.87　Widening the circumference of microvessels

A. Slanting cut on microvessel　B. Longitudinal cut followed by removal of the two corner flaps

(c) Divide the vessel near the site of one of its branches. A longitudinal split of the vessel wall along the bifurcation of the branch produces a large trumpet-shaped opening(Fig. 10.88).

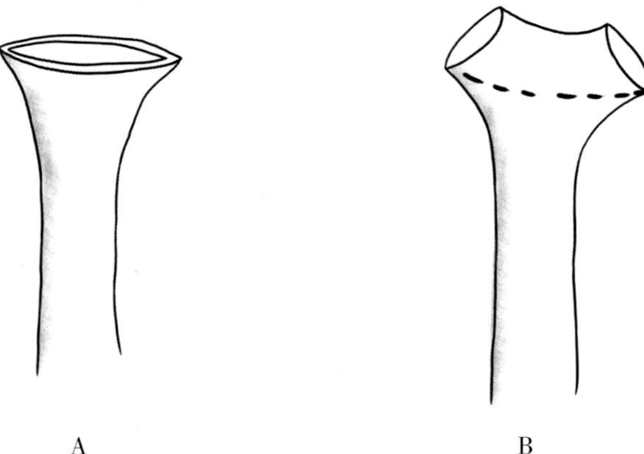

Fig. 10.88 Anastomotic diameter enlarged by removing branching junction

(d) Divide the microvessel with a cuff of the main vessel, e.g. in the preparation for the inferior epigastric flap, the superficial epigastric artery may be removed with a small cuff of femoral artery to make the cut end wider, which helps to achieve a higher patency rate(Fig. 10.89).

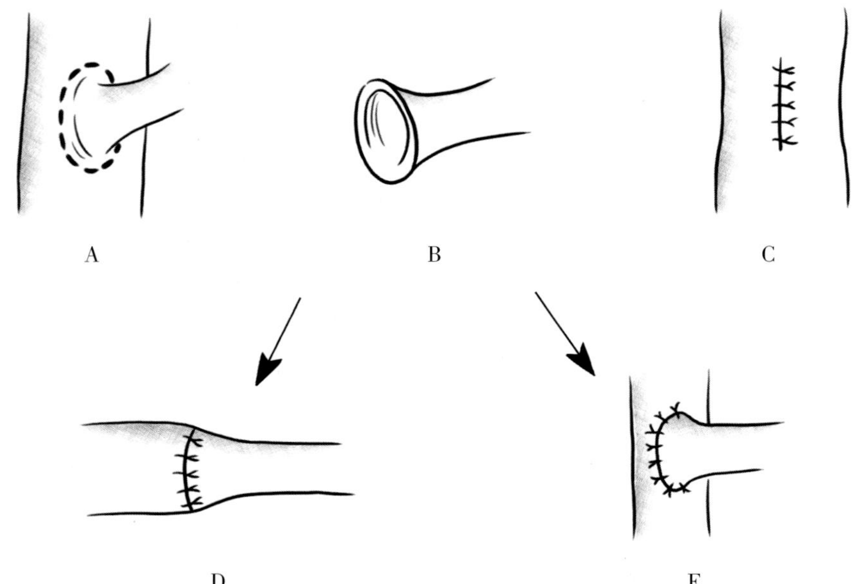

Fig. 10.89 Vessel cuff anastomosis to increase the diameter of the vessel to be anastomosed

A. Arterial cuff removed from femoral artery B. Trumpet end of artery to be anastomosed
C. Longitudinal closure of femoral artery D. Trumpet end anastomosed to larger artery
E. End-to-side anastomosis between cuffed artery and larger artery

d. Method of anastomosis under some special situations

In microvascular anastomosis, the conditions of anastomosis are variable, therefore the different techniques used should also be variable. The followings are some special methods used under special circumstances.

(a) Method for the anastomosis of blood vessels with different diameters

When anastomosing two blood vessels of equal diameters, end-to-end anastomosis is the simplest and easiest method. However, when the diameters of the two blood vessels are different, suitable method must be used for good approximation.

Generally speaking, in the anastomosis of veins, owing to the thinness and stretchability, even if the diameters of the two blood vessels differ by 100%, adjustments can still be made through the suturing technique to make the two ends match well. However, in anastomosing arteries of different diameters, owing to their thick wall and elastic quality, even if the diameters are not markedly different, it is difficult to have satisfactory approximation.

In order to achieve more satisfactory end-to-end anastomosis for two blood vessels of different diameters, besides of making a slanting cut at the opening of the smaller vessel, microtissue forceps may also be used to distend the opening of the vessels mechanically, thus increasing the diameter.

As for the suturing technique, instead of sticking to the equal distance of stitching, one may suture the vessel sites with equivalent angle of arc, i.e. 0° to 0° and 180° to 180°, etc. This technique allows the smaller vessel to become stretched to match the bigger vessel.

Unfortunately, this type of suturing method still has poor approximation and blood leakage occurs easily after anastomosis. This can be compensated by suturing more closely or adding a few stitches of interrupted mattress suture(Fig. 10.90).

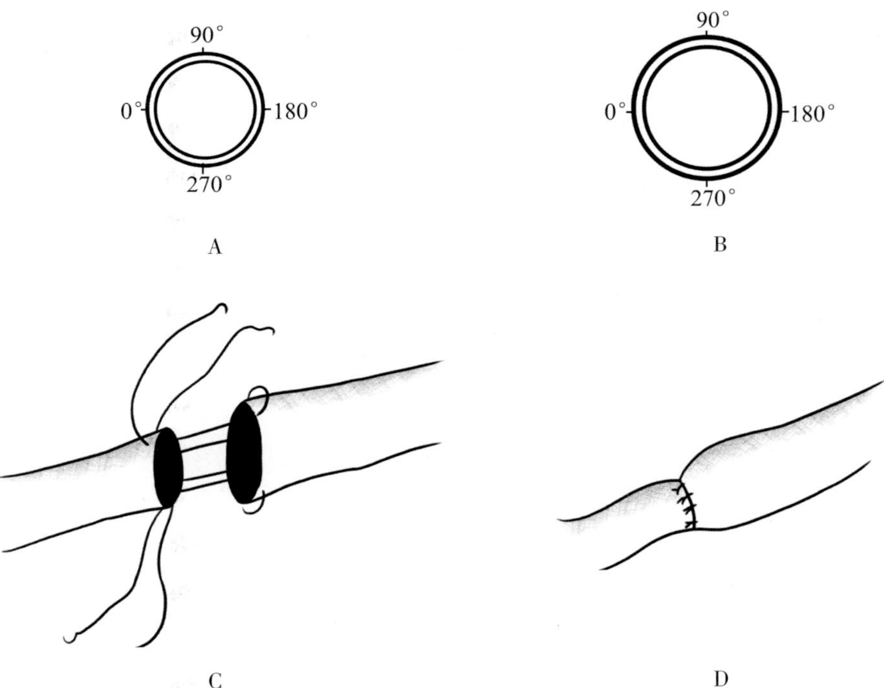

Fig. 10.90　Anastomosis between vessels of different sizes

If the difference in diameters is great, e.g. difference for arteries is more than 1×, and for veins more than 2-3×, it is better to use end-to-side anastomosis.

I would like to quote an example of an ileal loop transplantation for the reconstruction of thoracic oesophagus. The donor vein measured 6 mm in diameter whereas the recipient vein measured only 1.5 mm.

An end-to-side anastomosis had to be performed instead of the usual end-to-end anastomosis. Circulation through the anastomosis was satisfactory.

(b) Anastomosis of blood vessels of different wall-thickness

When using end-to-side anastomosis for small blood vessels, especially the thin-walled ones in the internal organs and vessels of bigger diameter, the difference in the vessel wall thickness is very great, the suturing technique is difficult to apply. Satisfactory approximation may not be obtained and failure in the anastomosis may occur.

Satisfactory results can be obtained if the following details are noted:

a) During suturing, a bigger bite should be made on the thinner vessel.

b) For the thin vessels, full thickness suturing is used, whereas for the big thicker vessel, only the adventitia and muscle layer are sutured.

c) The interrupted mattress method is used for suturing whichever of the above methods is chosen.

When we carried out a free intestinal transplant for the repair of oesophageal damage in the neck region, the external diameter of the mesenteric arteries was around 1.5 mm. Owing to marked fibrosis in the neck caused from past operations, no suitable artery could be obtained for anastomosis. Therefore end-to-side anastomosis with the main artery in the neck, viz., the common carotid artery, had to be chosen.

When the thickness of the vessel wall differed by a few times, we also adopted the above techniques for the end-to-side anastomosis. The circulation was smooth and adequate and the operation was successful.

(c) Method of anastomosis with a cuffed vessel

In free vascularised skin flap transfers involving the superficial epigastric circumflex iliac and thoraco-dorsal arteries, a small circular piece of arterial wall taken from the femoral or axillary artery is left intact with the feeding artery in the form of a cuff. This cuffed artery allows easier anastomosis and has a higher patency rate. During anastomosis of this type of artery, the following points should be noted:

a) The diameter of the artery cuff must be equal to or slightly larger than the external diameter of the artery in the recipient area. Otherwise, the anastomosis will be difficult and leakage of blood may occur.

b) The vessel wall is usually very thick in the arterial cuff, but the vessel wall in the recipient area is usually quite thin. If the difference between the two is very big, the suturing method for blood vessels of unequal thickness mentioned above must be used.

c) The two- or three-fixed points method of suturing can be used. Attention should be paid to the careful suturing and repair of the cuff side of the donor artery to prevent serious postoperative bleeding. Excessive removal of arterial cuff will lead to a narrowing of the main artery which must be avoided. Whenever necessary, the damaged arterial wall can be repaired with a venous flap.

(d) Method to prevent suturing the opposite blood vessel

In anastomosing small blood vessels, especially small veins less than 1 mm in diameter, it is very easy to catch the opposite vessel wall unknowingly during suturing of the anterior wall, producing a later obstruction in the vessel lumen. The following methods can be used to prevent suturing the opposite vessel wall:

a) Close coordination with the assistant—Before entering the needle, the two pairs of forceps of the assistant and the pair from the surgeon should be placed individually in three different positions to lift up the adventitial structures of the vessel edge to be anastomosed. The mouth of the anastomosis will then automatically open up.

b) The second assistant injects into the openings continuously with irrigating fluid to keep them open.

c) The blood vessel opening is placed vertically under the field of the operative microscope for anastomosis.

d) When putting down the third stitch, the assistant uses forceps to pull on the posterior wall or lift up the opposite wall with the first stitch.

e) Use the unequal fixed point method for suturing. At any rate, in all the processes of suturing, the suturing should be done with three different centrifugal forces at the blood vessel wall. This will prevent inadvertent suturing of the opposite blood vessel wall structures.

(e) Method of inspecting the patency of blood vessels after anastomosis

Usually after an anastomosis of blood vessels which have external diameters above 1.5 mm, the patency can be checked under direct vision by simply observing the degree of filling of the blood vessel, the extent of pulsation and the recovery of circulation in the transplanted part(including colour, bleeding point, etc.). These observations confirm the blood flow through the site of anastomosis, but do not confirm absolute patency.

For all these years, we have used the method of blood expression—the observation of distal filling for the determination of patency. Using two pairs of microforceps, two ends of the vessels 1 cm from the site of anastomosis are gently clamped after emptying the blood in between. Loosening one of the forceps: For the artery, the proximal forcep is loosened first; for the vein, the distal forceps is loosened first. Thus one can releases the obstruction to blood flow. The speed of blood passing through the site of the anastomosis and the degree of filling up are observed to determine the patency of the site of anastomosis(Fig. 10.91).

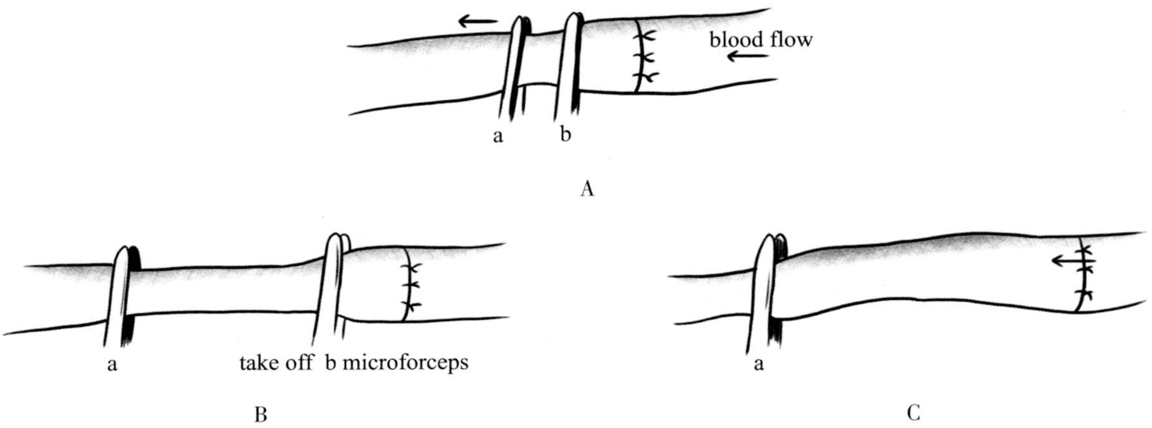

Fig. 10.91 "The expression test" for testing vascular patency after anastomoses

For the anastomosis under spasm, the liquid pressure method can be used for inspection. Use a size 2 or 2+ irrigation needle with a blunt end to enter the proximal end of the artery or the distal end of the vein. The blood flow is stopped on the other end by applying a small arterial clip. Washing fluid is gently injected. This fluid pressure distends the spastic vessel and the flow of fluid across the anastomotic site is observed. Another way of detecting patent flow is by the postoperative use of Doppler's ultrasound blood flow detection.

(4) Other methods of microvascular anastomosis

At present, the most effective and most frequently used method of microvascular anastomosis is still the suturing method.

However, this process of pure manual manoeuvre carries certain defects which include easy damage and prolonged operating time. We are working hard towards further improvements in this kind of operation.

Since 1960s, much research has been taken out on other methods of microvascular anastomosis such as the use of arterial rings, suturing machines or glueing, etc. However, these methods are still in the experimental stage for microvessels with external diameters less than 1.5 mm. Further research is necessary.

We now introduce these methods here. The brief description may indicate the direction of the present research on microsurgery.

1) Vessel ring anastomosis

As early as the mid-19th century, some surgeons had already suggested the use of ivory, feather tubes, etc., as adaptors for vascular anastomosis. Recent practice involves the use of metal rings (stainless steel, silver, copper compounds or other metals) and high molecular synthetics (dacron, nylon, etc.).

In 1963, the 6th People's Hospital of Shanghai used a dacron vessel ring to anastomose the veins during the operative process of the first case of amputated limb replantation.

In 1964, in our experiments on abdominal free flap transplant in the dog, we used stainless steel vessel rings and obtained a certain degree of success.

Using vessel rings for anastomosis ensures a good contact between the intima of the two blood vessels. The patency rate is higher as there is no exposure of anastomosing material in the lumen of blood vessels. However, for small blood vessels of external diameters less than 1.5 mm, the vessel wall cannot be turned easily over the vessel ring and it is easy to cause tearing and damage to the microvessels. Moreover, as there is a hard surface constricting the exterior of the blood vessel, its distensibility is restricted and the patency rate is usually lower than using the suturing method.

This method is certainly contraindicated for growing children as it limits the increase in vessel diameter. The vessel ring method is classified by the shape of the rings. There are the toothed and the non-toothed types. The toothed end may be placed at the proximal or distal end of the site of anastomosis. Some rings have horizontal grooves while some others are smooth without grooves (Fig. 10.92).

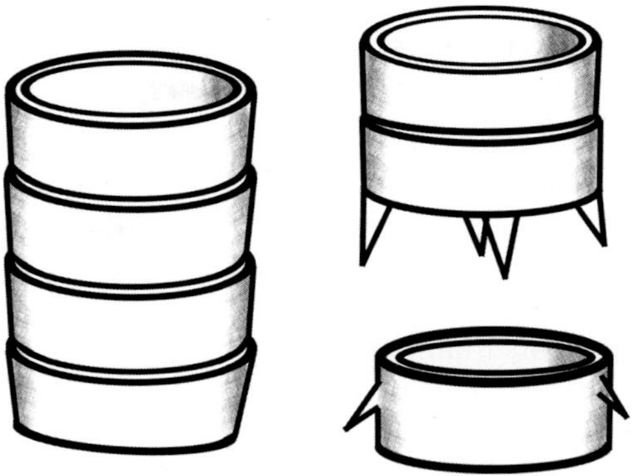

Fig. 10.92　Three types of vascular anastomotic rings

Vessel ring anastomosis: First, put one of the cut ends of the blood vessel into the ring. Use the mechanical distending method to distend the blood vessel diameter. With the help of a few stitches at the edge, or using microforceps or small hooks, turn the opening of the blood vessel to the vessel ring. If toothed ring is used, the edge of the blood vessel opening is automatically hooked on the small teeth. If a non-toothed ring is used, fine silk is used to tie tightly around the turned vessel wall to the horizontal groove of the ring. Then using the same method, the end of the other vessel is dilated and tubed onto the first vessel that has been turned over. The two ends of the vessel are then tied tightly with a fine thread(Fig. 10.93).

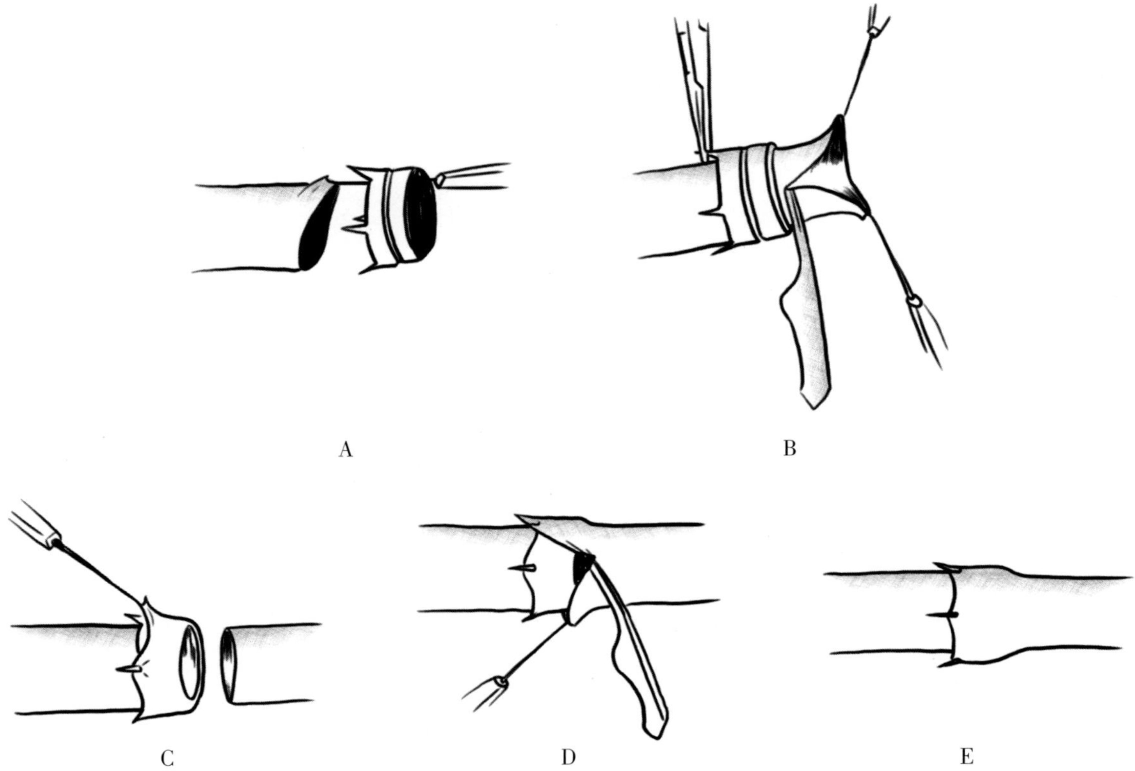

Fig. 10.93　Procedures for anastomosis using a ring

A. Cut end of vessel pulled through the ring　B. Everting the vessel end onto the ring　C. Edges fixed onto the micro-hooks　D. The other vessel introduced to directly cover the ring　E. Anastomosis completed

In 1981, Chang and Shek of the Plastic & Reconstructive Surgery Unit of the 9th People's Hospital of Shanghai used a specially made vessel toothed ring of titanium material to perform experimental microvascular anastomosis.

There were rings with ten different diameters(in mm): 1.0, 1.2, 1.5, 1.8, 2.0, 2.3, 2.8, 3.0, 3.5 & 4.0 (Fig. 10.94). The thickness of the ring is 0.1-0.15 mm and the length of the ring is 0.6-1.7 mm. The length of teeth is 0.5-1.2 mm. Experiments were carried out on dogs and rabbits, using the dog's femoral artery and brachial artery which are 2.0-3.0 mm in diameter. The rabbit's femoral artery and veins which measured 1.5-1.8 mm in diameter were similarly anastomosed.

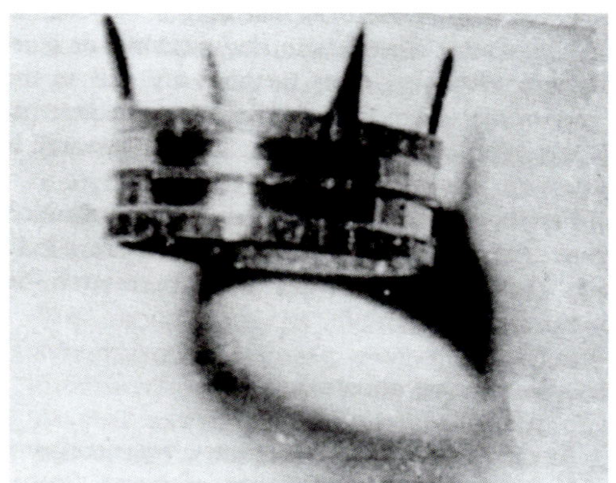

Fig. 10.94 Magnified photograph for vascular ring made of titanium alloy

The experiments were divided into groups as shown in the following table(Table 10.2).

Table 10.2 Vessels' external diameters from dogs and rabbits in experiments

Group	Artery/Vein	External diameter of blood vessel(mm)	No. of blood vessel	Animal used
A	Artery	2.8-3.0	25	Dog
B	Artery	2.0-2.3	25	Dog
C	Artery	1.5-1.8	25	Rabbit
D	Vein	1.5-1.8	25	Rabbit
E	Artery	1.2	10	Rabbit

The results of these arterial ring anastomoses were as follows:

a. Patency

(a) Immediate check, 15 minutes after anastomosis, showed 100% patency.

(b) Late checks.

a) 2.8-3.0 mm artery—patency 100%.

b) 2.0-2.3 mm artery—patency 100%.

c) 1.5-1.8 mm artery—23 out of 25 total patent, 2 anastomosis had partial patency. Overall patency rate 100%.

d) 1.5-1.8 mm vein—20 out of 25 total patent, 3 anastomosis partially patent, 2 totally thrombosed. Overall patency rate 92%.

e) 1.2 mm artery—6 out of 10 total patent, 2 partially patent, 2 totally blocked. Overall patency rate 80%.

b. Histological sectioning

Gaps in the anastomoses were well filled and covered by the intima 7 days after the surgery. In the 100-day-old specimens there was complete filling of the gaps and smoothening of the intima. The collagen fibres at the overturned portion of vessels in some of the specimens showed fatty degeneration. In most of the specimens, no hypertrophy was observed at the anastomoses, nor was there evidence of foreign body reaction in the intima and media(Fig. 10.95). Scanning microscopy one day after anastomosis showed fibro-proteins filling the gap at the anastomosis, whereas the intimal cells at the gap were morphologically normal. 3-7 days after anastomosis, intimal cells at the gap started to multiply and spread towards the gap(Fig. 10.96). The gap was filled on the 15th day, and the resurfacing became perfect after 30-45 days(Fig. 10.97).

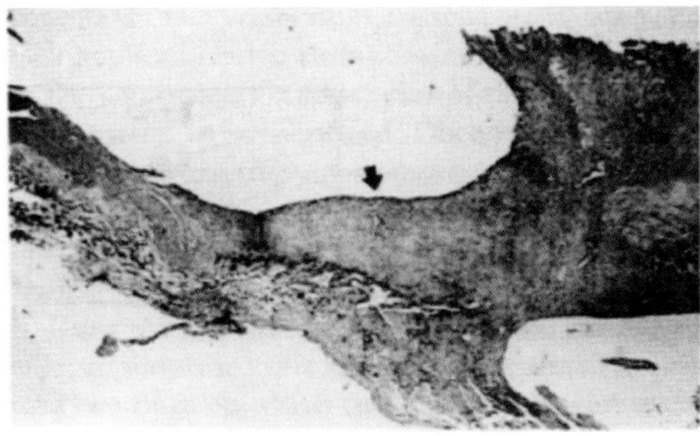

Fig. 10.95 Section of anastomotic site 100 days after anastomosis(arrowhead points at smooth intima)

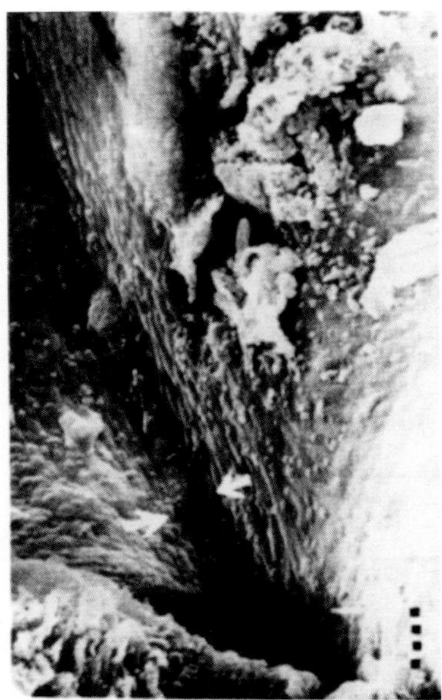

Fig. 10.96 Anastomotic site 7 days after the operation

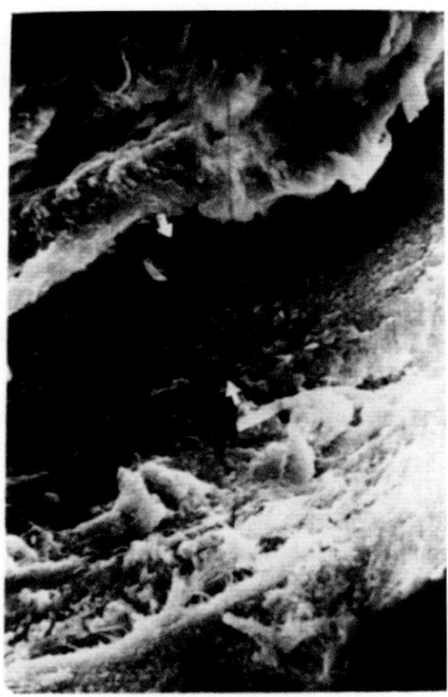

Fig. 10.97 Anastomotic site 30 days after the operation (arrowheads indicate totally smooth intima)

c. Time spent on ring anastomosis

On the whole, the shortest time for ring anastomosis was 5 min. 6 sec. and the longest was 8 min. 10 sec. The average was 6 min. 3 sec.

Conclusion: According to this group of experiments, we think that the titanium vessel ring has light weight, high strength and causes very little reaction in the human body. The ring anastomosis method is convenient and the time of anastomosis is short.

It is particularly suitable for arteries with an external diameter of 1.5-3.0 mm, which the patency rate can reach 100%. However, in anastomosis of veins between 1.5-1.8 mm, only 92% patency rate was achieved. This experiment has provided a valuable basis for its clinical application and wider clinical use seems feasible.

2) Anastomosis using a suturing device

This is a method using a specially designed blood vessel anastomosing machine. In early 1950s, a blood vessel anastomosing machine was made abroad and used clinically.

In China, some research has also been done in the past(Fig. 10.98) on these intraoperative sewing machines. The working principle of the blood vessel anastomosing machine is the same as that of the stapler.

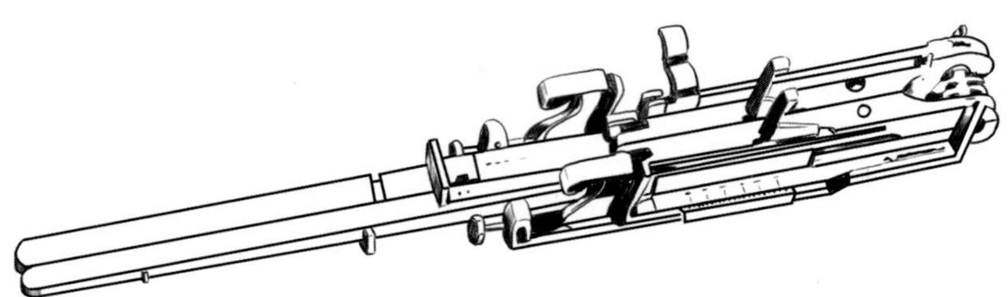

Fig. 10.98 Rudolf anastomotic machine

The principal part includes a couple of vessel rings and a pair of mechanical anastomosing clamps which act very much like a stapler. Before anastomosis, a pair of approximating rings is chosen. The rings have pin-holes in their periphery to allow staples to go in. The anastomosing procedures include pulling the ends of the vessels inside-out onto the rings, using the ring-holding stapler. The two rings are approximated and stapled together when the stapler is pressed to push the pins out. When the stapler is released and removed, the anastomosis is completed(Fig. 10.99).

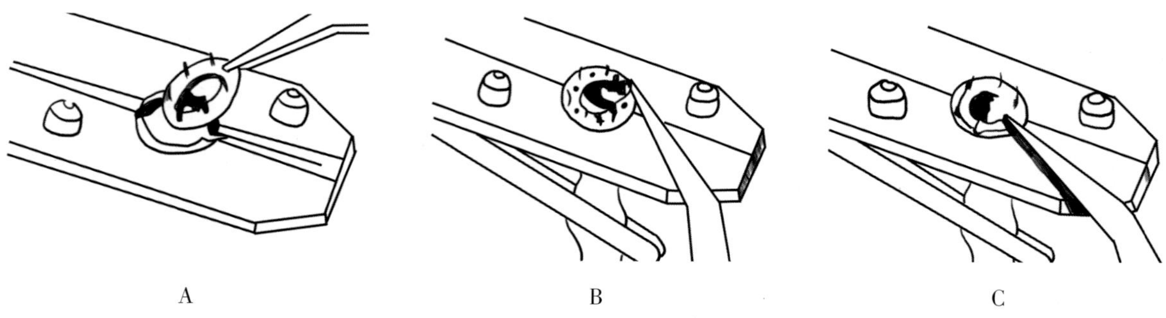

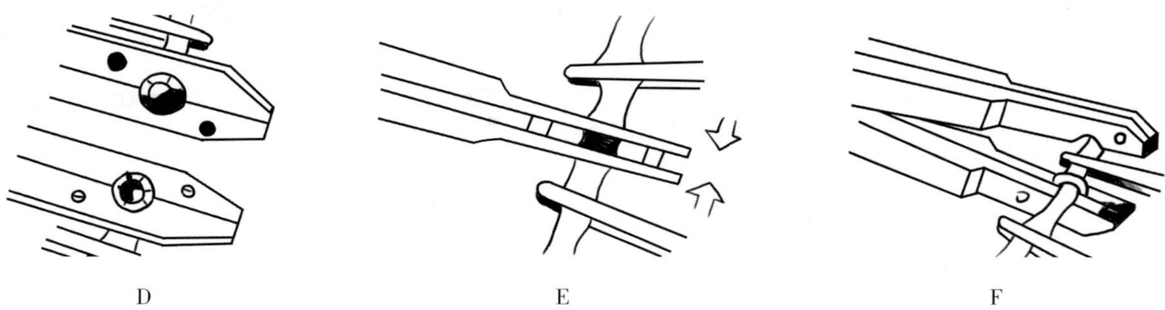

Fig. 10.99 Vascular anastomosis using the Nakayama anastomotic machine

A. Nakayama anastomotic machine: vascular ring being fitted in B. Microvessel introduced through ring and everted and fixed onto the pins of the ring C. Eversion completed D. The other blade of the machine being approximated E. Pressure applied F. Machine removed after anastomosis

The size of the vessel ring is chosen according to the size of the vessel diameter. The vessel anastomosing stapler instrument is usually equipped with rings of 1.3-1.5 mm diameter to suit the anastomosis of blood vessels of different diameters. However, in practical application, it is an effective method only for blood vessels of bigger diameters when the speed of anastomosis is fast and the approximation of blood vessels is good. It is applied not only for blood vessel anastomosis, but also for fallopian tube and common bile duct anastomosis.

For blood vessels of smaller diameters(around 1.5 mm), the difficulty lies in the turning of the blood vessels. The disadvantages include tearing and damaging the blood vessel wall. Also the components of these vessel rings are too complicated and their applications are time-consuming.

During the anastomosis, part of the blood vessel structure has to be sacrificed. Once mechanical impairment occurs, the anastomosis will fail, which means losing a whole segment of blood vessel. Once such damage occurs, it is not easy to anastomose again.

Using the principle of the ring stapler, Nakayama from Japan simplified this kind of equipment. He only used two rings on which two vessel ends were overturned. These two rings were then joined onto each other.

Obtrup used Nakayama's blood vessel anastomoser to perform a refined animal experiment. He used the posterior facial vein for anastomosis. A total of 50 rabbits with 100 veins were anastomosed. The rabbits were divided into four groups and a comparison was made on the suturing methods.

(a) Nakayama human anastomoser: Using a vessel ring made of titanium.

(b) Nakayama animal anastomoser: Using a vessel ring made of ordinary alloy originally designed for animals.

(c) The suturing method.

(d) Control group(only using arterial clamps to clamp the veins).

Experimental results proved that in the anastomosis of small veins, the effect after applying the Nakayama anastomoser was better than the suturing method(Table 10.3).

Table 10.3 Obtrup's experiment using Nakayama's rings

	Nakayama (Human ring)	Nakayama (Animal ring)	Suturing method	Group for comparison
Patency rate	68%	70%	44%*	100%

*Note: In this group of experiments, the patency rate of blood vessels was lower than that in most of the animal experiments today. Moreover, this report pointed out that time of anastomosis using an anastomoser was 7-15 minutes, averaging 11 minutes, whereas using suturing method, the time was 25-44 minutes, averaging 32 minutes.

In conclusion, for the anastomosis of small blood vessels, the blood vessel anastomoser is not ideal, especially for vessels with external diameters around 1 mm. Further research on this still needs to be carried out.

3) Anastomosis using tissue adhesives

The original assumption in using adhesive is that it should be convenient and fast. In actual practice, however, it does not work that way. In 1960s, Eastman 910 was tried in other countries as adhesive material for blood vessel anastomosis. It has a very strong adhesive power. In Guangzhou, the Industrial Research Centre had used this type of adhesive material to stick brass sheets together. The average pulling force was 250-300 kg/cm^2.

It was also discovered that this adhesive possessed about 20% elasticity. However, if it were used for adhering the blood vessels, it has too much irritability and toxicity for the human body.

Method of anastomosis using adhesives: Firstly, clear a segment of blood vessel of adventitia on both sides of the anastomosis. After they are dried, a thin layer of adhesive material is painted onto the cleared area of the vessel wall, then the two open ends of the vessels to be anastomosed are approximated. Use a piece of 1 mm broad muscle membrane or tendon membrane to wrap around the glued site of the anastomosis. After a few seconds, the adhering material will aggregate and adhere firmly.

Attention must be paid not to allow any adhesive to enter the lumen or stain the intima of the blood vessels.

In 1964, we used Eastman 910 adhesive material to carry out animal experiments. The results proved that the failure rate was very high for the anastomosis of very small blood vessels, and that the irritability was very high for local tissues.

In the adhesion for 16 small arteries of diameters below 0.8-1.0 mm, observations were carried out 10-20 days postoperatively. It was found that all vessels were blocked with some gangrenous tissues in some of them. The surroundings of the blood vessels showed extensive necrosis. However, Shen Yang Medical School had reports of higher success rates with adhesive anastomoses.

In recent years, Tschopp of Switzerland has carried out experiments on the rat's aorta using adhesive anastomosis. He used freeze-dried dural membrane as the wrapping material and a tissue adhesive which was painted on the dural membrane to be wrapped around the anastomosis. There were 24 successes among 26 arteries.

However, nearly all arterial structures developed inflammatory oedema which disappeared gradually only after two weeks. The reported success rate for this kind of adhesive anastomosing method was as high as 92%(24/26).

In spite of these successes, no justification may be made on its wider clinical use. Although the chemical adhesive anastomosing method has had a history of more than ten years, it is still at an experimental stage at present and needs further research to establish its real value.

From: Chang Tisheng, Zhu Shengxiu, Wang Zhongcheng. Principles, techniques and applications in microsurgery[M]. Singapore: World Scientific, 1986: 16-34.

Facial Reanimation

Facial Paralysis Repair

Chai Khoo Boo

The objective of this study was to explore a new surgical approach to the repair of facial paralysis in its late stage, using a regional transposition of pedicled sternocleidomastoid muscle for the dynamic reanimation of the paralyzed face. 7 cases were treated and followed up for 10 months before clinical evaluation. In all of these cases, the sternal and clavicular branches of the sternocleidomastoid muscle were elevated from their bony attachments, with the mastoid insertion left in situ as the pedicle for the blood supply and accessory nerve maintained in it. The muscle strips were transposed and sutured to the orbicularis oris muscle around the mouth corner on the paralyzed side. Static asymmetry of the nose and oral commissure on the paralyzed side was corrected immediately after the operation. Movement of the oral commissure recovered 1 week postoperatively. Symmetric smiling was observed in 1 month, and all oral movements recovered in 10 months postoperatively. This new approach to repair facial paralysis in its late stage by regional transposition of the pedicled sternocleidomastoid muscle is effective in restoration of both static and dynamic symmetry of the nose and mouth and in recovery of the facial expression and the oral commissure.

From: Chai Khoo Boo. Facial paralysis repair[J]. Plast Reconstr Surg, 2003, 111(3): 1375.

Facial Reanimation with a Single-Stage Free Transfer of Split and Segmental Latissimus Dorsi Flap

Wang Wei, Yang Chuan, Karim Hussain, Hu Hongtai, Chang Tisheng, Zhao Li, Miao Hua

（1）**Abstract**

This paper reports our experience in facial reanimation using free innervated split and segmental latissimus dorsi muscle flap one-stage transfer in 74 cases with long-standing facial palsy from 1986 to 1996. The segmental latissimus dorsi flap was taken from the distal part of the muscle, so that the muscle flap had an ultralong neurovascular pedicle of 12-17.5 cm in length. The muscle flap could be made thinner by splitting the segmental muscle. The split and segmental muscle flap was transferred to the paralyzed side of the face with its ultralong neurovascular pedicle passing through a tunnel in the upper lip to the normal side of the face. The neurovascular pedicle of the muscle flap was anastomosed with the facial nerve, artery and vein on the normal side of the face. The design of this operation avoided the cross-facial nerve graft stage. From 1986 to 1996, 74 patients with long-standing facial paralysis were treated in our department of plastic surgery. The duration of facial palsy in this series was from 1.5 to 51 years. The results were satisfactory in 72 cases, evaluated 8 months postoperatively. The expression movement of the soft tissues of the face can be seen not only over transferred muscle, but also on the paralyzed muscle covered by the split muscle flap. It is supposed that this is due to muscle-muscle neurolization. Study of 53 sides of latissimus dorsi muscle in the cadavers is discussed in this paper.

Key words: facial reanimation, free transfer, split latissimus dorsi flap, segmental latissimus dorsi flap.

（2）**Introduction**

Facial paralysis results in the inability to wrinkle the forehead, close the eye, raise the eyebrow or corner of the mouth. Facial asymmetry occurs both during rest and function. Emotional facial expression, blinking, eating and speaking are all adversely affected. In addition to considerable facial impairment, failure to close the eye may result in exposure keratitis threatening vision.

Techniques that were described initially for the management of facial paralysis included static suspension of eyelids, cheek, and corner of the mouth using fascia lata strips, or anastomosing the accessory or hypoglossal nerves to the facial nerve. More recently, techniques of introducing muscle to replenish the atrophied facial asymmetry at rest are advocated, however, a normal smile is usually not restored. Autogenous free on-lay muscle grafts, such as extensor digitorum brevis, have also been used. And the way of extending the transplanted muscle across from the paralyzed to the unparalyzed side, which will facilitate neurotization, has also been used.

Although significant challenges remain in the management of facial paralysis, considerable advances have been made over the last few decades. Facial paralysis was first treated by free neurovascular muscle transfer using the gracilis muscle. In these cases the nerve supplying the gracilis muscle was anastomosed to the nerve to the temporalis muscle, and thus the activity of the transplanted muscle is controlled by the trigeminal nucleus. The control of the muscles of facial expression and transplanted muscle by the facial nerve is a prerequisite for restoration of a synchronous natural smile.

The purpose of this paper is to describe the technique and results of 33 cases of facial paralysis treatments, using latissimus dorsi(LD) muscle in a new way: a single stage, individualized, neurovascular transfer of split and segmental muscle flap(s), with an ultralong pedicle.

(3) Microanatomy

Microanatomy is the key to latissimus dorsi segmental muscle flap preparation, and has been previously described by us in a detailed study of 66 cases.

The thoracodorsal artery measures 1.6-2.7 mm in diameter. It runs on the deep surface of the LD muscle, before dividing into medial and lateral branches that enter the muscle. They arise 18.5 mm superior to the level of the inferior angle of the scapula, 21.5 mm medial to the anterior border of this muscle, and 53.3 mm lateral to the vertical line passing through the inferior angle of scapula. The medial and lateral branches further divide into segmental arteries, of which there are generally four(and up to six) patterns of distribution(Fig. 10.100). There are generally two venae comitantes accompanying each segmental artery.

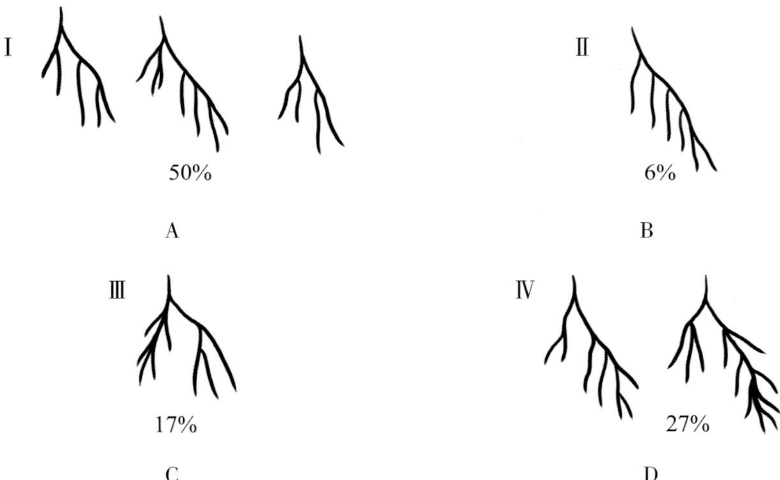

Fig. 10.100 Different types of segmental arterial blood supply of latissimus dorsi muscle and their frequency

A. Type Ⅰ: "homogenous" 50% B. Type Ⅱ: "feather" 6% C. Type Ⅲ: "inner feeder" 17% D. Type Ⅳ: "outer feeder" 27%

The relationship between artery(A), vein(V), and nerve(N) of the medial segments of LD muscle for types Ⅰ-Ⅳ is NVAV(100%), and of lateral segments for types Ⅰ and Ⅱ is NVAV(51.6%), and of types Ⅲ and Ⅳ is VAVN(42.5%).

(4) Operative Technique

The technique involves a single operation with two teams operating simultaneously. One team prepares the LD segmental muscle flap for transfer whilst the other prepares the recipient site.

The patient is positioned supine with the donor LD muscle side 30° upwards and the arm supported on a stand. The LD muscle is approached through a Z-shaped incision centered over its anterior border, and the skin flaps are raised anteriorly and posteriorly to expose the muscle. Dimensions of the LD segmental muscle flap required for the individual case are marked, usually 1.5-6 cm wide, 7-9 cm long. The anterior border of the muscle is mobilised, and by careful inspection and palpation the lateral branch of the thoracodorsal artery is identified. Raising segmental flaps 3 cm or 4 cm gives a longer pedicle(8-12 cm) than the usual one of 5-8 cm. Dissection proximally along the lateral branch through the muscle leads to the thoracodorsal artery itself. The later is mobilized proximal to the branch to the inferior omohyoid muscle, increasing the length of the pedicle to 10-14 cm. Further dissection of the segmental artery through the muscle yields a 10-16 cm, ultralong pedicle to the segmental muscle flap. A thinner LD muscle flap is made by splitting the segmental muscle flap(Fig. 10.101).

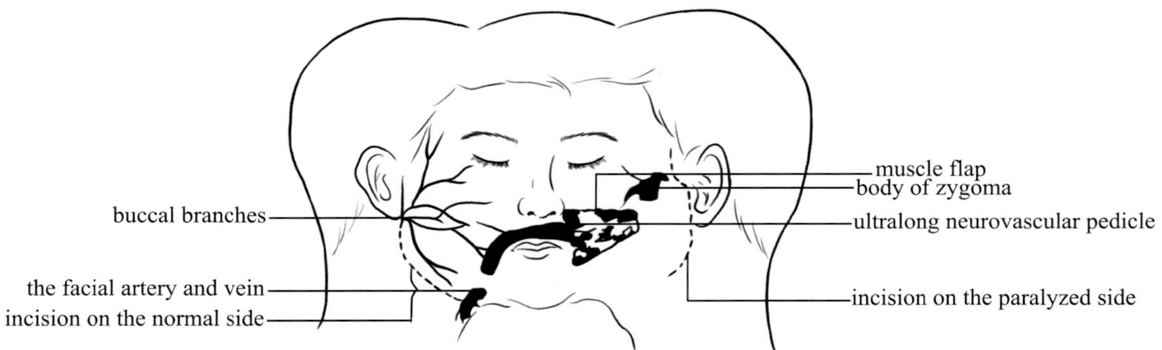

Fig. 10.101 Latissimus dorsi segmental and split muscle flap with an ultralong neurovascular pedicle

The face is approached through preauricular incisions on both sides. On the normal, nonparalyzed side, the facial artery and vein are prepared for microvascular anastomosis, and a 1 mm diameter of branch from the buccal plexus of the facial nerve is selected, in preference to larger main buccal branches(1.5 mm), for anastomoses to the nerve supplying the LD muscle.

A subcutaneous tunnel in the upper lip is created. The ultralong pedicle of the LD split and segmental muscle flap is delivered from the paralyzed side to the normal side through the subcutaneous tunnel. Microanastomosis of the thoracodorsal artery, vein, and nerve to the prepared facial artery, vein and branch of the buccal plexus of the facial nerve is performed.

The split and segmental muscle flap is placed in position of zygomaticus major muscle. The superior end is anchored at the body of zygoma, to the fascia deep to submuscular aponeurotic system, and the inferior end is separated into 3 leaves that are secured to the upper lip, oral commissure, and lower lip. At the time of preparing the segmental muscle flap a leaf projecting from it can also be fashioned so that it can be inserted into the lower eyelid.

(5) Results

At our institution between 1986 and 1992, 33 cases of facial paralysis were treated by the previously described technique.

The etiology of the cases treated are postoperative complication of acoustic neuroma in 11 cases, Bell's palsy in 7 cases, motor accidents in 5 cases, postoperative sequelae of facial hemangioma in 3 cases, otitis media in 3 cases, congenital deformity in 2 cases and others in 2 cases(Table 10.4). Before surgery: The average duration of facial paralysis was 13.6 years(range 1.5-52 years); age range was

7-52 years old; paralysis affected the left side in 18 cases and right side in 15 cases; and complete facial paralysis was in 29 cases and incomplete in 4 cases.

Table 10.4 The etiology and its incidence for cases of facial paralysis treated

Postoperation of acoustic neuroma	11
Bell's palsy	7
Motor accidents	5
Postoperation of hemangioma	3
Otitis media	3
Congenital	2
Others	2

Outcome was assessed by clinical examination and patient questionnaire for facial appearance at rest, and during voluntary and involuntary movements and muscle tone.

32 cases showed recovery from facial paralysis. The excellent result showed virtual complete recovery approaching normality in 18 cases. The good result showed substantial recovery in 14 cases, and failed in one case(Table 10.5). Their earliest significant movement took place 128 days after operation and the latest 8 months postoperatively, averaging 5 months. Recovery continued up to 1 year postoperatively. All cases that were investigated by electromyography showed activity, the earliest occurred 107 days postoperatively, and improved with time.

Table 10.5 Outcome of 33 cases of facial paralysis treated

Excellent	Virtual complete recovery approaching normality	18
Good	Substantial recovery	14
Poor	Little recovery	0
Failed	No recovery	1

(6) Discussion

Various muscles have been used for free neurovascular transfer for treatment of facial paralysis. They include gracilis, extensor digitorum brevis, latissimus dorsi, and pectoralis minor muscles. The selection criteria for a suitable donor muscle for free neurovascular transfer are that it should have a single neurovascular pedicle, the same shape and size as the recipient defect, and leave no functional disablity following its excision.

The characteristic distribution of vessels and nerves in latissimus dorsi previously described enables well defined "segmental muscle flaps" to be raised. Each segmental muscle flap behaves as a single and independent functional unit, enabling treatment to be designed for individual cases. Thus the dimensions of the free muscle transfer selected should produce the correct amount of bulk, power and range of motion appropriate to different parts of the face. This needs to take into account that about 50% of the muscle transplanted may become atrophied up to 3 months after transfer and that the maximum working capacity is only one-fourth of normal.

The site for insertion of the muscle transfer is also important. It should be placed in position of the zygomaticus major muscle to raise the corner of the mouth, 30°-40° to the horizontal, and produce a symmetrical smile.

A two-stage operation for facial reanimation has been widely used. Cross-facial sural nerve grafting is done at the first stage, and is followed 6-8 months later. After the appearance of Tinel's sign at the distal end of the nerve graft, the second stage then is carried out that involves the free neurovascular transfer of gracilis or pectoralis minor muscles. The single stage surgical technique that we describe with an ultralong pedicle avoids the need for preliminary cross-facial sural nerve grafting, the delay and possible complications of a second operation and sural nerve donor-site morbidity. Unlike pectoralis minor muscle which is too close to the face, selection of LD muscle enables surgery at the recipient and donor sites to be undertaken simultaneously, thus reducing the operative time.

There is early return of good facial movement, at about fourth month postoperatively, with this technique. Improvement in facial movement continued for up to one year after surgery, and is in agreement with other study.

Recovery of function of a paralyzed muscle following a single stage free neurovascular transfer also has been studied in an animal model and clinically. It showed that based on muscle tension, electromyography, and histological findings, recovery from paralysis was significantly better when a neurovascular pedicle with attached muscle was implanted into the paralyzed muscle(group A), than when only a nerve was implanted(group B). The former group showed the richer regeneration of motor end-plates and blood vessels, significantly better electromyographic activity and muscle tension than the latter group. Furthermore, the recovery was also significantly better in a subgroup of group A, in which the muscle was paralyzed for 12 weeks before the implantation, than that of no delay. The delay probably allows the Schwann cells to regenerate and produce a high concentration of chemotactic factors directing reinnervation of the paralyzed muscle, and the increase in space between the atrophied muscle fibers may also favor reinnervation.

The case that there was no recovery from facial paralysis was presumably due to thrombosis of the vascular anastomoses.

The technique described was associated with good neurolization of the orbicularis oris muscle as indicated by patients being able to purse their lips. This process is favored by splitting the segmental muscle flap, encouraging the widespread formation of motor endplates.

Another advantage of the distally located segmental muscle flaps is that it is thin, reducing the likelihood of secondary debulking procedures. Only two of our cases required such a procedure.

References

[1] McLaughlin C R. Permanent facial paralysis: the role of surgical support[J]. Lancet, 1952, 2(6736): 647-651.

[2] Baker D C. Plastic surgery: Facial paralysis[M]. Philadelphia: WB Saunders, 1990: 2237.

[3] 王炜,张涤生,杨川,等.跨面吻合血管神经的背阔肌移植一期治疗面神经瘫痪[J].中华显微外科杂志,1989,12(3):155-157.

[4] McLaughlin C R. Epiphora in facial paralysis[J]. Br J Plast Surg, 1993, 46(2):

143-148.

[5] Sheehan J E. The muscle: nerve graft in unilateral facial paralysis[J]. Surg Clin North Am, 1935, 15: 471.

[6] Thompson N. Autogenous free grafts of skeletal muscle: a preliminary experimental and clinical study[J]. Plast Reconstr Surg, 1971, 48(1): 11-27.

[7] Harii K, Ohmori K, Torii S. Free gracilis muscle transplantation with microneurovascular anastomoses for the treatment of facial paralysis: a preliminary report[J]. Plast Reconstr Surg, 1976, 57(2): 133-143.

[8] Terzis J K. Pectoralis minor: a unique muscle for correction of facial palsy[J]. Plast Reconstr Surg, 1989, 83(5): 767-776.

[9] 王炜,张涤生,杨川,等.超长蒂节段肌瓣移植一期治疗晚期面神经瘫痪[J].中华医学杂志,1992,72(11):680-682.

[10] 赵莉,王炜.背阔肌节段肌瓣移植修复面瘫的应用解剖[J].中国临床解剖杂志,1992,10(2):83-86.

[11] Harii K. Microneurovascular free muscle transplantation for reanimation of facial paralysis[J]. Clin Plast Surg, 1979, 6: 361-375.

[12] Terzis J K, Manktelow R T. Pectoralis minor: a new concept in facial reanimation [J]. Plast Surg Forum, 1982, 5: 106-110.

[13] Terzis J K, Sweet R C, Dykes R W, et al. Recovery of function in free muscle transplants using microneurovascular anastomoses[J]. J Hand Surg Am, 1978, 3(1): 37-59.

[14] Manktelow R T. Discussion: the pectoralis minor vascularized muscle graft for the treatment of unilateral facial palsy, by Harrison D H[J]. Plast Reconstr Surg, 1985, 75(2): 214-216.

[15] Anderl H. Reconstruction of the face through cross-face-nerve transplantation in facial paralysis[J]. Chir Plast, 1973, 2(1): 17-45.

[16] O'Brien B M, Pederson W C, Khazanchi R K, et al. Results of management of facial palsy with microvascular free-muscle transfer[J]. Plast Reconstr Surg, 1990, 86(1): 12-22; discussion 23-24.

[17] 杨川,王炜,钟斌,等.带神经血管的肌束使瘫痪肌肉恢复神经支配进一步实验研究[J].中国修复重建外科杂志,1992,6(4):232-235.

From: Wang W, Yang C, Karim H, et al. Facial reanimation with a single-stage free transfer of split and segmental latissimus dorsi flap[J]. Plast Reconstr Surg, 2000, 106: 1230.

Free Split and Segmental Latissimus Dorsi Muscle Transfer in One Stage for Facial Reanimation

Wang Wei, Qi Zuoliang, Lin Xiaoxi, Dong Jiasheng, Yang Chuan, Karim Hussain, Hu Hongtai, Sam Gontur, Zhao Li, Miao Hua, Chang Tisheng

(1) **Abstract**

The authors report the experience in facial reanimation using free innervated split and segmental latissimus dorsi muscle flap one-stage transfer in 86 patients with long-standing facial palsy. The segmental latissimus dorsi was taken from the distal part of the muscle so that the muscle flap had an ultralong neurovascular pedicle of 13-17.5 cm in length. The muscle flap was made thinner by splitting the segmental muscle. The split segmental muscle flap was transferred to the paralyzed side of the face with its ultralong neurovascular pedicle passing through a tunnel in the upper lip to the normal side of the face. The neurovascular pedicle of the muscle flap was anastomosed with the facial nerve, artery, and veins respectively, on the normal side of the face. The operation was designed without the cross-facial nerve graft stage. From 1986 to October of 1997, 86 patients with long-standing facial paralysis were treated in our department. The duration of facial palsy in this series ranged from 1.5 to 51 years. A satisfactory result was obtained in 80 cases, evaluated 8 months to 2 years postoperatively. The expression movement of the soft tissues of the face can be seen not only over transferred muscle but also on the paralyzed muscle covered by the splitting muscle flap. It is supposed that this is the result of muscle-muscle neurolization. Study of 66 specimens of latissimus dorsi muscle in the cadavers is discussed.

Facial paralysis results in the inability to wrinkle the forehead, close the eye, or raise the eyebrow or corner of the mouth, owing to a lost nasolabial fold. Facial asymmetry occurs during both rest and function. Emotional facial expression, blinking, eating, and speaking are all adversely affected. In addition to considerable facial impairment, failure to close the eye may result in exposure to keratitis, threatening vision.

Techniques that were described initially for the management of facial paralysis included static suspension of eyelids, cheek, and corner of the mouth using fascia lata strips, or anastomosing the accessory or hypoglossal nerves to the facial nerve. More recently, techniques have been used to introduce muscle to replenish the atrophied facial asymmetry at rest; however, a normal smile is usually not restored. Autogenous free on-lay muscle grafts, such as extensor digitorum brevis, have also been used. And the way of extending the transplanted muscle across from the paralyzed to the unparalyzed side, which will facilitate neurolization, has also been used.

Although significant challenges remain in the management of facial paralysis, considerable advances have been made over the last few decades. Facial paralysis was first treated by free neurovascular muscle transfer using the gracilis muscle. In these cases, the nerve supplying the gracilis muscle was anastomosed to the nerve to the temporalis muscle, and thus the activity of the transplanted muscle was controlled by the trigeminal nucleus. The control of the muscles of facial expression and transplanted muscle by the facial nerve is a prerequisite for restoration of a synchronous natural smile. After 1980, the treatment of facial paralysis has been developed by many authors, such as O'Brien, Terzi, Buncke et al., Harii et al., and Dellon and Mackinnon. The procedure is divided into two stages. The first stage involves the cross-facial nerve graft. The second stage of the operation, which is performed 8 to 12 months following the first stage, involves neurovascularized muscle transfer. The result of this sort of operation is always good.

The purpose of this paper is to describe the technique and results of 86 cases of facial paralysis treatments, using latissimus dorsi muscle transfer in a new way: a single stage, individualized, neurovascular transfer of split segmental muscle flap with an ultralong pedicle.

(2) Microanatomy

Microanatomy is the key to latissimus dorsi segmental muscle flap preparation and has been previously described by us in a detailed cadaver study of 66 specimens.

The thoracodorsal artery measures 1.6-2.7 mm in diameter. It runs on the deep surface of the latissimus dorsi muscle before dividing into medial and lateral branches that enter the muscle. They arise 18.5 mm superior to the level of the inferior angle of the scapula, 21.5 mm medial to the anterior border of this muscle, and 53.3 mm lateral to the vertical line passing through the inferior angle of the scapula. The medial and lateral branches further divide into segmental arteries, of which there are generally four(and up to six) patterns of distribution(Fig. 10.102). There are generally two venae comitantes accompanying each segmental artery.

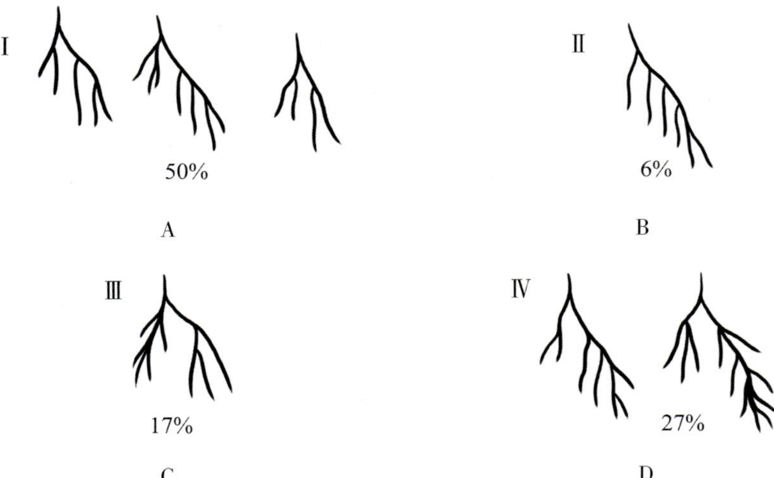

Fig. 10.102 Segmental arterial blood supply types of latissimus dorsi muscle

A. Type Ⅰ: "homogenous" 50% B. Type Ⅱ: "feather" 6% C. Type Ⅲ: "inner feeder" 17% D. Type Ⅳ: "outer feeder" 27%

The relationship between artery(A), vein(V), and nerve(N) of the medial segments of latissimus dorsi muscle for types Ⅰ-Ⅳ is NVAV(100%), of lateral segments for types Ⅰ and Ⅱ is NVAV (51.6%), and of types Ⅲ and Ⅳ is VAVN(42.5%).

(3) Operative Technique

The technique involves a single operation with two teams operating simultaneously. One team prepares the latissimus dorsi segmental muscle flap for transfer while the other prepares the recipient site.

The patient is positioned supine with the donor latissimus dorsi muscle side 30° upwards and over its anterior border, and the skin flaps are raised anteriorly and posteriorly to expose the muscle. Dimensions of the latissimus dorsi segmental muscle flap required for the individual case are marked, usually 2-4 cm wide and 7-9 cm long. The anterior border of the muscle is mobilized, and by careful inspection and palpation the lateral branch of the thoracodorsal artery is identified. Raising segmental flaps 3 cm or 4 cm gives a longer pedicle(8-12 cm) than the usual one of 5-8 cm. Dissection proximally along the lateral branch through the muscle leads to the thoracodorsal artery itself. The latter is mobilized proximal to the branch to the inferior omohyoid muscle, increasing the length of the pedicle to 10-14 cm. Further dissection of the segmental artery through the muscle yields a 13-17.5 cm, ultralong pedicle to the segmental muscle flap. A thinner latissimus dorsi muscle flap is about 0.4-0.6 cm. The neurovascular pedicle must be protected in the muscle while one is splitting.

The face is approached through preauricular incisions on both sides. On the normal, nonparalyzed side, the facial artery and vein are prepared for microvascular anastomosis, and a 1 mm diameter of branch from the buccal plexus of the facial nerve is selected, in preference to a larger main buccal branch (1.5 mm), for anastomosis to the nerve supplying the latissimus dorsi muscle.

A subcutaneous tunnel in the upper lip is created. The ultralong pedicle of the latissimus dorsi split and segmental muscle flap is delivered from the paralyzed side to the normal side through the subcutaneous tunnel. Microanastomosis of the thoracodorsal artery, vein, and nerve to the prepared facial artery, vein, and branch of the buccal plexus of the facial nerve is performed respectively.

The split segmental muscle flap is placed in position over the zygomaticus major muscle. The superior end is anchored to the body of zygoma and to the fascia deep to the submuscular aponeurotic system; the inferior end is then separated into three leaves that are secured to the upper lip, oral commissure, and lower lip. At the time of preparing the segmental muscle flap, a leaf projecting from it can also be fashioned so that it can be inserted into the lower eyelid(Fig. 10.103, Fig. 10.104).

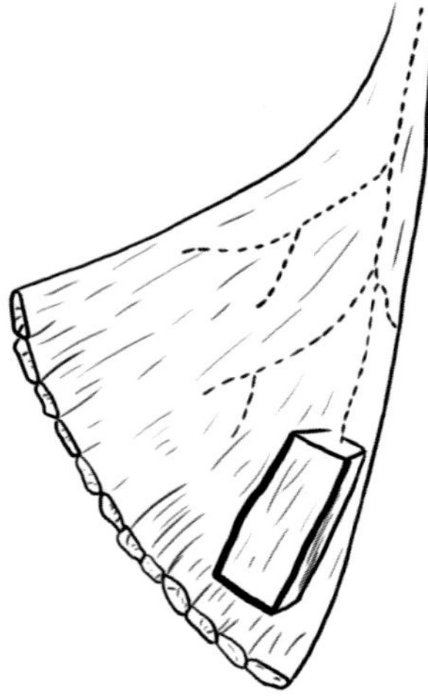

Fig. 10.103 Dissection of segmental latissimus dorsi muscle flap

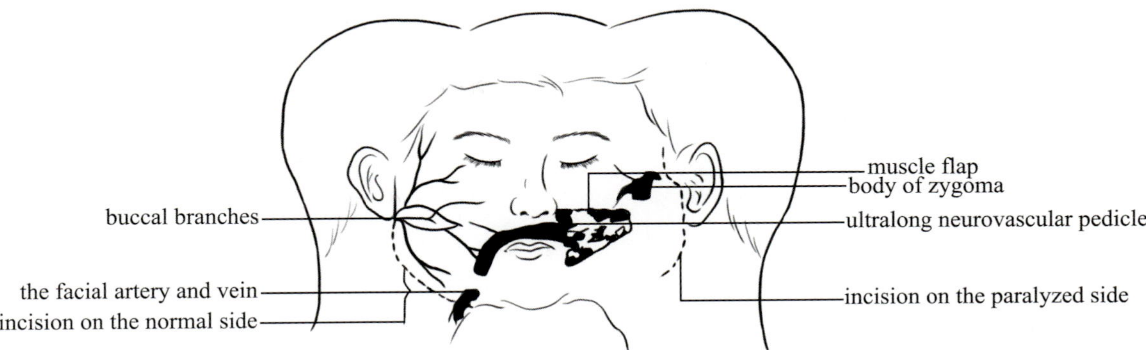

Fig. 10.104 Design of one-stage free transfer of split and segmental latissimus dorsi flap with an ultralong neurovascular pedicle

(4) Results

At our institution, 86 cases of facial paralysis were treated by the previously described technique between 1986 and October of 1997.

The etiology of the cases treated involved postoperative complication of acoustic neuroma(Fig. 10.105, Fig. 10.106), Bell's palsy(Fig. 10.107), motor accidents, postoperative sequelae of facial hemangioma (Fig. 10.108), otitis media, congenital deformity, and others. Before surgery, the average duration of facial paralysis was 13.6 years(range 1.5-52 years); the age range was 7-52 years old.

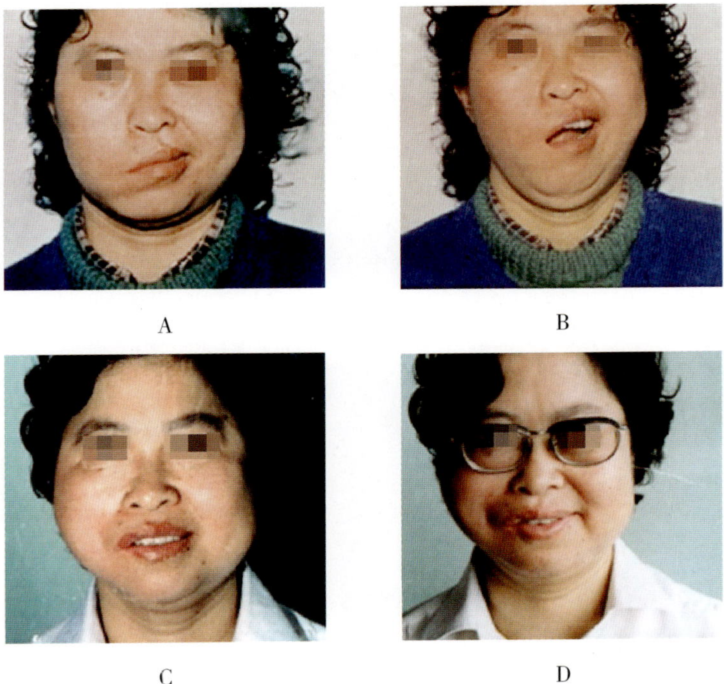

Fig. 10.105 Postoperative complication of right acoustic neuroma for 2 years. This 42-year-old woman was treated by one-stage neurovascular muscle transfer

A. At rest B. Laughing C,D. One year postoperation of segmental and split latissimus dorsi muscle transfer at rest and smiling

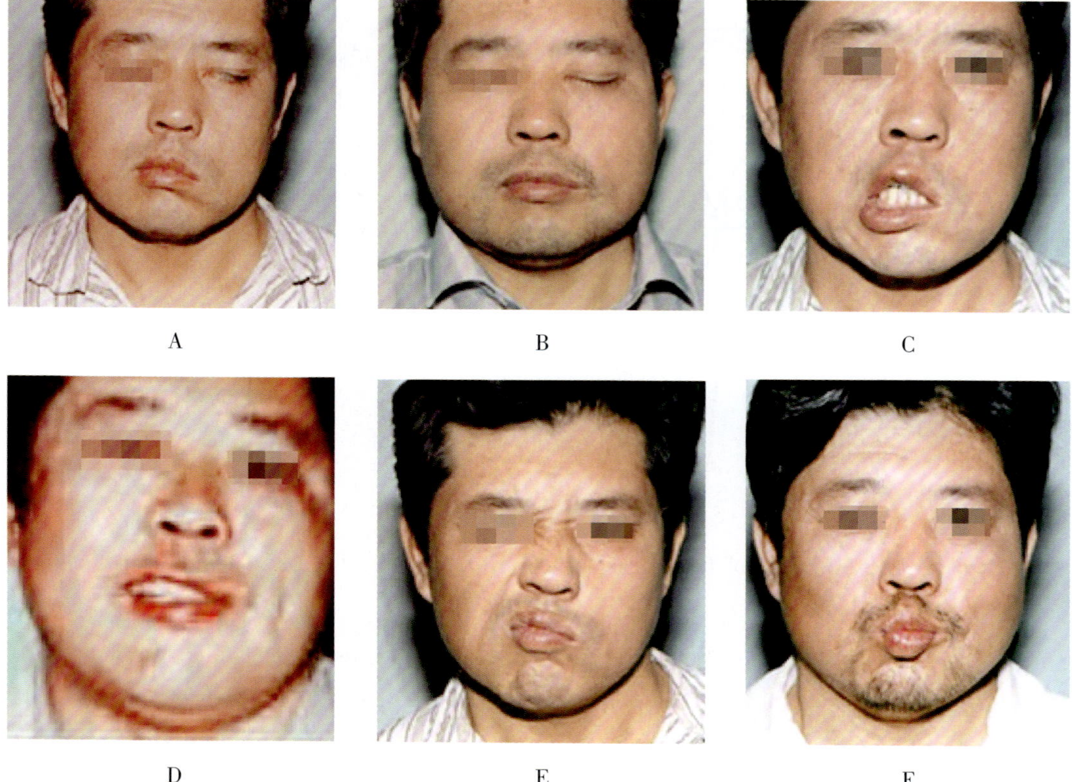

Fig. 10.106 A 43-year-old man with left facial paralysis 4 years after a left acoustic neuroma previously removed was treated by segmental and split latissimus dorsi muscle transfer

A. At rest before treatment B. 8 months after latissimus dorsi muscle flap transfer, at rest C,D. Smiling before treatment and 8 months after latissimus dorsi muscle flap transfer E,F. Whistling before treatment and 8 months after latissimus dorsi muscle flap transfer

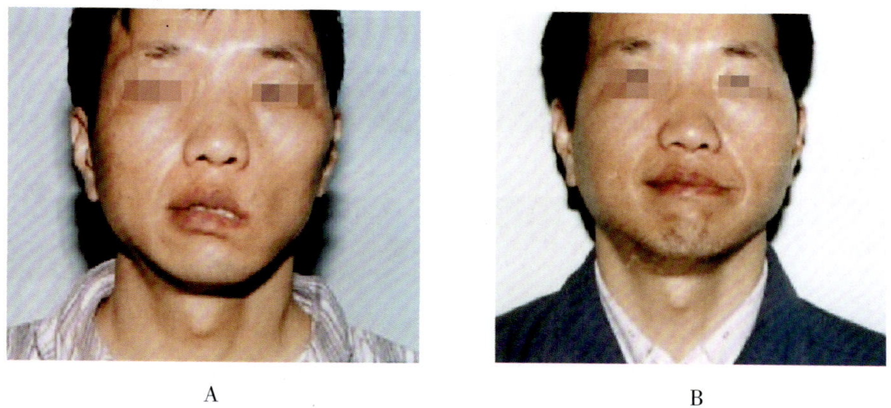

Fig. 10.107 A 44-year-old man, who suffered from Bell's palsy for more than 10 years, was treated by segmental and split latissimus dorsi muscle transfer and is shown smiling before treatment(A) and after treatment (1 year postoperatively)(B)

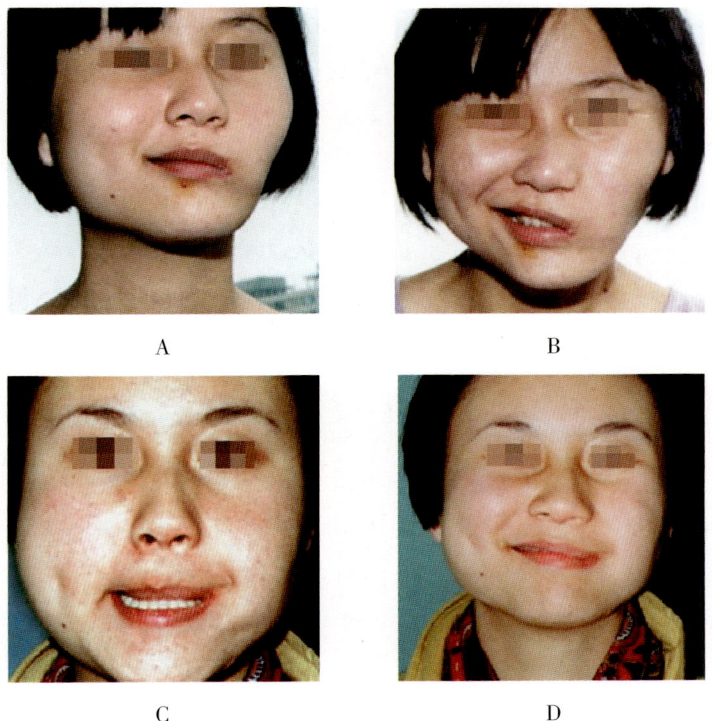

Fig. 10.108 A 17-year-old girl suffered from left facial hemangioma, and had left facial palsy after the hemangioma was removed

A,B. Smiling and laughing before operation C,D. 2 years after segmental and split muscle transfer shown smiling and exposing teeth and laughing

Outcome was assessed by clinical examination and patient questionnaire for facial appearance at rest and during voluntary and involuntary movements and muscle tone.

80 cases showed recovery from facial paralysis, whereas 2 cases failed. Satisfactory results were obtained in 80 cases, evaluated 8 months to 2 years after operations. The recovery of facial expression was not only the result of the movement of transferred muscle but also the paralyzed muscle covered by transferred muscle. The neurolization of the transferred muscle flap took place 128 days after operation and the latest 8 months postoperatively. Recovery continued up to 2 years postoperatively. All cases investigated by electromyography showed activity, the earliest occurred postoperatively, and improved with time.

(5) Discussion

Various muscles have been used for free neurovascular transfer for treatment of facial paralysis. They include gracilis, extensor digitorum brevis, latissimus dorsi, and pectoralis minor muscles. The criteria of selection of a suitable donor muscle for free neurovascular transfer are a single neurovascular pedicle, the similar shape and size, and no functional disability after operation.

The characteristic distribution of vessels and nerves in latissimus dorsi previously described enables well defined "segmental muscle flaps" to be raised. Each segmental muscle flap behaves as a single and independent functional unit, enabling treatment to be designed for individual cases. Thus the dimensions of the freemuscle transfer selected should produce the correct amount of bulk, power and range of motion appropriate to different parts of the face. This needs to take into account that about 50% of the muscle transplanted may become atrophied up to 3 months after transfer and that the maximum working capacity is only one-fourth of what is normal.

The site for insertion of the muscle transfer is also important. It should be placed in position of the zygomaticus major muscle to raise the corner of the mouth, 30°-40° to the horizontal, and produce a symmetric smile.

A two-stage operation for facial reanimation has been widely used. Cross-facial sural nerve grafting is done at the first stage, and is followed 6-8 months later. After the appearance of Tinel's sign at the distal end of the nerve graft, the second stage then is carried out that involves the free neurovascular transfer of gracilis or pectoralis minor muscles. The single stage surgical technique that we describe with an ultralong pedicle avoids the need for preliminary cross-facial sural nerve grafting, the delay and possible complications of a second operation, and sural nerve donor-site morbidity. Unlike pectoralis minor muscle which is too close to the face, selection of the latissimus dorsi muscle enables surgery at the recipient and donor sites to be undertaken simultaneously, thus reducing the operative time.

There is early return of good facial movement with this technique at about the fourth month postoperatively. Improvement in facial movement continued for up to 1 or 2 years after surgery and is in agreement with other studies.

Recovery of function of a paralyzed muscle following a single stage free neurovascular transfer also has been studied in an animal model and clinically. These studies showed that based on muscle tension, electromyography, and histologic findings, recovery from paralysis was significantly better when a neurovascular pedicle with attached muscle was implanted into the paralyzed muscle(group A) than when only a nerve was implanted(group B). The former group showed richer regeneration of motor end-plates and blood vessels with significantly better electromyographic activity and muscle tension than the latter group. Furthermore, the recovery was also significantly better in a subgroup of group A, in which the muscle was paralyzed for 12 weeks before the implantation(as opposed to that of no delay). The delay probably allows the Schwann cells to regenerate and produce a high concentration of chemotactic factors directing reinnervation of the paralyzed muscle, and the increase in space between the atrophied muscle fibers may also favor reinnervation.

The case that there was no recovery from facial paralysis was presumably because of thrombosis of the vascular anastomoses.

The technique described was followed by good neurolization of the orbicularis oris muscle as indicated by patients being able to purse their lips. This process is favored by splitting the segmental muscle flap, encouraging the widespread formation of motor endplates(muscle-to-muscle neurolization). In our experiment and in clinical studies, as well as Dellon's experimental model, it was demonstrated that reinnervation of paralyzed muscle was achieved not only by covering split muscle flap but also by implanting muscle bundles with neurovascular pedicle or adjacent normal muscles. The split muscle flaps were used as a group of implanting muscle bundles to cover the paralyzed muscle, demonstrating that denervated muscle can be reinnevated.

Another advantage of the distally located segmental muscle flaps is that it is thin, reducing the likelihood of secondary debulking procedures. Only two of our cases required such a procedure.

References

[1] McLaughlin C R. Permanent facial paralysis: the role of surgical support[J]. Lancet, 1952, 2(6736): 647-651.

[2] Baker D C. Plastic surgery: Facial paralysis[M]. Philadelphia: WB Saunders, 1990.

[3] Thompson N. Autogenous free grafts of skeletal muscle: a preliminary experimental and clinical study[J]. Plast Reconstr Surg, 1971, 48(1): 11-27.

[4] Harii K, Ohmori K, Torii S. Free gracilis muscle transplantation with microneurovascular anastomoses for the treatment of facial paralysis: a preliminary report[J]. Plast Reconstr Surg, 1976, 57(2): 133-143.

[5] O'Brien B M, Franklin J D, Morrison W A. Cross-facial nerve grafts and microneurovascular free muscle transfer for long established facial palsy[J]. Br J Plast Surg, 1980, 33(2): 202-215.

[6] O'Brien B M, Pederson W C, Khazanchi R K, et al. Results of management of facial palsy with microvascular freemuscle transfer[J]. Plast Reconstr Surg, 1990, 86(1): 12-22; discussion 23-24.

[7] Terzis J K. Pectoralis minor: a unique muscle for correction of facial palsy[J]. Plast Reconstr Surg, 1989, 83(5): 767-776.

[8] Dellon A L, Mackinnon S E. Segmentally innervated latissimus dorsi muscle: microsurgical transfer for facial reanimation[J]. J Reconstr Microsurg, 1985, 2(1): 7-12.

[9] Wang W, Chang T S, Yang C, et al. Cross-face neurovascular latissimus dorsi for facial reanimating in one stage[J]. Chin J Microsurg, 1989, 12: 155.

[10] Wang W, Chang T, Yang C, et al. Ultralong neurovascular pedicle segmental muscle flap transfer for facial reanimation in one stage[J]. Chin J Med, 1992, 72: 681.

[11] Wang W, Qi Z L, Dong J S, et al. A retrospective study of surgical treatment of facial palsy in 301 cases[J]. Chin J Plast Surg Burns, 1997, 13(6): 439-442.

[12] Zhao L, Miao H, Wang W, et al. The anatomy of the segmental latissimus dorsi flap for reconstruction of facial paralysis[J]. Surg Radiol Anat, 1994, 16(3): 239-243.

[13] Yang C, Wang W, Zhong B. The experiment study of reinnervation of paralyzed muscle by implanting muscle bundles with neurovascular pedicle[J]. J Reparative Reconstr Surg, 1991, 5: 175.

[14] Dellon A L, Mackinnon S E. Reanimation following facial paralysis by adjacent muscle neurotization: experimental model in the primate[J]. Microsurgery, 1989, 10(3): 251-255.

From: Wang W, Qi Z L, Lin X X, et al. Free split and segmental latissimus dorsi muscle transfer in one stage for facial reanimation[J]. Plast Reconstr Surg, 1999, 103(2): 473-480.

Neurovascular Musculus Obliquus Internus Abdominis Flap Free Transfer for Facial Reanimation in a Single Stage

Wang Wei, Qi Zuoliang, Lin Xiaoxi, Hu Qionghua,
Dong Jiasheng, Zou Lijian, Dai Chuanchang

A study of the anatomy and transplantation of the musculus obliquus internus abdominis with a neurovascular pedicle transfer for facial reanimation in one stage is presented. 11 adult cadavers(22 face sides) were dissected to observe the shape, thickness, innervation, and blood supply of the musculus obliquus internus abdominis. The blood supply of this muscle primarily comes from the musculus obliquus internus abdominis branch of the deep circumflex iliac artery(diameter, 1.3±0.2 mm), but it can also come from the eleventh intercostal artery(diameter, 1.14±0.3 mm) and the infracostal artery(diameter, 1.5±0.2 mm). The branch of the deep circumflex iliac artery and its vena comitans, or the infracostal artery and its vena comitans, could be anastomosed for muscle transplantation. The innervation of the musculus obliquus internus abdominis comes from the tenth and eleventh intercostal nerves(length, 12.7±1.5 cm) and the infracostal nerve(length, 12.9±1.3 cm). The eleventh intercostal nerve and the infracostal nerve were selected for anastomosis of muscle transplantation.

From 1995 to 1999, 14 patients with long-established facial paralysis were treated with transplantation of a musculus obliquus internus abdominis flap in one stage and were continuously observed for 10 months to 6 years. In 13 patients, the dynamic functions of the transplanted muscles were restored, the obliqueness of the mouth and philtrum while static was corrected, and the facial muscle activities while smiling were harmonized. The eyelids of the paralyzed side could be closed postoperatively, indicating that the function of the orbicularis oculi of the paralyzed side was restored. The single-stage transplantation of a free musculus obliquus internus abdominis flap with one vascular, multi-nerve pedicle is a new method for facial reanimation in the treatment of long-established facial paralysis. Because of the simplicity of the procedure and the completeness of the functional reanimation of the paralyzed facial muscles, compared with the results of other free muscle flap transfers, it is an ideal procedure for facial reanimation.

The treatment of long-established facial paralysis is a challenge for plastic surgeons. The restoration of long-term paralyzed muscles is difficult. There are 17 pairs of facial expression muscles with different functions on the face, and it is difficult to achieve facial symmetry and coordination of facial expression movements. A new era for facial reanimation began with the advent of neurovascular muscle transfer. Thompson has reported the treatment of facial paralysis with a muscle graft without neurovascular anastomoses. Harii et al. have reported a free neurovascular gracilis transfer for the treatment of facial paralysis. O'Brien and his colleagues Terzis, Buncke, et al., and Dellon and Mackinnon have reported transplantation of muscles with neurovascular anastomoses to treat facial paralysis in two stages. Wang and his colleagues have designed a split and segmental latissimus dorsi muscle flap with a superlong neurovascular pedicle(length, 12-17.5 cm) to finish both a cross-facial nerve graft and a neurovascular free-muscle transfer in one stage. This procedure requires just one operation to successfully restore the coordination of facial expression muscle activities. The obliqueness of the mouth and philtrum while static is corrected, the nasolabial grooves of both sides are symmetrical, and the facial muscle activities while smiling are harmonized. Harii repeated Wang's method and got the same results. Although free split and segmental latissimus dorsi muscle transfer can treat long-established facial paralysis in one stage, it is unsuccessful in correcting lagophthalmos and the procedures are relatively complicated.

In 1994, we began to study musculus obliquus internus abdominis transfer for the treatment of long-established facial paralysis in one stage, and we dissected the musculus obliquus internus abdominis in 11 adult cadavers(22 face sides). From 1995 to 1999, we used free-muscle transfer with a vascular, multi-nerve pedicle to treat long-established facial paralysis in 14 patients who were continuously observed for 10 months to 6 years. 13 patients had satisfactory results.

(1) Patients and methods

1) Cadaveric study of the musculus obliquus internus abdominis

11 adult cadavers(22 face sides) were dissected to study the limits of maximal transplantation, the characteristics of neurovascular distribution, harvest methods of the musculus obliquus internus abdominis flap, and repair methods after removal of this muscle(Fig. 10.109, Fig. 10.110).

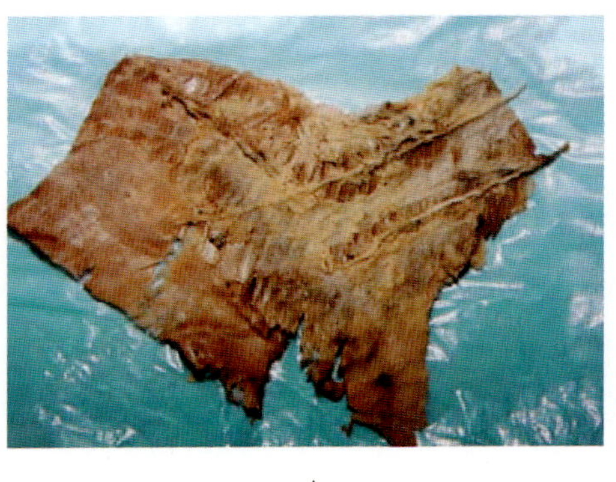

A

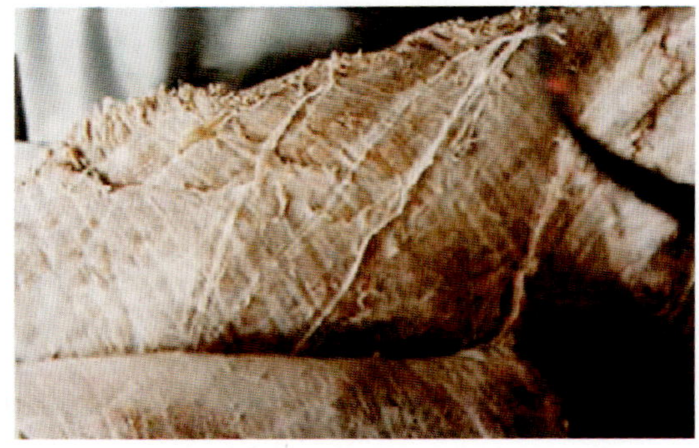

B

Fig. 10.109 Cadaveric dissection showing the two-nerve pedicle of the intercostal and infracostal nerves of the musculus obliquus internus abdominis

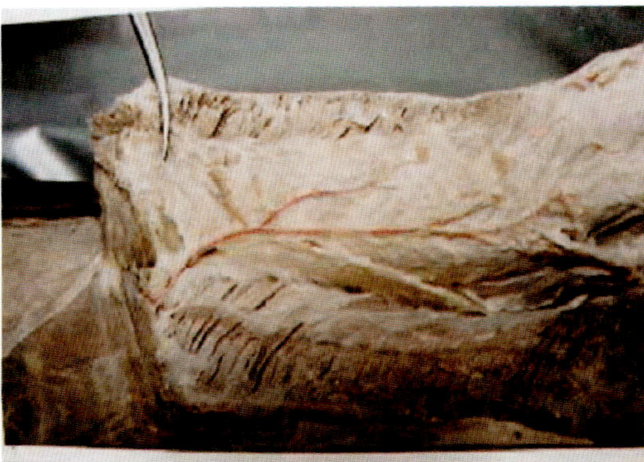

Fig. 10.110 Cadaveric dissection showing the muscle branch of the deep circumflex iliac artery of the musculus obliquus internus abdominis

2）Clinical technique materials

Based on the study of cadaver anatomy, we used musculus obliquus internus abdominis flap free transfer with a neurovascular pedicle to treat long-established facial paralysis in 14 patients(6 males, 8 females). The operation was divided into three procedures: harvest of the flap, preparation of recipient sites, and transplantation of the flap.

3）Harvest of the musculus obliquus internus abdominis with a vascular, multi-nerve pedicle

The patients were placed in a supine position and underwent general anaesthesia with tracheal intubation. The skin on the abdomen and lateral waist was incised to expose the aponeurosis of the external oblique muscle, and the aponeurosis of the musculus obliquus internus abdominis was incised from the inner side of the iliac crest to expose the internal oblique muscle. A (3-4)cm×(8-9)cm muscle flap was designed in front of the anterosuperior iliac spine. The musculus obliquus internus abdominis branch of the deep circumflex iliac artery was exposed. The length of the musculus obliquus internus abdominis branch was about 6 cm from the top of the muscle flap to the posterior side of the lateral waist. The infracostal nerve and the eleventh intercostal nerve were exposed until they reached a length of 12-15cm(Fig. 10.111-Fig. 10.117).

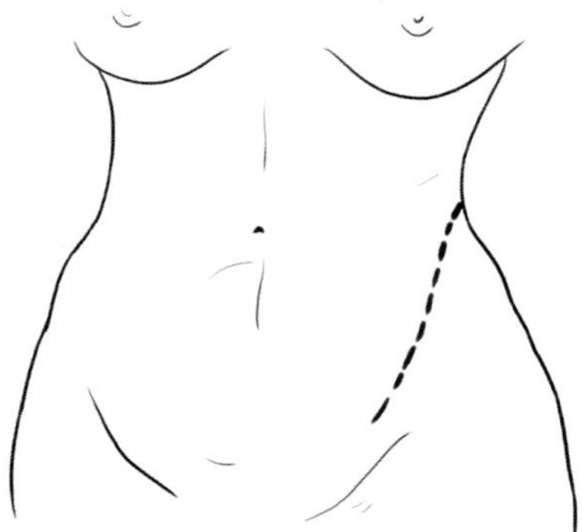

Fig. 10.111 Harvest of the musculus obliquus internus abdominis with a vascular, multi-nerve pedicle. A skin incision is made on the lateral abdominal wall and waist

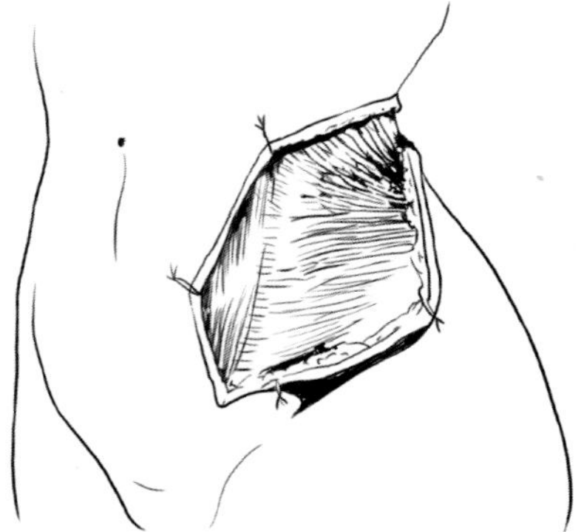

Fig. 10.112 An incision is made and the aponeurosis of the musculus obliquus externus abdominis is raised from the inner side of the iliac crest to expose the internal oblique muscle

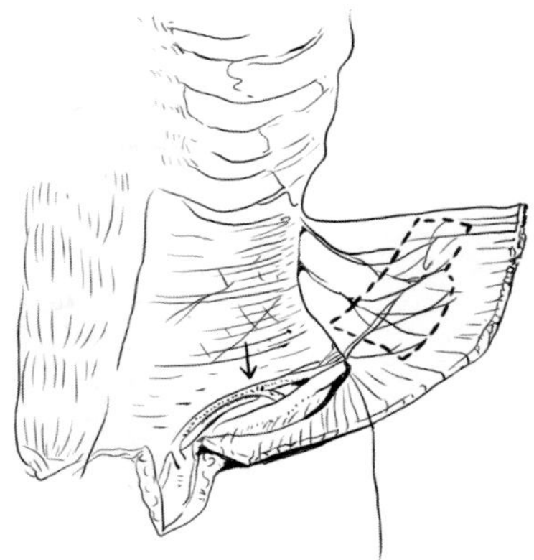

Fig. 10.113　Design of an internal oblique muscle flap of (3-4)cm × (8-9)cm. The musculus obliquus internus abdominis branch of the deep circumflex iliac artery is exposed(arrow). The length of the artery branch of the musculus obliquus internus abdominis is about 6 cm. The two-nerve pedicle is prepared and located on the top of the muscle flap and runs from the top of the flap to the posterior side of the lateral waist. The infracostal nerve and the eleventh intercostal nerve are exposed until they reach the length of 12-14 cm

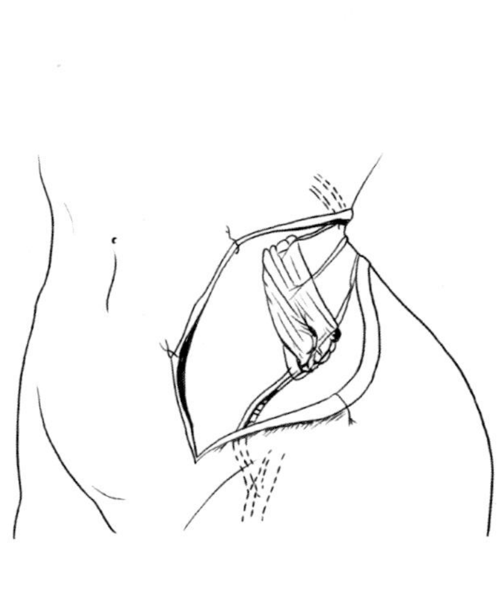

Fig. 10.114　The neurovascular pedicle is ready for the cutting of the muscle flap with a vascular pedicle in the inferior part and two nerve pedicles in the upper part of the flap

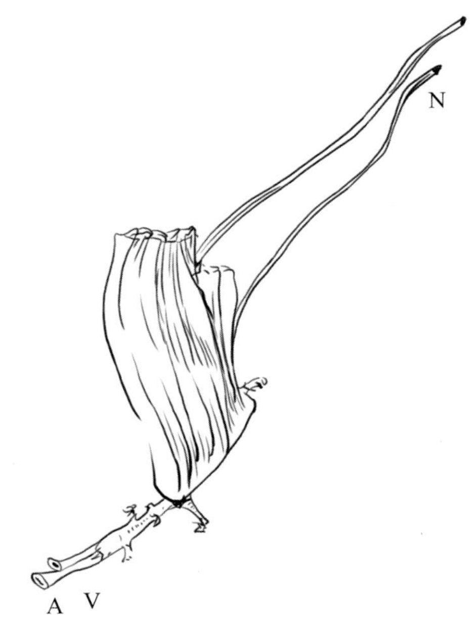

Fig. 10.115　The internal oblique muscle flap with a neurovascular pedicle is ready for transplantation

4) Preparation of the recipient site for the free-muscle flap transfer

An incision of the facial skin of the paralyzed side was made from the hairline of the temple to the front of the auricular lobe. Then, an undermining dissection was made above the superficial musculoaponeurotic system(SMAS) to the area from 2 cm above the zygomatic arch(top) to the commissure of the lips(bottom) and to the nasolabial groove and commissure of the lips(front). A transverse incision was made on the SMAS above the zygomatic arch to form a tongue-like aponeurotic flap(width, 2-3 cm; height, 1 cm) to be the area of transplanted muscle flap attachment.

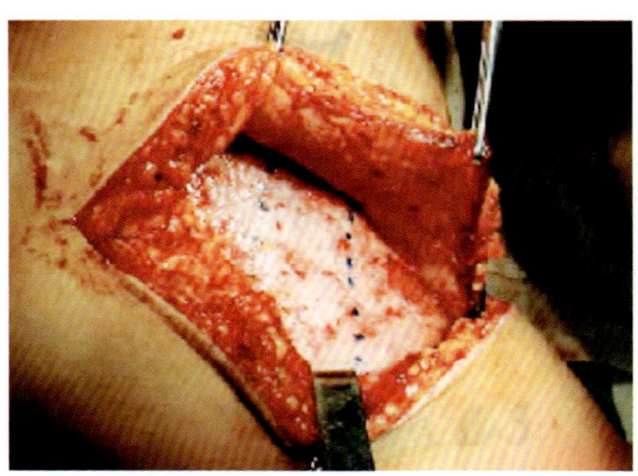

Fig. 10.116 The musculus obliquus internus abdominis is exposed

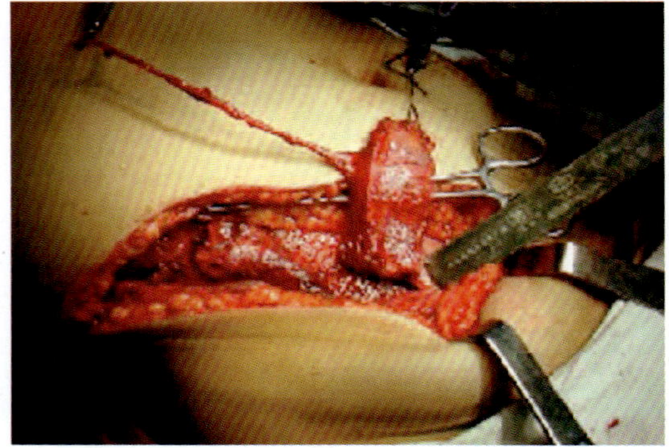

Fig. 10.117 An internal oblique muscle flap is harvested with its neurovascular pedicle for transplantation

5) Recipient-site preparation of anastomoses vessels

Through the incising of the facial skin of the paralyzed side, the following blood vessels could be anastomosed with the vessels of the musculus obliquus internus abdominis flap: the superficial temporal artery and the superficial temporal vein or the facial artery and facial vein. If the donor-site vessels are the branch of the deep circumflex iliac artery and deep circumflex iliac vein, the superficial temporal artery and vein or the facial artery and vein are usually selected to be anastomosed. If the donor-site vessels are the intercostal or infracostal vessels or deep circumflex iliac vessels, the facial artery and vein should be chosen to be recipient-site vessels.

6) Recipient-site preparation of facial nerves

An incision was made at the preauricular skin on the healthy side of the face. An undermining dissection was then made above the SMAS. When the front middle margin of the parotid gland was reached, dissection was made into a deeper layer to expose the upper and lower buccal branches of the facial nerve along the duct of the parotid gland and their anastomotic branches. Then, one or two anastomotic branches of the buccal branches of the facial nerve were chosen to be anastomosed with the nerves of the transplanted muscle flap. A subcutaneous tunnel(allowing the passage of two 16F catheters) along the upper lip was also made for the nerve pedicle of transplanted muscle to reach from the paralyzed side to the healthy side.

7) Free transfer of the musculus obliquus internus abdominis

After preparation of the recipient site, the blood vessels and nerves were severed and the free-muscle flap was transferred into the paralyzed side of the face subcutaneously by means of the following process:

a. Plastic catheters were used to help the infracostal and intercostal nerves pass through the upper lip tunnel and reach the healthy side over the SMAS.

b. The proximal end of the muscle flap was sutured with the muscles and SMAS of the lip commissure and nasolabial groove, respectively. To facilitate the procedure, additional skin incisions on the lip commissure and nasolabial groove in the paralyzed side could be made.

c. The distal end of the muscle flap was sutured with the aponeurotic flap of the SMAS above the zygomatic arch. To maintain normal tension of the muscle flap, the lip commissure and nasolabial groove should be suspended slightly upward(overcorrected) and the partial muscle flap [(1-2)cm×2cm] should be overlapped on the ocular orbicularis.

d. After fixation of the muscle flap, the veins and arteries were anastomosed.

e. When the anastomosis of the blood vessels was finished, the infracostal and / or intercostal nerves were anastomosed with one or two anastomotic branches of the upper and lower buccal branches of the facial nerve on the healthy side, and the skin was sutured after careful hemostasis on both sides(Fig. 10.118).

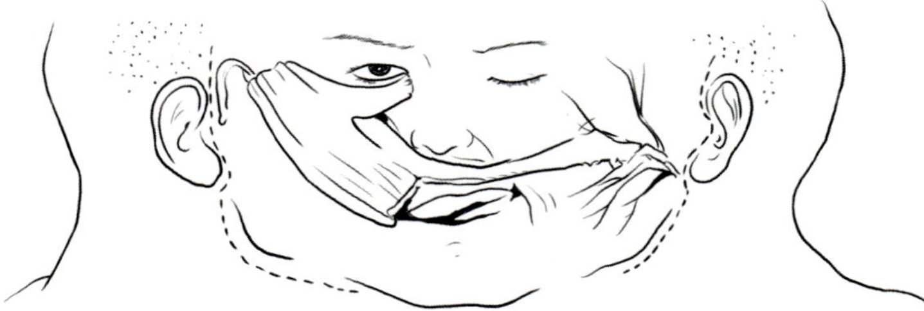

Fig. 10.118 Preparation of the recipient site of the face for the musculus obliquus internus abdominis flap transfer. The incision of the facial skin of the paralyzed side was made from the hairline of the temple to the front of the auricular lobe, and the undermined area above the SMAS will be the area of transplanted muscle flap attachment. The following blood vessels can be anastomosed with the vessels of the flap of the musculus obliquus internus abdominis: superficial temporal artery, superficial temporal vein, and facial artery and facial vein. One to two anastomotic branches of buccal branches of facial nerve can be anastomosed with the nerves of the transplanted muscle flap

8) Repair of the abdominal wall

Polyester fibers were previously used to repair the defect after internal oblique muscle harvest; currently the defect is sutured directly and the aponeurosis of the external oblique muscle and skin is sutured layer-by-layer(Fig. 10.119).

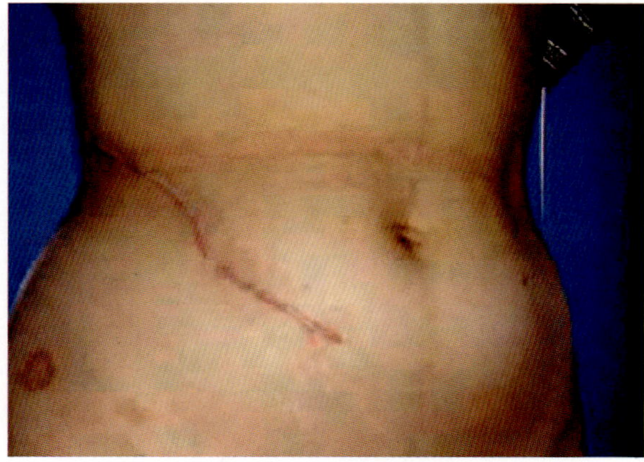

Fig. 10.119 The donor-site scar shown 1 year postoperatively

(2) Results

1) Anatomic results from the cadavers

The musculus obliquus internus abdominis is a flat muscle that originates from the thoracolumbar fascia, iliac crest, and iliac fascia. The myofibers of the musculus obliquus internus abdominis go in three directions: the upper part to the lower three ribs, the middle part to the fascia of the lower thorax and sheath of the rectus, and the lower part to the pubic crest. The myofibers near the iliac crest are thicker, and this is an ideal donor site. After the harvesting of a muscle flap, the defect can be sutured directly.

The main blood supply for the musculus obliquus internus abdominis comes from the deep circumflex iliac artery, the eleventh intercostal artery, and the infracostal artery, which are accompanied by veins. The deep circumflex iliac artery and the infracostal artery can be selected for musculus obliquus internus abdominis free transplantation.

Before the external iliac artery enters the inguinal ligament and becomes the femoral artery, the deep circumflex iliac artery functions as the external iliac artery or femoral artery. It courses along the iliac crest, and one of its branches enters the iliac bone. Its terminal branch, the branch of the musculus obliquus internus abdominis(diameter, 1.3±0.2 mm; length, 6.7±1.0 cm; accompanying vein diameter, 2.2±0.3 mm; length, 6.7±1.0 cm), enters and feeds the musculus obliquus internus abdominis. In the area between the hypochondrium and iliac crest, the eleventh intercostal artery(diameter, 1.14±0.3 mm) and infracostal artery(diameter, 1.5±0.2 mm) run parallel and enter the musculus obliquus internus abdominis. The distance between the two arteries is about 2 cm, and the diameters of the two accompanying veins are 2.0±0.4 mm and 2.1±0.4 mm, respectively.

The musculus obliquus internus abdominis is innervated by the tenth and eleventh intercostal nerve(diameter, 1.0 mm; length, 12.7±1.5 cm) and the infracostal nerves(diameter, 1.0 mm; length, 12.3±1.3 cm). The suitable anastomotic nerves are the eleventh intercostal and infracostal nerves. The longest infracostal nerve pedicle taken is about 15 cm in the clinical cases(see Fig. 10.109, Fig. 10.110).

2) Clinical results

From 1995 to 1999, 14 patients(6 males, 8 females) with long-established facial paralysis were treated with transplantation of a musculus obliquus internus abdominis flap in one stage. The patients were continuously observed for 10 months to 6 years. 13 patients had autonomous activities of the transplanted muscles postoperatively. The one unsuccessful case may have involved artery or vein anastomosis failure. The obliqueness of the mouth and philtrum while static was corrected. The nasolabial grooves of the two sides were symmetrical. The patients could actively move the lip commissure and nasolabial groove of the paralyzed side and had similar muscle activities on both sides while smiling. The eyelids of the paralyzed side could be closed postoperatively, indicating that the function of the orbicularis oculi of the paralyzed side was restored. Lagophthalmos was corrected in those patients whose orbicularis oculi had been overlapped by transplanted muscle flap or multi-nerve repair(Fig. 10.120-Fig. 10.123).

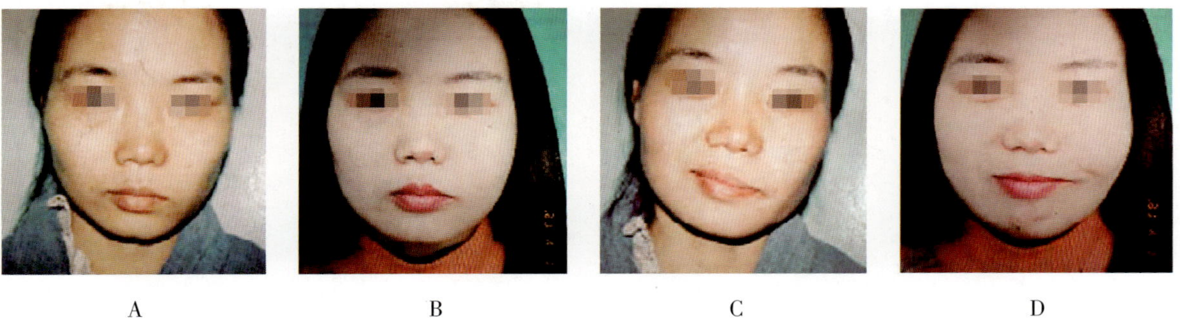

A B C D

Fig. 10.120 A 27-year-old woman with a 20-year history of Bell facial paralysis underwent musculus obliquus internus abdominis transfer

A,C. Preoperative views B,D. 1-year postoperative views

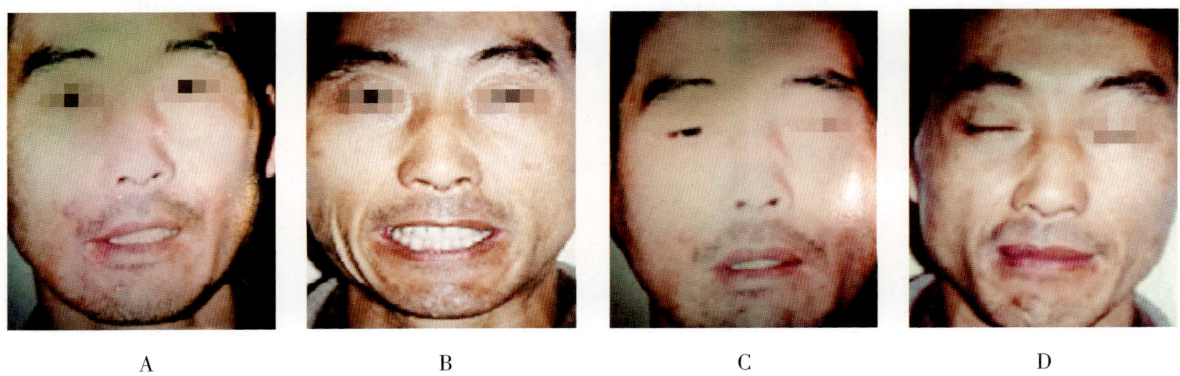

A B C D

Fig. 10.121 A 52-year-old man with a 30-year history of Bell facial paralysis underwent musculus obliquus internus abdominis transfer

A,C. Preoperative views B,D. 1-year postoperative views

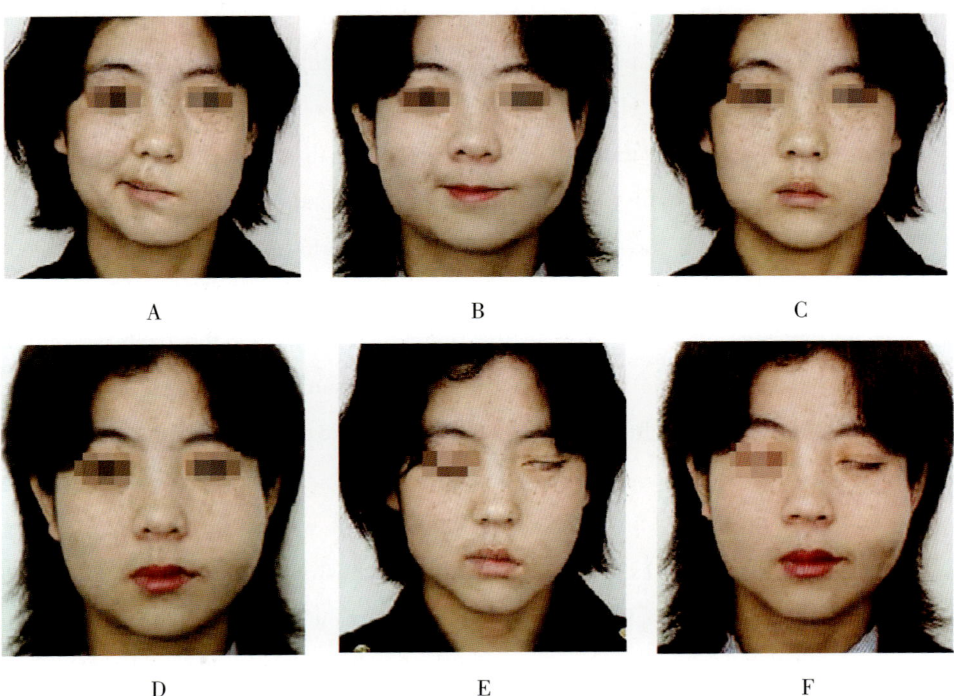

A B C

D E F

Fig. 10.122 A 26-year-old woman with a 3-year history of facial paralysis after excision of an acoustic neuroma underwent musculus obliquus internus abdominis transfer

A,C,E. Preoperative views B,D,F. 1-year postoperative views

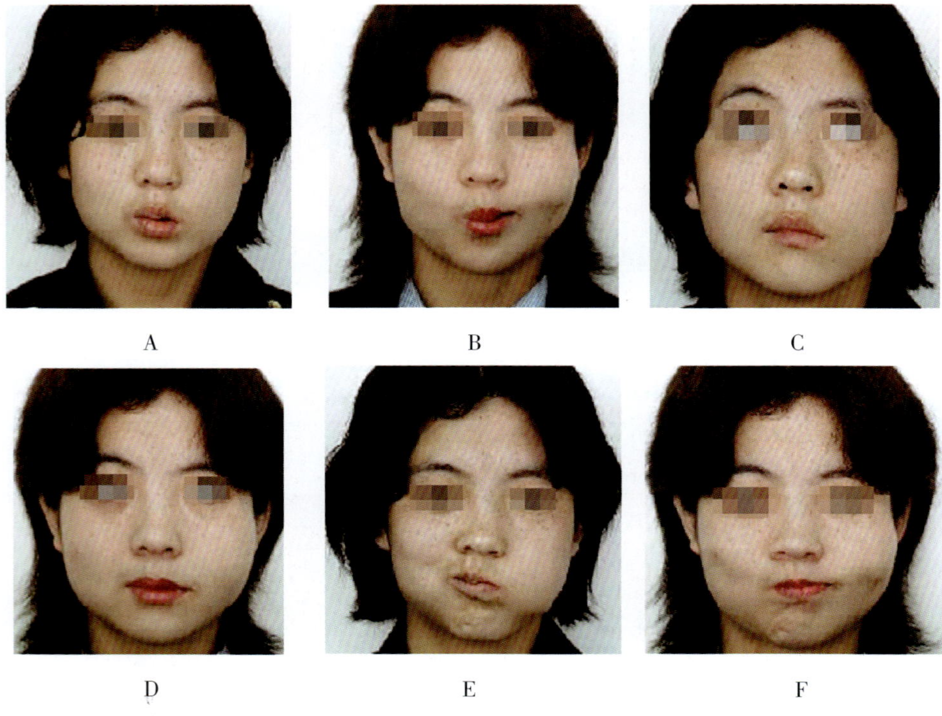

Fig. 10.123 The same patient as in Fig. 10.122
A,C,E. Preoperative views B,D,F. 1-year postoperative views

(3) Discussion

1) Evolution of treatment of long-established facial paralysis with free-muscle transplantation

The use of free-muscle transfer to treat facial paralysis has advanced the dynamic and functional reconstruction of paralyzed facial expression muscles. The evolution of this method is considered to have undergone four stages. The first stage was free-muscle transfer without vascular and nerve repair by Thompson. The second stage was free gracilis muscle transplantation with neurovascular anastomosis for facial reanimation, reported by Harii et al. The activities of the reconstructed facial expression muscles were coordinated only with those of the masseter. The third stage of evolution was a two-part procedure for facial reanimation. In the first part of the procedure, a cross-facial nerve graft was performed. The second part was a free-muscle transplantation performed 6 to 10 months later. This two-part procedure was performed by O'Brien and his colleagues Terzis, Buncke, et al., and Dellon and Mackinnon. Various muscles could be used in the procedure, including the pectoralis minor, gracilis, serratus anterior, or latissimus dorsi. The fourth stage began when Wang and his colleagues designed a split segmental latissimus dorsi muscle flap with a superlong neurovascular pedicle(length, 12-17.5 cm) for facial reanimation. Both a cross-facial nerve graft and a muscle transfer were performed in one stage. This operation was very successful in one stage, meanwhile it was very successful in reconstructing harmonized activities of the facial expression muscles. Facial structure was balanced not only in the static state but also when smiling or laughing. Facial reanimation began 4 to 8 months postoperatively. It is interesting to note that facial reanimation seems to take the same amount of time whether a short or a superlong neurovascular pedicle is used.

Since 1994 we have studied the musculus obliquus internus abdominis for the treatment of long-established facial paralysis in one stage. Because the musculus obliquus internus abdominis is multiinnervated and the innervation is segmental, it is presumed that dynamic reconstruction of the transplanted muscle is multifunctional. This procedure is better for the functional restoration of paralyzed facial muscles. Our clinical results reveal that transferring the internal oblique muscle with a vascular, multi-nerve pedicle in one stage is better for facial reanimation than using the split segmental latissimus dorsi muscle, especially in correcting lagophthalmos.

2) Techniques of harvesting a musculus obliquus internus abdominis flap with a multi-nerve pedicle

It is somewhat difficult to harvest a musculus obliquus internus abdominis flap, especially the nerves. The innervation of the musculus obliquus internus abdominis mainly comes from the eleventh intercostal nerve and infracostal nerve. When a cross-facial nerve graft is performed, the length of the transplanted nerves should be equal to or longer than 12 cm, so as to be anastomosed with the nerves of the healthy side. As the length of the intercostal and infracostal nerves on the abdomen is limited, to harvest enough nerve length, the dissection should be extended to the lumbodorsal site. In our clinical case, the longest nerve pedicle was 15 cm, taken from the infracostal nerve. Because the faces of children are typically larger than their thoracic and abdominal walls, harvesting enough length of the intercostal and infracostal nerves is quite difficult, so this method is not suitable for the treatment of facial paralysis in children.

3) Numbers of anastomosed nerves in the transplanted musculus obliquus internus abdominis flap

Our research was initially designed to adopt multi-nerve anastomoses with the intention of achieving multifunctional reanimation, including eye and mouth reanimation. In some cases, however, the nerve is not long enough and nerve graft transplantation is needed. Sometimes single nerve anastomosis is performed, and the upper end of the transplanted muscle flap is overlapped on the orbicularis oculi so that lagophthalmos can also be effectively corrected.

4) Option of vessels to be anastomosed for musculus obliquus internus abdominis flap transplantation

The deep circumflex iliac, intercostal, and infracostal arteries are alternatives for the pedicle artery for musculus obliquus internus abdominis flap transplantation. There are two options for transplantation of the deep circumflex iliac artery: the artery from its starting point or just its muscle branch. The former provides a stabler, larger, and longer result; the latter tissue is smaller(diameter of muscle branch>1.0 mm), shorter, and sometimes variable but is easily dissected. When the deep circumflex iliac artery from its starting end is chosen, the recipient-site artery could be a facial artery or superficial temporal artery. When the muscle branch of the deep circumflex iliac artery is chosen, the recipient-site artery is usually the superficial temporal artery. The infracostal or intercostal artery is anastomosed with the facial artery in most cases. The diameter of the infracostal or intercostal artery is large enough for anastomosis of muscle transplantation, but we prefer the muscle branch of the deep circumflex iliac artery as an anastomotic artery for the muscle transfer.

5) Correction of lagophthalmos

The musculus obliquus internus abdominis is innervated segmentally by the tenth and eleventh intercostal nerves and infracostal nerve, but the three muscle segments are mainly fed from a muscle branch of the deep circumflex iliac artery. Sometimes the intercostal and infracostal arteries of the musculus obliquus internus abdominis are too small for muscle flap transplantation. The eleventh intercostal nerve and infracostal nerve have both been selected for anastomosis of muscle transplantation. When the length of the two nerve pedicles is sufficient for cross-facial anastomosis, the recipient site of the nerve comes from one or two branches of the buccal branch of the facial nerve. The two innervated muscle segments can reanimate both the mouth and the eye.

In our opinions, taking two separate segmental muscles, each with its own innervation and blood supply, to reanimate the eyelid and the mouth would be too complex to be done in one procedure. We prefer the muscle flap with two nerve pedicles and one vessel pedicle for transplantation. If one of the two nerve pedicles is not long enough, a nerve graft could be used or the upper part of the transplanted muscle flap could overlap the orbicularis oculi. A neurovascular transplanted muscle overlapping the paralyzed orbicularis oculi effectively corrects lagophthalmos.

In our previous studies, after the transplanted muscle with a neurovascular pedicle restored dynamic function, the paralyzed facial muscles overlapped with transferred muscle also partially restored dynamic function. This phenomenon was confirmed not only clinically but also in electromyographic examination and animal experiments of muscle transfer. This was probably obtained by "muscle-muscle neurotization". For example, the paralyzed orbicularis oculi was overlapped by a piece of neurovascular transplanted muscle, and when the transplanted muscle recovered with functional reanimation, the paralyzed orbicularis oculi was also partially reanimated and the lagophthalmos was corrected. We will further discuss about this in another article. We do not like to use gold weight to correct lagophthalmos because the gold in the eyelid cannot usually keep for a long period of time.

6) Time of reanimation after muscle flap transfer

Similar to the transfer of split and segmental latissimus dorsi muscle for the treatment of facial paralysis in one stage, the reanimation of paralyzed muscles takes 4 to 8 months. Facial reanimation, revealed electromyographically, was stated at 108 days postoperatively in our primary study. Optimal facial reanimation requires 2 years, according to our experiences with more than 130 cases of long-lasting facial paralysis treated with neurovascular muscle transplantation in one stage.

References

[1] Thompson N. Autogenous free grafts of skeletal muscle: a preliminary experimental and clinical study[J]. Plast Reconstr Surg, 1971, 48(1): 11-27.

[2] Harii K, Ohmori K, Torii S. Free gracilis muscle transplantation with micro-neurovascular anastomoses for the treatment of facial paralysis: a preliminary report[J]. Plast Reconstr Surg, 1976, 57(2): 133-143.

[3] O'Brien B M, Franklin J D, Morrison W A. Cross-facial nerve grafts and microneurovascular free muscle transfer for long-established facial palsy[J]. Br J Plast Surg, 1980, 33(2): 202-215.

[4] O'Brien B M, Pederson W C, Khazanchi R K, et al. Results of management of facial palsy with microvascular free-muscle transfer[J]. Plast Reconstr Surg, 1990, 86(1): 12-22; discussion 23-24.

[5] Terzis J K. Pectoralis minor: a unique muscle for correction of facial palsy[J]. Plast Reconstr Surg, 1989, 83(5): 767-776.

[6] Dellon A L, Mackinnon S E. Segmentally innervated latissimus dorsi muscle: microsurgical transfer for facial reanimation[J]. J Reconstr Microsurg, 1985, 2(1): 7-12.

[7] Wang W, Zhang T S, Yang C, et al. Free latissimus dorsi muscle flap transfer with an anastomosed cross-face neurovascular pedicle for facial reanimation in one stage[J]. J Chinese Microsurg, 1989, 12(3): 155-157.

[8] Wang W, Zhang T, Yang C, et al. Free segmental muscle flap transfer with an ultralong neurovascular pedicle for facial reanimation in one stage[J]. J Chinese Medicine, 1992, 72(11): 680-682.

[9] Wang W, Qi Z, Cheng S, et al. Retrospection of surgical treatment of facial paralysis with 301 cases[J]. Chin J Plast Surg Burns, 1997, 13: 439.

[10] Wang W, Yang C, Hussain K, et al. Facial reanimation with a single-stage free transfer of split and segmental latissimus dorsi flap[J]. J Shanghai Second Medical University, 1994, 8: 7.

[11] Wang W, Qi Z L, Lin X X, et al. Free split and segmental latissimus dorsi muscle transfer in one stage for facial reanimation[J]. Plast Reconstr Surg, 1999, 103(2): 473.

From: Wang W, Qi Z L, Lin X X, et al. Neurovascular musculus obliquus internus abdominis flap free transfer for facial reanimation in a single stage[J]. Plast Reconstr Surg, 2002, 110(6): 1430-1440.

Lower Blepharoplasty with a Combination of Release and Lift of the Fascia Ligament of Orbicularis Oculi

Wang Weijun, Wang Wei, Xie Feng, Qi Zuoliang, Lin Xiaoxi

Background: The inferolateral orbicularis oculi of the lower eyelid can be divided into 2 layers. The inner layer is a true ligament and referred to as the "fascia ligament of orbicularis oculi". Releasing this ligament can improve the aesthetic result of lower blepharoplasty.

Methods: The anatomy of the fascia ligament of orbicularis oculi was investigated in cadaveric and histologic studies. Additionally, thousands of cases of lower blepharoplasty were performed utilizing a combination of release and lift of this ligament from 1996 to 2009.

Results: Cadaver study demonstrated the fascia ligament of orbicularis oculi is a distinct fibro-structure. Its origin is from the periosteum of the inferolateral orbital rim and extends superomedially and inserts into the deep surface of the orbicularis oculi at the junction of the muscle's middle and lateral thirds. This ligament is 13.5±2.5 mm in length and 11±2.0 mm in width. In the clinical study, by releasing this ligament, 3-6 mm more redundant lower eyelid skin can be removed compared with traditional lower blepharoplasty, which can improve the outcome of periorbital rejuvenation and achieve better long-standing aesthetic results.

Conclusion: The fascia ligament of orbicularis oculi is a structure connecting the orbicularis oculi to the periosteum of inferolateral orbital rim. The lower blepharoplasty with combination of release and lift of this ligament can improve the outcome of lower blepharoplasty, which is a minimally traumatic procedure with long-standing results of orbital rejuvenation.

Key words: lower blepharoplasty, ligament.

The aging of the face is noticeable first around the eyelids and the periorbital areas. Correcting the aging characteristics of the periorbital areas is an effective method of facial rejuvenation. Aging changes of the periorbital areas include loose skin and muscles, increasingly loose and dynamic wrinkles, pseudoherniation of orbital septal fat, increasing sunkeness around periorbital areas, and scleral show. The lower blepharoplasty is one of most common procedures in facial rejuvenation, and aesthetic results can be achieved with transcutaneous or transconjunctival lower blepharoplasty. From January of 2002 to December of 2005, a total of 16,924 lower blepharoplasty cases were performed by the doctors of the Outpatient Department of Plastic Surgery of Shanghai Ninth People's Hospital.

The serious aging changes of the lower eyelid are often associated with malar ptosis, appearances of the infratarsal groove, infraorbital groove(lid/cheek junction), naso-orbital groove(naso-jugal groove), inferior orbital septal fat hernia, palpebro-malar groove, deep lateral canthus sunken, whereas malar mound and palpebro-malar groove(midcheek groove) changes present infrequently in the aging oriental.

The algorithm for lower eyelid and periorbital rejuvenation is to release enough of the loose periorbital tissue and lift it to achieve a youthful balance of periorbital soft tissue tension. Hamra reported the arcus marginalis release and repositioned sub-septal hernia fat technique, including disruption of the orbitomalar ligament (orbicularis retaining ligament). Hester et al. used a direct subperiosteal approach to the lower lid and midface for the purpose of correcting midfacial aging. In those reported above, division of the orbitomalar ligament connecting the orbicularis oculi muscle to the orbital rim allowed a more complete release of soft cheek tissues for vertical elevation necessary for optimal correction of midfacial and lower lid aging. It should be noted that a wide region including the inferior are of the orbicularis oculi and the periosteum of the inferior orbital rim were released to achieve a tension-free upward lift. These procedures would inevitably increase the time and the trauma of operation. Fagien reported the lateral retinacular suspension as a canthal support in the lower eyelid for midfacial rejuvenation. Codner and Flowers reported the lower blepharoplasty with routine lateral canthal support. Evolving trends in lower blepharoplasty are more conservative techniques to minimize the risk of complications.

Starting in 1996, the authors discovered that the inferolateral orbicularis oculi muscle is obviously thicker, thus during the lower blepharoplasty it can be divided into 2 layers, the superficial layer being the orbicularis oculi muscle and the deep layer being the orbicularis oculi fascia. The deep layer is referred to as the "fascia ligament of orbicularis oculi". Releasing and/or suspension of this ligament as a lateral canthopexy or canthoplasty can effectively improve the outcome of lower blepharoplasty and prevent ectropion complications of lower blepharoplasty. This approach is a more conservative technique to minimize the risk of complications of lower blepharoplasty. This technique also can be used as a method to treat grade 1-2 ectropion of the lower eyelid.

From 1996 to 2009, thousands of cases of lower blepharoplasty have been performed using this technique. We also studied the cadaver anatomy of the fascia ligament of orbicularis oculi in the lower eyelid.

（1）**Methods**

1）Cadaver anatomic study of fascia ligament of orbicularis oculi

The fascia ligament of orbicularis oculi was anatomized in 8 periorbital regions of 4 Chinese adult cadavers(age range, 45-70). Anatomic observations were systematically recorded and photographically documented. The orbicularis oculi muscle was exposed after removing the skin of the eyelids. A subciliary vertical incision was made on the exposed orbicularis oculi muscle and after raising the muscle flap, the fascia ligament of orbicularis oculi was observed. In each specimen, the fascia ligament of orbicularis ocular was identified, and its position, extension, width and length were measured and recorded. Histologic study using H & E staining of fascia ligament of orbicularis oculi and orbicularis oculi muscle was performed.

2）The technique of lower blepharoplasty with a combination of release and lift of the fascia ligament of orbicularis oculi

All lower blepharoplasty procedures were performed, using local injection of 2% lidocaine with 1:100000 epinephrine, to provide vasoconstriction. A skin incision was made 1 mm below the eyelash of the lower eyelid. The lateral aspect of the incision was made 4-5 mm from the lateral canthal angle within an existing crow's foot. The lower eyelid skin was released from the orbicularis oculi muscle approximately 6-8 mm away from the skin incision. An incision of the orbicularis oculi muscle was made about 4-5 mm below the skin incision and a horizontal sliver of orbicularis oculi muscle was excised. The removed horizontal sliver of orbicularis oculi muscle was about 3-5 mm in width depending on the degree of laxity of this muscle.

The proper amount of central, lateral, and medial orbital septum herniated fat was removed, or capsulopalpebral fascia hernia suture repair was undertaken for palpebral bags. Then, curved iris scissors were used to insert under the layer of the orbicularis oculi muscle and develop a plane between the muscle and fascia ligament. The superficial layer was orbicularis oculi muscle; the deep layer was the fascia ligament of orbicularis oculi. The fascia ligament of orbicularis oculi was a membrane of fibro-fascia-tissue just under the inferolateral part of the orbicularis oculi muscle appearing as a fan-shaped fascia ligament ending on the periosteum of the inferolateral orbital rim. The fascia ligament of orbicularis oculi was released with an electric scalpel. In the elderly, one could suture the remnant of the fascia ligament to the lateral canthus or the periosteum of the upper lateral orbital rim using 4-0 to 5-0 nylon sutures as a canthopexy or canthoplasty. That was similar as the technique described by Fagien, but it is not necessary for every lower blepharoplasty of elderly cases. The planned skin excision was then performed. The orbicularis oculi muscle incision was closed with an interrupted 5-0 absorbable suture, and the skin incision was closed with an interrupted 8-0 silk or 6-0 nylon suture. If the patient suffered from a severely bagged lower eyelid with a deep infraorbital groove, it was necessary to release the orbicularis retaining ligament effectively or suture the orbital septum below the orbital rim.

（2）**Results**

1）The anatomy study of the fascia ligament of orbicularis oculi

The fascia ligament of orbicularis oculi was consistent in every specimen. After peeling off the cadaver lower eyelid skin and making a vertical incision on the lateral part of orbicularis oculi muscle, the fascia ligament of orbicularis oculi muscle could be seen clearly. The insertion and origin of the orbicularis retaining ligament(orbitomalar ligament) were also seen emerging between the deep surface of orbicularis oculi and the suborbital rim.

In a fresh cadaver study, the detailed relationship of the fascia ligament of orbicularis oculi, the orbital rim periosteum, and the orbicularis oculi muscle were observed. With a vertical incision on the inferolateral orbicularis oculi muscle in the fresh cadaver, the fascia ligament of orbicularis oculi and its origin on the periosteum of the inferolateral orbital rim was shown clearly(Fig. 10.124, Fig. 10.125).

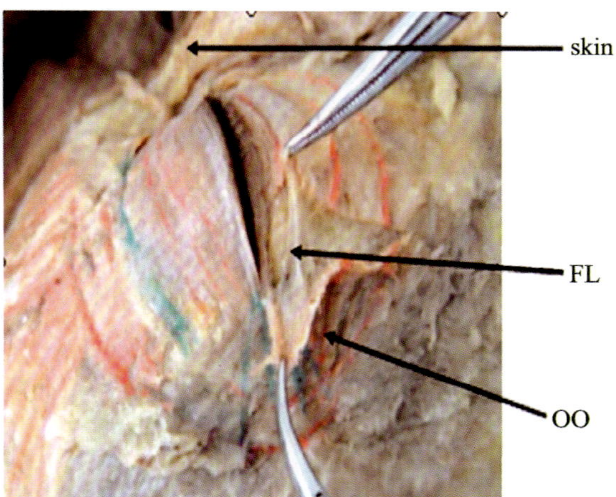

Fig. 10.124 The cadaver study: To make a vertical incision on the inferolateral part of orbicularis oculi muscle, the fascia ligament of orbicularis oculi(FL) is just located under the surface of orbicularis oculi(OO)

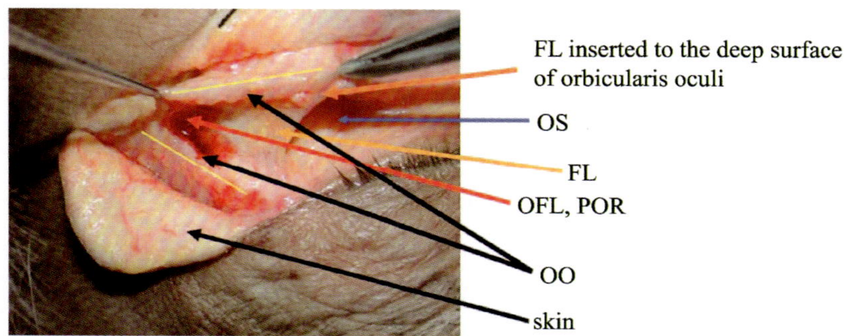

Fig. 10.125 A fresh cadaver study: To make a vertical incision on the inferolateral part of orbicularis oculi(between 2 yellow lines). The fascia ligament of orbicularis oculi can be seen clearly. The origin of the fascia ligament of orbicularis oculi is observed at the periosteum of the inferolateral orbital rim and inserted to the deep surface of orbicularis oculi muscle

OO. indicates orbicularis oculi muscle FL. fascia ligament of orbicularis oculi OS. orbital septum OFL. origin of the fascia ligament of orbicularis oculi POR. periosteum of orbital rim

This ligament connects the infralateral orbicularis oculi muscle to the periosteum of the infralateral orbital rim. It originates from the periosteum of the lateral and inferior one-fourth of the orbital rim, extends superomedially and inserts as a fan-shape into the deep surface of the orbicularis oculi at the junction of the muscle's middle and lateral thirds. The fascia ligament of orbicularis oculi is 13.5±2.5 mm in length and 11±2.0 mm in width.

The histologic examination showed that the ligament was fibro-fascia-like tissue and different from the nearby orbicularis oculi muscle tissue(Fig. 10.126).

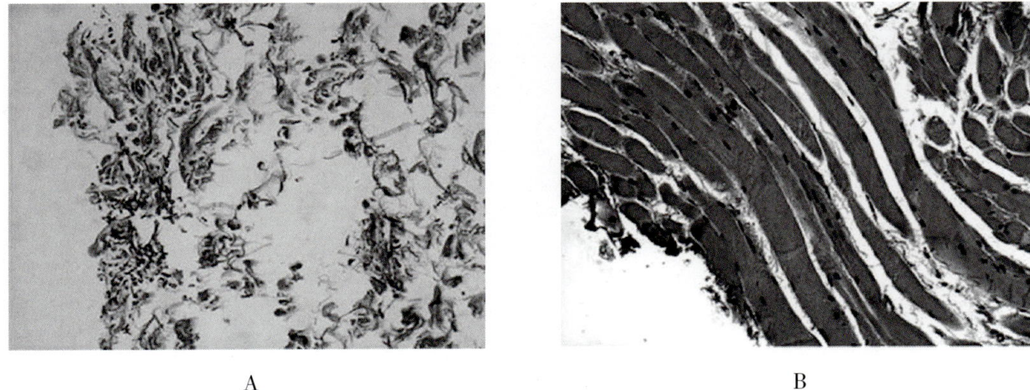

A B

Fig. 10.126 The histologic comparison of the fascia ligament of orbicularis oculi and the orbicularis oculi muscle. The specimens were taken from the fascia ligament of orbicularis oculi and orbicularis oculi muscle from the lower eyelid

The histologic examination shows the fascia ligament of orbicularis oculi(A) is composed of fibrous-like tissue, which is different from the muscle tissue nearby(B). Histologic study using H & E staining

2) Clinical data and typical cases

In the clinical lower blepharoplasty practice, after herniated orbital septum fat is removed and a plane is developed between the orbicularis oculi muscle and fascia ligament of orbicularis oculi with a curved iris scissor, the fascia ligament of orbicularis oculi can be seen clearly, just under the orbicularis oculi muscle(Fig. 10.127). Cutting the ligament of orbicularis oculi allows the orbicularis oculi and premalar soft tissue to serve as a whole tension-free unit that can facilitate elevation. The technique of releasing fascia ligament of orbicularis oculi can allow removal of more than 3-6 mm of loose skin of the lower eyelid compared with traditional lower blepharoplasty(Fig. 10.128).

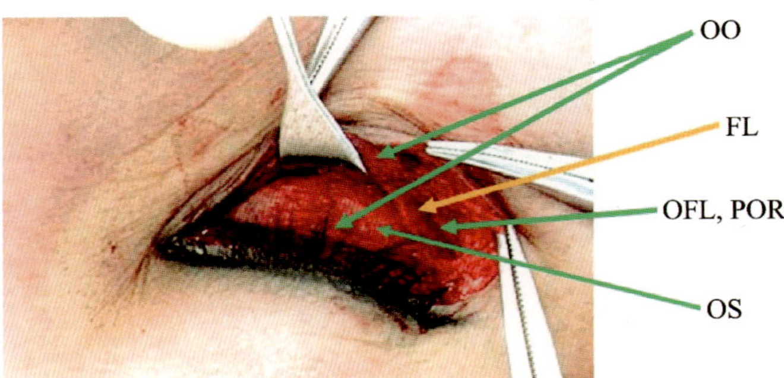

Fig. 10.127 Fascia ligament of orbicularis oculi is shown in a clinical case of lower blepharoplasty. The fascia ligament of orbicularis oculi is located between orbicularis oculi and the orbital fascia septum

OO. indicates orbicularis oculi muscle FL. fascia ligament of orbicularis oculi OS. orbital septum OFL. origin of the fascia ligament of orbicularis oculi POR. periosteum of orbital rim

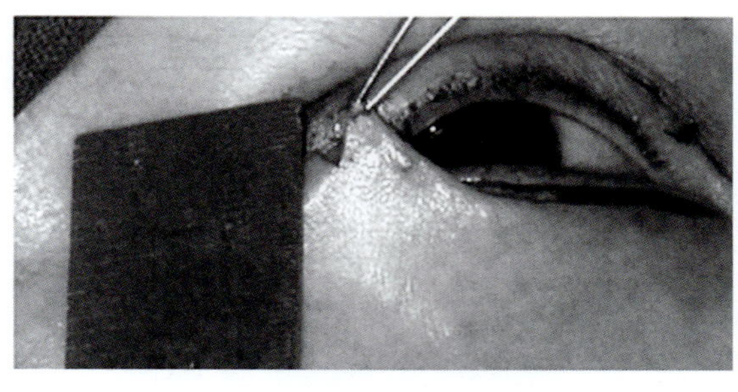

A

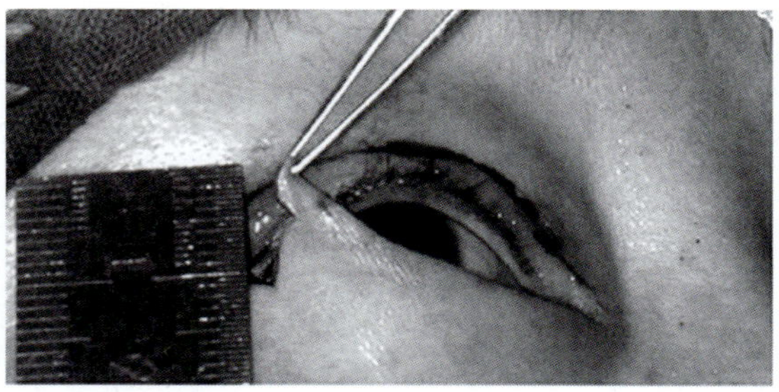

B

Fig. 10.128 Releasing the fascia ligament of orbicularis oculi facilitates elevation of the orbicularis oculi and premalar soft tissue as a whole tension-free unit. The procedure of releasing fascia ligament of orbicularis oculi can allow removal of 3-6 mm more loose lower eyelid skin compared with the traditional lower blepharoplasty

A. By the traditional lower blepharoplasty, only 5 mm redundant skin can be removed B. After the fascia ligament of orbicularis oculi release, 11 mm redundant lower eyelid skin can be removed

From 1996 to 2009, thousands of patients with ages ranging between 35 and 74 years old have undergone lower blepharoplasty with combination of releasing and lifting the fascia ligament of orbicularis oculi. From September of 1999 to August of 2009, the second author(W. W.) has performed a total of 641 cases of lower blepharoplasty. There were 503 cases employing a combination of releasing and lifting the fascia ligament of orbicularis oculi. Most of them were performed on oriental patients under 60 years old. It is necessary to select the technique of suspension of the fascia ligament of orbicularis oculi as a canthopexy or canthoplasty simultaneously if the patient displays lateral canthus ptosis with obvious canthal tilt. It is not necessary to release the orbicularis retaining ligament for most oriental aging cases of lower blepharoplasty. There were only 19 cases of lower blepharoplasty with severe hernia of orbital fat and deep naso-jugal groove using the orbicularis retaining ligament(previously termed the orbitomalar ligament or orbicularis retaining septum) release and repositioning of the herniated orbital septum fat simultaneously in the second author's(W. W.) series(Table 10.6).

Table 10.6 General analysis of 641 cases of lower blepharoplasty

Patient age	≤25		26-40		41-60		>61		Total	
Sex	Male	Female	Male	Female	Male	Female	Male	Female	Male	Female
Primary lower blepharoplasty with RLFLOO			7	172	24	215	8	33	39	420(n=459)
Secondary lower blepharoplasty with RLFLOO				7	8	22		7	8	36(n=44)
Traditional lower blepharoplasty		24	7	24	5	16			12	64(n=76)
Transconjunctival lower blepharoplasty		14	3	40	1	4			4	58(n=62)
Total									63	578(n=641)

RLFLOO, combination of release and lift of the fascia ligament of orbicularis oculi

There were 19 cases with sub-septal hernia fat repositioning using simultaneous release of orbicularis retaining ligament in this series

All cases in this series were continuously observed 2 weeks to 10 years postoperatively, and had satisfactory aesthetic results without postoperative complications, including orbital hematoma, blepharitis, chemosis, or lid malposition, except in 2 cases with grade 0-1 ectropion of the lower eyelid(mild low eyelid retraction and scleral show) seen 1 to 2 weeks postoperatively, only one case received a secondary surgical procedure with a canthoplasty. The lower blepharoplasty with combination of release and lift the fascia ligament of orbicularis oculi is a more conservative technique to minimize trauma during the operation and can achieve good aesthetic and long-lasting results.

Here shows some of the representative cases of lower blepharoplasty. Satisfactory results following release of fascia ligament of orbicularis oculi lower blepharoplasty can be obtained regardless of patients' age (Fig. 10.129, Fig. 10.130, Fig. 10.131). However when the patient age is over 60 years old, a simultaneous procedure of facial lifting is necessary(Fig. 10.132).

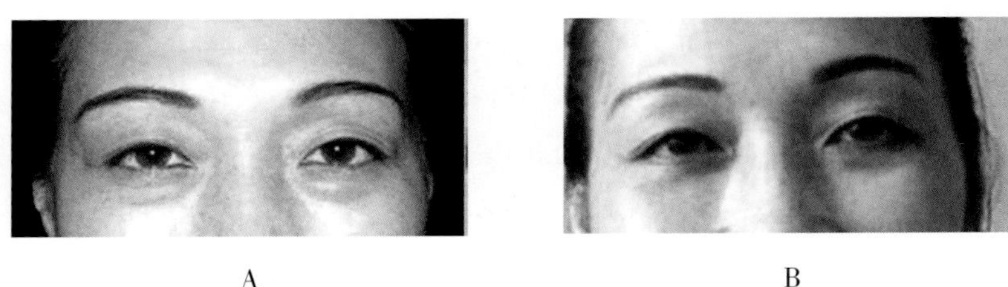

A B

Fig. 10.129 A 48-year-old woman

A. Before lower blepharoplasty B. 1 year postoperation of lower blepharoplasty with release of the fascia ligament of orbicularis oculi

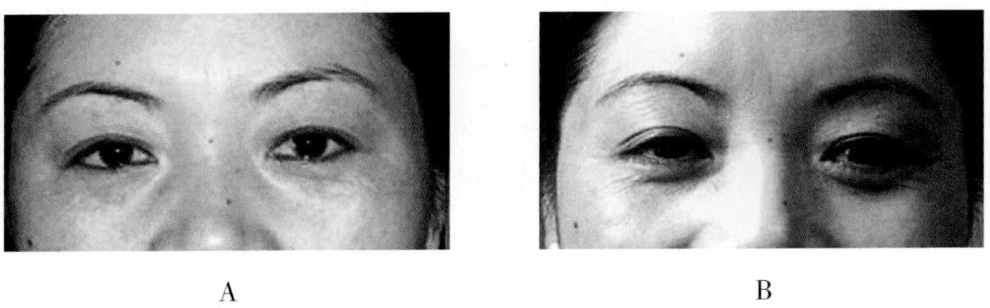

A B

Fig. 10.130 A 52-year-old woman

A. Before lower blepharoplasty B. 6 months postoperation of lower blepharoplasty with release of the fascia ligament of orbicularis oculi

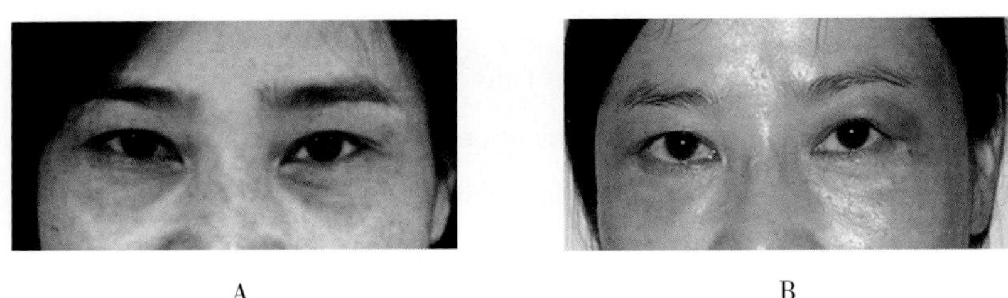

A B

Fig. 10.131 A 38-years-old women

A. Before lower blepharoplasty B. 3 years and 3 months postoperation of lower blepharoplasty with release the fascia ligament of orbicularis oculi (Orbicularis retaining ligament release was not performed in this case)

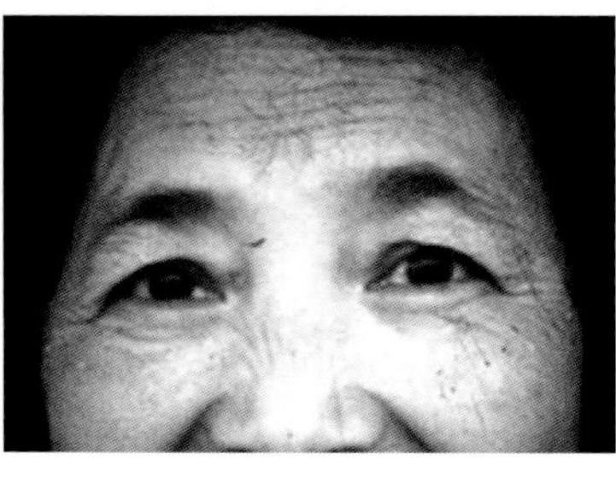

A

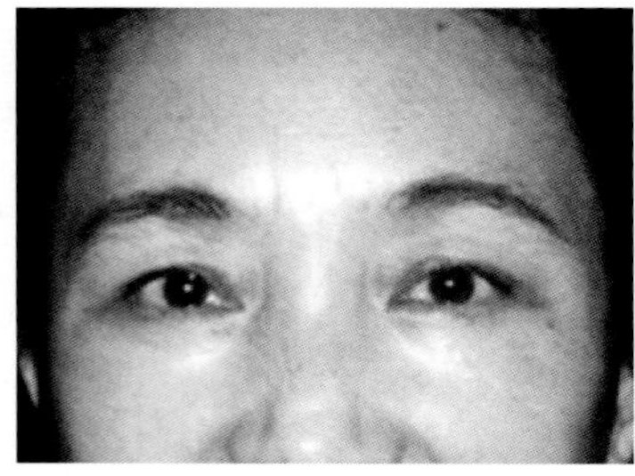

B

Fig. 10.132 A 60-year-old woman

A. Before facial lifting and lower blepharoplasty B. 2 years post-frontal and middle facial lifting and lower blepharoplasty with the fascia ligament of orbicularis oculi release technique(Orbicularis retaining ligament release was not performed in this case)

(3) Discussion

1) On the combination of releasing and lifting the fascia ligament of orbicularis oculi for lower blepharoplasty

Obvious palpebro-malar groove(inferior orbital rim groove), naso-jugal groove(nasal-orbital groove) and the prolapse of surrounding orbital tissue including orbital fat hernia and malar mound are characteristics of an aging orbital region. One of the reasons for a baggy lower eyelid is the difference of orbital soft tissue loss and the grade of tissue tension on the aging face. The degree of laxity of the lower eyelid skin and muscle are much greater than the fascia, ligaments, and tendons in the aging face. When the ligamentous and septal attachments have been released, the effective tension balance of the aging orbital soft tissues will be obtained. To release and lift the fascia ligament of orbicularis oculi is helpful to achieve adequate mobilization of the lower part of orbicularis oculi, and the lower eyelid skin that can then be lifted and allows removal of more flabby lower eyelid skin and muscle to achieve a youthful appearance with tight lower eyelid skin and smoothness of the tear through deformity. If one combines this with releasing the inferior orbital rim insertion of the orbicularis retaining ligament, the aging malar mound will be treated. Similarly, Muzaffar et al. suggested release of the orbicularis retaining ligament and lateral orbital thickening for proper redraping of the orbicularis muscle during midface lift.

The traditional blepharoplasty is to redrape the lower eyelid after removing the redundant skin, muscle, and inferior orbital hernia fat. This could make the lower eyelid smooth, but leaves the descending premalar soft tissue and the wrinkles of the orbital rim unimproved. We agree with Hester's opinion that if the procedure of lower blepharoplasty only taken off skin/muscle and postseptal fat, it is failed to provide long-standing youthful aesthetic results. Beyond the traditional procedures, the new conception of blepharoplasty includes sufficient release of orbicularis oculis attachment to the inferolateral orbital rim and transposition of bulging orbital fat. Hamra and Hester, et al. developed a direct trans-lower lid blepharoplasty subperiosteal approach and repositioning of orbicularis oculi to the lower lid and midface rejuvenation. In our second author's series of lower blepharoplasty, there are only 19 cases(19/504≈3.77%) that were performed with a technique of retaining ligament release and orbital fat repositioning. In the methods described by McCord, the surgical technique of redraping the inferior arc of the orbicularis oculi muscle is used to produce lower lid and midfacial smoothing. In those procedures reported above, a wide region, including the inferior arc of orbicularis oculi, the periosteum of the inferior orbital rim, the lateral canthus, and even the origins of the zygomaticus major and minor muscles should be released to get a tension-free upward lift of the lower lid. These procedures would inevitably increase the time and trauma of operation, so most oriental cosmetic patients would not accept the subperiosteal periorbital rejuvenation.

The authors' method of lower blepharoplasty only adds a simple procedure releasing or fixing the fascia ligament of orbicularis oculi. It is proved that, by releasing the fascia ligament of orbicularis oculi, the tension of orbicularis oculi and surrounding soft tissue can be released, and 3-6 mm more redundant lower eyelid skin can be removed. In this lower blepharoplasty, proper fixation of orbicularis oculi in a new position can provide enduring rejuvenation and can prevent lower eyelid ectropion effectively. In our clinical practice, it is also helpful to use the technique invented by de la Plaza, Arroyo and Parsa, et al. to suture repair on the capsulopalpebral fascia of the lower eyelid to achieve good aesthetic results for lower blepharoplasty. It is also necessary to release the orbicularis retaining ligament for some cases of severe aging. The authors emphasize the importance of understanding the relationship and different functions of the fascia ligament of orbicularis oculi and the orbicularis retaining ligament. Only a few cases in the second author's series of lower blepharoplasty needed simultaneous release of the orbicularis retaining ligament. In the second author's series of patients, satisfactory results from lower blepharoplasty could be kept relatively longer. In some of the cases, the long-standing aesthetic result of lower blepharoplasty was kept more than 3 to 10 years postoperatively when using a technique combining of releasing and lifting of the fascia ligament of orbicularis oculi for lower blepharoplasty(Fig. 10.133).

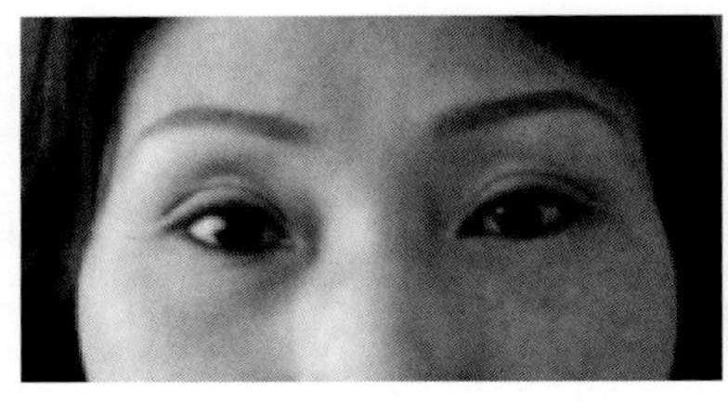

A

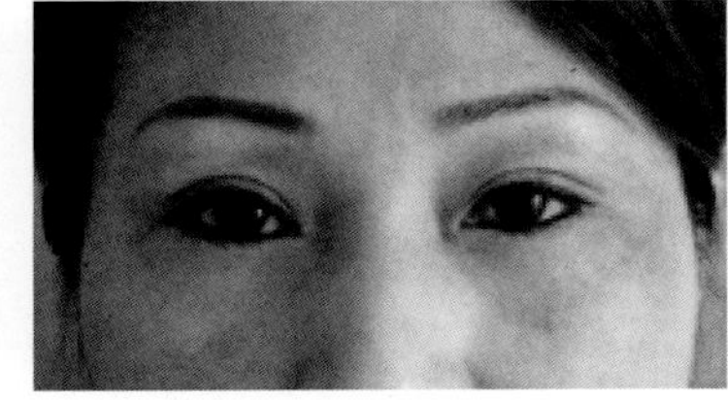

B

Fig. 10.133 A 42-year-old woman

A. Before lower blepharoplasty B. 3 and half years postoperation of lower blepharoplasty with release of the fascia ligament of orbicularis oculi

2) On the significance and the anatomic difference between the orbicularis retaining ligament and fascia ligament of orbicularis oculi

Moss et al. classified the ligament anatomy of the head and neck as follows: true ligaments, septa, and adhesions. The fascia ligament of orbicularis oculi is one of the true ligaments and is different from the orbicularis retaining ligament. Muzaffar et al. concluded that "The orbicularis retaining ligament is a bilaminar septum-like structure attaching the orbicularis oculi to the inferior orbital rim." Kikkawa et al. described an orbital-malar ligament which takes origin from the orbital rim and passes through the orbicularis oculi into the overlying dermis. Muzaffar and Mendelson mentioned a fibro-structure named orbicularis retaining ligament which takes origin from the inferior orbital rim lateral to the medial corneoscleral limbus in their article. The ligament spans from the periosteum, just outside the orbital rim, to the fascia on the undersurface of the orbicularis, separating into preseptal and peripheral parts. Ghavami et al. reported that "The orbital septum can be seen to insert onto the inferior most part of the orbital rim; the orbicularis retaining ligament inserts 2-3 mm above this point." Hwang et al. recently described the orbicularis retaining ligament of the periorbital area in detail.

The fascia ligament of orbicularis oculi is different from the structure mentioned above. First, the origin of the fascia ligament of orbicularis oculi is the inferolateral orbital rim about 2 mm above the origin of the orbicularis retaining ligament. Second, the axis of the fascia ligament of orbicularis is almost perpendicular to the inferior orbital rim, rather than parallel like the orbicularis retaining ligament. Third, the fascia ligament of orbicularis oculi inserts as a fan-shape into the deep surface of the orbicularis oculi at the junction of the muscle's middle and lateral thirds of the deep surface of the inferolateral orbicularis oculi muscle. The orbicularis retaining ligament is a circumferential, periorbital structure. So the fascia ligament of orbiculairis oculi's position, function, and the extension are different from the orbicularis retaining ligament.

The second author(W. W.) reported *The combination of releasing and sling of fascia ligament of orbicularis oculi muscle for lower blepharoplasty and rejuvenation of periorbital regions* at The 10th International Congress of Oriental Society of Aesthetic Plastic Surgery in 2006 in Shanghai. Mendelson attended this congress and mentioned that he had paid attention to this fascia ligament of orbicularis oculi already but had not used this technique in clinical practice.

(4) Conclusion

1) The fascia ligament of orbicularis oculi is a fibro-fascia-like tissue structure. It connects the orbicularis oculi muscle to the periosteum of the inferolateral orbital rim. This fascia ligament originates from the periosteum of the lateral and inferior one-fourth of the orbital rim, extends superomedially, and inserts as a fan-shape into the deep surface of the orbicularis oculi at the junction of the muscle's middle and lateral thirds.

2) Lower blepharoplasty with combination of releasing and lifting the fascia ligament of orbicularis oculi is a less traumatic procedure for periorbital rejuvenation. By releasing or lifting the facial ligament of orbicularis oculi in lower blepharoplasty, one can make a new tension balance between the orbicularis oculi muscle and the premalar soft tissue, and more redundant skin of low eyelid can be removed to achieve better aesthetic results for lower eyelid rejuvenation and also achieve a relatively long-lasting satisfactory result.

3) The anatomic position and function of fascia ligament of orbicularis oculi is different from the orbicularis retaining ligament.

References

[1] Wang W, Wang W J, Lin X X, et al. The combination of releasing and sling of Wang's ligament(fascia ligament of orbital muscle) for lower eyelid blepharoplasty[J]. Chin J Pract Aesthetic Plast Surg, 2005, 16(5): 268-270.

[2] Hester T R Jr, Codner M A, McCord C D, et al. Evolution of technique of the direct transblepharoplasty approach for the correction of lower lid and midfacial aging: maximizing results and minimizing complications in a 5-year experience[J]. Plast Reconstr

Surg, 2000, 105(1): 393-406; discussion 407-408.

[3] Muzaffar A R, Mendelson B C, Adams W P Jr. Surgical anatomy of the ligamentous attachments of the lower lid and lateral canthus[J]. Plast Reconstr Surg, 2002, 110(3): 873-884; discussion 897-911.

[4] Hamra S T. Arcus marginalis release and orbital fat preservation in midface rejuvenation[J]. Plast Reconstr Surg, 1995, 96(2): 354-362.

[5] Hamra S T. The role of orbital fat preservation in facial aesthetic surgery: a new concept[J]. Clin Plast Surg, 1996, 23(1): 17-28.

[6] Hester T R, Codner M A, McCord C D. The "centrofacial" approach for correction of facial aging using the transblepharoplasty subperiosteal cheek lift[J]. Aesthetic Surg, 1996, 16: 51-59.

[7] Fagien S. Algorithm for canthoplasty: the lateral retinacular suspension: a simplified suture canthopexy[J]. Plast Reconstr Surg, 1999, 103(7): 2042-2053; discussion 2054-2058.

[8] Codner M A, Wolfli J N, Anzarut A. Primary transcutaneous lower blepharoplasty with routine lateral canthal support: a comprehensive 10-year review[J]. Plast Reconstr Surg, 2008, 121(1): 241-250.

[9] Flowers R S. Canthopexy as a routine blepharoplasty component[J]. Clin Plast Surg, 1993, 20(2): 351-365.

[10] Wang W, Wang W J, Lin X X, et al. Fascia ligament of orbicularis oculi suspension—a new ideal of lower blepharoplasty[J]. Chin J Med Aesthetic Cosmetol, 2000, 6: 284-287.

[11] McCord C D Jr, Codner M A, Hester R T. Redraping the inferior orbicularis arc [J]. Plast Reconstr Surg, 1998, 102(7): 2471-2479.

[12] Wang W, Wang W J, Lin X X, et al. On the prevention treatment and classification of the lower eyelid ectropion by a technique of fascia ligament of orbicularis oculi suspension in lower blepharoplasty[J]. Chin J Aesthetic Plast Surg, 2001, 12: 295-297.

[13] Özdemir R, Kilinc H, Ünlü R E, et al. Anatomicohistologic study of the retaining ligaments of the face and use in face lift: retaining ligament correction and SMAS plication [J]. Plast Reconstr Surg, 2002, 110(4): 1134-1147; discussion 1148-1149.

[14] Hester R T Jr, McCord C. Achieving aesthetic balance in the brow, eyelids, and midface by Byrd H S, and Burt J D(discussion)[J]. Plast Reconstr Surg, 2002, 110(3): 936-939.

[15] Parsa A A, Lye K D, Radcliffe N, et al. Lower blepharoplasty with capsulopalpebral fascia hernia repair for palpebral bags: a long-term prospective study[J]. Plast Reconstr Surg, 2008, 121(4):1387-1397.

[16] de la Plaza R, Arroyo J M. A new technique for the treatment of palpebral bags [J]. Plast Reconstr Surg, 1988, 81(5): 677-687.

[17] Parsa F D, Miyashiro M J, Elahi E, et al. Lower eyelid hernia repair for palpebral bags: a comparative study[J]. Plast Reconstr Surg, 1998, 102(7): 2459-2465.

[18] Moss C J, Mendelson B C, Taylor G I. Surgical anatomy of the ligamentous attachments in the temple and periorbital regions[J]. Plast Reconstr Surg, 2000, 105(4): 1475-1490; discussion 1491-1498.

[19] Kikkawa D O, Lemke B N, Dortzbach R K. Relations of the superficial musculoaponeurotic system to the orbit and characterization of the orbitomalar ligament[J]. Ophthal Plast Reconstr Surg, 1996, 12(2): 77-88.

[20] Ghavami A, Pessa J E, Janis J, et al. The orbicularis retaining ligament of the medial orbit: closing the circle[J]. Plast Reconstr Surg, 2008, 121(3): 994-1001.

[21] Hwang K, Nam Y S, Kim D J, et al. Surgical anatomy of retaining ligaments in the periorbital area[J]. J Craniofac Surg, 2008, 19(3): 800-804.

From: Wang W J, Wang W, Xie F, et al. Lower blepharoplasty with a combination of release and lift of the fascia ligament of orbicularis oculi[J]. Ann Plast Surg, 2011, 66(2): 118-123.

Hand and Foot Surgery

Extended Second-Toe Free Transfer

Wang Wei, Chang Tisheng

A technical improvement of simple second-toe free transfer is the extended or composite second-toe free transfer. This one-stage operation can be used to make complicated thumb or other digital reconstructions, or to make a functional whole-hand reconstruction in the case of complete loss of the hand. While performing 120 cases of second-toe-to-finger free transfers in our clinic from January of 1973 to February of 1987, we developed the extended second-toe free transfer technique and carried it out in 34 cases of complicated digital loss. Very encouraging and successful results have been obtained (Gilbert et al., 1975; Chang et al., 1979).

Extended second-toe free transfer means inclusion of tissues other than the second toe to meet the needs of repairing recipient hand tissue defects. As dictated by individual surgical necessities, several combinations of the extended second toe and other tissues can be designed: ①the second toe combined with a dorsalis pedis skin flap(Fig. 10.134A); ②the second toe combined with a part of the second metatarsal bone and a dorsalis pedis skin flap(Fig. 10.134B); ③the second toe combined with the whole metatarsal bone and with the adductor hallucis or extensor digitorum brevis tendons and a dorsalis pedis flap (Fig. 10.134C); ④the second toe combined with the second metatarsal bone, dorsalis pedis flap and a dorsal skin flap of the big and middle toes(Fig. 10.134D); ⑤the second and third toes combined with the second and third metatarsal bones, and with a dorsalis peids flap(Fig. 10.134E).

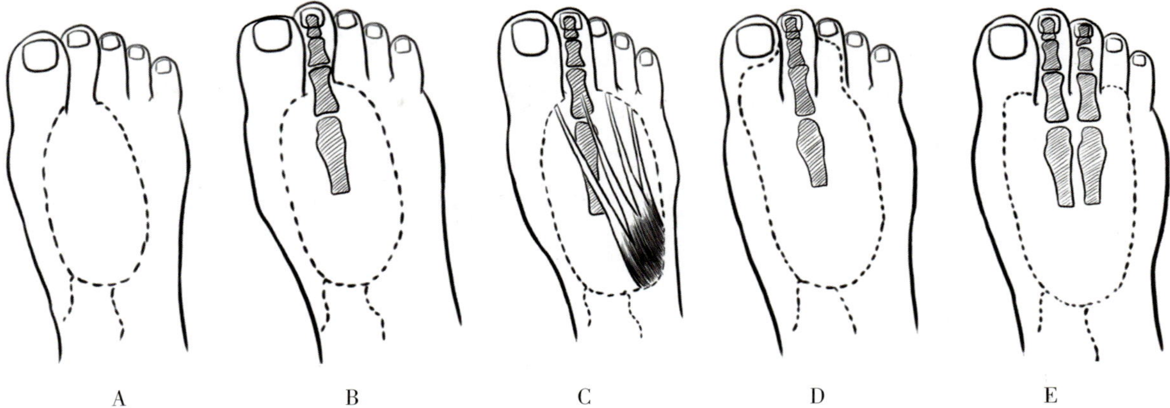

Fig. 10.134　Extended second-toe free transfer

A. Skin incision in the preparation for extended second-toe free transfer including a dorsalis pedis skin flap　B. Skin incision and tissue inclusion in the preparation for extended second-toe free transfer combined with the second metatarsal bone and dorsalis pedis skin flap　C. Skin incision and tissue inclusion in the preparation for extended second-toe free transfer combined with the second metatarsal bone and with extensor digitorum brevis tendons remained attached and also with a dorsalis pedis flap　D. Skin incision and tissue inclusion in the preparation for extended second-toe free transfer combined with the second metatarsal bone, dorsalis pedis flap, dorsal skin flap of the big and middle toes　E. Skin incision and tissue inclusion in the preparation for extended second-toe free transfer combined with the third toe, second and third metatarsal bones and a dorsalis pedis flap

(1) Anatomical basis of extended second-toe free transfer

1) Neurovascular distribution of the donor area

The common arterial blood supply to the second toe, second metatarsal bone, dorsalis pedis skin flap and extensor digitorum brevis tendons comes from the dorsalis pedis artery. The blood returns along the same venous route via the long and short saphenous veins. This vascular network constitutes a sound anatomical basis for extended second-toe free transfer. The blood supply of the second toe and the second metatarsal bone comes from the first dorsal and plantar metatarsal arteries of the dorsalis pedis artery, and that of the dorsalis pedis skin flap comes from the lateral and the medial metatarsal branches of the dorsalis pedis artery, while that of the extensor digitorum brevis tendon comes from the lateral metatarsal branch of the dorsalis pedis artery. Note that in tendon transplantation a vascularized extensor digitorum brevis tendon is essential for rapid healing, minimizing adhesions and providing free movement. The common digital nerve and the proper digital nerve to the second toe must be dissected out carefully and sutured to the recipient site in order to obtain good sensory recovery of the transferred toe. Furthermore, to avoid postoperative degenerative atrophy in the transplanted second metatarsophalangeal joint, an articular branch coming from the deep peroneal nerve must be kept and sutured to the nerve of the recipient site.

2) The first dorsal metatarsal artery

Meticulous and successful dissection of the first dorsal metatarsal artery is one of the key steps of the operation. Anatomical variations of the artery must be familiar and kept in mind by every microsurgeon. On the basis of Gilbert's classification, 100 cases of cadaveric dissection analysis carried out by J. B. Wu of the Department of Anatomy of Shanghai Second Medical University gave the following percentages.

Type Ⅰ: 45%. Twelve of these cases (12%) consisted of the superficial type, and 33 (33%) occurred within the interosseous muscle(Fig. 10.135A, Fig. 10.135B).

Type Ⅱ: 46%. The first dorsal metatarsal artery originates below the interosseous muscle, running deeply and then becomes superficial at the first web between the big and second toes. Indeed, it originates, with the plantar metatarsal artery, from a common trunk, 1.2-3.5 cm in length; the latter is a continuation of the deep plantar branch of the dorsalis pedis artery(Fig. 10.135C, Fig. 10.135D).

Type Ⅲ: 9%. This may be considered as a modification of type Ⅰ and type Ⅱ. In this case, the external diameter of the first metatarsal artery is usually unsuitable for vascular anastomosis in tissue transfer. Therefore, the first plantar metatarsal artery should be used for anastomosis in toe transfer, and even this may not contribute significantly to the blood supply of the toe.

In an effort to make type Ⅲ second-toe free transfer possible and easier, we have further divided type Ⅲ into three subtypes, based on our clinical experiences with 120 cases of second-toe transfer and cadaveric dissection materials.

Type Ⅲa(Fig. 10.135E, Fig. 10.135F, Fig. 10.135G). In this category, the fine dorsal metatarsal artery, originating directly from the deep plantar branch of the dorsalis pedis artery, travels forward superficially within the superficial fascia near the metatarsophalangeal joint where it gives an anastomotic branch to the deep digital branch of the plantar metatarsal artery. In this condition, the first plantar metatarsal artery should be used for toe transfer.

Type Ⅲb(Fig. 10.135H, Fig. 10.135I, Fig. 10.135J). The fine dorsal metatarsal artery branches from the common trunk of the dorsal and plantar metatarsal arteries. Its calibre is too small for anastomosis, thus the first plantar metatarsal artery should be used in toe transfer.

Type Ⅲc(Fig. 10.135K, Fig. 10.135L, Fig. 10.135M). The first metatarsal artery has a rather large calibre and originates from the deep plantar branch of the dorsalis pedis artery, courses through the superficial fascia near the metatarsophalangeal joint and joins with the plantar metatarsal artery.

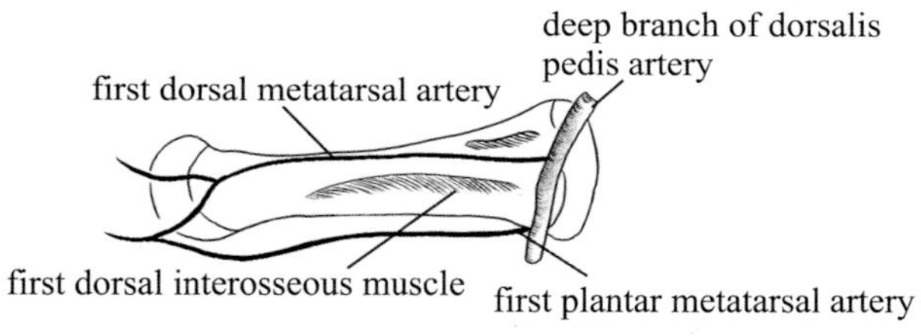

A

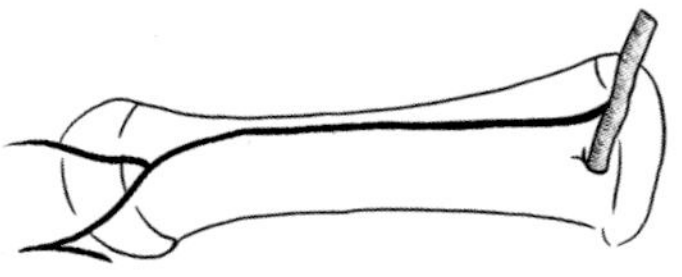

B

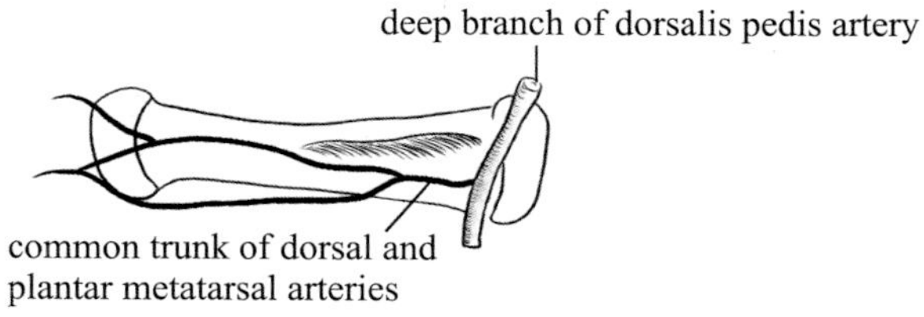

C

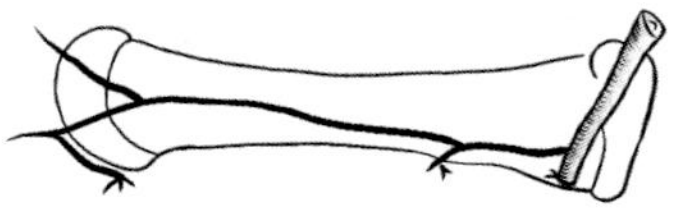

D

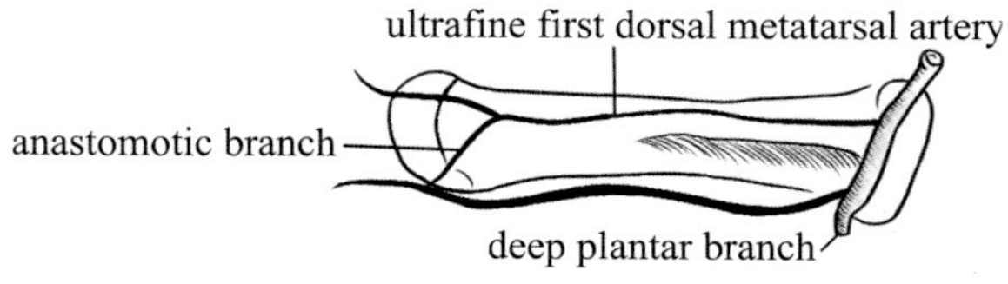

E

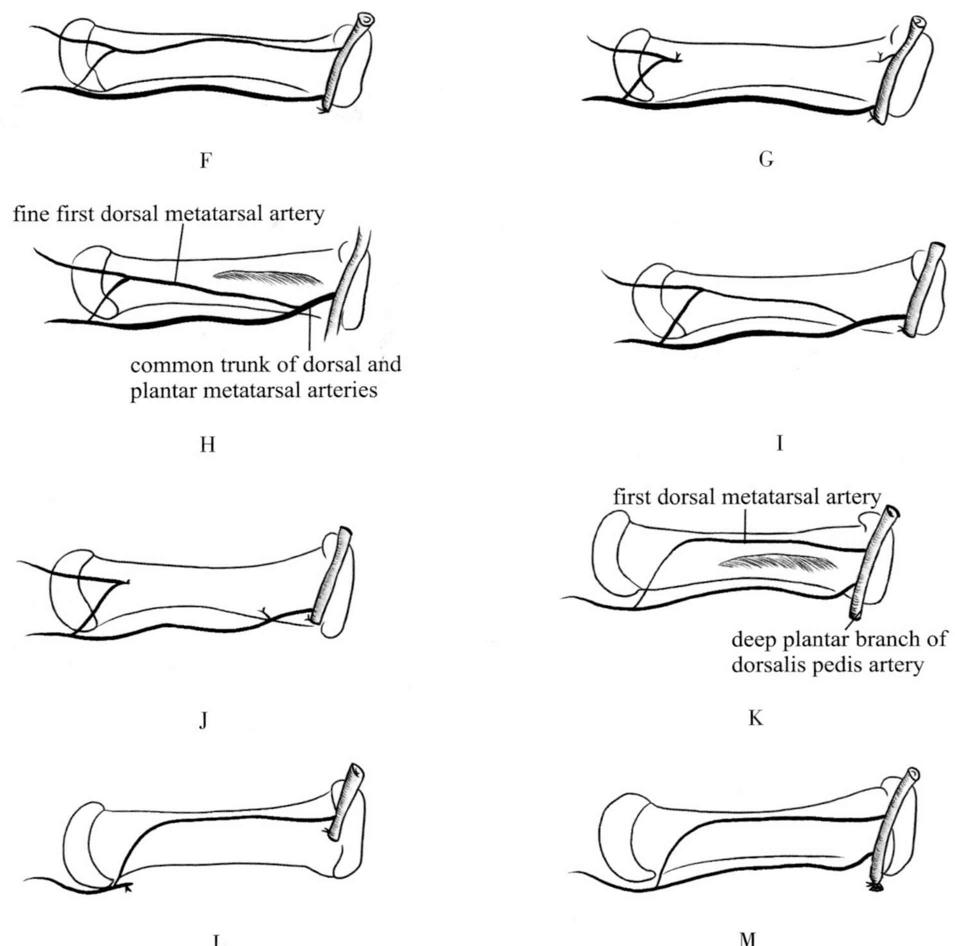

Fig. 10.135 The first dorsal metatarsal artery on the basis of Gilbert's classification

A. The first dorsal metatarsal artery, type Ⅰ B. Preparation of the first dorsal metatarsal artery showing the first plantar metatarsal artery being ligated and sectioned C. The first dorsal metatarsal artery, type Ⅱ D. Preparation of the first dorsal metatarsal artery for second-toe transfer showing the first plantar metatarsal artery ligated E. First dorsal metatarsal artery, type Ⅲa F. Preparation of the first plantar metatarsal artery for second-toe free transfer. The first dorsal metatarsal artery (very fine) was left intact G. The first dorsal metatarsal artery is ligated and sacrificed H. The first dorsal metatarsal artery in type Ⅲb I. Preparation of the first plantar metatarsal artery for second-toe free transfer. The first dorsal metatarsal artery was left intact J. The first dorsal metatarsal artery being sacrificed K. The first dorsal metatarsal artery in type Ⅲc L. Preparation of the first dorsal metatarsal artery for second-toe free transfer. The first plantar metatarsal artery is cut and ligated M. The first plantar metatarsal artery is left intact

Without exception, the second plantar metatarsal artery gains access to the second toe below the deep transverse metatarsal ligament in all type Ⅲ categories, irrespective of subtypes. Thus the ligament should be divided for better exposure of the artery. Two modes of arterial presentation can be demonstrated near the second toe. In the first mode, an anastomosis exists between the plantar and dorsal metatarsal arteries, the transverse metatarsal ligament is simply divided to expose these arteries. In the second mode, the second plantar metatarsal artery gives anastomotic branches to the medial plantar artery; the transverse and oblique heads of the adductor hallucis muscle are divided for adequate ligature of the anastomotic branches, with consequent isolation of the metatarsal plantar artery.

3) Topographic anatomy of the dorsalis pedis artery flap

In the extended second-toe free transfer, there is always a combination with the dorsalis pedis flap. Thus one must also be familiar with the topographic anatomy of the dorsalis pedis artery over the dorsum of the foot. McCraw and Furlow(1975) and Ohmori and Harii(1976) described the pathway of the dorsalis pedis artery and the blood supply of the dorsal skin of the foot after extensive observation from clinical and autopsy dissections. J. B. Wu dissected 100 specimens of feet and found the following vascular patterns.

a. Arterial supply of the dorsal skin of the foot

The dorsalis pedis artery is a continuation of the anterior tibial artery. It runs from the front of the ankle, passes through the deep surface of the extensor retinaculum between the tendons of the extensor hallucis longus and extensor digitorum longus to reach the base of the second metatarsal bone and then into the first metatarsal space. It is then crossed superficially by the extensor hallucis brevis muscle and, at the base of the first metatarsal space, divides into the deep plantar arch and the first dorsal metatarsal artery(Fig. 10.136). The dorsalis pedis artery and its branches distribute some small branches through the deep fascia to supply the dorsal skin of the foot and its subcutaneous tissues. Moreover, the medial and lateral branches of the deep plantar artery also supply the skin on the pedal and the lateral part of the dorsum of the foot. On the basis of the origin of the artery and its area of supply, the distribution of the branches of the dorsalis pedis artery may be divided into three groups(Fig. 10.137).

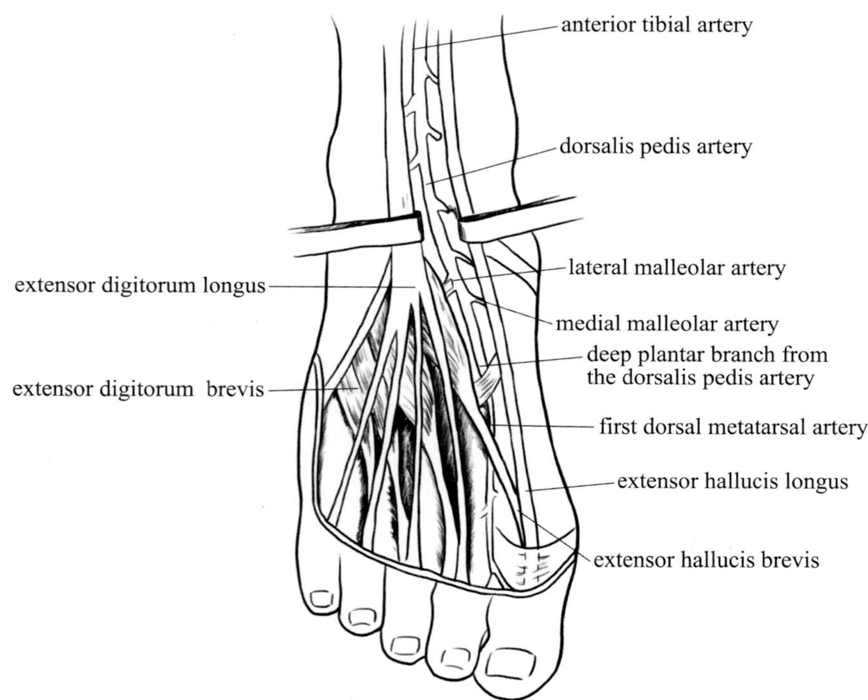

Fig. 10.136 Branches of the dorsalis pedis artery supplying the dorsal skin flap

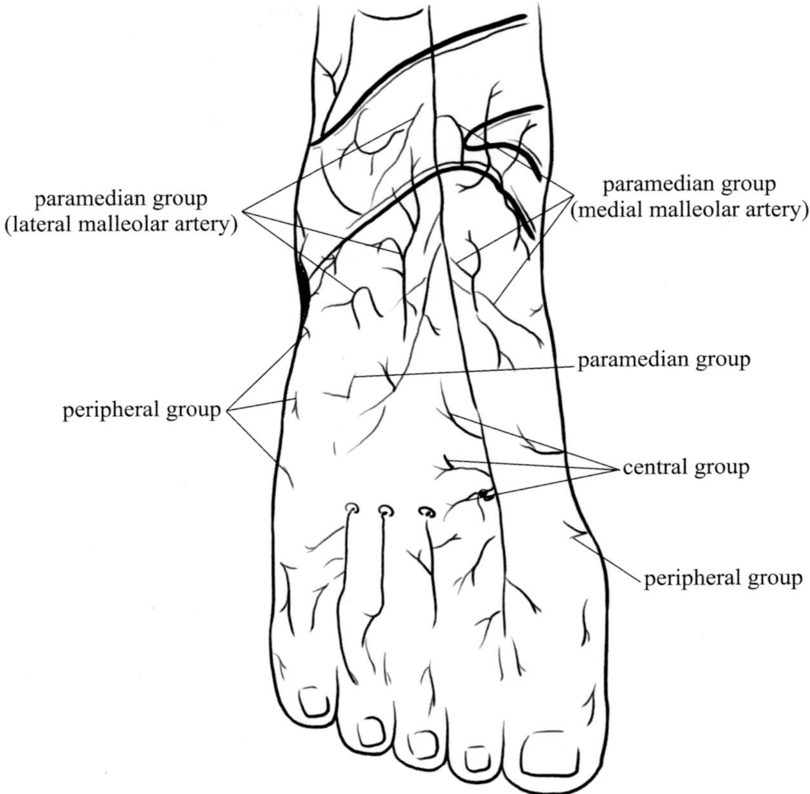

Fig. 10.137 Cutaneous branches from the dorsalis pedis artery

(a) The central group

It branches directly from the dorsalis pedis artery of the first dorsal metatarsal artery. The cutaneous branches from the dorsalis pedis artery, after penetrating the deep fascia and running for short distances medially and laterally, will reach the subcutaneous tissue with a total of about 4 to 7 branches. The branches of the proximal end are usually larger than those of the distal end and the area of blood supply also follows the arterial sizes.

(b) The paramedian group

The proximal branches originate from the main trunk of the dorsalis pedis artery and the lateral and medial malleolar arteries. They pass below the extensor hallucis tendon medially and extensor digitorum longus tendon laterally, finally penetrating through the deep fascia to reach the subcutaneous layer. There are about 2 to 4 branches on the medial side and about 5 to 7 on the lateral. The distal branches come from the second to fourth dorsal arteries. The first metatarsal artery is usually the continuation of the dorsalis pedis artery, but greater variability is found in the origin of the second, third and fourth dorsal metatarsal arteries, which originate from the dorsal arterial arch, lateral malleolar artery or plantar arterial arch. Since these arteries are not constant, the blood supply to the skin and subcutaneous tissues in this paramedian area is uncertain.

(c) The peripheral group

Branches from the medial and lateral plantar arteries pass over the abductor hallucis brevis and abductor digiti minimi muscle, bend up and around the medial and lateral border of the foot and supply the dorsal skin over the medial and lateral edges of the foot(Fig. 10.138).

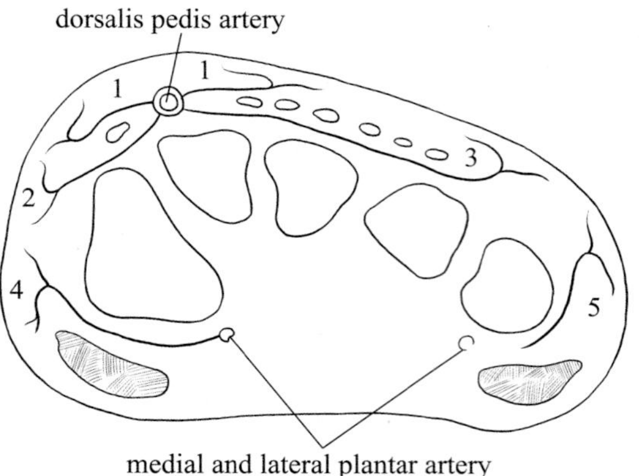

Fig. 10.138 Cross section showing cutaneous branches from the dorsalis pedis artery

b. Dorsal veins

(a) Superficial dorsal veins

The superficial dorsal veins may be divided into superficial and deep groups. The diameters of these veins are generally very small. They originate from the medial and lateral edges of the dorsum of the foot and the dorsal surface of the toes, gradually converging to form smaller venous trunks and passing over the venous arch on the dorsum of the foot, running in a proximal medial direction, to form several branches of larger size which drain into the long saphenous vein in the middle of the calf. The long and short saphenous veins and the dorsal venous arch are situated more deeply and can be regarded as the deep layer of the superficial dorsum veins. Of the dorsal veins, the long saphenous vein has the biggest diameter, ranging from 1.3 mm to 4.3 mm. However, thrombophlebitis in this vein is common due to previous venepunctures. The short saphenous vein runs upwards along the lateral edge of the dorsum of the foot and its position is slightly deeper. The average diameter, as measured at the posterior side of the lateral malleolus, is about 2.2 mm(1.2-3.6 mm, Fig. 10.139).

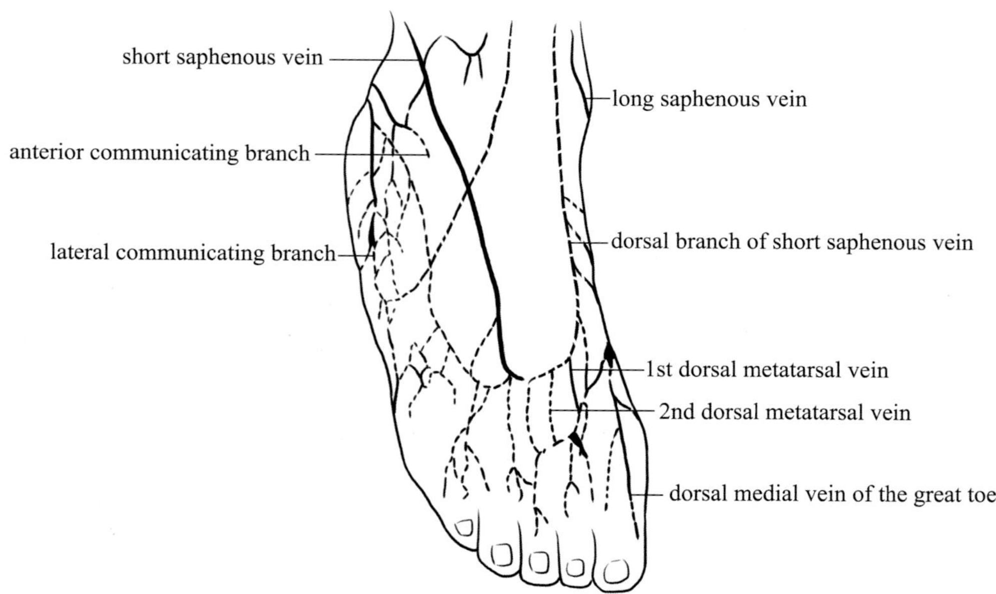

Fig. 10.139 Distribution of veins

(b) Deep veins

There are two deep dorsal veins. They accompany the dorsalis pedis artery(venae comitantes) and mainly receive the branches of the vein in the deep part of the dorsum of the foot. The average external diameter of the deep lateral dorsalis pedis vein is 1.35 mm(0.6-2.6 mm). When the saphenous veins cannot be used due to obstruction, they can be used for venous anastomosis, though venous return may sometimes not be sufficient.

(c) Communicating veins

There are three types of communicating branches between the superficial and deep dorsal veins: ①anastomosis between the saphenous veins and the posterior tibial vein and deep plantar veins; ②anastomosis between the saphenous veins and branches of deep dorsalis pedis veins; ③anastomosis between the dorsal venous arch or the first dorsal metatarsal vein and the deep dorsalis pedis veins. Of these three types of communicating branches, the third type has a direct link with the deep dorsalis pedis veins.

c. Sensory nerve distribution

The sensory nerve of the dorsalis pedis skin flap comes from the branch of the deep peroneal nerve. It runs downwards accompanying the dorsalis pedis artery, distributes into the skin adjacent to the first toe web space. More important is the branch from the superficial peroneal nerve. They run downwards from the lateral to medial side of the small toe. Although cutaneous sensation gradually recovers 3-6 months after flap transplant, some surgeons advocate cutaneous nerve anastomosis for a more rapid and complete restoration of sensation. The superficial peroneal nerve and the common or ulnar digital nerve to the thumb are usually the nerves to be anastomosed.

(2) Surgical indications for choice of the extended second-toe free transfer

The following conditions seem to be the best surgical indications for selecting an extended(or composite) second-toe free transfer.

1) Total thumb loss with scarring of palmar or dorsal skin can be repaired by a second-toe transfer combined with a dorsalis pedis flap. In such a case(Fig. 10.140) both thumb reconstruction and scar excision can be carried out and then the neurovascular bundle of the transplant can be protected and covered by the dorsalis pedis flap.

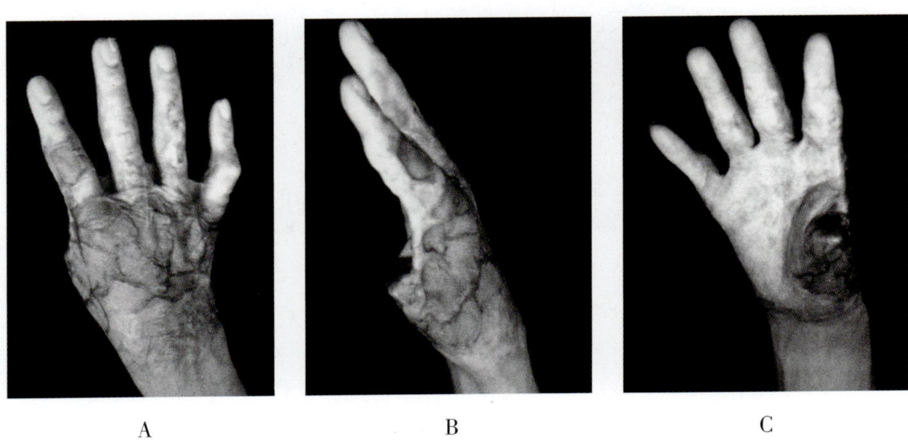

A B C

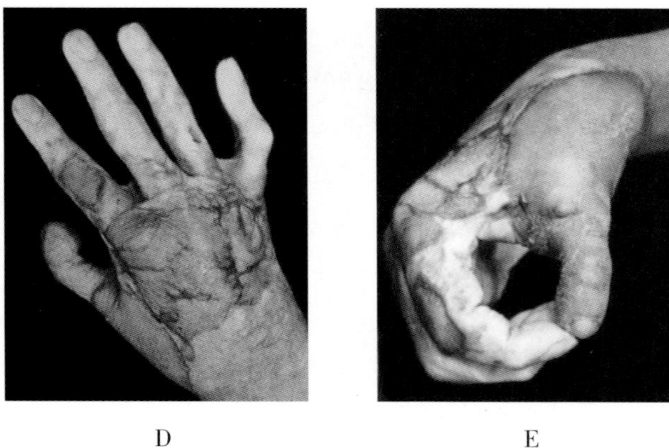

D E

Fig. 10.140 A 39-year-old male was hospitalized for thumb reconstruction in 1979. It was a total loss of the right thumb with dorsal and first web space scar contractures. The reconstruction included an extended second-toe free transfer with a dorsalis pedis flap

A. Dorsal aspect of the hand before reconstruction B. Lateral view before operation C. Palmar view before operation D. Dorsal view after reconstruction E. Postoperative functional result

2) Total thumb loss with most of the first metacarpal bone deficit is best managed by extended second-toe free transfer in combination with the second metatarsal bone and the dorsalis pedis flap(Fig. 10.141).

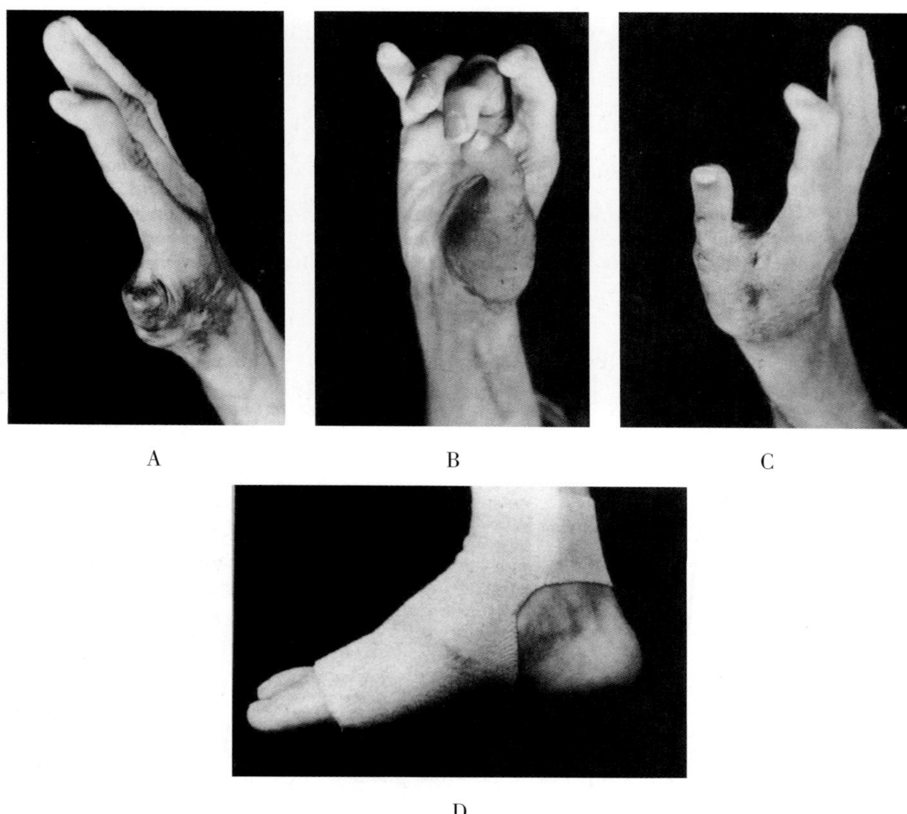

A B C

D

Fig. 10.141 A 24-year-old male admitted in 1977. Total thumb loss with most of the first metacarpal bone was repaired by an extended second-toe transfer combined with second metatarsal bone and a dorsalis pedis skin flap for thumb, first metacarpal bone and first web space reconstruction

A. Lateral view of the hand before reconstruction B. Functional result after thumb reconstruction C. The reconstructed first web space D. The donor foot in compressed stocking bandage

3) Total loss of thumb together with the first metacarpal bone, and also one or two digits missing, complicated with first web space contracture. In this condition, extended second-toe transfer in combination with the second metatarsal bone and the dorsalis pedis flap are indicated so that thumb and first metacarpal bone reconstruction and correction of web contracture can be completed in a one-stage operation(Fig. 10.142).

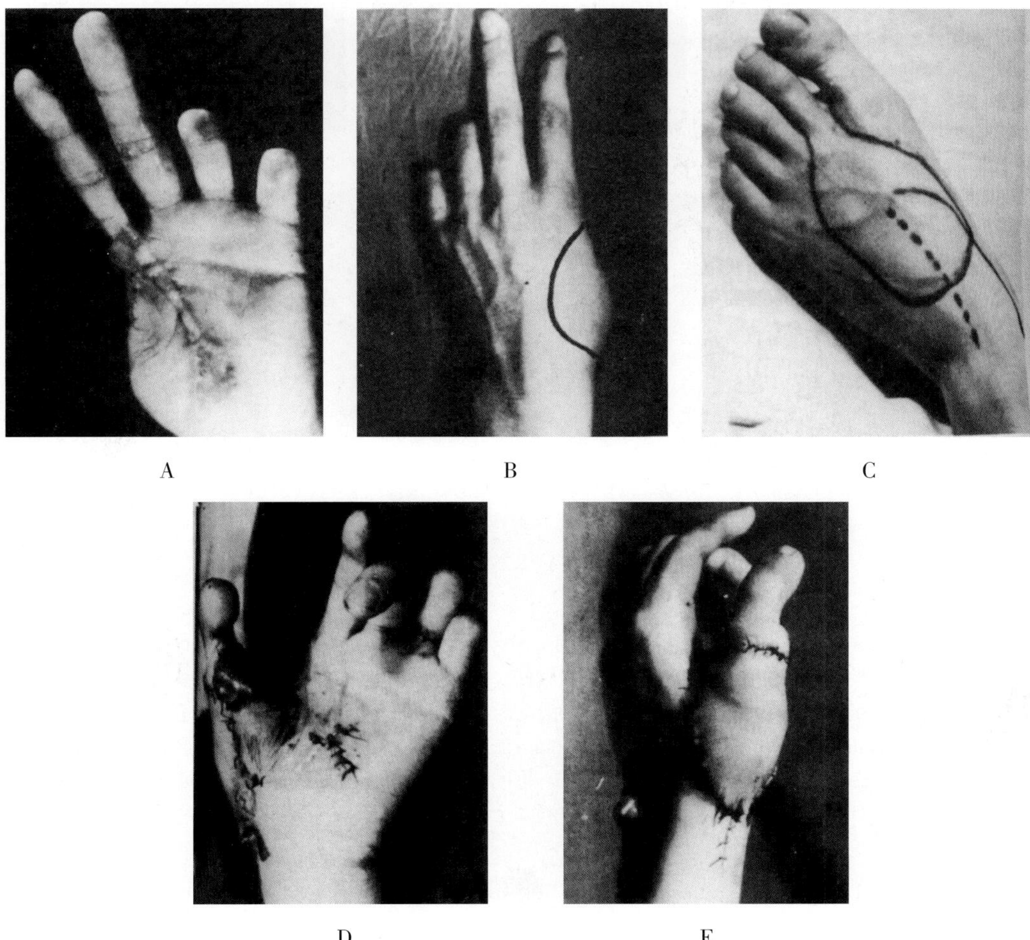

Fig. 10.142 A 22-year-old male admitted in 1978. Explosion injury of the left hand resulting loss of the thumb and partial loss of the first metacarpal bone, little and ring finger. Extended second-toe transfer combined with the second metatarsal bone and the dorsalis pedis skin flap was applied for reconstruction

A. Palmar view of the mutilated hand B. Incision over the dorsal side C. Skin incision design for extended second-toe transfer D. Palmar view after reconstruction E. Lateral view after reconstruction

4) Total loss of the thumb with most of the first metacarpal bone, as well as a missing of index finger. This can be treated by using the extended second-toe free transfer in combination with a dorsalis pedis flap and two small dorsal skin flaps from the big and third toe(Fig. 10.143).

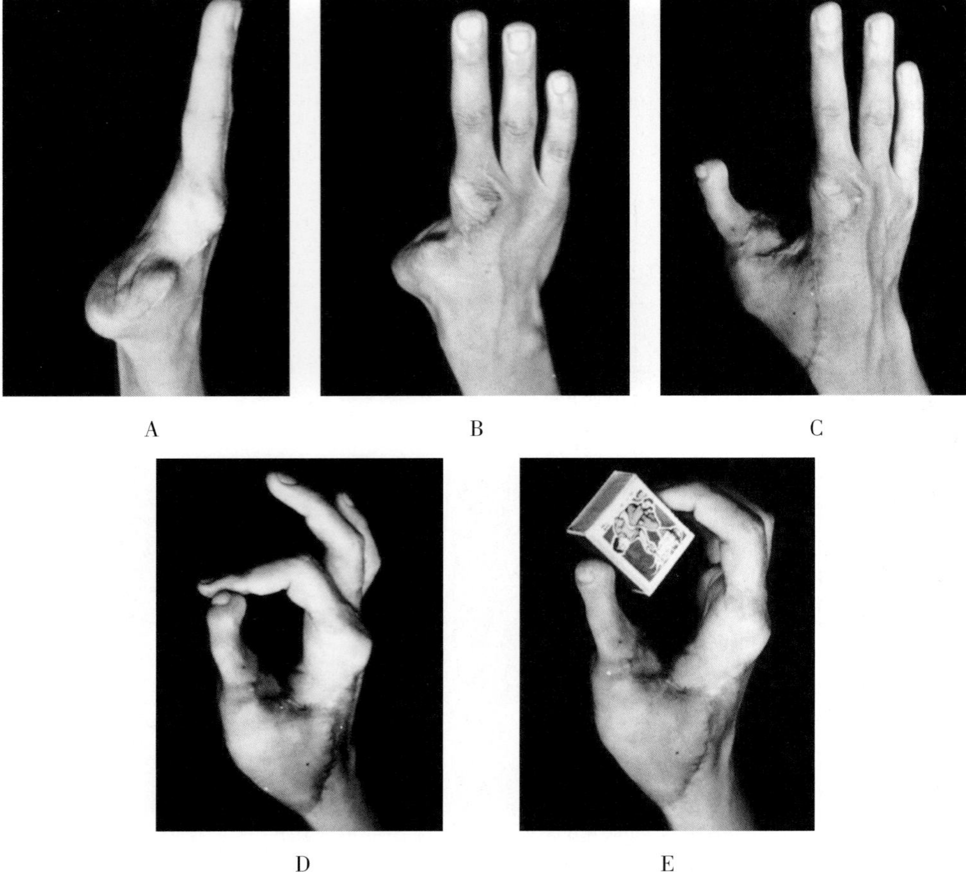

Fig. 10.143 A 29-year-old male admitted in 1979. Loss of the thumb at the metacarpal base and index finger. Reconstruction included a second-toe transfer combined with second metatarsal bone and dorsalis pedis flap

A. Lateral view of the mutilated right hand B. Dorsal aspect of the hand deformity
C. Dorsal view after reconstruction D. View of postoperative functional result
E. Another view of postoperative functional result

5) Thumb intact, but with total loss of other fingers, or only one finger intact, with missing of thumb and other digits, and deficient metacarpal bones. In these conditions, a second-toe transfer combined with the metatarsal bone and the dorsalis pedis flap can be used to reconstruct a finger for partial functional recovery of thumb(Fig. 10.144-Fig. 10.147).

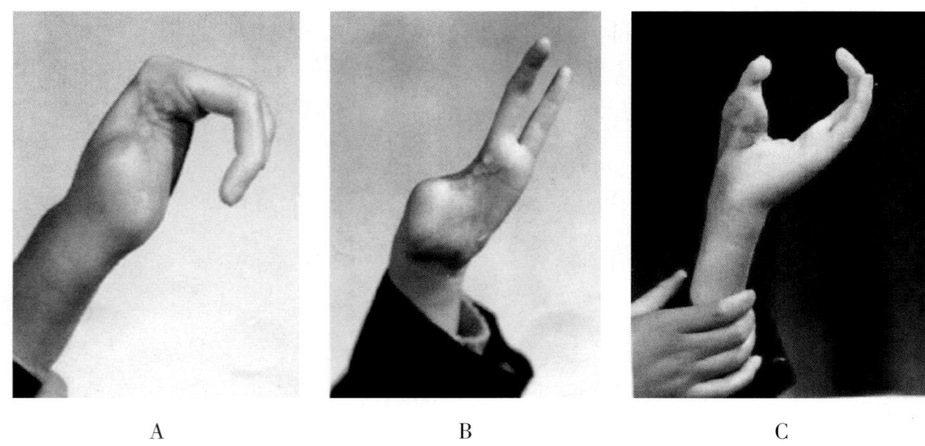

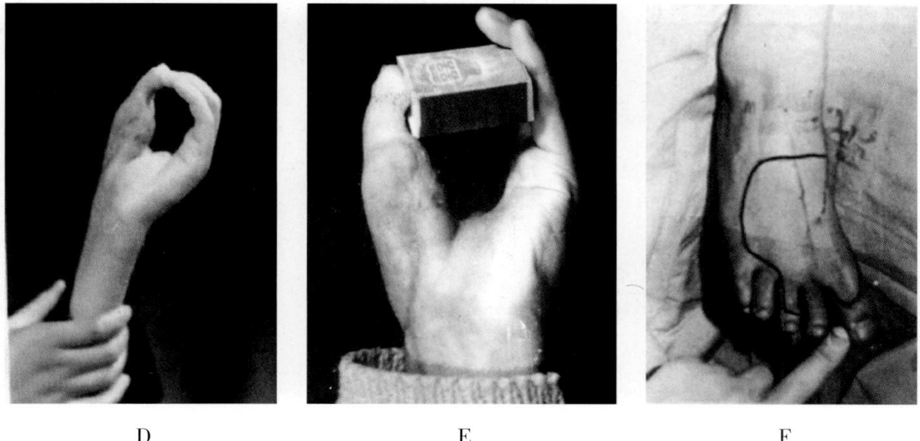

D E F

Fig. 10.144 A 19-year-old girl admitted in 1986 suffered from a crush injury of her right hand, resulting in loss of three radial fingers and total loss of the first metacarpal bone, with partial deficit of the second and third metacarpal bones. A composite second-toe transfer including a dorsalis pedis flap, dorsal skin flaps of big and third toes, and part of the second metatarsal bone was carried out for total one-stage reconstruction

A. Lateral view of the deformed right hand B. Palmar view of the hand C. Palmar view after reconstruction D,E. View of postoperative functional result F. Design of the incision on the donor foot

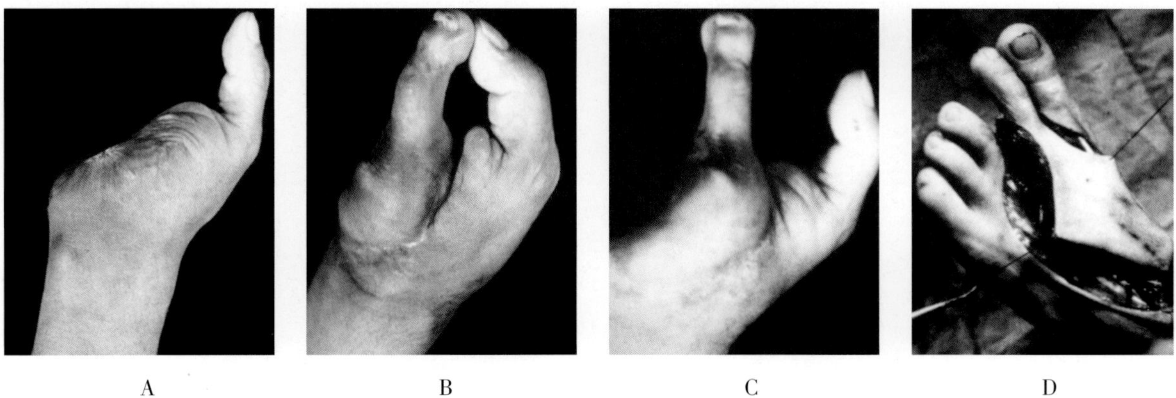

A B C D

Fig. 10.145 A 31-year-old male admitted in 1977 suffered from a crush injury of the left hand resulting in total loss of the long fingers and partial loss of corresponding metacarpal bones. A composite second-toe transfer combined with the second metatarsal bone and a dorsalis pedis flap was used to reconstruct the opposing finger for the intact thumb

A. View of the left mutilated hand B. The reconstructed finger in opposition C. The reconstructed finger during opening of the first web D. The preparation for the donor toe and skin flap

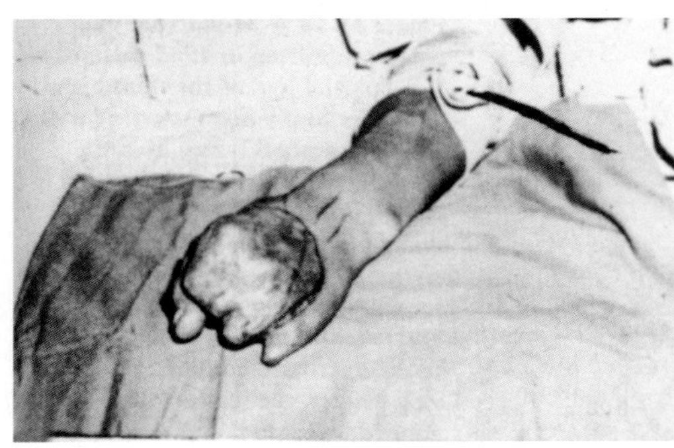

A

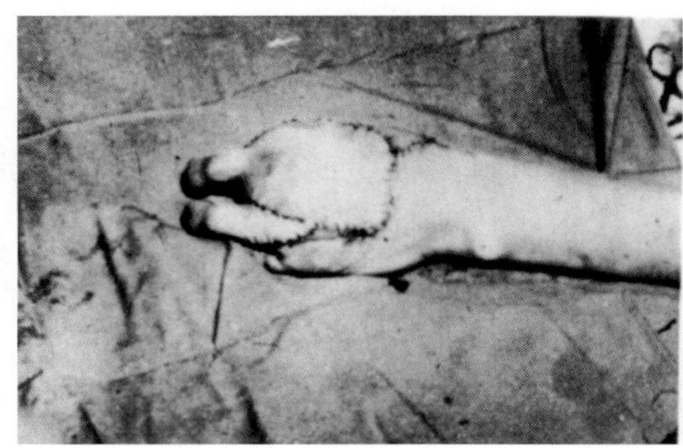

B

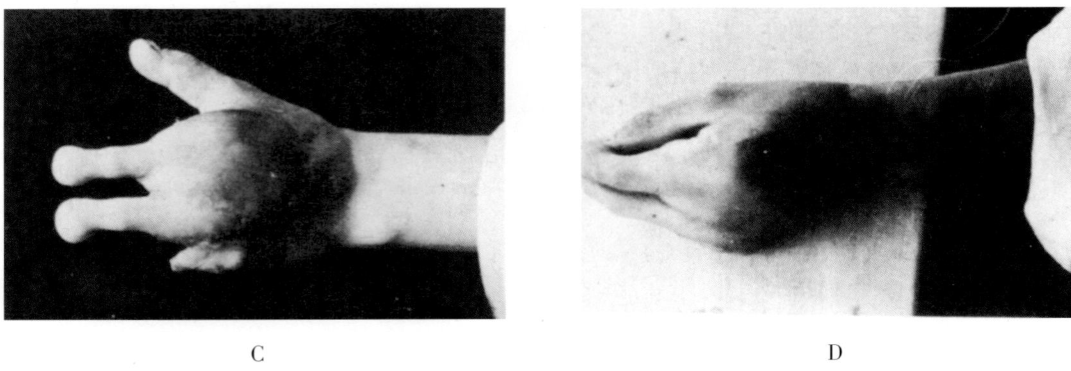

C D

Fig. 10.146 A 25-year-old male admitted in 1985 with a degloving injury of the left hand resulting in loss of the long fingers wi th dorsal scarring. Right single toe and left extended second-toe free transfers were used for the reconstruction of the middle and ring fingers and repair of the dorsal scarring

A. View of the mutilated left hand with loss of the long fingers and scar over the dorsal surface B. Just after completion of the operation C. Dorsal view after finger reconstruction D. Postoperative functional result of the fingers

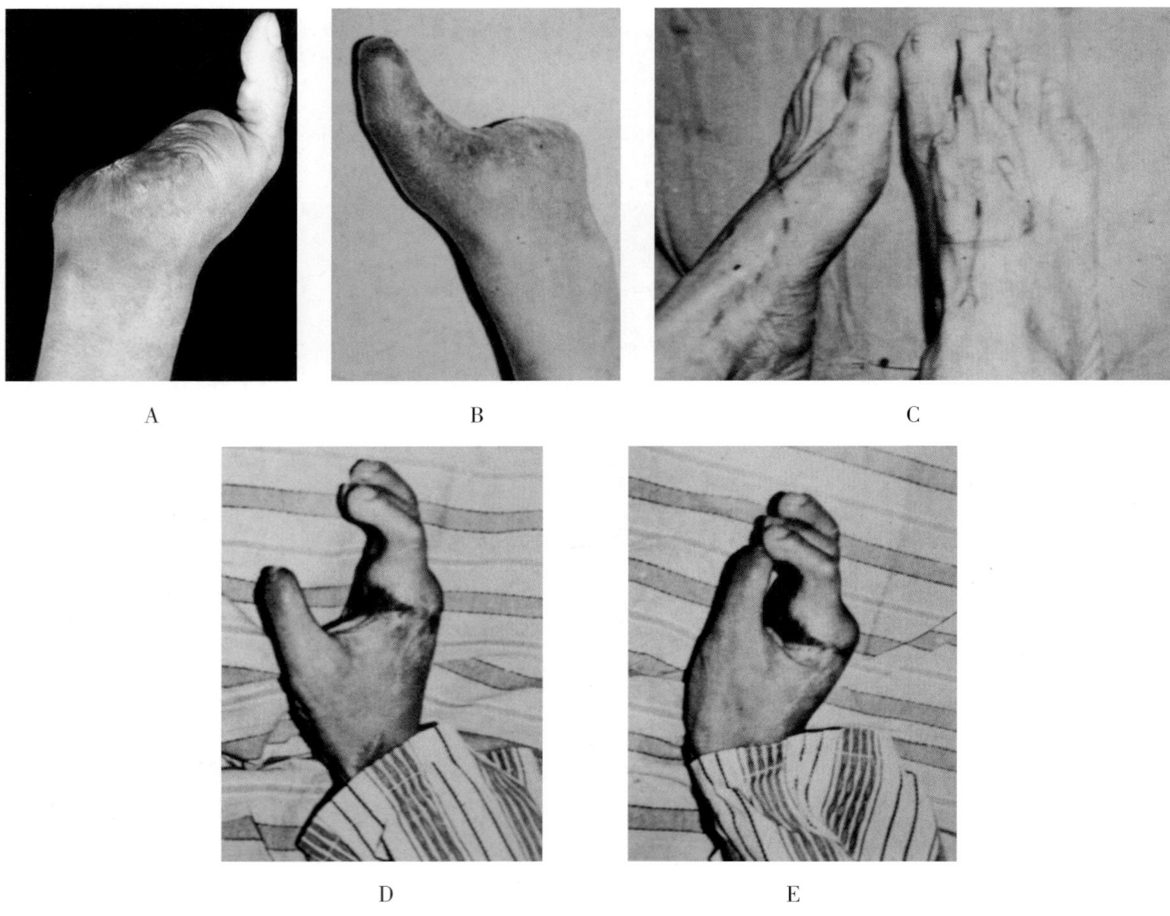

A B C

D E

Fig. 10.147 A 24-year-old male admitted in 1985 suffered from partial loss of the thumb and the other four fingers together with their metacarpal bones. Right extended second-toe free transfer with second metatarsal bone and dorsalis pedis skin flap, and the left second and third toes combined with second and third metatarsal bones, and dorsalis pedis skin flap were used to reconstruct the index, middle and ring fingers, as well as the second, third and fourth metacarpal bones in one stage

A. Palmar view of the right hand B. Dorsal view of the hand C. The design of the donor feet for the reconstruction D. After reconstruction E. Postoperative functional result

6) Total loss of the hand. It may be reconstructed by bilateral extended second-toe free transfer to reconstruct a lobster-claw hand, as first advocated by C. C. Yu of Shanghai Sixth People's Hospital. The metatarsal bones are directly fixed on to the radial and ulna stumps.

7) In the case of simultaneous tendon injuries with tears or detachment, extensor tendons may also be included in such extended composite free transfer.

(3) Key points for successful extended second-toe free transfer

Technically, the operation for an extended second-toe free transfer is far more complicated than a simple second-toe free transfer. A successful extended second-toe transfer usually requires suitable anatomical conditions both in the donor and recipient sites. It goes without saying that a thorough understanding of the normal and variant vasculature of the donor foot is indispensable for the hand surgeon devoted to microsurgery. The following key points should be emphasized.

Donor site:

a. A healthy skin covering

The dorsal aspect of the donor foot and toe must be available. Moreover, the second toe should be large and strong enough to match the recipient thumb.

b. Clinical evaluation

The evaluation of the donor foot vasculature with special reference to that of the second toe is important. We prefer to avoid invasive methods such as angiography. Vessel dilatation can be usually obtained by immersing the foot in warm water(39-40℃) for 20 minutes. The feeding veins are palpated for their elasticity, wall thickness and venous flow direction in order to rule out thrombophlebitis. A three-point method can be used to localize the course of the first dorsal metatarsal artery(Fig. 10.148). The first point(point "a") is located below the extensor retinaculum where the pulsation of the dorsalis pedis artery is very strong. It usually has a calibre of 2-3 mm. The second point(point "b") is located at the base of the first metatarsal space, where the first dorsal metatarsal artery arises from the dorsalis pedis artery. The third point(point "c") is situated at the inner side of the base of the second toe where the digital artery arises from the first dorsal metatarsal artery. Pulsation of all three points indicates the presence of a normal and favourable first dorsal metatarsal artery and a candidate for second-toe transplantation. No pulsation or weak pulsation in all three points denotes poor development of the dorsalis pedis artery or arterial sclerosis, and is a contraindication for toe free transfer. Strong "b-c" line pulsation indicates a normal and superficial location of the first dorsal metatarsal artery, and is a favourable indication for a simple second-toe transfer operation. No pulsation on the "b-c" line indicates poor development or deep location of the first dorsal metatarsal artery.

c. Direction of surgical dissection

The first dorsal metatarsal artery is best dissected and exposed in the distal-to-proximal direction. At the base of the big toe and second toe, the dorsal and palmar digital arteries can be dissected out easily and then traced upward to their junction with the first dorsal metatarsal artery. Then, after opening of the first metatarsal space, the full length of the first dorsal metatarsal artery can be easily dissected out.

d. Careful dissection of the dorsalis pedis flap

For the extended second-toe free transfer together with a dorsalis pedis flap, some attention should

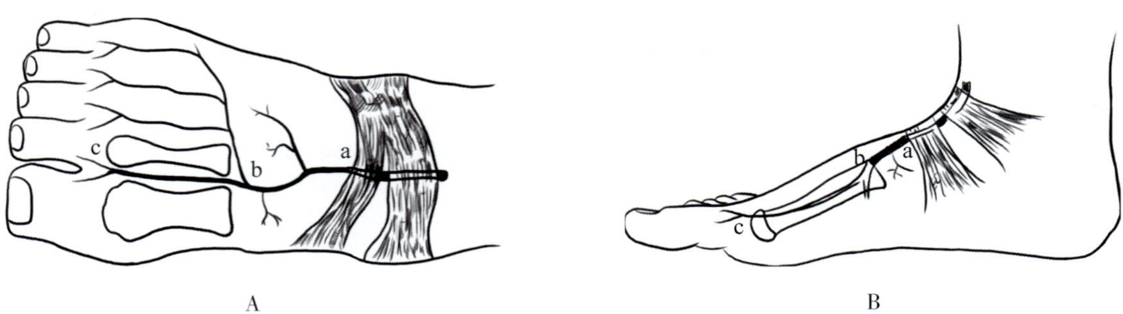

Fig. 10.148 The three-point method of evaluation of the first dorsal metatarsal artery

A. Frontal view: point "a": below the lower extensor retinaculum; point "b": at the base of the first metatarsal space; point "c": at the inner side of the second toe; "b-c" line: the first intermetatarsal space B. Lateral view

be paid to the dissection of the flap. McCraw and Furlow(1975) pointed out that the main blood supply of the dorsalis pedis flap comes from the section between the extensor retinaculum and the level of the deep plantar arch. If the flap in this segment is separated from the vascular pedicle, the flap will lose its blood supply and cannot survive. We are in agreement. These branches are mainly small branches from the lateral and medial tarsal arteries. The branches of the medial tarsal artery are smaller and directly terminate on the skin, while the branches of the lateral tarsal artery are bigger, and they enter the inferior side of the extensor digitorum brevis muscle. Hence the medial part of the dorsal skin of the foot has a more abundant arterial supply than the lateral part.

Moreover, a study of the vasculature shows that the arterial supply of the dorsalis pedis skin arises mainly from the central and paramedian groups of arteries. The distribution of the peripheral group usually goes beyond the area of the flap. The arterial branches of the central group are only covered by the deep fascia, so if flap mobilization follows the plane just above the tarsal bones, all the arterial branches will be included in the flap without damage. With the exception of some of the branches of the lateral malleolar artery which penetrate directly into the subcutaneous tissues, all the other branches of the paramedian group originate in the deep surface of the muscle and tendons through which the arteries penetrate before reaching the deep fascia. These arteries are usually all tied and cut on lifting the flap. Nevertheless, their area of distribution obtains sufficient blood supply through the rich network of intercommunicating branches between the central and the paramedian groups of arteries. During these dissections of the first dorsal metatarsal artery and the dorsalis pedis flap, all the above-mentioned anatomical remarks should be carefully kept in mind in order to obtain a complete composite piece of tissue of the toe and the skin flap without damage to its blood supply.

(4) Surgical techniques

It is necessary that two surgical teams work simultaneously.

1) Donor site

a. According to preoperative knowledge of the vascular pattern of the dorsal skin of the foot, a vase-shaped skin flap on the dorsum and a V- or Y-shaped incision is marked on the plantar aspect of the foot with marking ink(Fig. 10.149).

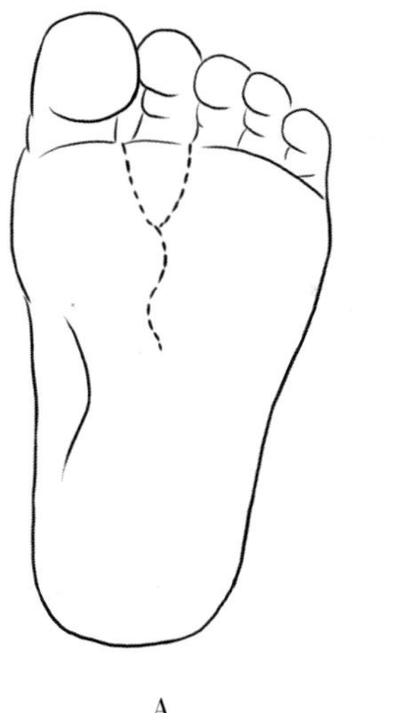

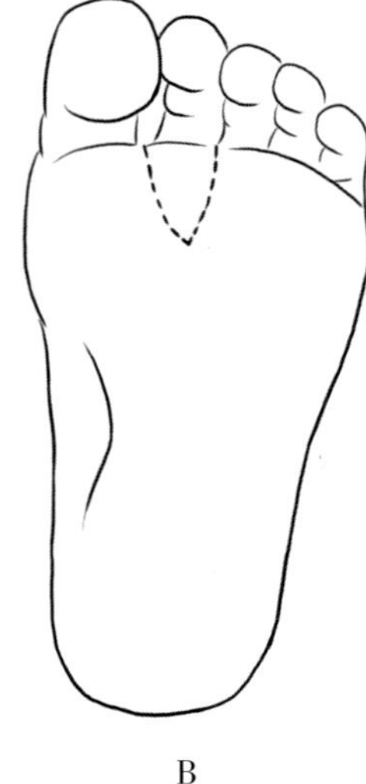

Fig. 10.149 The incision line over the plantar side
A. Y-shaped B. V-shaped

b. An incision is then made along the dorsal venous arch. The vein is isolated and its tributaries are ligated from the first, third and fourth toes. The long and short saphenous veins are well preserved. Complete isolation of the venous system must coincide with the surgical procedures for dissecting the arterial system.

The dissection of the first dorsal metatarsal artery is the most crucial step for the success of the whole operation. Because of the frequent occurrence of anomalies of the first dorsal metatarsal artery, its isolation must be carried out with utmost care. The dissection starts at the edge of the vase-shaped incision, deepening down to the tendon of the extensor hallucis longus. The extensor hallucis brevis tendon is severed at its junction with the longus tendon. Different methods of dissection are utilized for different types of the first dorsal metatarsal artery: ①Type 1. In this type, the artery is located superficially and is clearly visible beneath the subcutaneous tissues at the first web space. As a result, it can easily be dissected out. The branches of this artery to the big toe are ligated and cut, while the main artery is left intact with the second toe and the dorsal skin flap. ②Type 2. In this type, wide exposure of the first intermetatarsal space is necessary. The transverse metatarsal ligament is cut and the interosseous muscles are split to follow the deep course of the metatarsal artery in the deep plantar region. ③Type 3. In this type, to isolate the first plantar metatarsal artery more easily, the metatarsal transverse ligament and the transverse and oblique heads of the adductor hallucis muscle must be cut to expose the anastomotic branches to the medial plantar artery. It is only after complete ligation of these anastomotic branches that the first plantar metatarsal artery can be isolated, which is in continuation with the deep plantar artery and the dorsalis pedis artery.

c. Dissection and isolation of the digital nerve and metatarsophalangeal branch of the deep fibular nerve for anastomotic purpose.

d. Severance of the second metatarsal bone. The level of the resection depends on how much bone tissue has been designated for transfer.

e. Raising of the dorsalis pedis flap. Details of this surgical procedure are omitted here. Readers can refer to any literature describing the elevation of a simple dorsalis pedis flap. However, a few important points are mentioned here for emphasis. The tendon of the extensor hallucis brevis is cut off at the base of the proximal phalanx and then marked. This tendon is included in the flap. The deep plantar branch of the dorsalis pedis artery and its accompanying veins are tied and cut off at the first metatarsal space. The dorsalis pedis artery, with its overlying flap, is separated from the deep side of the artery. The branches of the artery should be cut off at some distance from the artery. Part of the extensor digitorum brevis muscle is included in the flap. In order to avoid tearing the interposing tissue between the flap and dorsalis pedis vessels(mainly small branches from the tarsal branches) during the course of elevation, the edges of the flap and the deep tissues are sutured together so that the blood supply of the flap will not be disturbed during the dissection. In order to have an adequate length of the vascular pedicle, the incision may be extended towards the leg. If necessary, the extensor retinaculum may be incised to expose the anterior tibial artery. On average, a vascular pedicle 4-6 cm long is necessary.

f. Resurfacing of the dorsum of the foot by a free skin graft.

2) Recipient site

The operative dissection of the recipient site can usually be started when the donor site has been opened for some time, or after the first dorsal metatarsal artery has been exposed.

The operative steps include the following procedures: ①scar excision of the recipient site; ②isolation of the recipient arteries and veins to be anastomosed; ③dissection and exposure of the flexor and extensor tendons to be rejoined; ④exposure and isolation of the superficial branch of the radial nerve for anastomosis of a sensory flap; ⑤bony fixation of the metatarsal bone to the recipient metacarpal bone; ⑥after bony fixation, all the vascular anastomoses are made by routine microsurgical techniques; ⑦suturing of the sensory nerves; ⑧closing all wounds and application of a light dressing to the recipient site.

The vein is usually anastomosed first and then the artery. Two veins and one artery seem to be the better combination for vascular anastomosis. Tendon anastomosis and nerve repair should be followed. The size of the flap can reach 8cm×10cm in area. This area is usually big enough to cover the raw surface of the recipient site, and if still not enough, split-thickness skin free graft can be used for certain superficial wound areas. During the operation, the muscles inside the hand must also be reconstructed. During some cases of reconstruction, for example, the distal end of the short flexor pollicis brevis may be attached to the capsule of the metatarsophalangeal joint, and the abductor pollicis brevis and opponent pollicis are similarly attached to the capsule. These procedures will facilitate the recovery of thumb motion. During nerve repair, it is preferable to use the two digital nerves together with the dorsal cutaneous branch from the deep peroneal nerve, and these are joined to the digital nerves and the sensory branch of the radial nerve respectively in the recipient site. Sensory recovery after this sort of repair is expected to be better.

3) Donor site problems and the treatments

The donor site after removal of the extended second toe should be carefully managed before finishing the operation. Postoperative complications can be avoided if proper operative procedures and skin graft at the donor site are performed. Not only do they provide a better cosmesis of the foot, but also restore good function. Some common complications and their managements are discussed.

a. Partial necrosis of the skin graft

The raw surface over the donor area is usually covered with a split-thickness skin graft. Careful checks must be made for any small bleeding, homogeneous pressure must be applied to the skin graft and good postoperative fixation must be provided to help guarantee complete survival of the skin graft. However, two locations of the skin graft tend to become easily necrotized. The first is the new web space between the first and third toes, and the second is the space left by the removal of the second metatarsal bone, especially at the base. These two locations are easily filled by blood clot, thus inducing necrosis of the skin graft. The following steps should be carefully adopted in order to prevent the presence of dead spaces.

(a) During dissection of second metatarsal bone, care should be taken to preserve the complete bellies of the first and third dorsal interosseous muscles. These two muscles should be sutured together to fill the space left by the removal of the second metatarsal bone. Moreover, bare bony surface should be completely covered with neighbouring fascial tissue before the skin graft is applied. After skin grafting, a loose sponge dressing should be applied over any remaining areas of dead space so that the skin is completely in contact with the muscular bellies.

(b) Even if the skin graft has taken well, the base of the second metatarsal bone tends to become damaged and ulcerated by undue pressure from shoes. Therefore, the patient should be advised that careful protection of this area is of paramount importance.

b. Prolonged healing of the web space and resulting scar contracture

Extended second-toe transplant dissection sometimes utilizes large areas of the web skin over the lateral side of the big toe and the medial side of the third toe; thus repairing the defect left may be difficult. If these skin margins are sutured under tension, the wound may be ruptured and the wound healing delayed. And, moreover, after healing, the web may become contracted due to scar formation. In order to avoid this complication, two small distally pedicled flaps can be designed, rotated and sutured together from the dorsal surfaces of the big toe and the third toe to fill the dead space present (Fig. 10.150). Another way is to design two proximally pedicled flaps which may give the same satisfactory surgical outcome(Fig. 10.151).

c. Split toe deformity

If the web space has been badly restored, split deformity of the big and third toes may occur after the removal of the extended second-toe transplant. Prevention is more important than postoperative treatment. During the operation, after removal of the transplant, the residual end of the second metatarsal bone should be shortened to a length not exceeding one-third its total. Then the big toe and the third toe can be brought back and sutured together without excessive tension. The ligaments of the heads of the first and third metatarsal bones should be reconstructed and sutured so as to obtain a tight fixation. A reliable postoperative pressure dressing is also needed. This operative procedure is also beneficial to obtain good foot stability, avoiding valgus deformity of the big toe and preventing pain during walking.

d. Lateral deviation of the big toe(hallux valgus)

Lateral deviation of the big toe can happen a few months or a year after a simple or an extended second-toe transfer. The aetiology of such a complication is the presence of a large dead space between

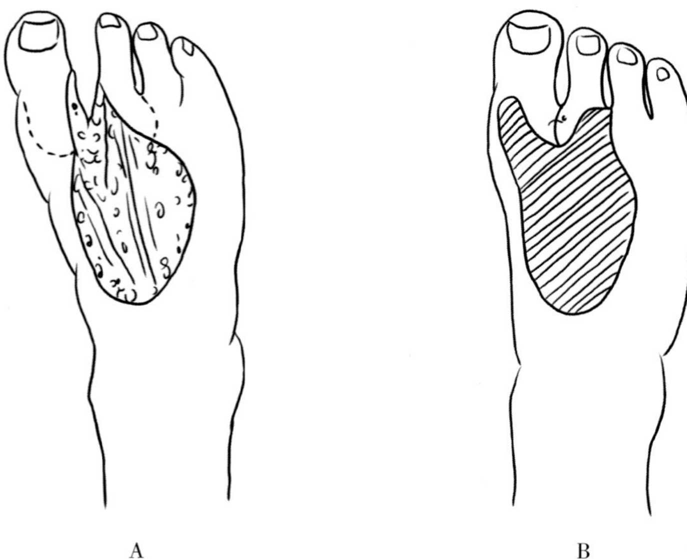

Fig. 10.150 Distally pedicled flaps designed to avoid the complication that the wound might be sutured under tension
A. Two small pedicled flaps are designed B. Rotated and sutured to cover and fill the dead space

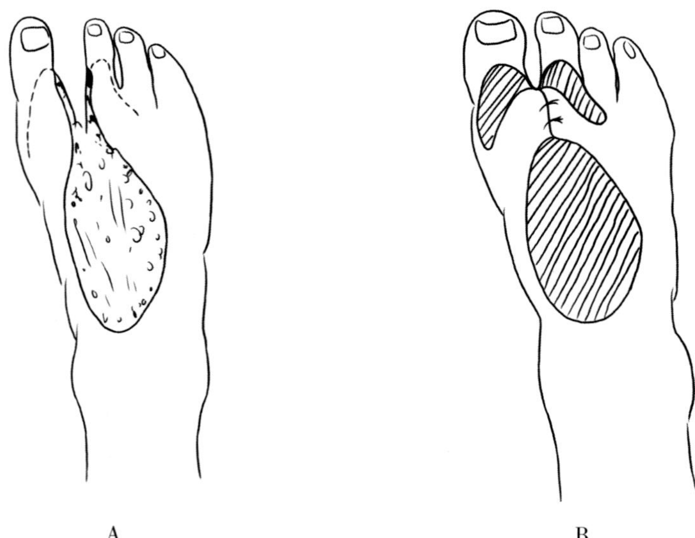

Fig. 10.151 Proximally pedicled flaps designed to avoid the complication that the wound might be sutured under tension
A. Two proximally pedicled flaps are designed B. Rotated and sutured to cover and fill the dead space left

the big toe and the third toe after the donor site is closed. To prevent such a deformity, it is important to repair and suture the ligaments over the heads of the first and third metatarsal bones so as to eliminate any dead space completely.

e. Oedema and pain during walking

After an extended second-toe free transfer, postoperative oedema of the donor foot may appear. This is due to altered venous drainage of the foot. Collateral circulation may be expected to open up after at least 3-6 months. Pain during walking may be due to the narrowing of the transverse arch of the foot. Use of an elastic pressure sock is advised during the early stages of walking. During the first and second week after the operation, the patient is advised to walk on his heel instead of pressing down on the anterior part of the foot. Normal walking is allowed 4-6 weeks later, under the protection of an elastic pressure sock.

References

[1] Chang T S, Wang W, Wu J B. Free transfer of the second toe combined with dorsalis pedis flap using microvascular technique for reconstruction of the thumb and other fingers[J]. Ann Acad Med Singapore, 1979, 8(4): 404-412.

[2] Gilbert A, Morrison W, Tubiana R, et al. Transfer to the hand of a sensitive free graft[J]. Chirurgie, 1975, 101(10): 691-694.

[3] McCraw J B, Furlow L T Jr. The dorsalis pedis arterialized flap: a clinical study [J]. Plast Reconstr Surg, 1975, 55(2): 177-185.

[4] Ohmori K, Harii K. Free dorsalis pedis sensory flap to the hand, with microneurovascular anastomoses[J]. Plast Reconstr Surg, 1976, 58(5): 546-554.

[5] Wang W. Keys to successful second-toe-to-hand transfer: a review of 30 cases[J]. J Hand Surg Am, 1983, 8(6): 902-906.

From: Landi A, De Luca S, De Santis G. Reconstruction of the thumb[M]. London: Chapman and Hall Medical, 1989: 213-232.

Keys to Successful Second-Toe-to-Hand Transfer: a Review of 30 Cases

Wang Wei

Thirty cases of second-toe-to-hand transfers are reported in which there were no failures. Factors judged to be important in these successful results include the careful choice of the donor site, distal to proximal exposure of first metatarsal artery, ensuring adequate perfusion of the toe before severing its vessels, and meticulous postoperative care.

Toe-to-hand transfers have been described by several authors. Young et al. and Buncke et al. have reported second- or big- toe-to-hand transfer. Chang et al. have described a second-toe with partial second metatarsal and dorsalis pedis flap transfer method of reconstruction for the loss of thumb, dorsal or palmar skin of the hand, and part of the first metacarpal.

This paper shares our personal experience with 30 cases of second-toe-to-hand transfers performed from 1974 to 1980. We had no failures or even partial necrosis of the transferred tissue.

(1) Material

The patients group included 27 males and 3 females. In 26 patients the second toe was used for thumb reconstruction and in 4 the second toe was transferred for reconstruction of digits other than the thumb.

The cases were divided into 2 groups: patients with simple amputation of the thumb and those with complex amputation. Simple amputation of the thumb is referred to when the proximal level of the amputation is within the distal third of the thumb metacarpal. This series includes 14 cases of simple amputation of the thumb. Complex amputations were those involving loss of varying degrees of the dorsal and/or palmar skin, plus loss of more than the distal third of the first metacarpal. In this series 16 cases of complex amputation are reported.

Simple amputation of the thumb(or fingers) was treated by a second-toe-to-hand transfer(Fig. 10.152); complex amputation of the thumb(or fingers) was treated by a second-toe-to-hand transfer with partial second metatarsal and dorsalis pedis flap or another kind of one-stage free flap transfer(Fig. 10.153).

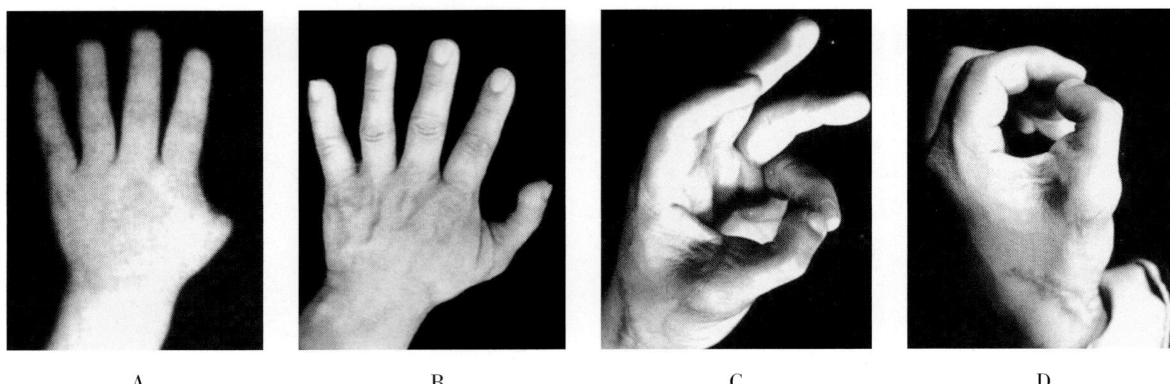

A B C D

Fig. 10.152 Patient No. 13: a 32-year-old man. Entire amputation of left thumb at the metacarpophalangeal joint using the right second-toe-to-hand transfer

A. Before operation B. After operation, dorsal view C. After operation the patient is able to oppose the transplanted digit with the small finger and is also able to actively flex and extend the interphalangeal joints D. The new thumb can be made to pinch with the index finger

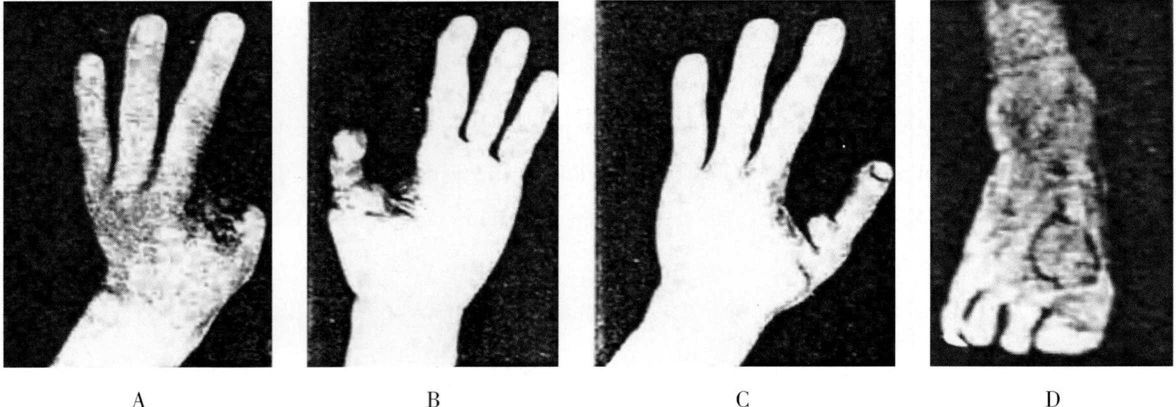

A B C D

Fig. 10.153 Patient No. 15: a 25-year-old man. Entire amputation of the left thumb and index with loss of half of the first and second metacarpals and loss of the first web space, which is covered by scar tissue. The operation was a left second -toe-to-hand transfer with second metatarsal and dorsalis pedis flap

A. Before operation B. After operation, palmar view C. After operation, dorsal view D. After operation, donor site. Physical examination of the vessels of the donor site: The dorsalis pedis artery is palpated at the first point, which is at the level of the lower extensor retinaculum. The first metatarsal artery is at the second point at the base of the first metatarsal gap. The digital artery is at the third point at the inner side of the base of the second toe. The course of the metatarsal is in a line parallel between the first and the second metatarsal

(2) Discussion

We have studied our experience in 30 cases of second-toe-to-hand transfers and have analyzed the factors that contribute to the successful outcome of this procedure. We have observed that a careful choice of the donor site, the exposure of the first metatarsal artery from distal to proximal, the verification of adequate perfusion to the island toe before severing its vessels, and careful attention to postoperative care are important factors in a successful operation.

The careful choice of the donor site for the transplantation procedure has been well described but should be reemphasized. The condition of the vessels at both the donor and the recipient site must be carefully evaluated, with particular attention paid to the more important donor site. An adequate and patent dorsalis pedis artery is necessary at the proposed donor site, otherwise another procedure should be considered. The evaluation of the vessel condition at the donor site is difficult because of the many anatomic variations that exist. In a dissection of 100 cadaver feet, Wu et al. described the arteries supplying the dorsal and plantar surfaces of the foot. In this study, they found that the dorsalis pedis artery was absent in 4% spcimens and that it originated from an abnormal origin in 5% specimens (3% from the perforating branches of the fibular artery; 2% from both the perforating branches of the tibial and fibular arteries).

Preoperatively one must be certain of the course of the first dorsal metatarsal artery. The second toe is supplied by the first dorsal metatarsal artery, which arises dorsally in 51% of cases and plantarly in 49% of cases. In most cases the course of the first dorsal metatarsal artery is within the first metatarsal interosseous muscle and is subcutaneous in only 11% of cases.

While angiography is a very accurate method of demonstrating the vascular anatomy of the foot, it is an invasive procedure that may be traumatic to the vasculature and we therefore prefer physical examination rather than angiography in the investigation of the foot vessels. We have found that, in most cases, the necessary information can be obtained by physical examination with the aid of Doppler ultrasonography. With experience and correlation with the surgical dissection, one can usually determine by palpation whether there is a dorsalis pedis artery of adequate dimension and strength. Prior to physical examination the patient's feet are placed into warm water for 10 to 15 minutes: this dilates the vasculature and aids in the accuracy of the examination.

Three specific points on the dorsum of the foot are examined to evaluate the adequacy of the donor sites arterial supply(Fig. 10.154). At each level the strength of pulse and the diameter of vessels are assessed. The first point is at the level of the lower extensor retinaculum: here the artery usually has a diameter of 2-3 mm and the pulse is strong. The second point is at the base of the first metatarsal gap where the first dorsal metatarsal artery usually arises from the dorsalis pedis artery. The third point is at the inner side of the base of the second toe where the digital artery arises from the first metatarsal artery.

To complete the donor site examination one must palpate the course of the first metatarsal artery between the first and second metatarsal bones along a line parallel to them. If the artery is superficial it is easily palpated. However, in most cases, the artery travels through the first metatarsal interosseous muscle and may be difficult to palpate. Based upon the information gathered from the physical

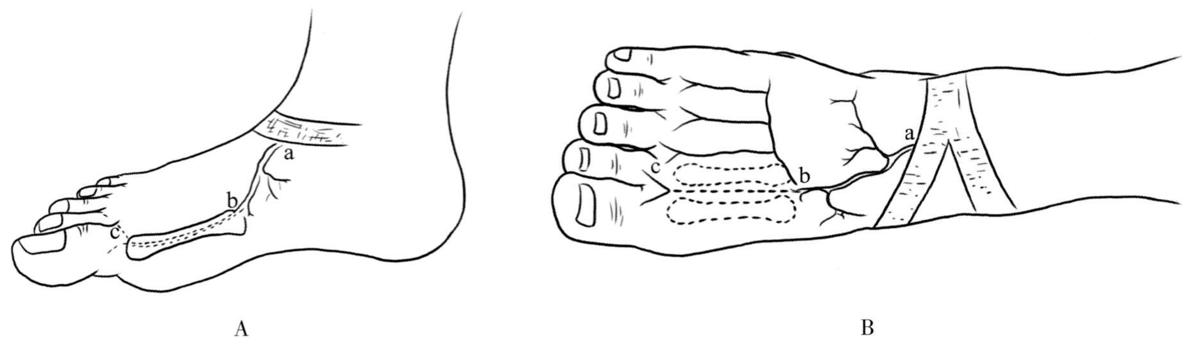

Fig. 10.154 Line drawing of donor tissue from foot

a. First point of palpation b. Second point of palpation c. Third point of palpation

examination of these specific points and the line between the first and second metatarsal bones, the experienced surgeon can judge the adequacy of the donor site and vascular supply. Doppler ultrasonography is a helpful aid in determining the course of the first dorsal metatarsal artery, but may not reflect the necessary information regarding its diameter. In our experience, one should not solely depend on the Doppler examination for anything other than an approximate location of the first metatarsal artery.

The first dorsal metatarsal artery is best exposed in a distal to proximal direction. A Y-fashioned incision is made on both the dorsal and plantar surfaces of the donor foot with its vertical limb over the first web space. The veins on the dorsum are identified and preserved. The first step is to expose the first dorsal metatarsal artery. Sharp dissection should be carried down through the subcutaneous tissues. At the base of the second toe and the great toe the digital artery can be seen. At this point it is very important to excise the intertarsal ligament before exposing the first metatarsal artery. Incising this ligament will make the gap within the first web space wider, so that the first dorsal metatarsal artery can be easily identified and is therefore less likely to be damaged during its dissection. There are two advantages of a distal to proximal dissection of the first metatarsal artery. First, it is possible to decide if the best arterial supply to the second toe is dorsal, plantar, deep, or superficial. Second, by dissecting in a retrograde fashion, one can first divide the intermetatarsal ligaments without danger of damaging the first metatarsal artery and thereby open the first web space for easier subsequent dissection. For example, if the first dorsal metatarsal artery is deep, its course is sometimes under the adductor hallucis tendon. Only after this tendon is cut will the junction of the digital artery with the first metatarsal artery be found.

The digital and first metatarsal arteries at the donor site are always in severe spasm after dissection of the isolated second toe. The surgeon should wait until the second toe regains its normal color, signifying restoration of tissue perfusion before severing the dissected vessels. In this way we can ensure that the isolated toe and all surrounding soft tissues have an adequate blood supply. If any vessel injury is discovered repair of the vessels should be carried out. In addition, restoration of the blood supply to the isolated toe before severing its vascular pedicle allows reperfusion of the capillary bed and reoxygenation of its tissues. We believe this practice can decrease swelling of the transplanted tissue and decrease the possibility of subsequent arterial spasm due to local tissue acidosis.

The restoration of an adequate blood supply is clinically demonstrated by the pink color of the transplanted tissue, bleeding from the edge of the transplanted tissue, and brisk capillary reaction. When we are satisfied that the blood supply of the donor site is intact, we allow the toe to be perfused for at least 10 minutes before severing its vessels. This careful attention to perfusion should be a planned part of each procedure and time should be set aside for it. Sometimes restoration of an adequate blood supply to the second toe is not easily accomplished. This is usually because of trauma to the blood vessels, which occurs during the dissection and leads to vasospasm. There are several drugs available that can be used to dilate these spasmodic vessels, but we have found that the best way is to keep the donor site warm with wet sponges and wait patiently for the vasospasm to resolve. In select cases we have had some success with the use of concentrated tetracaine HCI(dicaine, 5% to 10%) to bathe the spasmodic vessels. When using this concentration of local anesthetic, care must be taken not to exceed the safe total body dose. After the vasospasm has resolved and the donor toe has been well perfused, we then ascertain if the donor vessels we have chosen for anastomosis will provide adequate flow in their new position before they are severed. We do this by placing bulldog vascular clamps on all of the collateral vessels of the donor site, which are to be subsequently tied off. We leave the proposed donor vessels open and watch the toe to be sure that it continues to have good color, capillary refill, and bleeding at the edges of the islanded skin. When it is certain that the donor vessels will provide sufficient perfusion the collateral vessels may be safely tied off and the entire flap removed.

Careful postoperative evaluation usually detects the thrombosis or serious spasm after surgery that usually causes failure of the transplanted tissue. Then transplanted digit can still survive when one discovers the problem early and reexplores promptly. 4 cases in our series required return to the operating room because of vessel thrombosis. All 4 cases were reexplored immediately and all were successfully reperfused after reoperation. The vessel thrombosis was first found by the nursing staff within 30 hours after transplantation. All of our transplanted patients are followed on a specific postoperative protocol. We have trained the nursing staff to observe and record hourly any change in temperature, color, or capillary refill in the transplanted digits and they also perform a Doppler test if necessary. Any changes in these closely monitored parameters allow our early recognition of vessel thrombosis. Also, we routinely use anticoagulant and antispasmodic drugs for a 3- to 7-day postoperative period. This includes low molecular weight dextran intravenously and aspirin or dipyridamole(persantine) orally. In a few special cases we have also used full heparinization with good results.

In summary we believe the success of toe-to-hand transfers depends upon patient and the meticulous attention to the details of surgical and postoperative care. In our hospital we pay particular attention to the choice of the donor site, exposure of the first metatarsal artery in a retrograde fashion (from distal to proximal), insurance of an adequate blood supply to the isolated toe before severing its vessels, and adherence to a careful postoperative protocol of observation and early reexploration. We believe these are major factors in the perfect success rate of our series of 30 toe-to-hand microvascular transfers.

I wish to express my gratitude to Professor T. S. Chang for his guidance and teaching, and to Dr. J. Gertzen for her assistance in the translation of this article from Chinese to English.

References

[1] Buncke H J Jr, McLean D H, George P T, et al. Thumb replacement: great toe transplantation by microvascular anastomosis[J]. Br J Plast Surg, 1973, 26(3): 194-201.

[2] Chang T S, Wang W, Wu J B. Free transfer of the second toe combined with dorsalis pedis flap using microvascular technique for reconstruction of the thumb and other fingers[J]. Ann Acad Med Singapore, 1979, 8(4): 404-412.

[3] Wu J B. The distribution of arteries supplying the dorsum and planta of the foot [J]. Acta Anat Sinica, 1980, 11: 13.

[4] Dell D C, Seaber A V, Urbaniak J R, et al. The effect of systemic acidosis on perfusion of replanted extremities[J]. J Hand Surg, 1980, 5(5): 433-442.

From: Wang W. Keys to successful second-toe-to-hand transfer: a review of 30 cases[J]. J Hand Surg(A), 1983, 8(6): 902-906.

Free Transfer of the Second Toe Combined with Dorsalis Pedis Flap Using Microvascular Technique for Reconstruction of the Thumb and Other Fingers

Chang Tisheng, Wang Wei, Wu Jinbao

(1) Summary

The blood supply to the dorsum of the feet was studied in 100 cadaver feet specimens. The understanding of anatomical variation of branches of dorsalis pedis artery and its venous system are important in determining the success of the operation for free toe or dorsalis pedis flap transplantation. Three groups of fine branches of arterial system supplying the skin on the dorsum of the feet are classified: the central, the intermediate and the marginal groups. The central group is the dominant blood supply to the dorsalis pedis skin flap. The first dorsal metatarsal artery which is a main branch of the dorsalis pedis artery remains to be dominant feeding artery to the second toe. From these cadaver specimens, three types of distribution are formulated, but percentages of distribution are different compared with that of Gilbert's data.

7 consecutive cases of the second toe combined with dorsalis pedis flap transfer using microvascular technique for the reconstruction of thumb and other fingers are reported. The operation is designed to meet the demand of one stage reconstruction of the missing thumb or other fingers which are associated with surrounding soft tissue defects. Preparatory soft tissue repair by skin flap or tube flap is thus obviated.

Keywords: thumb reconstruction, toe transplantation, blood supply to the skin of the foot, dorsalis pedis skin flap.

(2) Introduction

Nicoladona first reported pedicled toe transfer on multiple staged operations for thumb reconstruction in 1989. Under the light of modern microsurgery, Young had successfully transplanted a second toe to replace a missing thumb in Shanghai in 1966. Thereafter, scattered cases of free toe to thumb reconstruction were reported by Cobbett in 1969, Buncke in 1973, Ohmori in 1975, O'Brien in 1975, Daniel in 1976 and Ohmori in 1976 independently reported transfer of dorsalis pedis free flap in the repair of extensive soft tissue defects with emphasis on nerve anastomosis and its early return of sensation.

During the last two years, 15 free transfer operations of the second toe for reconstruction of the thumb, and 22 cases of dorsalis pedis flap for repair of various soft tissue defects have been carried out in our clinic. Based on these clinical experiences, we thought that having the same arterial perfusion originating from dorsalis pedis artery and the common venous return to the greater and lesser saphenous veins, both the second toe and the dorsalis pedis flap could be used as a single composite unit for free transfer in one operation.

Anatomical consideration(based on 100 cadaver foot specimens study):

The dominant blood supply to the hallux, the second toe and the dorsalis pedis flap comes from the dorsalis pedis artery. The venous return drains into the greater and lesser saphenous veins.

Darsalis pedis artery is a continuation of the anterior tibial artery when it changes its name at the level of the ankle joint. It continues straight distally and crosses the deep surface of the extensor retinaculum, the front of the talus, the dorsal surface of the navicular and the intermediate cuniform bones. It ends at the base of the first intermetatarsal space by dividing into two terminal branches, the deep plantar artery and the first dorsal metatarsal artery.

Three groups of fine arterial branches perforate the deep fascia to supply the skin and subcutaneous tissue on the dorsum of the foot(Fig. 10.155, Fig. 10.156).

1) The central group

This group consists of the fine branches coming directly from the dorsalis pedis artery and the first dorsal metatarsal artery. Having a short course beneath the deep fascia at the medial and lateral aspects of dorsalis pedis artery, they perforate the deep fascia to gain access to the subcutaneous tissue of the dorsal skin. The proximal fine branches are of large caliber than the distal branches and of wider distributions.

2) The intermediate group

Proximally the intermediate group includes branches of dorsalis pedis arterial trunk, the lateral and medial tarsal arteries. They lie beneath the deep fascia and cross the extensor hallucis longus tendon medially and the extensor digitorum longus and the extensor digitorum brevis laterally. Finally, they perforate the deep fascia and end in the subcutaneous tissues. Distally, the four metatarsal arteries differ in their origins. The first dorsal metatarsal artery pursues a relatively constant course as a continuation of the dorsalis pedis artery. The other three metatarsal arteries arise independently from the arcuate artery, the lateral tarsal artery or even from the arcus plantaris with great anatomical variations.

3) The marginal group

They are branches arising from the medial and lateral plantar arteries. They play no role in the dorsalis pedis flap vascularization.

The above anatomical descriptions show that the central group is responsible for the main blood

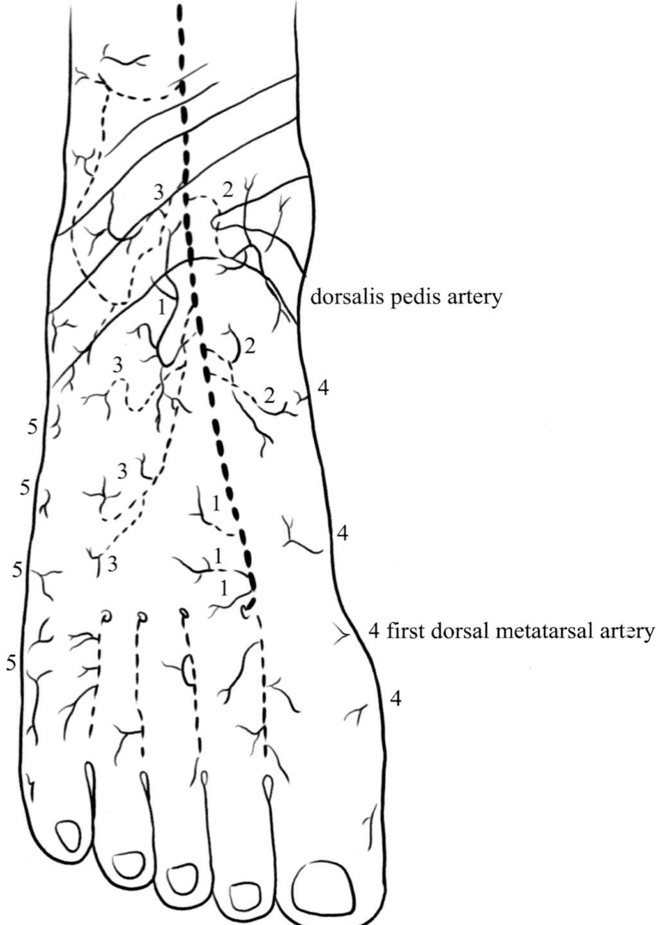

Fig. 10.155 Fine branches of the distributions of the dorsalis pedis artery to the dorsum of the foot

1. The central group 2,3. The intermediate group 4,5. The marginal group (from medial and lateral plantar arteries respectively)

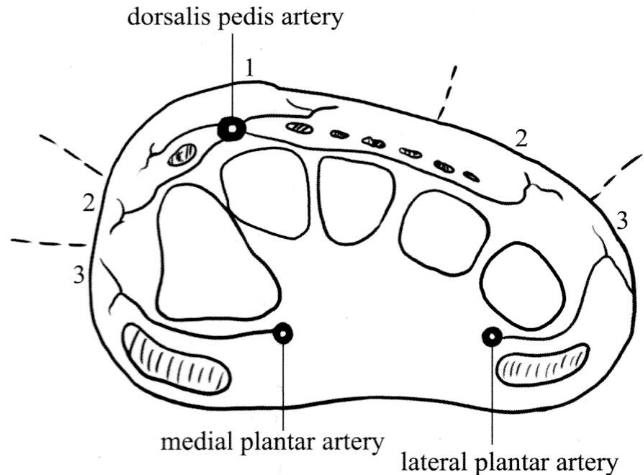

Fig. 10.156 Cross section diagram showing three types of distribution of the fine branches of dorsalis pedis artery to the dorsum of the foot

1. The central group 2. The intermediate group 3. The marginal group

supply to the dorsalis pedis flap transfer. It is important to realize that the arterial branches of the central group lie under the deep fascia and could only be protected from injury during dissection by keeping close contact to the tarsal bone. In the intermediate group, the main arterial branches are buried in the deep surfaces of tendons and muscles, and only perforate the deep fascia at its terminal branches to gain access to the subcutaneous tissues. In lifting up the flap, the medial tarsal artery is often severed and ligated, while the lateral tarsal artery should be preserved together with the extensor hallucis brevis muscle, as fine skin branches are passing through this muscle belly to perfuse the overlying skin flap. Furthermore, it has anastomotic connections with the central group arteries.

The dorsalis pedis artery terminates at the posterior aspect of the first intermetatarsal cleft to become two end branches, the deep plantar artery and the first dorsal metatarsal artery.

The first metatarsal artery is the dominant artery in second-toe free transfer. Its anatomical variation was carefully studied in our 100 cadaver specimens. The distributions of the anatomical variation according to Gilbert's classification are as follows:

(a) Type Ⅰ, 45%(Gilbert's data, 66%)

In this superficial distribution form, the whole course of the first dorsal metatarsal artery lies completely within the superficial fascia or on the surface of the first dorsal interosseous muscle in 12 cases, and partially covered by the muscle in 33 cases(Fig. 10.157).

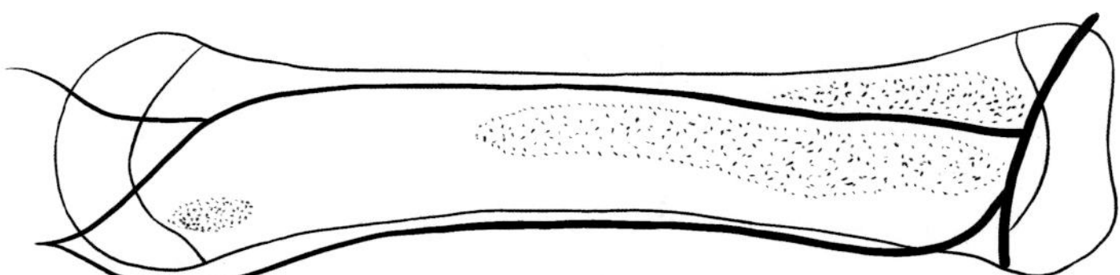

Fig. 10.157 Anatomical variations of first metatarsal artery. Type Ⅰ: The whole course of the artery lies on the surface, or partially covered by the first dorsal interosseous muscle

(b) Type Ⅱ, 46%(Gilbert's data, 22%)

In this type, the first dorsal metatarsal artery lies deeply within or underneath the interosseous muscle, and then runs superficially at the level of the first web space. In this type, we found that the first dorsal metatarsal artery branches from the first plantar metatarsal artery at a site ranging about 12-35 mm from the deep plantar artery(Fig. 10.158). In a significant number of specimens, a very small superficially located branch which comes from the dorsalis pedis artery runs anteriorly on the surface of the interosseous muscle(Fig. 10.159).

(c) Type Ⅲ, 9%(Gilbert's data, 12%)

This type is a variant of the antecedent two types. The chief characteristic of this type is small in the size of the first dorsal metatarsal artery which does not have anastomosis with the first plantar metatarsal artery(Fig. 10.160). In this case, the plantar metatarsal artery should be used as the vessel for anastomosis in toe transfer. As expected, the dissection will be more difficult.

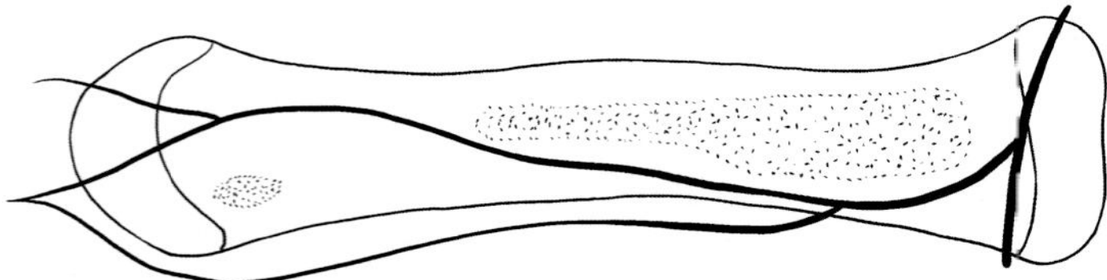

Fig. 10.158 Type Ⅱ: The first dorsal metatarsal artery branches from the first plantar metatarsal artery

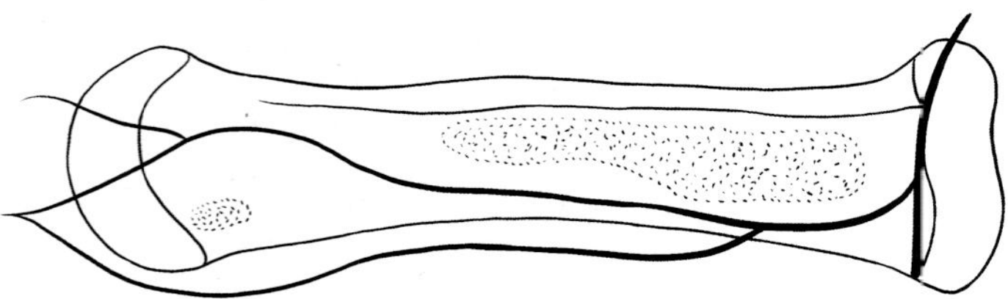

Fig. 10.159 Type Ⅱ: In some of the specimens, a very small superficially located branch runs anteriorly from the dorsalis pedis artery

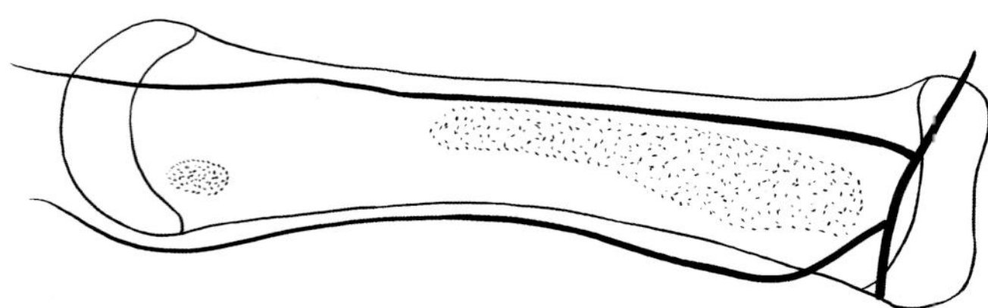

Fig. 10.160 Type Ⅲ: Showing a very small first dorsal metatarsal artery which does not anastomose with the plantar artery

It must be emphasized that no matter which type the first dorsal metatarsal artery belongs to, its distal segment is superficially situated. It is therefore advisable that during the dissection, the artery in the distal aspect of the first intermetatarsal cleft is displayed first and traced it retrogradely. If a Doppler blood flow detector is available it may be used in locating the depth of the artery preoperatively.

The average external diameter of the first metatarsal artery is 1.5 mm(0.6-2.2 mm). It should be mentioned that in cadaver specimens, the arterial lumen is a little bigger than that in vivo.

Venous drainage on the dorsum of the foot: The small veins of the dorsum of the digits and of the two borders of the foot become progressively confluent to from the dorsal superficial venous arch which empties into the greater and lesser saphenous veins. The greater saphenous vein runs along the medial border of the foot is the chief vein for the venous return of the hallux, the second toe and the dorsalis pedis flap. The lesser saphenous vein runs along the lateral border of the foot often have variable course.

We found single dorsal venous arch in 90% of the specimens, double arch in 9%, and absence the arch in 1%(Fig. 10.161).

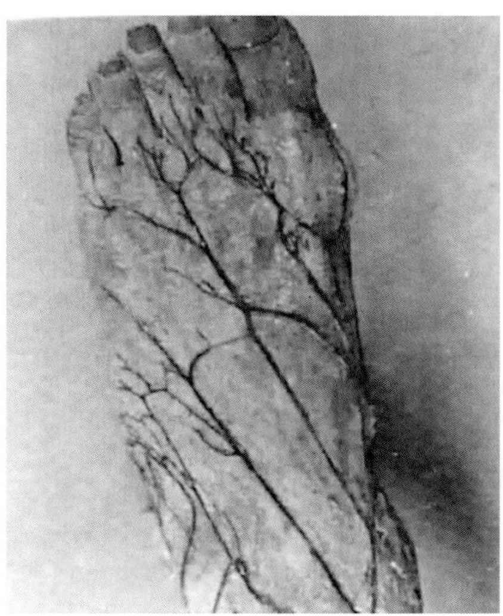

Fig. 10.161 Cadaver specimen showing absence of the dorsal venous arch

The two venae comitant of dorsalis pedis artery are sometimes of sufficient caliber for anastomotic purpose in case of the saphenous veins already obstructed.

Surgical technique: Two teams of surgeons operated simultaneously on the foot and the hand. Correction of the hand deformity, excision of scar tissues and tendons were carried out in the recipient site.

The dissection and detachment of the toe and skin flap is the keystone of the operation, and should be meticulously undertaken. Its main surgical points are described as follows.

After preoperative estimation of vascular distribution and the extent of the size of the dorsalis pedis flap, bottle shape skin incision on the dorsum of the foot, and "V" or "Y" shape on the plantar area are marked with methylene blue. The skin incision is made and deep to the superficial fascia. The superficial branches of dorsal veins to the second, third and fourth dorsal metatarsal veins are liberally cut and ligated with careful preservation of the greater and lesser saphenous veins.

Dissection of the first dorsal metatarsal artery is then carried out. Along the medial border of the skin incision, the extensor hallucis longus brevis is identified and divided at its junction with the tendon of the extensor hallucis longus. The first intermetatarsal cleft is thus exposed. The bony attachment of the first dorsal interosseous muscle is dissected and opened subperiosteally. The pulsation of the first dorsal metatarsal artery is seen or palpable in the bed of the interosseous muscle. Proximally, the deep plantar artery is then dissected out and ligated distal to the junction of the first dorsal metatarsal artery. The terminal branch to the hallux of the first dorsal metatarsal artery is severed and ligated. The arterial trunk of the first dorsal metatarsal artery with its two digital branches to the second toe are thus preserved. The second metatarsal bone could be sectioned at any length on demand. In the absence of first dorsal metatarsal artery, or too fine of its caliber for anastomotic purpose, dissection should then be carried down further to cut the intermetatarsal transverse ligament in order to search for the deep plantar artery with its connection to the second plantar metatarsal artery. In this case, the operative procedure is more difficult and serious consideration should be given for the discontinuation of the operation.

The V-shaped plantar incision is made for exposure of the second metatarsal bone. The amputation level is chosen on demand. After cutting the bone attachment of the interosseous muscle at the lateral aspect, the sensory nerves to the second toe are identified and dissected to sufficient length, and then cut. The flexor digitorum longus tendon is likewise prepared and divided. The second metatarsal bone is then sectioned with Gigli saw.

The dorsalis pedis flap is raised by lifting up the amputated metatarsal bone together with the second toe, and traced the dorsalis pedis artery in the deep plane. The dissection should be deep to the artery and just superficial to tarso-metatarsal joint where its side branches, i.e. the medial and lateral tarsal arteries(one to two in number) are preserved. Here the muscle belly of the extensor hallucis brevis is exposed and divided without separation from its overlying skin as well as the deep fine arterial branches. In preparation of the flap, the side branches of dorsalis pedis artery to the flap should never be disrupted. This incident could be avoided by fixing the deep tissue components to the dermal layer of the flap by stitches at various points.

At this stage, all the composite transfer units consisting of the second toe, a portion of the metatarsal bone and the dorsalis pedis skin flap are completely mobilized with the exception that dorsalis pedis artery and saphenous vein are still in continuity with the foot. Once the recipient vessels are ready for anastomosis, the donor vessels are severed accordingly. The second toe and the skin flap are then transferred to the hand for reconstruction.

(3) Illustrative case reports

1) Case 24

Patient Fang, a 32-year-old worker, had his right hand injured and burned, resulting in a missing thumb, hypertrophic scar in the first dorsal metacarpal and thenar region and first web contracture (Fig. 10.162A). A second toe together with a dorsalis pedis flap transfer for thumb reconstruction was then planned(Fig. 10.162B). The operation was undertaken on January 27th, 1977, under continuous low epidural block and brachial block anaesthesia. The left foot was chosen as donor site. The second toe together with a 8cm×7cm dorsalis pedis flap was designed and used for reconstruction(Fig. 10.162C, Fig. 10.162D, Fig. 10.162E). The reconstructive procedures consisted of bone fixation, the veins anastomosis(the left greater saphenous vein to right cephalic vein, and the venae comitant of dorsalis pedis artery to venae centralis carpi), arterial anastomosis(the dorsalis pedis artery to first dorsal metacarpal artery), tendon anastomosis(the flexor digitorum brevis to superficial flexor of the index finger), and nerve anastomosis(the plantar digital nerves of the second toe to that of digital nerves of the thumb). The dorsalis pedis flap was large enough to cover the raw surface over the thenar and the first web space(Fig. 10.162F, Fig. 10.162G). A small area at the volar surface of the reconstructed thumb had to be grafted by a split skin graft. The postoperative course was uneventful(Fig. 10.162H, Fig. 10.162I). A good functional and cosmetic result was finally obtained(Fig. 10.162J, Fig. 10.162K).

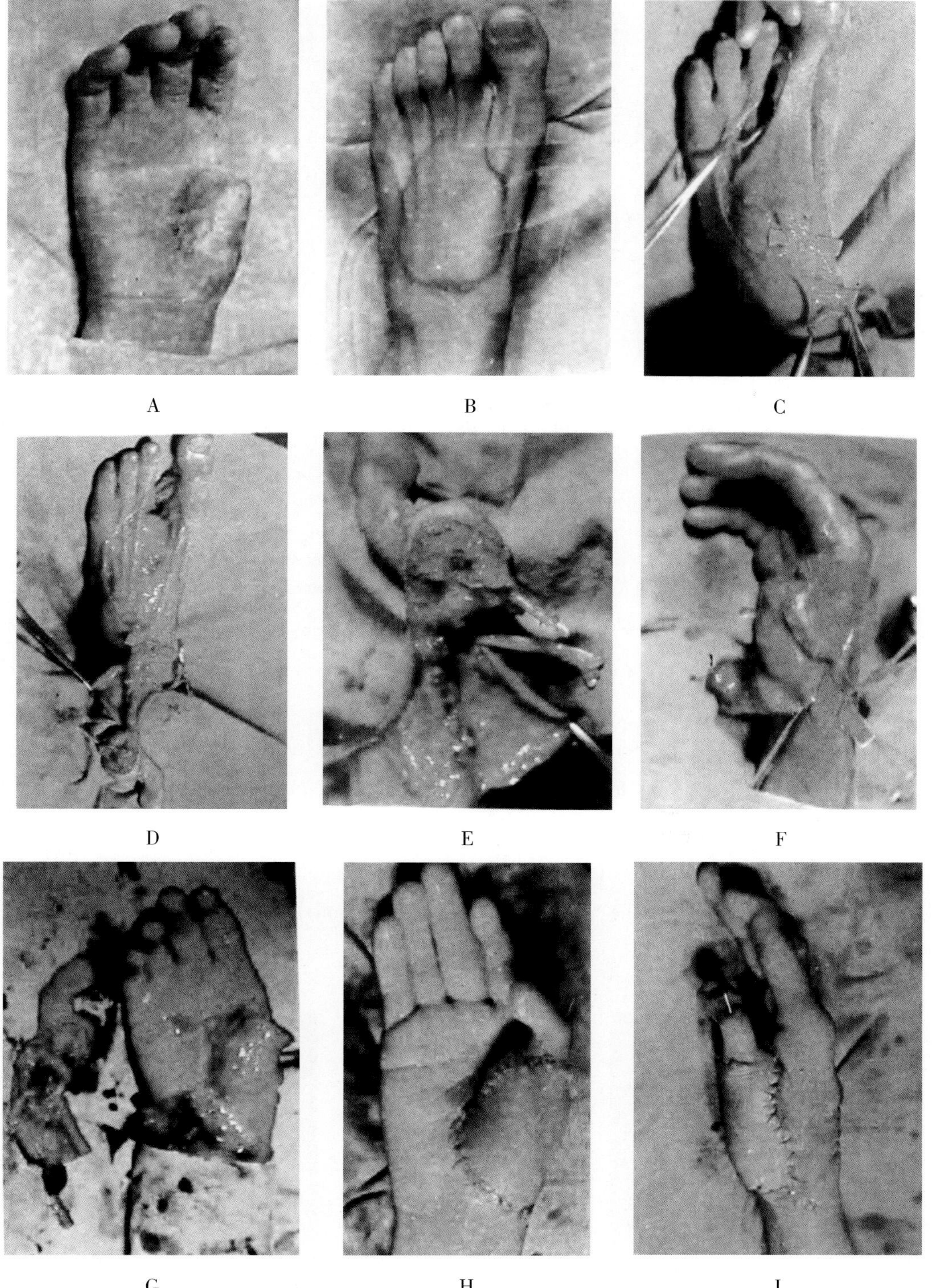
A
B
C
D
E
F
G
H
I

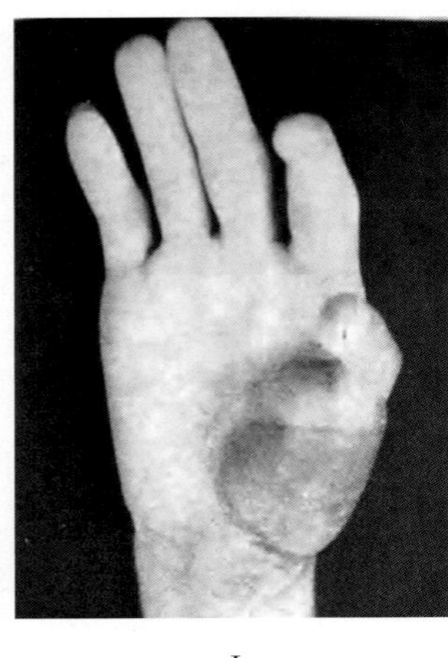

J

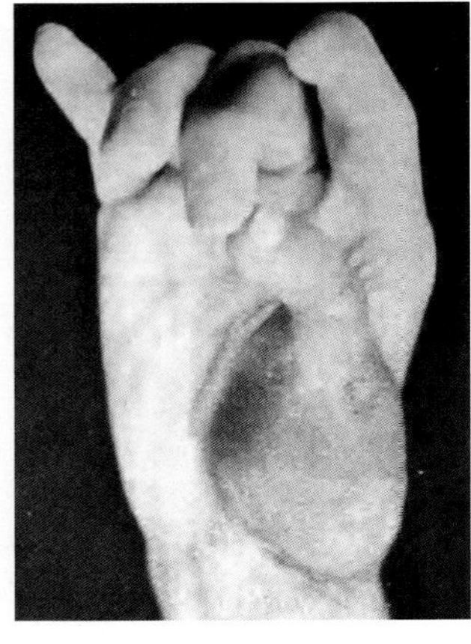

K

Fig. 10.162 Operative procedures of Case 24

A. Preoperative view—loss of the thumb of the right hand B. Design of the dorsalis pedis flap and the second toe C,D. The composite dorsalis pedis flap and the second toe have been mobilized except its vascular pedicle E. Lateral view of the transplant F. The thumb stump has been prepared for the transplantation G. The vascular pedicle has been cut and is ready for transfer H,I. After the completion of the operation J,K. Postoperative result of the reconstructed thumb two and half years after transfer operation

2) Case 25

Patient Lee, a 27-year-old male with his right thumb and index finger crushed by accidental injury, resulting in loss of three fourth of the first metacarpal bone, and two third of the second metacarpal bone. A composite free transfer of the right second toe, with 3.5 cm of the second metatarsal bone together with a 8cm×8cm dorsalis pedis flap was used to reconstruct the first metacarpal bone and the thumb on May 16th, 1978. The transfer was successful and functional recovery was satisfactory (Fig. 10.163).

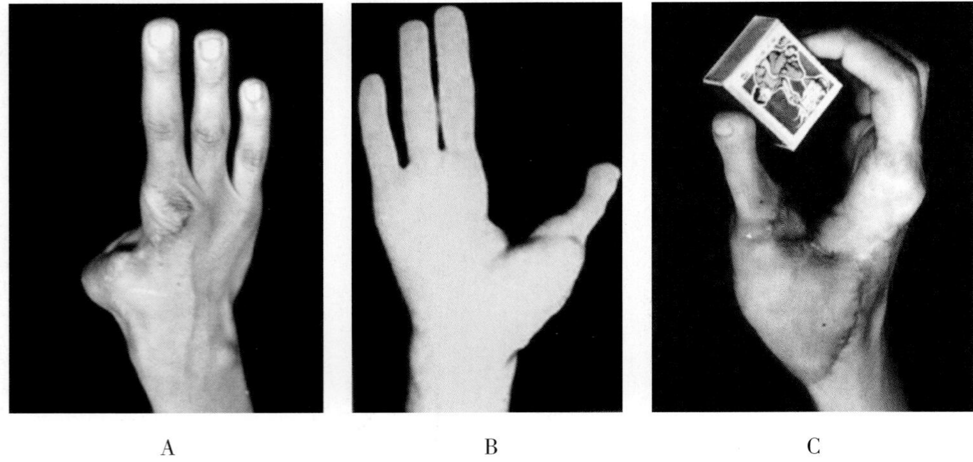

A B C

Fig. 10.163 Case 25 showing loss of thumb and index finger and functional results after second-toe transplant

3) Case 26

Patient Ou, a 40-year-old male worker with traumatic loss of four digits, half of the second metacarpal bone, two third of the third metacarpal, and four fifth of the fourth and fifth metacarpal bones of his left hand. A composite free transfer of the second toe, 8.5 cm segment of the metatarsal bone, together with a dorsalis pedis flap(9cm×8cm) was transplanted to the third metacarpal bone of the injured hand in full opposition to the intact thumb. The postoperative functional result was satisfactory(Fig. 10.164).

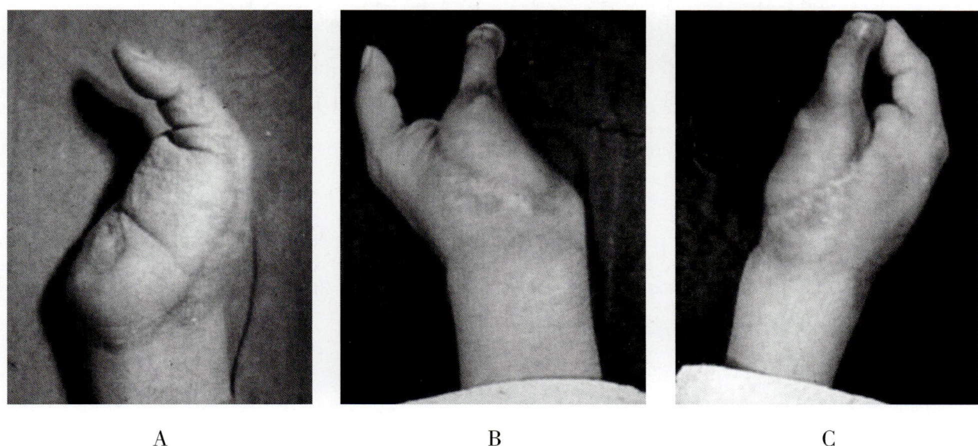

A B C

Fig. 10.164 Case 26 showing complete loss of ulnar 4 fingers and functional results after second-toe transplant

(4) Discussion

This operation is designed to meet the demand of one stage reconstruction of the thumb or other fingers when it is associated with damage or loss to the surrounding soft tissue. By adopting this technique, the initial preparatory soft tissue repair using skin flap or tube flap for staged thumb or finger reconstruction is avoided. Up to now, a total of 7 consecutive cases of such combined transfer have been completed with success and good functional recovery.

The key to the success of the operation is in reestablishing the circulation, sensibility and functional mobility of the transplanted toe. The vascular lumen of dorsalis pedis artery averages from 1.5-2.5 mm. Therefore, a high anastomotic patency rate is often obtained in trained microvascular surgeons. However the important step of ensuring success is the preoperative selection of the patient and meticulous attention to the dissection of donor vessels.

Proper management of the donor area after the second toe has been harvested is important, too. The donor area defect can be safely eliminated by split-thickness skin graft. Bare tendons should be covered by subcutaneous tissue before skin grafting. In the absence of the second toe, the new second digital web is to be formed and filled by two small skin flaps made up from the base of the hallux and the third toe. Elastic bandage should be worn to the donor foot for three months to prevent postoperative edema.

References

[1] Cobbett J R. Free digital transfer: report of a case of transfer of a great toe to replace an amputated thumb[J]. J Bone Joint Surg, 1969, 51(4): 677-679.

[2] Buncke H J Jr, McLean D H, George P T, et al. Thumb replacement: great toe

transplantation by microvascular anastomosis[J]. Br J Plast Surg, 1973, 26(3): 194-201.

[3] Ohmori K, Harri K. Transplantation of a toe to an amputated finger[J]. Hand, 1975, 7(2): 134-138.

[4] O'Brien B, MacLeod A M, Sykes P J, et al. Hallux-to-hand transfer[J]. Hand, 1975, 7(2): 128-133.

[5] Daniel R K, Terzis J, Midgley R D. Restoration of sensation to an anesthetic hand by a free neurovascular flap from the foot[J]. Plast Reconstr Surg, 1976, 57(3): 275-280.

[6] Ohmori K, Harri K. Free dorsalis pedis sensory flap to the hand, with microneurovascular anastomoses[J]. Plast Reconstr Surg, 1976, 58(5): 546-554.

[7] Daniller A T, Strauch B. Symposium on microsurgery[M]. St. Louis: Mosby, 1976: 5.

From: Chang T S, Wang W, Wu J B. Free transfer of the second toe combined with dorsalis pedis flap using microvascular technique for reconstruction of the thumb and other fingers[J]. Ann Acad Med Singapore, 1979, 8(4): 404-412.

Esophagus and Anus Rebuilding

One-stage Reconstruction of Esophageal Defect by Free Transfer of Jejunum: Treatment and Complications

Chang Tisheng, Wang Wei, Huang Oulin

From 1977 to 1985, we reported on 20 patients with esophageal defects that were reconstructed by jejunum transplant with the help of microsurgical techniques. 16 attempts were successful for a success rate of 80%. Three types of reconstruction were used: free jejunum transfer, free jejunum flap transiet and partially pedicled jejunum transfer with the distal portion revascularized. This article emphasizes the complications of these procedures, including tearing of the jejunum mesentery, thrombosis at the anastomotic stoma, balloon-like distention of the cervical portion of the transferred jejunum, strangulation at the diaphragm foramen, and stenosis of the anastomotic stoma between the remnant of the esophagus and the transferred jejunum. Measures for prevention and treatments of these complications are also discussed.

Esophageal defects resulting from resection of carcinoma are usually dealt with by thoracic surgeons. They favor using colon transplantation or gastric advancement. The patients who come to plastic and reconstructive surgeons usually belong to one of the following categories: ①They have a defect in the cervical portion due to resection of a high-seated carcinoma, but the thoracic portion is free from lesion. Therefore, reconstruction involves only the cervical portion. ②They have extensive stricture due to chemical burn involving the whole length of the esophagus up to the oropharynx, usually associated with obliteration of the pyriform fossa. The conventional colon advancement could not provide adequate length without risk of poor blood supply to the distal portion. ③They have undergone unsuccessful colon or jejunum advancement procedures. These patients comprised 50% of our series. They either had total loss of the transplant, requiring whole length reconstruction, or had loss only of the cervical portion that required reconstruction. For each of these three types of patient mentioned above, we used a one-stage procedure of intestinal transfer by microsurgical techniques. ④There were also those with localized stricture of varying degrees. No microsurgical technique is required, therefore treatment will not be discussed here.

(1) Clinical material

From 1977 to 1983, a total of 20 patients with esophageal defects were treated by microsurgical intestinal transfer, 16 males and 4 females. 4 of these defects were due to resection of a carcinoma and 16 were due to chemical burn resulting in stricture. Two were 5-year-old boys who had accidentally swallowed a strong alkaline substance. 9 patients had undergone operation in other hospitals using conventional jejunum or colon advancement or a skin tube procedure, but the attempts failed. One of them had a history of 10 operations with 3 failures. 12 patients had defects in the cervical portion, 7 had lost the whole esophagus, and 1 had a defect in the thoracic portion. Free jejunum transfer by microsurgical technique was performed in 10 patients, free jejunum flap transfer in 2 patients with stricture, and proximally pedicled with distally revascularized jejunum transfer for total length defect in 8 patients. Success was achieved in 16 patients. The success rate was 80%(Table 10.7).

Table 10.7　Summary of reconstructed esophagus by jejunal transfer

Sex	
Male	15
Female	5
Etiopathology	
Cancer of esophagus	4
Caustic stricture of esophagus	16
Location of the lesions	
Cervical	12
Cervicothoracic	8
Mode of reconstruction	
Free jejunum	12
Jejunal patch	2
Pedicled jejunum with distal end revascularized	8
Results	
Success	16(80%)
Failure	4

(2) Surgical technique

1) Reconstruction of whole esophagus with extensive stricture and defect

For patients with whole length defect resulting either from resection of carcinoma or from chemical burn, a segment of jejunum proximally pedicled and distally revascularized with the vessels of the neck (proximally pedicled with distally revascularized jejunum transfer) was used to provide extra length to the transferred jejunum. The longest was 50 cm in a patient with stricture resulting from chemical burn.

2) Preparation of the jejunum

Through a paramedian incision, and after the first 5 main branches of the vessel to the jejunum in the mesentery were identified, the first, second and third branches were ligated and divided, and the fourth was kept intact for the blood supply to the proximal portion of the jejunum. The ligated first or second branch would be reopened and anastomosed to the vessels of the neck to nourish the distal portion. To gain extra length of the jejunum, the vascular arcs of the mesentery were ligated and divided, leaving only the terminals intact. If the jejunum was not long enough, the fifth branch could be used as the pedicle instead. To shorten the ischemic time of the jejunum, it is advisable to ligate the second and third branches first but leave the first branch intact until the recipient is ready.

3) Dissection of the neck and creation of a substernal tunnel

Along the anterior border of the left sternocleidomastoid muscle, an incision was made through which the distal remnant stump of the esophagus was dissected out. In this series, usually no opening of the stump or pyriform fossa could be found, so a new opening had to be created in the lateral wall of the oropharynx. The superior thyroid artery and external jugular vein were exposed as recipient vessels. If the superior thyroid artery was not favorable, the transverse cervical artery or carotid artery was used. The transferred segment of the jejunum was passed either through a substernal tunnel in the anterior mediastinum or through a subcutaneous tunnel superficial to the sternum to reach the neck incision.

4) Vascular anastomosis

After the vessels to be anastomosed were prepared, the jejunum was divided 6 cm distal to the ligament of Treitz, based on either the fourth or the fifth mesenteric branch, and then elevated through an opening in the mesocolon and anteriorly across the lesser gastric curvature to enter the foramen in front of the diaphragm until it reached the neck incision. The jejunum segment was first fixed in a suitable position by sutures and then its vessels were anastomosed to those of the neck. After revascularization the cut end of jejunum was anastomosed to the stump of the esophagus. In the abdomen, the other cut end of the transferred segment of the jejunum was anastomosed to the stomach. The two cut ends of the remaining jejunum were reconnected and the abdominal wound was closed.

5) Reconstruction of the cervical defect of the esophagus

Most patients in this series had defects or strictures in the cervical portion of the esophagus resulting from necrosis of the distal portion of the advanced jejunum or colon during previous operation.

A free segment of jejunum, measuring 10-20 cm and 6-10 cm below the ligament of Treitz, was transferred to replace the defect in the neck. Two patients had defects only in the anterior wall of the esophagus, so a piece of jejunum flap was used as a free graft to reconstruct the defect (Fig. 10.165, Fig. 10.166).

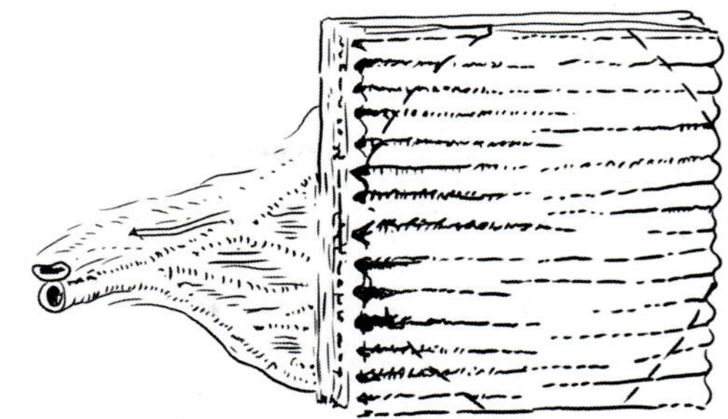

Fig. 10.165　Patch flap for esophageal reconstruction

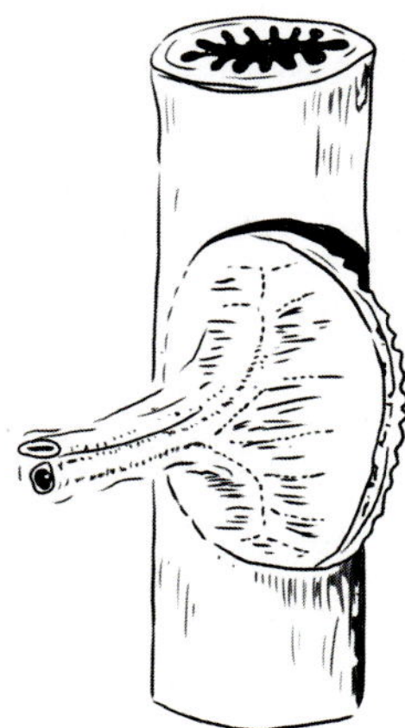

Fig. 10.166　The defect of the esophagus was covered by a patch flap

(3) Complications

The techniques involved in this procedure are highly demanding. Two kinds of complications are possible, those related to pedicled transfer of the intestine and those specific to the microsurgical transfer. Only the latter will be discussed here.

1) Stricture of the afferent anastomotic stoma

For patients with chemical bum, the oropharynx was usually involved, resulting in obliteration of the pyriform fossa and absence of an opening in the esophageal stump. An artificial opening therefore was created in the scar tissue on the lateral wall of the oropharynx for anastomosis with the transferred jejunum. The opening thus created was likely to become stenotic even if the jejunum had survived well. If this happened, the patient might experience difficulty in swallowing. There were 3 patients in this series who had this complication. Two of the patients' problems were solved by Z-plasty correction of the stenotic stoma, while the other patient was assited with instrumental dilatation of the stenotic site to take food by mouth.

2) Tearing of the jejunum mesentery

Tearing of the jejunum mesentery usually occurred in the partially pedicled jejunum transfer procedure. The mesentery could be torn when it was being pulled through the substernal tunnel, resulting in disruption of the blood supply to the jejunum and abandonment of the procedure. To avoid tearing the mesentery, the substernal tunnel should be made large enough to permit free passage of the jejunum, and the segment of jejunum should be wrapped in a tubular plastic sheet before being pulled through the substernal tunnel. When one end emerges from the wound in the neck, merely a pulling of the plastic sheet and the jejunum segment can easily slide through the tunnel.

3) Thrombosis in the anastomotic vessels

Once a thrombosis is formed in the anastomotic vessels, necrosis of the jejunum becomes inevitable and the operation fails. It is difficult to detect the thrombosis early. On the second postoperative day, however, if there is excessive turbid and offensive exudate coming from the drain, one must suspect necrosis of the jejunum due to thrombosis. If exudate persists on the third day, especially associated with a foul odor of the breath, necrosis is absolutely certain and immediate exploration must be carried out. The necrotic jejunum should be removed and the wound be drained. A second attempt is therefore postponed to the next stage.

4) Balloon-like distention of the cervical portion of the transferred jejunum

Normally, peristalsis of the transferred jejunum could be clearly seen in the neck postoperatively. But distention(Fig. 10.167) is rarely seen—only 1 child in this series occured. A 5-year-old boy was admitted because of esophageal stricture when he accidentally swallowed an alkaline substance. A feeding gastrostomy was performed at the local hospital. In July 1979, a segment of partially pedicled jejunum was used to replace the strictured esophagus. One year after operation, the cervical portion of the transferred jejunum began to distend rapidly until it had reached the size of a baby's head by the time of admission. The enormously distended portion could be compressed but became worse after each meal. The size also varied greatly with each breath. In October 1982, the child was admitted again. On examination, except for an enormous cystic mass in the neck, the child was normal. Barium meal demonstated patency of the anastomotic site, and there were no signs of stricture. In the same month, an exploration disclosed the jejunum lumen to be 10 cm in diameter, but contrary to expectation, its wall was of normal thickness. No stricture was noted in the anastomotic site or elsewhere. Therefore, a wedge-shaped excision of the distended jejunum wall was performed to reduce the size, keeping the mesentery intact(Fig. 10.168). The redundant neck skin was also removed to accommodate the reduced size of the jejunum. The operative result so far has been good.

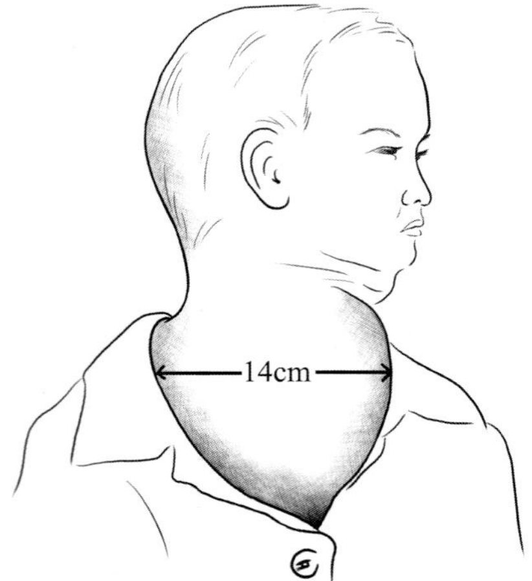

Fig. 10.167 Abnormal distention of the cervical jejunum after jejunal transfer

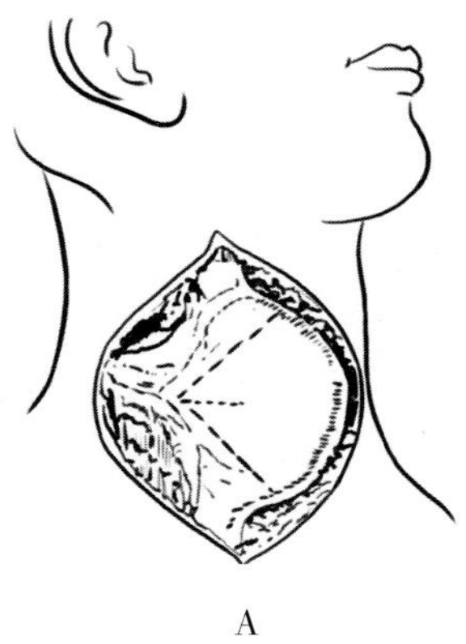
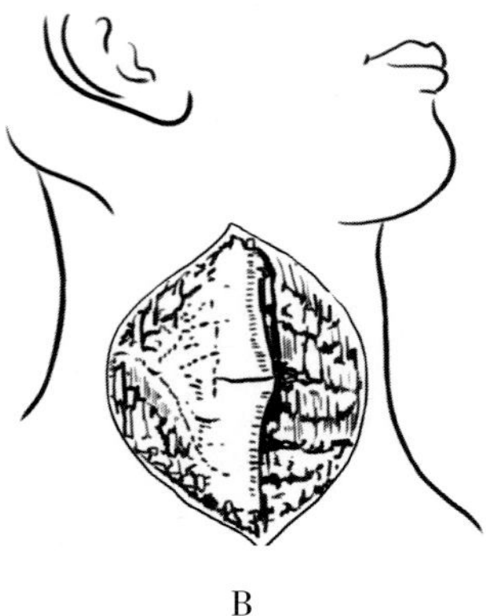

A　　　　B

Fig. 10.168　A wedge-shaped excision of the distended jejunum wall was made to reduce the size of the esophagus

5) Strangulation of the jejunum at the diaphragm foramen

Strangulation of the jejunum at the diaphragm foramen is a rare but serious complication. A 5-year-old boy sustained an alkaline burn of his esophagus in 1978 resulting in stricture. A feeding gastrostomy was performed at the local hospital. In January 1979, he was admitted to our hospital. A partially pedicled jejunum transfer was performed to replace the whole esophagus. Two months after operation, he suddenly experienced sharp pain in the left scapular region. On the second day, distention of the cervical portion of the transferred jejunum was noted, which gradually turned red and edematous the next day. Immediate exploration was therefore carried out, revealing necrosis of the whole segment of the transferred jejunum strangulated at the diaphragm foramen. After removal of the necrotic segment, two drains were inserted into the wound, one in the neck and the other substernally at the xiphoid. The cause of strangulation was thought to be the combined effects of scar contraction at the diaphragm foramen and sudden intake of excess food. The esophageal defect was successfully reconstructed by conventional advancement of the colon a few months later.

From: Chang T S, Wang W, Huang O L. One-stage reconstruction of esophageal defect by free transfer of jejunum: treatment and complications[J]. Ann Plast Surg, 1985, 15(6): 492-496.

Reconstruction of Esophageal Defects with Microsurgically Revascularized Jejunal Segments: a Report of 13 Cases

Chang Tisheng, Huang Oulin, Wang Wei

(1) Abstract

Experimental free transfer of a jejunal segment to a recipient bed in the neck was successfully performed in 5 mongrel dogs. This was followed by clinical application of 2 different microvascular procedures in 13 patients for repair of esophageal defects. In 7 of these patients a free jejunal transfer was used; in 6 of these patients a pedicled jejunal graft with revascularization of its distal end by microvascular anastomosis was used. The esophageal defects were located in the cervical portion in 7 cases, the cervicothoracic portion in 5 cases, and the thoracic portion in 1 case. 10(77%) of the 13 cases were successful.

Early in 1959, Seidenberg et al. reported a case in which a segment of the jejunum was used as a free transfer for repairing the cervical portion of the esophagus after excision of a carcinoma. Later, in 1961, Roberts and Douglass reported 2 cases in which excision of cancerous tissue had left defects at the junction of the pharynx and esophagus. These defects were repaired by transfers of free jejunal segments. In the same year, Hiebert and Cummings reported transferring a gastric antrum to the neck after excising a carcinoma of the larynx and vocal cords. In 1962, Nakayama et al. reported 1 case in which a free segment of the sigmoid colon 30 cm in length was transferred to the cervical portion of the esophagus to repair a defect caused by radiation therapy. In 1971, Peters et al. reported a case of laryngeal carcinoma complicated by obliteration of the cervical portion of the esophagus. After a free transfer of a segment of the jejunum, as an esophageal bypass, the patient was able to take food by mouth. Unfortunately, he died from a myocardial infarction 5 weeks after surgery.

Although the above reports involve primarily individual cases, they indicate the therapeutic results that can be obtained from the use of free transfers of intestine and other digestive tract segments in the repair of defects of the esophagus.

The advent of microsurgical techniques has made the use of free transfers of digestive tract segments possible. Free digestive tract segments can now be revascularized microsurgically in the recipient bed. In addition, the operative technique advocated by Androsov et al., in which a pedicled segment is transferred to the neck, uses microsurgical anastomoses to revascularize the distal end of the graft to prevent necrosis, a situation that had frequently occurred earlier.

In order to study the microvascular techniques and to obtain data on these procedures, we performed experimental free jejunal transfers in 5 dogs. The success obtained in these studies led us to apply the 2 techniques, i.e., free jejunal transfer and pedicled jejunal transfer with revascularization of the distal end of the segment, clinically in 13 cases of esophageal defect.

(2) Experimental studies

Materials and methods: Five mongrel dogs of both sexes with body weights ranging from 5 kg to 13 kg were used as subjects. Each dog was anesthetized with an intravenous injection of sodium pentothal and prepared for free jejunal transfer by 2 surgical teams. An abdominal team obtained the graft by sectioning a 10-15 cm segment of the jejunum about 10 cm below the ligament or Treitz. The radial vessels of the graft were carefully preserved for anastomosis with vessels in the neck region. After the graft was removed, the continuity of the jejunum was reestablished by end-to-end anastomosis, and the abdomen was closed in layers.

At the same time, a cervical team prepared the recipient bed. A left oblique cervical incision was made and the left superior thyroid artery and external jugular vein were dissected out and prepared for anastomosis with the vessels of the jejunal segment. After the graft had been removed from the abdomen, its lumen was irrigated with a 1:2000 solution of bromogeraminum. The radial vessels were carefully protected during this irrigation. The period of ischemia for the graft was limited to 90 minutes.

After the graft was fixed in the recipient area of the neck, the venous anastomosis was performed under the operating microscope(10×) with 9-0 monofilament nylon sutures on atraumatic needles. This was followed by anastomosis of the arteries. As soon as blood flow was reestablished, the graft immediately began to recover its pink color. Arterial pulsation, active peristalsis, and spasmodic contractions with profuse evacuation of chyliform secretions were also noted.

Both ends of the graft were exteriorized for postoperative observation, and the neck incision was closed.

All of the grafts in the 5 dogs survived. Only one of the exteriorized ends of the grafts closed spontaneously; others remained open and yielded enteric mucus. The mucosa of the grafts remained pink in color and normal in structure histologically.

(3) Clinical applications

As a result of the satisfactory experimental results, the microsurgical techniques have been applied in 13 patients in our department since 1977 with fairly satisfactory results.

Among the patients, the oldest was 56 years old, and the youngest was 5 years old. Free transfers of jejunum were carried out in 7 cases, 2 of which were in the form of a patch graft. Pedicled jejunal transfer with revascularization of the distal end was used in other 6 cases(Table 10.8).

Table 10.8 Summary of the 13 cases of esophageal defect, treated by free or pedicled transfer of jejunal segments

	No. of patients
Total	13
Sex	
Male	11
Female	2
Cause of defect	
Cancer of esophagus	4
Caustic burn	9
Location of lesion	
Cervical portion	7
Thoracic portion	1
Cervicothoracic portion	5
Reconstructive procedure used	
Free jejunal transfer	5
Free jejunal patch graft	2
Pedicled jejunal transfer with revascularization of distal end	6
Total successful cases	10

5(71%) of the 7 cases of free jejunal transfer were successful. The 2 failures involved high-seated carcinomas of the esophagus with metastasis to the trachea. In 2 cases of this radical and extensive surgery, infection followed and caused thrombosis of the anastomosed vessels and necrosis of the jejunal segments.

Of the 6 cases of pedicled jejunal transfer, 5(83%) were successful. The failure of the 1 case resulted from necrosis of the distal end of the graft after thrombosis of the anastomosed vessels.

The longest free jejunal segment employed in these cases was 20 cm and the shortest was 8 cm(in the form of a patch graft). In the group of receiving pedicled jejunal transfers, the longest segment used was 50 cm.

(4) Indications and techniques

Because microvascular anastomoses are used, the transfer of free jejunal segments(Fig. 10.169) and the transfer of pedicled jejunal segments with revascularization of the distal end(Fig. 10.170), are 2 relatively new operative maneuvers for repairing esophageal defects. These techniques are particularly useful for repairing high-seated defects at the cervical portion of the esophagus and also for repairing complete obstruction of the esophagus. Furthermore, for cases in which various previous repairs have failed, the methods recommended here may offer the best hope for success at reoperation.

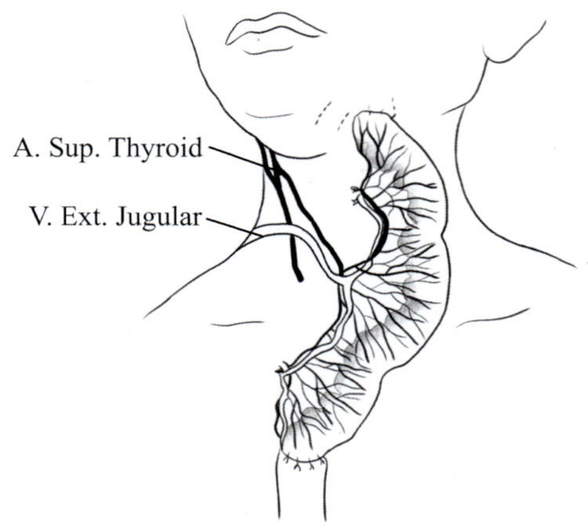

Fig. 10.169 Sketch of a free jejunal segment transferred to the cervical portion of the esophagus and anastomosed to the superior thyroid artery and external jugular vein

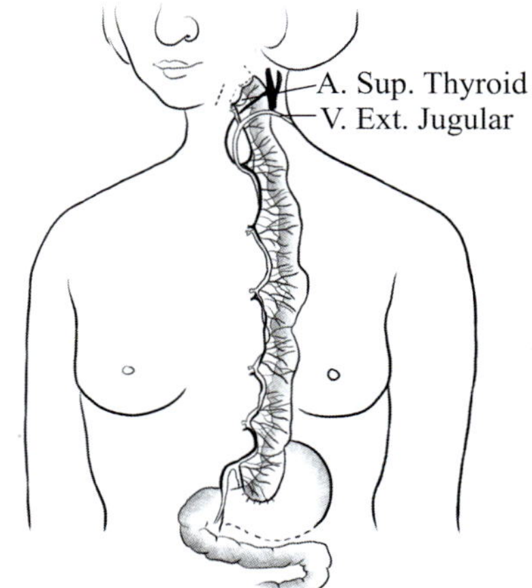

Fig. 10.170 Sketch of a pedicled jejunal segment replacing the entire esophagus. Note that the distal end has been revascularized by anastomoses with the superior thyroid artery and external jugular vein

Defects in all 3 locations of the esophagus are amenable to repair by these techniques, i.e., simple defects of the cervical portion, simultaneous defects of both the cervical and thoracic portions, and simple defects of the thoracic portion.

1) Defects of the cervical portion

Stenosis or obstruction of the cervical portions of the esophagus frequently occurs after chemical burns, after accidental injury during surgery, or as a result of failure of a transfer of a segment of colon.

The aim of the operation is to reconstruct the esophagus between the lower oropharynx and the part above the sternum.

As the looping of the intestine and the distribution of the mesenteric vessels are different in each person, the surgeon should select a segment that is relatively straight and one in which the mesenteric vessels are suitable for anastomosis. The jejunal branches of the mesenteric artery is about 2 mm in diameter and the mesenteric veins about 3 mm in diameter averagely. During dissection of these vessels, care should be taken to avoid injuring them, as their walls are thin and delicate. After division, the walls of these vessels usually show spasmodic contraction and their lumina collapse. This can present some difficulties during the vascular anastomosis. Therefore, care should be taken in all stages of the maneuver.

The isolated intestinal segment should be disinfected by irrigating its lumen with a 0.5% solution of bromogeraminum and, afterward, with a 1% solution of neomycin. The vascular pedicle should be prevented from contacting with these solutions to avoid any stimulative injury to the vascular tissues.

We always have 2 operating teams working simultaneously. One team dissects out the recipient vessels at the neck and prepares the upper and lower ends of the residual esophagus. The other team performs a laparotomy and obtains the jejunal segment. The period of ischemia for the segment must not exceed 90 minutes. This requires close cooperation between the 2 teams. It is usually necessary to postpone division of the mesenteric vessels of the jejunal segment until the cervical procedures have been completed. Then the jejunal segment can be transplanted immediately and anastomosed to its new blood supply after being subjected to antiseptic treatment. In our cases, the period of ischemia for the jejunal segment did not exceed 60 minutes.

In the initial surgery the exposure and preparation of the upper and lower ends of the cervical esophagus are comparatively easy. The stenotic or obliterated segment of the esophagus is excised at its upper end below the piriform fossa of the pharynx. In cases of multiple operative failures or severe cicatricial contracture of the lower pharyngeal region with obliteration of the piriform fossa, more difficulties will be encountered during the separation. If necessary, fenestration is performed at the upper posterior part of the thyroid cartilage. A portion of the thyroid cartilage is cut off and the lower pharyngeal cavity is entered laterally. Usually, it is easy to locate and expose the lower end of the remaining esophagus. Should there be a preexisting artificial fistula for feeding purposes in the lower or upper thoracic region, slight dissection of the peripheral tissues is all that is necessary to prepare the remaining esophagus for the anastomosis with the jejunal lumen.

The free transfer of the jejunal segment proceeds as follows: The segment first should be loosely fixed in the recipient bed in the neck. Next, the vessels are anastomosed to reestablish blood flow: first the vein and then the artery. As soon as blood flow is reestablished, the anastomosis of the jejunal segment with the upper and lower stomas of the remaining esophagus is begun. When this is completed, the cervical incision is closed.

In 2 of our cases, the patients previously had received transplantations of segments of the colon to repair the esophageal defect. These operations had failed, however, because of necrosis of the distal ends of the grafts, leading to stenosis of the cervical portion of the esophagus. After jejunal transfer surgery had begun, it was discovered that the posterior wall of the colic segment was still intact in these 2 patients, and a decision then was made to preserve the remaining portion of the colic segment. At the same time, the free segments of the jejunum (8 cm and 10 cm in length respectively) were incised longitudinally at the side opposite the mesentery, and patch grafts were formed for repairing the two sides and anterior wall of the stenotic portion of the colic segment. These procedures were successful in both cases.

Case 27: The patient, a 50-year-old man, had suffered an esophageal burn from a strong alkaline solution. This led to stenosis and obliteration of the cervical and pharyngeal portions of the esophagus. He underwent 3 operations for repair of the defect: a jejunal transplant, a colic transplant, and construction of a deltopectoral skin tube. All 3 procedures failed. When the patient was transferred to our department, his general condition was good, but he was weak and emaciated. Clinical and laboratory findings were within normal ranges. A previous gastrostomy wound had closed and he had a parasternal colostomy with a gastric tube for maintenance of nutrition(Fig. 10.171). A decision was made to attempt to reconstruct the cervical portion of the esophagus with a free jejunal transfer.

The surgery was performed by 2 surgical teams working simultaneously, with the patient under intravenous anaesthesia. A longitudinal incision was made in the left side of the neck. The wound was entered layer by layer to reach the esophageal opening at the piriform fossa(Fig. 10.172).

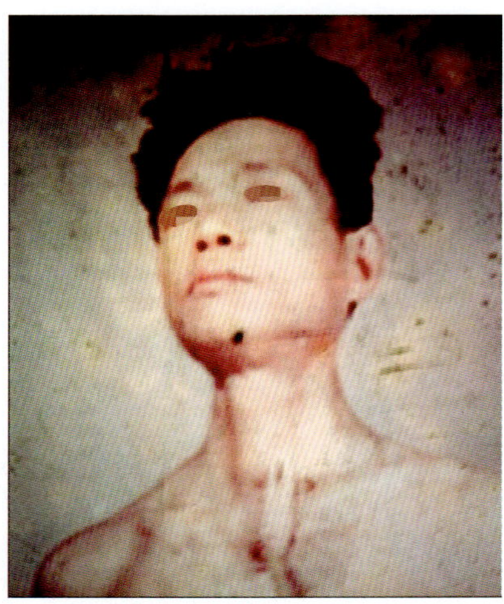

Fig. 10.171 Preoperative photograph of the patient in Case 27. A feeding tube was fixed in a thoracic parasternal colostomy

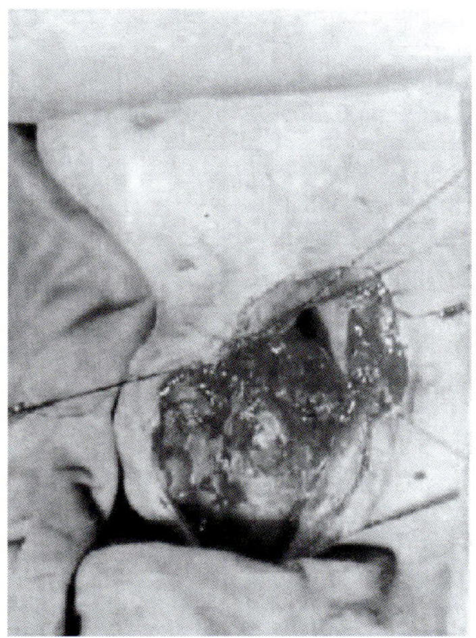

Fig. 10.172 The piriform fossa of the pharyngoesophageal junction was exposed through a left cervical approach

The epithelial tissues of the previously constructed skin tube were excised. A suitable vessel for anastomosis with the vessels of the jejunal segment could not be found because the left side of the neck had undergone multiple operations. Therefore, an incision was made on the right side of the neck along the anterior margin of the sternocleidomastoid muscle, and the right superior thyroid artery and external jugular vein were dissected out and prepared for anastomosis. At the same time, a subcutaneous tunnel was made in the midneck region to accommodate the vascular pedicle of the graft.

Meanwhile, the abdominal team opened the abdomen with a left paramedial incision. A relatively straight segment of the jejunum about 20 cm in length with a comparatively long mesentery was selected (Fig. 10.173). The mesentery was carefully freed, the artery and vein at the mesenteric root of the segment were dissected out, and the side branches of these vessels were ligated and cut.

When the cervical bed was prepared, the jejunal segment was divided, its blood supply was interrupted, and the vessels were cut. The two ends of the remaining jejunum were anastomosed and the abdomen was closed.

A 1:2000 solution of bromogeraminum and a 1% solution of neomycin were used to irrigate the lumen of the freed jejunal segment. Care was taken to avoid bathing the mesenteric vessels in these

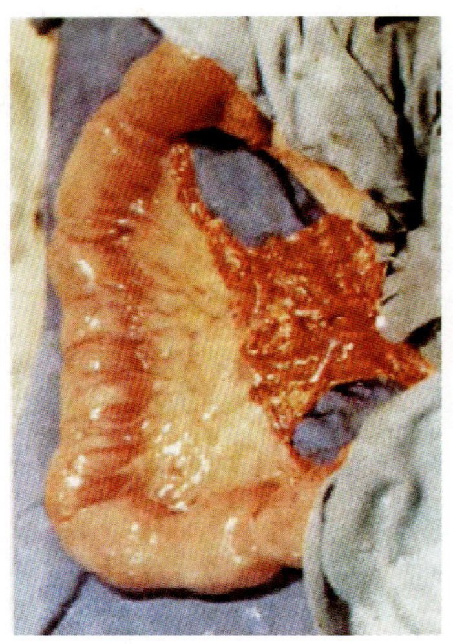

Fig. 10.173　A free jejunal segment 20 cm in length was prepared for free transfer

solutions. The mesenteric artery and vein were not perfused with anticoagulants.

The segment of jejunum was transferred to the neck and situated in an isoperistaltic direction. A few sutures were placed for fixation. The vascular pedicle, consisting of the mesenteric artery and vein, then was passed to the wound in the right neck area through the subcutaneous tunnel. An end-to-end anastomosis first was performed between the mesenteric vein and the external jugular vein(2.5 mm and 3.0 mm in diameter respectively) with 10 sutures. Then, an end-to-end anastomosis was performed between the mesenteric artery and the superior thyroid artery(2.2 mm and 2.0 mm in diameter respectively) with a total of 11 sutures. Another smaller mesenteric vein was anastomosed to the median cervical vein(2.0 mm and 1.8 mm in diameter respectively). After completion of the anastomoses and the release of the vascular clamps, the blood flow to the jejunal segment resumed immediately, and peristaltic movement and intestinal secretions(but no chymous material) appeared(Fig. 10.174).

The period of ischemia for the freed jejunal segment was 60 minutes. The upper end of the segment then was cut in an oblique fashion and sutured to the stoma of the esophagus below the piriform fossa(Fig. 10.175). The lower end of the segment was exposed through the small cutaneous incision next to the colostomy above the sternum so that it could be observed and the state of its survival could be assessed. The neck incision was closed and a drain was inserted.

Postoperative medications included intravenous low-molecular-weight dextran and oral dipyridamole(persantine). Prophylactic antibiotics were injected intravenously. Two weeks after surgery all stitches were removed. The jejunal segment survived and peristaltic waves could be discerned under the skin of the neck.

The second stage of the operation was undertaken 2 weeks later. An anastomosis was completed between the lower end of the jejunal segment and the colostomy wound. The wound healed per primam. The patient took liquid food by mouth on the ninth postoperative day. He experienced slight choking after drinking, but this improved steadily afterward. 9 weeks after the first operation, the patient could take food as usual and was discharged(Fig. 10.176).

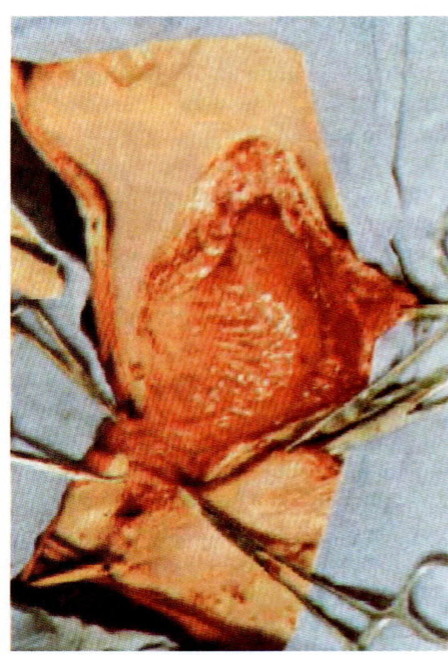

Fig. 10.174 After the anastomoses between the mesenteric vessels and the right superior thyroid artery and external jugular vein were completed, perfusion of the graft was reestablished immediately

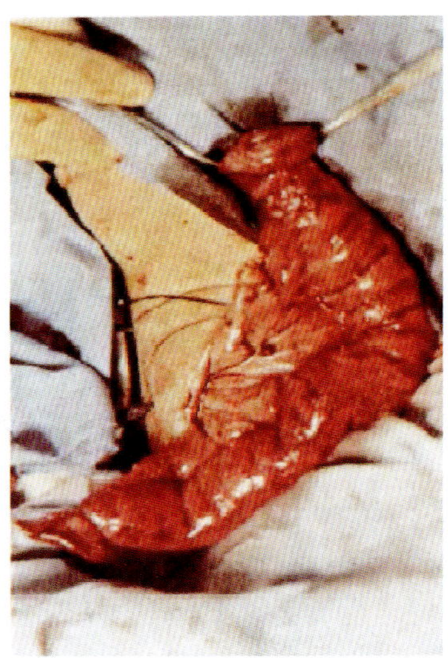

Fig. 10.175 The anastomosis between the upper end of the graft and the remnant of the esophagus was completed after the graft had been revascularized. The lower end was temporarily exteriorized

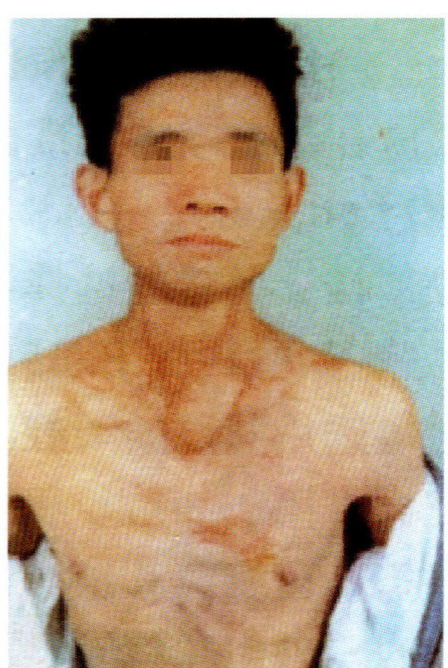

Fig. 10.176 The patient in Case 27 just before discharge

2) Simultaneous defects of the cervical and thoracic portions

Simultaneous defects of the cervical and thoracic portions of the esophagus usually occur from chemical burns of the total length of the esophagus and result in prolonged stenosis or obstruction. A few cases of extensive and highly located carcinomas of the esophagus may also require simultaneous reconstruction of the cervical and thoracic portions. Such procedures are more complicated than the repair of a simple defect of the cervical portion. As a result of the development of microvascular techniques, however, the surgical procedure advocated by Androsov et al. may be extended and improved. A segment of the jejunum, with its lower portion still connected to the mesenteric vessels, is passed through the anterior mediastinum or through a subcutaneous tunnel upward to the neck or lower pharyngeal region. Its upper end is revascularized by anastomoses between mesenteric vessels and vessels in the neck region, such as the superior thyroid artery and external jugular vein. This ensures a sufficient blood supply and prevents necrosis of the distal end of the graft. Even the most severe cases or esophageal defect can be repaired satisfactorily with this method. For example, in 1977 we encountered a case of chemical burn of the entire esophagus with obliteration of the entire length as high as the lower pharyngeal level. The esophagus was repaired in a one-stage procedure in which a jejunal segment 50 cm in length was transferred.

In the course of a simultaneous repair of the cervical and thoracic portions of the esophagus, it is necessary to relax the looping of the jejunum and straighten it as much as possible in order to increase its length. It is, therefore, necessary for the surgeon to be familiar with the surgical anatomy or the vascular tree of the mesentery before surgery.

During the operation, the first, second, and third anterior straight jejunal branches of the mesenteric artery are ligated and cut. The fourth or fifth straight jejunal branch is preserved as the nutritive pedicle. The jejunum is cut below this straight branch about 6 cm below the ligament of Treitz. The mesentery is carefully separated near the site of the arterial arch to loosen the intestinal loop. It is then possible for the pedicled segment to be passed easily upward to the cervicothoracic region. Once this is accomplished, the first or second straight artery and vein are anastomosed to the superior thyroid artery and external jugular vein or other suitable vessels.

Case 28: A 21-year-old woman suffered burns of the oral cavity, throat, and esophagus from a strong alkaline solution, which resulted in dysphagia immediately. About 1 month after the injury, she developed dyspnea. A tracheotomy and gastrostomy were performed in a local hospital. The patient was aphonic and had to have nutrition maintained by a gastric tube(Fig. 10.177). A reparative operation failed.

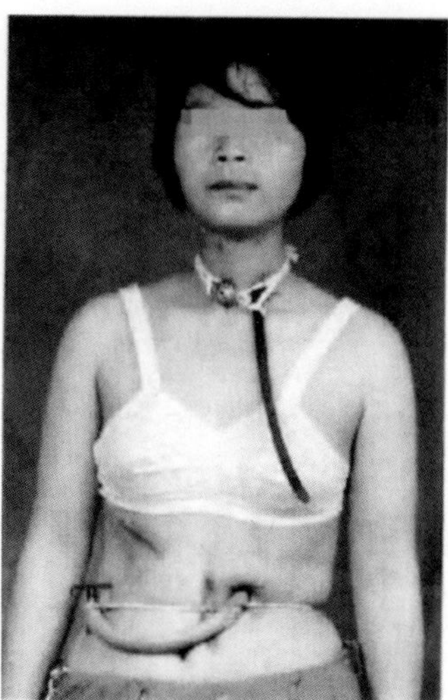

Fig. 10.177 A photograph of the patient in Case 28 showing the tracheotomy and gastrostomy feeding tube in situ

Examination after admission to our department revealed cicatricial contracture of the sublingual region and the floor of the mouth. She could not protrude her tongue. Pharyngolaryngoscopy showed extensive scar formation of the oropharynx and a very small pharyngeal cavity. The epiglottis, tracheal opening, and esophageal opening could not be seen.

A decision was made to attempt reconstruction with a pedicled jejunal transfer with revascularization of the distal end by microvascular anastomosis.

The operation was performed by 2 teams of surgeons, with the patient under intratracheal anaesthesia. The abdominal team freed the pedicled jejunum for transfer. The cervicothoracic team performed the neck dissection and prepared the recipient bed. The abdominal cavity was entered through a left paramedial incision. The mesentery of the jejunum was incised at a point 6 cm below the ligament of Treitz. Branches 1-4 of the mesenteric vessels were exposed and inspected without magnification. These vessels supply a segment of the jejunum measuring about 50 cm. The second and third branches were ligated first. This did not influence the blood supply to the segment. The lateral branches of the mesenteric vessels were ligated and cut in order to correct the twisting of the segment and increase its length. The final arcade of branching of the jejunal vascular arch was well preserved (Fig. 10.178). The length of the jejunal segment was now about 45 cm and much of the twisting had been corrected. The segment still received its blood supply from the first and fourth branches of the mesenteric vessels.

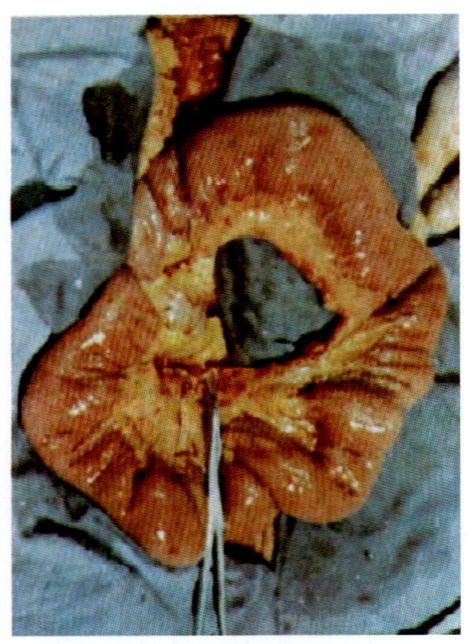

Fig. 10.178 A 50-cm-long jejunal segment was prepared for total esophageal replacement. The color of the graft remained pink after the second and third jejunal branches of the mesenteric vessels were ligated, indicating that the graft was receiving a good blood supply from the first and fourth branches

The first branch of the mesenteric vessels then was ligated and cut and the jejunum was divided 6 cm below the ligament of Treitz. The segment was pulled out of the abdomen and advanced upward outside the body in order to verify the sufficient length. The jejunum was then divided below the fourth branch of the mesenteric vessels and the segment was passed upward into the cervicothoracic region through a retrosternal tunnel.

It had been decided preoperatively that the mesenteric vessels would be anastomosed to the intrathoracic(internal mammary) artery and vein. Unfortunately, when these vessels were exposed, it was found that they measured 1.5 mm(artery) and 0.7 mm(vein) and could not be used.

An oblique incision was made in the neck upward along the cervical sinus to find the end of the defective esophagus. The piriform fossa was found to have been destroyed. Thus, the upper posterior part of the lateral wall of the left thyroid cartilage had to be excised in order to create an opening about 1.2cm×2.5cm in size leading to the oropharynx. A piece of the hyoid bone was excised to prevent postoperative pressure on the segment. Then the superior thyroid artery and external jugular vein were dissected out and prepared for anastomosis.

By this time, punctiform petechiae varying to ecchymotic spots could be seen on the walls of the jejunal segment(Fig. 10.179) because its blood supply was limited to the fourth branch of the mesenteric artery. The mesentery was fixed to the recipient bed with a few sutures and the vascular anastomoses were performed immediately between the mesenteric vessels and the superior thyroid artery and the external jugular vein. The veins were anastomosed first and required 10 sutures. It was discovered that a gap remained between the superior thyroid artery and the second branch of the mesenteric artery. Thus a segment of the contralateral external jugular vein 7 cm in length was used to bridge the gap. 11 sutures were required in each anastomosis.

With the resumption of blood flow in the distal end of the segment, the cyanosis improved and the purple specks on the wall of the intestine began to diminish within a few minutes(Fig. 10.180). The stoma of the jejunal segment was placed in the opening at the lateral side of the thyroid cartilage. Because of the deep situation, it was only possible to place 6 sutures of 00 silk along the periphery to the lower opening of the oropharynx.

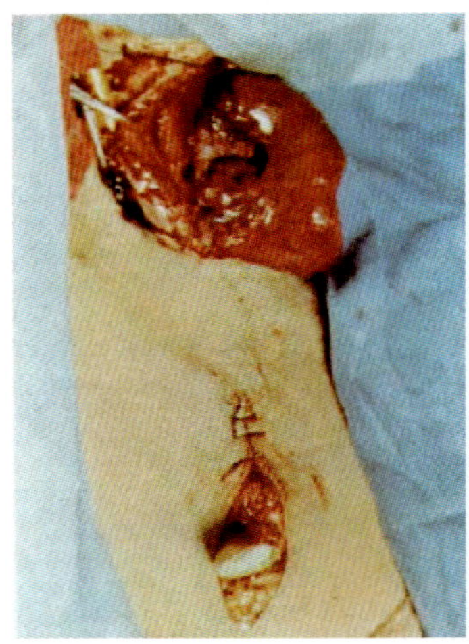

Fig. 10.179 The graft became ischemic after the first branch was divided and it had to rely solely on the fourth branch of the mesenteric artery for blood supply. Punctiform petechiae varying to ecchymotic spots 2-3 cm in diameter appeared on the walls of the graft

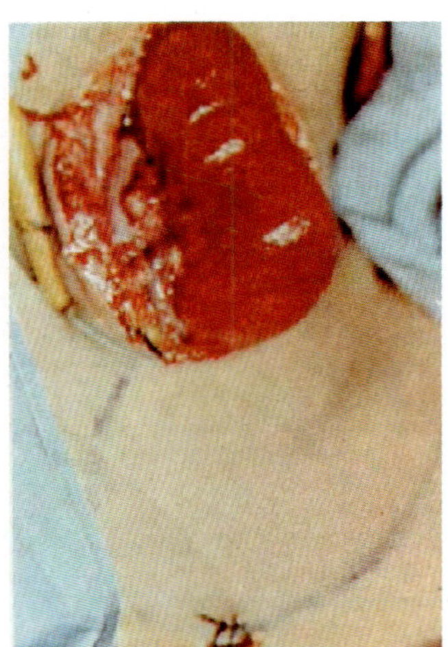

Fig. 10.180 Immediately after revascularization, the ischemic condition of the graft improved and the spots gradually disappeared

The cervicothoracic wound then was closed. However, the skin was taut at the neck, and it was impossible to draw it together and cover the jejunal segment. Therefore, a rotated pedicle of skin was designed and the donor site was repaired by a split-thickness skin graft(Fig. 10.181). At the same time, the abdominal team had anastomosed the ends of the jejunal segment and the side of the stomach and closed the abdominal wound. The patient received a total of 800 ml of blood during the course of the surgery.

The postoperative course went smoothly. The wound healed per primam and the stitches were removed 12 days after surgery. The patient was able to take liquid food 2 weeks after surgery and soft food 1 week later(Fig. 10.182). Barium swallow examination before discharge demonstrated good passage in the reconstructed esophagus(Fig. 10.183).

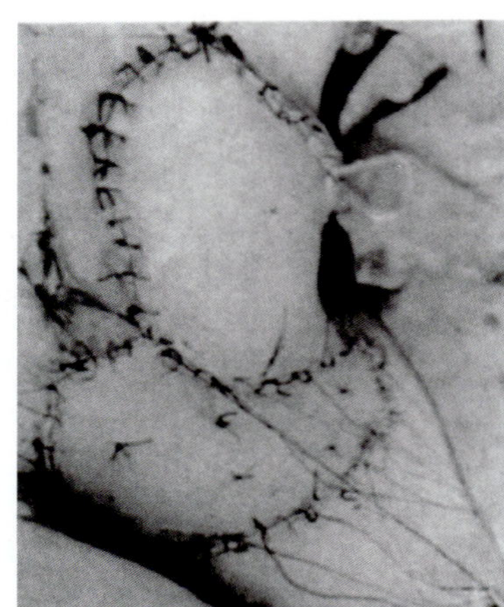

Fig. 10.181 A rotated thoracic skin flap was used to cover the cervical wound. The donor area was repaired with a split-thickness skin graft

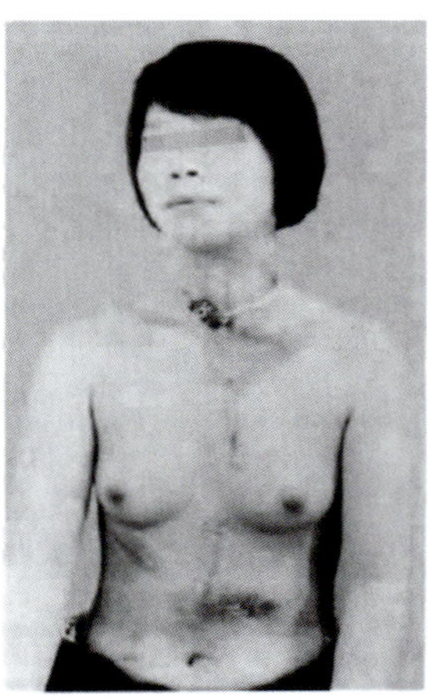

Fig. 10.182 Photograph of the patient in Case 28 just before discharge

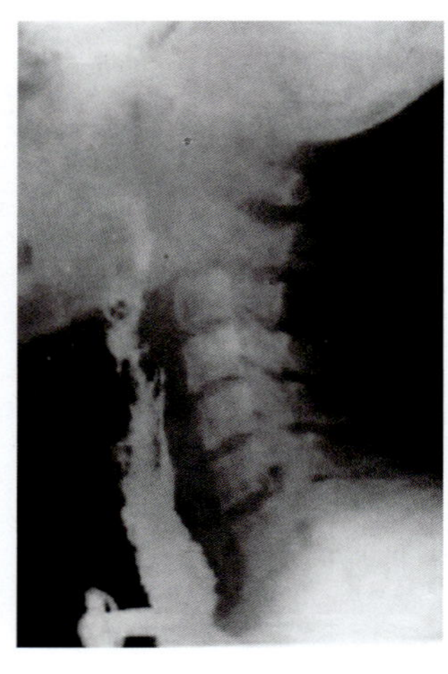

A

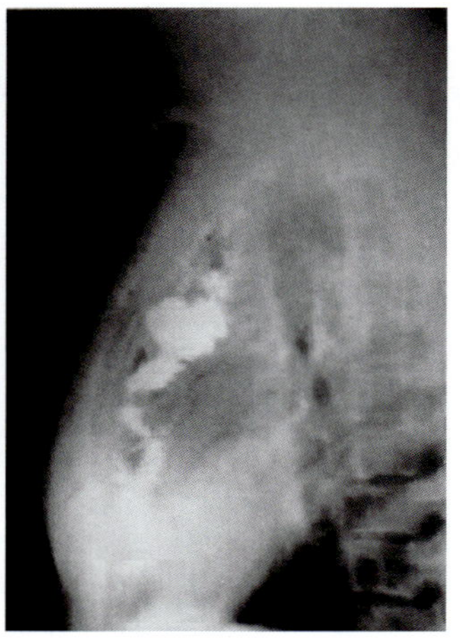

B

Fig. 10.183 Barium swallow X-rays of the patient in Case 28 demonstrated good function of the graft

A. Cervical portion B. Thoracic portion

3) Defects of the thoracic portion

Defects of the thoracic portion of the esophagus frequently follow surgical excision of carcinoma. The reparative procedure is usually performed immediately after excision of the tumor. The ideal method of repair is transfer of a pedicled jejunal segment with anastomosis of the vessels of the distal end with vessels in the region, such as the intrathoracic artery and vein. Because the location of the defect is not very high, the jejunal segment will never be under tension. Emphasis should be given to the technical aspects of the microvascular anastomoses, however, as any late thrombosis will lead to necrosis of the distal end of the segment and serious intrathoracic complications.

As in the case of simultaneous repair of the cervicothoracic portions the surgeon should be familiar with the surgical anatomy of the intrathoracic arteries and veins.

Case 29: A 54-year-old man was admitted to our department with a squamous-cell carcinoma of the middle portion of the esophagus about 6-7 cm long. There was a slight degree of obstruction. His general physical condition was good.

A decision was made to perform a subtotal excision of the esophagus and repair the defect with a pedicled segment of jejunum with microvascular revascularization of the distal end. The thoracic cavity was entered through the right fourth intercostal space. Subtotal esophagectomy was performed. Then a laparotomy was performed and a segment of the jejunum measuring 40 cm was mobilized. The first to fourth branches of the mesenteric vessels were ligated. The fifth branch was preserved as the nutritive pedicle of the segment. At the left margin of the sternum, segments of the second and third costal cartilages were excised to expose the intrathoracic artery and vein. The diameters of these 2 vessels were both about 1.7 mm. The jejunal segment was pulled through a right parasternal incision to the stoma of the remaining esophagus in the supraclavicular region. The second straight branch of the mesenteric artery and vein were anastomosed to the intrathoracic artery and vein. 10 sutures were used in each anastomosis. With the completion of the anastomoses, the circulation in the segment appeared to be good. The upper end of the segment was anastomosed to the end of the remaining esophagus in the neck region. The remainder of the procedure was the same as in Case 28.

Postoperatively, the wounds healed as usual and the reconstructed esophagus appeared to be in good condition. The patient began to take liquid food by mouth on the tenth postoperative day, followed by semiliquid and soft diet. The postoperative recovery was rather slow, however, because of complications including intraabdominal bleeding. A follow-up examination 6 months after surgery revealed that the patient could take food as usual and had experienced no recurrence of the tumor.

(5) Postoperative care

Anticoagulants are given routinely to patients undergoing jejunal transfer as in other microvascular surgery cases for 7-10 days. Low-molecular-weight dextran(500ml) is injected intravenously twice daily. Drugs to prevent vascular spasm are administered, such as 4 ampules of Salviae Miltiorrhizae co, added to 250 ml of 5% glucose and given intravenously twice daily and 25 mg of dipyridamole (persantine) given orally 3 times a day. These medications are gradually reduced from the fifth postoperative day and stopped on the eighth or tenth postoperative day.

The patients are also given antibiotics, such as neomycin(orally) for 3 days before the surgery to disinfect the intestinal tract. During the procedure, the segment is flushed with a 0.5% solution of bromogeraminum, and the abdominal wound is flushed with antibiotics such as kanamycin sulfate, gentamicin sulfate, or chloramphenicol(chloromycetin).

After surgery, broad-spectrum intramuscular or intravenous antibiotics are given routinely.

(6) Dietary problems

If the patient has had a gastrostomy and a gastric tube implanted before surgery, the following measures can be used after the operation. A liquid diet can be given from the tenth postoperative day onward. If the intake of food goes smoothly, the gastric tube can be withdrawn and the gastrostomy would close on the fourteenth day. If the patient did not have a gastric tube before surgery, a tube is inserted through the jejunal segment from the nose and a liquid diet is administered until the patient can take food alone.

(7) Discussion

The encouraging results obtained in the animal experiments led us to attempt the clinical application of these microvascular procedures, and the applications of these techniques in 13 cases have involved almost every aspect of reconstructive surgery for esophageal defects. The cervical region of the esophagus was reconstructed in 7 patients, the cervicothoracic region in 5 patients, and the thoracic region in 1 patient. In addition, 3 different reconstructive procedures were used: free transfer of jejunal segments, pedicled transfer of jejunal segment with revascularization of the distal end, and free jejunal patch grafts.

Altogether, 10 cases were successful. Postoperative infection and thrombosis of the anastomosed vessels were the prevalent factors in the 3 failures. Among the 7 cases in which free transfers of jejunal segments were used, the 2 cases that failed were ones in which the larynx had to be removed, and the exposure of bronchus may have induced the infection.

Colon, jejunum, ileum, and gastric antrum have been used as grafts in the cases reported in the literature. According to autopsy studies and clinical experience, we preferred segments of the jejunum as the graft of choice. The jejunum has the advantages of being easy to expose, of having abundant vascularization, and of having a sturdy intestinal wall. Should there be difficulty in flattening the fan-shaped folding of the mesentery and in elongating the coils of the jejunum, the mesentery vessels should be delicately dissected, ligated, and cut at the second arcade of branching.

A length of 50 cm is available with a pedicled jejunal transfer after straightening, and this has been proved sufficient for reconstructing high-seated or complete esophageal defects. Great care must be taken, however, when advancing the pedicled jejunal segment through the thorax to the neck in order to avoid damage to the thin mesenteric vessels. Otherwise, the entire operative procedure may be jeopardized.

Generally, there are 4 sets of vessels that can be used to revascularize the jejunal transfer. The superior thyroid artery, which is the first branch of the external carotid artery, is the ideal recipient artery. Its caliber is usually over 1.5 mm and its blood flow is under high pressure. Its high location (at the level of the hyoid bone) may make anastomosis technically difficult, however. The external jugular vein is the ideal companion to the superior thyroid artery. The inferior thyroid vessels are available, but their position is too low to warrant thus are seldom used. The cervical transverse vessels can be used occasionally, even with their posterior position. The intrathoracic vessels also can be used. We used the superior thyroid artery and external jugular vein in most of the cases. In one case, however, we used the common carotid artery and anastomosed the mesenteric artery to it in an end-to-side fashion.

The graft may be implanted in either direction but we prefer to place it in an isoperistaltic position to facilitate the transit of food and avoid regurgitation.

In preparing the jejunal segment, care should be taken to preserve sufficient lengths of the mesenteric vessels to ensure an easy anastomosis. If the length is too short after the graft has been positioned, a segment of the greater saphenous vein or the contralateral external jugular vein can be used to bridge the gap.

We prefer a retrosternal tunnel for advancing the pedicled jejunal segments upward. Normally, there is sufficient room in a retrosternal tunnel, but care should be taken to avoid tearing the single radial vessel arch which will cause complete interruption of perfusion. To obviate this disaster, 3 things should be kept in mind: ① Sufficient clearance should be made in the retrosternal tunnel and the manipulations should not tear the mediastinal pleura. ② Extreme gentleness should be used when advancing the graft through the tunnel-continuous irrigation with saline that will facilitate its passage. ③A piece of gauze tape that is shorter than the loop of the jejunum should be temporarily fixed at one end to the root of the mesentery. The other end is passed through the tunnel with the graft to the neck. Because the tape is shorter than the jejunal segment, it will restrict any pulling forces applied to the segment during its passage.

We insist on using microsurgical technique during the vascular anastomoses even with vessels of larger calibers in order to minimize the incidence of thrombosis.

(8) Conclusion

In 1975, Akiyama et al. pointed out that the principle of using intestinal segments as free transplants for repairing esophageal defects has not been accepted by most surgeons. He did not mention the real disadvantages of the method, however. It is hoped that our limited clinical experience reported here will help to substantiate the benefits of repairing cervical esophageal defects with free transfers of jejunal segments. In addition, the method of pedicled transfer of a jejunal segment with revascularization of the distal end by microsurgical technique may further help to solve the problem of repairing high-seated cervicothoracic defects of the esophagus.

References

[1] Seidenberg B, Rosenak S S, Hurwitt E S, et al. Immediate reconstruction of the cervical esophagus by a revascularized isolated jejunal segment[J]. Ann Surg, 1959, 149(2): 162-171.

[2] Roberts R E, Douglass F M. Replacement of the cervical esophagus and hypopharynx by a revascularized free jejunal autograft: report of a case successfully treated [J]. N Engl J Med, 1961, 264: 342-344.

[3] Hiebert C A, Cummings G O. Successful replacement of the cervical esophagus by transplantation and revascularization of a free graft of gastric antrum[J]. Ann Surg, 1961, 154: 103-106.

[4] Nakayama K, Tamiya T, Yamamoto K, et al. A simple new apparatus for small vessel anastomosis(free autograft of the sigmoid included)[J]. Surgery, 1962, 52: 918-931.

[5] Peters C R, McKee D M, Berry B E. Pharyngoesophageal reconstruction with revascularized jejunal transplants[J]. Am J Surg, 1971, 121(6): 675-678.

[6] Akiyama H, Hiyama M, Miyazono H. Total esophageal reconstruction after extraction of the esophagus[J]. Ann Surg, 1975, 182(5): 547-552.

From: Chang T S, Huang O L, Wang W. Reconstruction of esophageal defects with microsurgically revascularized jejunal segments: a report of 13 cases[J]. J Microsurg, 1980, 2(2): 83-94.

Human Facial Allotransplantation: a 2-year Follow-up Study

Guo Shuzhong, Han Yan, Zhang Xudong, Lu Binglun, Yi Chenggang, Zhang Hui, Ma Xianjie, Wang Datai, Yang Li, Fan Xing, Liu Yunjing, Lu Kaihua, Li Huiyuan

（1）Background

Progress in composite tissue allotransplantation could provide a new treatment for patients with severe facial disfigurements. We did a partial facial allotransplantation in 2006, and report here the 2-year follow-up of the patient.

（2）Methods

The recipient, a 30-year-old man from China, had his face severely injured by a bear in October, 2004. Allograft composite tissue transplantation was carried out in April, 2006, after careful systemic preparation. The surgery included anastomosis of the right mandibular artery and anterior facial vein, whole repair of total nose, upper lip, parotid gland, front wall of the maxillary sinus, part of the infraorbital wall, and zygomatic bone. Facial nerve anastomosis was done during the surgery. Quadruple immunomodulatory therapy was used, containing tacrolimus, mycophenolate mofetil, corticosteroids, and humanised IL-2 receptor monoclonal antibody. Follow-up included T lymphocyte subgroups in peripheral blood, pathological and immunohistochemical examinations, functional progress, and psychological support.

（3）Findings

Composite tissue flap survived well. There were three acute rejection episodes at third, 5th, and 17th month after transplantation, but these were controlled by adjustment of the tacrolimus dose or the application of methylprednisolone pulse therapy. Hepatic and renal functions were normal, and there was no infection. The patient developed hyperglycaemia on third day after transplantation, which was controlled by medication.

（4）Interpretation

Facial transplantation could be successful in the short term, but the procedure was not without complications. However, promising results could mean that this procedure might be an option for long-term restoration of severe facial disfigurement.

（5）Funding

New Clinical Technique Foundation of Xijing Hospital.

（6）Introduction

Optimum reconstruction of severe facial deformities is difficult to achieve. Traditional reconstructive procedures include free skin graft, application of local flaps, tissue prefabrication, tissue expansion, and free tissue transfer. However, even the most skilful surgeon cannot reproduce this complex part of the body.

With progress in composite tissue allotransplantation, there comes new hope for patients with severe disfigurement. The apparent success in human hand allotransplantation in the late 1990s laid the immunological and ethical groundwork for human facial allotransplantation and allowed surgeons to consider the use of donor facial tissues for reconstructing severe facial deformities. The outcome of hand and forearm transplantation has been successful, although there has been a high rate of rejection and some cases of chronic rejection. Reports of the UK's Royal College of Surgeons outlined the difficulties associated with face transplantation—technical failure, acute rejection, chronic rejection, side-effects of immunosuppressive therapy, non-compliance with immunosuppressive medication, and psychological, societal, and ethical issues.

In November, 2005, the first successful partial facial transplantation was done in Amiens, France. We did a partial facial transplantation on April 13, 2006. Here we report the 2-year follow-up of the recipient after transplantation.

(7) Patient

The face of the patient, a 30-year-old man from a remote village of Yunnan Province, China, was severely damaged by a bear in October, 2004. Shortly after the attack, he was treated by debridement and the wound was repaired with a left forearm pedicle flap. But the effectiveness of these conventional techniques was unsatisfactory and the facial wounds did not heal. The patient came to our hospital for further examinations and treatment on March 11, 2006.

The major injury was extensive skin and soft tissue in the right buccal division combined with severe cicatricial contracture deformity, upper lip, total nose, the front wall of the right maxillary sinus, the lateral right orbital wall and infraorbital wall, the right zygomatic bone, and a large portion of the right parotid gland(Fig. 10.184). Panel reactive antibody(PRA) was detected using a complement-dependent microlymphocytotoxicity test. Two examinations showed that PRA was very high(99% and 98%), which implied that the recipient was highly sensitive. Patients with high PRA values often present with acute rejections. To decrease PRA and surgical risks, a protein A immunoadsorption therapy was used. Re-examinations showed that two separate PRA measurements were below 5% before transplantation. Other medical examinations indicated that there were no surgical contraindications.

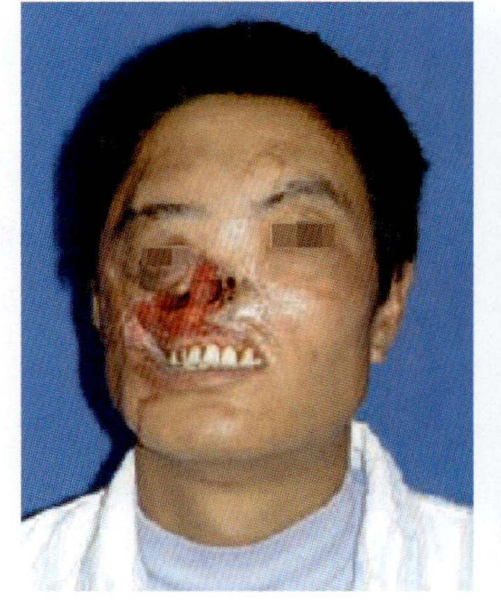

A

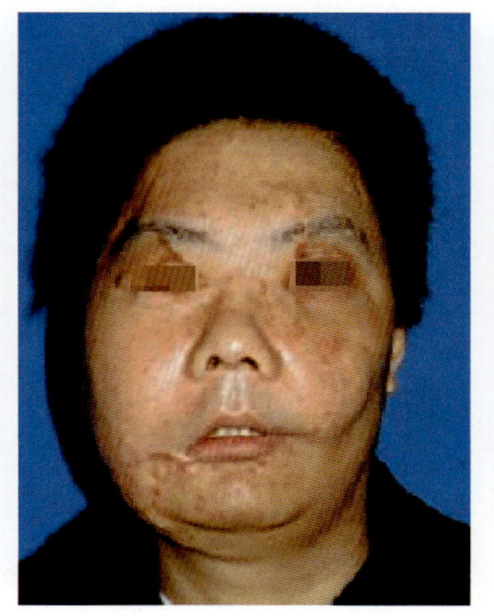

B

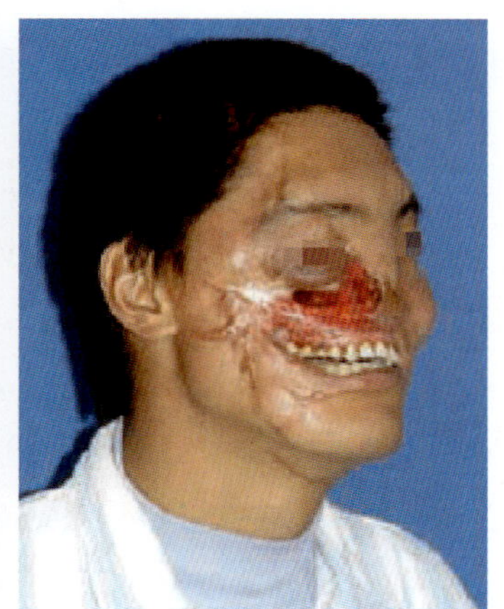

C

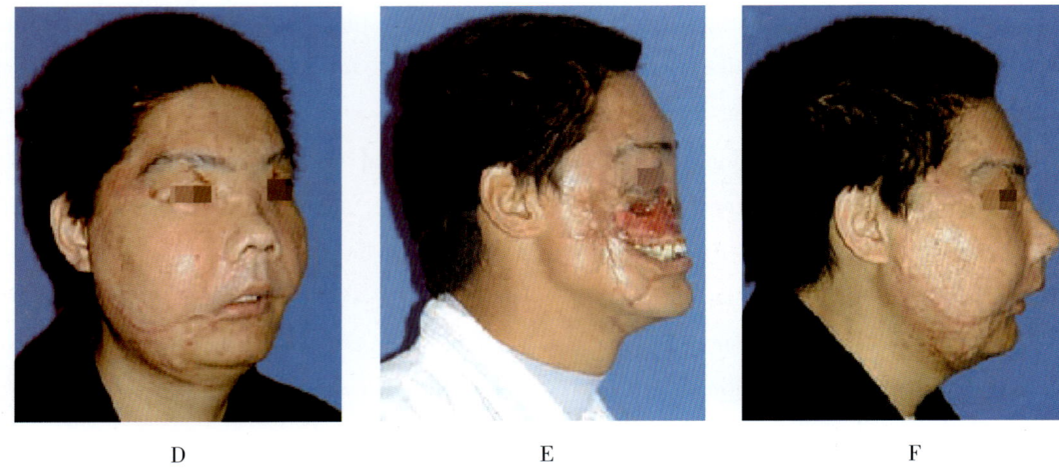

D E F

Fig. 10.184 Aesthetic results

A,C,E. The patient before transplantation. Major disfigurements of the face included extensive skin and soft tissues in the right buccal division combined with severe cicatricial contracture deformity, upper lip, total nose, front wall of the right maxillary sinus, lateral right orbital wall and infraorbital wall, the right zygomatic bone, a large portion of the right parotid gland B,D,F. 20 months after transplantation

For this patient, the usual reconstructive procedures, such as free skin graft, application of local flaps, tissue prefabrication, tissue expansion, and free tissue transfer, could only cover the wound. Without the facial bone framework, reconstruction of the nose and upper lip would not be possible. Allotransplantation was therefore chosen as the first therapeutic option to reconstruct the face of the recipient.

We had a great deal of communication with the recipient and his family about the risk versus benefit of surgery, and possible complications. The patient strongly wanted surgery, and he and his family gave written consent. We had our hospital's ethics committee approval. According to the guidelines of the Chinese medical ethical committee, we acquired the donor's family's consent to obtain and transplant part of the face from a man aged 25 who had died from a traffic accident. Final approvals certified that the protocol fulfilled all ethical, medical, and scientific rules obtained from the health department of Shanxi Province, China.

(8) Procedure

The transplantation took place on April 13, 2006. The donor and recipient had the same blood type "A". Three sites were matched within six HLA sites(donor: A-11, 9; B-38, 7; DR-10, 15; recipient: A-11, 2; B-38, 52; DR-4, 14; of which 14, 10, and 15 were in the same group). Mixed lymphocyte reaction was below 5%. After the composite tissue flap was obtained, it was cold-compressed in ice, and exposed to X-ray irradiation(4 Gy). 1000 ml 4℃ perfusate(University of Wisconsin) was infused into each side of common carotid arteries of the donor cadaver. The composite tissue flap was then obtained after clinical examinations and three-dimensional CT (Fig. 10.185). The bilateral mandibular arteries and the anterior facial veins in the neck and lower mandible were dissected at the pedicle. Facial nerves were cut from the root in the mastoid region. The composite tissue flap contained the whole parotid gland, partial buccal mucosa, partial masseter, partial zygomatic arch, the lateral orbital wall and infraorbital wall, the front wall of the maxillary sinus, total upper lip, total nose, nasal septal cartilage, and nasal bone.

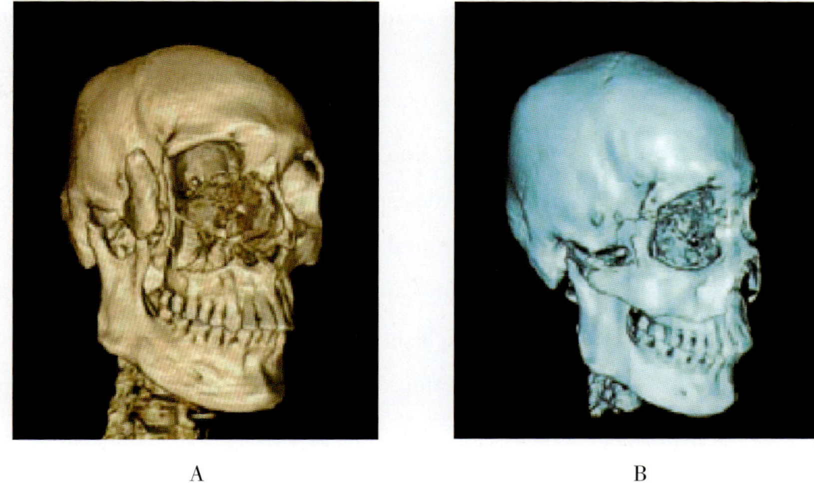

Fig. 10.185 Result of three-dimensional CT

A. Result of cranial 3D CT before transplantation B. Result of cranial 3D CT 3 months after transplantation

Under general anaesthesia, the wound of the recipient's face was extensively debrided. Scar tissue was removed to reset the soft tissue stretched by the scar. The wound was found to be severely avulsed. Only a small part of the caudal lobe of the parotid gland was preserved. The infraorbital nerve at the infraorbital foramen was also absent. Curettage was done for maxillary sinus mucosa. Nerves and arteries in the left side were not separated, and were to be treated after the arteriovenous anastomosis in the right side was finished(Fig. 10.186).

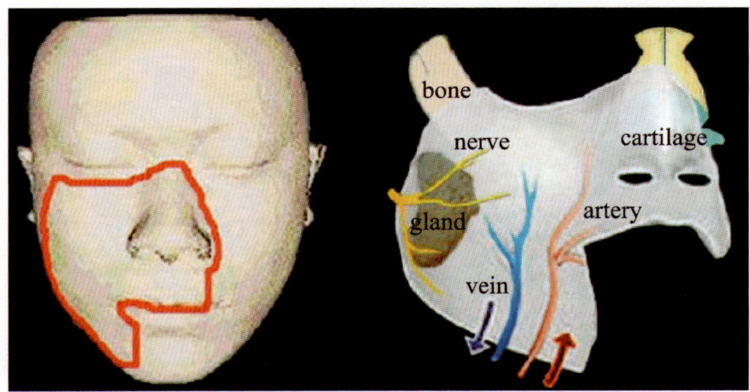

Fig. 10.186 Allograft composite flap: includes the total nose, upper lip, parotid gland, front wall of the maxillary sinus, part of the infraorbital wall, and zygomatic bone

First the right anterior facial vein and then the right external maxillary artery were anastomosed end-to-end. Because the grafted tissue was obtained from the donor at the time of cardiac death, no measures were taken for haemostasis. Blood circulation was affected, and 5000 ml blood was lost from acute bleeding around the wound. About 2 hours were spent on haemostasis, and 6260 ml plasma and erythrocytes were used after anastomosis.

The left anterior facial vein was occluded and blood circulation of the composite tissue flap was good. Therefore the left external maxillary artery and the anterior facial vein were not anastomosed, and the pedicle of the donor in the left side of the face was preserved and embedded for use if needed. 2

hours after the arteries were connected, no hyperacute rejection changes such as erythema or blood stasis had occurred.

The bones were then fixed. The orbital bone of the donor was smaller than that of the recipient and the nose was 0.5 cm shorter when the middle line was fixed. The floor of orbit was higher and was 1 cm short from the lateral orbital margin to the corresponding site of the recipient. The nasal bone and the floor of orbit were trimmed and the lateral orbital margin of the donor was cut to fit the skeleton structure of the recipient. The nasal bone, zygomatic arch, and the lateral orbital margin were fixed with a titanium microplate. Partial masseter with pedicle of the donor was filled into the maxillary sinus of the recipient for prevention of postoperative infection. Tissues surrounding the nasal septal cartilage of the donor and the apertura piriformis of the recipient were sutured to stabilise the nose. Bilateral nasal cavities were packed with iodoform gauze to prevent infection and to fix the nose.

The stylomastoid foramen was avulsed and scarred, and only the neural stem of the facial nerve remained and was difficult to dissect. The remaining neural stem was trimmed and deep, so the quality of the facial nerve anastomosis was not satisfactory. Finally, the soft tissue of the wound was sutured in layers. The overall operation lasted 18 hours.

(9) Medication

To effectively control acute rejection, we adopted quadruple chemotherapy with tacrolimus, mycophenolate mofetil, corticosteroids, and humanised IL-2 receptor monoclonal antibody. At the same time, we used various adjuvants to ensure the stability of the patient's physiological status to avoid infection and to protect the function of gastrointestinal tract, liver, and kidney. Immunosuppressants consisted of 25 mg prednisone and 500 mg mycophenolate mofetil, which were given orally both at 12:00 in the evening the day before transplantation and at 0:00 on the day of transplantation.

At the beginning of the operation, intravenous tacrolimus was used (5 mg diluted with glucose, 14 μg/min). During transplantation, blood concentration of tacrolimus was regularly checked and controlled at 25 ng/ml. Before the circulation to the facial allograft was opened, 1 g methylprednisolone was infused over 10 min and 50 mg humanised IL-2 receptor monoclonal antibody administered. To improve patency of the vascular anastomosis, anticoagulants and vasodilators dextran-40(500 ml) and papaverine(30 mg) were used during the transplantation.

Immunosuppressive treatment after transplantation is summarised(Fig. 10.187). Tacrolimus was orally administered in a dose of 5-9 mg, twice a day, and blood concentration monitored daily to maintain 20-25 ng/L for 2 weeks. The dose was then changed to 6 mg, twice daily. The dose was reduced at the third month, and blood concentration was maintained at about 20 ng/L. The dose was then reduced gradually to 1 mg, twice a day, at the 15th month, and increased to 3 mg at the 17th month. After 2 years, the dose of tacrolimus was 2 mg, twice a day to maintain blood concentration between 10 ng/L and 15 ng/L. Mycophenolate mofetil was given 1.5 g twice a day. At the 6th month, the dose was reduced to 1 g, twice a day. At the 17th month, the dose was 0.25 g and 0.5 g a day, twice daily. From the 21st month after transplantation to the 24th month, the dose was 0.25 g, twice a day.

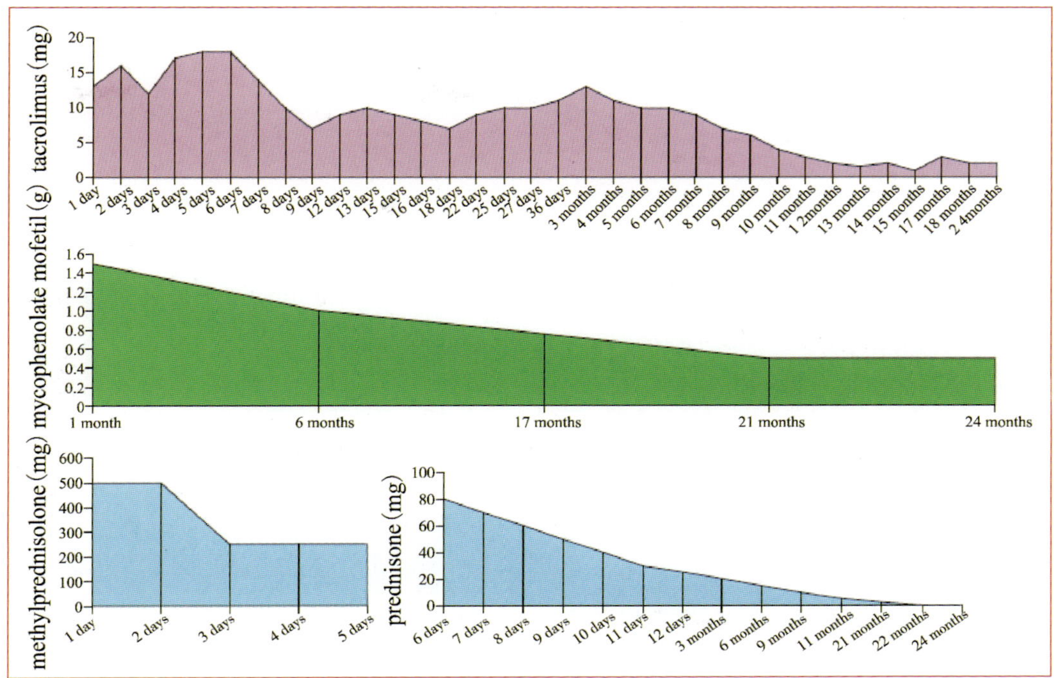

Fig. 10.187　Immunosuppressive treatment

Glucocorticoids were given as follows: Methylprednisolone was administered at the dose of 0.5 g for 2 days and 0.25 g for 3 days after transplantation. Prednisone tablets were used from the 6th day postoperatively, which replaced methylprednisolone. Prednisone was started at 80 mg, once daily, and then reduced gradually to a maintenance dose of 25 mg a day for 3 months, 20 mg a day for another 3 months, and 10 mg a day for a further 3 months. Prednisone was stopped 22 months after transplantation. 2 weeks after transplantation, 50 mg humanised IL-2 receptor monoclonal antibody was given and the same dose was continuously given 2 weeks later. To prevent infection, various anti-infection treatments were used in the intraoperative immunosuppression-induction period. Cultures from the pharynx, nose, and other parts were taken for bacteria and fungi. The type and dose of drugs were adjusted according to the results of these cultures. Ceftizoxime was used as prophylactic antibiotic at a dose of 2 g, three times a day, for 2 weeks. When enterobacter, enterococcus faecalis, and staphylococcus epidermidis were identified from sputum and oropharyngeal swabs, vancomycin(1 g, twice daily) was used for 4 days. In the perioperative period, prophylactic medication included metronidazole, acyclovir, and allicin.

After administration of vancomycin, intestinal bacteria examination showed dysbiosis of intestinal flora Ⅱ. After the administration of medilac-s(streptococcus faecium 2.225×10^{8}, bacillus subtilis 0.25×10^{8}/g per 500 g bottle, Hanmi Pharmaceuticals, Beijing, China) and MIYA-BMP(clostridium butyricum MIYAIRI588 stain preparation, Miyarisan Pharmaceuticals, Japan), no abnormalities were recorded in stool or bacterial cultures. Liver and kidney functions and red blood cell morphology were monitored to detect possible drug side-effects, and glucurolactone was used to protect liver function. To avoid stimulation of the gastrointestinal tract, omeprazole and famotidine were used. Human immunoglobulin (10 g, Institute of Biological Products, Lanzhou, China) was used once every other day, within the first month after transplantation.

（10）Role of the funding source

The sponsors supplied the funding, and inspected the procedure and results of the studies. The authors of this manuscript had responsibility for the design, implementation, data collection, data analysis, data interpretation, and writing of the report. The corresponding author had full access to all the data in the study and had final responsibility for the decision on submitting for publication.

（11）Results

After surgery, the recipient had a good appetite and normal micturition and bowel function. Blood supply of the transplanted tissue was good, with normal wound healing. About a week after transplantation, swelling of the composite flap began to subside and had disappeared within 1 month. The patient was then discharged from the isolation ward. 2 months after transplantation, the graft showed no signs of acute rejection. On third day, blood glucose concentration rose to 15.9 mmol/L. Glucose tolerance testing showed that after 75 g glucose had been taken, blood glucose was 20.1 mmol/L after 30 min, 18.9 mmol/L after 1 hour, and 13.7 mmol/L after 2 hours. After being controlled with insulin for 2 weeks, blood glucose returned to normal level, and insulin was stopped.

At the third, 5th, and 17th month after transplantation, the flap showed signs of acute rejection. Early manifestations included flap swelling, skin congestion, visible erythema, and small inflammatory mass. During the first acute rejection, we increased the dose of tacrolimus, such that blood concentration of tacrolimus increased from 15 ng/ml to 25 ng/ml, and signs remitted. The second rejection was successfully treated with methylprednisolone pulse therapy（1 g, 0.5 g, 0.5 g, 0.25 g, and 0.125 g）for the first 5 days. Prednisone was then given once a day in decreasing doses of 80 mg, 70 mg, 60 mg, 50 mg, 40 mg, 30 mg, 20 mg, and finally 15 mg as the long-term maintenance dose.

14 months after surgery the transplanted facial tissue had normal colour, skin temperature, and texture. The patient was healthy. He then returned home to his remote village. 16 months after surgery, he stopped taking immunosuppressants and began to take herbs for 3 weeks. The third acute rejection occured at 17th month after transplantation（Fig. 10.188）. We increased the dose of tacrolimus until the signs were abated, but slight flap swelling and skin congestion remained（Fig. 10.189）.

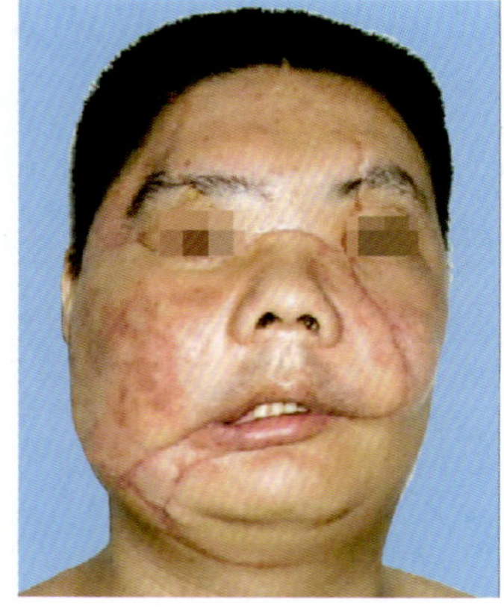

Fig. 10.188 An acute rejection

Third acute rejection at 17th month after transplantation. Early rejection manifestations of the flap include flap swelling, skin congestion, visible erythema, or small inflammatory mass

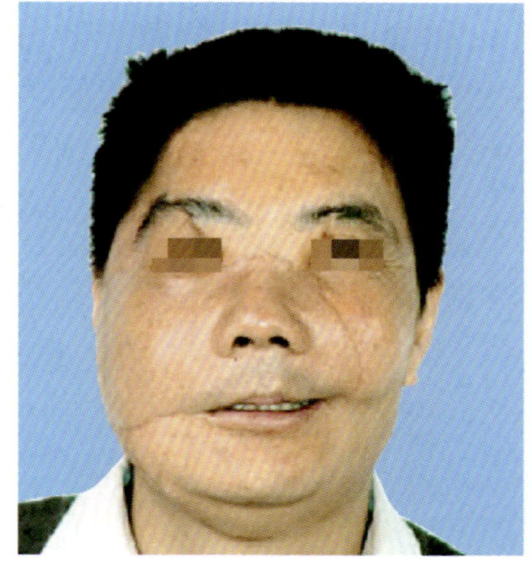

Fig. 10.189 After 2-year's follow-up

Slight flap swelling and skin congestion remain on the grafted tissue

3 months after transplantation, blood glucose concentration rose again, with a peak of 25-30 mmol/L, but was controlled with insulin of 70 units per day. With decreasing doses of immunosuppressants, insulin was also decreased. Insulin dependency for hyperglycaemia after transplantation defines new-onset diabetes mellitus, and was the main complication in this case. At 21st month, insulin was stopped. Repaglinide tablets and metformin hydrochloride enteric-coated tablets were then used to control blood glucose. Insulin blood glucose remained normal. Insulin function test showed that the insulinsecretion peak was delayed by 2 hours after a meal, suggesting that pancreatic islet function was impaired. Bone-scan of the hip joint and thoracic vertebrae 1 year after transplantation indicated there was no osteoporosis or femur head necrosis. Renal function remained normal after transplantation. The table shows serum creatinine and creatinine clearance throughout follow-up(Table 10.9).

Table 10.9 Levels of serum creatinine and creatinine clearance

	Before transplantation	6 months after transplantation	12 months after transplantation	Current
Creatinine(μmol/L)	87	76	67	70
Creatinine clearance(ml/min)	122	140	157	150

1 month after transplantation, histological examination of the edge of the flap showed that the cuticular layer of the skin was thinner than normal skin and the papillary layer of dermis was smooth. Beneath the epidermis hair follicles, sweat glands, arterioles, and venules were visible, and there were a few mononuclear cells infiltrating the glands and vessels. The lesions were graded 0 and Ⅰ according to the classification established for composite tissue acute rejection. 5 months after transplantation, we noted moderately dense mononuclear cells, infiltrating around the vascular, sebaceous and sweat glands in the dermis; lesions were graded Ⅰ-Ⅱ(Fig. 10.190).

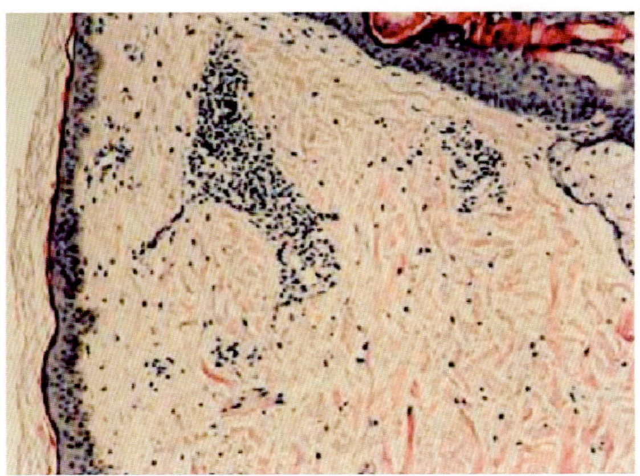

Fig. 10.190 Pathological section of the donor skin 5 months after transplantation

Moderately dense mononuclear cells infiltrate around the vascular, sebaceous, and sweat glands in the dermis(findings suggestive of rejection reaction grade Ⅰ-Ⅱ)

Within a month after transplantation, helper T lymphocytes (Th, CD3+CD4+) and cytotoxic lymphocytes(CD3+CD8+) in the plasma were tested by flow cytometry. During the first acute rejection, the ratio of CD3+CD4+T cells increased gradually, and returned to normal after it was under control. In the second rejection, the prednisone pulse therapy led to a substantial decrease in CD3+CD4+T cells' proportion, which represented only 41%, a CD4+/CD8+ ratio of 0.77. At the end of pulse therapy, the cells gradually returned to normal. At present, CD3+CD4+ accounted for 51%, and CD3+CD8+ for 47%, a ratio of 1.08(CD4+/CD8+).

After transplantation, the patient's facial appearance was greatly improved. To further improve his appearance, in November, 2006, and April, 2007, two other operations were done under local anaesthesia: cicatrix amendment, removal of the residual redundant tissues, local flaps transposition to correct deviation of the mouth, and autologous cartilage transplantation to repair deformities of the right orbital floor. However, ptosis of the right upper lid had recovered poorly, because of the severe avulsion (see Fig. 10.184).

The patient was able to eat, drink, and talk normally. But the facial nerve was not fully functional. Because the quality facial nerve anastomoses was not satisfactory, the function of levator labii superioris and levator anguli oris muscles dominated by the right buccal branches was not improved, and the patient was unable to smile completely and symmetrically. As assessed by repeated Semmes-Weinstein tests, sensory discrimination of the transplanted tissue, which included skin and oral mucosa, were restored in 3 months. Heat and cold sensations over the whole graft were restored in 8 months after transplantation.

(12) Discussion

Facial transplantation could be successful in the short term, but the procedure was not without complications. However, promising results could mean that this procedure might be an option for long-term restoration of severe facial disfigurement.

If appropriate blood vessels are selected, the survival of transplanted tissue is possible with the use of current microsurgical techniques. However, there is insufficient evidence to indicate how many important vessels should be anastomosed to guarantee transplant survival. When we prepared for surgery, there were only two known reports of replantation after facial laceration. To address these issues, many related studies have been done. Ulusal and his colleagues built the first facial and scalp flap transplantation model in rats. Cyclosporine A was used to prevent acute and chronic allograft rejections after the transplantation. Animal facial transplantation models have been used to study blood supply, tolerance induction, donor-specific chimerism, and medication. Cleveland Clinic Foundation did a series of studies on cadavers for facial allograft transplantation in preparation for facial transplantation in humans.

We did some preliminary cadaver studies, after which we concluded that anastomosis of the bilateral facial arteries would be necessary to guarantee survival of the transplant. Therefore, in preparation of the graft tissue from the donor, we retained the bilateral facial arteries and anterior facial veins. However, during transplantation, we found that unilateral facial arterial anastomosis was enough to guarantee survival of the transplanted tissue. The survival of the opposite side tissue was probably due to an extensive anastomotic branch of the facial artery. We also found that the facial nerve was severely damaged and was difficult to distinguish, and anastomosis was difficult because the site was deep. Although the facial nerve stem was found and anastomosed, recovery was poor.

Highly sensitised patients with positive PRA often present with acute rejection. The dominant causes of sensitisation were rejection of a previous transplant, pretransplant blood transfusions, sex of the patient, and a history of pregnancy. Sensitised individuals have been defined as moderate or high on the basis of their peak PRA value(1%-50%, moderate; >50%, high). Additionally, PRA test results are useful for donor-recipient selection. PRA testing should be done routinely in patients awaiting transplantation. Singh and his colleagues tested the assertion that patients with high PRA would have improved graft survival if their current PRA had fallen substantially and spontaneously compared with those who continued to have high PRA. Ishida and his colleagues reported that reduction of the pretransplant PRA values in sensitised patients immediately before transplantation seemed to greatly contribute to improve function of the kidney graft soon after transplantation. Peak PRA of our patient was very high, possibly because of an edible fungi diet, chronic infection, or pretransplant blood transfusions. After immunoadsorption, PRA fell to below 5% before transplantation. After transplantation, episodes of acute rejections were easily controlled by medication. Reduction of the pretransplant PRA could be useful to reduce the likelihood of rejection.

The mixed lymphocyte reaction is widely used to assess immune response to alloantigens in both experimental and clinical transplantation. The mixed lymphocyte reaction assay was initially used to determine the proliferation of host(responder) T cells in response to antigens expressed on leucocytes obtained from the donor. Later, host cytotoxic T cells against antigens of the donor could be generated in mixed lymphocyte reaction. Mixed lymphocyte reaction of this case was below 5%. After the composite tissue flap was obtained, it underwent radiography(4 Gy), since such treatment has been proved effective in human and animal transplant studies.

Clinical application of immunosuppressive treatment for allograft facial transplantation is still in its infancy. However, in recent years, new immunosuppressants such as tacrolimus and mycophenolate mofetil have shown good prospects for visceral organ allograft. Humanised IL-2 receptor monoclonal antibody is useful to reduce calmodulin inhibitor dose and further reduce the toxicity of immunosuppressants as well as the risk of infection caused by excessive immunosuppression. Therefore, we have been able to develop a quadruple immunosuppressive programme composed of tacrolimus, mycophenolate mofetil, glucocorticoids, and humanized IL-2 receptor monoclonal antibody. Compared with triple immunosuppression, quadruple immunosuppression can effectively reduce acute rejection reaction in visceral transplantation without increasing drug side-effects. In our patient, increasing blood concentration of tacrolimus or methylprednisolone pulse therapy proved useful for controlling the rejections.

Because these immunosuppressants can cause side-effects, drug treatment should be timely. In our case a transient high blood inosine happened after transplantation, which was well controlled after symptomatic treatment. 1 month later, hepatic, renal, and gastrointestinal tract functions were normal. As for tacrolimus, the effect on blood glucose is a major complication, which is shown as dose-dependent hyperglycaemia. The rate of renal transplantation is reported to be up to 15%-20%. 3 months after transplantation, our patient presented with sustaining new-onset diabetes mellitus, which was controlled with insulin. From this observation, we acknowledged that the heavy immunosuppressive protocol could directly induced the new-onset diabetes mellitus. With decreasing dose of tacrolimus, blood glucose could be controlled with a reduced insulin dose. Whether the high blood glucose may recur or not with decreasing of tacrolimus needs further study.

Another adverse reaction of immunosuppressants is the decrease in immunity, which can induce opportunistic infections, cancers, and other diseases. Therefore, we had to constantly adjust the maintenance dose of immunosuppressants to prevent rejection, while paying attention to the fact that excessive inhibition immunity could induce infection, malignant tumours, and other side-effects. Perioperatively, the patient received a surgery accompanied with high doses of immunosuppressants, and showed low immunity. We should therefore take active measures(such as an isolated ward or sterile food) to prevent infection. Moreover, we undertook frequent microbial cultures. Once an abnormality was identified, we used effective antibiotics to control infection as early as possible. When we identified E faecalis, S epidermidis, and enterobacter cloacae from sputum and oropharyngeal swab cultures 2 weeks after transplantation, we applied vancomycin in time, and no clinical signs of infection were detected. During 2 years' follow-up, we noted that opportunistic infections caused by immunosuppressants were not of concern to the recipient.

There were some important differences between our study and that of the first partial facial transplantation in France by Devauchelle and his colleagues in 2005. For example, the condition of the wound was different in our patient, and part of the bone structure of the face was damaged. Furthermore, the damage to the facial nerve was severe, which was the main reason for its poor functional recovery. The immunosuppressive regimen and medication were also different. X-ray irradiation, but not infusions of donor bone-marrow cells, was used. Our patient had three acute rejections and developed hyperglycaemia, whereas in Devauchelle's study the recipient had two acute rejections, acute renal failure, and hypertension. The difference between these outcomes might partly be attributable to the different immunosuppressive regimens used. The procedures of two cases also differed, since the donor tissue in our case was obtained at the time of cardiac death and in the French case was obtained at the time of brain death.

Before transplantation, our recipient was living in a remote rural area without access to proper medical care. His facial wounds did not heal for 18 months, which seriously affected his appearance and function. After transplantation, the recipient had a good mental status and accepted his new face easily. At present, the general result is good, although there were some complications after surgery. However, this case suggests that facial transplantation might be an option for restoring a severely disfigured face, and could enable patients to readily reintegrate themselves back into society.

(13) Contributors

The recipient's operation and postoperative treatments were done under the supervision of Guo Shuzhong. The donor's operation was done under the supervision of Han Yan. The whole operation was done by Guo Shuzhong, Han Yan, Lu Kaihua, Lu Binglun, Ma Xianjie, Yang Li, Zhang Hui, Wang Datai, and Zhang Xudong. The postoperative immunosuppressive regimen and nursing care were under the supervision of Guo Shuzhong, Zhang Xudong, Yi Chenggang, Liu Yunjing, and Fan Xing. All authors contributed to the final version of the manuscript.

(14) Conflict of interest statement

We declare that we have no conflict of interest.

(15) Acknowledgments

This study was completely funded by the New Clinical Technique Foundation of Xijing Hospital (grant number XJGX0605M02). The animal studies were funded by the National Nature Science Foundation of China(number 30672189). We thank the following specialists and teams for their close cooperation in this facial transplantation: Zhang Yongsheng, Zhang Yingzhi, Li Xiangdong, Li Xiaokang, Guo Minghua, and Fan Daiming; Xiong Lize, Chen Shaoyang, and their team; Wang He, Dou Kefeng, Yi Dinghua, Zhao Qingquan, Tao Kaishan, and their team; Wen Aidong, and his team; Ji Qiuhe, and his team; Liu Baolin; Lin Maochang; Hao Xiaoke, Ding Zhenruo, and their team; Shi Mei, and her team; Fu Jufang, Bian Dongmei, and their teams; Xu Fuming. And we especially thank the people who have worked on this study, but are not mentioned here.

References

[1] Siemionow M, Ozmen S, Demir Y. Prospects for facial allograft transplantation in humans[J]. Plast Reconstr Surg, 2004, 113(5): 1421-1428.

[2] Hettiaratchy S, Butler P E. Face transplantation fantasy or the future?[J]. Lancet, 2002, 360: 5-6.

[3] Dubernard J M, Owen E, Herzberg G, et al. The first transplantation of a hand in humans: early results[J]. Chirurgie, 1999, 124(4): 358-365; discussion 365-367.

[4] Brown C S, Gander B, Cunningham M, et al. Ethical considerations in face transplantation[J]. Int J Surg, 2007, 5(5): 353-364.

[5] Morris P, Bradley A, Doyal L, et al. Face transplantation: a review of the technical, immunological, psychological and clinical issues with recommendations for good practice[J]. Transplantation, 2007, 83(2): 109-128.

[6] Okie S. Facial transplantation: brave new face[J]. N Engl J Med, 2006, 354(9): 889-894.

[7] Devauchelle B, Badet L, Lengele B, et al. First human face allograft: early report [J]. Lancet, 2006, 368: 203-209.

[8] Dubernard J M, Lengele B, Morelon E, et al. Outcomes 18 months after the first human partial face transplantation[J]. N Engl J Med, 2007, 357(24): 2451-2460.

[9] Kerman R H, Susskind B, Buelow R, et al. Correlation of ELISA-detected IgG and IgA anti-HLA antibodies in pretransplant sera with renal allograft rejection[J]. Transplantation, 1996, 62(2): 201-205.

[10] Kanitakis J, Petruzzo P, Jullien D, et al. Pathological score for the evaluation of allograft rejection in human hand(composite tissue) allotransplantation[J]. Eur J Dermatol, 2005, 15(4): 235-238.

[11] Thomas A, Obed V, Murarka A, et al. Total face and scalp replantation[J]. Plast Reconstr Surg, 1998, 102(6): 2085-2087.

[12] Wilhelmi B J, Kang R H, Movassaghi K, et al. First successful replantation of face and scalp with single-artery repair: model for face and scalp transplantation[J]. Ann Plast Surg, 2003, 50(5): 535-540.

[13] Ulusal B G, Ulusal A E, Ozmen S, et al. A new composite facial and scalp transplantation model in rats[J]. Plast Reconstr Surg, 2003, 112(5): 1302-1311.

[14] Eduardo Bermu Dez L, Santamaria A, Romero T, et al. Experimental model of facial transplant[J]. Plast Reconstr Surg, 2002, 110(5): 1374-1375.

[15] Demir Y, Ozmen S, Klimczak A, et al. Tolerance induction in composite facial allograft transplantation in the rat model[J]. Plast Reconstr Surg, 2004, 114(7): 1790-1801.

[16] Hettiaratchy S, Butler P E. Tolerance induction in composite facial allograft transplantation in the rat model[J]. Plast Reconstr Surg, 2006, 117(3): 1043-1044; author reply 1044-1045.

[17] Siemionow M, Demir Y, Mukherjee A, et al. Development and maintenance of donor-specific chimerism in semi-allogenic and fully major histocompatibility complex mismatched facial allograft transplants[J]. Transplantation, 2005, 79(5): 558-567.

[18] Ulusal A E, Ulusal B G, Hung L M, et al. Establishing a composite auricle allotransplantation model in rats: introduction to transplantation of facial subunits[J]. Plast Reconstr Surg, 2005, 116(3): 811-817.

[19] Siemionow M Z, Demir Y, Sari A, et al. Facial tissue allograft transplantation[J]. Transplant Proc, 2005, 37(1): 201-204.

[20] Siemionow M, Agaoglu G. The issue of "facial appearance and identity transfer" after mock transplantation: a cadaver study in preparation for facial allograft transplantation in humans[J]. J Reconstr Microsurg, 2006, 22(5): 329-334.

[21] Siemionow M, Agaoglu G, Unal S. A cadaver study in preparation for facial allograft transplantation in humans: part Ⅱ. Mock facial transplantation[J]. Plast Reconstr Surg, 2006, 117(3): 876-885; discussion 886-888.

[22] Zhou Y C, Cecka J M. Sensitization in renal transplantation[J]. Clin Transpl, 1991: 313-323.

[23] Lee K W, Kim S J, Lee D S, et al. Effect of panel-reactive antibody positivity on graft rejection before or after kidney transplantation[J]. Transplant Proc, 2004, 36(7): 2009-2010.

[24] Singh D, Kiberd B A, West K A, et al. Importance of peak PRA in predicting the kidney transplant survival in highly sensitized patients[J]. Transplant Proc, 2003, 35(7): 2395-2397.

[25] Ishida H, Tanabe K, Miyamoto N, et al. Need for preoperative antibody elimination in panel reactive antibody assay(pra) positive patients: a clinicopathological study [J]. Transplantation, 2004, 78(2): 54.

[26] Tanaka Y, Ohdan H, Onoe T, et al. Low incidence of acute rejection after living-donor liver transplantation: immunologic analyses by mixed lymphocyte reaction using a carboxyfluorescein diacetate succinimidyl ester labeling technique[J]. Transplantation, 2005, 79(9): 1262-1267.

[27] Pei G, Gu L, Yu L. A preliminary report of two cases of human hand allograft[J]. Zhonghua Yi Xue Za Zhi, 2000, 80(6): 417-421.

[28] Ma Z L, Pei G X, Zhu L J, et al. Effect of X-ray irradiation on limb allograft rejection in adult rats[J]. Di Yi Jun Yi Da Xue Xue Bao, 2002, 22(6): 509-511.

[29] Kvernmo H D, Gorantla V S, Gonzalez R N, et al. Hand transplantation: a future clinical option?[J]. Acta Orthop, 2005, 76(1): 14-27.

[30] Mottershead M, Neuberger J. Daclizumab[J]. Expert Opin Biol Ther, 2007, 7(10): 1583-1596.

[31] Bhorade S M, Jordan A, Villanueva J, et al. Comparison of three tacrolimus-based immunosuppressive regimens in lung transplantation[J]. Am J Transplant, 2003, 3(12): 1570-1575.

[32] Light J A, Sasaki T M, Ghasemian R, et al. Daclizumab induction/tacrolimus sparing: a randomized prospective trial in renal transplantation[J]. Clin Transplant, 2002, 16 (7): 30-33.

[33] Ahsan N, Holman M J, Jarowenko M V, et al. Limited dose monoclonal IL-2R antibody induction protocol after primary kidney transplantation[J]. Am J Transplant, 2002, 2 (6): 568-573.

[34] Kaplan B, West P, Neeley H, et al. Use of low dose tacrolimus, mycophenolate mofetil and maintenance IL-2 receptor blockade in an islet transplant recipient[J]. Clin Transplant, 2008, 22(2): 250-253.

[35] Yagmurdur M C, Sevmis S, Emiroglu R, et al. Tacrolimus conversion in kidney transplant recipients: analysis of 107 patients[J]. Transplant Proc, 2004, 36(1): 144-147.

[36] Copstein L A, Zelmanovitz T, Goncalves L F, et al. Posttransplant diabetes mellitus in cyclosporine-treated renal allograft patients: a case-control study[J]. Transplant Proc, 2004, 36(4): 882-883.

[37] Moore R, Ravindran V, Baboolal K. The burden of new-onset diabetes mellitus after transplantation[J]. Clin Transplant, 2006, 20(6): 755-761.

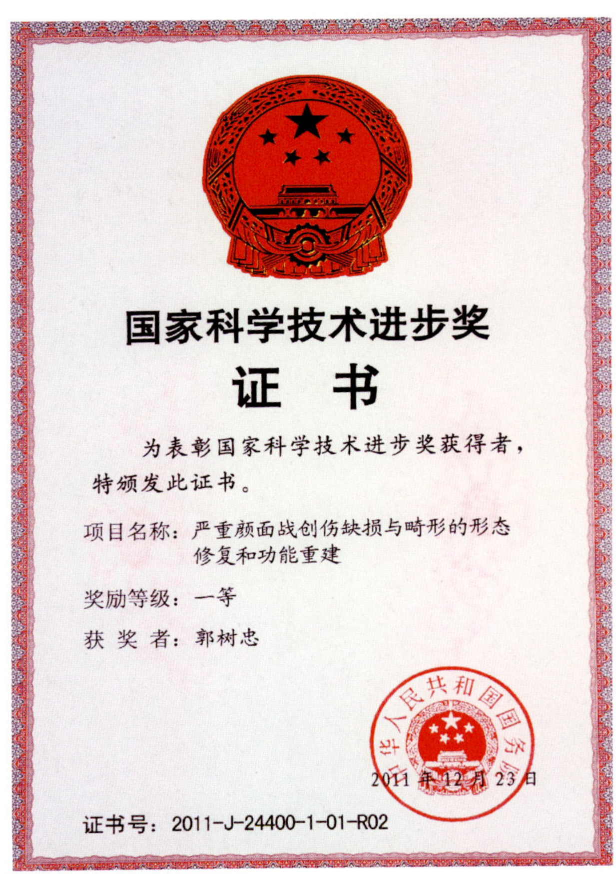
国家科学技术进步奖

证 书

为表彰国家科学技术进步奖获得者，特颁发此证书。

项目名称：严重颜面战创伤缺损与畸形的形态修复和功能重建

奖励等级：一等

获 奖 者：郭树忠

2011 年 12 月 23 日

证书号：2011-J-24400-1-01-R02

From: Guo S Z, Han Y, Zhang X D, et al. Human facial allotransplantation: a 2-year follow-up study[J]. Lancet, 2008, 372(9639): 631-638.

第十一章
学科建设

修复重建外科学会的筹建和《修复重建外科杂志》的创建

在1986年以前，为了促进学科发展，凡是王炜撰写的重要著作或创新论文，总是将张老师列为第一作者，修复重建外科学会的筹建和正式建立的一系列文件也是如此。王炜、杨志明、高景恒倡议和筹建中国修复重建外科学会，倡议书的撰写和学会组建会的组织名单，均将张老师放在首席，《修复重建外科杂志》的创刊词也是由王炜撰写。

《修复重建外科杂志》创刊词

上海第二医科大学附属第九人民医院　张涤生　王炜

在当今的临床外科领域中，一个重要的趋势是修复与重建外科的兴起及发展。

多少年来，外科都是以切除病变或严重损伤的组织、器官来医治疾病，由此会产生身体的部分功能丧失或外形上的缺陷，修复与重建外科则是在切除病变组织、器官的同时作缺损组织、器官的修复、替代或再造，以重建失去的功能，修复及塑造损毁的外形。这是人们生活的基本要求，也是外科医师的一项重大社会责任。

目前的临床外科是以解剖、组织结构及其相应的功能为分科基础，因此有一定的局限性，如骨科只解决骨、关节与运动支架的伤、病，普外科、胸外科则以医治相应的腹、胸腔疾病为主要内容。这在医治疾病的大多数方面是适应的，但对组织、器官缺失的患者来说，则往往需以跨学科联系的形式，利用多学科的基本理论及外科技能，进行组织、器官的修复与重建。《修复重建外科杂志》的目的是以组织、器官的修复与重建为基本内容，发展各学科之间的交叉联系，交流各学科在修复与重建方面的经验及基础研究。修复与重建外科是一个崭新的领域，属于边缘学科。

修复与重建外科渗透到外科的各个领域里，每一个外科专业都有修复与重建的内容，在修复重建中，采用组织、器官的转移、移植，或采用生物性、非生物性制品的替代，或采用非外科手段对修复重建的组织、器官进行再训练，达到外形及功能上趋于完善。

当前，修复与重建外科的任务是：

（1）研究各类创伤、疾病、肿瘤切除、医源性损害、先天性畸形等所引起的缺损、畸形的修复与重建的理论与外科技术。

（2）研究各类组织、器官自体、异体移植在修复与重建中的理论与实践。

（3）研究各种生物性或非生物性制品在修复与重建中的理论与实践。

（4）研究各类创伤、畸形在修复与重建前、后的康复治疗的理论与实践。

（5）研究各类组织、器官移植及其他修复与重建术前及术后的监护手段。

（6）研究各种畸形、缺损的功能、外形损害的评定标准等。

修复与重建外科的临床及研究涉及各层次的外科机构，外科医师在临床工作中经常面临着修复与重建手段的抉择，因此该学科既是新的境地，又是日常外科医疗手段的变革。这是一切从事临床外科的各级医务人员每天都面临的具体任务，因此只有依靠全体医师的努力，为完善该学科而奋斗。在21世纪，外科学界的各领域必然以修复与重建的优、劣来作为评定外科治疗效果的主要标准。

修复与重建外科的内容近年来已引起整复外科，骨科，普外科，颌面外科，眼、耳、鼻、喉科，康复科等专科医师的重视，并在各学科范围内开展了一定的业务内容。我们期望国内外有志于这方面研究的中、西医师，工程师，教授，自然科学家，技术工作者以及在各层次医疗单位从事外科实践的同道们，研究和开拓这方面的工作，组成一支浩浩荡荡的队伍，为繁荣我国的外科事业贡献出自己的力量。

（载于《修复重建外科杂志》1987年第1卷第1期P1）

整形和美容外科学科建设

我国整形美容外科需要大力发展

上海第二医科大学附属第九人民医院　王炜

整形美容外科是近十几年来由整形外科、整复外科、成形外科演变而来的学科，在20世纪50～80年代初期这一相当长的时间里，国内整形外科的医疗范围是以创伤的修复及先天性畸形的矫正为主，美容手术是被严格限制或禁止的，直到80年代中期，美容手术才得到广泛开展。其实，我国的美容外科起始于新中国成立前，据查询，新中国成立前在上海有倪葆春、石光海、杨树荫等人从事整形美容外科。

整形美容外科是用外科手术方法或组织移植的手段，对人体组织、器官的缺损、畸形进行修复和再造，以及对正常人形体的再塑造，以达到形态改善及美化和功能恢复的目的。经过治疗后，因疾病、创伤或先天性畸形造成组织与器官缺损、畸形的患者可以达到伤者不残、残者不废，并使健康人更英俊、更美丽。

近十几年来，我国的整形美容外科得到了很大的发展，主要表现在以下几个方面。

（一）整形美容外科的就诊人数迅速增加

1973～1982 年间，上海第九人民医院整复外科登记等待住院的患者达 4000 多人，当时只有 40 多张病床，每年只能收治 1000 人左右，因此患者从就诊到住院要等 3～5 年，只有极个别人为美容而就诊。而现在，整形美容外科手术大大增加，据统计，上海第九人民医院整复外科门诊在 1999 年 6～8 月进行各类手术 1787 例，其中美容手术占 92%左右；1999 年全年的整形美容手术有 11189 例，与 20 世纪 60～80 年代相比增长了 10 倍。显然，随着国家经济的发展和人民生活水平的提高，整形美容外科的就诊人数还会进一步增加。

（二）整形美容外科的医师队伍迅速扩大

1977 年，在上海召开医用硅橡胶应用交流会期间，笔者统计了全国从事整形外科的全职及兼职医师，一共只有 166 人。到 20 世纪 80 年代初，我国的整形美容外科得到迅速发展，在十多年的时间里，我国从事整形美容外科的人数迅速增加，不少其他专业的人员也转到整形美容外科的队伍中来。据不完全统计，仅上海地区从事整形美容外科的全职及兼职医师就达 297 人，根据上海的情况推算，全国从事整形美容外科的全职及兼职医师在 3000 人以上。到 21 世纪，随着我国经济建设的发展，以提高人群生存质量和生活质量为目的的整形美容外科必然会大大发展，所以整形美容外科的队伍会进一步扩大。

（三）整形美容外科的发展将对外科学的发展产生深刻的影响

在临床医学中，学科的范围是以人体解剖部位来划分的，各学科之间的治疗内容有明显的界线，而整形外科是以组织、器官的移植、修复或代用品移植为手段来医治疾病的，因此在治疗内容上常与相关学科交叉。整形外科不仅随着显微外科、颅面外科、内腔镜外科等的发展而发展，而且也随着医学工程学（包括生物医学工程学、组织工程学、基因工程学）的发展而发展。整形外科的医疗范围涉及从头顶到足底、从体表到内脏的组织与器官的修复和再造，其治疗方法包括自体组织移植、异体组织移植及组织器官代用品移植等。在整形美容外科范围里既有基础外科的内容，又表现为一门跨学科的临床学科，所以它是在各外科专科发展的基础上分化和发展起来的一门边缘学科，特别是近年来整形外科范围的组织工程学的相关研究，对外科范围内组织、器官的修复与重建将产生深刻的影响。

（四）整形美容外科的医师队伍需要整顿和提高

从事整形美容外科的人员十几年来呈几十倍的增长，其中有正常的增长，但也有不少是异常的增长，即不是教育或卫生部门所安排的，而是经济诱惑的结果。有些没有经过训练的人员冒充整形美容外科专家，败坏学风，坑害人民，因此对从事整形美容外科的人员需要进行整顿和提高。“十年树木，百年树人”，从事整形美容外科的医师应该是医科大学毕业，在目前阶段，至少应经过 2 年的普通外科训练，再有 2 年以上的整形美容外科培训（其中 1 年是在国家或省、市整形美容外科中心培训），没有达到相关资质者，不能从事整形美容外科工作。

整形美容外科是应用外科学及康复医学的一切先进成果对人体进行雕塑，以达到外形及功能上的完美的修复或重建。整形美容外科医师除了需掌握医学知识及相关技能之外，对美学应有深刻的认识，这些认识不仅来自临床医学及基础医学，还来自音乐、美术、雕塑、文学、社会学，只有具备了丰富的医学知识及相关技能，同时又具有丰富和深刻的美学修养的人，才能成为一名合格的整形美容外科医师。

从事整形美容外科的医师应该是一名视患者为亲人的外科医师，是具有高尚情操和艺术修养的人体美的塑造者。整形美容外科医师应该记住：您的每一次手术，实际上是把您的名字、技能、艺术修养雕刻在受术者身上的过程；每一次手术，可能给一个人，或一个家庭，或一个群体带来光辉和希望，您要爱护受术者，要爱护您自己。只有整形美容医师队伍的素质提高了，在21世纪发展我国的整形美容外科事业才有希望。

（五）加强整形美容外科的科学研究

在我国大城市的整形外科范围里，有关显微外科、颅面外科、组织器官畸形或缺损的修复和再造水平，与世界先进水平相比各有千秋，但就全国平均水平而言，与先进国家相比还有较大的差距，特别是在美容外科方面的差距更大。在我国，可称为国际一流的整形美容外科专家的还很少，在世界杂志上发表一流的整形美容外科论文的也不多，因此，只有在这些领域里不断地实践，不断地研究和创造，才能使我们在国际整形美容外科学界有更多的发言权。

（载于《上海医学》2000年第23卷第7期P385-386）

发展我国整形美容外科事业的思考

上海第二医科大学附属第九人民医院　王炜

2000千禧之年的到来，是人类即将进入21世纪的标志，世界各国各个学科领域的学者都在展望未来，期望在新的世纪里，本学科有一个迅速发展的机遇，同样，我们也期望我国的整形美容外科在新世纪里迅速发展。为了这个愿望，笔者提出发展我国整形美容外科事业的思考，和同道及关心整形美容外科发展的人们共同商榷。

一、我国的整形美容外科在21世纪将会迅速发展

世界发达国家的整形美容外科在外科学领域中都是最兴旺的学科之一，在新世纪里，我国的整形美容外科也会成为外科学领域中最兴旺的学科之一，迎来它辉煌的明天。我国整形美容外科的发展表现在以下几个方面。

（一）我国整形美容外科的队伍迅速壮大

我国现代整形美容外科起步较晚。有资料表明，中国现代整形美容外科的创始人是倪葆春。早在1934年，他以上海同仁医院整形外科主任的名义在英文版《中华医学杂志》上发表了唇裂修复的论文；新中国成立后，他在沈克非主编的《外科学》中编著了整形外科学的内容。新中国成立前的上海，只有倪葆春、石光海、杨树荫等人从事整形美容外科，他们分别是整形外科医师、皮肤科医师及美容科医师，并分别工作到20世纪70年代、80年代和90年代。新中国成立前的美容外科手术包括重睑整形、隆鼻整形、除皱等，当时的收费以金条计算，每次手术收取金条2～10条不等。在江苏、浙江、北京等地，也有少数医师从事整形美容外科。

新中国成立后，在上海、北京等地只有少数几个医院开设了整形外科，并开展了一些美容外科手术。在1966年以后的一个较长时间里，美容外科手术是被禁止和严格限制的。1977年，在上海医用硅橡胶应用交流会期间，笔者统计了全国从事整形外科的全职及兼职医师，一共只有166人。直到20世纪80年代初，随着改革开放的逐步深入、国民经济的发展和人民生活水平的提高，我国的整形美容外科才得到迅速发展，后来卫生部规定三级甲等医院都应设立整形外科，使本学科得以进一步规范化。我国的整形美容外科之所以能得到迅速发展，一是要求进行整形美容的人群迅速扩

大，二是从事整形美容的医务人员队伍迅速扩大。在10年左右的时间里，从事整形美容外科的人数迅速增加，不少其他专业的人员也转到整形美容外科的队伍中来。据不完全统计，仅上海地区，从事整形美容外科的全职及兼职医师就达297人。这是一个庞大的数字，以上海1200万人口计算，每4.04万人中就有一名整形美容外科医师，如果没有外地的求医者来上海，不少整形美容医师是不可能达到满时工作的。根据上海的情况推算，估计全国从事整形外科的全职及兼职医师应在3000人以上。21世纪随着我国经济建设的发展，以提高人群生存质量和生活质量为目的的整形美容外科必然会大大发展，要求整形美容的人数会大大增加，所以整形美容外科医师的队伍会进一步扩大。

（二）用历史唯物的观点来认识我国整形美容外科的发展

我国现代整形美容外科已有悠久的历史，但由于历史的原因，从20世纪50年代后期到80年代早期这一相当长的时间里发展缓慢，直到80年代中期才有一个迅速发展的机遇，整形美容外科医师队伍迅速壮大，同时在这支队伍中也出现了以市场经营为首要目的的市场群体，并有一些不具有医疗资质的人员也进入了整形美容外科医师的行列。由于许多没有经过训练的人加入了整形美容外科医师队伍，导致整形美容外科医疗事故及纠纷频频发生，严重影响了整形美容外科的声誉。

因此，在整形美容外科领域中形成了两种相左的观点：部分多年从事整形外科的人认为，美容外科只是整形外科中的一小部分，是整形外科中的雕虫小技，甚至认为从事美容外科的医师是整形外科中的一些不务正业、以赚钱为目的的人群；而在80年代后独立进行整形美容的一些医师则认为，他们中的大多数没有经过正规训练，不是正规军，部分人甚至认为中国的整形美容外科是从20世纪80年代才开始的，过去中国没有真正的美容外科，没有医学美学。这两种观点都是片面的，影响了整形美容外科的学术发展，也影响了整形美容外科的队伍建设。事实上，我国整形美容外科医师队伍经过十余年的实践，多数已逐渐成长壮大，成为主力军的一部分，新老两部分整形美容外科人员形成了当今我国整形美容外科学界的中坚力量。

（三）我国整形美容外科的就诊人数大大增加

在20世纪60～70年代，由于种种原因，美容外科属于明文禁止的范畴，只允许在持有证明的少数演员或特工人员中进行。在整形外科的患者中，因美容手术而就诊者在1%以下。1973～1982年间，上海第九人民医院整复外科登记等待住院的患者达4000多人，当时只有40多张病床，从就诊到住院要等3～5年之久，只有极个别人在门诊为美容而就诊；而现在，美容手术的比例大大增加。笔者统计了1999年6～8月在上海第九人民医院整复外科门诊进行各类手术的患者共1787例，其中双眼皮整形手术514例，隆鼻术、大鼻缩小、驼峰鼻整形及唇裂二期修复351例，上睑下垂整形、眼袋整形、内外眦整形、睑缘缺损整形等213例，耳整形美容34例，面部形态及唇整形436例，乳房、身体形态和阴道整形等66例，其他整形手术包括面部痣切除等173例，门诊就诊者中要求美容的占92%左右；同时统计了同年7～8月整形外科病房的手术，共计444例，其中纯粹属于四肢躯干整形的有128例，面部整形美容、胸部整形美容及脂肪抽吸合计316例，占71.2%。以上述统计为基础推算，1999年上海第九人民医院全年共做整形美容手术11189例，其中病房手术2664例，门诊手术8525例；全年共做纯美容或整形美容外科手术共9740例，与70～80年代相比增长了十几倍。

二、我国的整形美容外科需要大发展

我国整形美容外科的发展是迅速的，但这与我们国家在国际上的地位很不相称，表现在我国的整形美容人群多半在沿海地区及大城市，进行过整形美容手术的人数及比例还比较低，在国际上很有地位的整形美容外科专家还很少，多少年来在国际上发表的有创造性的整形美容论文很少。我国整形美容外科虽然发展起来了，但当今较多地表现在美容外科就诊人数的增加，而且某些从业人员的市场行为非常突出，较少有较高水平的学术研究。虽然我国少数单位整形美容外科的学术水平与国际先进水平相比各有千秋，但整体水平与美国、欧洲相比有较大的差距，因此我国的整形美容事业需要大发展。为发展我国的整形美容外科事业，下面几方面的任务是重要的。

（一）整形美容外科的市场需要整顿和完善

近年来有关整形美容范畴的医疗纠纷十分常见，如在少女的胸部注射液状石蜡进行乳房增大整形，这是世界上谴责了几十年的方法，现在还有人敢做；有的人在面部去皱时把求美者的面神经搞坏了，造成鼻口眼歪斜，让人痛不欲生；有的人为少女做鼻整形，造成鼻子烂穿……稀奇古怪的整形美容手术方法在报纸或杂志上屡见不鲜。一方面，一些非专业人员从事整形美容医疗没有限制；另一方面，各式各样的整形美容广告到处可见，令一般的求美者真假难辨。因此，整顿整形美容市场是发展我国整形美容外科事业的主要任务，相关部门应该制裁庸医，去除虚假广告，从事整形美容外科的人和单位应该得到特许方可行医。

（二）整形美容外科医师的队伍需要整顿，素质需要提高

从事整形美容外科的人员十几年来增加了数十倍，显然，这不是教育或卫生部门所安排的，这与人才成长的规律也不相符，而是与经济诱惑相关，因此整形美容外科医师的队伍需要整顿，素质需要提高。“十年树木，百年树人”，从事整形美容外科的医师应该是医科大学毕业，至少经过 2 年的普通外科训练，再进行 2 年以上的整形美容外科培训（其中 1 年是在国家或省、市整形美容外科中心培训）。整形美容外科医师不仅是一名知识丰富、技术优良、视患者为亲人的外科医师，而且是一名懂得求美者心理、具有高尚情操和艺术修养的人体美的塑造者，这需要整形美容外科医师工作一辈子，修炼一辈子。整形美容外科医师应该记住：您的每一次手术，都是把您的名字、技能、艺术修养雕刻在受术者身上的过程；您的每一次手术，可能给一个人，或一个家庭，或一个群体带来光辉和希望；您的每一次手术，既是一个治病的过程，又是一个形体塑造的过程，您要爱护受术者，要爱护您自己。只有整形美容医师队伍的素质提高了，在 21 世纪发展我国的整形美容事业才有希望。

（三）加强整形美容外科的科学研究

美容外科是在整形外科范围里对正常人体的轮廓或形体进行再塑造，只有不断地研究才能前进，包括研究人体美学、外科技术、相关解剖学，研究整形美容外科的器械及设备，研究生物医学工程、组织工程、遗传工程的方法和成果，研究组织缺损修复和再造的新途径，研究人群的求美心理学等。只有在这些领域里不断地进行创造，才能在国际整形美容外科范畴里有更多的发言权。有眼光的领导或个体经营者，如果加强整形美容外科科学研究方面的经济投入，就会促进整形美容外科的发展，也会从这里取得丰硕的收益。

（四）加强整形美容外科科学普及知识的宣传

我国的医学科学普及知识教育不够，对整形美容外科科学普及知识的宣传更不够，只有在人群中普及了整形美容外科的科学知识，才会有更多的人关心整形美容外科事业；只有在人群中普及了整形美容外科的科学知识，人们才不会上当受骗；只有在人群中普及了整形美容外科的科学知识，才会有更多的人对整形美容外科的科学研究进行投资。

我相信，我国整形美容外科事业在世界上创造很多成果或奇迹的日子不会太远了。

（载于《中华医学美容杂志》2000 年第 6 卷第 2 期 P90-91）

追求完美——发展我国整形美容外科事业的再思考

上海第二医科大学附属第九人民医院 王炜

新世纪的第二年已经来临，为了我国整形美容外科能在新世纪里更加健康地发展，笔者提出一些粗浅的看法，和同道及关心整形美容外科发展的人们共同商榷。

一、关于现代整形美容外科的起源

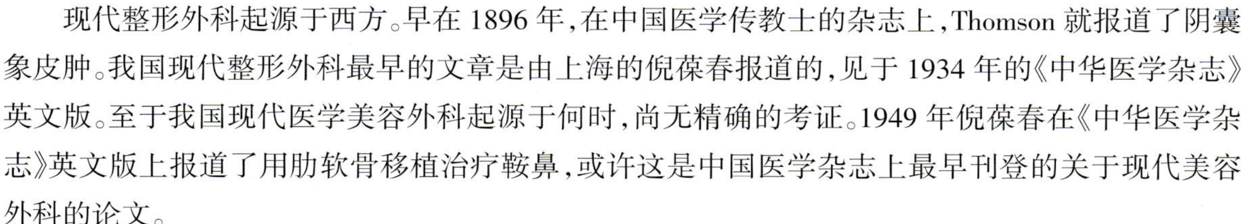

现代整形外科起源于西方。早在1896年，在中国医学传教士的杂志上，Thomson就报道了阴囊象皮肿。我国现代整形外科最早的文章是由上海的倪葆春报道的，见于1934年的《中华医学杂志》英文版。至于我国现代医学美容外科起源于何时，尚无精确的考证。1949年倪葆春在《中华医学杂志》英文版上报道了用肋软骨移植治疗鞍鼻，或许这是中国医学杂志上最早刊登的关于现代美容外科的论文。

多少年来，人们认为美容外科是整形外科的分支，是整形外科派生出来的新学科。当今几乎占全部美容外科手术一半的重睑、隆鼻等手术，在新中国成立前的上海、北平，即有多名整形外科医师开展了。新中国成立后的1950～1966年间，全国设有整形外科或成形外科的医院很少（主要分布在上海、北京、西安等地），全国从事整形外科专业的医师只有几十人。由于经济和文化背景的原因，美容手术只占整形外科医疗范围的很少一部分，即使如此，在1966年之前，占当今美容外科手术种类80%～90%的重睑、隆鼻、面部除皱、面部磨削、乳房缩小、体形塑造、瘢痕切除和痣切除等，也已经在上海、北京、西安等地开展了，现在只是在方法上有了许多进展。

二、加速发展整形美容事业是时代赋予我们的任务

我们这一代正处于中国整形美容外科大发展的时期，因此发展整形美容事业是时代赋予我们的任务，也是时代给予我们的机遇。

20世纪50～80年代，我国现代整形美容外科的发展是滞后的，在1966～1980年这个较长的时期里，有的地方整形外科停止了业务，有的地方整形外科医院迁往外地，只有上海、北京、西安等地的少数几家医院仍在继续从事整形外科工作；而隶属于整形外科范畴的美容外科几乎是停滞不前的，或是被禁止的。直到1977年，在上海召开了医用硅橡胶应用交流会（或许这是中国整形外科学界的第一次全国性聚会），会议期间笔者统计了全国从事整形外科医疗的全职及兼职医师，一共只有166人，在十几亿人口的大国，这是一个太小的群体。20世纪80年代以后，我国的整形美容外科得到了较大发展。当今，我国整形美容外科的从业人员究竟有多少，每年有多少人进行了美容手术，尚无精确的考证。仅以上海第二医科大学附属第九人民医院整复外科的发展进程为例，即可了解我国现代整形美容外科发展的轨迹，只是在学科的命名上和业务重点上各地有所区别。上海第二医科大学附属第九人民医院整复外科建于1961年（原来在上海第二医学院附属广慈医院），从1961～1980年的20年里，完成的纯美容手术（包括重睑、隆鼻、面部除皱、面部磨削、乳房缩小、体形塑造等）只有数百例，即使加上瘢痕切除、痣切除等手术，估计也不过数千例，其他大部分是组织器官缺损的修复和再造。改革开放以来，随着社会、经济、文化的发展，人民生活水平的提高，整形美容外科才得到了较大发展，要求进行整形美容手术的人呈数十倍增长。到20世纪90年代初，上

海第二医科大学附属第九人民医院整复外科全年的整形美容手术达到10000例左右，每年的门诊手术也达到7000～8000例，其中大部分是美容手术，在国内外知名的整形外科中心里，这是十分罕见的兴旺。在整形美容外科的发展进程中，新技术不断涌现，并在显微外科和颅面外科得到应用和推广，但是相比之下，组织器官修复重建的整形手术只是成倍增加，而美容手术则是几十倍增加。笔者对2000年上海第九人民医院整复外科的门诊手术数进行了抽样统计，全年总计为11807例次，其中美容手术占了90%以上，包括重睑和上睑松弛整形手术3041例，隆鼻手术2924例，两者占了全部门诊手术的一半。2001年的门诊手术数又大幅度增加，全年总计为16520例次，其中重睑和上睑松弛整形手术3594例，隆鼻手术2878例，与往年相似，而瘢痕切除、脂肪抽吸等手术大量增加。从上海第九人民医院整复外科门诊美容手术数量大大增加的趋势来看，可以相信，全国各地其他医院的整形美容外科也会有类似的情况。由于要求进行整形美容的人数在不断地增加，因此，加速发展整形美容事业已成为时代赋予我们的任务和机遇。

三、发展我国整形美容外科的首要任务是学科队伍建设

虽然20世纪50～80年代我国现代整形美容外科的发展滞后，但由于我国整形美容外科有一批基础较好的基地，也有一批在国内外有一定影响的技术骨干和专家，经过改革开放后20多年的发展，又涌现出了一批新的整形美容外科中心，就其主流而言，我国整形美容外科的技术水平与世界先进国家相比并不是落后的，有些还是先进的或领先的。但由于从事整形美容外科的人员十几年来有了几十倍的增长，更为严重的是，有相当一部分非医务人员为了经济利益，冒充整形美容外科医师从事整形美容外科医疗业务，从而造成整形美容外科医疗事故频发：有的人因面部除皱，造成鼻口眼歪斜，面部留下显著的瘢痕；有的少女乳房整形失败，造成乳房全切除的后果；有的人因隆鼻整形，造成鼻部溃烂；有的人因美容手术造成终身残疾，甚至危及生命……更有甚者，一些人用欺骗的手法，“创造”了各种稀奇古怪的整形美容手术，并在报纸杂志上刊登虚假广告，损害了求美者的利益，损害了整形美容外科医务人员的名誉，损害了整形美容外科事业。因此，为了人民的利益，为了整形美容事业的健康发展，必须整顿整形美容市场，制裁庸医，去除虚假广告，纯洁整形美容外科医师的队伍，全面提高整形美容外科医师的素质，只有这样，在新世纪发展我国的整形美容事业才有希望。

四、追求完美是整形美容外科医师的职责

追求完美是全世界整形美容外科医师的共同理想，我们应重视加强下面几方面的研究：

（一）面部轮廓的整形美化

20世纪中叶我国整形外科兴起时，是以四肢创伤畸形的修复和重建为主要内容；而21世纪的人们要求整形美容外科医师为他们创造一个完美的形体，首先是要求面部轮廓的完美。整形美容外科医师要像艺术雕塑家那样对人的形体美和面部轮廓进行三维构思，用颅面外科、显微外科及整形外科基本技术，对人们的面部轮廓进行完美的整形和美化。

（二）早期整形美化

早期整形美化是面部轮廓整形和美化的首要原则。面部创伤后的整形、先天性畸形的整形、肿瘤切除后的整形，都应以早期整形美化为原则，能一期达到整形美容的，不要推迟到二期进行。

（三）面部的三维整形美化

面部的三维整形美化是整形美容医师对面部轮廓整形和美化必须具备的理念。无论是对面部畸形的整形还是对面部轮廓的美化，都要求达到正常、年轻而有生机的最佳效果。在面部的整形美

容中，不仅要求进行线和面的整形，而且需要三维的整形和雕塑，包括颅面部骨和软组织的三维整形美化。

（四）面部结构质地及动态的整形美化

年轻而有生机还反映在对面部结构质地及动态的美化，包括皮肤的质地、湿度、光泽，皮肤、皮下组织及筋膜、肌肉的张力和弹性的重建等，这是一种动态美的再造。只有这样，才能达到完善面部轮廓美的目的。

（五）人体美特别是面部美的评价标准的构建

21 世纪，电脑三维成像系统为面部美的评价标准的构建带来了新的手段，用该系统，整形美容外科医师可准确而科学地进行诊断、术前设计、手术和术后评价，使美的含义不仅表现在意念上，而且成为一种可测量的标准。

（六）微创美容外科或显微美容外科

微创美容外科或显微美容外科即用光学放大的手术方法，或用微创或无损伤的医疗手段达到整形美容的目的。内镜外科、微型钢板的推广，颌骨延长器的应用，激光美容的蓬勃问世等，都有助于用微创或微损伤的医疗手段达到整形美容的目的。随着物理学、化学、生物学的发展，微创的医疗设备和手段将不断出现，微创或无损伤的整形美容方法将造福于人类。

（七）整形美容内科学将问世

在未来的年代里，可以采用内科手段达到整形美容的目的。如瘢痕的治疗，基因工程及其相关的整形美容治疗，组织工程及其相关的整形美容治疗，激光或其他物理、化学、生物学的治疗方法，各类整形美容的康复治疗，以及整形美容外科的心理治疗等，可以不通过外科手术来完成，即成为整形美容内科学的范畴，这是一个广阔的领域，在新世纪中将会得到发展。

（八）在组织器官缺损的修复重建中寻求美容外科的发展

近年来，美容外科的迅速发展也蕴藏着将组织器官缺损的修复重建挤出整形外科的危机，使在整形外科中闪烁了几十年的光环消失，这不得不引起整形美容外科同行的高度重视。只有发展组织器官缺损的修复重建，美容外科的发展才有前途，否则就会使学科走入歧途。

（九）进行继续教育

整形美容外科医师不仅要在技术上追求完美，而且要在人格和素质上追求完美，因此要提高我国整形美容外科医师的知识、技能和道德品质，对他们进行继续教育。在全国范围内，具有 20 年以上临床经验的整形美容医师估计只有 50～100 人，其他大部分是近 10～15 年加入整形美容学科队伍中来的，因此，各类医师，包括著名的整形外科医师，都需要再学习，根据具体情况，学习获取信息的手段，学习各类相关细胞分裂因子、生长因子和整形美容外科的关系，学习生物学、物理学、化学等学科知识，学习创造新的整形美容外科技术。只有建设一支高水平的整形美容外科医师队伍，才能在新世纪使我国的整形美容外科迅速发展，赶超世界最高水平。整形美容外科医师不仅是一名知识丰富、技术优良、视患者为亲人的外科医师，而且是一名懂得求美者心理、具有高尚情操和艺术修养的人体美的塑造者，这就需要整形美容外科医师工作一辈子，修炼一辈子。整形美容外科医师应该记住：您的每一次手术，都是把您的名字、技能、艺术修养雕刻在受术者身上的过程；您的每一次手术，可能给一个人，或一个家庭，或一个群体带来光辉和希望，您要爱护受术者，要爱护您自己。只要世界和平兴旺，通过全体整形美容医务人员的共同努力，中国的整形美容外科就像初升的太阳，将在世界的东方冉冉升起。

（载于《中华医学美学美容杂志》2002 年第 8 卷第 1 期 P5-6）

论整形美容外科发展的趋势和走向

上海第二医科大学附属第九人民医院　王炜　祁佐良

整形美容外科如同其他学科一样，有其自身的发展规律，我们只有认识并遵循其发展规律，才能促使我国的整形美容外科事业迅速向前发展。为探讨我国整形美容外科发展的趋势和走向，迎接其更大的发展高潮的到来，我们发表以下观点，和同道们共同商榷。

一、整形美容外科是当今我国临床医学范围内发展最活跃的学科之一

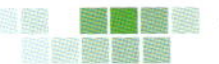

（一）整形美容外科是当今我国临床医学中发展最活跃的学科之一

在现今中国和世界的临床医学领域中，整形美容外科是发展最为活跃的学科之一。在美国，从1992～2002年的10年中，美容外科手术的数量增长了393%，平均每年增长39.3%；国内的整形美容外科也在迅速发展。由于全国的整形美容外科发展状况尚没有机构进行统计，笔者仅以上海第二医科大学附属第九人民医院整复外科的统计为例，1992年全年手术总数约为9000人次；到了2002年，手术总数达到27968人次；2003年虽然遇到传染性非典型肺炎（SARS）的侵扰，但全年手术总数也有27391人次，与1992年比较，增长幅度超过300%。在住院患者的手术统计中，1990年和2003年相似，约为2800人次，因此手术增长幅度主要表现在门诊美容外科手术。为了解发展趋势，对于病房中增加的美容外科手术忽略不计，10年中，美容外科手术的增长幅度约为406%。在上海第二医科大学附属第九人民医院整形外科发展的同时，上海的许多医疗机构都开展了整形美容外科的治疗和手术，因此11年来上海地区的美容外科手术增长幅度超过了406%。

（二）中国现代美容外科历史悠久

我国现代整形美容外科的发展可以追溯到20世纪30年代。1934年，倪葆春（原上海第二医学院副院长）以上海同仁医院整形外科主任的名义在《中华医学杂志》英文版上发表了唇裂整形的论文，其后又发表了隆鼻美容的文章；新中国成立前后，石光海、杨树荫、宋儒耀、朱洪荫、张涤生、汪良能等教授分别在上海、北京、西安等地开展整形外科和美容外科。20世纪50～60年代，北京、上海、西安等地的一些医院分别建立了整形外科专业，当时较多的是沿着欧美和苏联的轨迹发展的，直到70年代，由于显微外科在整形外科中的应用以及全国各地整形外科医师数量的增加，我国的整形外科才展现出自己的特色，并进入了国际交流的舞台。1977年，笔者在上海医用硅橡胶整形外科应用学术交流会期间统计了全国全职和兼职整形外科医师的数量，当时只有166人。由于医用硅橡胶制品的开发，最早的硅橡胶隆鼻和颊部软组织缺损的充填起始于20世纪70年代初期，并逐步取代了40～60年代采用的肋骨、象牙、有机玻璃等的充填术。40～70年代，上海、北京等地的整形外科医师已开展了重睑、隆鼻、乳房整形、瘦身、除皱等美容外科项目，但那时做美容手术是受限制的，需要一定的身份；而整形外科医师虽然也做美容手术，但又忌讳被称为美容外科医师，因为在当时美容外科医师通常被人们认为是只会赚钱而没有技术的医师。在那个时代，无论是周围环境还是整形外科医师群体，对开展美容外科的临床和研究都是受到限制和顾虑重重的。

（三）美容外科的发展是整形外科发展中新的增长点

一个经济发展缓慢的国家，美容外科的发展也是缓慢的，我国美容外科真正的大发展是从1979年开始的，是改革开放为美容外科提供了巨大的发展空间。以上海第九人民医院整复外科为

例，1979～1984 年，美容外科的门诊手术量逐年增加；1984 年 7～9 月，每月的门诊手术量达到 400～600 例(即每天 13～20 例)，其中多半是美容外科手术。

在现代国际整形外科学术范畴里，整形外科分为整形再造外科和整形美容外科两大类。

整形外科的确切定义是：用外科手术或其他医疗手段，对人体的组织、器官进行修复和重建，对人的容颜及形体进行重塑，达到功能、外形的恢复、再造或美化。整形外科的医疗目的是使伤者不残、残者不废，健康人更英俊、更美丽。

美容外科的确切定义是：用外科手术或其他医疗手段，对正常人的容颜及形体进行美的重塑。其基本外科技术是采用组织、器官或组织代用品移植，对人的容颜和形体进行修复、再造和美化。该技术隶属于组织、器官的修复和重建范畴，是整形外科发展中新的增长点。

无论在国内还是在国外，美容外科的发展规律证明，没有整形外科的发展，就没有美容外科的发展。有一种舆论在传播："现在是整形外科在萎缩，美容外科在发展。"这是把整形外科的发展和美容外科的发展割裂开来，是有害的。其实，美容外科的发展是整形外科发展中新的增长点，从世界美容外科、整形外科的发展历史或现状来认识，美容外科和整形外科隶属于同一学术体系，无论是从历史的渊源来探求，还是从基础研究和临床医疗方面来分析，两者属于同一个学术范畴，脱离了整形外科来论述美容外科的发展，美容外科将是无源之水、无根之树。但是，美容外科的不断发展，使传统的再造外科在基础研究和临床医疗方面有了新的内涵，为整形外科的发展提供了新的空间。在经济大发展的今天，只有重视美容外科的发展，才能使整形再造外科和整形美容外科得到发展。

二、美容外科不是雕虫小技，是发达社会的科学技术

（一）美容外科不是雕虫小技

在较长的一个历史阶段里，世界学术界曾把美容外科称为雕虫小技。首先，因为早期的美容外科在技术上较为单纯；其次，在从事美容外科的人群中有较多的商业习气，因此过去美容外科在学术领域中是被轻视的。近年来，美容外科在世界范围内发展迅速，无论是在美国还是在欧洲，美容外科和整形外科在学术发展上都是沿着同一轨道前进的。虽然美容外科手术的数量在我国每年已达数百万人次，但在学术界，美容外科被称为雕虫小技的论述时有空间，这是不利于美容外科发展的。多少年来，整形外科被划分为几个小专业，如显微修复外科、颅颌面外科(含颅面轮廓外科)、手和四肢修复外科、泌尿生殖器整形外科、烧伤后畸形整形外科和美容外科等。从 1949～1979 年的 30 年中，我国的整形外科在外科领域中是一个较小的专业，而美容外科又是整形外科范围内的一个较小的分支，但是现在随着国民经济的迅速发展，美容、美体已成为人们提高生活和生存质量的一种途径，所以美容外科也成为当今我国临床医学中发展最为活跃的学科之一。经过 20 多年的发展，我国的美容外科已成为整形外科的主要业务内容，美容外科的手术数量已占到整形外科手术总数的 70%～80%；即使在美国，整形美容手术数也比整形再造手术数多。2002 年，全美国的整形美容手术数量为 650 万人次，而整形再造手术数量为 620 万人次。我国当今的美容外科手术已不再局限于重睑、隆鼻等常见手术，而是向高难度的美容外科手术渐进。1994 年，笔者曾在中华医学会第二届全国整形外科学术交流会(上海)上提出，用整形外科技术、颅面外科技术、显微外科技术和内镜技术开展面部轮廓整形美容以及面部年轻化手术，仅仅过去了 10 年，这些项目已在全国许多城市普及。近 20 年来，在美容外科范围内开展的乳房再造，手指、拇指再造和美化等手术，都是属于高、精、尖的美容外科手术，因此再把美容外科称为雕虫小技是错误的，是阻碍美容外科和美容医学发展的。

（二）美容外科应向最好的方向发展

在当今从事美容外科的人群中，有的冠以整形外科医师，有的自称美容外科医师，其实，他们所从事的业务包括整形再造和整形美容两方面。美容外科是整形外科在经济发达时期的必然结果，两者同属一个学科体系。

美容外科应向最好的方向发展，其最根本是整形美容外科医师的道德、人格、知识和技术的发展。在我国，应将建设一个道德高尚的整形美容外科医师群体放在第一位，否则，美容外科向最好的方向发展是不可能的。

整形美容外科有巨大的科学发展空间，是竞争中发展的科学技术。在当今世界上，整形美容外科也和其他学科一样，追求最好，因此美容外科和整形外科医师在新时期里要扩展研究空间。一个优秀的美容外科医师，首先要有高尚的道德，自觉自愿地把个人的一切智慧和爱心献给接受治疗的人群；其次，应具备显微修复外科、颅颌面外科、手外科和四肢修复外科等整形外科的基本知识和技能；第三，要扩展人体形体美学、结构美学及其再塑造的方法和途径，并进行相应的心理学学习和研究。只有这样，才能在从事美容医学的征途上不断扩大研究和创造的空间，达到追求美的人们所期望的最好境地；才能使中国的整形美容外科在世界发展领域中树立良好的形象。

（三）扩展基础研究，开拓整形内科和美容内科的研究和实践

美容医学的要求并不复杂，能达到美容效果，并能持久即可，过程越简单越好，因此能采取内科方法达到目的的，不要采取外科手术的方法。在今后的发展进程中，开拓整形内科和美容内科是发展美容医学的重要手段。在现代人体美学的研究中，应深入到人体代谢和人体美学的关系、内分泌功能和人体美学的关系、基因遗传和人体美学的关系等方面，并进行应用调整代谢、改善内分泌功能、基因工程的方法来改善人体美学的研究。另外，关于环境、气候和人体美学的关系，体育、康复治疗和人体美学的关系，组织、器官代用品及美容生物制品在人体中的应用研究，以及人体结构美学研究，延缓老化、保持年轻化的研究，皮肤色泽和质地的美学研究，美学评定和判断研究，美容心理研究等，也是整形内科和美容内科相关研究和实践的领域。

三、整形美容外科在竞争中发展和成长

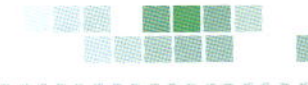

（一）维权，杜绝虚假和欺骗

整形美容外科已成为当今社会大发展的学科，正因为如此，我国现今的美容外科和美容医学在发展中充满了竞争和挑战，其中既有龙飞凤舞，又有鱼目混珠，但总体发展进程是健康的。当前，各种形式的浮躁、简单、粗暴、功利、虚假以及欺骗行为，正在冲击着整形美容外科的发展方向，应该引起整形美容学界的高度重视和坚决抵制，只有在治理上具有竞争力，才能使整形美容外科健康发展。

（二）人才竞争独特，挫败和挑战共存

整形美容外科学科体系的发展，离不开从事整形美容事业的科技队伍，而医师队伍的素质又是整形美容学科发展的中心环节。在世界整形美容外科这一学科体系中，参照较多的发达国家对于整形美容外科医师培养的经验，笔者认为，从事整形美容外科的医师，应受过医学专业本科的高等教育，经过外科专业至少 2 年的训练，并参加过有指导的整形美容外科专科实践至少 2 年，不但训练有素，而且素质优秀，这样才具有独立参加整形美容外科实践的资格。在美国的整形美容外科学界，批评年轻的整形外科医师不愿意做急诊手外科手术和急诊扩创手术，不愿意做修复重建外科手术；批评不愿意仔细地检查患者的病情和了解患者的心理状况，只愿意听只言片语，满足于 CT 或 MRI 的结果的倾向，要求年轻的整形外科医师每周工作 80 个小时。

在未来的日子里，挫败和挑战共存，整形美容医师只有刻苦、虚心地学习，吸取全世界优秀的整形美容医学及其相关的科学成果，创造性地发展整形美容医学事业，才能在未来的发展中夺得空间。

（三）分久必合，合久必分

根据世界整形外科和中国整形外科的发展历史，整形美容医学发展的倾向是分久必合，合久必分。在中国现代整形外科的发展中，无论是北京还是上海的第一代整形外科医师，大多“出生”于口腔颌面外科，即是从口腔颌面外科中独立出来的。而今天，以面部轮廓整形为主要内容的整形美容外科期望吸取口腔颌面外科发展的最新成果，来发展美容性、外伤性和先天性面部轮廓的整形和再造，将口腔颌面外科和面部轮廓整形和再造合并，将会创造面部整形美容更广阔的空间。

（四）整形美容外科的学科发展在程序上需要选择飞轮战略

建立一个具有竞争力的学科是很不容易的，而保持学科在国内外持续发展的竞争力更加困难。优秀的整形美容外科学科应具有超越名流、超越自我的思维，并创建具有可持续发展竞争力的高张力的内环境。在发展程序上需要建立飞轮战略，形成可持续发展的竞争力。为达到这一点，一个成功的整形美容外科中心应争取建立“六个一”工程，即一个学科包含六个功能：①一个专业学科；②一个研究机构；③一所学校；④一个独立网站；⑤一本专业杂志；⑥挂靠或负责一个专业学会。但这“六个一”工程仅仅是工具，借助于它，靠个人和群体，不断超越名人名家，不断超越自己，才能使学科不断前进。

参考文献

[1] Rohrich R J, Rios J L, Fagien S. Role of new fillers in facial rejuvenation: a cautious outlook[J]. Plast Reconstr Surg, 2003, 112(7): 1899-1902.

[2] Larson D L. Bridging the generation X gap in plastic surgery training: part 1. Identifying the problem[J]. Plast Reconstr Surg, 2003, 112(6): 1656-1661.

[3] Rohrich R J, Pomerantz P. Good to great[J]. Plast Reconstr Surg, 2004, 113(1): 361-362.

（载于《中国美容医学》2004 年第 13 卷第 4 期 P466-468）

整形美容外科专科医师培养方案和标准的建议

上海第二医科大学附属第九人民医院　王炜　祁佐良　李青峰　林晓曦

根据我国卫生部关于“建立我国专科医师培养和准入制度”课题研究的要求，为提高我国整形美容外科医师的素质，参照我国和先进国家培养整形外科医师的经验，建议制定我国整形美容外科专科医师培养方案和标准，希望同道参加讨论，并予以批评、指正。

一、原则和标准

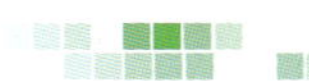

（一）整形美容外科医师的任务

整形美容外科医师的任务是对人体先天性和后天性组织、器官的缺损和畸形，包括颅颌面各类结构、手及肢体、乳房、躯干、外生殖器等，用组织移植或代用品移植，进行功能和外形的修复、重建和美化。

（二）学科原则和范围

从整形外科起始阶段，整形外科医师即应根据美学原则，对修复和重建的组织、器官及正常人体，采用研究改进外形、创造功能、进行美化等手段，达到最佳的美容效果。美学原则是整形外科手术的基本要素，美容外科是整形外科不可分割的内容，整形外科的业务内容应包括整形再造外科、整形美容外科、组织器官修复重建的基础研究。

（三）从业资格

所有从事整形美容外科的医师，都应该经过整形美容外科专科培养，在国家批准的培训基地学习和实践。经考试合格者可得到独立执业的许可证。新人按新标准执行。

（1）整形美容外科医师首先是一名具备高尚道德的优秀外科医师，并宣誓："为了医治患者，我愿献出我的一切智慧和爱心，终身不变初衷。"

（2）执业的整形美容外科医师是医学、口腔医学或中医专业的本科毕业生或整形美容外科硕士、博士学位获得者，并在国家批准的专科医师培养基地经过 3 年基本外科和 3 年整形美容外科的专科培训，经考试合格者，同时持有整形美容外科专科医师执业许可证。

（3）执业的整形美容外科医师应自觉执行和终身接受继续医学教育，每 4 年考核一次。在本专业或相关专业核心期刊上以第一作者或通讯作者发表论文 40 篇以上，或编著出版专业图书 200 万字以上（或发表论文 30 篇、编著出版专业图书 100 万字以上）者可免除定期考核（这样的人才在每个省市宜限制名额）。

（4）对于过去的整形美容外科医师，应逐步执行新的培训和考核标准，做到保留大部分，提高大部分，淘汰一部分，具体规划由卫生部制定。

二、具体方案

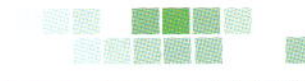

（一）整形美容外科住院医师基础训练（3 年基础外科轮转）

1 基础训练的目的　通过外科轮转，熟悉和掌握外科的基本理论和基本手术操作技能，培养外科常见疾病诊断与治疗的临床思路，拓宽知识面，为整形美容外科广泛的业务能力打下基础。

2 基础训练的时间　在国家批准的专科医师培养基地进行 3 年的基础外科培训。

3 外科轮转的基本要求　具备准入条件的医学专业本科毕业生如果申请整形美容外科专科医师资格，需要进行基础外科技能训练（博士和硕士学位获得者可减少部分培训），主要包括至少 3 年的临床外科住院医师轮转，并能达到普通外科及其他外科专科医师基础培训的相应评估标准。达到上述要求后才能开始整形美容外科专科医师的培训。

其中包括两种情况：一种是轮转时已经明确以后的专业方向是整形美容外科而按照整形美容外科专科医师的培训要求轮转，另一种是作为普通外科或其他外科的培养对象在轮转中决定改变专科方向。大学期间的实习轮转不属于上述轮转，但临床型研究生在相应的外科轮转可列入基础培训的轮转记录。

已经在普通外科、神经外科、骨科、耳鼻喉科、泌尿外科、口腔颌面外科（口腔颌面外科住院医师的轮转时间是 2 年而非 3 年）完成相应的轮转计划后，也可以在得到相应的资格认可后正式申请进行整形美容外科专科训练。

整形美容外科医师的基础训练时间至少要求 36 个月，其中下述主要学科可选择部分科室轮转，但累计不能短于 18 个月（一般为 18～24 个月）。除了普通外科、骨科、口腔颌面外科外，不能在一个科室内轮转超过 3 个月。

4 学习内容及考核

（1）普通外科

1）时间:4～6个月。

2）学习内容:①外科急腹症的诊断、处理原则及方法;②水、电解质平衡;③外科抗生素的应用;④ICU训练;⑤下腹部常见外科疾病和急诊手术;⑥上腹部疾病和手术。

3）考核:①掌握普通外科学习内容的理论知识;②掌握外科急腹症的诊断、处理原则及方法;③掌握水、电解质平衡的处理;④掌握外科抗生素的应用;⑤掌握ICU技能;⑥掌握下腹部常见外科疾病的急诊手术和围手术期处理;⑦了解上腹部手术和围手术期处理。

（2）骨科

1）时间:3～4个月。

2）学习内容:①常见四肢骨外伤的诊断和处理方法;②常见骨、关节外伤的固定方法;③四肢神经损伤的处理原则;④常见骨肿瘤的诊断和处理原则;⑤常见骨、关节疾病的诊断和处理。

3）考核:①掌握骨科学习内容的理论知识;②掌握常见四肢骨外伤的诊断和处理方法;③掌握常见骨、关节外伤的固定方法;④熟悉四肢神经损伤的处理原则;⑤熟悉常见骨肿瘤的诊断和处理原则;⑥熟悉常见骨、关节疾病的诊断和处理。

（3）口腔颌面外科

1）时间:3～4个月。

2）学习内容:①常见口腔颌面外伤的诊断和处理方法;②常见面部骨、关节外伤的固定方法;③口腔颌面肿瘤的诊断、治疗和修复的原理及原则;④咬合和关节的功能及修复知识。

3）考核:①掌握口腔颌面外科学习内容的理论知识;②掌握常见口腔颌面外伤的诊断和处理方法;③熟悉常见面部骨、关节外伤的固定方法;④熟悉口腔颌面肿瘤的诊断、治疗和修复的原理及原则;⑤熟悉咬合和关节的功能及修复知识。

（4）其他:眼科、耳鼻喉科、神经外科、麻醉科、烧伤科、泌尿外科、病理学的专科轮训时间、学习内容和考核内容可根据每个医师的培养方向和个人兴趣而定，每个科室的轮训时间不超过3个月。

（5）以下科室可自由选择轮转,但累计不能超过9个月,且不能在一个科室内轮转超过3个月(仿美国培训内容):①妇产科;②皮肤科(或激光治疗中心,此内容在专科培养中已有包含);③心胸外科;④乳腺外科;⑤肿瘤外科;⑥创伤外科(手外科内容在专科培养中已有包含);⑦ICU;⑧小儿外科。

上述外科基础培训计划请参考其他外科专科医师的培训要求和考核方法。

（二）整形美容外科医师专科培养方案(3年整形外科轮转)

1 专科培养目的　通过专科轮转,熟悉和掌握整形美容外科的基本理论和基本操作技能,培养整形美容外科疾病诊断与治疗的临床思路和创新能力。

2 专科培养时间　在国家批准的专科医师培养基地进行3年的专科培训。

3 学习内容及考核

（1）烧伤晚期治疗专科(含美容外科基础训练)

1）时间:4～6个月。

2）学习内容:①瘢痕的分类、预防和治疗;②皮片(包括刃厚皮片、中厚皮片、全厚皮片等)移植的适应证与技术;③不同部位局部皮瓣的设计与手术;④皮管、筋膜瓣的适应证、设计和手术方法;⑤其他组织移植,皮肤软组织扩张器的应用;⑥烧伤后手畸形的治疗,皮肤放射性损伤的病理特点和治疗；⑦烧伤后四肢畸形的治疗；⑧人体美学常数，美容心理学，常见面部各器官整形美容手术（包括重睑术、隆鼻术、眼袋整形术、招风耳与贝状耳整形术、瘢痕整形术、面部年轻化手术等）的原理和基本操作。

3）考核：①掌握学习内容①～⑦的理论知识；②掌握各类皮片的移植技术、不同部位瘢痕粘连松解术与植皮的治疗特点；③掌握不同部位局部皮瓣的应用；④掌握扩张器植入与并发症的处理方法；⑤了解电烧伤、皮肤放射性损伤的治疗特点；⑥掌握烧伤后手畸形的治疗原则；⑦掌握烧伤后四肢畸形的治疗原则；⑧掌握美学基础知识，熟悉常见美容外科门诊手术原则。

（2）显微外科（含美容外科基础训练，同手外科和四肢躯干整形、手功能支架应用和康复治疗培训交叉进行）

1）时间：3 个月。

2）学习内容：①显微外科动物实验；②急诊显微外科手术；③显微外科手术的适应证和术后并发症的处理；④常用游离皮瓣的解剖与修复手术；⑤体表器官再造（如耳郭再造、鼻再造等）；⑥上肢神经损伤和面神经瘫痪的诊断与治疗。

3）考核：①熟练地掌握显微外科的缝合技术和微创处理方法；②掌握常见皮瓣（如足背皮瓣、背阔肌肌皮瓣、大腿皮瓣）的解剖；③掌握显微外科术后观察与并发症的处理；④掌握面神经瘫痪的诊断，了解面神经瘫痪的肌动力重建方法；⑤掌握体表器官再造的原则、适应证和围手术期处理；⑥掌握上肢神经损伤的诊断和处理原则。

（3）手外科和四肢躯干整形（含美容外科基础训练）

1）时间：6～9 个月。

2）学习内容：①急诊手外科的处理；②手指、拇指的断指再植和再造；③头皮和四肢创伤后畸形的处理和修复重建；④先天性手和上下肢畸形的治疗；⑤颈部先天性畸形和缺损的治疗等；⑥全身器官畸形和缺损的修复和重建；⑦躯干部畸形和缺损的整形修复和形体美化；⑧隆乳术、巨乳整形术和乳房再造；⑨继续学习人体美学常数，美容心理学，常见面部各器官整形美容手术（包括重睑术、隆鼻术、眼袋整形术、招风耳与贝状耳整形术、瘢痕整形术、面部年轻化手术等）的原理和基本操作。

3）考核：①掌握手部骨折的固定，神经、血管的修复，局部皮瓣的设计和修复；②掌握爪形手畸形的诊断与治疗；③掌握马蹄内翻足畸形的机制和治疗方法；④掌握先天性与后天性斜颈的治疗方法；⑤掌握断指、断手再植技术和皮肤撕脱伤的处理原则；⑥了解先天性手畸形的分类与治疗原则；⑦掌握全身器官畸形和缺损的修复重建原则和适应证；⑧掌握美学基础知识，掌握常见美容外科门诊的手术方法，熟悉隆乳术、巨乳整形术和乳房再造，熟悉躯干形体美化的基础和实践。

（4）手功能支架应用和康复治疗

1）时间：包含在显微外科、手外科和四肢躯干整形的培训中。

2）学习内容：①手功能支架和假肢的应用原则；②常用的手功能康复器械及其使用方法；③烧伤瘢痕的术后康复。

3）考核：①了解、熟悉不同畸形、损伤的术后康复治疗要求；②对康复知识和支架制作有一定的了解，具有简单的支架制作能力。

（5）泌尿生殖器整形专科

1）时间：2 个月。

2）学习内容：①外生殖器、会阴和肛周先天性畸形的诊断与治疗；②会阴部烧伤性瘢痕的治疗；③常见性别畸形的诊断与治疗；④阴茎再造术和阴茎延长术；⑤阴道再造与整形治疗；⑥易性癖的诊断与治疗等。

3）考核:①掌握上述疾病的诊治方法和理论知识;②掌握会阴部瘢痕的植皮与皮瓣治疗及围手术期处理;③掌握常见性器官畸形(如包茎、阴蒂肥大、阴唇肥大等)的整形技术;④了解性器官的再造方法;⑤了解性别畸形与易性癖的诊断与治疗。

（6）血管瘤专科

1）时间:3个月。

2）学习内容:①血管瘤的分类与治疗原则;②血管瘤的药物、物理治疗方法;③血管瘤的介入栓塞治疗。

3）考核:①熟悉血管瘤的分类;②熟悉血管瘤的药物治疗;③了解血管瘤的激光和光动力治疗;④了解血管瘤的介入栓塞治疗。

（7）淋巴水肿治疗专科

1）时间:包含在血管瘤专科中。

2）学习内容:①淋巴水肿的分类与诊断;②淋巴水肿的保守治疗;③淋巴水肿的手术治疗。

3）考核:①掌握淋巴水肿的病因与诊断;②了解烘绑疗法、按摩疗法的原理、技术及适应证;③了解淋巴水肿病变组织切除、植皮,静脉与淋巴管、淋巴管与淋巴管吻合,筋膜淋巴组织瓣移植等。

（8）激光医学科

1）时间:1个月。

2）学习内容:①激光原理;②激光在整形美容外科的应用和适应证。

3）考核:①掌握激光原理;②熟悉激光在整形美容外科的应用和适应证。

（9）颅颌面外科和面部轮廓外科(含复杂美容外科训练)

1）时间:6～9个月。

2）学习内容:①先天性唇腭裂的诊断与治疗;②眼眶畸形的整复与再造;③头皮与颅骨缺损的修复;④急诊颅面部外伤的处理和整形;⑤常见正颌外科手术方法;⑥颅颌面骨牵引术;⑦先天性颅面畸形的诊断与治疗;⑧生物材料的应用;⑨面部轮廓整形,颧骨肥大、下颌角肥大等复杂美容外科手术(含人体美学常数和美容外科心理学、常见面部各器官整形美容手术的原理和基本操作)。

3）考核:①掌握先天性唇腭裂的分类和手术方法;②掌握颅面畸形的影像学诊断;③掌握眶骨骨折的修复和固定;④掌握头皮与颅骨缺损的修复;⑤熟悉生物材料的种类、应用及适应证;⑥了解先天性颅面畸形的诊断和治疗原则;⑦了解义眼、上下睑的再造和修复方法;⑧了解正颌骨牵引技术;⑨熟悉急诊颅面骨折的分类与治疗原则;⑩熟悉常见复杂面部轮廓美容外科手术,掌握复杂颅面外科手术的围手术期处理。

（10）颌面部模型技工技术训练

1）时间:包含在颅颌面外科和面部轮廓外科内。

2）学习内容:①正颌外科的正畸原则和常用矫治器的原理;②牙模、唇弓和殆板的制作方法。

3）考核:①掌握正畸的基本知识;②掌握颌面部模型技工技术的基本方法。

（11）门诊与美容手术专科

1）时间:6个月。

2）学习内容:①人体美学常数和美容外科心理学;②常见面部各器官整形美容手术(包括重睑术、隆鼻术、眼袋整形术、招风耳与贝状耳整形术、瘢痕整形术)的原理和基本操作;③脂肪抽吸术、腹壁整形术；④隆乳术、巨乳整形术、乳头整形术(乳房再造见四肢显微外科训练)；⑤面部除皱术(包括面上 1/3、面上 2/3、全面部除皱术)，了解多层次除皱术的概念和方法；⑥内镜整形美容手术，了解内镜面部皮肤提升术等；⑦常见体表肿瘤的切除与整形，皮蒂、菱形瓣等的设计和手术方法。

3）考核：①掌握常见美容外科门诊手术；②掌握体表肿瘤的诊断、治疗方法与原则；③了解面部除皱术，掌握面上 1/3 除皱术；④了解巨乳、乳房下垂的治疗方法，掌握假体植入隆乳术；⑤了解内镜技术在整形美容外科的应用。

（三）考核方法

（1）制定《整形美容外科专科培养考核手册》，其内容包括每个专科训练结束后的自我小结和分专科考评，并注明作为助手和主刀所参与的手术次数。对掌握内容，应主刀 2 次以上，作为助手手术 5 次以上；对了解和熟悉内容，应作为助手手术 3 次以上。

（2）专科轮转完成后，由科室对专科训练医师进行临床技能考评，选择要求掌握的内容进行口试和手术考试。

（3）3 年专科训练结束后进行终末考试，包括口试、笔试和手术技能考试。

（4）3 年轮训应有文字和图像记录，并作为考核评分的内容。

（5）在 3 年内，要求完成 2 篇以上论文、1 篇以上综述(含基础训练期间的论文)。

（载于《中国美容医学》2004 年第 13 卷第 4 期 P462-464）

整形外科进展

上海交通大学医学院附属第九人民医院　王炜

【内容提要】

1 目的　综述近几年整形外科临床治疗所取得的主要进展。

2 方法　广泛阅读国内外相关文献及专著，并进行综合分析，指出整形外科取得的主要成就。

3 结果　在整形外科中，近几年美容外科有了飞速发展，并有将整形、美容学科合二为一的趋势。在手外科不仅要重视手的结构、功能的修复，而且要重视手的形态美，应发展美容手外科。在面瘫及面部毁损治疗方面，发展了面部肌肉神经化测量系统及同种异体颜面部移植技术。穿支血管皮瓣的解剖研究促进了临床应用的发展。

4 结论　整形外科已取得很多重要发展，今后在修复重建外科领域应更加重视结构、功能和形态的完美结合。

【关键词】 整形外科、修复重建、进展

在国内外，关于整形外科进展的论文是大量的和多方面的，现仅就整形外科主要的临床进展综述如下。

一、发展美容手外科学

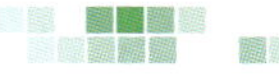

自古以来，手的健康和美丽是人们所追求的，千年以前的中国小说中常有“十指尖尖兰花手”、

"笋尖样的指甲"、"绘制和装饰的手"等描述，是指女性所追求的美丽的手。在文艺复兴时期，西方的研究者们也注意手的结构、功能、生理和哲学观察。在常规的整形外科和手外科的传统医疗理念中，医疗的目的是使受伤的手、先天性畸形的手、患有疾病的手恢复功能，从而使患者具有生活、工作的能力。在众多的专科杂志和学术讨论中，手外科医师研究的重点是对残缺、畸形和疾病手进行修复的方法，重建运动功能和感觉功能并进行评价，但常忽视手部外形的美化，因此在临床上出现了采用巨大腹部皮瓣修复第 1 指蹼、用背阔肌肌皮瓣移植作拇指脱套撕脱伤后皮肤缺损的再造。治疗后，手的功能虽然得到一定的修复，但是因为外形丑陋，患者只能将已修复的手始终藏在口袋里。整形外科、手外科医师应该成为艺术工作者，在治疗的同时注重手部外形的修复、重建和美化。Manske P. R.在 2002 年再次提出美容手外科的概念，这是医师和求医者在手的修复和重建过程中对手部形态美化的期望，应该引起整形外科和手外科医师的重视。手的运动和感觉功能的修复和重建是外科医师应该完成的基本任务，只有完成了手部外形的修复重建和美化完善，才算真正完成了疾病、残缺、畸形手的治疗任务。在手部疾病、创伤和畸形的修复重建中，早在 20 世纪后期，杨东岳、陈中伟、Buncke H. J.、Wei F. Q.以及笔者等，曾先后多次阐述了手功能再造和手外形整形的重要性。在现代整形美容外科的大发展时期，发展和推进美容手外科应成为 21 世纪手及上肢修复重建治疗的重要组成部分。

二、整形美容外科的大发展以及学科分久必合的趋势

美容外科的大发展是全世界整形外科范围内的突出现象。近 20 多年来，我国整形美容外科的从医人员和就医人数呈几十倍的增长，整形美容外科已成为现阶段我国临床学科发展最活跃的领域之一。在美国，从 1992～2002 年的 10 年中，美容外科手术增长了 393%，其 2000～2003 年的美容和整形再造手术统计见表 11-1。据统计，在美国，有 1/16 的人每年要进行一次整形美容外科医疗。

表 11-1　2000～2003 年美国美容和整形再造手术统计

项目	2000 年	2001 年	2002 年	2003 年
美容外科手术	7401495 人次	7467059 人次	6589886 人次	8793943 人次
整形再造手术	6183639 人次	5787736 人次	6234797 人次	6218259 人次
合计	13585134 人次	13254795 人次	12824683 人次	15012202 人次

注：整形再造手术包括乳房缩小、再造术，烧伤后整形，手外科、颌面外科、显微外科手术，瘢痕手术，肿瘤切除手术以及其他整形再造手术等。

由于国内没有权威机构进行统计，笔者仅以上海第九人民医院整复外科为例，1992 年全年手术总数约为 9000 人次；至 2002 年达到 27968 人次；2003 年虽然遇到 SARS 的侵扰，但全年手术总数仍有 27391 人次，与 1992 年比较，增长幅度超过 300%。为分析发展趋势，对于住院患者中增加的美容外科手术忽略不计，10 年中，美容外科手术的增长幅度约为 406%。近年来，整形美容外科的就诊人数和手术数仍在增加(表 11-2)。

表 11-2　12 年来上海第九人民医院整复外科手术统计

部门	2000 年	2004 年	1992 年
门诊部 （主要是整形美容外科手术）	36788 人次 （平均每人手术 2.02 次）	43472 人次 （平均每人手术 1.25 次）	400～600 人次 / 月
住院部 （主要是整形再造外科手术）	3884 人次 （平均每人手术 1.25 次）	3579 人次 （平均每人手术 1.25 次）	约 2000 人次
浦东分院整复外科	10168 人次	11763 人次	
合计	50840 人次	58814 人次	约 9000 人次

注：根据上海第九人民医院整复外科办公室提供的资料，浦东分院的整形手术量是院本部的 1/3，但本文作 1/4 统计。

从 1919 年美国的 Davis 编著出版了世界上第一本《整形外科学》以来，全世界整形外科的变化和发展很快。为了促进整形外科临床和教学发展的需要，近年来美国学者建议，以美国整形外科学会代替众多的整形和美容外科学会或协会，不再将整形外科分为整形再造外科和整形美容外科两部分，而是统一称为整形外科。

美国学者提出的“分久必合”理念是科学的，在整形外科的临床实践和发展中，整形再造外科和整形美容外科常常是互相联系和互相交叉的。根据流行病学统计，在美国，大约有 65%的成年人体重超重，还有 6000 万人肥胖，其中 900 万人的体重指数（BMI）超过了 50。在这个基础上，必然产生大量的减肥后体形畸形患者，包括火鸡颈畸形，上臂悬挂松弛赘肉，乳房下垂，腹部帘状松垂，下肢、臀部和会阴部悬垂冰凌状松弛畸形等。这些减肥后体形畸形的人群必须按照整形外科的基本原则进行修复和重建，虽然可以把这类手术归于整形美容外科，但其实质是整形再造外科。从有利于这类畸形的医治出发，将整形再造外科和整形美容外科两部分合二为一为好。

按美国整形外科学会所隶属的学会范围来统计，笔者估计，我国从事整形外科的医师已从 1977 年的 166 人增加到如今的万人以上，我国近几十年出版的整形外科图书有数百种，相关杂志有数十种，论文数以万计，这是我国整形外科发展的现状，也是引人瞩目的。美容外科在整形外科的大发展是历史的必然趋势，它与我国经济、文化、科技的发展和人们求美愿望的变化密切相关，是不以人们意志为转移的历史潮流。随着我国整形外科的发展，在未来的时期里，我国的医务工作者和科技工作者会在世界整形外科的大家庭中作出较多的贡献。

在美容外科发展的同时，一个应引起中国同行思考的问题是，如何对东方人的面部解剖结构进行深入的研究。一位美国学者进行了这方面的研究，他统计了 2001 年美国的美容外科患者，其中有4%是亚裔美国人，2000～2001 年，亚裔美国人的面部美容手术增加了 340%。在亚裔美国人中，眼睑手术仅次于脂肪抽吸和隆乳术，东西方人眼睛和眶部解剖结构的区别，成为亚裔美国人眼睑整形外科手术较多的原因，他对亚洲人眶部颅骨的测量是有价值的（表 11-3）。

表 11-3　亚洲人和高加索人眶部颅骨测量的差异

人种	高度（mm）	入口（mm）	深度（mm）	容积（ml）
亚洲人	35.4	39.1	48.3	28
高加索人	35	40	50	30

三、面神经瘫痪治疗的研究进展

面神经瘫痪的治疗是一个传统的整形外科医疗项目，早在 1893 年就出现了 Bell 面瘫的描述和面-舌下神经端侧吻合的记录。我国的带血管神经的肌肉移植和跨面神经移植一期治疗面神经瘫痪曾引起国内外同行的注意，目前对于瘫痪肌肉功能分段的手术治疗研究正引起国内外同行的重视。关于面神经的解剖研究和面神经瘫痪治疗效果的评价，也是整形外科医师感到棘手和有兴趣的研究内容。Saylam(2006)有关面神经颞支的解剖研究结果是有价值的，他们对 33 具尸体的 66 个标本进行了面神经颞支的解剖研究，结果显示，69.7%的面神经颞支有 2 个分支，25.8%有 3 个分支，4.5%只有 1 个颞支。从腮腺前缘到耳屏前，颞支的水平距离是 30.71mm；从耳屏到外眦角中点的直线距离平均为 19.29mm。男女之间、左右侧之间无区别，但颞支总是位于耳屏和外眦角斜行连线中点的下方。

有关面神经瘫痪治疗方法的报道虽已有 100 多年历史，但是有关面神经瘫痪的程度和治疗后疗效的评价较少有可测量方法。Tomat(2005)提出的测量方法可供临床医师参考，该方法以测量面部肌肉表情活动的距离和方向为基础，称为面部肌肉神经化测量系统。该方法是在患者嘴唇周围设计标志点，在患者尽可能笑的情况下用摄像机记录，用录像编辑程序，将患者的静态摄像覆盖动态笑时的摄像，再用 Adobe Photoshop 处理，就能取得测量结果。用此方法测量了 22 例，并以 10 例对照，发现结果相当准确。目前已测量了 200 多例，而且每测量 1 例只要 20 分钟。

四、全面部异体移植研究和实践的立足点

在法国和中国，异体手移植取得临床上较长时期的成活引起了世界同行和新闻界的瞩目。最近在法国又有异体全面部移植在临床上取得成功的报道，在同行中引起了研究和推广异体全面部移植的较强烈欲望。对于全面部严重烧伤、全面部无法再植的皮肤撕脱伤，以及动物咬伤后面部器官形态和功能的严重损害，可能成为异体全面部移植的需求，但是当今如何取舍，需要选定立足点和认真看待。首先是外科技术实践的可能性，关键是取得移植组织成活和面部器官形态与功能再造的成功，包括显微血管、神经吻合技术的保证，面部肌肉和神经功能再造技术的准确无误，在这方面，当今应该是能跨越的。其次是免疫抑制剂长期应用的危险性以及并发症的预防和处理。对于异体面部移植供体的选择，需具有特许镶嵌供体是挑战之一。另外，异体面部移植成活后可能涉及心理、伦理和法规等方面的问题，需要我们深入研究。

五、皮瓣移植和移植手段的改造

皮瓣移植的出现几乎是整形外科发展的起点，没有皮瓣移植，也就没有整形外科。Celsus(公元前 25～公元 50)最先应用推进皮瓣，但真正命名为“皮瓣”是在 19 世纪，曾命名为法国方法，称为滑行皮瓣。虽然皮瓣移植已有近 2000 年的历史，但皮瓣移植和移植手段的改进仍是当今整形外科发展的内容。1973 年，加拿大学者 Daniel R. K.和中国学者杨东岳分别在本国成功地进行了腹股沟皮瓣游离移植，成为近年来穿支皮瓣移植的研究热点之一，目前应用较多的腹直肌穿支皮瓣乳房再造就是典型的例证。2005 年底报道的两种穿支皮瓣的研究成果，相信会被同行们借鉴。其一是 Salvador-Sanz J. F.报道的股二头肌穿支皮瓣，在 18 条腿的尸体解剖研究中，只有穿支动脉和伴行静脉直径大于 0.5mm 时被选用。结果显示，股二头肌长头平均长 33.91cm(*SDZ* 2.7)，短头平均长 23.85cm(*SDZ* 2.96)。在两肌肉上有 139 条穿支，大部分位于大腿下半部，主要出现在肌肉部分(80.48%)，少数来自肌间隔(19.52%)。来自短头的穿支长度，从肌肉到皮下组织是 5.01±1.33cm

(3～10cm)，来自长头的穿支长度是4.54±1.36cm(2.5～9cm)。其血管来源是腘动脉，另一来源是股深动脉的第1和第2穿支，以此可制成穿支皮瓣，而避免采用肌皮瓣移植。其二是Lykoudisa E. G. 报道的股薄肌穿支皮瓣，进行了46具尸体标本的研究，并在临床上进行了验证，至少有一支大的穿支(87%)可被应用，是从股薄肌的上1/3区发出。所有的穿支均位于股薄肌主要血管进入肌肉7cm的直径范围内，有闭孔前神经的感觉支和穿支血管伴行，表浅静脉是大隐静脉的分支。

六、基因治疗与组织工程

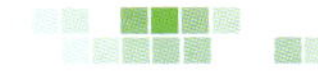

有关基因治疗和组织工程的研究结果是令人鼓舞的，在《中国修复重建外科杂志》和《组织工程与重建外科杂志》上已有许多好文章，在国外近期的杂志上也有不少令人鼓舞的论文。

(载于《中国修复重建外科杂志》2006年第20卷第4期P355-357)

中国整形美容外科的历史和发展

上海交通大学医学院附属第九人民医院　王炜

从1978年十一届三中全会以来，中国整形美容外科得到空前的迅速发展，这是中国整形美容外科医务工作者的历史贡献。

中国整形美容外科的产生和发展已有千年以上的历史，现代中国整形外科起源于20世纪初，它和世界整形外科的产生是在同一历史时期。

一、整形和美容术语及其含义

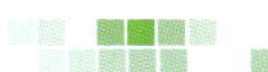

1 美容(cosmetic)　美容是指修饰和改善人的外貌，使其美丽或具有人们所需求的形态。

2 美容术(cosmesis)　美容术是使容貌和形体美丽的治疗方法。

3 整形外科艺术 (the art of plastic surgery)　其相关内容在中国历史上可追溯到公元前；而the art of plastic surgery的命名则来自西方，和古代人们要求改变面部畸形有关。

4 整形外科(plastic surgery)　整形外科是指用外科手术的方法对人体组织、器官的残缺和畸形进行修复和重建，以达到功能的恢复和重建；或对正常人的形体进行美化和再塑造，以达到形态的改善和美化的目的。简而言之，整形外科的医疗目的是使伤者不残、残者不废，健康人更英俊、更美丽。

整形外科是外科学的专科之一，是采用医学和艺术的手段改善人体的功能和形态，雕塑人们所企盼的形体，是美学外科学和艺术外科学。因此，世界著名的整形外科杂志从20世纪创刊以来，在封面上就有美丽女神维纳斯的水印图，以标识杂志的艺术追求。

整形外科涵盖整形再造外科(或称修复重建外科)和整形美容外科两部分。半个多世纪以来，在中国医学科学院整形外科医院、上海交通大学医学院附属第九人民医院、北京大学第三医院、第四军医大学西京医院、第二军医大学附属长征医院、第二军医大学附属长海医院等医院所进行的医疗、教学和科研实践中，都涵盖了整形再造外科和整形美容外科两方面的内容。进入21世纪以来，美国同行将这两部分统称为整形外科。

5 医学美容(aesthetic medicine)　医学美容是指应用医学及其相关手段达到美容目的，是医学多学科发展相关美容成分的一种结合，隶属于学科社会应用体系。它的诞生应该是在医学出现之初，当时的人类就可能想应用医学达到美容的目的。广义而言，医学美容不仅仅包含医学，还包含了应用生物学、物理学、化学、医学伦理学和社会学等手段，使人的容貌、结构、形姿和心理达到人们所企盼的结果。

二、中国整形美容外科的历史

求美之心，人皆有之，自从有人类出现，就有美的追求。在6000～8000年之前我国中原的出土文物中，就有妇女用的精致的骨制发簪。

在中国古代文献中，秦汉时期的《山海经》记载："天婴……可以已痤"（痤，即痤疮），"滑鱼……食之已疣"，"鯗鱼……食之不骄"（骄，骚也，即狐臭），"荀草，服之美人色"。西汉时期的《淮南子》记录："孕妇见兔而子缺唇。"3～4世纪我国就有了手术医治唇裂的记载，如《晋书》中记载，魏咏之是一才子，但"生而兔缺"，寻找到荆州刺史殷仲堪帐下的名医"割而补之"。邱武才考证，魏咏之的唇裂手术时间应在4世纪末，即在东晋时期。到了唐朝和宋朝，有制造义眼和酒窝的记载。在文献中，古代整形外科起源的记载以切除犯人的鼻子后进行的鼻再造最为典型。

三、中国现代整形美容外科的诞生和发展

现代整形外科成为一独立的专业始于19世纪初的欧洲，到20世纪初，整形外科已在多国成为独立的学科。我国的现代整形外科源自西方，起源于19世纪末。

（一）初期实践阶段（19世纪末～1949年）

这一阶段即从中国出现现代整形外科实践的记录到新中国成立。1938年2月2日，美国第一届整形外科医师年会在得克萨斯州举行，这一时期，中国学者和西方学者在我国也开展了现代整形外科医疗实践。1896年，在中国医学传教士杂志上，Thomson J. D.报道了阴囊象皮肿；Nyi报道了唇裂手术的眶下孔麻醉，1949年又发表了鞍鼻整形的论文。倪葆春于1925年获约翰霍普金斯大学医学博士学位，1926年师从著名的整形外科专家约翰·大卫斯，1927年回国后先后担任上海圣约翰大学代理校长、医学院院长，上海第二医学院副院长。1929年他在圣约翰大学医学院附属同仁医院（St. Luke医院）开设整形外科门诊并任整形外科主任，同时担任上海医学院解剖和整形外科教授。在20世纪50年代初出版的《外科学》（沈克非主编）中，他还撰写了整形外科学章节。根据现在能查阅到的资料，倪葆春应被称为中国现代整形外科的开拓者，是在医学院校中建立中国现代整形外科的第一人，是我国现代整形外科之父。在同一时期，即20世纪30～40年代，上海、北平、扬州等城市的整形外科医师已经开展了隆鼻、重睑、天花痘瘢（麻皮）磨削、酒窝形成、隆乳等美容外科手术。石光海生前告知笔者，在新中国成立前，他和杨树荫等人曾在上海和北平开过美容诊所。孔繁祜回忆说，当他在读中学的时候，就看见在北京饭店挂有"石光海医师美容诊所"的牌子。倪葆春在中国医学院校建立整形外科19年后，即1948年9～12月，美国著名整形外科教授Webster J.在上海中山医院举办了整形外科学习班，朱洪荫、张涤生、宋儒耀、汪良能、李温仁等就是该学习班的成员，因此可以说，这个学习班培养了一批撒向全中国的整形外科种子。宋儒耀称，在学习班，他既是学员，也是教师。

（二）稳定发展阶段（1949～1978年）

这一阶段即从新中国成立到十一届三中全会召开。新中国成立后，特别是抗美援朝之后，整形外科在全国各地逐步建立及发展起来。1948年宋儒耀从美国回国，在华西大学任颌面外科、整形外科教授，1952年任北京协和医学院整形外科教授。1949年9月由朱洪荫领衔，在北京医学院建立

了成形外科，他曾率新中国第一个整形外科代表团去捷克斯洛伐克参加国际整形外科学术交流会。宋儒耀和张涤生都曾师从口腔颌面外科、整形外科学界泰斗 Robert Henry Ivy，先后回国开展整形外科工作，并参加抗美援朝战伤人员的整形外科医疗，后来，张涤生成为中国工程院院士。1948 年夏陈绍周从美国回国后，被震旦大学聘为口腔及颌面整形外科教授，同时在上海广慈医院担任整形外科主任，1951 年春到上海仁济医院创立整形外科并任主任。1954 年汪良能回国，在第四军医大学创建了烧伤整形科，并担任主任。鲜为人知的是张光炎，他于 1941 年赴美主攻牙科和整形专业，1945 年回国，曾先后在北京医学院和河南医学院开展和创建整形外科，并担任毛泽东的牙科医师。1957 年，在宋儒耀的领导下，中国第一所整形医院——北京整形外科医院诞生。还有董淑芬，从苏联学成后回国，在西安医学院领衔整形外科。他们是我国第二代整形外科学者中的骨干，是新中国整形美容外科的开拓者和创始人。

其后，设有整形外科的医院逐渐增多，初期分布在北京、上海、西安等地，后来郑州、南京、沈阳、太原、大连、南昌、乌鲁木齐、福州、广州、湛江等城市的医院中也纷纷建立了整形外科。由于经济和文化的原因，当时美容手术只占整形外科医疗范围内的很少一部分，即使如此，当今所进行的大部分美容外科手术在 1966 年之前就已经在各地医院的整形外科开展了，包括重睑、隆鼻、面部除皱、面部磨削、乳房缩小、体形塑造以及会阴整形等。20 世纪 50 年代，北京整形外科医院编著的《整形外科进修讲义》(共 7 本)出版了，它们曾为我国整形外科学的发展起到了重要作用。1949～1978 年，多种整形外科专著出版，包括张涤生的《唇裂与腭裂的整复术》(1957)，朱洪荫、王大玫、孔繁祜等的《成形外科学概要》(1959)，宋儒耀的《手部创伤的整形外科治疗》(1962)，孔繁祜的《实用成形外科手术学》(1965)，以及宋儒耀的《唇裂与腭裂的修复》(1965 年第 1 版，1980 年第 3 版)等，对我国整形外科的普及和发展起到了推动作用。1966 年开始的“文化大革命”虽然使我国整形美容外科的发展受到挫折，但是整形再造外科的实践在北京、上海、西安、郑州、南京、沈阳、南昌等地继续进行。仅以上海第九人民医院为例，20 世纪 70 年代初，登记等待住院的患者达 3000 余人，从就诊到住院要等待数年之久。在大量的需求面前，整形外科医师们继续进行着临床实践和研究的积累。中国在国际显微再造外科学界的多项历史性创造，较多是在这一历史时期出现的，例如断指(肢)再植，多种原创性的皮瓣游离移植、游离肌肉移植、第 2 足趾移植和扩大第 2 足趾移植拇指或手指再造、肠段游离移植等，这些成果使中国后来成为促进国际显微再造外科学发展的国家之一，只是当时国内的医学杂志和图书停止出版，又没有大规模的学术交流会议，许多研究成果被处于单纯的积累之中，为后阶段的发展积聚能量。1977 年，在上海召开的医用硅橡胶应用交流会期间，笔者统计，当时国内从事整形外科的医师为 166 人。

（三）迅速发展阶段(1978 年以来)

近 20 多年来，我国整形美容外科的从医人员和就医人数，以及建立整形美容外科的单位以数十倍的速度增长。由于显微外科的大发展，我国整形外科硕果累累，包括杨果凡的“中国皮瓣”诞生，中国式阴茎再造、一次性整形外科器官再造的报道，以及张涤生的《整复外科学》(1979)，王大玫的《成形外科学讲座》(1983)，汪良能、高学书的《整形外科学》(1989)，宋儒耀、方彰林的《美容整形外科学》(1990)，张其亮的《医学美容学》(1996)，王炜的《整形外科学》(1999)，郭恩覃的《现代整形外科学》(2000)，高景恒的《美容外科学》(2003)，李世荣的《现代美容整形外科学》(2006)等整形美容外科专著先后问世。同时期，中华医学会整形外科学分会、中华医学会医学美学与美容学分会、中国修复重建外科学会、中华医学会手外科学分会、中华医学会显微外科学分会、中国医师协会美容与整形医师分会等组织相继成立，相应的专业杂志也先后诞生，这一切为我国新时期的整形美容外科大发展起到了重要的推动作用，在我国整形美容外科学界建立起了一支浩浩荡荡的学术和临床医疗科研队伍。

整形美容外科是现阶段我国临床学科发展最活跃的学科之一，我国的整形再造外科、显微再造外科已经进入世界先进行列，整形美容外科也和国际发展同步。

由于国内没有权威机构进行统计，笔者仅以上海第九人民医院整复外科为例，1992年全年手术总数9000多例；至2002年达到27968例；2003年虽然遇到SARS的侵扰，全年手术仍有27391例，与1992年比较，增长幅度超过了300%。

整形外科在我国的大发展，与我国经济、文化和科技的发展密切相关，现在已引起世界同行的关注。随着我国整形外科的发展，我相信，在未来的时期里，我国的整形外科医务工作者会在世界整形外科的大家庭中作出更多的贡献。

参考文献

[1] Converse J M. Reconstructive plastic surgery[M]. 2nd ed. Philadelphia: WB Saunders, 1977: 3-64.

[2] 郭恩覃.现代整形外科学[M].北京:人民军医出版社,2000:9-10.

[3] 邱武才.邱氏美容手术[M].武汉:湖北科学技术出版社,1993:135-137.

[4] 孔繁祜.我国整形外科溯源及其早年发展概况[J].中华医史杂志,2000,30(3):138-141.

[5] Nyi P C. Correction of saddle nose by transplantation of costal cartilage[J]. Chin Med J, 1949,67:603.

[6] 张涤生.现代美容外科之我见[J].中国实用美容整形外科杂志,2005,16(1):F005-F007.

[7] 王炜.纪念宋儒耀教授[J].中华医学美学美容杂志,2003,9(5):261-262.

[8] 王炜,张涤生.论扩大足趾游离移植及其成功的关键[J].中国修复重建外科杂志,1993,7(2):65-71.

[9] 王炜,张涤生.显微外科在整形外科中应用的回顾及展望[J].中华整形烧伤外科杂志,1995,11(2):83-86.

（载于《中华医学美学美容杂志》2007年第13卷第1期P50-52）

中胚层疗法——有广阔前景的医疗理论和技术

上海交通大学医学院附属第九人民医院 王炜

一、发展无创和微创医疗技术是当今世界整形美容外科的发展趋势

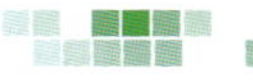

随着世界经济和文化的发展，各类人群（正常人群和缺损或畸形的人群）追求美的心理欲望也在不断地扩大和延伸，他们特别期望整形外科医师能够应用无创和微创的方法，使他们容貌俊俏、体形健美，达到年轻而“长生不老”的目的。美丽有多方面的含义，但其主要特征就是年轻；为了保持年轻，必须研究人类抗衰老的途径，从而制造出人们期盼的年轻外貌。Matarasso S. L.(2006)报道了2004年美国有1200万人次接受了美容外科治疗，其中210万人次接受了美容外科手术，990万人次接受了非手术性的美容医学治疗。在非手术治疗的990万人次中，又有900万人次是为了达到外观年轻的目的而选择透明质酸软组织充填注射法。可见，发展无创和微创医疗技术是当今世

界整形美容外科的发展趋势，而中胚层疗法正是在无创和微创医疗技术发展的需求中引起了世界同行的关注。

二、中胚层疗法是一种具有广阔发展空间的医疗技术

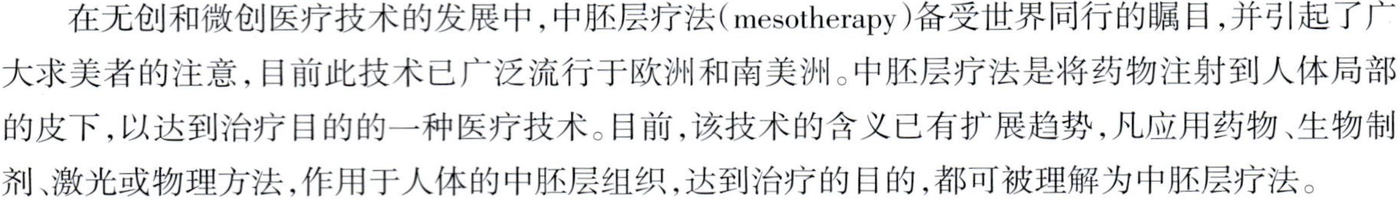

在无创和微创医疗技术的发展中，中胚层疗法（mesotherapy）备受世界同行的瞩目，并引起了广大求美者的注意，目前此技术已广泛流行于欧洲和南美洲。中胚层疗法是将药物注射到人体局部的皮下，以达到治疗目的的一种医疗技术。目前，该技术的含义已有扩展趋势，凡应用药物、生物制剂、激光或物理方法，作用于人体的中胚层组织，达到治疗的目的，都可被理解为中胚层疗法。

中外文献中的中胚层疗法是指法国医师 Michel Pistor 于 20 世纪 50 年代开展的一项治疗技术，主要是通过局部皮下注射药物达到治疗目的。此技术先后用于治疗血管炎、淋巴水肿、肌肉疼痛、牛皮癣、秃发以及进行人体外形塑造等。1987 年，中胚层疗法作为一种特殊的医疗手段，正式被法国医学科学院认可。在欧洲和南美洲，中胚层疗法用于体形塑造已有多年历史，并已广泛地在临床上开展。该方法被介绍到美国是近年的事，在美国被称为非手术性脂肪抽吸。中胚层疗法所采用的药物包括多种扩血管药物、非激素类抗炎药、多种维生素、激素、降钙素、多种生物碱（如氨茶碱、咖啡因、己酮可可碱）、酶、抗生素、磷酸卵磷脂类脂肪溶解性药物；还有配制用的麻醉药，如普鲁卡因、利多卡因、美索卡因等。高景恒（2007）报道，在法国，有 15000 多名医师在使用中胚层疗法，根据这个数字可以推测，几乎每个法国整形美容外科医师都在使用中胚层疗法。目前该疗法虽然还没有得到美国食品和药物管理局（FDA）的批准认可，但是 Matarasso A.早在 2005 年就向美国同行推荐用中胚层疗法进行体形塑造，并已引起美国媒体和学者们的关注。Matarasso A.在应用中胚层疗法的综述中，首先推荐应用卵磷脂作为体形塑造的注射药物。在美国，这种疗法在媒体上已有广泛报道，有时配合饮食调节、激素替代治疗和运动疗法。有关用于减肥和人体外形塑造的中胚层疗法虽然还没有在英文文献中报道，但在美国已有中胚层疗法的网站（www.mesotherapyworldwide.com），通过该网站介绍，世界上已有 30000 多名医师在使用中胚层疗法。中胚层疗法除了在欧洲、南美洲、美国受到欢迎以外，在澳大利亚、新西兰等地也受到青睐。Salas A. P.（2005）用双盲法进行了眼袋手术和中胚层疗法下眼睑疝出脂肪融脂的对比研究，结果显示，有选择地应用中胚层疗法进行眼袋融脂是有效的。但是，中胚层疗法在美国并不都是受到称赞的，美国《整形再造外科杂志》主编 Rohrich R. J.（2005）撰文称，中胚层疗法在媒体上宣传是“现代的风波”，文章的题目——《中胚层疗法是什么？有用吗？》就阐明了他的观点。由于这项疗法还没有得到 FDA 的批准认可，因此在美国认可和怀疑的言论同时存在。

纵观大量事实，笔者认为，中胚层疗法是具有广阔发展前景的一类微创整形美容技术，特别适用于减肥和体形塑造。在本期杂志报道的文章中，专题介绍了中胚层和中胚层疗法，论述了中胚层疗法的前景。中胚层包括了人体很多组织和器官，几千年前问世的针灸疗法可以被理解为中胚层疗法最早的理论和实践，和针灸相关的穴位注射、穴位结扎、针刺麻醉以及 20 世纪 40～50 年代在苏联和欧洲流行的封闭疗法也可称为中胚层疗法。在中胚层疗法的发展和研究中，除了减肥、体形塑造等美容治疗以及疼痛、秃发和一些皮肤疾病的治疗外，通过对有关血管瘤、淋巴管瘤、淋巴系统疾病以及中胚层组织、器官疾病的探索，笔者认为，上述疾病的发病机制和中胚层疗法相关。应该说，中胚层疗法的开展目前才刚刚起步，但它是一种具有广阔发展空间的医学技术。然而由于中胚层疗法使用较简单，理论基础较薄弱，易被商业炒作扭曲，使治疗者受到伤害，这是需要警惕的。

三、整形美容内科是整形美容医学发展的重要内容

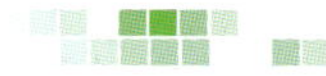

整形美容医学应包括整形美容内科学、整形美容外科学和整形美容基础三部分。笔者在1984年曾向一位酷爱整形外科又被限制外科手术的医师建议，没有从事整形外科手术的机会，就从事整形内科治疗的研究，进行烧伤瘢痕畸形等的内科治疗和研究同样有广阔的空间。目前，整形美容医学的内科治疗已经在中国和其他国家的整形美容学界得到广泛认可和采用，在美国尤为显著。

抗衰老治疗、激光治疗、微创手术、软组织充填以及中胚层疗法等，均属于整形美容内科治疗范畴，特别是软组织充填剂和去除动力性皱纹的治疗，是当今整形美容内科治疗的热点。例如，半永久性软组织充填剂有羟基磷灰石注射剂、聚乳酸注射剂、干细胞、胶原和有机玻璃微球等，尚有真皮皮肤充填剂牛胶原、人胶原、自体胶原、真皮粉等，均可用于治疗静态皱纹、凹陷性瘢痕，或进行轮廓畸形等。在世界上得到广泛认可和较多应用的是透明质酸注射剂，2004 年在美国的使用量猛增了 927%。目前美容内科较广泛使用的是肉毒毒素注射剂，治疗动力性皱纹效果良好，2004 年美国的肉毒毒素用量增长了 280%，中国也有类似的增长。整形美容外科发展的趋势证明，整形美容内科是整形美容医学发展的重要内容。

参考文献

[1] Matarasso S L, Carruthers J D, Jewell M L. Consensus recommendation for soft-tissue augmentation with nonanimal stabilized hyaluronic acid (Restylane)[J]. Plast Reconstr Surg, 2006, 117(3 Suppl): 3s-34s.

[2] Pistor M. What is mesotherapy?[J]. Chir Dent Fr, 1976, 46(288): 59-60.

[3] Matarasso A, Pfeifer T M. Mesotherapy for body contouring[J]. Plast Reconstr Surg, 2005, 115(5): 1420-1424.

[4] 高景恒，岳丽爽. Mesotherapy——美容医学的新技术[J]. 中国实用美容整形外科杂志，2006, 17(2): 119-121.

[5] Salas A P, Asaadi M, Motamedi B. Is mesotherapy effective in the treatment of lower eyelid fat herniation?[J]. Plast Reconstr Surg, 2005, 116(3): 32.

[6] Rohrich R J. Mesotherapy: what is it? Does it work?[J]. Plast Reconstr Surg, 2005, 115(5): 1425.

[7] 王炜. 发展我国美容整形外科事业的思考[J]. 中华医学美容杂志，2000, 6(2): 90-91.

[8] Cohen S R, Berner C F, Busso M, et al. ArteFill: a long-lasting injectable wrinkle filler material—summary of the U.S. Food and Drug Administration trials and a progress report on 4- to 5-year outcomes[J]. Plast Reconstr Surg, 2006, 118(3 Suppl): 64s-76s.

[9] Broder K W, Cohen S R. An overview of permanent and semipermanent fillers[J]. Plast Reconstr Surg, 2006, 118(3 Suppl): 7s-14s.

[10] Alessandrini A, Di Bartolo C, Pavesio A, et al. ACP gel: a new hyaluronic acid-based injectable for facial rejuvenation, preclinical data in a rabbit model[J]. Plast Reconstr Surg, 2006, 118(2): 341-346.

[11] Rotunda A M, Ablon G, Kolodney M S. Lipomas treated with subcutaneous deoxycholate injections[J]. J Am Acad Dermatol, 2005, 53(6): 973-978.

（载于《中国美容整形外科杂志》2007 年第 18 卷第 3 期 P161-162）

论美容医学是抗衰老的领军学科

辽宁省人民医院　高景恒
大连大学附属新华医院　王志军
上海交通大学医学院附属第九人民医院　王炜

【关键词】 美容医学、抗衰老

延年益寿，返老还童，古而有之，人皆求之。几个世纪以来，抗衰老、延年益寿是人类研究和探索的永恒课题，整形外科和美容医学受到求美者的倾慕，虽然其结果有时并非令人满意，但探索研究的势头并未减弱。实际上，整形外科和美容医学的常规技术并不能实现真正意义上的返老还童和延年益寿，仅仅是指标性、局部性地改善老态而已。2000 年，美国 *Plastic and Reconstructive Surgery*（*PRS*）杂志主编 Rod J. Rohrich 指出，整形外科和美容医学将成为抗衰老和抗衰老医学的领军学科。现在，抗衰老已成为当今的热门研究和方向性课题，美容医学即将实现革命性的飞跃。

一、美容医学的含义

爱美之心，人皆有之，美容医学是利用医学手段满足健康人的求美心理需求。美容医学的手段有：①常规美容外科技术以及各种以人体审美为目的的美容医学技术；②微创或无创美容技术，包括物理和化学方面（物理方面如光、电、激光、等离子、机械、磨削等技术装置，化学方面如药物疗法、中胚层疗法、填充材料的应用、化学剥脱等技术）；③生物学技术，包括再生医学、组织工程、细胞疗法等。上述三方面均以延缓和抗衰老为宗旨，尤以后两项更为重要。

细胞是人体生命的基本单位或最小单位，多个细胞构成单一组织，多种组织构成单一器官，多种器官构成系统，多种系统构成人的生命体，因此，人的生命体是由其基本单位——细胞构成的。健康的细胞构成健康的人体，病态的细胞构成病态的人体。随着年龄的增长，细胞的活性降低而导致衰老乃至死亡，因此，细胞治疗和干细胞治疗就成为抗衰老的热门技术。

健康才有美丽，年轻才有美丽，长生不老，人皆求之，因此，年轻是美丽的核心，衰老是美丽的天敌，抗衰老就意味着永葆青春、美丽健康。

从上述意义上讲，美容医学研究的内容与技术基本上等同于抗衰老医学，抗衰老医学的服务对象和目的也等同于美容医学，两者相辅相成，相得益彰。

美容医学的最终目的是面形美与体形美的塑造。面形美是指面部整体结构的形态美和功能美，其中包括鼻、眼、口、眶、颧、颊、颌、颏、耳等相关结构的整体美及协调美；体形美是指颈、躯干、四肢、髋臀及其构成的整体结构的形态美和功能美，因此美容医学包括由面形美和体形美构成的整体美的塑造。其中，整体形态可表现为老态龙钟、老气横秋、老当益壮、老骥伏枥。

不同年龄有着不同的面形和体形，随着年龄的增长，面形与体形渐进地走向老态和功能衰退。

二、美容医学学科及其技术的发展

美容医学学科及其技术的发展可分为四大部分，即四个成长阶段，或称“四段论”。

第一阶段，常规美容技术的发展：包括局部治标性的返老还童技术，如对老年面形的提升技术、面部皮肤拉紧或除皱手术等。

第二阶段，微创或无创技术的发展：包括物理性的设备和疗法，如光、电、超声、激光、等离子、机械等技术，局部皮肤拉紧及皮肤质地年轻化热疗法等；各种化学疗法，包括药物治疗、中胚层疗法、填充材料的应用、化学剥脱等技术。

第三阶段，生物医学的发展：主要是再生医学，包括组织工程、细胞疗法、干细胞治疗，该技术是顺势治本的全身性的抗老化疗法。再生医学是全身细胞的整体再生，因为有生命就有再生，有再生才有生命，再生是生命活动的灵魂。

第四阶段，即上述三种科学技术的综合优选和各种技术相结合，加上个性化的疗法，实现相辅相成的年轻化技术，从而达到整体抗衰老的目的。

三、抗衰老医学的发展促进美容医学的发展

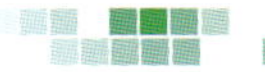

抗衰老医学是非常复杂的医学，其除涉及常规医疗技术、美容医学技术、微创或无创技术和再生医学技术外，还涉及基础生物分子医学、基因医学、端粒医学、线粒体医学、各种因子和能量医学、内分泌疗法、激素疗法、保健医学、替代或补充医学、养生医学、食疗、气疗等诸多生命科学的范畴。

21世纪是生命科学发展的世纪，也是美容医学与抗衰老医学发展的机遇期，因此，随着抗衰老医学的发展，必然会促进美容医学的发展，而美容医学的服务对象和人群也是抗衰老医学的服务对象和人群。两种医学所采用的手段及其创新技术的服务对象也是同类人群，其服务目的都是满足求美者的心理需求。爱美之心，人皆有之，人类年轻、长生不老的意愿自古有之，人皆求之，因此，美容医学与抗衰老医学同步发展、相辅相成，将会加速两者的科学创新发展。

参考文献

[1] Goldman R, Klatz R.抗衰老革命——停住时间的脚步，使你更年轻、更性感、更幸福[M].王汝祥，董丽君，潘伯臣，译.沈阳：辽宁科学技术出版社，2005.

[2] 高景恒，王忠媛，李孟倩.美容医学——第四医学的兴起与发展[J].中华医学美学美容杂志，2006，12(3)：173-174.

[3] 高景恒，王志军，张晨，等.再论美容医学[J].中国美容整形外科杂志，2008，19(6)：475-476.

[4] Rohrich R J. The anti-aging revolution: an evolving role for plastic surgery[J]. Plast Reconstr Surg, 2000, 105(6): 2140-2142.

[5] Kaweski S. Plastic Surgery Educational Foundation DATA Committee. Anti-aging medicine: hormone replacement therapy in men[J]. Plast Reconstr Surg, 2004, 113(5): 1506-1510.

[6] Kaweski S. Plastic Surgery Educational Foundation DATA Committee. Anti-aging medicine: part Ⅰ, hormone replacement therapy in women[J]. Plast Reconstr Surg, 2003, 111(2): 935-938.

[7] Kaweski S. Plastic Surgery Educational Foundation DATA Committee. Anti-aging medicine: part Ⅲ, growth hormone replacement[J]. Plast Reconstr Surg, 2006, 118(1): 253-256.

[8] 丁关庆.老年男性的激素替代疗法[J].国外医学(老年医学分册)，1996，17(6)：283.

[9] Lissett C A, Gleeson H, Shalet S M. The insulin-like growth factor Ⅰ generation

test in adults[J]. Horm Res, 2004,62(Suppl 1):44-49.

[10] Lanfranco F, Gianotti L, Giordano R, et al. Ageing, growth hormone and physical performance[J]. J Endocrinol Invest, 2003,26(9):861-872.

[11] Lissett C A, Shalet S M. The insulin-like growth factor Ⅰ generation test: peripheral responsiveness to growth hormone is not decreased with ageing[J]. Clin Endocrinol, 2003,58(2):238-245.

[12] 龙建纲,汪振诚,王学敏.线粒体:新的细胞内药物作用靶点[J].中国药理学通报,2003,19(8):859-863.

[13]王居平,吴玄光,唐兆新,等.线粒体与自由基的研究概况[J].中国兽医科技,2003,33(9):71-76.

[14] 孙莹,邹亚学,郑梅竹,等.端粒、端粒酶与细胞衰老及肿瘤的研究进展(综述)[J].河北科技师范学院学报,2007,21(2):93-97.

[15] 王联群,刘德伍.端粒、端粒酶与干细胞[J].中国组织工程研究与临床康复,2009,13(10):1985-1988.

[16] 冯前进.气、生物能与生物能量医学[J].山西中医学院学报,2006,7(5):9.

[17] Rindfleisch J A. Biofield therapies: energy medicine and primary care[J]. Prim Care, 2010,37(1):165-179.

[18] Hankey A. Are we close to a theory of energy medicine?[J]. J Altern Complement Med, 2004,10(1):83-86.

[19] Obukhova L A, Skulachev V P, Kolosova N G. Mitochondria-targeted antioxidant SkQ1 inhibits age-dependent involution of the thymus in normal and senescence-prone rats [J]. Aging, 2009,1(4):389-401.

[20] Skulachev V P, Anisimov V N, Antonenko Y N, et al. An attempt to prevent senescence: a mitochondrial approach[J]. Biochim Biophys Acta, 2009,1787(5):437-461.

[21] Skulachev V P, Longo V D. Aging as a mitochondria-mediated atavistic program: can aging be switched off?[J]. Ann N Y Acad Sci, 2005,1057: 145-164.

(载于《中国美容整形外科杂志》2011 年第 22 卷第 3 期 P185-186)

二论美容医学是抗衰老的领军学科

辽宁省人民医院　高景恒

大连大学附属新华医院　王志军

上海交通大学医学院附属第九人民医院　王炜

【关键词】 美容医学、抗衰老

延年益寿,返老还童,自古有之,人皆求之。笔者撰写的《论美容医学是抗衰老的领军学科》一文,主要从美容医学的定义、内涵、服务对象、服务目的以及美容医学的发展方向两方面论述了美容医学是抗衰老的领军学科,现在从技术的角度将上述两方面的内容再述如下,以供同道们参考。

2000年，美国*PRS*杂志主编Rohrich R. J.指出，整形外科在抗衰老的新领域中具有特殊的领军地位，因此其在抗衰老医学或美容医学中具有更大的发展空间。

保护健康细胞、清除死亡细胞、修复损伤细胞、激活休眠细胞是延缓衰老的关键，溶解细胞内垃圾、降解细胞外垃圾、激活细胞活性是延缓衰老的主要途径，激活细胞功能、恢复细胞活性则是延缓衰老的主要措施。

一、延缓衰老——抗衰老综合疗法

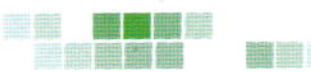

脱氧核糖核酸DNA决定了皮肤细胞的功能及其对环境的适应能力，尽管不同个体之间的DNA仅有1%的差异，但不同个体皮肤的抗氧化、清除自由基、抵抗紫外线、抵抗污染侵害能力有很大的不同。每个人都有自己独特的皮肤类型，如皮肤汗腺分布，油性、中性皮肤，皮肤毛孔大小等，采用生物技术手段检测个体的基因型，可针对性地选择美容护肤用品，以达到最佳的护肤效果。

1 美容与免疫　增强免疫力是养颜美容的最佳策略。

2 美容与内分泌系统　内分泌系统是人类重要的调节系统，可与神经系统一起调控人体的生理功能。如果内分泌失调，会出现黄褐斑、乳房肿块等。内分泌系统由内分泌腺和分布于其他器官的内分泌细胞组成。内分泌腺包括垂体、甲状腺、甲状旁腺、胰岛、性腺和肾上腺等。内分泌腺分泌的活性物质称为激素，部分细胞分泌的激素可直接进入血和组织液中，调控人体的生理功能。

3 美容与维生素　维生素是维持生命的营养素，在人体内含量很少，但其生理作用很大，它作为体内酶的辅助成分，参与体内的代谢过程。维生素包括脂溶性维生素（如维生素A、D、E、K）和水溶性维生素（如B族维生素、维生素C）两大类。皮肤表层的皮脂类可吸收脂溶性维生素的营养成分，而水溶性维生素的营养成分需经处理后方可被皮肤吸收。

4 美容与细胞的更新和修复　细胞的更新和修复取决于细胞的再生能力，再生是人体细胞的基本能力。细胞疗法包括细胞替代、养生和刺激疗法，因此，从细胞生物学的角度来说，延缓衰老有三种方法：①保持人体组织细胞强大的再生能力；②持续供应细胞足够的营养，维持细胞的正常代谢功能；③利用各种方法刺激细胞活化，达到美容的效果。

5 美容与细胞外基质　细胞外基质是细胞生命活动的外环境，其主要成分是胶原蛋白，而胶原蛋白是维持皮肤、肌肉等弹性的主要物质。随着年龄的增长，真皮中的胶原蛋白和弹性蛋白减少并出现断裂，导致皮肤老化。

6 美容与微循环　皮肤微循环充分，细胞能获得足够的营养和氧气，可以促进皮肤的正常代谢，从而保持皮肤的年轻化和延缓衰老。

7 美容与细胞的外养内调　外养是指给予皮肤高级营养产品，以快速修复受损和衰老的细胞；内调主要是指干细胞对衰老细胞的复制和替代，以实现延缓衰老和年轻化的目的。

二、激素替代疗法

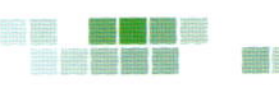

激素是由内分泌器官分泌的，内分泌器官包括垂体、胸腺、肾上腺、胰岛、甲状腺、甲状旁腺、睾丸、卵巢等。大量文献指出，皮下脂肪中的褐色脂肪细胞也是内分泌组织或器官。

激素替代疗法（hormone replacement therapy，HRT）是用体内分泌的激素和人工合成的激素治疗因激素减少和缺乏所引起的疾病，目前已将其应用于延缓衰老的临床治疗中，在发达国家应用较普遍，尤其流行于绝经期女性。

（一）女性雌激素替代治疗

近年来的研究表明，长期应用雌激素可引起不良反应，且有致癌的危险，如子宫内膜癌、乳腺癌等。有专家指出，对于 60 岁以上女性不宜采用雌激素疗法，如果采用性激素（尤其是雌激素）替代疗法，应严格把握适应证、禁忌证、注意事项，并制定个性化的治疗方案，治疗前应严格进行体格检查，遵循低剂量、短期应用的原则；对于 80 岁以上的绝经后女性，可通过摄取适量的大豆（50g/d）和钙质进行滋补，从而使体内环境重新达到平衡。日本女性常食用豆类、不饱和脂肪、鱼类、海产品等，以达到延缓衰老和长寿的目的。

（二）男性雄激素替代治疗

雄激素包括睾酮、雄烯二酮、脱氢表雄酮等，以睾酮为主。95%的雄激素源于睾丸间质细胞，5%的雄激素源于肾上腺。40 岁以后，随着年龄的增长，雄激素（睾酮）的分泌量会逐渐减少，从而出现精神不集中、性欲与勃起功能下降、记忆力减退、心理焦虑等更年期症状，因此男性更年期可进行雄激素替代治疗。2003 年 11 月，美国国立卫生院认为，补充雄激素适用于性腺功能低下者；第四届世界男性老龄化学术研讨会进一步明确，男性更年期可进行雄激素替代疗法，但患有乳腺癌和前列腺癌者除外，而且雄激素与生长激素联合的疗法可提高其疗效。

2005 年 12 月，路透社的医学新闻报道指出，学术界一直对雄激素替代治疗存有争议，其主要原因是易于诱发前列腺癌；而英国化学病理学家 Malcolm Carruthers 博士认为，给缺乏雄激素的男性补充睾酮是安全有益的。

（三）脱氢表雄酮

脱氢表雄酮（dehydroepiandrosterone，DHEA）是肾上腺分泌的一种激素，是人体内最丰富的类固醇，参与睾酮、雌激素、黄体酮和皮质酮的合成。随着年龄的增长，体内 DHEA 的水平会逐渐降低，65 岁后，其含量仅为 20 岁时的 10%～20%。

DHEA 缺乏时会出现持续性疲劳、压抑、焦虑、性功能降低以及眼部、皮肤、头发干燥和毛发脱落等现象。DHEA 的支持者认为，DHEA 能增强免疫系统抵抗感染的能力，降低血糖，使脂肪转化为肌肉（利于减肥），同时还有预防阿尔茨海默病、红斑狼疮、艾滋病、EB 病毒感染、慢性疲劳综合征等作用。

研究表明，体内 DHEA 低下与肥胖有关，肥胖人群 DHEA 的分泌较少。早在 1964 年就有学者发现，患糖尿病的肥胖老年人尿液中的 DHEA 完全消失。1988 年，一项人体实验证明，5 例男性每天服用 1600mg DHEA，28 天后，其中 4 例的平均脂肪量降低了 31%，而且肌肉量增加。动物实验证明，DHEA 能使寿命延长 50%。2001 年 8 月，奥地利维也纳大学对 27 例器质性病变引起的勃起障碍患者及28 例非器质性病变引起的勃起障碍患者进行了 6 周的 DHEA 疗法，3 个月后，两组患者的勃起功能指数明显提高。

到目前为止，尚无 DHEA 可致癌的明确论述。美国马里兰 Johns Hopkins 公共卫生学校的 Alberg 博士对 DHEA 与皮肤癌的因果关系进行了 27 年的研究，其结论是 DHEA 水平增高与皮肤癌无关。也有研究者认为，DHEA 有抑制乳腺癌的作用。

DHEA 应在医师的监督下服用，首次服用剂量应最小，如有需要可逐渐加大剂量。首次服用 5～10mg/d；最大剂量为 2000mg/d，分 3～4 次服用。服用 2～3 个月后测量体内 DHEA 水平，然后调整剂量。每片或每粒胶囊中含有 5mg、10mg、25mg、250mg DHEA。

三、重组生长激素替代疗法

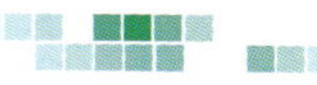

生长激素是由垂体中 50%的细胞分泌的。1982 年，美国的先驱实验室合成了重组人类生长激素（recombinant human growth hormone, rHGH）。人类生长激素（human growth hormone，HGH）在肝脏中段转化为生长因子，其中最主要的是胰岛素样生长因子 1（insulin-like growth factor 1，IGF-1），

又称生长介素C、生长调节素C、人类生长因子,可直接参与细胞功能的调节。

随着年龄的增长,体内的HGH会逐渐下降。儿童时期,HGH的分泌量为2000μg/d;30岁以后,每10年下降14%;60岁时,HGH的分泌量是儿童时期的1/2。充足的HGH可强化细胞的功能,并与维生素、矿物质联合作用,一起促进机体的年轻化。由于生长激素或生长因子会随着年龄的增长而下降,从而使机体逐渐衰老,为延缓衰老,正确补充rHGH刻不容缓。有学者指出,血清中IGF-1<350μg/L是HGH缺乏的表现,因此在补充rHGH之前应常规测定IGF-1。

HGH的波动性较大,尤其是夜间更为明显。美国FDA推荐,皮下注射rHGH时,成人的起始剂量为每天3~4μg/kg;对于60岁以上的老年人,其剂量为每次0.03mg/kg,每周3次,6个月为一疗程,可明显改善衰老状态。

将rHGH用于抗衰老治疗可能会出现水钠潴留现象,表现为水肿,偶见腕管综合征,胰岛素敏感性下降或提高,有时也会出现头痛、颅内压增高、视乳头水肿、男性乳房发育等现象,可通过减少剂量得到改善。肿瘤患者不能使用该疗法。目前,rHGH在美国、瑞典、丹麦、英国、墨西哥等国家得到了广泛应用,成为激素替代疗法的常用方法之一。

20世纪80年代,我国将rHGH抗衰老治疗列为"七五"、"八五"攻关课题。1993年,rHGH基因表达成功,1996年进入临床试验阶段;2003年研制出可以口服的年轻乐(rHGH),有明显的延缓衰老的效果,且无毒性,无不良反应及致癌性。

四、基因抗衰老疗法

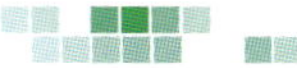

基因抗衰老疗法历经20余年,耗资30亿美元,有上百位科学家参与研究。青春基因群组研究的金三角——美国Nu Skin抗衰老中心、斯坦福大学、美国基因研究机构LifeGen Technologies中心发现,人体基因中有20~25个特定基因与抗老化密切相关,并将其命名为青春基因群(youth gene clusters,YGC),其作用是抑制或延缓基因的衰老。其主要产品是:①内生产品,有20余种成分,其中包括巴西莓果,石榴,绿茶,辅酶Q10,BioVin,维生素A、C、E、B_6、B_{12},低量红葡萄酒等;②STOPTM,皮肤护理的创新产品,是一种可作为家用的手持设备,可以减少脂肪,塑造体形,拉紧皮肤,增加皮肤胶原量;③ageLOCTM,由法国创新国际有限公司生产,可刺激青春基因群,使全身内在性年轻化,还有温州医学院生产的基因平衡肽、肽中肽、基因除皱肽、基因除皱肽2号、受体蛋白等。

五、能量医学疗法

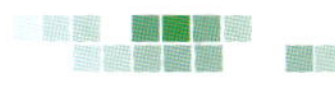

目前在临床中应用的能量医学疗法包括针灸、电针、中草药、推拿、心理咨询、激光、生物反馈、肌肉刺激以及磁、声、彩、味治疗等。美国、英国等国家推出的芯动力细胞能量素又称芯动力TM,是一种FDA认可的高科技产品。

六、衰老与线粒体

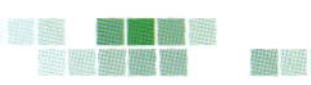

线粒体是一种特殊的细胞器,有"细胞动力工厂"、"细胞发电厂"及"细胞能量生产厂"之称,是细胞内氧化磷酸化和形成ATP的主要场所。1958年,Skulachev V. P. 发表了第一篇研究线粒体的论文,指出其主要作用是抗氧化、清除自由基。其产品分为两大类,一是非酶类抗氧化剂,包括维生素、微量元素和复合剂(是前两种物质的混合物);二是酶类抗氧化剂,包括超氧化物歧化酶(SOD)、辅酶Q、硫辛酸(LA)、过氧化氢酶(CAT)、过氧化物酶(POD)、谷胱甘肽过氧化物酶(GSH-Px)、谷胱甘肽还原酶(GR)、酪氨酸磷脂酶及Skulachev V. P.研究的叶绿醌衍生物等,并计划于2012年上

市。近年来，国内外学者对中药的抗衰老作用进行了大量的研究，其中包括能清除自由基的抗氧化剂，如银杏叶、人参、枸杞子、灵芝、五味子、绞股蓝、三七、何首乌、党参、黄芪、大蒜、西芹、红景天、桑寄生、鹿茸、蜈蚣、西洋参、党参、太子参、当归、生脉散、甘草、女贞子、附子等。这些中药抗氧化剂的有效成分包括黄酮类、皂苷类、生物碱类、鞣质类、多糖类、苯酚类等。

目前，人类正在对植物提取物进行广泛、深入的研究和探索，这些提取物的抗氧化和清除自由基作用已在临床上获得了良好的效果。植物提取物主要包括欧洲蓝莓、葡萄子、松树皮等，它们与中草药的抗氧化作用不完全相同，其抗氧化成分的浓度可高达90%或以上，其疗效是普通抗氧化剂的几十倍，其中欧洲蓝莓被誉为“抗氧化之王”。美目蓝莓素片是第三代复合型抗氧化剂，是经国家食品药品监督管理局批准的抗氧化剂。

综上所述，美容医学技术的发展遵循着常规技术的发展，是微创或无创技术、再生医学和抗衰老医学的发展，是局部疗法向整体疗法、治标疗法向治本疗法、对抗疗法向顺势疗法的发展。所有的生命源于宇宙、自然，医学的发展也要回归自然，最终实现天人合一。

参考文献

[1] 高景恒，王志军，王炜.论美容医学是抗衰老的领军学科[J].中国美容整形外科杂志，2011，22(3)：185-186.

[2] Rohrich R J. The anti-aging revolution: an evolving role for plastic surgery[J]. Plast Reconstr Surg, 2000，105(6)：2140-2142.

[3] 高景恒.再生医学与干细胞在美容整形外科的研究与应用[J].中国美容整形外科杂志，2009，20(2)：65-70.

[4] 袁继龙，景士兵，董齐，等.脂肪来源干细胞的特性及协同脂肪颗粒移植的研究进展[J].中国美容整形外科杂志，2009，20(2)：110-114.

[5] 高景恒，袁继龙，王志军，等.CAL技术的研究与应用进展[J].中国美容整形外科杂志，2009，20(7)：442-444.

[6] 王洁晴，柏树令.脂肪来源干细胞研究及临床应用现状[J].中国美容整形外科杂志，2009，20(4)：227-231.

[7] 高景恒，袁继龙，王洁晴.细胞治疗在美容医学中的应用进展[J].中国美容整形外科杂志，2010，21(1)：37-39.

[8] 高景恒，袁继龙，王洁晴.细胞治疗在美容医学中的应用进展(续)[J].中国美容整形外科杂志，2010，21(2)：110-112.

[9] 石杰，袁继龙，高景恒.人类棕色脂肪组织研究现状[J].中国美容整形外科杂志，2009，20(11)：690-694.

[10] 高景恒，袁继龙，刘金超.脂肪结构移植与脂肪干细胞分离技术设备的发展[J].中国美容整形外科杂志，2009，20(8)：489-491.

[11] 袁继龙，李春山，赵欣宇，等.PRP技术及其在美容医学领域中的应用[J].中国美容整形外科杂志，2009，20(10)：631-635.

[12] Goldman R，Klatz R.抗衰老革命——停住时间的脚步，使你更年轻、更性感、更幸福[M].王汝祥，董丽君，潘伯臣，译.沈阳：辽宁科学技术出版社，2005.

[13] Kaweski S. Plastic Surgery Educational Foundation DATA Committee. Anti-aging medicine: hormone replacement therapy in men[J]. Plast Reconstr Surg, 2004，113(5)：1506-1510.

[14] Kaweski S. Plastic Surgery Educational Foundation DATA Committee. Anti-aging medicine: part Ⅰ, hormone replacement therapy in women[J]. Plast Reconstr Surg, 2003，111(2)：935-938.

［15］ Kaweski S. Plastic Surgery Educational Foundation DATA Committee. Anti-aging medicine: part Ⅲ, growth hormone replacement［J］. Plast Reconstr Surg, 2006,118(1):253-256.

［16］ Kim Y C. Hormonal replacement therapy and aging: Asian practical recommendations on testosterone supplementation［J］. Asian J Androl, 2003,5(4):339-344.

［17］ Chidgey A, Dudakov J, Seach N, et al. Impact of niche aging on thymic regeneration and immune reconstitution［J］. Semin Immunol, 2007,19(5):331-340.

［18］ Lissett C A, Shalet S M. The insulin-like growth factor-Ⅰ generation test: peripheral responsiveness to growth hormone is not decreased with ageing［J］. Clin Endocrinol, 2003,58(2):238-245.

［19］ Twickler T B, Bruckert E, Cramer M J, et al. The growth hormone/insulin-like growth factor axis, what is its role in the atherosclerotic process?［J］. Presse Med, 2003,32(26):1238-1243.

［20］ 李健,高景恒.人重组生长激素(GH)治疗成人GH缺乏十年的疗效(摘要)［J］.中国美容整形外科杂志,2008,19(4):319.

［21］ 王有菊,史虹莉.生长激素改善衰老症状的研究现状［J］.中国新药与临床杂志,2006,25(10):787-792.

［22］ 张士敏.生长激素的临床应用新进展［J］.河北医科大学学报,2006,27(6):584-587.

［23］ 费艳秋,施安国,王平全.生长激素替代疗法［J］.医学研究通讯,2001,30(8):35-36.

［24］ De Palo E F, Antonelli G, Gatti R, et al. Effects of two different types of exercise on GH/IGF axis in athletes. Is the free/total IGF-Ⅰ ratio a new investigative approach?［J］. Clin Chim Acta Int J Clin Chem, 2008,387(1-2):71-74.

［25］ Osorio A, Vara-Thorbeck R, Rosell J, et al. Dehydroepiandrosterone sulfate and growth axis hormones in patients after surgery［J］. World J Surg, 2002,26(9):1079-1082.

［26］ Kern D G, Draelos Z D, Meadows C, et al. Controlling reactive oxygen species in skin at their source to reduce skin aging［J］. Rejuven Res, 2010,13(2-3):165-167.

［27］ 高景恒,曹孟君,刘金超,等.再生医学研究的新领域——医学研究要重视太阳、空气、水对人体生命健康的影响［J］.中国美容整形外科杂志,2010,21(8):489-492.

［28］ 王劲松,刘金超,高景恒.生态健康与生命和谐——EME生态能量金合晶及竹炭和竹炭纤维的功能与应用［J］.中国美容整形外科杂志,2010,21(6):379-380.

［29］ 王劲松,刘金超,高景恒.生态健康与生命和谐——EME生态能量金合晶及竹炭和竹炭纤维的功能与应用(续)［J］.中国美容整形外科杂志,2010,21(7):442-444.

［30］ 冯前进.气、生物能与生物能量医学［J］.山西中医学院学报,2006,7(5):9.

［31］ Wanchai A, Armer J M, Stewart B R. Complementary and alternative medicine use among women with breast cancer: a systematic review［J］. Clin J Oncol Nurs, 2010,14(4):E45-E55.

［32］ Rindfleisch J A. Biofield therapies: energy medicine and primary care［J］. Prim Care, 2010,37(1):165-179.

［33］ Hankey A. Are we close to a theory of energy medicine?［J］. J Altern Complement Med, 2004,10(1):83-86.

［34］ Benor D J. Energy medicine for the internist［J］. Med Clin North Am, 2002,86(1):105-125.

[35] Skulachev V P, Anisimov V N, Antonenko Y N, et al. An attempt to prevent senescence: a mitochondrial approach[J]. Biochim Biophys Acta, 2009,1787(5):437-461.

[36] Skulachev V P. Mitochondria, reactive oxygen species and longevity: some lessons from the Barja group[J]. Aging Cell, 2004,3(1):17-19.

[37] 王居平,吴玄光,唐兆新,等.线粒体与自由基的研究概况[J].中国兽医科技,2003,33(9):71-76.

[38] 田枫,刘新文,张宗玉,等.线粒体DNA与细胞凋亡相关性研究进展[J].中国老年学杂志,2004,24(6):571-573.

(载于《中国美容整形外科杂志》2011年第22卷第7期P439-442)

中美整形外科医师交流发展的新篇章

上海交通大学医学院附属第九人民医院　王炜

辽宁省人民医院　高景恒

一、中美整形外科医师交流合作的新篇章

2010年9月14日是一个值得纪念的日子,《中国美容整形外科杂志》与美国《整形再造外科杂志》(*Plastic and Reconstructive Surgery*, *PRS*)在辽宁省人民医院举行了合作出版签约仪式(图11-1)。*PRS* 杂志主编 Rod J. Rohrich 接受了《中国美容整形外科杂志》社授予的"名誉主编"称号,*PRS* 杂志的优秀论文将以中文形式在《中国美容整形外科杂志》上刊登,美国同行和 *PRS* 杂志编委将更密切地进行中美整形界的学术交流。

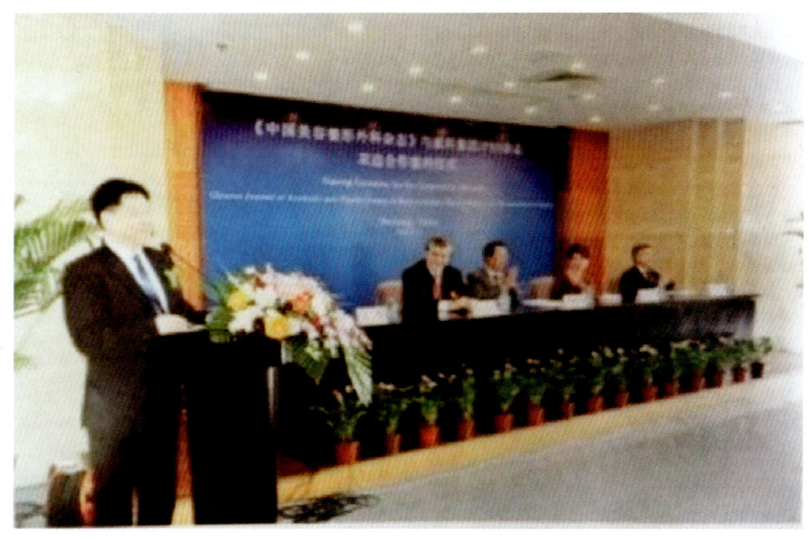

图11-1　王炜教授主持美国 *PRS* 杂志与《中国美容整形外科杂志》合作签约仪式

PRS 杂志在创刊和发行的半个多世纪里,已成为世界上最著名、读者群最大、影响最广泛的整形美容专业杂志,其57%的稿源和50%的稿件来自世界各国,杂志的编委也是世界各国整形美容

外科学界的精英。近6年来，杂志的影响因子从1.872上升到2.743，是世界上整形杂志中最高的，在网络LWW平台和OVID资料库阅读中，*PRS*杂志是三个最为繁忙的杂志之一。

美国同行和中国整形外科学界百余人见证了合作出版签约仪式这一历史性时刻，这是中美整形外科医师交流合作的新篇章，是中美整形外科学者努力工作的结果。

二、对中美整形外科医师交流有贡献的几位学者

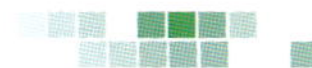

近百年来，中美整形外科间的交流历史悠久。对交流作出贡献者中，已有多人被历史所铭记，仅部分记叙如下。

首先是中国现代整形外科之父、新中国第一批整形外科一级教授——倪葆春。1925年，他在美国获博士学位回到中国从事整形外科。他曾是苏州中学的学生，以第一名的成绩被保送到清华学堂，毕业后送到美国深造。1929年，他在上海圣约翰大学（美国圣约翰大学的分校）医学院附属同仁医院建立了整形外科，并任上海医学院解剖和整形外科教授、圣约翰大学代理校长和圣约翰医学院院长。新中国成立后，圣约翰大学医学院、震旦大学医学院和同德医学院合并为上海第二医学院（现上海交通大学医学院），倪葆春任上海第二医学院副院长和整形外科教授。

新中国成立前，Webster J.曾在北京协和医院从事整形外科工作。1948年，他在上海中山医院举办整形外科学习班，并担任主要教师。宋儒耀、张涤生、朱洪荫、汪良能等曾参加此学习班，新中国成立后，他们分别成为北京、上海、西安等地整形外科的创建人。

Shaw William（夏威廉）是世界著名的美国加利福尼亚大学洛杉矶分校的整形外科教授，从1984年起，他多次组织世界同行来中国进行学术交流，并接受中国整形医师到美国培训，改革开放以后，不断促进中国整形外科医师与世界的交流。

新加坡整形外科著名专家Khoo Boo Chai（邱武才）是中国众多医学院校的客座教授，几十年来，他致力于帮助中国整形外科事业发展，将中国现代整形外科的点滴成果向美国*PRS*杂志和世界介绍、传播。同时，他还是《中国美容整形外科杂志》的创始人之一，也是该杂志发行最早的赞助者。

世界著名的整形外科教授Rod J. Rohrich是美国得克萨斯大学西南医学中心整形外科主任、*PRS*杂志主编，也是近年来热衷于中美整形外科医师交流的积极推动者。他担任杂志主编的初期（2007年11月）就写信给王炜，希望能增加中国稿源，发展*PRS*杂志的中国编委，出版*PRS*杂志的中文版，以加强与中国整形外科医师的全面联系，后来因某些原因而中断。直到今年，*PRS*杂志才得以与《中国美容整形外科杂志》签订合作协议。

Rod J. Rohrich是一位杰出的杂志主编，也是一位在文学、哲学和伦理学方面具有较高造诣的外科医师。他的一些警句虽然类似于中国教师对学生的教诲，但还是值得中国同行回顾和借鉴的，如："在一个团队工作中，不应有私我（There is no 'I' in teamwork.）"；"能决定命运的只能是你自己（The only limitations you have in life are self-imposed.）"；"梦想虽好，要实现它，得快起床开始工作（Dreams are great, but to make them come true you have to get out of bed and go to work.）"等。

三、端正整形学界的主流意识，赶超世界先进水平

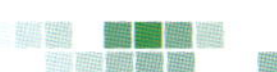

中国整形美容外科大发展的时期已经到来，中美整形外科医师交流合作只是一个窗口，中国整形学界正确的主流意识是赶上并超过世界水平。正确的主流意识在于学术界的精英和大众群体认识自己，认识世界，担负起为国家发展的责任。首先，整形美容外科学术界群体要善于学习，不断进行实践和创新，并建立起创新的战略思维、实践方法，及时总结，向外传播，不断强化队伍的培养和技能的提高。其次，发展的动力来自整形美容外科学术界群体的意识和行为，学术界领头人群的

人品、学术造诣和思维能力影响着中国整形美容外科发展的速度和质量，要善良、团结，不要分裂；要虚心、前进，不要骄傲；要创新、报道，不要故步自封；要有正当的业余生活，不要庸俗。如果中国整形美容外科学术界群体具有汪良能教授的精忠报国精神，具有朱洪荫教授的谦逊治学精神，具有陈中伟教授的不断创新精神，那么，中国整形美容外科学术界的发展前途是光明的。

（载于《中国美容整形外科杂志》2011年第22卷第1期PI0018-I0019）

几千年前的中国美容医学历史研究

上海交通大学医学院附属第九人民医院　王炜
辽宁省人民医院　高景恒

【内容提要】

1 目的　研究美容外科和美容医学的发展历史。

2 方法　通过对世界文献的复习和中国考古的发现，对美容外科和美容医学的历史进行研究。

3 结果　在中国四川广汉发现的三星堆是建立于公元前2800～公元前1800年的城池，出土了许多带有耳垂装饰孔的铜人雕塑，这是世界上最早的美容外科实践的记录，早于印度的古鼻再造。马王堆出土的西汉时期抄录的《五十二病方》中记录了白癜风的中医治疗方法，这是世界上最早的有关美容医学的记录之一。

4 结论　中国是世界上美容外科和美容医学的发源地之一，早于印度的古鼻再造记载。

【关键词】　历史、美容外科、美容医学、三星堆、《五十二病方》

国内外几乎所有关于整形外科学历史的记载无不是从印度的古鼻再造开始的；实际上，中国是世界整形外科实践的重要发源地之一，中国整形美容外科的实践早于印度整形外科的古鼻再造，至少应和印度的古鼻再造发生在同一历史阶段。

“整形外科（plastic surgery）”一词最早由Eduard Zeis于1838年在柏林出版的*Handbuch der plastischen Chirugie*一书中提出。“plastic”一词源于拉丁文“plasticus”和希腊文“plastikos”，意思是“塑形或者形成”，Zeis将此词解释为“专注于修复重建人体缺失部分的手术”。早在远古时期，人们就试图对身体进行修饰和改形，大多数情况下，这种塑形是指将残缺或损坏的部分改变成正常的外观和功能，人们称之为再造外科；若这种塑形主要是改善人体正常的结构和形态，人们称之为美容外科。因此，自整形外科诞生至今，即包含了整形再造外科和整形美容外科两部分。整形再造外科是指应用组织、器官移植，结构改造，促进再生或组织代用品植入等方法，对人体体表或某些体内组织、器官的缺失、缺损、畸形进行结构、形态与功能的修复和再造；整形美容外科是指应用组织、器官移植，结构改造，促进再生或组织代用品植入等方法，改善人体体表的形态、结构和色泽，达到美化和年轻化的目的。1946年创刊的美国《整形再造外科杂志》封面上印有的维纳斯水印像，向世人展示了该学科是以人体美学再造为宗旨的。从该杂志诞生之时起，其研究和报道的内容主要是由整形再造外科和整形美容外科组成的。

实践是历史发生之源的第一依据，根据考古发现，世界整形外科实践，特别是美容外科实践，最早应发生在中国，而不是印度。在四川广汉，有三座突起在成都平原上的黄土堆，被称为三星堆。

1929 年春，当地农民燕道诚在宅旁挖水沟时发现了一坑精美的玉器。1986 年，考古专家发现了三星堆中的两个商代大型祭祀坑，使上千件稀世珍宝赫然显世，这些珍宝迄今已有 3800～4800 年的历史。该发现轰动了世界，被誉为世界"第九大奇迹"。在这些出土文物中，有众多的铜人雕塑，这些雕塑均为高鼻深目、颧面突出、阔嘴大耳，特别是耳垂上都有装饰性的穿孔，这是人类最早的耳垂穿孔，可作为耳垂穿孔携带饰物的美容外科实践记录（图 11-2）。王子尧研究认为，三星堆文化是后来彝族先民祭祀文化的渊源，是当今彝族祭祀文化的风俗遗存（图 11-3）。三星堆年代上限距今已有 4600 年左右，大致延续至距今 3000 年左右，即从新石器时代晚期至中原夏、商时期。由此可以推论，耳垂穿孔携带饰物的美容外科实践早在 3800～4800 年前就已在中国古人的生活中出现。

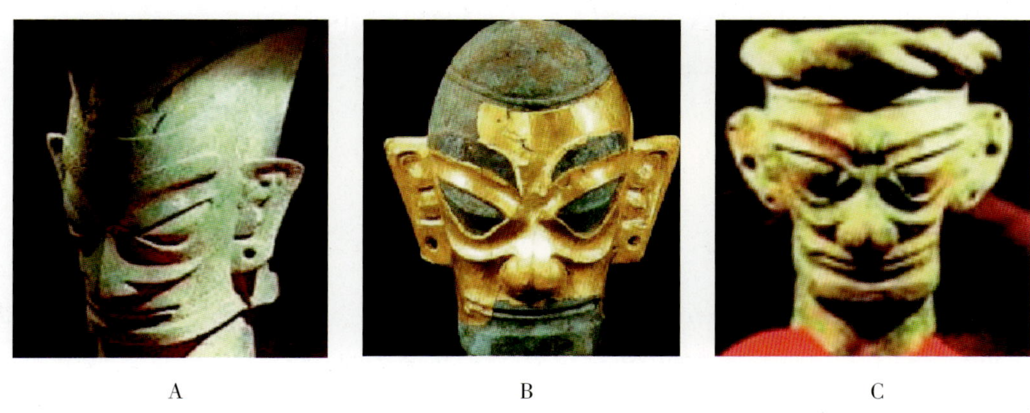

A　　B　　C

图 11-2　三星堆出土的带有耳垂装饰孔的铜面人像

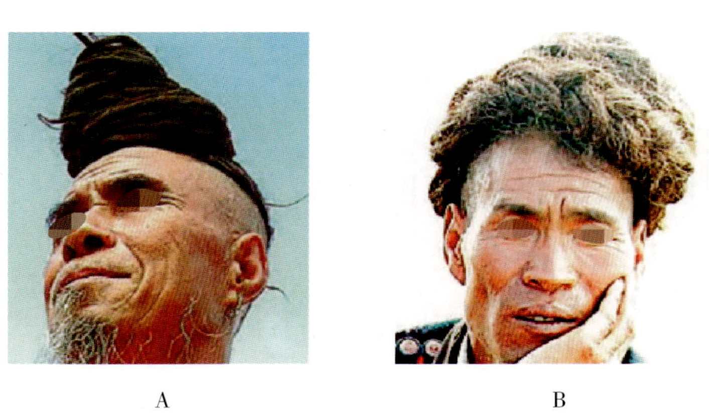

A　　B

图 11-3　现代彝族人头像

公元前 600 年左右，古印度医学之父 Samhita 在他的 *Sushruta* 一书中提到，割鼻畸形推动了鼻再造技术的发展。虽然无法考证这种鼻再造方法是否涉及颊部皮瓣或者额部皮瓣，但这种形式的鼻再造早已成为众所周知的古印度方法。古印度方法鼻再造的记载晚于三星堆彝族祖先的耳垂穿孔美容头像实物，三星堆彝族祖先经过美容的头像，是发生在公元前 2800～公元前 1000 年之间。

国外新出版的整形外科学教科书中记载，唇裂修复的尝试最早源于中国，其发生于中国晋代（2～3 世纪）。《晋书·魏咏之传》记录了魏咏之生而兔缺，闻荆州刺史殷仲堪帐下有名医能治，"可割而补之，但需百日进粥，不得笑语"。

笔者将用非手术方法使人体体表结构或器官的功能、形态得到改善和美化，或使缺陷得到修复重建的医学科学命名为"整形美容内科学"，并于 1983 年将其命名为"整形内科（reconstructive internal medicine）"。1990 年，在上海第九人民医院整复外科成立了美容（内科）治疗室，并开设了美容内科(aesthetic internal medicine)医疗业务。实际上,整形美容内科的实践起源于2000多年前的西汉时期,中国第一本抄录于西汉时期的《五十二病方》中就有采用内科方法使体表组织美化的记载。《五十二病方》中有“白毋奏(腠),取丹砂与鱼血,若以鸡血,皆可”的记载。“白毋奏”应解释为“白”,白色;“毋”,没有;“奏”,腠理,是皮肤的古称,故白毋奏治疗应该就是白癜风的治疗。在《五十二病方》中还记录了多种疣、大如蛋的体表肿块的结扎摘除方法和体表感染的治疗方法,都是和中国古代整形美容学科实践有关的科学记载。

参考文献

[1] Guyuron B, Eriksson E, Persing J A, et al. Plastic surgery: indications and practice [M]. Philadelphia: WB Saunders, 2008:3-5.

[2] 王炜.整形外科学[M].杭州:浙江科学技术出版社,1999:1-6.

[3] 郭恩覃.现代整形外科学[M].北京:人民军医出版社,2000:1-23.

[4] McCarthy J G. Plastic surgery[M]. Philadelphia: WB Saunders, 1990:1-68.

[5] McDowell F. Plastic surgery in the twentieth century[J]. Ann Plast Surg, 1978,1(2):217-224.

[6] 王子尧.中国古夷人史迹与三星堆文化初探[J].贵州民族学院学报(哲学社会科学版),2010,4:117-122.

[7] Lascaratos J, Cohen M, Voros D. Plastic surgery of the face in Byzantium in the fourth century[J]. Plast Reconstr Surg, 1998,102(4):1274-1280.

(载于《中国美容整形外科杂志》2012年第23卷第3期P129-130)

民营整形美容医院的建设和发展方向

“大医至爱,大德至美”铺就“和平整形”成功之路

温州和平整形医院企划部主任　陈小叶

【内容提要】

温州,是一个创业者的城市。

温州,是一个充满活力的城市。

温州,是一批艰苦奋斗的人成就事业的城市。

温州和平整形医院院长薛志辉,有幸生在温州,有幸在温州创业。

纵观薛志辉20年的奋斗史,俨然是中国“改革红利”普惠中国众多创业者的一个缩影。

20年来,“温州和平整形”从一个260平方米的小诊所发展成一家拥有九层独立楼房的整形美容专科医院。医院现有医用面积7000余平方米,床位80多张,员工128人,设有整形外科、美容外科、皮肤美容科、口腔美容科、四肢创伤修复科(显微外科)等科室,成为一家全国著名的正规医学

美容和整形专科医院。

而薛志辉自己也从一个门外汉成为一名医学硕士，师从于郭恩覃教授、王炜教授等在中国以至于国际上颇为著名的专家，多年来认真听从郭、王等教授的教导："做好学问，做好有益于人民的人"，知识面覆盖了眼睛、鼻子、乳房等器官整形及面部年轻化等，成为国内有学术地位的整形外科专家，并在中国整形美容协会民营医疗美容机构分会担任副会长，是中华医学会整形外科学分会微创美容学组委员、中国医师协会美容与整形医师分会优秀医师，还被评为"全国十佳整形医师"、"浙江省十佳青年"、温州市劳动模范（温州民营医疗界历史上首次获得该荣誉）。

近年来，温州和平整形医院在温州组织承办了全国整形美容新技术研讨会、华东六省一市整形外科学术交流会、浙江省整形美容学术大会、中华医学会整形外科学分会微创美容学组成立大会等大型学术会议。

一、以国际前沿科技支撑品牌公信力

〔核心词〕专业技术、科技高度、审美远见

温州和平整形医院能被称为中国民营整形医院的学院派代表之一，被人称做温州乃至中国民营整形医院发展轨迹的缩影，源于她秉持着"大医至爱，大德至美"的办院理念和扎实的整形美容外科基本技术的积累，是坚持学习和创新的结果。

20 世纪 80 年代，家庭作坊遍布温州全城，市场经济异常火爆。由于制造业刚起步，没有系统规范的操作流程，人们的安全意识较缺乏，因此阀门、打火机、烟花爆竹等行业员工成为烧伤的高发人群，此时在解放军第 118 医院烧伤科工作的薛志辉参与了许多重大烧伤事故的抢救。年轻的薛志辉敏锐地意识到：整形将是未来发展的一个方向，因为烧伤科医师只是抢救患者的生命，烧伤瘢痕仍然会影响患者的日后生活。还患者一个原本的自己，成了他探索的目标。

1992 年邓小平南方谈话，让市场经济越发活跃，国内民营资本进入医疗行业的门槛也放宽了。1993 年薛志辉及时抓住这个机会，四处筹钱租下温州南站旅馆 3 楼 260 平方米的场地，成立了温州和平烧伤整形医院（2005 年更名为温州和平整形医院）。

当时年轻的薛志辉并没有想到，这竟然是国内首家民营整形专科医院。他的这一举动不仅成为中国医疗整形美容行业起步的标志性事件，还成了中国民营医疗行业发展史上的一座里程碑。

从 20 年前医院刚成立开始，薛志辉就向整形界的世界名流郭恩覃教授、王炜教授等学习最好的整形技术了。据了解，韩国现在流行的无痕精雕眼整形技术，温州和平整形医院早在 20 年前就已经向王炜教授学习了。比如双眼皮技术，温州和平整形医院强调在不同的求美者中进行个性化设计，对于年轻人，要着重注意双眼皮的弧线显得逼真、宽大、靓丽；对于老年人，要着重注意防止产生三眼皮。王炜教授传授的祛眼袋方法，可以为实用于 60%的眼袋人群进行祛眼袋整形；而美国作者报告的程式祛眼袋方法只能对 10%的眼袋人群进行整形。

由于是在大家公认的专家教授的指导下成长，所以温州和平整形医院在整形美容方面都采用国际上先进的方法。薛志辉这样做，他的同仁同样遵循着这样的原则。此外，温州和平整形医院还是温州唯一一家追求为伤病员服务与为求美者服务兼顾的整形医院，而对伤病员的整形美容，从技术上来说，比对正常求美者的要求要高。只作整形美容的医师，其技术水平一般都没有兼作创伤整形的医师高。由于温州和平整形医院的医师拥有双重技能，既能从事创伤整形，又能兼顾美容整形，因此在温州率先实施了很多高难度手术，在正确理念指导下，医院的技术团队迅速成长。

近年来，随着整形美容行业的发展，我国整形医院发展迅猛，已成为医疗市场一股新兴的、不可忽视的力量。整形医院越来越多，竞争也越来越激烈，“要做大，先做广告；要发展，先用广告铺路”一时间成为整形医院间相互流传的“金科玉律”。而温州和平整形医院一直秉持着“打广告不夸大其词、不违反广告法”的原则，比如水动力吸脂、内镜丰胸，只有在真正引进了德国水动力吸脂系统与内镜这些仪器之后，才会打这样的广告；再比如医院专家团队的广告，和平整形邀请的都是国内泰斗级的教授专家，但是由于广告法不允许，便从不在广告上出现“泰斗”这两个字。

温州和平整形医院常被业界誉为“整形美容高精尖技术潮流殿堂”，全球最先进顶尖的整形美容、医学美肤、口腔美容等医疗技术和设备，都会在第一时间被和平整形引进国内。仅就医学美肤而言，温州和平整形医院拥有近20台国际尖端激光美容设备，如美国帕罗玛(Palomar)激光、美国塑美极(Thermage)、以色列飞顿大Q激光、德国美多星(MeDioStar)双冰点脱毛系统、德国BJ活细胞水分子刀吸脂辅助系统；在假体以及注射材料方面也是非常注重其品质、安全和效果，如国际顶尖隆胸假体美国曼托(Mentor)妙桃、美国麦格(McGhan)、英国娜高、美国射极峰膨体、中国威宁系列等，以及中国幽蓝贵族、瑞典瑞蓝玻尿酸、美国保妥适(Botox)、中国台湾双美胶原蛋白等，这些都是经过美国食品和药物管理局(FDA)、欧盟CE、中国国家食品药品监督管理总局(CFDA)认证的安全、合格医用材料。

拥有世界尖端的整形美容设备，再加上一批国内外学识渊博、医术精湛的专家，和平整形的专业技术实力是引领整形美容市场的法宝。“我们能够一直保持领军者的地位，不是因为我们发展很快，而是我们坚持学习→实践→再学习，从而保持整形美容技术的最新最好。而检验整形美容技术的好坏就是整形美容的效果，我们相信最好的设备+最前端的技术+最专业的专家+最优质的服务+个性化量身定制的方案，才是保障求美者整形美容效果的最好方法，才能最大限度地增加我们医院的品牌知名度和公信力。”薛志辉这样总结。

二、以人才培养强大医师团队

〔核心词〕重视人才、发展人才、团队共享

如果你愿意，走进和平，你会发现，她拥有一颗“大医至爱，立德善美”的心；你会发现，这是一家学院派风格浓郁的医院。

从一开始，她就不是平庸的，她向着美好、大爱、仁心、立德、善美的目标前进着，一路学习、共勉、勤奋、分享、创新……脚步坚定，永不停歇。

正是因为有了这样的目标，她才能拥有广阔的胸怀，接纳更多的人才；她才能拥有创新的开放式思维，分享更多的成果；她才能高瞻远瞩，成就更多人的美丽梦想。和平整形让自己的医师走出去，把国内外最好的老师请进来，让这里不仅成为一个治病救人、担当社会职责的医院，更成为一个国际化医疗技术交流与合作的大舞台。

一位医师说：“来到和平，我不仅拥有了体现自身价值的机会，还拥有了学习更多知识和触及更宽、更广的医学领域的机会。”从某种意义上说，和平整形为追求职业理想的医师们营造了一片学院派风格浓郁的学习园地，而医师们又用自己的理想成就了和平整形的今天。

民营医院与公立医院最大的不同除了资金来源外，就是管理体制。民营医院实行企业化管理，上至院长、下至员工均为聘用合同制，从管理体制上确保人员配置合理化、潜能发挥最大化、社会效益最佳化。但是民营医院人员流动性大、员工不稳定，这也导致了人才易流失的严重弊端。

为了避免人才流失，最好的方法就是自己培养人才，培养到一定程度时给予重用，给他们一个施展才华的平台，然后让他们把医院的事业看成自己的事业，和平整形看到了这一点。温州和平整形医院自1993年成立起，就开始严格按照国内外公认的模式进行正规化、学术化的培训。

这个过程可以分为三个阶段：

1 初级阶段 给他们一个学习技术的平台。

一个医师来到温州和平整形医院工作，首先需要的就是一个能提高自己的学习环境。温州和平整形医院为大学毕业生制定了规范的住院医师与专业医师培训机制：

（1）名师带教：温州和平整形医院经常邀请我国上海、北京、台湾以及韩国等地的权威整形专家来进行手术，并让医师、医助们现场观摩学习。

（2）实战教学：温州和平整形医院每周会给助理医师一次手术实战的机会，并由主刀医师亲自指导，术后院长及主刀医师会带着助理医师一起查房，带他们了解患者术后的变化情况，并告知他们如何修改医嘱，从而让他们对手术过程、术后反应、术后护理注意事项等都有全面的认识。

（3）交流提高：温州和平整形医院每周都会举办一次“和平大讲堂”，由不同的医师主讲自己工作中的经验体会，这种交流会对医师、医助技术水平的提高起到了重要作用。此外，温州和平整形医院还时常出资让医师去参加技术培训，并把培训所得分享到每一位医师。

（4）巨资培养：温州和平整形医院在人才培养方面遵循“有条件要做，没有条件创造条件也要做”的基本原则，争取让医师能够享受到三甲级别公立医院的培训条件。比如作为民营整形美容专科医院，和平整形没有办法实施人体解剖培训，但是为了能让医师把书本上学到的人体结构知识与整形美容手术实践相结合，医院专门与温州医学院协商合作，带着院内医师去温州医学院学习人体解剖培训课程。

2 成熟时期 给他们一个施展才华的平台。

有的医院也会培养人才，但是人才培养了几年之后得不到重用，还是会造成人才流失。有句话说：“员工要离职，只有一个原因，就是心委屈了。”温州和平整形医院的用人宗旨就是要让他们在物质上、精神上都得到满足，让他们有足够的尊严。当员工从大学毕业生渐渐成长为职业工作者时，要及时调整他们在医院的地位，要作为骨干力量予以重用，给予合适的职位和报酬；在他们遇到成家、买房、孩子上学等问题的时候，医院及时提供无息贷款等资助；让他们学有所用，并感受到医院对他们的尊重，这方面温州和平整形医院一直严格奉行，所以就能留住人才。在温州和平整形医院，有10年工龄的员工不在少数，5年以上的就更多，比如整形科的骨干医师与护理部主任、现场咨询主管等都是医院一手培养的人才，而且在和平整形的工龄长达十多年之久。

3 完善阶段 让员工变成老板，把工作变为事业。

工作与事业的区别有三个标准：①是否真心喜欢；②是否不计回报；③是否可以延续终生，矢志不渝。如果渴望得到一份工作为的是薪水，渴望升迁为的是得到社会的尊重，那么拥有事业则是为了释放自己的所有能量，看看自己的智慧到底能走多远，这是个甘心付出、不求回报的过程，是所有老板都希望看到的员工的最佳状态。而员工参股分红可以说是一个让员工把工作变为事业的好方法。温州和平整形医院对于伴随医院一同成长的核心员工、主干力量给予了工资以外的奖励，那就是把自己的事业与他们共享，让他们参股分红。

正如上海交通大学医学院附属第九人民医院整复外科王炜教授曾经评价的那样，温州和平整形医院是民营医院的学院派代表。温州和平整形医院不仅是一个医院，还是一个培养医疗人才的基地，系统的培养机制、完善的教学模式，使和平整形培养出了很多优秀的整形医师。和平整形成就了他们，他们也成就了和平整形。

三、以严格制度保障医疗安全

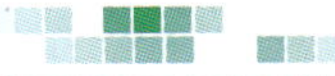

〔核心词〕严格制度、奖惩分明、只用正品

“作为医师，必须医者仁心；作为医院，必须诚信安全。和平是我们的名字，‘大医至爱，立德善美’是我们的立院根本，我们郑重宣誓：温州和平整形，只用正品。”这是和平整形管理团队和整形名医工作室专家团队在工作时的宣言。

正直的医师、正当的途径、正规的材料，和平整形坚持避开利益陷阱走“和平医疗之路”，不仅为民营医疗市场树立了正直的廉洁之风，也在求美者心里树立了整形美容安全把关人的权威形象。

温州和平整形医院的经营在多年实践中确立了一个原则：不能利欲熏心，不能急功近利，要坚守职业道德底线，合法经营；对于技术不成熟、存在安全隐患的项目，坚决不引进。也许这样做会对医院造成很大的经济损失，使医院发展的步伐减慢，但这是每个医务人员必须坚守的职业道德。1998 年医院拒绝引进聚丙烯酰胺水凝胶，就是一个鲜活的例子。

某医师研究的聚丙烯酰胺水凝胶曾经在国外应用过。1998 年，王炜教授主编的《整形外科学》在温州和平整形医院召开审稿会，该医师借此开了一个新闻发布会，发布了某公司研发的“新产品”——聚丙烯酰胺水凝胶。

1998～2003 年，聚丙烯酰胺水凝胶风靡全国，但因有专家认为此项技术不成熟，温州和平整形医院就没有引进这个产品。当时温州很多医院都引进了这个“新产品”，而没有引进聚丙烯酰胺水凝胶的和平整形医院几乎没有任何市场竞争力，1998～2003 年也因此成为和平整形最艰难的岁月。但后来注射聚丙烯酰胺水凝胶的患者开始出现许多并发症，国家食品药品监督管理局全面叫停了聚丙烯酰胺水凝胶，很多医院都因纠纷过多而关闭了整形科。

温州和平整形医院虽然没有像其他医院一样用聚丙烯酰胺水凝胶大赚一笔，却在聚丙烯酰胺水凝胶叫停后没有受到影响，薛志辉说，这都要感谢几位著名专家的指导。

此类事件还有 2005 年风靡市场的金丝植入美容术以及如今比较流行的爱贝芙等长效注射美容产品等，温州和平整形医院都没有引进，原因只有一点，就是这些技术还不成熟，不能保证其安全性。

四、以新理念创建新型管理模式

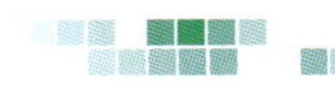

〔核心词〕观念更新、真实营销、革新理念

创新，是这个时代所有企业生存和发展的动力所在，在某种程度上，创新的深度、广度、密度都决定了企业在市场上能否拥有不可替代的生存价值和地位。纵观温州和平整形医院的 20 年历程，创新几乎无处不在。

（一）积极参加学术交流，更新知识更新观念

医院从设想到创建，都契合了社会对整形医学的需求和既有医疗体系在整形医学学科建设资源投入不足的缺陷。温州和平整形医院选择整形美容医学作为医院的核心学科，将培育区域精品整形美容医院、创建品牌专科医院作为医院的目标定位。实践证明，温州和平整形医院明确的学科发展定位对医院的发展发挥了非常好的效应。

万事开头难。成立之初的温州和平整形医院主要开展烧伤瘢痕的修复和双眼皮、隆鼻、眼袋等

常规手术，学科层次低，治疗技术水平有限，患者的认可度不高，医疗质量和专业技术水平成为医院发展的最大障碍。在当时的技术条件下，容颜的修复不得不说是一个比去除病痛更为艰难的医学课题。温州和平整形医院领导充分地意识到，要想突破障碍，得到患者的认可，就必须有过硬的技术。

当时温州公立医疗机构的整形医学相对不予重视发展，作为一家民营医院，为了生存，为了实现发展，几乎从建院之初，医院的领导、技术骨干就不停地去整形医学学科人才和技术较为集中的上海取经。在与上海同行的不断交流中，医院烧伤整形科逐渐发展，通过对各种烧伤、创伤等意外伤患的及时救治，为众多患者修复了创伤，恢复了容貌。由于技术过硬，也吸引了福建、江西等邻近省份的很多患者前来求医，温州和平整形医院也由此赢得了良好的口碑。

2005 年以后，社会资金大量进入整形美容行业，市场竞争日渐激烈，靠实践、摸索进行技术改进的模式往往会被市场淘汰。参加、承办各类技术交流会，通过专业技术人才学术地位的提高来提升医院学科建设与发展的水平，扩大医院本区域、本行业范围内的学术影响力，则是民营医院突破学科建设瓶颈，实现进一步发展的有效方法。2000 年以后，温州和平整形医院主办、承办了多次区域性、全国性乃至国际性的学术交流会议，如第四届华东六省一市整形外科学术交流会、2007 年浙江省整形美容学术大会、2008 年海峡两岸学术交流会、全国整形美容新技术研讨会、中韩整形专家高峰论坛等。2008 年，医院与韩国乐天整形医院达成战略合作关系，成功引进了韩国先进的整形美容技术。学术交流给医院的学科建设带来了很大的提升空间，也为医院的进一步发展打下了良好的基础。比如，2013 年在温州召开了中华医学会整形外科学分会微创美容学组成立大会暨微创美容学术交流会。微创，已经成为全世界整形美容学界运用最广的技术，也是求美者日益渴求的简单、有效，能使人美丽和年轻的技术。温州和平整形医院组织承办了这个全国性的学术交流会，吸引了全国各地的专家来到医院讲学，在提高自己的同时也完成了社会的任务；把世界上的最新技术向全国各地的同道进行传播；同时又是一个非常好的宣传形式，提高了温州和平整形医院在温州地区和浙江地区的群众信任度。

在人员和技术交流中，温州和平整形医院的学科技术得到了充分的发展，医院深切地体会到学术交流、技术交流对提升医院品质与学术地位的作用，同时也更加清醒地意识到学科基础建设和行业的健康发展对于医院发展的重要意义。作为一家民营医院，温州和平整形医院致力于学科基础建设，活跃行业学术氛围，积极寻求和探索构建医院学科建设和发展的行业平台。建院以来，医院积极投入人力和财力，为整形美容医学学科基础建设贡献自己的力量，在教授们的指导和鼓励下参加编写了《整形外科学》、《现代美容整形外科学》、《实用整形外科手术彩色图谱》等当前整形美容医学行业的重要专科教材。其中的《整形外科学》是 1998 年由王炜教授带领的编著组在温州和平整形医院进行最后一次审稿的。本书出版后，得到了吴阶平、新加坡邱武才等教授的赞扬，还曾在美国著名的《整形再造外科杂志》上专题介绍。经过近 16 年的应用，《整形外科学》至今仍是我国整形美容学界临床实践、研究、晋升、研究生考试的主要参考书。

（二）真实的新闻报道，创新的营销之道

2000 年以来，随着民营医疗机构的大量出现，市场竞争愈演愈烈，医疗营销人才也开始崭露头角，很多民营医院聘请专业的医疗营销人才对医院、专家进行包装宣传。一般民营医院的主要宣传方式就是广告，无论是电视、报纸、广播，还是杂志、户外媒体等，都以广告发布的形式，告知患者相关信息。当全国各地的医院都在进行广告轰炸时，国内出现了“整形美容专家教授满天飞”的现象，有些尚不具备主治医师资格的住院医师也被戴上了“专家”、“教授”的头衔。而温州和平整形医院从不打虚假广告，其做法是：重视新闻营销，替代虚假广告。

温州和平整形医院一直以来都比较重视新闻营销，他们认为，现在的新闻已经越来越接近每个人，接近人们生活的层层面面，人们已不再是新闻的看客，而是新闻的当事人，“新闻着陆”将是趋势，套用一句广告词：“如果没有新闻，世界将会怎样？”由此可见新闻的价值。因此，薛志辉一直认为新闻是一种优势资源，新闻营销更容易让患者接受。

新闻营销是在真实、不损害公众利益的前提下，利用已具有新闻价值的事件，或者有计划地策划、组织各种形式的活动，借此制造新闻热点来吸引媒体和社会公众的注意与兴趣，以达到提高社会知名度、塑造医院良好形象，最终促进市场推广、提高门诊量的目的。

20 年来，温州和平整形医院在新闻营销方面的例子也有很多，比如：1994 年，和平整形在温州率先开展经口内切口行颧骨缩小、下颌角截骨缩小、隆下颌联合一次成形的面部改形术；1995 年，和平整形实施温州首例自体毛发移植术；1997 年，和平整形在温州率先开展激光美容；1999 年，和平整形开展温州首例上臂内侧皮瓣转移全鼻再造术；2000 年，和平整形开展温州首例应用仿生生物支架全耳郭器官再造术；2001 年，和平整形在温州首次实施会阴部轴型皮瓣转移阴道再造术；2002 年，和平整形在温州实施全国首例吻合血管断耳再植术；2004 年，和平整形成功开展乳房再造术；2005 年，和平整形为一永嘉小伙成功实施男变女易性手术，使其成为温州地区首位公开的变性人；2006 年，和平整形成功打造“温州第一人造美女”图雅；2007 年，和平整形一次性地向浙江省慈善总会捐赠 100 万元，成立了浙江首个整形慈善基金——和平整形慈善基金，用于救治唇腭裂儿童及烧烫伤贫困患者；2010 年，和平整形成功开展“和平梦工厂”大型整形励志公益活动，免费为7 名励志青年完成了美丽梦想；2011 年，和平整形开展浙江首例换脸美容术。

这些新闻都是真实事件，并且展示了温州和平整形医院的技术水平，引起了新闻媒体与民众的广泛关注，其宣传效果不言而喻。对于新闻营销事件的选择与策划，医院的做法是选择技术上的突破事件，选择公益慈善事件，因为这类事件比较容易引起广泛关注，能够直接对医院的技术水平进行宣传，能够为医院树立良好的品牌形象。对于新闻传播途径，薛志辉认为，电视、报纸、广播等大众媒体是必需途径，这样才能保证新闻的权威性和可信度；此外还要借助网络力量，扩大新闻传播范围，引起轰动效应。

五、以社会责任树立社会公信力

〔核心词〕义务救援、扶贫济困、慈善基金

在温州和平整形医院的每一个公众形象和公益广告宣传上，都有：“大医至爱，立德善美”八个字，这不仅仅是说说而已。医院每年都会去贫困地区给予资助、对弱势群体进行医疗援助、对社会居民进行义务卫生服务等等，他们用实际行动践行着一个有良知的医院对社会承担的公共责任。

“大医至爱，立德善美”，和平整形一直遵循着这一宗旨，向社会撒播着爱和美，也获得了社会大众的广泛认可。

医院自成立以来一直秉持着“大医至爱，大德至美”的办院理念，把“立足于民，回报社会”的社会责任感作为医院的核心价值观，不断地坚持着做社会性、公益性的慈善事业。

在先后成功完成“温州第一变性人”、“温州第一人造美女”之后，2007 年温州和平整形医院一次性地向浙江省慈善总会捐赠 100 万元，成立了浙江首个整形慈善基金——和平整形慈善基金，全部用于救治唇腭裂儿童及烧烫伤贫困患者。

2008 年 5 月 12 日汶川大地震后第 5 天，薛志辉院长赶赴抗震救灾第一线——地震中心地带北川县，在北川县人民医院的帐篷中积极开展抗震救灾工作。2010 年，温州和平整形医院成功开展

“和平梦工厂”大型整形励志公益活动，免费为 7 名励志青年完成了美丽梦想。

此外，医院还不断深入基层，为广大群众提供义诊活动，至今已为社会贫困家庭患者提供免费或优惠医疗救助近千人次，累计金额约 200 万元。

这些事件都受到了社会各界的广泛好评，温州和平整形医院在公众心目中的品牌形象也得到了很大提升。2012 年 4 月 28 日，原卫生部副部长孙隆椿对此大为赞扬，并为温州和平整形医院题词：“大医至爱，立德善美”。

六、以美的情怀铸造美的事业

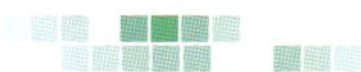

〔核心词〕立德善美、共创事业、共享财富

——被求美者认可，让员工有归属感，成为最有社会公信力和品牌影响力的国际化整形美容医院是我们的目标。

——奉献者给予机会，贡献者给予回报，同路人共享成功。

——打造国际化整形美容医院，靠学院派的学术研究氛围、共同的追求医学美的事业凝聚、培养和留住人才。

一个有活力和激情的企业，应该拥有从内而外散发出来的生命力，这个内在的核心动力就是企业文化。和平整形的企业文化概括地说就是：对学术有永不停歇的追求，对事业有丰满的理想，对职业有足够的尊重，对他人有热情的关爱，对自己有贴心的收益。

温州和平整形医院院长薛志辉总结说，用学术氛围来吸引人才，用丰满的理想来凝聚人才，用切实的利益来留住人才，用无私的奉献精神来回馈社会，体现人生价值和医者之心，这才是和平整形 20 年发展至今的根本。

1993～2013 年，温州和平整形医院邀请了国内整形界的名医教授作为专家顾问，如郭恩覃、王炜、宋业光、鲁开化、祁佐良、邢新、林子豪等，这些专家教授都是国内整形美容界的权威。他们相聚和平整形，在和平整形探讨整形美容学术话题，不仅促进了整形美容技术的发展和革新，也促成和平整形浓郁的学术研究之风。

和平整形对待每一位员工，就像对待家人一样，让他们在医院找到了归属感。和平整形在物质上、精神上都让员工得到满足，让他们有足够的尊严。为了凝聚和平整形这个大家庭，为了让来自五湖四海的员工体会到家的温暖，每逢过年过节，院长薛志辉都会给坚守在医院的员工们送上祝福与补贴，感谢他们的无私奉献。在医院举办文化节、联欢会、生日会等各种活动的时候，无论多忙碌，医院的管理团队成员都会参加，向员工的家人们道声辛苦，送上祝福，让员工感受到家人的支持和温暖。

20 年来，和平整形一直以整形美容领导者的姿态，以勇于创新的探索精神，以医者仁心的服务态度，以敬业爱人的企业文化，在社会环境、政策环境、法律环境尚未完全匹配的市场竞争中，靠自身的努力和探索，不断提升自身的专业技术和竞争实力，同时也凝聚了一支支有市场远见、创新意识、超强业务素质的管理团队和技术团队。在他们的努力下，和平整形已经不仅仅是一家医院，而是一个美丽生活的发展者，是唤醒美丽的梦想家、美丽技术的创造者、美丽人生的缔造者。

温州和平整形医院的发展史，见证了这个时代医学和美学的完美结合，映射出了这个时代关于生命美学的价值发现和技术发展史。

七、总结

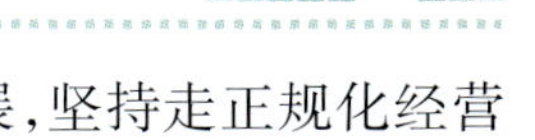

回首20年的发展之路，温州和平整形医院一直重视技术交流、学科发展，坚持走正规化经营道路；展望未来，温州和平整形医院提出了与其他民营医院不同的发展目标：继续坚持学院派的发展理念，将来要创办医疗美容学院，成为行业基石，推动医学整形的进一步繁荣发展。

附录：温州和平整形医院20年重大事件回顾

1993年，和平整形医院成立，成为全国首家民营整形专科医院。

1994年，薛志辉院长于温州首次开展经口内切口行颧骨缩小、下颌角截骨缩小、隆下颌联合一次成形的面部改形术。

1995年，和平整形医院实施温州首例自体毛发移植术。

1996年，薛志辉院长受聘成为韩国乐天整形医院名誉院长。

1997年，和平整形医院成为浙江第一家开展激光、光子美容治疗的医疗机构。

1998年，和平整形医院保持万例手术零感染纪录，走在全国前列。

1999年，和平整形医院首次开展上臂内侧皮瓣转移全鼻再造术。

2000年，和平整形医院首次开展应用仿生生物支架全耳郭器官再造术。

2001年，和平整形医院在温州首次实施会阴部轴型皮瓣转移阴道再造术。

2002年，和平整形医院实施全国首例吻合血管断耳再植术。

2003年，和平整形医院成为《整形外科学》、《现代美容整形外科学》、《实用整形外科手术彩色图谱》等专业著作的温州地区唯一参与编写单位。

2004年，和平整形医院成功开展乳房再造术。

2005年，和平整形医院为一永嘉小伙成功实施男变女易性手术，使其成为温州地区首位公开的变性人。

2006年，和平整形医院成功打造"温州第一人造美女"图雅。

2007年，和平整形医院向浙江省慈善总会捐赠100万元，成立了浙江首个整形慈善基金——和平整形慈善基金。

2008年，薛志辉院长远赴北川，成为首位踏上"5.12汶川大地震"灾区的温州整形医师。

2009年，和平整形医院获得"全国十佳专科整形医院"、"全国守诚信优秀示范单位"殊荣。

2010年，和平整形医院成功开展大型整形励志公益活动——"和平梦工厂"。

2011年，和平整形医院开展浙江首例换脸美容术。

2012年，首届海峡两岸整形外科高峰论坛在温州和平整形医院召开。

阳光之路：一群理想主义医者的15年

《深圳晚报》社　孙霞

【内容提要】

深圳，中国改革开放的窗口，一个孕育激情与梦想的城市。

20年前，一位年轻的女医师带着对深圳特区的新奇和向往来到这里，将自己汇入一个时代和一个城市的传奇之中。5年后，她拥有了一个属于自己的门诊部，由此向她心中的理想王国步步迈进。

15年过去了，深圳少了一位年轻靓丽的医师，多了一所遐迩闻名的医院；少了一名单纯的女性，多了一家多元化经营的医疗企业集团；少了一个青春的面庞，多了成千上万个用灵性和妙手缔造的美丽人生。

在深圳，如果你是一个热爱美、追求美的人，你或许不知道这个医师的名字——王晓泸，但你一定知道这个医院的名字——阳光。

在深圳民营医疗领域里，这个名字意味着一种不同凡响的追求、一种标新立异的创造、一个坚守医道尊严的从医者的职业理想、一个孵化生命之美的超级梦工场。

深圳阳光医院始建于1998年，历经15年的艰辛创业，由一个30余人的以眼科为特色的门诊部发展成为以医疗投资和医院经营管理为核心业务、下辖十余个企业、员工近1000人的医疗投资集团。在特区强手林立、竞争激烈的民营医疗市场中，阳光一直是个特立独行的另类标杆：它不是起步最早的，却是发展最稳健的；不是规模体量最大的，却是收入最稳定的；不是广告宣传最密集的，却是声名远播忠诚客户最多的；不是经济效益最好的，却是社会公益活动最积极的……

对于阳光取得的成绩，集团董事长王晓泸将其归纳为：一个好的时代、一个好的地方、一群好的同行，助她践行了一个美好的事业梦想；而对于企业自身的成长，她总结了自己和阳光最为受益的几大法宝。

一、超前技术：以专业高度支撑品牌硬度

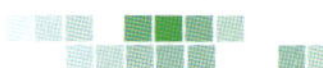

〔核心词〕市场远见、尖端技术、专业高度

阳光的起步便出手不凡，这源于它的创始人不是瞄准市场利益的普通投资商，而是一个痴迷专业的眼科医师，而且是一个心怀浪漫追求完美的女医师。王晓泸曾经说过："我这辈子的梦想就是创建一所这样的医院——一流的技术，一流的专家，一流的环境，一流的服务。总之，一切都很完美，它就是我心目中的医学殿堂。"

1998年8月，一家叫做"明康"的门诊部在深圳市宝安南路开业。当时，近视矫正手术刚刚兴起，在引领时尚风气之先的年轻人中风靡一时。王晓泸正是凭借过硬的PRK、LASIK手术技术和热心细致的服务，让"明康"的名字在深圳立足并迅速传开的。

作为医师，王晓泸很自然地选择了走专业技术的路子。在其他民营医疗机构争相在男科、妇科领域创利的时候，王晓泸却瞄准国内与国际领先技术的差距，把所有的财力物力都投入到技术与设备的提升上。她不仅为医院装备了具有国际标准的层流手术室，而且短短几年内，就在眼科特别是矫治屈光不正领域取得了国内的多个第一——第一家引入全球尖端近视矫治系统VISX-S2并率先完成升级，第一家引入波前像差＋虹膜定位技术，第一家引入飞秒激光技术，第一家引入ICL植入术……与此同时，王晓泸率领她的眼科专家团队频繁出现在中国乃至世界的学术年会上，与国际一流专家进行面对面的交流学习。

2001年，明康门诊部晋升为阳光医院。

2002年，深圳阳光医院成为世界第一品牌——美国威视应用技术在中国华南地区的培训中心。

2003年，深圳阳光医院专家担任第一届VISX全球准分子激光技术交流大会执行主席。

2005年，阳光医院在国内率先开展EPI-LASIK手术和SUPER EPI-LASIK手术，由此成为国内屈光不正矫治手术术式最全的医院之一。同年，阳光医院眼科医护小组应蒙古国眼科协会主席芭

珊芙教授的邀请，前往蒙古国首都乌兰巴托进行准分子激光手术演示和技术培训。

2006年，阳光医院完成全国首例飞秒激光角膜基质环植入手术。同年，阳光医院成立首家有晶体眼后房型人工晶体植入术国际培训中心。

2010年，阳光医院眼科获“ICL国际手术量”全球大奖。时至今日，阳光眼科的飞秒激光和ICL手术量依然领先全国。

不同于其他民营医疗机构以大量爆炸性的广告轰开市场，明康门诊部以及后来的阳光医院眼科是以标杆性的领先技术成就其专业地位并一举赢得市场的。这里不仅拥有全球最先进、最全面的硬件系统，而且聚集了国内最优秀的屈光手术专家；其独创的TOP LASIK、SUPER LASIK、飞霸、远见、超霸、E霸等多个手术品牌赢得了众多消费者的信赖和青睐，也直接成就了阳光医院国内最具影响力的眼科医疗机构和亚太地区视光学领域领跑者的地位。

眼科的成功为阳光医院定下了高科技医疗项目和高标准医疗服务的基调。

随着人们审美意识的次第觉醒，摘镜热潮开始向更广泛的美容市场蔓延。阳光医院的重心由单一的眼科开始向整形美容科转移，皮肤美容科、美容外科、口腔美容科、中医美容科等医疗美容专科并肩崛起，而其起步之初，正是延伸了眼科成功的技术路子。

阳光医院历来就有整形美容“高精尖技术博览馆”之称，全球最先进的整形美容、皮肤美容、口腔美容等医疗技术和设备，都会在第一时间被阳光引入。仅就皮肤美容科而言，阳光就汇集了近40台国际尖端激光美容设备，如素有“美肤激光设备中的法拉利”之称的美国无创美肤Titan激光、美国“红与黑皮肤病变激光治疗金标准”Vbeam595＋GentleYAG＋ALEX755、美国革命性医疗美容祛斑激光C8、王者风范（Lumenis Oneimage）多功能数字化激光美容系统、奢华之星点阵激光、德国3D齿雕口腔修复系统等等。

有了世界尖端设备，再加上一支声名卓著、医术精湛的国内外专家团队，阳光医院的技术实力成为其纵横业内领跑市场的利器。

“我们一直没有扩张很快，因为我们力求保持最新最好，效果是客户最能感知的。我们相信，只有最好的设备＋最好的技术＋最好的专家＋最好的服务，才能为顾客量身定制最好的方案，从而在最大限度上保障顾客的效果。”王晓泸这样总结。

阳光医院就是凭借市场远见、领先设备、人才和技术，引导着深圳医疗美容市场的潮流，为众多求美者带来前所未有的“重塑人生”的美好体验。

二、梦想团队：以医者尊严树立企业尊严

〔核心词〕医道尊严、专业成就、共享成功

如果你有这么个契机，走进阳光医院，去触摸它的内心和精神，你就会发现，这是一家被理想主义鼓舞着的医院。

从一开始，它就把自己放置于一个不甘平庸的位置上，向着好的、更好的目标，一路好学、上进、勤奋、自勉，目标清晰，且脚步坚定。

因为有了这样的胸怀，它的眼光才放得高远，它的态度才宽宏开放。让自己的医师走出去，把国内外最好的老师请进来，让这里不仅成为一个治病救人担当社会职责的医院，更成为一个国际化医学技术交流与合作的舞台。

一位医师说：“来到阳光后，我最大的感受是，阳光医院的工作要比其他民营医院单纯，因为我们无须追求利益最大化，而且这里给我们自身价值的最大化提供了很好的平台。”

从某种意义上说，阳光医院为追求职业理想的医师们守住了一方精神家园，而医师们又用自

己的理想成就了阳光的理想。

新世纪的竞争是人才的竞争，人人都知道这一点，但如何吸引、留住人才始终是困扰民营医疗机构的最大难题。相对于公立医院优越的待遇条件，民营医疗机构在人才引进、工资待遇、社会福利甚至职称评定等诸多方面存在政策上的缺失，人才流动频率非常之高。

同样，阳光医院也面临类似的问题，但在阳光医院的核心团队里，你可以发现两种人：一是在明康门诊部时期加盟、一路追随阳光风风雨雨走过15年的"老人"；一是来自部队或内地三甲医院，有些甚至是做到院长级别的"能人"。

这些人才是如何凝聚在阳光旗下的？

阳光医院首先给予他们的不是高薪，而是尊重。这种尊重不仅仅是对其专业技术的认可，更是让他们拥有做医师的尊严、人格和白衣天使治病救人的高尚职业的自豪感。

民营医疗机构因为没有公立医院享有的各种财政补贴，经营压力巨大，很多医院就采取医师收入与科室效益直接挂钩的考核办法，把压力直接转嫁给临床科室甚至医师个人，当医师成了医院的创收工具时，自然会大大影响他们在患者心目中的地位，也直接造成了民营医院的诚信危机。

在阳光医院，医师自己不承担具体的经济指标。虽然他们的奖金和医院、科室的效益有一定的联系，但考核制度更看重他们的医疗技术和服务质量。医师是个值得人尊敬的职业，我们不能玷污它，阳光的管理者这么认为。

深圳市优秀的整形外科专家、现任深圳阳光医院院长的主任医师张华彬教授是这样讲述他加盟阳光的理由的：第一次接触阳光医院，是该院在为一名患者制定整形手术方案时遇到了一个难题，董事长王晓泸亲自带人向在某公立医院任职的张华彬请教，并真诚地邀请他为患者制定最理想的方案。"阳光改变了我对民营医院的看法，他们首先考虑的是患者、是效果，并没有太多地考虑成本。这种对患者高度负责的态度，有些公立医院也未必能做到。"

急诊科是阳光医院的边缘科室，基本上不产生经济效益，但依然配备了经验丰富的急救专家。王晓泸在邀请这位专家加盟时对他说："我们不知道会遇到什么样的患者，医院没有挑选患者的权力，但只要他进了我们医院的门，我们就必须有救他的责任和能力。"正是基于这点从医者最基本的职业良知，这位专家选择了阳光医院。

一位在公立医院检验科工作多年的技术骨干，在加盟阳光医院的时候向董事长王晓泸提出了两个条件：第一，检验科普通项目的收费标准不能高于国营医院；第二，检验科的设备至少要向二级医院看齐。很快，阳光医院采纳了他的建议，并率先引进美国雅培全自动化学发光免疫分析仪、实时跟踪荧光PCR仪、全自动生化分析仪、全自动微生物鉴定仪、全自动血液黏度动态分析仪等一批国际领先的检验设备，使检验科的技术实力一跃成为深圳民营医院中的佼佼者，而且所有的收费都比公立医院低。

一位赴藏实施白内障复明公益行动的眼科专家曾在深夜给董事长王晓泸发回一条短信："当那些半辈子在黑暗中摸索的老人终于见到光明的时候，当他们跪下喊我们'恩人'的时候，我找到了一个医师的价值和骄傲，感谢阳光给了我一个医师所能得到的最大荣耀。"

因为志同道合，所以携手同行。阳光留住了医者的尊严，也留住了他们的心。

阳光医院在自身发展的同时，也为每个医师提供了更为宽广的职业发展平台。阳光医院提倡"事业平台，共同成长"，为每个医务人员提供充分的成长空间，包括定期的专业学习和培训、经常性选派业务骨干参与国内外的学术会议、设立专项资金支持医务人员进行课题研究，以及邀请国内外知名专家来深圳与阳光医院的专家直接交流、同台手术，以提升他们的实战能力等。

就进修培训方面来说，一般民营医院都不愿意花大力气送员工出去深造，因为民营医院经常充当“兵工厂”的角色，自己辛辛苦苦培养出来的人才，往往一露头角，就会被高薪挖走。“但我们觉得，只要医师在这里工作，就要鼓励他们做最好的医师，就会支持和资助他们在职报考进一步的学历教育；就会选派他们出国学习交流，参加全国性的学术年会，让他们的专业知识不断提高，这样才能更好地为患者服务。哪怕他们真的另择高枝，我们也会‘前仆后继’继续培养新人。”王晓泸这么说。

一位口腔科的青年医师曾两次被送到广州公立三甲口腔医院进修，每次脱产进修数月，先后学习显微根管治疗和种植牙技术，如今已成为深受患者信赖的明星医师。阳光医院的培训制度规定，员工的培训经费不低于其年工资总额的 2%，但实际培训经费已远远超过这个预算，2012 年阳光用于员工培训的费用已达近百万元，2013 年的培训费用则达到 200 万元之多。

作为全国首家开展整形美容高等教育的大连医科大学美容医学院临床教学基地和非直属附属医院，阳光医院一直鼓励自己的医师精研业务创新技术，以提升自身的学术地位。比如，在现有政策环境下，民营医院很难申请到公费的科研项目，阳光就努力申请自费的科研项目，只要项目获批，所有科研经费全部由医院资助。如皮肤美容科立项的“Q 开关激光不同能量对黄褐斑色素细胞的生物效应研究”，其科研经费全部由医院承担。另外，医师在国内外权威医学杂志上发表论文，也都会得到医院不同程度的奖励。

立志做中国最好的民营医院的阳光医院，一直在努力培养自己最好的医师，鼓励他们积极参加国内外学术交流，以开阔眼界紧跟潮流。所以，在国内外很多高规格学术会议上，都可以看到阳光人活跃的身影，他们不仅借机向国内外专家虚心学习，也拿出独到的经验和成果跟同行们分享。

除了自己走出去外，阳光医院还经常把国际一线专家请过来，进行现场演示、现场指导。这些国际级大腕带来了医学领域最先进的理念和技术，使阳光医院的技术水平始终保持与国际同步。这些专家包括被誉为“全球激光治近视手术第一人”、美国白内障和屈光手术学会（American Society of Cataract and Refractive Surgery, ASCRS）主席，曾担任阳光医院名誉院长的麦克当娜；全球公认的飞秒激光权威、国际著名眼科视光学和角膜病治疗专家，曾担任阳光医院集团专家委员会名誉主任的王明旭博士；美国好莱坞整形专家、美国整形重建外科学会新技术科学项目主席布莱恩·肯尼；韩国仁济大学医学院五所附属医院的整形外科总主任、国际知名的颌面整形外科专家金东一；泰国皇室大学外科学科带头人、泰国美容外科手术东方协会会员 Saran Wannachamras；著名的韩国眼部整形专家尹度龙等。

对于医师们来说，阳光医院最大的吸引力，在于它总在努力保持自己的先进性，不断引进与国际同步的技术与设备，为他们提供了接触世界先进科技的机会，这使得他们自身也在不断进步成长，这对一个追求专业素养的医师来说就是最大的激励。

三、安全品质：以管理质量保障医疗质量

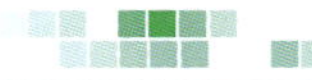

〔核心词〕严格准入、奖惩分明、完全正品

“我们是诚信的医师，我们是受尊敬的医院。阳光是我们的名字，诚信是我们的守则。我们郑重宣誓：深圳阳光医院，只用正品。”这是深圳阳光医院管理团队和专家团队在阳光医院 15 周年庆典上的宣言。

正直的医师、正当的途径、正规的材料，阳光坚持避开利益陷阱走阳光大道，不仅为民营医疗市场带来了一股清新刚正之风，而且在消费者心里牢牢树立起了正直诚信的阳光形象。

相比公立医院，在市场的风浪里成长起来的民营医疗机构更懂得医疗安全和医疗质量是医院赖以生存与发展的生命线，但同时他们也处处经受着巨大经济利益的诱惑和考验。要保证严格的医疗质量，没有严格的管理是不行的。

在聚丙烯酰胺水凝胶注射丰胸最流行的时候，美容院和众多医院的整形美容科生意火爆，阳光医院也有不少顾客找上门来咨询这样的项目，甚至有些医师带着顾客找到医院领导要求开展这一项目。医院仔细研究了有关聚丙烯酰胺水凝胶的政府审批文件，聚丙烯酰胺水凝胶的材料原理、手术技术和手术预后等情况，发现这一丰胸方式存在风险，慎重考虑之后，决定放弃引进这一材料和整形项目。

这个决定让阳光医院在别人大把大把挣钱的时候失去了很多利益，甚至流失了很多顾客，但也让阳光医院在后来聚丙烯酰胺水凝胶事故层出不穷的时候一身轻松地陡升清誉。

在阳光医院，类似的有关医疗的各种准入制度都是刚性的，比如：所有医务人员必须持证上岗并100%在本院注册，外国医师来医院执业的也必须具备来华执业的注册手续；不安排非医务人员从事临床医疗活动，不安排临床医务人员从事本专业范围外的诊疗活动；医院开展的所有诊疗项目都必须有执业许可，医院开展新项目必须及时到卫生行政部门备案；手术室、医疗影像科、消毒供应室等部门也必须通过卫生行政部门的项目准入；严禁开展国家各级卫生行政部门明令禁止的项目，不管该项目的利润有多丰厚；医院所有设备、药品、医用耗材、诊断试剂必须保证三证齐全，进口设备和产品必须有国家食品药品监督管理局（SFDA）的批准；不得在医院内使用任何“试”字号、“健”字号产品……

在阳光医院获得的众多荣誉里，有一种奖牌别有意味，那就是，阳光医院一直保持着众多医疗进口品牌材料在华南或深圳的销量冠军。从注射美容的玻尿酸、肉毒毒素，到整形美容的隆胸假体、隆鼻膨体；从医学美肤设备与保养品，到口腔科的种植体与烤瓷体，阳光医院每个科室的医用材料都坚持使用正品，这些产品都通过了美国FDA、欧盟CE及中国SFDA等国内外权威机构的认证，能给消费者以最大的安全保障。这些品牌包括：瑞典原装进口玻尿酸“瑞蓝”，美国原装进口肉毒毒素“Botox”，美国原装进口隆胸假体“麦格”、“琴面”、“曼托”，英国原装进口隆胸假体“娜高”，美国射极峰公司隆鼻膨体，美国3I口腔种植体，美国3M陶瓷美学正畸，Ormco冰晶美容隐形托槽，等等。阳光医院的“正”气，不仅赢得了顾客的信赖，也赢得了合作伙伴的尊重。海昌国际股份有限公司中国大陆地区总监说，能和阳光这样一个诚信经营的医院合作，是海昌的荣幸。

有规定还要有监督。在阳光医院，不仅有缜密的医疗质量考核制度，还有专门的医疗服务质量管理委员会，由院、科两级质控人员对医疗质量进行全程监控。他们每周对各科室进行相应的质量检查，包括病历、处方、医技申请单、医技报告单、护理记录等医疗文件；每月对检查结果进行汇总，作一次全面的质量通报，包括基础质量、流程质量、终末质量、护理质量、院感发生情况、传染病上报情况、不良反应发生情况、投诉情况等；每季度集团内部还要进行自查和互查，并将上述所有检查结果纳入医院院长、职能科室和临床各科室负责人的绩效考核之中，直接与其经济收益挂钩。

“医德优先，安全第一”，严谨的品质管理保证了阳光医院过硬的医疗质量。2002年，深圳阳光医院全面通过ISO9001（2000版）国际质量管理体系的认证，被评为深圳市行业十强企业；2004年，在深圳市医疗质量评审中，深圳阳光医院荣获一级医院第一名；2005年，深圳阳光医院再次荣获深圳市医疗服务质量评比民营医院第一名；2006年，在深圳市医疗服务质量评审中，深圳阳光医院荣获医疗服务质量评估A级单位、医疗服务质量整体评估社会满意度总分第一名；2008年，深圳阳光医院荣获中国健康年度总评榜“最具影响力品牌医院”和“最受欢迎整形美容医院”称号。

四、创新服务：以全新思维创建全新模式

〔核心词〕观念更新、营销创新、模式革新

“尊重顾客和患者的人格与权利，对待顾客和患者，不分民族、性别、职业、地位、经济状况，都应一视同仁。”这是阳光医院企业制度里的一条。

在阳光人的理念里，他们面对的不是身体疾病，也不是生理缺陷，而是一个个有思想情感、有人格尊严、有美好追求的人，所以要以诚待之，以心爱之。

基于这样的观点，走进阳光医院，真的就像走进阳光里一样，明亮、温暖、和谐，隐隐地透着一种细腻的体贴和关怀，甚至会忽略了，自己走进的是一家医院。这在医患矛盾突出、医疗服务质量备受质疑的大环境里，显得非常难得也非常醒目。

创新是这个时代所有企业生存和发展的动力所在，从某种程度上讲，创新的深度、广度、密度决定了企业在市场上能否拥有不可替代的生存价值和地位。

纵观阳光医院的发展，创新几乎无处不在。

（一）最直观最浅层次的创新体现在服务环境的营造上

走进阳光医院，温馨和煦之风扑面而来，别致的布局、简洁的廊道、雅致的色调、精美的陈列，彻底颠覆了人们对中国传统医院素白简单的印象。从充满装饰感的墙纸，到飘逸着田园风的窗帘；从造型新颖的休闲椅，到布光考究的照明灯；从工艺精致的宣传廊，到点染生机的盆栽植物，每个细节都体现出其以缔造形象美学和陶冶医学艺术为核心目标的细微用心和孜孜追求。

走进这样的环境里，精神是愉悦而松弛的，心情是平和而适意的，生命之美在自然苏醒并油然绽放，再加上四面洋溢的亲切笑容，让人很容易忘记自己身处一家医院里，更像是走进某个高端会所或艺术沙龙。阳光医院的副院长说：“我们致力于为顾客和患者提供愉快放心的就医体验，同时也努力为员工营造美好的工作环境和氛围。”

（二）最核心最具价值的创新体现在技术服务上

阳光医院不仅拥有世界上最新最尖端的硬件设备，而且拥有一支业务精湛的专家团队，他们中的很多人都是创新型技术精英。

阳光医院院长、整形外科专家张华彬，不仅在瘢痕、色素痣、血管瘤等先天和后天造成的皮肤缺损以及体表器官再造等方面医技独到，而且拥有多项技术研究成果，如血管抑制疗法用于治疗增生性瘢痕的实验研究、组织扩张对预构轴型皮瓣血供的实验研究、高压助推药物＋XH 超高频气化综合治疗瘢痕的临床研究、封闭端粒酶活性在瘢痕疙瘩基因治疗中的研究等，这些成果不断为其临床实践开辟着新的途径。

阳光医院的整形美容专家王勇不仅是国内开展下颌角颧骨手术、隆鼻手术、丰胸手术等整形项目最早、临床实践案例最多的医师之一，而且手握整容外科磨削器、下颌角磨削保护套、乳房整形假体植入专用器具、乳房塑形罩四项国家技术专利。他带领的整形美容科率先提出“定制美丽”的理念，根据不同顾客的条件和要求为其定制个性化的医美方案，赢得众多“粉丝”的青睐。

麦跃博士领衔的皮肤美容科，在多年高密度临床实践的基础上独创了很多皮肤美容独门技法，在激光治疗黄褐斑和皮肤医学保养方面居全国领先水平。他们总结出的 Q 开关 1064nm 激光治疗继发性色素沉着、1540nm 激光分段式光热解治疗炎症后皮肤色素沉着、Q-开关激光反向治疗面部大面积白癜风、2790nm Er：YSGG 点阵激光联合强脉冲光治疗疣状痣、双波长非剥脱点阵激光“水增强法”治疗面部凹陷性痤疮瘢痕、近红外光 Titan 治疗面颈部皮肤老化、运用组合式激光综

合治疗皮肤问题等技术均受到业界的高度认可。皮肤美容科还率先提出“医学保养”的理念，指导爱美女性从医学角度认识皮肤这一特殊器官，科学地对待其衰老、退化、病变问题，受到爱美女士的欢迎和喜爱。

在多年的实践与突破中，阳光医院拥有很多自己专属的美容技术，如第一次打破传统隆鼻单纯加高的理念，率先创造鼻轮廓综合塑形技术——黄金 3D 鼻轮廓塑形术；率先提出 50°V 弧脸形，凸现女性美丽性感的 V 弧改脸术；在国内率先开展 0.1 平方毫米下的整形术——美立方 M^3·微整形……新技术的层出不穷让阳光拥有了创造奇迹的独门利器。

（三）最独到最见成效的创新体现在服务流程管理上

始于客户需求，终于客户满意，是医院最高的追求。阳光医院是率先导入客户关系管理 CRM 数字化管理系统的民营医院，有着严密的会员管理系统，包括客户档案管理、定期客户满意度调查（结果公示、改进、反馈）及客户回访。完整的客户服务环节和服务质量监控体系，维系着医院与顾客之间和谐的信任关系和通畅的交流渠道，所以，阳光的客户群中老顾客、忠诚顾客占据多数。

另外，阳光医院还通过提供众多的增值服务和个性化服务来巩固与顾客之间的良好关系，同时增进自身的服务品质，如点名手术、预约诊疗、矩阵式个性化全程陪伴、定期健康讲座、定期医美沙龙、健康体检与维护等。阳光医院是全国率先在整形美容科设立形象设计室的医院之一，其功能就是根据顾客自身的条件——体形、身高、骨骼等特征，为其提供专业的美容和形象设计意见，此外还对其服饰搭配、衣橱管理、健康运动、养生旅游等提供指导和建议。

而阳光医院在服务管理上最有突破意义的创新，是他们重写了首诊负责制运作规范。以往，一个客户从进门咨询，到问诊、检查、手术、术后康复，要经过很多环节，涉及不同的科室和岗位，如果做的项目多，关联的科室和医务人员则更多，很难落实首诊负责的责任意义。经过多年的摸索，阳光自创了点线面结合的服务流程，即在并列的科室之外另设一条垂直的责任线，每个环节的客服人员都与下一个环节的客服责任人对接，其中医疗环节的客服工作由具备医学专业知识的人员担任，不同环节的客服人员形成一个环环相扣的责任传递链条，使顾客从进门开始就接受“手递手”式的接力服务，由整条服务线保障顾客的医疗及服务质量，并纳入医务人员的业绩考核当中。

如此缜密的管理，使阳光医院在深圳市医疗质量综合评审中获得社会满意度调查第一名。

（四）最明显最标新立异的创新体现在营销上

在市场上成长起来的民营医疗，起步和发展都离不开广告和营销，密集的广告投入始终是其最大的支出项之一。

阳光医院的广告投入比市场上其他民营医院要少得多，原因之一就是他们善于在营销上另辟蹊径，达到事半功倍的效果。

2004 年，在韩式整形、日式整形风行一时之际，阳光医院开创性地推出“21 世纪东方美女标准”，以医学视角、专业语言和审美传统，将东方美女的标准数字化为一套可考量的专业审美系统，引起业界和消费者的普遍关注。这一标准的推出不仅显示了阳光在整形美容界的实力和话语权，而且成为众人瞩目的热点话题，达到了意想不到的品牌宣传效果。

2006 年 12 月，阳光医院举办了一场别开生面的舞会——中国首届眼睛复明慈善舞会，将美轮美奂的国际标准舞与眼病患者的慈善援助结合在一起，让华美的视觉盛宴唤起人们对失明世界的强烈悲悯。最终，这场健康、美丽与爱心交响共鸣的慈善盛会震撼了无数人的心，不仅为广大贫困的眼疾患者带来了重见光明的希望，也树立了阳光专业、博爱、国际化的品牌形象。

2007 年，阳光医院召集中国、美国、韩国、泰国国际顶级专家团队联手打造变性美女凤凰格格，此事作为新闻事件引起社会上的极大关注。历时 7 个多月、涉及全身 20 多个部位的整形改造之后，凤凰格格惊艳蜕变，被誉为“史上最美变性美女”。凤凰格格的成功蜕变，为阳光医院强大的技术实力和造美能力树立起一个标杆、一个样板，表达出无须多言的说服力。

永不休止的创新和努力，让阳光医院赢得了营销人才，赢得了声誉，也赢得了市场。2012 年 12 月，在阳光医院一年一度的年会现场，数百名顾客兴奋地排队开卡，从下午 1 点到 6 点的 5 个小时里，4 台POS 机忙碌不停，他们在预约自己的医师，也在预约自己的美丽，更在肯定阳光的骄人业绩与魅力。

五、公益形象：以社会责任赢得社会承认

〔核心词〕慈善基金、义务救援、扶贫济困

在阳光医院每一个公众形象和宣传广告上都有“阳光在，爱永恒”六个字，这可不是说说而已。阳光医院每年出资数十万至百万余元，为贫困地区和灾区的白内障患者义务进行白内障复明手术，对弱势群体进行医疗援助，对社区居民进行义务卫生服务等等，他们用行动诠释着对社会承担的公共责任。

爱是人类最动人的语言，阳光医院坚守“医者，人恒爱之”的宗旨，向世间播撒美和爱，也收获了社会的承认和人们的拥爱。

2006 年，阳光医院捐资救助地中海贫血的患病儿童，捐款金额在当年捐资救助深圳“地贫儿”的企业中名列第二。同年，阳光医院与深圳市民政局共同设立了深圳市慈善会阳光救助基金，并举办了中国首届阳光救助基金慈善晚会。

2007 年，阳光医院与深圳市罗湖区妇联联手发起“阳光妈妈”健康关爱行动，为贫困单身母亲、下岗失业妇女捐款捐物达 200 多万元；同年，阳光医院全程参与了第四届深圳关爱行动——“共享阳光，爱心大穿越”大型公益活动，为深圳市的环卫工人和交通干警赠送了价值 24 万元的健康关爱卡与慰问品。

2008 年，阳光医院出资 150 万元，和深圳市慈善会、深圳市关爱办与广东高科技产业商会一起举办了中国第二届阳光救助基金慈善晚会，将爱的阳光洒向社会。

2011 年，阳光医院捐款 100 万元，和中国整形美容协会共同发起设立了医疗救助与修复基金。

此外，阳光医院还参加了很多公益活动，如与中国预防艾滋病形象大使和义务宣传员濮存昕联手向深圳同性恋者进行防艾知识讲座，为辖区贫困妇女免费体检和免费手术，为社区居民义务传播卫生知识并接受义诊咨询，为深圳特殊教育学校学生免费体检，在全市中小学开展眼睛疾病调查和眼保健的科普教育……深圳本身就是一个慈善之风盛行的城市，阳光医院以自己独的方式汇入这片爱的洪流之中。

有太阳的地方就能感受阳光的温暖，这是阳光人的志向与胸怀。从 2003 年开始，阳光医院频频走出深圳，派出优秀的医护人员远赴西藏、河南、甘肃、贵州黔东南、四川绵阳等贫困地区及地震灾区开展白内障复明行动，为数百名贫困患者免费实施手术，让他们重返光明。

2007 年，深圳市慈善会阳光救助基金复明行动小组深入贵州黔东南山区，为当地 102 例贫困白内障患者进行了免费复明手术，中央电视台《公益》栏目对此作了专题报道。同年，他们还组织医疗救助小组远赴云南泸沽湖建立“91 医疗援助站”，为缺医少药的少数民族村民送医送药免费诊疗。这一年，阳光医院还携手中国爱心网举办“情系湘西贫困山区，爱心传千里温暖工程”活动，前往千里之外的湖南湘西土家族苗族自治州，为当地贫困村民带去上万件衣物、数千元常用药品，并就地展开义诊活动。

2008 年，阳光医院先后派出三批医疗救助队，赴四川汶川参与抗震救灾，共抢救、运送伤员 214 人，并向灾区捐款 9 万余元，捐献医疗用品和设备器械共 80 多万元；同年，还派出医疗救助队奔赴四川绵阳，为灾区北川的 56 名贫困白内障患者成功进行了免费复明手术。

2009 年 8 月，在深圳市政府派驻甘肃陇南的抗震救灾前线指挥部支持下，阳光医院选派眼科专家及护士，再次组成爱心医疗队，远赴甘肃陇南进行白内障免费复明手术，让 118 名失明患者重见光明。

2012 年，阳光医院为先天性残疾或遭遇意外伤病而毁容致残的贫困患者提供医疗救助，组织专家为烧伤致残的西藏女孩巴桑拉姆、因烧伤毁容的湖南女孩许星星、面部畸形的河南青年崔大华、胸部严重烫伤的深圳 5 岁女孩胡语鑫进行了整容修复免费救治，治疗费用共计 95 万余元。同年 6 月，深圳市卫生和人口计划生育委员会发起“助发展，惠民生”援藏活动，阳光医院作为参与者，为西藏察隅县送去大批医药并为当地群众施行义务医疗服务（图 11-4）。

2013 年，阳光医院与深圳市四川商会、中国航天员中心共同举办公益活动，为“神十”功臣——中国航天员中心的科研人员免费实施矫治近视手术，资助治疗费用 32 万元（图 11-5）。

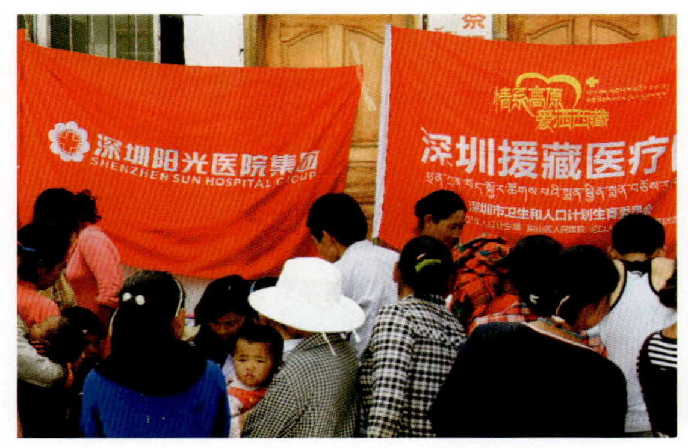

图 11-4　深圳阳光医院参加援藏医疗

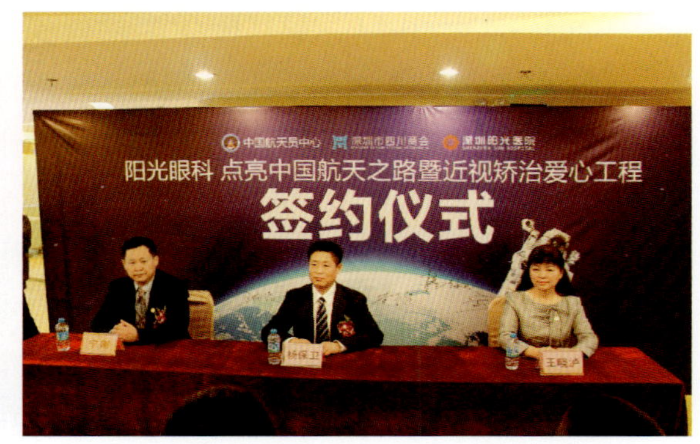

图 11-5　深圳阳光医院和中国航天员中心合作签约

鉴于阳光医院长期致力于社会公益事业，不断回馈社会，将爱心传递给需要帮助的人们，2007 年 5 月，深圳市政府授予阳光医院“最具爱心企业”荣誉称号，这是深圳市政府评选的历届爱心企业中的第一家医院。2008 年，四川绵阳市委、市政府授予深圳阳光医院救援队“绵阳市抗震救灾优秀志愿者”称号。2012 年，阳光医院被评为 2012 年度“深圳十佳公益企业”。

六、企业文化：以爱的情怀成就美的事业

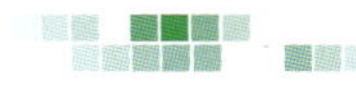

〔核心词〕价值认同、共创事业、共享财富

——成为“让员工认同、被客户认准、受社会认可和尊敬的整形美容连锁医院”是我们的愿景。

——奉献者给予机会，贡献者给予回报，同路人共享成功。

——打造永续经营的事业平台，靠共同的事业吸引、凝聚和留住人才。

——摘自《阳光医院集团企业文化手册》

一个长青的企业，应该拥有从内而外焕发出的生命力，这个内在的核心动力就是企业文化。阳光医院的企业文化概括地说就是对事业有理想，对职业有尊严，对他人有爱心，对自己有收益。

在阳光医院的人才选择标准里，有一条可谓别出心裁——除了“有德、有才”，还得“有梦”。这个“梦”就是理想，这个理想就是共同创建世界上最美好、最受人尊敬的医院。曾在公立医院担任院长

多年、现任深圳阳光医院集团副总裁的陈浩总结说，用理想聚集起来的队伍才能同心同德一往无前。阳光医院15年风雨兼程，大家能走到一起，就是因为每个人都有着共同创一番事业的理想和热望。

2013年1月22日，在深圳阳光医院举行的春节联欢会上，以董事长王晓泸为首的领导团队率领员工向守护人民生命健康的医师们鞠躬致敬："一谢仁心仁术，塑人间大美；二谢至诚君子，守高风亮节；三谢薪火相传，济天下苍生。"在场的医师们无不心生自豪。在这场辞旧迎新的联欢会上还举行了隆重的拜师仪式，被邀请的导师中包括中国瘢痕修复重建外科权威专家鲁开化教授，中国著名的整形外科、美容外科、修复重建外科专家与学科带头人王炜教授，中国整形美容界权威、享受国务院特殊津贴专家高景恒教授，中国颌面整形外科权威、著名整形美容外科专家、博士生导师柳大烈教授，韩国眼部整形专家尹度龙医师，韩国面部塑形专家安栋显医师等。

对生命发自内心的尊重，彰显着医师职业的伟大。阳光医院对医师的敬重、对医师最纯粹的职业坚守深深地打动着每个阳光人的心。

"阳光是一个大家庭，我或许叫不出每一个员工的名字，但我熟悉他们的笑脸。每当我看到他们成长了，结婚了，买房了，买车了，生活越过越好了，我真心地为他们感到高兴。"在董事长王晓泸的眼中，医院的天职就是关爱生命关爱人，不仅关爱顾客和患者，关爱社会上需要帮助的人，更关爱医院的员工。同行都知道阳光不轻易炒员工，即使员工在工作中出现了一些纰漏，或者工作能力不尽如人意，也会先予以批评教育和培训，给他提升自己的机会，或调换适合的岗位，尽量发挥他的潜在优势。

阳光医院有很多老员工，有些甚至是从明康门诊部一直工作到现在，有些已从普通岗位一直做到管理核心。从医学专家到后勤工作人员乃至公司高层领导，都有阳光医院自己培养出来的骨干力量，他们的忠诚度就是阳光最强大的向心力。

医院的员工们来自五湖四海，医院这个大"家"就显得尤为重要。每逢大年三十晚上，阳光医院的CEO都会为坚守在医院的员工们送上热腾腾的饺子。医院举办体育节、文化节、联欢会、生日会等各种活动的时候，无论多么忙碌，管理团队的成员都会出现在活动现场，向阳光的同仁们道声辛苦，送上祝福，让大家感受到家的支持和温暖。

一个好的企业要懂得回报。在创建和谐健康的工作环境的同时，阳光医院通过完善公正透明的评价机制，落实能力业绩导向，以共享成功的利益机制吸引、凝聚和留住人才，用精神和物质的双重收获激发人才。每年被评选为"阳光之星"的优秀员工还可以获得带薪假期、公费与家人旅游、学习资金、工资上浮等奖励。

15年来，深圳阳光医院始终以行业先锋的姿态，以顽强探索的精神，以敬业爱人的企业文化，在社会环境、政策环境、法律环境尚未完全匹配的市场竞争中，靠自身的探索和进取，不断提升竞争实力，同时也凝聚了一支富有市场远见、创新意识、超强业务素质的管理团队和技术团队。在他们的努力下，阳光已经不仅仅是一所医院，而是一个美丽生活的倡导者、美丽理念的传播者、美丽技术的创造者、美丽生命的缔造者。

阳光医院的发展史正映射了这个时代关于人类与生命美学的价值发现和技术发展史。

附录：深圳阳光医院集团发展大事记

1998年9月，深圳明康门诊部成立。

2000年7月，成为大连医科大学美容医学院的临床教学基地。

2001年7月，深圳明康门诊部经深圳市政府主管部门批准变更为深圳阳光医院。

2002年9月，深圳阳光医院成为美国威视应用技术在中国华南地区的培训中心。

2004年，阳光的足迹从罗湖布局到宝安和龙岗，先后建立深圳春天医院、深圳百合医院，同时筹建深圳阳光医院集团,集团旗下设深圳市英雄文化传媒有限公司、深圳市九一网络有限公司、深圳市思普瑞医疗器械有限公司等分支机构。

2007 年,集团对旗下医院进行重点科室和专业结构调整,深圳阳光医院成为以医疗美容、眼科为重点科室的综合性医院。

2010 年,深圳阳光医院集团启动未来五年发展战略,积极推进医疗美容连锁事业的布局。

2013 年,阳光 15 周岁。在一代阳光人的共同努力下,深圳阳光医院已经跻身全国医疗美容一线品牌。

"天行健,君子以自强不息。"深圳阳光人将以海纳百川的胸怀、滴水穿石的精神,为打造中国整形美容的领导品牌,为祖国医疗卫生事业的发展而努力奋斗!

创新驱动"悦好模式",让全人类生活越来越好

四川悦好医学美容医院品牌文化研究中心

2013 年 12 月,在悦好"生生不息三周年"品牌特刊的序言《用一颗柔软的心热爱女人,用一种强大的意志做悦好》里,四川悦好医学美容医院创始人覃兴炯写下这样一段抒情而豪迈的文字:

马尔克斯在写第一部小说《枯枝败叶》的那一刻起,就向世界表达了他的雄心:"我要做的唯一一件事,便是成为这个世界上最好的作家,没有人可以阻拦我。"12 年之后,他写出了 20 世纪最重要的经典文学巨著之一《百年孤独》。"具有一个工程师的头脑和一颗艺术家的心灵"的乔布斯也掷地有声地说:"活着就是为了改变世界,难道还有其他原因吗?"正是无数拥有卓越才华和深刻责任的人和企业,用他们深邃的思想、划时代的技术、人性化的产品,推动和改变了人类的生活,拓展了这个世界的宽度和美好度……

悦好是一家"生不逢时"的医院,在其创立之初,便经历了"超女"王贝之死的行业大震荡,几乎死于难产;悦好是一家以"技术控"著称的医院,及时引进一项又一项世界最尖端的技术、设备,在成都汇集了当今世界顶尖的微创整形项目;悦好也是一家"不务正业"的医院,第一个将毕加索的先锋艺术和格莱美的天籁之音带到成都,还时不时地跨界电影圈、话剧界……

这家集合了梦想家雄心、理想主义者人文色彩和现代企业经营之道的医院,仅用 3 年时间,便创造了一个令行业瞩目的"悦好模式",而其本身,也完成了品牌的树立。

严格来说,"悦好模式"是一种创新驱动下的商业模式,这种商业模式对于美容整形行业来说,具有开创性的观点,亦有不少可资借鉴的地方。

哈佛大学教授约翰逊(Mark Johnson)、克里斯坦森(Clayton Christensen)和 SAP 公司的 CEO 孔翰宁(Henning Kagermann)共同撰写的《商业模式创新白皮书》里,把现代社会的商业模式分成三个要素,即客户价值主张、资源和生产过程、赢利公式。

而"悦好模式"正是在这三个要素下的一种商业模式的整合与创新,其主要表现为:以大梦想勾画品牌定位,以技术战略创新让整形坚守医疗的本质,以现代化企业运作凸显系统优势,以企业文化建设经营员工的心。

这个商业模式究竟是如何创立的?其创立的核心价值体系又是什么呢?

一、创业即创新:要走一条没人走过的路

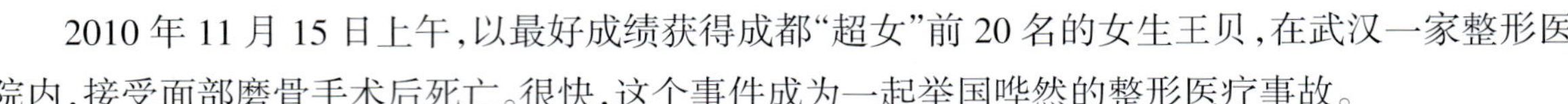

2010年11月15日上午,以最好成绩获得成都"超女"前20名的女生王贝,在武汉一家整形医院内,接受面部磨骨手术后死亡。很快,这个事件成为一起举国哗然的整形医疗事故。

这起医疗事故引发了当时正在快速成长的整形行业的一场海啸:卫生部第一时间要求彻查;新华网发表评论,要求对整形行业"整形";各媒体纷纷曝光,剑指美容整形行业野蛮生长;主管部门则纷纷发声,表示一定要加强监管。

然而这个现代新型的第三产业在发展过程中存在着诸如行业不规范、诚信缺失等问题,"王贝事件"不过是这些问题的集中表现与爆发。而以此事件为标记,整形美容行业开始步入成长中的阵痛期。

对于普通人来说,或许只感受到遍布大街的整容广告消停了一段时间,然而这起事件对于正处于创立期间的悦好医学美容医院而言,是一场灭顶之灾。

2010年6月,四川悦好医学美容医院管理有限公司开始筹建,当年7月30日公司注册成功,"王贝事件"就发生在卫生厅注册的当口,于是,正在进行中的审批暂停了,已进入开门营业倒计时的医院转瞬陷入难产的困境。

这群创业者的领军人物正是覃兴炯,在此之前,他是当时成都规模最大的一家整形医院的高管。他创立这家整形美容医院的初衷,正是想通过自己和创业伙伴们的共同努力,改变美容整形行业社会地位不高、口碑不好的现状。

"我们的目标,就是要创立一家真正令人尊敬的整形美容医院!我极为推崇的稻盛和夫先生说:'人生最重要的事莫过于内心描画什么。'"这是覃兴炯在创业时的雄心,也是一个梦想,但创业绝不是一件容易的事,在市场竞争已很充分的情况下,要新创一家整形美容医院,谈何容易!

比如,创业要讲究天时、地利、人和。先从地利说起,当时成都的整形行业早已遍地开花,市场竞争可谓惨烈,而悦好医学美容医院却大手笔租下了金沙遗址附近一幢6000平方米的大楼,此处离1年之后即将开通的成都地铁2号线"一品天下"出口仅几步之距。在当时的成都医美市场上,医院面积第一,气度非凡。不少业内朋友提醒他,此举无异于"自杀",高额租金、地铁施工等都会让医院难以为继,不如租个小场子,赚点快钱,就算不赚钱,船小也好掉头!

"王贝事件",则把第二个曾经有利的天时因素,迅速变成了一场噩梦。

当时聚合了20余人的精英创业团队是唯一的人和。虽然还算人和,但当时不少人也有了"时运不济"的感叹。而创业者们不愿放弃,事实上,他们从这次事件中也看到了机会,对医学美容行业的规范,会给未来的悦好医学美容医院带来更多的生机。

医院的创立自然离不开大家的坚持,但仅有坚持是不够的。那段时间,身为悦好医学美容医院创始人的覃兴炯,每天都会准时到主持审批的四川省卫生厅"上班",不厌其烦地向主管单位领导讲述他的创业理念、完善的管理模式,以及这家医院对于整形行业将带来的示范意义。不怨天,不尤人,他只耐心地做解释说明工作。

"人与人之间70%的矛盾是缺乏沟通,所以良好的沟通是解决问题最好的方式,充分的沟通可以化解前进道路上的一切障碍。"直到今天,覃兴炯仍把沟通作为悦好的立家之本。大到每年都有与客户倾心交流的主题活动,小到每周一早上雷打不动的中高管大会。而他办公室的门随时都虚掩着,员工只要愿意,推门进去,就能获得与医院最高层领导倾心交谈的机会,他大多数时候都会和颜悦色,但有时也会激烈争吵。

"即使争吵也是一种沟通",他还会请和他吵了一架的员工共进午餐。一些即使最终辞职而去

的员工，也往往对他心怀感激。

这样的坚持，终于为悦好赢得了生机。上级主管部门的领导面对这异乎常人的坚持，终于“心动”了，更准确地说，他们由最初的怀疑，到后来相信悦好医学美容医院做整形行业的初衷与梦想了。

2010年12月29日，当时成都地区规模第一的悦好医学美容医院宣告成立。当整个整形行业正在苦挨严冬之际，悦好医学美容医院选择用一面旗帜作为医院的LOGO，上面写着英文字母BAB，即“better and better”的缩写，意思是“越来越好”。医院的整体定位则是“中韩(国际)微创整形美容抗衰老领导者”。

当时，多数整形医院正在坚持反复宣传“做女人挺好”、“没什么大不了的”，以此来吸引女性整容消费；而悦好医学美容医院则从一开始就选择让整形行业回归医疗科技本身，医疗科技的进步，其目的就是让人们能够对抗衰老。

在此之前，还没有人这样做过，悦好在品牌创立之初，或许就意味着整形行业中一个全新模式的诞生。

医院开业第二天，覃兴炯的女儿呱呱坠地，初创的医院、初生的女儿，似乎都在预示一个崭新的开始。当时，初为人父的覃兴炯正在办公室里苦苦研讨悦好整形美容的主题语，至今，他时常感到歉疚甚至不安的，依然是没有时间陪伴女儿成长。

就在那天的会上，覃兴炯最终敲定了悦好的办院理念：“悦好，让全人类生活越来越好！”

从一开始，悦好的梦想就足够远大，也足够疯狂和执著。

二、一家整形美容医院的成长：信念和坚持

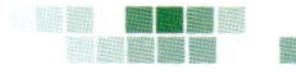

2010年，对于成都的整形行业来说，是一个格外残酷的年份。

早在2005年，成都的整形业界就提出一个将成都打造成“中国美容第一城”的方案，多年发展之后，成都的整形行业已然成形，当时成都的整形机构，如华美紫馨、西婵、米兰、大华、美莱等品牌，就算在全国范围来看，都不缺乏知名度。

从市场细分的格局来看，华美紫馨以13年的品牌积淀创造了全国单店营业业绩的第一名；西婵以“嫣然天使基金”为主体的社会责任营销让品牌异军突起，5年时间就成为国内成长最快的品牌；米兰以“整形真人秀”的模式在第四年由亏损状态迅速转为赢利；大华以20年的客户积累，坚守“激光科技”模式，业绩稳步前进；美莱以全国连锁的集团优势在成都“攻城略地”，品牌快速成长，以价格战的方法迅速成长为二线品牌……

留给悦好医学美容医院的，似乎是一个只能去唱《一无所有》的舞台。“业内人士大多不看好，当时大家都认为，悦好不会成为神话，但可以成为一个笑话。”

业内人士的看法并非全无道理。

市场考验，对于任何一家企业来说，都是格外严酷的，悦好也不例外。那一年的冬天以及之后的日子，都显得格外漫长。

作为医美行业，专家团队的作用不可小视，但悦好的专家团队如何组建？是花大价钱只请韩国人来打打幌子？还是花小价钱请江湖郎中来撑撑场子？或者把价格一降到底，损人不利己？

“在当时，其实赚钱的门道很多。”覃兴炯坦言。整形美容行业内，在当时还是一个“潜规则”盛行的年代。在整形行业历练多年的覃兴炯心知肚明，要让一家整形医院赚钱很容易，而且是赚大钱，比如发动一场价格战，不用正规的产品；又比如，针对消费者的崇洋心理，请一个在韩国根本就没有行医资格的“医师”，就会令女人们趋之若鹜。

“面对诱惑,不是没有心动过。但我们的目标是做一家受人尊敬的企业,而不是一家仅仅会赚钱的企业!”

经营的困难比他之前所想象的更严重,与之相伴的则是诱惑更为强烈。这世界上没有一个生意人喜欢“赔本赚吆喝”的买卖,悦好的坚持有没有价值?该不该坚持?每逢此时,覃兴炯就会去寺庙里待上一天半天,以此让自己的心灵沉静下来,更清醒地考虑自己的人生究竟需要什么,想清楚什么东西是最有价值的。

“相对于不规范的经营获利,更难的则是对消费者的拒绝。”在市场竞争白热化的成都,整形美容行业有个不成文的规则——进门就是客。每一个进入医院内的求美者,都意味着机会和利润,所以想方设法让求美者消费,是整个行业内都在做的事情。毕竟,整形美容是一个可选择的医疗项目,而非一种生活的必需。

与行业惯例格格不入的是,悦好医学美容医院在创立一开始,就会对一些盲目求美者说“不”。比如悦好的王祥副院长,在每次接受采访时都会说起自己有几不做:拿着明星相片来要求整成一模一样的不做,不需要整形偏要整的不做,年龄不足的不做……

当时,说“不”是需要勇气的,毕竟每一个“不”字的后面,都意味着利润的损失、经营业绩的下滑,甚至意味着医院能否在市场上成功生存下来。也并非每个人都能理解这个“不”字的含义,不仅辛苦把顾客拉来的客服人员有意见,就连一些顾客也有意见。在她们的印象中,整形医院和街边的商铺并无两样;她们认为,你有生意不做,不是很成问题吗?

走正道,有正气,悦好在创立之初就定下了走正规化、专业化的道路,这条道路的一个基本准则就是不赚快钱,不赚坏钱,不赚昧良心的钱。这种坚持当然是困难的,特别是在一家医院还没有开始赢利之前。

但这种坚持并非没有意义。悦好的这种经营理念首先吸引了有意专心从事医美行业的工作者。尽管没有诱人的待遇,甚至来到悦好这家民营医院还要承担经济上的损失和事业上的风险,但一批行业精英还是义无反顾地加入了悦好的队伍。

四川省人民医院皮肤病研究所激光科主任陶晓苹来了,世代行医、后来在医美行业大放异彩的王祥医师来了,黄褐斑诊疗失败修复首席中医专家胡运光教授来了,上海第九人民医院的研究生高富雷和四川大学华西医院的皮肤科硕士杨翠霞也来了……专家们纷纷加盟,从根本上来说,是看到了悦好独一无二的那种对理想与责任的坚持和坚守,这种坚持和坚守就是坚守医疗的本质。

正是从专家的纷纷加盟开始,悦好人才模式得以确立,这个模式就是“以信念凝聚人心”。专家们给悦好带来了希望,但还不够。整形美容行业是一个技术密集的前沿行业,人才的力量是无穷的,获得更多的业界智力支持,其意义无比重大。

覃兴炯深感意外和惊喜的,就是他与王炜教授的那次会面。

医院开业之初,覃兴炯邀请王炜教授来蓉一晤。从医 50 多年的王炜教授有着诸多响亮的头衔,讲学遍布全球,在国际上也是极具权威的著名整形外科专家,仅国家发明奖等就获得了 20 余次。

这次会面,覃兴炯着力讲述的,正是他对于整形行业未来发展的思考和理念,以及悦好的坚持和目标。教授先是不置可否,后来则主动站起身来与覃兴炯握手,那场会面让覃兴炯至今仍感兴奋和难忘。教授说:“你现在正在做的,正是我一直努力想要实现的目标,感谢你去实现我年轻时的理想!”

正是那次会面,让悦好医学美容医院收获了业界最资深专家的支持,此后王炜教授一直担任着医院的终身名誉院长,而他和覃兴炯亦师亦友的关系,随着交往而日渐加深。在悦好最困难的岁月里,老人家语重心长的告诫和鼓励,亦让覃兴炯感慨受益良多。

整形业内，坚守内心正义的人始终多于投机钻营之徒，这正是中国整形业未来希望之所在。对医疗本质的坚守，让悦好的成长之路走得格外艰难，但走得格外稳健。在悦好创立的第一年，就被卫生部联合中国整形美容协会授予"中国医疗整形美容机构服务质量评价先进单位"的称号，当时，全国仅有九家机构获此殊荣。一家民营医院创办第一年就能获此殊荣，悦好算是创造了一个不大不小的奇迹。

同年，在四川省卫生厅和四川省美容整形协会组织的行业自律检查中，悦好所获得的分数在同行业中遥遥领先。值得一提的是，这是一家医院处于亏损状态时给出的分数。在亏损时，对服务、对医疗技术、对理想的坚持，都更令人感佩，但其中的辛酸无人能知。在最为困难的时期，为了医院的正常运营，覃兴炯把从业多年来置下的多套房产全部作为抵押贷款；而令他感触的是，他的医院在亏损状态下还获得了金融机构的额外授信。

坚持和坚守下来的回报是丰厚的，不妨来看看悦好的知名度和所获荣誉。仅仅 3 年的时间，悦好获得了博鳌亚洲论坛 2013 年中小企业发展论坛最具投资价值品牌；中国首部关于整形美容的史书——《中国整形美容史》在悦好定稿；《每日经济新闻》联合慧聪研究（HCR）、每经研究院在 2013 年开展了"我的放心之选"全国性网络调查活动，以真实反映当前消费者对各终端品牌的信任情况，悦好医学美容医院与中海地产、美赞臣等著名品牌共同上榜，这也是悦好连续 3 年蝉联中国诚信品牌榜；悦好还同时获得中国最具公信力整形美容品牌等。在中国整形美容行业，创业不足 3 年便拥有如此之多的殊荣，仅有悦好。

在这知名度的背后，就是悦好经营模式的成型，这种经营模式在充分竞争的市场中得到了检验。

不妨再来看看悦好的发展速度。截至 2013 年 7 月 31 日，悦好诞生后的两年零七个月，医院的营业收入，第二年在第一年的基础上保持 60%的增长，第三年在第二年的基础上仍然保持了40%的增长。这样的发展速度，显然是基于市场对这家医院的充分认可。

即使对于业内来说，悦好也已经成为"奇迹"的代名词。一群热心于市场研究的专家们将悦好的成长之路定义为"悦好模式"。国泰君安证券医药行业分析师李秋实考察并听取了悦好发展策略汇报后就指出："悦好的路径正是中国民营医疗机构在做大做强的过程中急需实践和探索的。"

三、企业创新的成功：内外兼修

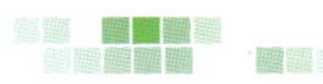

中国民营美容医疗机构的发展，不得不提到一个可谓成功的发展模式——"福建模式"。

20 世纪 90 年代中期，福建人以他们天生的商业敏锐和开拓精神，首开民营医院之先河，成为中国整形美容医疗机构的巨无霸。90%以上的民营美容医疗机构、70%以上的市场份额，让福建从业者的经营模式，比如较大的广告投入、较强势的价格战等，成为医美行业最常见的经营模式，也为这个行业提供了诸多可以借鉴和模仿的样本；也可以说，推动这个行业的发展，"福建模式"功不可没。

但悦好没有简单地选择这样一个或许可以轻松复制的经营模式，它以更国际化和现代化的企业经营理念，毅然选择了不走家族化而走公司化的规范运作之路。在法人治理结构上，彻底分离所有权和经营权，人才全部向社会公开招聘，用现代企业制度规范悦好的经营管理。在医院成立最初，不靠广告，而是靠精准的市场定位，为自己寻找生存空间。

定位，如同围棋开盘落子。当时在成都市场上，医美行业的定位，清一色的是为女性感官形体之美服务，而悦好则并不这么认为。

创业之初，悦好医学美容医院就委托成都神鸟数据咨询有限公司实施了成都女性衰老的认知调查，报告显示，女性认为年轻和内在气质更容易吸引男性，年轻美丽能让自己更自信，并能带来更多的工作机会。相比年轻和美丽，年轻则显得更加重要。在容貌外表方面，61.5%的女性介意眼袋和黑眼圈等眼睛方面的问题，其次是皮肤方面的问题，包括皮肤上的各种斑点、松弛以及皱纹等。“第一次有衰老的感觉”平均年龄为31.7岁，40岁是开始感到“明显衰老”的分界线。

调查报告的出炉再次印证了悦好定位的正确性，这种定位的关键词，可以总结为“宁为鸡头，不为牛后”。其意义还在于，定位其实就是抢占市场细分领域的第一，因为根据相关经济规律的研究显示，第一名的市场份额可占40%，第二名则只有20%，到第四名时市场份额仅为5%。

所以，悦好在许多方面都在争当第一，医院的定位正是基于此而来。在技术上，悦好更是做到了诸多第一：引进西部第一台辉煌激光360、西南第一台DPL优选光、中国首台Q点阵激光祛斑王，独家研发成功并受到求美者肯定的中医离子祛黄褐斑技术，等等。2013年，悦好齐集了三大当今最尖端的微整形项目（成都第一家）——宝尼达长效玻尿酸、娜琦丽丰胸假体、德国水动力脂肪移植，加上其独创的“Sunny1953微创祛眼袋”，已经成为名副其实的“微整形航母”。

医院的准确定位是成功的关键，更为关键的是围绕这个定位的创新。创新是一家企业的活力之源，悦好在这方面同样有着很深的感受。

悦好医学美容医院从创立之初，就不止一次地遭遇危机。比如，遭遇所有民营医院都会遇到的人才流失的问题。曾有整形美容医院以2～3倍的薪资待遇来挖悦好的人才，有医师跑了的，也有业务人员跳槽的，这给医院带来了损失，为此医院进行了一系列的创新，以稳定员工队伍。

悦好创立了完备的人才培训体系，除了内部培训外，很多骨干专家还有到世界各地参加专业论坛、会议的机会，这一举措保持了悦好技术核心团队的活力。

技术创新当然不仅仅是拿来主义的设备引进，更重要的是团队核心竞争力的建设。相对于其他医院医师让位于服务的状况，悦好的医师可以在专业上勇猛精进，还能获得制度上的保障和资助。悦好明确要求，医师必须走专业化道路，不断提升个人的核心竞争力。美容皮肤科主任杨翠霞考上了南方医科大学的整形外科博士；以整形美容外科主任高富雷为第一作者的国际SCI论文发表在*International Journal of Clinical and Experimental Medicine*上；微整形中心主任（技术院长）王祥因为出色的技术而获得美国艾尔建、瑞蓝中国公司“大师级”专家的美誉；技术院长陶晓苹的《美容皮肤科病例记录页》获得国家知识产权局的外观设计专利，曾经主持的四川省第一个皮肤抗衰老研究项目“过氧化脂质和超氧化物歧化酶与色素沉着症的关系研究”获四川省卫生厅年度科技进步二等奖。悦好在全球资源的整合上，也非常具有自己的心得，例如，悦好与法国医学科学院院士、吸脂整形术创始人、现任法国巴黎圣路易斯医院整形外科终身教授Illouz Y. G.，以《脂肪干细胞移植与再生医学》图书的出版建立了深厚的友谊。

技术人才是医院的真正财富，在脑子里，在气质里，在灵魂里，谁也挖不走，偷不了；而经营员工的心，则是悦好的另一个创新模式。悦好把认知心理学中的PDP系统用到了员工的管理之中，用现代科技和心理学的手段测试员工的性格和天赋，并根据这一结果安排员工的工作，能将每个员工的长处充分发掘出来。悦好坚信，用人所长，天下无不用之人；用人所短，天下无可用之人。悦好对员工还有完善的职业规划，除了工资收入还有梦想，当然还有感情投入，比如员工的直系亲属在悦好美容享受五折价。2014年悦好启动了分配体系的改革，以分红的模式让悦好人分享成长的果实。这样的创新，保证了医院核心人员的稳定，增强了员工队伍的凝聚力。

创新不是简单的求变，更是基于市场的一种谋略。当时，在成都整形市场上，各家医院的广告投入大多直奔项目、价格等吸引消费者的因素，而悦好则完全跳出了行业的这些规则。

悦好为此打出了“索美全球”的口号，从世界超模大赛、毕加索先锋艺术展，到格莱美巨星音乐会,以及与电影《越来越好》、《粉红女郎》,刘晓庆传奇话剧《风华绝代》的合作等等,都让业界目瞪口呆。要知道,这些广告价格不菲,但效果不会像价格战、项目卖点放大的广告那样立竿见影。

但这样的投入让悦好在成都市场上获得了一个“文艺青年”的美誉,并拥有了超人气。悦好的医美广告在市场上辨识度最佳,效果当然也就最好。

创新,在悦好是一个永恒的话题,所以多年历练下来,悦好的创新能力不断地得以加强,科技创新、医疗创新,甚至在管理细节上都在不断地创新。悦好是成都第一家将非核心业务外包给专业公司的美容整形企业,也是第一家将保安、清洁等服务全部外包的美容医院,就连悦好的党支部都是金牛区先进基层党组织和“两新”党组织示范点,悦好的工会组织也获得金牛区总工会“先进单位”的称号。而现在,悦好已经开始勾画医院员工的企业分红模式,这也将是成都医美行业独一无二的开山之举,相信能进一步增强医院的竞争力。

悦好营销团队对市场的洞察不仅只是创新,除了创新之外,更要求新,这个求新,就是要给整个行业和企业求来新面貌、新机遇。医疗美容行业社会认知度不高、形象不佳、地位不高,这算是行业通病,为此悦好独创了一套社会公益模式,对于整个行业的贡献不可估量。

从一个例证中或许就可以看出这个模式的影响力和作用。

2013 年 4 月 20 日,雅安芦山发生 7.0 级地震,悦好第一时间启动应急预案,成立雅安地震应急工作指挥小组,一切抗震救灾工作进入有序、有力的状态。

4 月 21 日,悦好积极联系成都市精神文明建设办公室、《成都晚报》社,在悦好医学美容医院大门口设置了市民抗震救灾物资捐赠点(全市东西南北中各一个),3 天就募集了近百吨爱心物资;悦好还发起向灾区捐款的倡议,并设立“雅安地震专项基金”。

而积极参与社会公益事业,也一直是悦好践行“让全人类生活越来越好”的一种路径。2010 年在悦好发起的优雅盛典活动中,嘉宾向广安市消河乡小学等 3 所小学捐赠总价值 50 万元的多媒体电教室、图书室以及医疗设备;悦好的中华慈善总会“彩虹中国”项目,致力于免费救助灾区贫困家庭容貌缺陷而无钱救治的患儿;悦好还经常参加进社区为小学生讲解防止烧烫伤及急救知识等公益活动……

这些既是医院一心向善向美的着力表现,也同时为整形行业的整体形象加分不少。求美者的好感度上升,医院的公信力增强,同时也为“悦好模式”找到了最好的注解——让全人类生活越来越好。

无微不至,生生不息。2013 年,悦好主动扛起“V 时代”的微整形抗老旗帜。覃兴炯的观念是:无论是微整形的每一次技术突破,还是顶级的微整形材料的每一次应用,都在改善女性的生存福利,她们为美丽和年轻付出的成本将越来越小,真正实现了让全人类生活越来越好。

“经过 3 年的乘风破浪,悦好现在已经是一艘大船,但未来,我们会越来越壮大,会变成一艘行业旗舰,再到后来,会成为一支舰队,再往后,将是一种普适于全人类的‘悦好模式’。”

最有说服力的,恐怕要算 2013 年 10 月 16 日在第七届中国中小企业节上,悦好喜获“2013 年中国中小企业创新 100 强/优秀创新成果奖”。获得这个奖项的报告,其名称正是《创新驱动成就美容医院的“BAB 悦好模式”》。

覃兴炯这样阐释“悦好”两个字的寓意:悦即幸福感,好即美好度,两个字组合在一起,便构成当下的中国梦——更幸福,更美好。这也是悦好的理想——让全人类生活越来越好!

四、后记

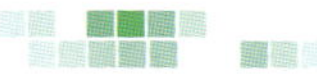

近年来,悦好在飞速发展的同时,移动互联网产业也进入了飞跃式的发展阶段。面对医学美容

4500亿市场规模，面临国家全力推进医师自由执业的机遇，消费者就医理念从“好医院”向“好大夫”转型的历史节点，互联网＋医美意味着什么？“来整我”应运而生！悦好来整我网络科技有限公司和悦好医学美容医院(集团)有限公司的目标是成为一家“让全人类生活越来越好”的互联网医美平台公司。定位于中国首家以移动互联网连接求美者与美容主诊医师的医美O2O开放平台，类似医美行业的Uber、京东、阿里巴巴。悦好来整我O2O平台以此会聚全球(特别是中国)最优秀的美容主诊医师，整合掌握客户资源的医美咨询师和曾经整过容的“粉丝”(渠道)，拥有中国最一流的互联网和医美服务管理操盘手，提供让消费者和好医生持续尖叫、既安全又舒适的公共医疗服务平台；同时建立颠覆性的行业评价体系、颠覆性的调整利益相关者的财富分配体系，以纯粹的心围绕用户价值寻找痛点和对应的解决方案。通过移动互联网等战略打造集线上APP、线下标准化医疗服务场所、智能终端、保险、金融为一体的中国最大医疗美容服务平台，为求美者提供极致、专业的医疗美容服务，力争在3～5年时间打造100亿级的医疗美容“航空母舰”。

四川悦好医学美容医院的图片资料见图11-6～图11-10。

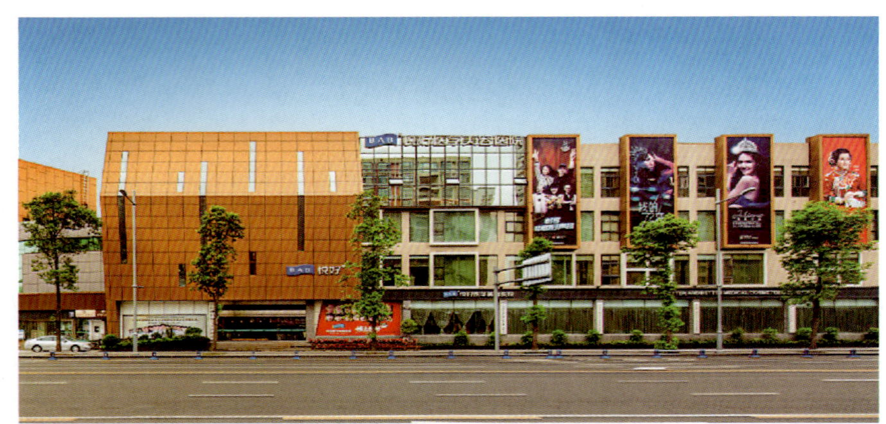

图11-6　位于四川省成都市金牛区蜀汉路335号的悦好医学美容大厦

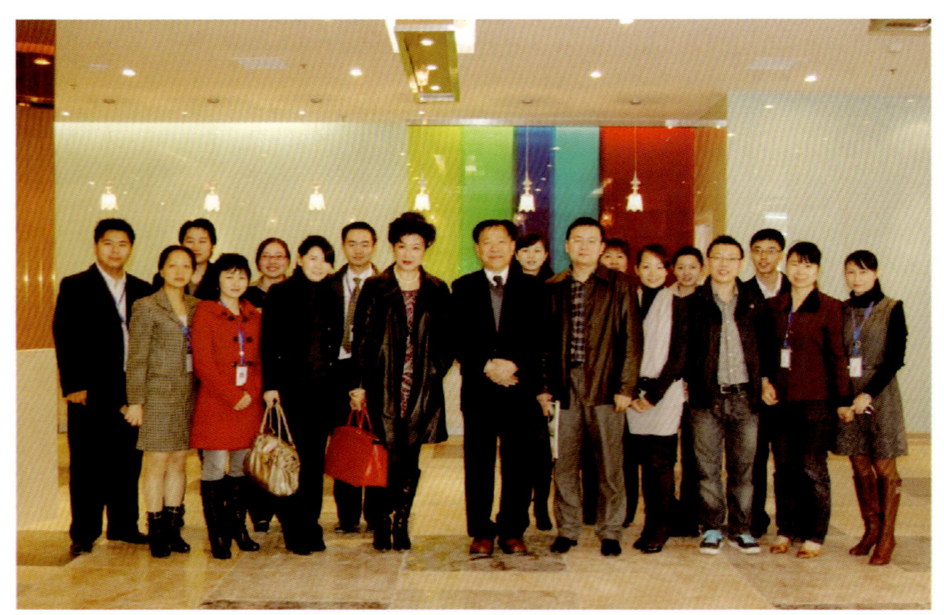

图11-7　悦好医学美容医院终身名誉院长王炜教授首次视察悦好

BAB 悦好®

图 11-8　获得国家认证的“BAB 悦好”注册商标

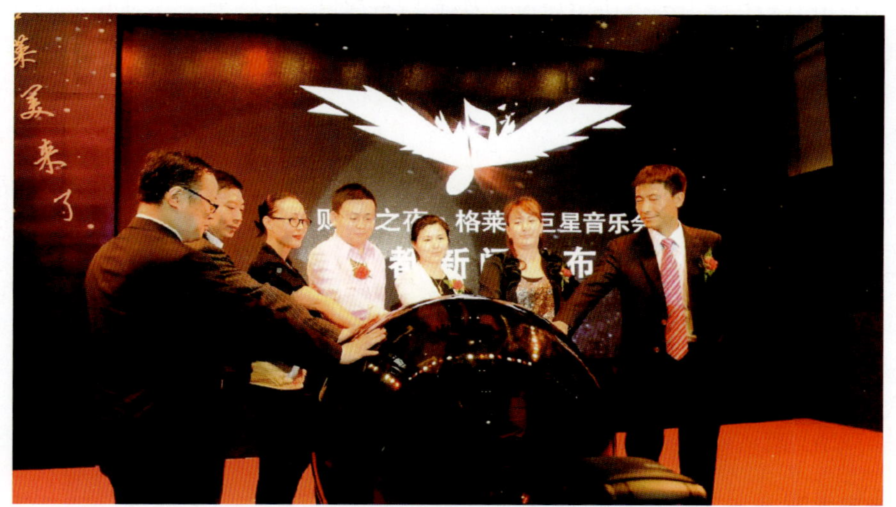

图 11-9　悦好第二届“索美全球”活动——格莱美巨星音乐会

成都要当好雅安抗震救灾的大通道大后方
P02-05
西
中
北
南
东
东西南北中
聚全城
爱心
P13-14
成都志愿者全媒体平台组织芦山地震救灾物资捐赠

公益微倡议　悦好整形爱心集结点
成都志愿者全媒体平台芦山地震救援物资捐赠点

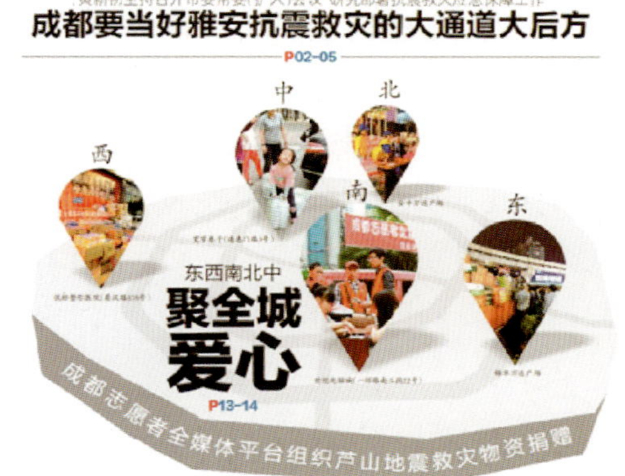

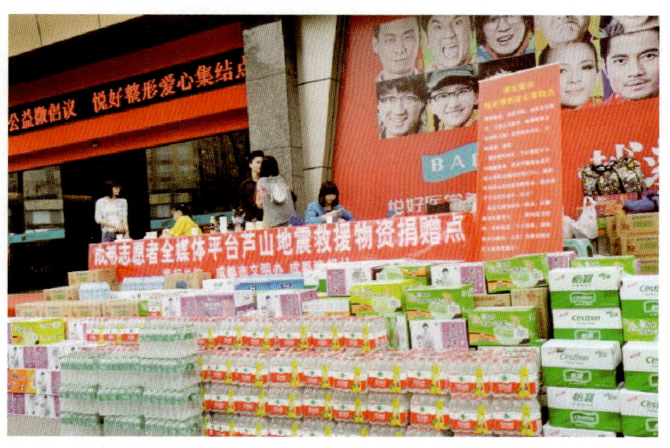

图 11-10　雅安芦山地震后，悦好发起成都志愿者西区捐助行动

关于民营美容整形外科医院管理和发展趋向的思考

——参加第二届杏林国际整形美容外科新技术研讨会有感

上海第二医科大学附属第九人民医院　王炜

2004 年 10 月 30～31 日，笔者受邀参加了由沈阳市杏林美容院和《中国实用美容整形外科杂志》社共同举办的第二届杏林国际整形美容外科新技术研讨会。参加研讨会的代表有数百名之多，其中包括国内外著名的美容整形外科教授，如针筒脂肪抽吸创始人——法国的 Fournier P. F.，欧洲及英国美容学会主席 Erian Anthony，还有来自韩国、保加利亚、葡萄牙等国的专家、教授。辽宁省

卫生厅、省政协和省妇联的有关领导以及辽宁省人民医院院长出席了开幕式。

研讨会开得很好，是一次较高水平的国际学术交流会，参加人员之多、会议参加者的反应之好，是空前的。以民营美容整形外科机构为主，主持召开较高水平的国际学术交流会议，这是一个很好的形式，也是一个很好的开端。就学术报告内容的先进性、专业性和阐述的深度而言，这次研讨会比有些全国性的美容整形外科学术交流会还要好一点，这是值得祝贺和提倡的，希望更多的民营美容整形外科医院组织类似的活动，多做一些有利于全国美容外科和整形外科学术发展和进步的工作。

我被邀请在会议的开幕式上发言，并作了《东方人种面部年轻化手术的策略》的学术论文报告。参加这次成功的学术会议有感，想对民营美容整形外科医院的管理和发展趋向提点建议，与同道共同商榷。

一、感谢同道来信

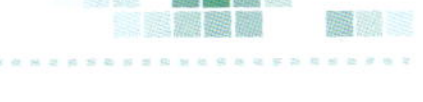

首先感谢原杏林美容院的部分员工对我们的信任，在交流会前几次写信给我，从他们的字里行间，我理解他们写信的初衷，是希望民营美容整形外科医院选择正确的发展道路。

二、创造品牌形象

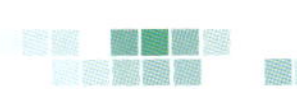

创造品牌形象是一所民营美容整形外科诊所（医院）从建院到发展必须时刻遵循的工作指导原则，开展较大规模的学术交流会议是创造医院品牌的有效方法之一。民营美容整形外科诊所（医院）创造品牌的形式有多种，有的粘贴影视演员的照片来创造品牌，有的请明星或节目主持人做形象代言人（据说，这些形象代言人的出场费可达60万～200万元），还有的用说大话、吹牛皮、制造骗局来“创造”虚假的形象……民营美容整形外科诊所（医院）只有用先进的医学科学技术为大众服务才是明智之举。用科学技术交流会作为创造品牌形象的方法是一举多得的行为，学术交流不但能使自己医院的医务人员学习到先进的科学技术经验，而且还能与国内外学术界的知名专家建立友谊和联系，为今后的业务进步和发展拓宽道路，更主要的是树立了诊所（医院）企求向上的形象。沈阳市杏林美容院这样做了，这次学术活动请了几十位国内外的专家、教授，还请了几十家新闻媒体，在电台、电视台和多种报纸上进行了报道。

三、应有持续稳定的发展空间

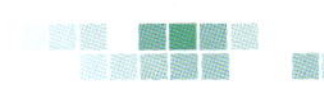

诚信是民营美容整形外科诊所（医院）持续稳定发展的要素之一，其基本点是必须受到求美者、就医者的信赖，必须有回头客，有求美者、就医者之间互相推荐的客源，而不仅仅是靠一次次的广告吸引求美者、就医者；或采取打一枪换个地方，或打一枪换个策略的方法，这样是不可能有持续稳定的增长动力的。为此，要求民营美容整形外科诊所（医院）成为求美者、就医者之家，而不是他们的陷阱。医院的经营者和医务人员必须有一个基本出发点——具有博爱之心，这也是经营者和医务人员必须具备的最基本的素质。关爱被诊治者，爱护任何年龄、性别、职业层次的被诊治者，以救死扶伤、为被诊治者奉献的精神，尽一切努力，以最少的费用、最短的时间、最小的伤痛、最好的方法诊治他们。爱，表现在尊重被诊治者，把他们当成朋友，看成亲属；爱，表现在治疗时要平等待人，要仔细听取被诊治者的期望、建议；爱，还表现在保护被诊治者的隐私，保证他们的人生权益。从事美容整形外科的医师和经营者们必须记住：你们的每一次手术或治疗，都是把你们的名字、技能、艺术造诣以及人格，还有单位的信誉，雕刻在受治疗者身上的过程，你们要爱护他们，同时也要爱护自己！只有你们的心灵不断纯化，既塑造形体美，又塑造心灵美，才能真正成为一名合

格的美容整形外科医师；只有这样的民营美容整形外科诊所（医院），才具备持续稳定的发展空间。

四、提高技术水平是持续稳定发展的要素

只有不断提高技术水平，不断创新技术，不断扩大服务内容，才可能吸引源源不断的求美者、就医者。要达到这一目的，必须选拔优秀的、不断学习和求进步的医务人员，不断地随访治疗后的求美者、就医者。民营美容整形外科诊所（医院）的同仁间要互相学习，同时也要向国内外的同行学习，并随时总结经验，定期开展学术研讨会，只有不断学习，民营美容整形外科诊所（医院）才能不断提高技术水平，不断创新技术，不断扩大服务内容。

五、同行之间的竞争和团结是持续稳定发展的要素

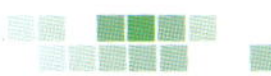

同行之间既要竞争，又要团结，不要互相挖墙脚，竞争是永远存在的要素，团结是互相借鉴、在平等的规则下竞争。当今世界为美容整形创造了巨大的发展空间，美容整形外科已成为我国临床医学范围内发展最活跃的领域和学科之一。从 1992～2002 年的 10 年中，美国的美容外科手术增长了 393%，平均每年增长幅度 39.3%；国内的美容整形外科也有了迅速发展。由于全国的美容整形外科发展状况尚没有权威机构进行统计，为了解发展趋势，笔者仅以上海第二医科大学附属第九人民医院整复外科的统计为例，1992 年全年手术总数约 9000 人次；至 2002 年，虽然床位数仍然是 170 张，但手术总数达到 27968 人次；2003 年虽然遇到 SARS 的侵扰，全年的手术人数仍有 27391 人次，与 1992 年比较，增长幅度超过 300%。在住院患者的手术统计中，1990 年和 2003 年相似，约 2800 人次，故增长幅度最高的是美容外科门诊手术（为了解发展趋势，对于病房中增加的美容外科手术忽略不计），美容外科手术的增长幅度约为 406%。在上海第二医科大学附属第九人民医院整形外科发展的同时，上海增加了许多开展美容整形外科的医疗机构，因此，11 年来上海地区美容外科手术的增长幅度据粗略统计超过了 406%。上海如此，全国其他地方也有相似的情况。另外，2002 年全美国有 1260 多万人接受了美容整形外科的治疗和手术，相当于 1/16 的美国人每年要接受一次美容整形外科医疗。如果中国的求诊者能达到美国的水平，即 1/16 的人每年进行一次美容整形外科医疗，那么我国的美容整形外科发展空间是巨大的。因此，民营美容整形外科诊所（医院）的发展，不是靠消灭别人来发展自己，而是靠同行之间的竞争和团结。

六、人才的选择和成长是持续稳定发展的要素

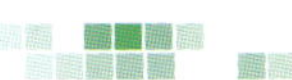

民营美容整形外科诊所（医院）的发展，归根结底要靠优秀的人才。在发展的众多因素中，具有高超技术和高尚人格的人才因素应占到 70%左右。因为没有好的人才，靠吹嘘制造“专家”和“教授”的假象，或制造和吹嘘“韩流”，都是欺骗的手法，迟早会原形毕露的。人才的竞争是独特的，在美容整形外科发展中起决定因素的是从事该学科的科技队伍，只有医师队伍的素质不断提高，不断创造和发展新技术，才是该学科发展的中心环节和原动力。在世界美容整形外科这一学科体系中，较多发达国家的学术界认为，一个从事美容整形外科工作的医师，应受过完整的医学专业高等教育，再经过 2～4 年外科专业的基础训练，并参加有指导的美容整形外科专科实践 3 年，才具有独立参加美容整形外科实践的资格，这仅仅是起点。据我所知，在我国，有的诊所和医院的美容整形外科从业人员，连这最起码的要求都没有达到。在美国美容整形外科学界，有批评不愿意去做急诊手外科手术和急诊扩创手术、不愿意做修复重建外科手术的倾向，同时批评不愿意仔细了解、检查就医者的病情和心理状况，只愿意听只言片语，满足于 CT 或 MRI 检查结果的整形外科医师。他们要求年轻的整形外科医师每周工作 80 小时（即每天工作 16 小时）。

在未来的日子里，挫折和挑战共存，只有不断努力，不断追求最好，美容整形行业才能获得持续稳定的发展。从事美容整形医学的医师们只有刻苦努力，虚心学习，吸收全世界优秀的美容整形医学及其相关的科学成果，创造性地发展美容整形医学事业，才能在未来的发展中夺得空间，永远立于不败之地。

美容整形外科是我国当今大发展的学科之一，在我国美容整形外科的发展中充满了竞争和挑战，既有龙飞凤舞，又有鱼目混珠，还有各种形式的浮躁、功利、虚假和欺骗，它们正在冲击着我国美容整形外科事业健康正确的发展方向，应当引起美容整形学界的高度重视和坚决抵制。任务的完成靠我们自己，我们应当整顿队伍，树立高尚的医德医风，建立规则，发展学术，加强交流，揭露虚假、欺骗，树立权威！因此，无论是国家的美容整形外科诊所（医院），还是民营的美容整形外科诊所（医院），只有在治理上下工夫，才具有竞争力，才能使美容整形外科健康发展。

参考文献

[1] Rohrich R J, Rios J L, Fagien S. Role of new fillers in facial rejuvenation: a cautious outlook[J]. Plast Reconstr Surg, 2003,112(7):1899-1902.

[2] Larson D L. Bridging the generation X gap in plastic surgery training: part 1, identifying the problem[J]. Plast Reconstr Surg, 2003,112(6):1656-1661.

[3] Rohrich R J, Pomerantz P. Good to great[J]. Plast Reconstr Surg, 2004,113(1):361-362.

[4] 王炜，祁佐良.论整形美容外科发展的趋势和走向[J].中国美容医学，2004,13(4):466-468.

（载于《中国实用美容整形外科杂志》2004 年第 15 卷第 6 期 P329-331）

第十二章
为下一代备点粮草

——和上海交通大学医学院附属第九人民医院整形学科一起成长

引言

2011年是上海交通大学医学院附属第九人民医院（以下简称上海第九人民医院或九院）整复外科建科50周年，同行、同事和学生们说："王老师，写点有关纪念文章吧。"2011年是笔者从事整形外科50周年纪念；如从1953年学医算起，到2013年是笔者从医60周年。人生是不会有第二个60年的，写点经历，其一，可让后人知晓学科成长后的欢悦和建设之艰辛，也可使成百上千的当事人（含进修人员）回味那奋斗的岁月；其二，写点过去，是总结成功、挫折的经验。回忆不是写学科发展历史，只是叙述一些个人参与或知晓的经历。因事隔半个世纪的沧桑，有些事和人的记忆难免忘却、丢失和片面，希望读者或经历者遵循"言者无罪，闻者足戒"，予以补充或纠正，为此仿写一词如次："日落撒金辉，兴尽回乡拾穗；积穗，捻穗，熬粥众仙品味……"

上海第九人民医院整复外科的前身是广慈医院整形外科，1961年建科，在中国，建科不是最早，发展规模不是最大，人员和床位也不是最多，但是在"文化大革命"的1973年，登记住院的患者达3000余人，列全国之首，从20世纪80年代中后期开始享誉国内外；自从有了学科排行评述之后，2010～2013年连续4年被评为中国整形美容学科十佳之首。一个成功学科的建设，不是用三年五年的奋斗就可以立竿见影的。同时期全国各地的整形外科有多个，也有精忠报国、睿智聪慧的教授、专家和精悍、刻苦奋斗的学术队伍，为什么九院的整形外科发展得较好、较快？九院辉煌能否持续？通过对上海第九人民医院整形外科建设过程的回顾和思考分析，总结和研究其发展轨迹，或许可为下一代整形人在实现自己远大目标的长征中备点粮草。

"前人栽树，后人乘凉。"在庆幸和享受成功的时刻，我们要感谢和纪念为学科建设贡献力量的众多已退休或仙逝的医师、护士、卫生员和医院、大学的领导，感谢全国帮助和支持九院整形外科发展的同行，感谢广大的患者和求美者。

为九院整复外科成立50周年，赋诗两首：

1 初夏纪事

晨和君子肆①，暮聚学子千；昔宿广慈楼半角②，今居松园厦百间③。

全览旧章半晌午④，鬓白聚著万千筹；举酒金樽酹青山，菩提树下咏千秋！

注：①学科建立时除笔者外还有4位医师；②昔日的整形外科占广慈医院2号楼4楼的1/4面积；③如今上海九院在半淞园地区；④学科建立时整形外科中文文献不到百篇。

2 辛卯清明

莲郡、鲁铮①堪优，铁庵、德昭②领首，矿育富侠者众，名爵数个，察今生谁舍谁收，谁插花君坟头？

注：①两位仙逝的优秀医师、护士；②两位仙逝的为学科树立功勋的医院和学科领导。

广慈医院整形外科建立（1961～1966）

一、背景和建科

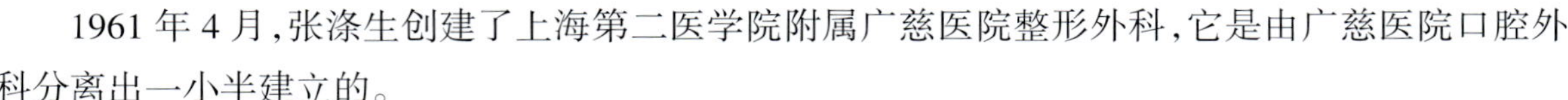

1961 年 4 月，张涤生创建了上海第二医学院附属广慈医院整形外科，它是由广慈医院口腔外科分离出一小半建立的。

20 世纪 50～60 年代，广慈医院是上海第二医学院最大的附属医院。医院如同一座大花园，被多片丝绒草坪所覆盖。纵列于中央的 8、9、10 号楼以及高血压研究所楼，将郁郁葱葱的绿地分成南北两片，粗壮的法国梧桐整齐地屹立于中央通道两边，成为遮阴长廊。中心区有广阔的休闲广场绿地，周围耸立着高大的松柏，通向 8 号楼的青石板路为数百岁的雪杉环抱。北面是内科、外科、妇产科和教学楼，南面是儿科、烧伤科、骨科、传染病科和神经科，西面有大片草地和生长茂密的灌木丛，成为男女青年隐蔽的休闲之地。在儿科、神经科病房楼的北面，红、白花盛开的夹竹桃树丛中，簇拥着曲径通幽的小道。医院正中的假山为红、黄、紫玫瑰等鲜花所围绕，假山顶部留有圣母玛利亚塑像，为壁龛所遮护。这里原是一所教会医院，笔者 1958 年见习时，有时清晨还能看见嬷嬷们身穿黑色长袍，从妇产科楼下快步进出。"文化大革命"时期，广慈医院更名为瑞金医院。

1961 年，笔者毕业后被留在广慈医院。为了新建的整形外科，经潘家琛和黄文义向院人事处交涉，由医学系转入口腔系工作。

新建的整形外科在这个大医院中可谓微不足道，和口腔外科合为一个口腔外科病区，隶属于口腔系。位于医院北面的 2 号楼 4 楼是法式普通病房，和 1 号楼连成一体，雄伟而壮观，宽阔的凉台围绕各层楼面，远看像一艘巨大的游轮，每一层有 4 个病区，每一病区有 50 多张床位。在 2 号楼 4 楼的最东边是口腔外科病区，西边一半，24 张床，为口腔外科，张锡泽教授任主任，下有刘善学讲师、谢永俊、潘家琛、邱蔚六、卢士南、陆昌语；东边一半，26 张床，为整形外科，张涤生教授任主任，下有王德昭讲师、杨增年、黄文义、王寿禄（王炜）。护士长张国萍统管整形外科、口腔外科护理，后来增加了顾副护士长，分管整形外科护理。

整形外科分为两组。王德昭组：王德昭，1950 年口腔系毕业，以颌面外科为专长，是大事小事都热心照管的当家人，学科二把手。学科的医疗护理质量、服务态度、病史文字和照片影像记录，甚至年轻医师、护士和实习医师的服饰、举止，他都管理。他工作十分热心，很辛苦，也很认真负责，但不时会受到上面的批评，如是他的不足，会满面通红低头不语，如不是他的过失，也不反抗，只是大幅摇头、咧嘴，舌顶上颚发出"啧啧"声以示异议。下有杨增年，1954 年口腔系毕业，精通英、法两语种，是不公开身份的共产党员、积极的社会活动家、上海市青年联合会主席。黄文义组：黄文义，1955 年北京医学院口腔系毕业，口腔外科原党支部委员，工作细致、耐心，有一副男高音的嗓门，是医院大合唱的指挥之一，以四肢创伤修复为爱好。下有王寿禄。另外还有林熙，1955 年口腔系毕业，从事实验室纯种老鼠培育，不参加临床工作；卫莲郡（女），1960 年上海第一医学院医学系毕业，1962 年从北京整形外科医院调到广慈医院整形外科；丁祖鑫，上海第二医学院医学系毕业，1963 年被分配到整形外科。后来，王组增加了卫莲郡，黄组增加了丁祖鑫，这一学科人员组成，直到 1971 年后才有所增加。

二、认识学科，学习起步

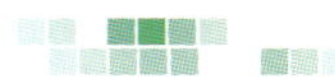

出发了，坚持学习向前，总能见到光明。

20 世纪 50～60 年代，大学生毕业后一律服从组织分配。分配到整形外科前，笔者曾在广慈医院经历两年半的各科见、实习；参加过肠梗阻科研、烧伤患者抢救、烧伤败血症治疗研究、人工肾脏使用，担任过心脏内科代理住院医师半年，并作为医疗系一部主任胡曾吉老师的助手，为 1961 级 203 名同学的实习管理进行上情下达、下情上传。被分配到整形外科后，再也没有机会跟随一级教授傅培彬、叶衍庆大查房时，倾听他们句句是新知、点滴是精髓的教诲，也不能享受到内科一级教授邝安坤病例讨论中引经据典、通晓世界医学知识的论述。查遍中文整形文献，大约不到 100 篇，图书馆没有一本整形外科专业图书可以阅读。治疗手段单调，主要是切瘢、植皮、皮管制备和转移。除了一本唇腭裂的小册子，没有专科书可读，没有明确的专科范围，不知什么是发展未来……在刚建立的整形外科，听不到内外科中的理论论述和查房分析，也无人讲授学科研究和发展前景，主要工作就是换药、做皮管和植皮手术的帮手，和同宿舍的外科年轻医师相比，没有繁忙，没有紧张和复杂的医疗抢救经历……一时间，处于迷茫而不知所措的失落之中。为了告诫自己“不要虚度年华”，观察到整形外科是外科，又不同于外科的特点，借助于每日广泛阅读内、外、妇、儿、骨伤、眼、五官科，以及解剖、生理、生化、病理等相关知识，直到深夜凌晨，从邻近学科中吸取养料，以弥补进入新学科的学术之空虚。经支部书记潘家琛如兄长一般安慰、劝告，以及实践，乃逐步安心留在处于幼苗阶段中的整形外科，并在日记中自慰和自勉：“蚂蚁在光滑的苹果上爬行，光滑无味，一旦咬破皮后，就能尝到甜味。”“一张等待人们绘画的白纸，会给人以奋斗和施展才能的空间。”“既然出发了，坚持学习，探索向前，总会有光明的未来。”

学科逐步发展，除接受烧伤后期瘢痕挛缩的治疗外，还收治唇腭裂、褥疮等患者，后来又有了四肢、泌尿生殖器创伤和畸形整形。1963 年，在陈中伟断肢再植成功的鼓舞下，设想将带蒂移植的治疗传统改为用吻合血管的组织游离移植，将给创伤修复带来划时代的飞跃。1964 年，由张老师立题，全科参加显微外科组织移植研究，笔者被安排专职进行游离皮瓣移植实验性研究。在半年的家犬腹股沟皮瓣游离移植研究中，医师们每人每周抽半天时间参加实验，丁祖鑫、王德昭则常来帮助捉狗，麻醉，剃毛，消毒，记录……有了伙伴，使整日伴随蒙古犬的单身汉增加了乐趣，用自制微血管缝针、缝线、血管夹、导管，成功实现了 0.5～1mm 直径的血管吻合，犬腹股沟皮瓣游离移植和再植研究取得成功。笔者撰写论文，绘制插图，为敬重长者，自己为第四作者，1965 年在《中华外科杂志》上刊登。多年后查阅文献才知道，该研究是当时名列世界前沿的研究成果，同样的论文，日本同道于 1973 年才在杂志上报道，这是学科发展显微外科组织移植的起点。同时期，张、王老师等为登上珠穆朗玛峰的英雄们成功地完成鼻、手冻伤的整复治疗，发表了鼻（尖）整形新经验论文，并在中华外科学会第七次全国学术交流会上报告了烧伤后爪形手的整形治疗经验，还为演员或普通人完成了隆鼻、重睑、乳房缩小、体形改造和除皱等美容手术，学科发展初具曙光。一个追求进步和充满发展希望的整形外科，在上海第二医学院再次诞生和成长。枝干虽细小，但是在成长。

三、中国早期整形外科历史回顾

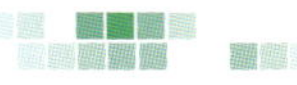

倪葆春（1899—1997）是“中国现代整形外科之父”，1929 年在上海圣约翰大学医学院附属

St. Luke 医院(同仁医院)创建整形外科,和美国整形外科协会成立在同时期(1931);1933 年设立整形外科课程;1934 年在《中华医学杂志》(英文版)上发表了眶下孔麻醉做唇裂手术的论文;他是圣约翰大学整形外科教授,兼任上海医学院(现复旦大学医学院)解剖和整形外科教授。1952 年,上海圣约翰大学医学院和震旦大学医学院、同德医学院合并成为上海第二医学院,倪葆春成为第二医学院整形外科一级教授,在沈克非主编的《外科学》中著有整形外科学章节。

陈绍周 (1911—2004),1937 年上海震旦大学毕业;1944 年 9 月在美国哥伦比亚大学学习;1945 年为纽约市 Lenox Hill 医院口腔整形外科住院医师;1947 年在 Blodgett Mem 医院师从 Smith F.学习颌面整形;1948 年在 Boston、Philadelphia 等整形外科中心见习,同年夏天回国,被震旦大学聘为口腔及颌面整形外科教授,同时在广慈医院担任该科主任;1951 年在仁济医院(现上海交通大学医学院附属仁济医院)创建口腔颌面整形外科。

新中国成立后中国整形外科诞生。1948 年下半年,上海中山医院举办了整形外科学习班,为期 3 个月,由在北京协和医院整形外科工作的 Webster J.教授担任主要教师(图 12-1),朱洪荫、张涤生、汪良能、曾子耀等参加了学习班。学习班结束后不久,朱洪荫于 1949 年在北京医学院建立了新中国成立以后的第一个整形外科——北京医学院附属第三医院成形外科。20 世纪 50 年代初期,他率领新中国成立后的第一个整形外科代表团,去国外参加国际整形外科学术交流会,他的报告受到了国外同行的赞扬和敬佩。朱洪荫是一位学术严谨、智慧和谦虚的学者,在 20 世纪 60～70 年代,我们多次访问北京医学院附属第三医院成形外科,学习他们的临床实践和研究思维方法。

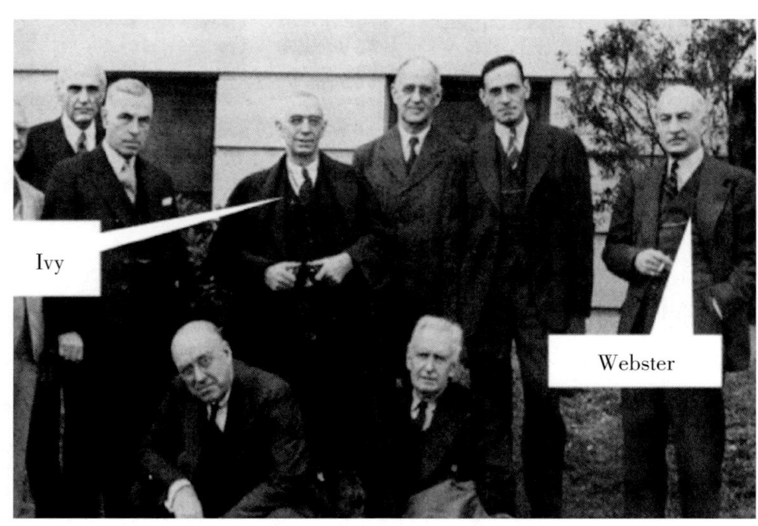

图 12-1 1931 年美国整形外科协会成立时合影,Webster J.和 Ivy R.曾为中国整形外科培养过整形外科医师

张光炎(1911—2010)是鲜为人知的中国整形外科创始人之一。他和俞平伯、季羡林以及朱光潜等人是北京大学院系调整前同期的教职员。张光炎,1938 年医科大学毕业,1945 年美国留学回国,曾参加了北京医学院成形外科的筹建,后来成为毛主席的保健医师,为毛主席拔过牙,1963 年在河南郑州建立河南医学院第一附属医院整形外科。

汪良能(1916—1989),1942 年毕业于中央大学医学院;1948 年参加上海整形外科学习班后,1949 年赴美,曾在纽约澳白尼大学医学院当助教,后在新泽西州海滨医院外科任住院总医师;1954 年,汪教授夫妇俩誓抱精忠报国回国参加新中国建设的决心,变卖在美国的全部家产,历经美国情报局等多方面设障阻碍、强行遣返等折腾后回到祖国,于 1954 年在西安第四军医大学创立了烧伤整形科；1983 年他告知笔者回国的惊险历程以及在“文化大革命”中被诬陷的种种不幸遭遇；1977 年将第四军医大学烧伤整形科分为整形外科和烧伤外科两学科。

宋儒耀（1914—2003），1942～1948 年在美国师从 Ivy R.教授（图 12-1）——美国现代整形外科创始人之一，获硕士、博士学位。在 Ivy 撰写的回忆录中，用 3 页写道：“有一位最使我难忘的学生就是来自中国的宋儒耀，他来到宾夕法尼亚大学医学研究生院学习，作为研究生和实习医师，他可以自由进出手术室，成为我、Curtis 和 Von Delien 医师的助手，并参加急诊值班。记得在他早期处理的急诊病例中，有一例口部严重出血的男性急诊患者，局部止血无法控制，他为患者进行了颈外动脉结扎……在进修学习期间，他坚持做学习笔记，仔细地记录了帮助我们手术的每一个病例，而且画了非常精美的图片来显示，并用彩色绘制，也包括显微镜下的病理切片图……这些是他在撰写牙科硕士学位论文时展现给我们看的……后来，他又用了 3 年时间取得了医学科学博士学位……”（Robert H Ivy. A link with the past[M]. Baltimore: The Williams & Wilkins Co.,1962: 60-62.）1948 年秋宋儒耀回国后，在华西大学又获医学博士、教授；1952 年成为北京协和医学院整形外科一级教授；1957 年在苏联学习半年归来，创立了北京整形外科医院（该医院是目前世界上规模最大的整形外科专科医院）；20 世纪 60 年代，主编了中国第一部《整形外科进修讲义》，共七分册，培养了新中国成立后第一批整形外科学者、专家、教授。

整形外科在天灾人祸中生存、成长和发展（1966～1972）

一、搬迁——整形外科在新园地发展

满足需求就是全心全意为大众健康服务。在服务中，纵然困难重重，甚至迷茫，能抛弃自我发展事业者，终究会得到社会群力的支持，找到发展学科的康庄大道。学科搬迁是发展的机遇；发现需求，使用和扩展需求，是学科发展的基础。

1966 年 4 月，广慈医院整形外科和口腔系搬迁到了上海第九人民医院——上海南区最大的医院。医院的主建筑包括两层的肺科、放射科楼，三层的内科、新外科楼，两层的老外科楼，以及原址为伯达利孤儿院和神学院的三层楼等。中央地区有一平房，为食堂、两层的医技楼、东边三层的护士学校和大礼堂。为接受口腔系、整形外科的搬入，医院北面兴建了五层的门诊楼，南面正在建五层的病房楼。医院周围是密集的棚户区，夏天的夜晚，各个方向的马路旁聚满了室外乘凉的人群，卧躺多姿；在医院的空旷地区，也聚集了外来乘凉的居民，被人们戏称为“第九公园”。几乎每晚都会有十余起纠纷、打架致伤，到急诊室就诊，和广慈医院的环境相比有天壤之别。

九院隶属于上海南部的工业区，有江南造船厂、港机厂和上钢三厂等五六十家工厂。在南浦江两岸还有几十万居民，因缺医少药、工伤事故多发，给整形外科的发展创造了条件。搬迁到上海主要工业区中的最大医院后，医师们能直接为工业创伤患者服务，有利于发展修复重建外科。整形外科不再是以口腔颌面部整形为主，而是开始了四肢、器官畸形、缺损修复和再造发展的新起点。

张主任和王、黄、卫、丁先进驻第九人民医院；杨增年留在广慈医院；王炜读研究生，在农村接受“再教育”；林熙到第九人民医院口腔系实验室，仍从事纯种老鼠培育。医院位于半淞园区内，进入21 世纪后，隶属于上海世博园区。

二、第一次跨越，更名为“整复外科”

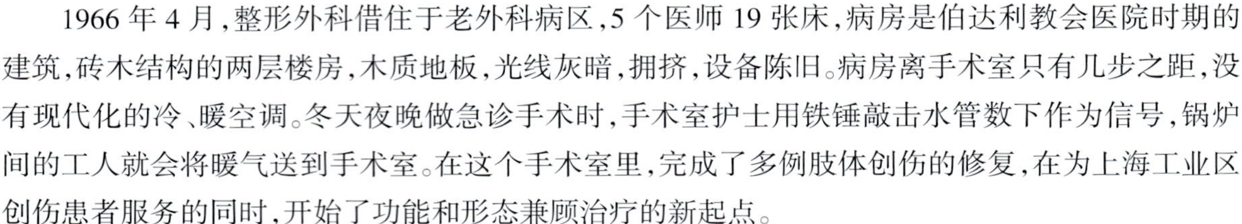

1966 年 4 月，整形外科借住于老外科病区，5 个医师 19 张床，病房是伯达利教会医院时期的建筑，砖木结构的两层楼房，木质地板，光线灰暗，拥挤，设备陈旧。病房离手术室只有几步之距，没有现代化的冷、暖空调。冬天夜晚做急诊手术时，手术室护士用铁锤敲击水管数下作为信号，锅炉间的工人就会将暖气送到手术室。在这个手术室里，完成了多例肢体创伤的修复，在为上海工业区创伤患者服务的同时，开始了功能和形态兼顾治疗的新起点。

1966 年初夏，接受了一拇指断指病例，张、王两老师为其施行再植，术后患者意外死亡，作为“医疗事故”处理，令人惶恐不安和无所适从，给刚刚搬入第九人民医院的整形外科笼罩了阴影。随之“文化大革命”开始了，各医疗科室的主任、教授等都被造反派定位为“反动学术权威”，离开医疗科室“劳动改造”。1966 年 8 月 1 日，笔者因读研究生接受一年农村“思想改造”后，到九院上班。社会动荡中创伤疾病需要治疗，医院的医疗业务必须继续进行，留守主持医院工作的王铭副院长，在多学科医疗业务接近瘫痪时，任命笔者为外科医疗管理负责人(时称“促生产组长”)，负责新老外科、妇产科、骨科、手术室和整形外科的医疗管理。1967 年初夏病房楼建成，整形外科要搬进去，但正值“文化大革命”，要砸烂整形外科(据说北京整形外科医院被解散，全体人员被下放到江西、甘肃等地)，九院整形外科也可能被解散。在张老师被“监督劳动”、王老师身体不佳之时，“保卫整形外科”、“防止整形外科被撤销”成为留守医师的职责。笔者和丁祖鑫研究，又和卫、黄商定：“我们整形外科是为工农兵伤病员服务的”，是“使伤者不残、残者不废”的学科，将“整形外科”更名为“整复外科”，以避免被红卫兵、造反派砸烂、解散的命运。决心下了以后，无须，也无人批复，我们在新建成的五号楼三楼门框四块玻璃上书写了“整复外科”四个大字。新病区由外科护士刘宁珍任整复外科第一任护士长(时称“组长”)。54 张床位，设有整复外科、手外科门急诊，还收治部分早期烧伤患者。由黄(35 岁)、卫(31 岁)、王(30 岁)、丁(28 岁)4 位医师密切合作进行管理，在实践中学习、切磋、摸索、积累、前进，艰苦而愉快地在完成医疗业务中成长。王德昭老师虽因高血压半休，也常参与工作，医师和护士们都自觉地为事业发展的明天勤奋地工作着。

1967 年，整形外科实现了第一次跨越——从 1961 年的隶属于口腔外科病区学组，正式成为独立病区的外科学组；从以口腔颌面整形为主体的医疗，发展成为开展全身整形的外科学科；从 19 张床位扩展为 54 张床位；从重视形态修复的整形外科，发展成为形态、功能修复重建兼顾的整复外科。

三、艰苦奋斗，夯实学科发展基础，扩大为两个整复外科病区

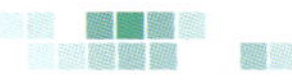

坚持实践，坚持为人民服务，兢兢业业、不辞劳苦地为扩展学科奋斗，人民会支持我们的。

搬迁带来了更多需要求治的伤病员。九院整复外科的伤病员来自全国各地，我们坚持真诚地为伤病员提供高水平的医疗服务。1967 年新开张的整复外科，54 张床，由黄、王、卫、丁 4 位医师带领护士、进修医师工作。学科中年轻人刻苦工作，在实践中带着问题寻找书本学习，向邻近学科的长者学习，医疗技术水平得到提高，求诊患者逐渐增多，医疗秩序井然。黄文义年长，医疗细致耐心，作为业务指导；卫莲郡直率、雷厉风行，为患者服务不辞辛劳，虽然子女幼小，但仍坚持奋斗在第一线；丁祖鑫积极向上、勇于探索，带领进修医师日夜坚持断指再植、急诊创伤修复……使学科在服务中积累、前进。在患难时期，大家团结、勤奋工作和学习，没有猜疑，只有互相帮助；没有利益得失的争论，只有互相支持；没有对家庭和个人利益的思考，只有为人民、为患者更好服务的愿望……九院整复外科医师、护士诚挚的医疗态度和优良的医疗效果迅速在全国传开，求治患者自

全国各地涌至：严重创伤、烧伤后期患者，伤残后生活不能自理者，变卖家产来上海求医者……他们向医师哭泣、下跪，要求早日入院治疗，登记住院的患者以数千计……有了全国伤病员的信任，学科就有了群众支持的发展需求。

卫莲郡高而瘦削，背略有点驼，戴着一副金丝边眼镜，走起路来慢慢腾腾，说话快嘴快舌，对人热情友好，特别是对于比她小和比她弱的人总是爱护有加。由于她对患者热情关心，外科技术熟练而精巧，她身边总是聚集了众多等待治疗的患者。遇有多处烧伤瘢痕挛缩畸形的患者，既有面部又伴有颈胸、四肢瘢痕挛缩，在手术设计时，她总是说："一次全身麻醉，多给患者做点手术，减少多次手术的痛苦。"3 位年轻医师常同上一个手术台，每人带 1～2 名进修医师，构成独立手术组，每组完成几个手术，互相切磋、鼓励；常常是上午 8 点半上手术台，到下午 3～8 点才下手术台。3 组医师常常在一次全身麻醉中，给患者做 5～6 个或 8～9 个手术，既减少了烧伤后期患者多次手术的痛苦，又减少医疗费用，还增加了病床周转率。记得有一次，笔者和卫莲郡做一下肢象皮肿手术，需要将四五十斤重的患肢抬高，她抢着抬起重重的肢体，让笔者手术……她与同时期口腔外科和妇产科的两个手术干脆利落、深受患者欢迎的年轻女医师，被同伴戏称为第九人民医院的外科"强盗婆"。在那患者如潮、患者和家属因不能及时得到医疗而感到生不如死的情感感召下，她率先提出"增加床位，解决患者在院外等待入院的痛苦"。笔者在院相关领导、科室的支持下，借用汽车间，用行军钢丝床开设简易病房，由卫莲郡带领柴思宠、张爱珍等，执行"医护一条龙"，开设整复外科第二病区，称为"6.26"病区，增加了 27 张床位，缓解了患者入院艰难之急。学科中的 4 个半医师管理 81 张床位，手术从周一开到周日，从早晨手术到夜晚，不加分毫报酬……后来，王德昭和刘宁珍又在院"6.26"病区收治整复患者住院治疗，多年为伤病员服务，年轻医师在技术上得到迅速成长。

20 世纪 60 年代后期，整复外科医师在繁忙的医疗实践中积累了丰富的显微外科断指（肢）再植、肢体创伤缺损修复、烧伤早期和后期整形治疗的经验。他们在紧张的医疗中戏称："我们做的皮管可绕地球一周，移植的皮片可包裹整个地球……"不久，遇黄文义离开学科多年，3 个半医师要维持学科门急诊和两个病区 80 多张床位的运转，不得不将部分护士安排担当手术助手，施行"医护一条龙"缓解困难，即便如此，大家仍然生活在团结、紧张、期盼光辉未来的理想之中。那个年代，九院整复外科的医护人员在团结奋斗中克服种种困难，为全国各地的患者服务。团结奋斗是学科运行的动力，大家夜以继日地学习，为伤病员服务，他们的医疗技术、知识和能力也得到了充分的锻炼成长。年轻人在没有约束的环境下，业务知识得到大量积累，外科技术迅速提高。直到 70 年代初年，徐春阳被分配来科，将近十年才增加了一名医师。

依托党政领导和社会正力量是学科发展的基石（1972～1981）

一、依托党政领导和社会正力量，学科发展才会有新的出路

人生和从事的事业，就是不断赶程；善于借用"唤醒电话"的人，不会耽误行程。要发展学科，除了自身出色的工作外，需要让领导和社会知道和帮助发展学科，借助社会主义资源改善土壤，树苗才能长成大树，再借助新苗移植使大树成林。在上海第九人民医院、第二医学院和市卫生局党委的领导和帮助下，整复外科医师队伍迅速扩大，增加了新生力量，建造了整复外科大楼，医疗科研创

新得到国内外的认可,在改革开放大发展中创造了辉煌。

为了尽早帮助伤病者解除痛苦,整复外科的医护人员竭尽爱心助人,在爱人、助人的同时也会被人爱、被人助。

一个成功的奋斗者,不仅仅依靠个人的艰苦卓绝的奋斗,还要善于将你奋斗的目标,变成为相应行政领导及能帮助你的朋友和同行的共同奋斗目标,并能和你携手并肩奋斗,那时,实现理想的时间会大大缩短,质量也会大大提高。

最困难时,九院整复外科的3个半医师要管理两个病区80余张床位和门急诊,医师整天在手术台上,吃不到午餐;手术从早持续到晚,周一到周日不停。医师、护士愉快地、充满激情地学习和实践并积累着,对疾病及创伤的处置和治疗水平也迅速提高。九院整复外科医务人员良好的医疗技术、对待求医者及其家属的爱心,在全国患者中广为传播,在医院、医学院、卫生系统内外传播……每个医师周围都有许多崇拜者,各地患者蜂拥而至。1973年登记住院的患者有近4000人,甚至等上3年也难以入院。患者和家属们涌向九院整复外科,几个"勇敢者"甚至强行打地铺睡在笔者医务处的办公室里等待住院,笔者和办公室人员给予友善的理解和对待。

医师数量不足是发展的巨大障碍,无奈之下,只能选择年轻、优秀的护士如刘根娣、柴思宠、刘宁珍、张爱珍、胡贤妹等做手术助手,下了手术台再从事病房护理工作,同时向兄弟医院(包括瑞金医院、仁济医院)借医师前来帮助工作。要贯彻爱心助人,解决患者的住院难,苦干是不够的,还要想办法,一是增加床位,二是加速培养人才。为了让上级知情,我们组织了睡在办公室里等待住院的人到上海市卫生局和卫生部去反映情况。笔者在上海第九人民医院和第二医学院的党委常委会议上经常叙述:整形患者往往是工、农、兵中的优秀人物,他们是为了维护国家或集体利益而受伤的英雄,他们受到疾病折磨,寻求治疗等待住院,甚至有的为此倾家荡产,而我们因为医疗资源不足要让他们等待很久。因此在20世纪70年代,从上海第九人民医院到第二医学院到卫生局,大家都知道"九院整复外科医师技术高明、态度和蔼,认真为伤病员服务,英雄伤病员住院困难"这一情况。有了好的口碑,学科发展有了外部决定性的发展动力和空间;解决伤病员入院治疗难,增加整复外科医务人员,提高医疗技术水平,成了医院、医学院、卫生局领导层的工作目标之一。

1972年前后,张老师被"解放",恢复了医疗工作,到科室上班,继续安排刘根娣照顾他的生活和从事医疗助手工作。1973年,笔者策划向卫生部反映情况,寻求帮助。经医学院和九院党委批准,张老师、笔者及进修的高景恒医师去北京向卫生部汇报,请求帮助发展九院整形外科,并建议成立全国整形外科医师进修班,加速培养人才,发展全国各地的整形外科;后来又西行到西安学习交流(图12-2,图12-3)。当发展整形外科被列入上海第九人民医院、第二医学院和市卫生局、卫生部领导的工作日程时,九院整形外科就有了大发展的新起点。

在成长前进的过程中,需要知道自己缺少什么,如何补缺,谁能帮助自己补缺,用什么方法得到帮助,这样,前进的道路才会越走越顺。

在九院整形外科大发展,为伤病员提供更好服务的过程中,得到了领导、老师和挚友们的帮助,有数以千计的朋友、学生曾给予我们热情的支持、宣传和帮助,其中有许多是值得永远记忆、感激的,他们的支持是巨大、无私的。在整形外科早期和后期发展中,我们得到了左英、李铁庵、陈中伟、郭恩覃、高学书、陶景淳、孙以鲁、黎冠瑜、宋秀英、顾成裕、黄偶麟、刘秘书长、王树平、王澍寰、裘法祖、高景恒、Grossman C.、Melvin Spira、Percy Loy、Peter Nathen、邱武才、Marchac.、Senmin Beck、David D.、Kawamoto H. K.、难波等的帮助,令人记忆深刻的还有历届第九人民医院、医学院和组室的领导,以及分布在全国大江南北的进修医师、朋友们。

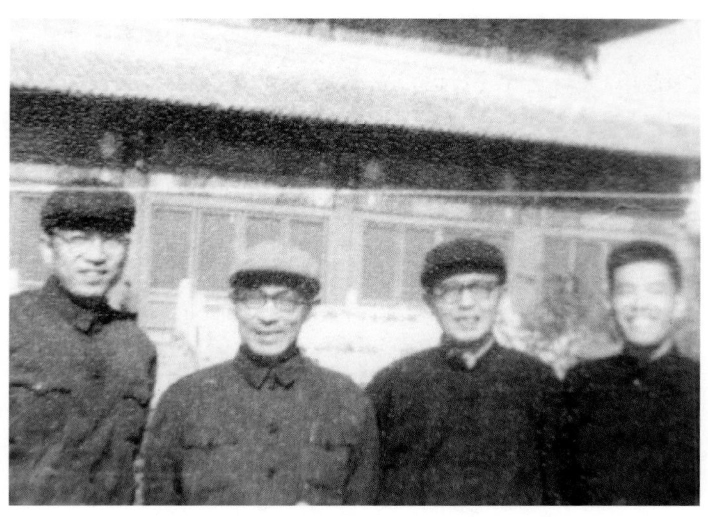

图 12-2　1973 年，高景恒、张涤生、朱洪荫、王炜（左起）在北京

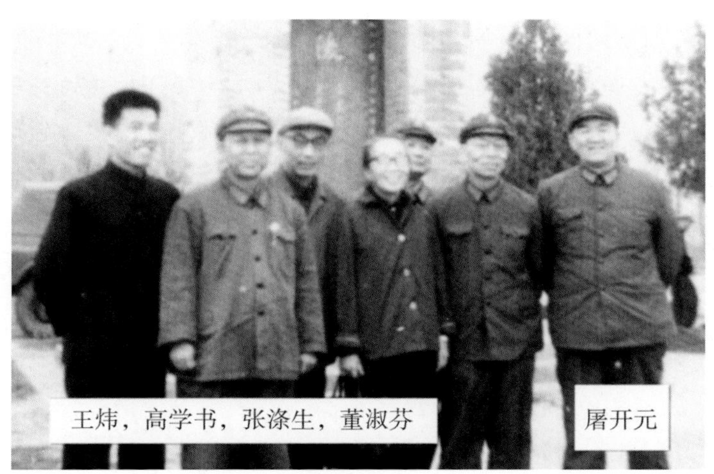

图 12-3　1973 年西行西安，和高学书、董淑芬、屠开元等相遇

原上海第九人民医院党委书记李铁庵同志、原上海第二医学院党委书记左英同志，是我们和蔼真诚的老师、领导和朋友。李铁庵，1938 年在山东任区委书记，后在九院任党委书记，"文化大革命"中遭受诬陷和批判时，笔者在医院院部及医学院党委工作时，总是站在老干部一边，坚信他们的奋斗目标是正确的。当笔者将整形外科的发展作为自己的奋斗目标时，他总是尽力予以支持帮助。在整复外科要求增加病房、增加人员和建造整复外科大楼的过程中，在张老师第一个被造反派管制"解放"出来参加工作的过程中，无不饱含着李铁庵书记的智慧、勇气、策划、支持和帮助。连 1974 年分配到整复外科的第一批 5 名医士，也是他亲自从卫生局要来的。李铁庵书记逝世后，他爱人刘老师曾对九院领导说："李书记的追悼会，九院任何人不来都不要紧，但王炜一定要来。"但当时笔者正在国外开会，未能向最尊敬和最亲密的领导、老师和朋友告别，成为笔者终生无法弥补的遗憾和催人泪下的记忆……

左英书记是老革命、老新四军，原上海第二医学院党委书记、上海市卫生局党委书记、上海市人大常委会副主任。她是领导，更是一位亲切和蔼的老师和朋友。她肩负着第二医学院院本部、5 个附属医院、万余名医务人员和众多大学生的管理任务，但还在百忙中帮助九院，在九院整形外科的发展中，她给予的支持起到了决定性的作用。她亲自批准笔者送审的《九院建造整复外科大楼申请书》（图 12-4），亲自多次向上海市政府文教办公室催促整复大楼申请报告的批准进度，亲自帮助安排整形外科学术梯队的建设。记得在1974年前后，她手持拐杖，笑嘻嘻地对仁济医院党委书记王远圃说："你就把借给九院的关文祥放走，调到九院给王炜吧！"事情迅速得到兑现。在她的过问下，1975和1976年，直接由上二医分配6名优秀工农兵大学毕业生到整复外科，以充实医师队伍；1976年她还亲自写信给笔者："我又给你3名优秀毕业生，充实整复外科，你可以脱产做第九医院行政管理工作了……"在医院和医学院党委的支持下，1972～1973年，笔者还三下江西，和下放到南昌青山湖疗养院的北京整形外科医院党委孙书记协商，将北京整形外科医院的黎冠瑜、孙以鲁医师和总护士长宋秀英借调到上海工作。事成后，他们在九院伯达利别墅重新开设了九院整复外科第二病区，共35张床位，不但缓解了患者入院难的矛盾，也带来了兄弟医院整形外科的医疗和管理经验。同时期高学书、陶景淳教授也经领导批准，分别由西安和瑞金医院借调到九院帮助和指导工作。为增加医师来源，1973年高景恒在九院进修，因其学术能力强并能和大家亲密相处，进修结束离开前，请外科支部书记曹如英出面，动员高景恒留在上海……在上海户口贵过百克拉钻石的年代，由于大学和九院党委历任领导的支持和组织招聘，俞守祥由口腔科转来，陆正康（1975），赵平萍（1978），金一涛、周丽云（1979），施耀明、朱昌、邹永华、王恩远（1980），符志高、冯胜之（1981），杨川（1984）分别从祖国各地顺利调到上海，充实整复外科医师和科技队伍；研究生石重明、陈守正（1978～1981），干季良（1979～1982）被留下；医院中最优秀的护士长龚中杰、鲁铮被调到整复外科，为第一任总护士长；1981年，首批20多名大专毕业的优秀护士被分配到整复外科，这一切都是党委领导直接支持的结果。来自全国各地的医师通过努力学习和研究，迅速成为学科医疗骨干和分学科的带头人，在临床和基础科研中作出了重大贡献，使九院整复外科人才济济，大树成林……

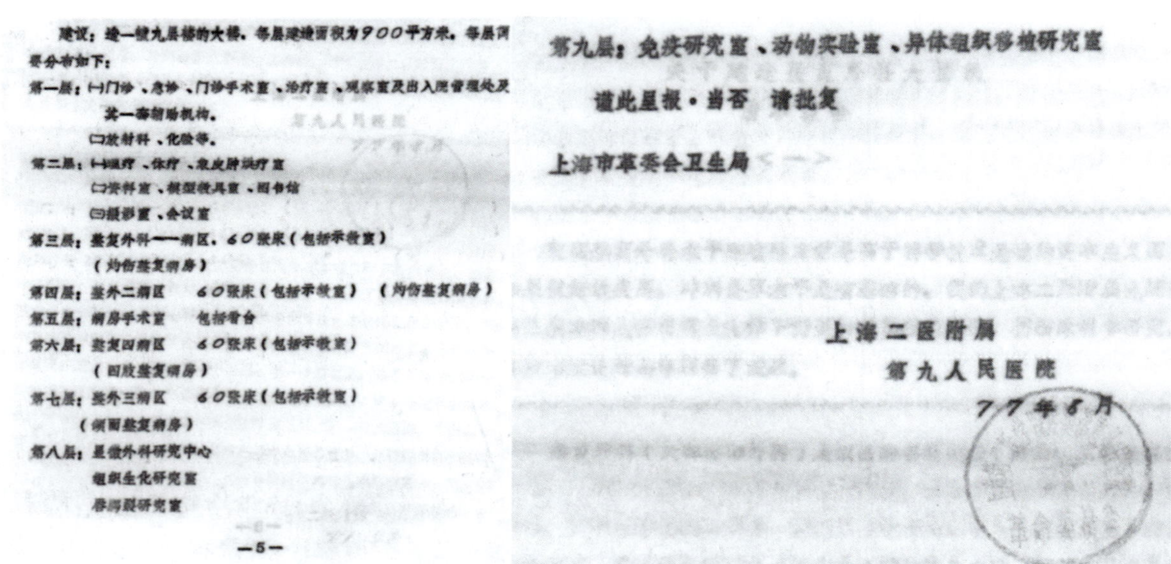

建议：造一幢九层楼的大楼。每层建筑面积为900平方米。每层[illegible]分布如下：
第一层：(一)门诊、急诊、门诊手术室、治疗室、观察室及出入院管理处及其一套辅助机构。
(二)放射科、化验等。
第二层：(一)理疗、体疗、[illegible]治疗室
(二)资料室、模型模具室、图书馆
(三)摄影室、会议室
第三层：整复外科一病区，60张床（包括示教室）
（烧伤整复病房）
第四层：整外二病区 60张床（包括示教室） （烧伤整复病房）
第五层：病房手术室 包括看台
第六层：整复四病区 60张床（包括示教室）
（四肢整复病房）
第七层：整外三病区 60张床（包括示教室）
（颌面整复病房）
第八层：显微外科研究中心
组织生化研究室
[illegible]研究室
—5—
第九层：免疫研究室、动物实验室、异体组织移植研究室
谨此呈报·当否 请批复
上海市革委会卫生局
上海二医附属
第九人民医院
77年6月

图12-4　1977年笔者撰写的《九院建造整复外科大楼申请书》（部分），送到上海市政府文教办公室审批

二、一个有理想和踏实奋斗的团队，是九院整形成功的基础

上海第九人民医院整形外科的成功，是在共产党领导下，坚持在长期艰苦奋斗中锻炼成长，形成一个善于学习和创造、能团结多数人、克服弱点、具备兼容大度和遏制自我、坚持不懈为人民服务的团队，优秀的团队是学科成功的基石。经过多年磨炼，整形外科的主要核心和群体始终追求更

好，在弱势时，能将个体的实践创造成果集中于代表者身上，使学科代表者在社会上、在国内外学术界发出耀眼的光芒，经过一点一滴的积累发展至今，从而登上中国以至世界的高峰。

在21世纪初，有一位朋友准备在上海开设有万余平方米规模的号称“航空母舰”的民营整形美容医院，笔者微笑地问他：“您开设这样大的整形美容医院，是要和上海九院整形一比高低吗？”他微笑着点点头。我友善而诚恳地对他说：“您要短时间内超过或挤垮九院整形外科是不可能的，除非您把九院整形科的人员挖走，或是我们打垮自己！”结果那医院经过几年铺天盖地的广告和宣传，并主持召开了各种学术活动，以不断制造“创新项目和营销亮点”，最终还是没有达到发展预期，逐渐由大变小，由强变弱。九院整形外科最大的成功，在于有一个优秀的、团结的、坚持发展向前的、能够自我纠偏的、不会被打败的团队。

探科技创新发展之路，寻领军全国的制高点（1966～1982）

一、科技创新实现第二次跨越，九院整形成为学界明星继续向前

在前进的路途中，我们要清晰地认识自己，并向世界阐明我是谁。中国知识分子要有自己的风姿和语音，要善于向西方学习，但不要成为西方神话的传播者和捍卫者。

从1964年皮瓣游离移植实验取得成功，到广泛开展肢体创伤、器官畸形缺损的显微外科修复再造，再到断肢（指）再植，彻底改变了九院整形外科传统带蒂皮瓣移植的落后状况，提高了医疗水平，培养和锻炼了队伍，引起了全国同行的注意并得到了赞扬。虽然社会处在大动荡中，但对于自然科学学科没有过多地管辖和压制，在医疗中能按照需求发展的自然科学学科，反而获得了较为自由的发展空间。在“文化大革命”中，只要保持低调，默默地读书实践，常可避开是非，自由进入医学院解剖教研组进行研究和探索。为发现显微外科组织移植新供区、器官移植再造的新技术，只要一个电话，解剖教研组技术员戴老师总是会友善地将尸体安放好，迎接九院的整形医师。1973年，我们学习华山医院，在临床上开展第2足趾移植拇指再造取得成功；同年，第一次全国中西医结合学术交流会在北京召开，以“九院整复外科”为作者的《烘绑治疗象皮肿500例报告》在大会中交流。1974年，第一例腹股沟皮瓣游离移植取得成功；同年，以“上海第九人民医院整复外科护理部”为名，撰写了《显微外科手术护理50例经验》，在停刊10年后1975年后复刊的《护理杂志》上发表。1975年，第一例足背岛状皮瓣移植取得成功，以后又继续取得足背皮瓣游离移植成功。1976～1977年，创造了扩大第2足趾移植并取得成功，进行游离大网膜移植修复头皮缺损取得成功，开展游离肠段移植动物实验并取得成功，尸体解剖研究获得选择移植肠段最佳供、受区血管解剖的认识，又开展了多种游离肠段移植再造颈段食管并取得成功，并陆续创造了：游离空肠移植食管再造，游离空肠襻移植食管再造，近端空肠带蒂、远端血管吻合移植颈胸段食管再造，以及后来的管状背阔肌肌瓣颈段食管再造、游离空肠移植食管再造并发症的预防和处理、各类肠移植食管再造的围手术期处理经验等，为食管烧伤和食管癌治疗的食管再造创造了多项成果。有关论文在国内外发表后，美国教授写信祝贺笔者：“你是世界上肠移植食管再造最有经验的医生。”2013年8月，笔者遇到上海胸科医院的一位医师，他说胸科医院食管外科以颈部食管再造为特长，这或许和九院整复外科的长期帮助有关。在1977～1991年间，九院整复外科曾帮助他们开展肠段游离移植，胸大肌皮瓣、管状背阔肌皮瓣、颈部皮瓣移植颈段食管再造，以及保护迁移上升肠段的血供技巧再

造颈胸段食管,使颈胸段食管再造方法多样和成功率提高。

九院整形外科在烧伤后期的整形中也创新了多项技术:严重烧伤畸形手后期的骨关节、肌腱损害的治疗,全面部烧伤后期的修复重建,严重四肢烧伤畸形的矫治等,这些研究成果只有部分记录于教科书中,来不及写论文报道。1976～1977 年,眶距增宽症的治疗取得成功;1979～1980 年,创造了足底岛状皮瓣移植修复足跟获得成功,开展游离头皮移植修复头发缺损取得成功,创造了游离颞浅筋膜移植加植皮治疗烧伤后爪形手获得成功,同时还创造了携带腓浅神经和血管的跖趾关节游离移植,防止移植关节术后萎缩性病变,用于颞颌关节再造和掌指关节再造;1979 年 9 月,开展前臂皮瓣游离移植取得成功,和杨果凡前臂皮瓣游离移植的文章同在 1980 年投稿发表;1980 年,创造前臂逆行岛状皮瓣移植在手外科的应用,并在异体大网膜游离移植实验中获得了经验,后来又开展前臂皮瓣阴茎再造获得成功,淋巴静脉吻合治疗淋巴水肿也取得了进展……

当医师、护士对伤病员的痛苦像对待亲人的病痛一样重视时,他们的医疗知识和技巧就能充分发挥;当创新探索没有限制时,学科发展就得到充分释放,众多发明创造即是在限制最少的情况下诞生的。笔者于 1975 年向卫生部的报告中提出:"大力发展整形外科临床医学,进行组织再生和代用品研究,建立整形外科进修体系,建立整形外科康复医疗中心……"在这个阶段,九院整形外科彻底完成了从以口腔颌面整形为主,向颌面、四肢、躯干、内脏的全身整形的转变;从多次整形修复,向一次修复与再造转变;从完全带蒂移植,向组织游离移植转变;从创伤大外科的修复技术,向微创修复重建转变;从体表整形,向器官畸形缺损的修复再造发展;从单纯的修残补缺,向结构、功能、外形的美学再造和修复重建转变;从学习模仿西方技术,向学习和自我创新并进转变……当时的多项创新探索成果至今仍在国内外传播和推广。学科还承担了上海以至全国各地众多的疑难案例的会诊请求,会诊手术医师几乎走遍全国除西藏、宁夏和台湾外的各省市自治区。1973 年起承担举办全国整形外科学习班,每年招收 20～30 名进修人员。国内外著名整形外科专家高景恒,原第三、第四军医大学校长李荟元,前臂皮瓣的主要发明人之一陈宝驹,第四、第一军医大学整形外科学术带头人罗锦辉、罗力生,以及分布于全国多个省市的学科带头人,都是这个时期的进修交流学者。而此时,北京整形外科医院被解散,只在北京协和医院尚留有 20 张床位。因此,80 多张床位的上海九院整复外科成为全国床位最多、医疗患者最多、等待入院患者最多、显微再造外科创新成果最多和培养人才最多的中国整形外科中心。从此,九院整形实现了第二次跨越,成为全国整形学界的明星。1972 年尼克松访华后,来自世界各地的友人参观九院后,纷纷称赞九院整形外科是一座"令世界惊讶的宝库",为世界同行所瞩目。

多学科参与是显微外科发展的重要途径。1975 年,笔者提议成立上海第二医学院显微外科协作研究组并编写研究计划,由张老师任组长,组员有吴晋宝(二医解剖)、陶景淳(瑞金医院手外科)、胡清谭(新华医院骨科)、王惠生(仁济医院骨科)和笔者(图 12-5);同年经医学院批准,协作组到广州、武汉展现自己,学习先进。在 20 世纪 70 年代,上海九院整复外科手术室门庭若市,每天有数十位进修医师和来自全国各地的医师参观手术,他们可任意拍照和查阅转录病史,后来他们中的许多人成为国内外著名的学者、教授等。上海九院整形外科的一系列成功和研究成果,分别在罗马尼亚、印度、日本、法国、意大利、美国、英国、新加坡、波兰、加拿大等国报告,吸引了很多国家的医师、教授来九院学习。张老师主编的《整复外科学》于 1979 年出版,中英文版《显微修复外科学》也在 1980 年出版;笔者主编的《整形外科学》于 1999 年出版,是中国整形美容学界临床实践和晋升主任医师、报考研究生的主要参考书,邱武才教授将其介绍到美国整形外科杂志上登载;最近得到国家出版基金资助的《整形美容外科学全书》共千万字,22 分册,也将陆续出版……中国同道注视上海,世界认识了中国上海第九人民医院整复外科;在美国洛杉矶出版的上海地图上,就有"上海第九人民医院”的标识；张老师也获得了美国整形外科学会最高荣誉奖；来自世界各地的学者纷纷到上海九院整复外科参观访问，美丽的光环多次笼罩在学科之上……

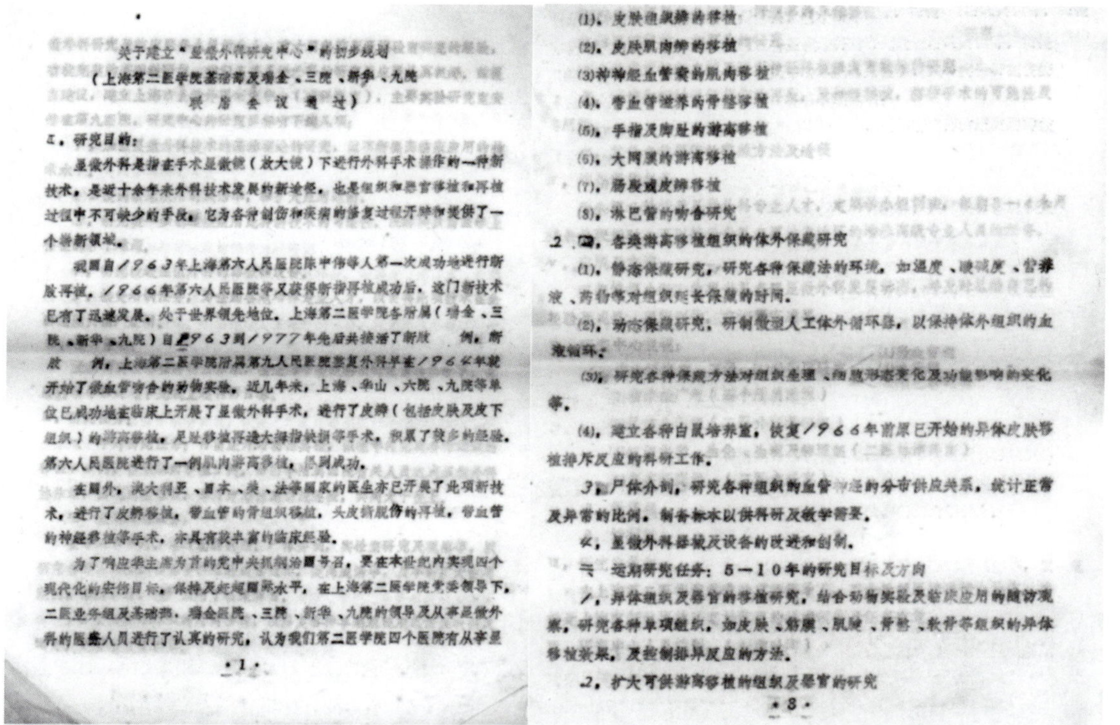

关于建立“显微外科研究中心”的初步规划

（上海第二医学院基础部及瑞金、三院、新华、九院联席会议通过）

1、研究目的：

显微外科是指在手术显微镜（放大镜）下进行外科手术操作的一种新技术，是近十余年来外科技术发展的新途径，也是组织和器官移植和再植过程中不可缺少的手段。它为各种创伤和疾病的修复过程开辟和提供了一个崭新领域。

我国自1963年上海第六人民医院陈中伟等人第一次成功地进行断肢再植，1966年第六人民医院等又获得断指再植成功后，这门新技术已有了迅速发展，处于世界领先地位。上海第二医学院各附属（瑞金、三院、新华、九院）自1963到1977年先后共接活了断肢　例，断指　例。上海第二医学院附属第九人民医院整复外科早在1964年就开始了微血管吻合的动物实验。近几年来，上海、华山、六院、九院等单位已成功地在临床上开展了显微外科手术，进行了皮瓣（包括皮肤及皮下组织）的游离移植，足趾移植再造大拇指缺损等手术，积累了较多的经验。第六人民医院进行了一例肌肉游离移植，得到成功。

在国外，澳大利亚、日本、美、法等国家的医生亦已开展了此项新技术，进行了皮瓣移植，带血管的骨组织移植，头皮撕脱伤的再植，带血管的神经移植等手术，亦具有较丰富的临床经验。

为了响应华主席为首的党中央抓纲治国号召，要在本世纪内实现四个现代化的宏伟目标，保持及赶超国际水平，在上海第二医学院党委领导下，二医业务组及基础部、瑞金医院、三院、新华、九院的领导及从事显微外科的医务人员进行了认真的研究，认为我们第二医学院四个医院有从事显

·1·

（1）、皮肤组织瓣的移植

（2）、皮肤肌肉瓣的移植

（3）神经血管束的肌肉移植

（4）、带血管滋养的骨骼移植

（5）、手指及脚趾的游离移植

（6）、大网膜的游离移植

（7）、肠段或皮瓣移植

（8）、淋巴管的吻合研究

2、（2）、各类游离移植组织的体外保藏研究

（1）、静态保藏研究，研究各种保藏法的环境，如温度、酸碱度、营养液、药物等对组织延长保藏的时间。

（2）、动态保藏研究，研制微型人工体外循环器，以保持体外组织的血液循环。

（3）、研究各种保藏方法对组织生理、细胞形态变化及功能影响的变化等。

（4）、建立各种白鼠培养室，恢复1966年前原已开始的异体皮肤移植排斥反应的科研工作。

3、尸体介剖，研究各种组织的血管神经的分布供应关系，统计正常及异常的比例，制备标本以供科研及教学需要。

4、显微外科器械及设备的改进和创制。

三、远期研究任务：5－10年的研究目标及方向

1、异体组织及器官的移植研究，结合动物实验及临床应用的随访观察，研究各种单项组织，如皮肤、筋膜、肌腱、骨骼、软骨等组织的异体移植效果，及控制排异反应的方法。

2、扩大可供游离移植的组织及器官的研究

·3·

图 12-5　笔者撰写的上海第二医学院显微外科协作研究组研究计划（部分）（1975）

二、学习美国同行，站在世界整形高峰认识和发展学科

1979 年，张老师和笔者以及瑞金医院的杨之骏受邀到罗马尼亚访问（后来笔者未参加）。当时，学科已创造了显微外科多项国内外先进或领先成果，63 岁的张老师是新中国成立后第一次出国访问，出国前他让笔者帮助准备幻灯资料。1980 年，张老师又带着显微外科和手外科创新成果资料，参加了在印度举行的手外科交流会，认识了美国手外科医师 Peter Nathen，他答应资助中国医师去美学习交流，促成了笔者 1981 年赴美的机遇，后来又促成多人去美国、法国、日本等国家进行访问和交流。

1981 年，笔者到美国 Nathen P.医师的诊所——Portland 手外科中心学习交流，在此期间，有幸认识了美中友协（美中友协在中国享有很高的威望）主席——Grossman C.医师，后来成为亲密的朋友，他对笔者的帮助是无私的、善良的、如家长一样关怀备至的。他是一位慈祥和蔼的内科医师，也是一位积极的社会活动家，几十年来多次到中国访问，并慷慨解囊，帮助许多中国医师到美国进修交流。2005 年，他作为胡锦涛主席的客人，受邀来北京参加抗日战争胜利 60 周年纪念活动。笔者与吴阶平的女儿吴昕、吴肇光的岳母（原上海圣约翰大学校长夫人）和女儿，以及 Jack Guan 等，是 Grossman C.医师在 Portland 期间的常客，大家经常聚会，后来经他介绍认识并交往了宋庆龄的秘书等人（图 12-6）。

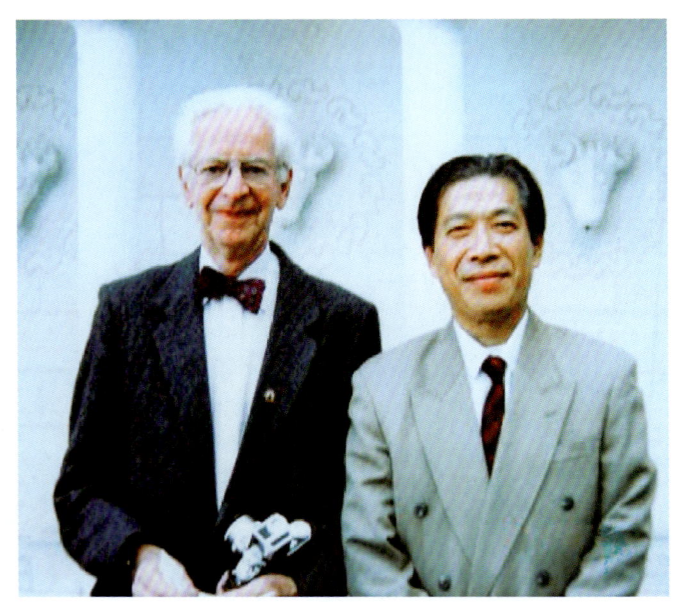

图 12-6　笔者和美国医师、美中友协主席 Grossman C. 在上海

在 Grossman C.的帮助下，笔者有幸到美国最著名的整形外科中心之一——Houston 医学中心 Baylor 大学医学院整形外科和 Louisville 手外科中心进行学习交流，并得到 Percy Loy 先生和 Baylor 大学医学院整形外科主任 Melvin Spira 教授的资助和指导，在 Houston 和 Louisville 期间受益颇丰。特别是 Houston 医学中心（为世界最大的医学中心之一），有 19 所医院、医学院、研究中心和资料齐全的著名图书馆，笔者可在 The Methodist Hospital、St. Luke Episcopal Hospital/The Texas Heart Institute 以及 The Level Ⅰ Trauma Center Ben Taub General Hospital 参加外科手术，从周一到周日，从早到晚都在医院和图书馆内度过。

笔者在 Baylor 大学医学院附属贵族医院——The Methodist Hospital 和 St. Luke Episcopal Hospital 享有较多的活动空间。Spira M.教授是 4 所医学院附属医院的整形外科主任，作为客座教授，笔者可任意参加整形美容外科手术并作学术交流，有时还指导他们进行前臂岛状皮瓣移植的尸体解剖和临床应用。Spira M.教授对笔者的帮助和指导充分体现了一位美国著名教授的无私人品。他是一位诚恳的犹太人，让笔者作为助手参加他的手术，毫无保留地指导笔者做多项乳房整形，腹壁整形，眼睑、鼻、面部除皱美容手术。Spira M.教授还亲自为笔者安排宿舍，安装宿舍电话，购置医院工作服，购买和签名赠送 Converse《整形外科学》5 本原著，并告知笔者，他下面的 10 个教授的任何手术，“你想参加哪一个，就洗手参加”，包括著名的 Freeman 教授、Millard 的老师、Cronin 教授、Gerow 教授（著名的除皱、唇裂修复专家，乳房假体发明者），还有整形、激光医学的 Agres 教授等。笔者参加了他们的创伤修复、性器官再造、美容外科和颅面外科等手术，并在这里认识了世界上最著名的整形美容外科教授，感受和学习他们的学风和人品（图 12-7～图 12-9）。

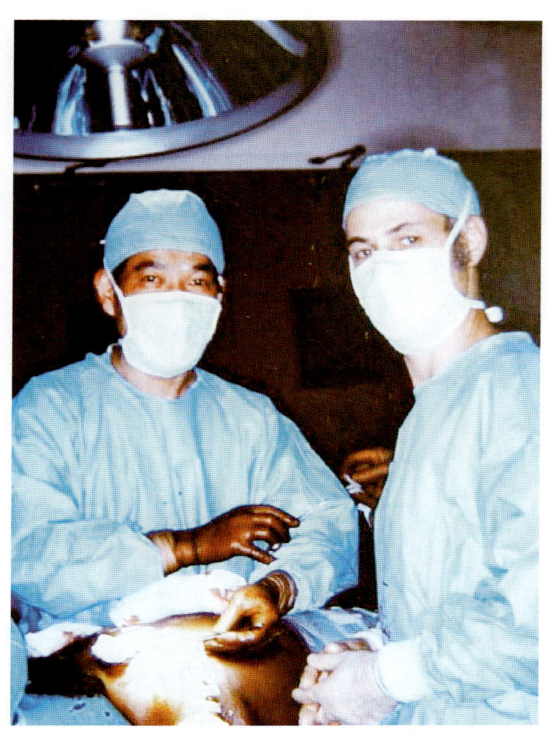

图 12-7　笔者在 Baylor 大学医学院 Methodist Hospital 参加 Agres 教授手术时的留影

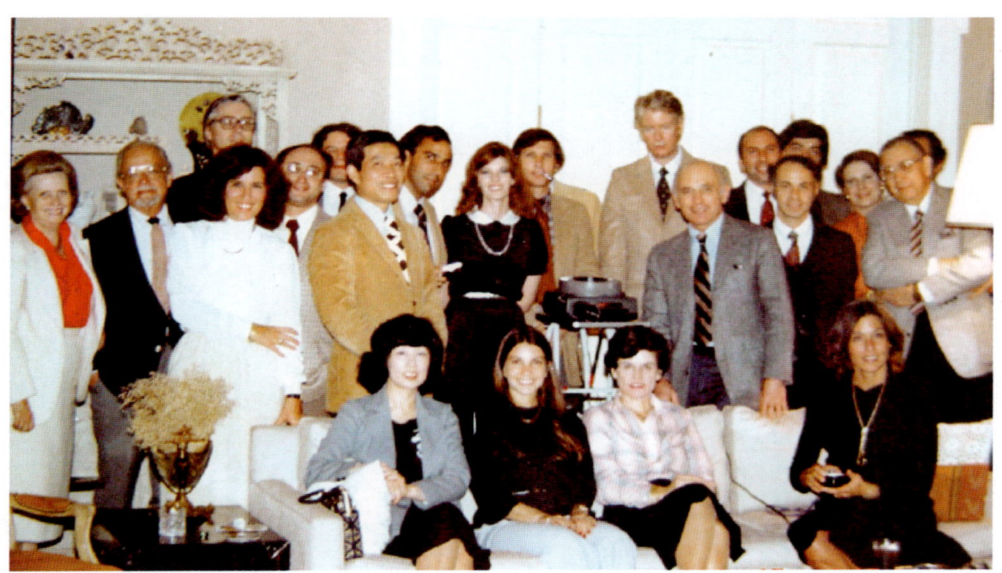

图 12-8　笔者和 Baylor 大学整形教授在美国美容学会前主席 Simon Fredericks 教授（后排右一）家聚会

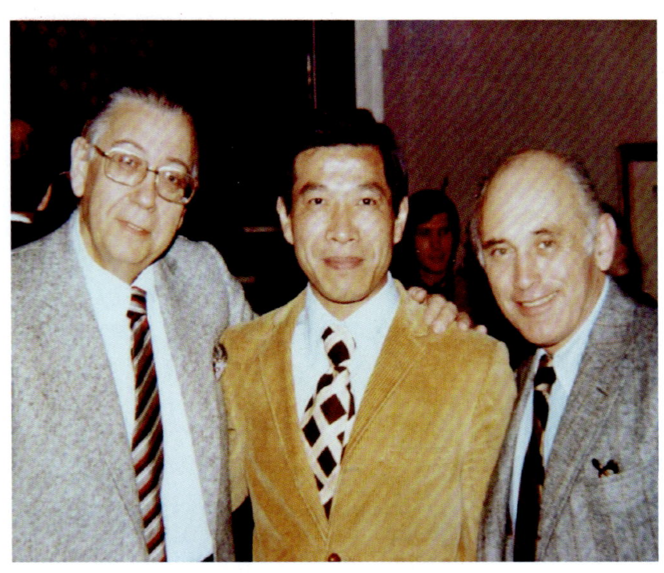

图 12-9　笔者和 Baylor 大学医学院整形外科主任 Spira M. 教授（右）及美国美容学会前主席 Simon Fredericks 教授（左）的留影

后来在 Grossman C.的推荐下，笔者又到 Louisville 大学 Kentucky Kleinert Kutz Hand Surgery Center——世界最著名的手外科中心之一进修，也可参加手术和实践。1982 年初，张老师写信告知整复外科大楼建成，希望笔者早日回国工作，笔者放弃去 Ohio 大学继续交流学习的机会，回到了久别的祖国。在回国前，更有 Percy Loy 先生等为笔者安排去 Willamette 大学或 Yale 大学讲学，作为回国前的送行，结果笔者去了 Willamette 大学讲学，并受到该大学所在城市副市长的亲自接见，当地州报还用 1/4 版篇幅登载《中国显微外科专家结束美国访问回国》的专题报道，以示欢送（图12-10）。时至今日，在笔者经济稍微宽裕之时，真诚地期望上苍给笔者再次机会，以报答 Grossman C.主席、Spira M.教授和Percy Loy 先生等友人的真诚友谊和无私帮助。

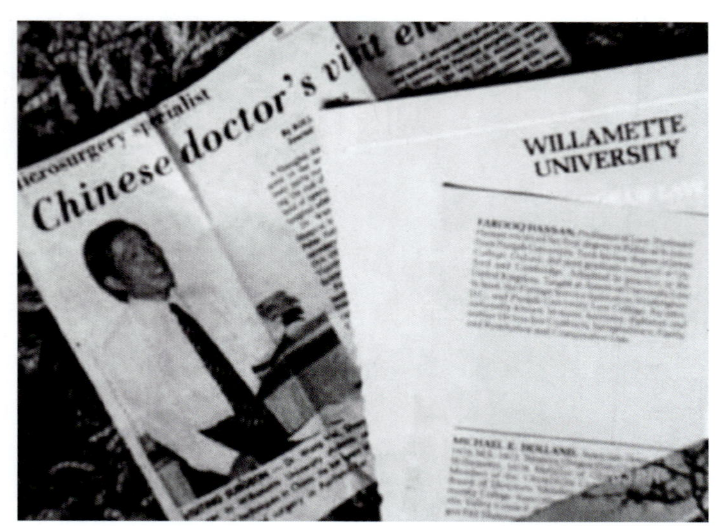

图 12-10　1982 年 6 月，在 Willamette 大学讲学后，当地州报用了 1/4 版面登载《中国显微外科专家结束美国访问回国》的报道

在美国的日子终生难忘，除了坚持日夜学习、阅读和记录外，在友善交流的日子里，认识了世界顶级整形美容外科和手外科医院、医学院的学术范围、规模、体制和管理，也认识了世界顶级整

形美容外科教授的知识、技能、友善和人格，感受到美国同行、美中友协和美国人民对中国医师的真诚友谊和无私援助。在国外的学术交流中，笔者认为，虽然中国显微外科的发展有部分超前，但是美国同行在基本技术和血管代用品研究等方面的成就令人感叹，这一切笔者将铭记终生，并作为回国后学习、借鉴、检评自己和管理学科的坐标。

站在整形外科世界高度，探索学科发展之路（1982 年及以后）

一、整复外科大楼建成，实现学科第三次跨越

在左英书记和李铁庵书记等人的直接关心下，20 世纪 70 年代末，上海市政府文教办和市卫生局批准建造第九人民医院整复外科大楼，由后勤部孙学科长、唐友铭副科长和笔者全面负责整复外科大楼建设的规划设计；笔者出国后，由王德昭和龚中杰全面负责。一栋七层整复外科大楼在原伯达利别墅区耸立，拥有 173 张病床和 6 间独立的整复外科手术室。当时，沈建南、朱也森、李维玉为麻醉科主任和护士长，龚中杰、鲁铮是学科总护士长；卫莲郡、关文祥、金一涛、王恩远、符志高、施耀明、钱云良、许礼根、曹惠萍等在 4 楼，主持烧伤整形；王炜、黄文义、邹永华、徐春阳、陈守正、胡鸿泰、顾敬枚、王善良、陆正康、章云鹏、程开祥、蔡佩佩等在 5 楼，主持四肢、躯干整形，并担当全科的显微外科修复、器官再造；王德昭、丁祖鑫、冯胜之、周丽云、石重明、曹谊林、朱国献、胡群英等在 6 楼，负责颅面外科和面部整形；赵平萍、刘根娣、朱昌等在 7 楼，负责美容整形；俞守祥主持门诊；干季良、陈钢等在淋巴水肿烘疗室；大楼内还有实验室、康复治疗室、示教室……

有了一栋整复外科大楼作为基地，有了来自全国各地的优秀医护人员，有了医学院名列前茅的优秀毕业生，有了医学院和医院各部门的支持，有了广泛的国际交往，使学科有了继续前进的动力和能力。将显微再造外科继续作为主要发展方向，迅速发展颅面外科、美容外科，将国外学习到的隆乳整形、腹壁整形、面部年轻化整形在九院迅速开展并改进，同时创造自己的经验。整复外科大楼的建成，使学科科技人员从一个团队成为一支集团军，实现了学科的第三次跨越，上海九院整复外科再次成为全国和世界整形学界瞩目的中心。许多国家的同行来到九院参观访问，九院还分别与法国、美国、日本、澳大利亚等的国家的教授举办交流会或讲习班，学科的先进性和创新探索成果受到同行的进一步认可。

二、强化软实力建设，选接班人，规划 21 世纪发展蓝图，实现学科第四次跨越

在 20 世纪 80 年代后期和 90 年代，九院整复外科张老师和同仁获得了全国和世界的荣誉，全国和世界的同行纷纷来院进行交流访问，九院也接受了来自英国、美国、法国、日本、意大利、南斯拉夫、朝鲜、墨西哥、斐济等国的进修医师、研究生、教授培训等（图 12-11）。学科中有多项填补国内外空白的学术创新，多人的创新在欧美讲坛进行学术报告，引起了世界同行的肯定和赞扬。在法国报告的显微外科在手外科的应用和创新性经验，受到世界手外科学界顶尖专家——美国的列特若、法国的悌比安纳的赞扬。受欧洲整形外科医师年会邀请，笔者在巴黎报告了游离皮瓣移植在整形外科的应用经验，法国手外科学会主席富歇在总结时激动地说："要学游离皮瓣移植，到上海第九医院向××学习。"在意大利整形外科年会上，东道主教授亲自到车站迎接中国教授，帮助提箱

引路，并将上海第九人民医院教授的报告安排在大会开幕后第一个进行，而世界最著名的颅面外科创始人塔希尔的报告则安排在下午……后来，上海九院整复外科有多人在国际和国内舞台上获得多项荣誉、奖励，报道事迹不断；有两人多次被提名为中国科协学部委员、中国科学院院士、中国工程院院士候选人；有多人成为教授、博士生导师、国务院特殊津贴获得者……张老师获得多个奖项，当选为先进工作者、劳动模范和中国工程院院士。

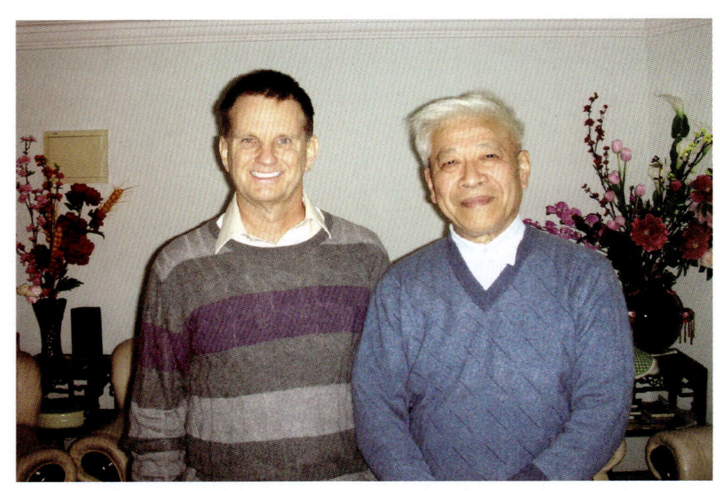

图 12-11 笔者和美国著名整形外科医师 Bob Peterson（系美国来九院进修的交流学者），分别 20 年后再相会

1990～1994 年的学科建设中，将设备、仪器等硬实力建设和学术上的创新探索等软实力建设放在首位，并将学科软实力建设作为人才成长和创新探索不断产出新成果的重要基础，包括学风、学规、研究创新配套建设等。学科成立了以金一涛为组长，孙宝珊、施耀明、周苏为组员的学科建设筹划小组，制定各级医师、护士职责，三级查房、读书会、学术交流制度，疑难疾病会诊和事故讨论处理制度，临床和研究资料管理与收集制度，进修医师教育和考核制度等，并考核。1991 年，为适应美容需求的增加和提高美容医疗的疗效，成立了美容（内科）治疗室。上海第九人民医院整形外科在显微再造外科，颅面外科，美容内、外科的医疗、教育、科研和管理上的发展与众多成就，以及一批优秀博士生的崭露头角，又一次成为中国整形外科学界的明星，吸引了北京整形外科医院的宋业光、北京医科大学第三医院的夏兆骥、西安第四军医大学的鲁开化，还有高景恒、张其亮、彭庆星等著名教授前后来到上海参观交流。1994 年下半年，学科主持召开了整形外科历史上规模最大、学术内容最丰富的第二届全国整形外科学术交流会，并邀请了法国、美国、澳大利亚、巴西等国的著名教授进行专题演讲。九院教授提出内镜美容外科、眶颧外科和面部轮廓外科概念，并在大会总结发言中提出："用整形外科基本技术、显微外科技术和颅面外科技术开展内镜面部除皱，创建面部轮廓美容外科、眶颧外科、显微再造外科，将是 21 世纪中国整形外科的发展方向。谁能把握和真正有成效地发展它，谁就能登上世界高峰……"事实上，21 世纪世界的整形外科，以上述项目的发展最为耀眼……

学科发展得到院内外的一片赞扬。1995 年获上海市医学重点学科投标机遇，拟定了以显微再造外科、眶颧外科、面部轮廓美容外科、美容整形数字医学、耳等预制器官游离移植、面部瘫痪肌肉动力再造、血管瘤血管畸形、内镜微创美容外科、面部骨骼延长研究以及组织工程等项目作为 21 世纪学科发展方向，前后获"上海市重点学科"和"国家'211 工程'重点学科"建设资助资金 1200 万元（图 12-12），并选拔了以优秀博士为主体的分学科的接班人，包括穆雄铮、祁佐良、韦敏、杨斌等，主持颅面外科、眶颧外科、面部轮廓美容外科、面神经瘫痪面部肌肉动力再造、面部骨延长器研究、数字医学整形外科应用研究，李青峰主持周围神经研究等（李青峰被推荐为上海市医务界“百人培养计划”目标人选），董佳生主持显微再造外科和器官预制再造，林晓曦主持血管瘤研究，邹丽剑主持种植体研究，朱昌主持内镜美容外科，李圣利、曹卫刚、杨群、张波、余力等主持淋巴外科、脂肪抽吸、眼鼻整形、面部年轻化、乳房美容外科，刘彦春、商庆新、戴传昌等从事软骨组织工程和周围神经组织工程研究等。在实现21世纪发展目标中，带领以医学博士为主体的新生代接班人，实现学科第四次跨越，在实践中培养和锻炼新生代，让新生代逐渐成为学科主力和分学科带头人，逐步活跃在中国和世界整形美容外科的讲坛上。在后来编著的《整形美容外科学全书》的22个分册中，正式将《眶颧整形外科学》和《面部轮廓整形美容外科学》列为分册。曹谊林、刘伟等回国后主持学科承担的国家组织工程重大项目，成为学科21世纪在世界范围内十分耀眼和充满希望的发展方向，继续了上海第九人民医院整形外科再发展的行程。整形、美容外科临床，和章一新的超显微再造外科临床研究成果，林晓曦的血管瘤和血管畸形研究成果，张如鸿的耳郭再造新概念，李青峰的脂肪移植、面部缺损修复创新，以及组织工程基础研究成果不断出现，引起国内和世界同行的瞩目，学科人分别成为美国组织工程学会的副主任委员，中华医学会整形外科学分会、中国修复重建外科学会、中国医师协会美容与整形医师分会等的主任委员，有4人分别成为美国《组织工程杂志》的副主编，美国《整形再造外科杂志》的国际编委，美国《整形外科学公报》、美国《显微外科杂志》的编委，这一切都是中国整形外科历史上的第一次。

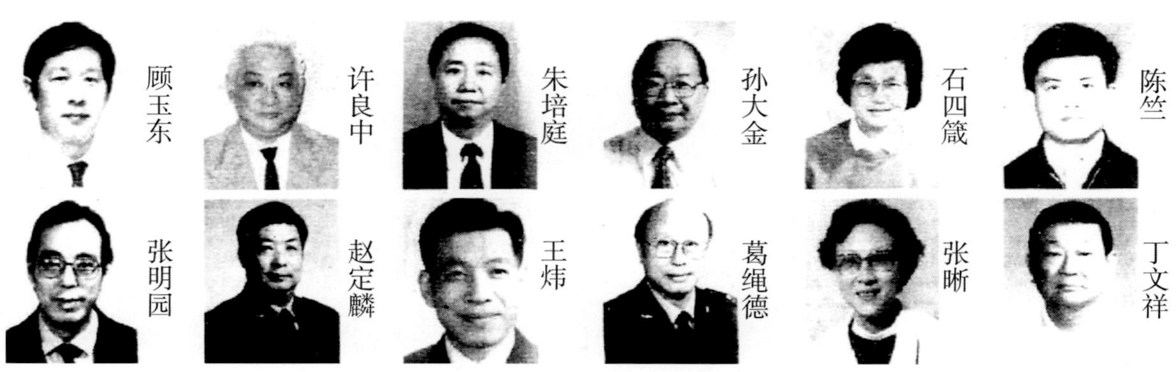

图12-12　1995年，上海公布重点学科和学科领导、学者名单

九院整形外科的一切，是属于上海的，也是属于中国和世界的。

九院整形事业的成功，在于有一批人将学科当成自己的家一样细致地建设，当成自己的人生一样反复地雕琢和维护；学科的主要领导和骨干，他们知道自己是谁，知道如何抓住机遇、去除荆棘勇往直前；他们知道如何大度为人，与人为善，做一个平凡的人；他们时刻注意摒弃自私自利，坚持为他人幸福而不断奋斗；他们知道只有使学科更美好，自己才能更好……今日的成功，是几代人为之奋斗的结果。成功只能说明过去，未来将由未来回答……

王炜

2013年11月修改

附：

纪念左英书记

老左，您真的永远离开我了吗？我再也不能见到您那慈祥的笑容，再也不能听到您那清脆的“哎，王炜你好吗”的亲切问候声了吗……一切的一切，无限的思念、无限的感激、无限的悲痛积聚在我的心中……但是您高尚的人格，用自己的一生造福于人民的奋斗历程，永远是我学习的榜样，鼓励我向前。

几个月前，您来到上海第九人民医院口腔特需门诊看牙齿，还特别向周围的医师和护士打听：“王炜还在上班吗？”当我知道敬爱的老领导、老师、老朋友、和事业最亲密的直接支持者来了，赶紧赶到楼下，看见您坐在牙科椅上，兴奋和微笑地说道：“王炜你来啦，你还好吗……”看见您仍是那样红光满面、亲切和蔼，我十分高兴和欣慰，后来还和我爱人商量，到春节时，无论如何都要到您家看望您，给您拜年。但是，现实如此无情，这次见面竟成了我们的永别……

左英同志，您在担任上海第二医学院党委书记期间，非常关心和爱护下面的干部和知识分子，直到现在，还有许多人在说：“左书记非常非常关心我……”前天，我和樊雅芳（原二医党委组织部领导）通电话时，又回忆起您对干部和知识分子的关心和爱护（图 12-13）。

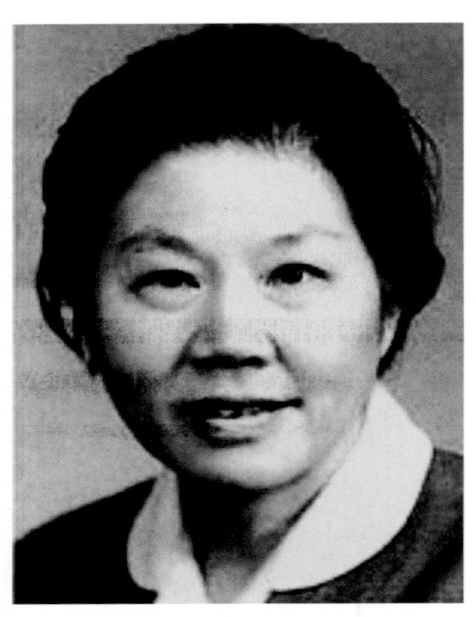

图 12-13　左英，原上海第二医学院党委书记、上海市卫生局党委书记、上海市人大常委会副主任。2011 年 8 月 16 日在上海逝世，享年 93 岁

回想起来，在您担任上海第二医学院党委书记期间，总是在培养和启发教育我，希望我成为一名合格的干部。1976 年，您从上海带了丘祥兴同志，驱车到安徽省歙县岔口区我巡回医疗的地方，让我作为第二医学院党委的代表，一起去看望并慰问瑞金医院、仁济医院、新华医院和第九人民医院分别在安徽省歙县岔口、黄山市岩寺和绩溪县雄路等处参加巡回医疗的医务人员，还有上海第二医学院后方医院的职工。您虽然拄着拐杖艰难地行走，但总是笑容满面地关心和问候在艰苦条件下服务于当地农民的医师和护士，帮助解决需要解决的事宜。在慰问结束后，我们三人一起驱车去（皖南）岩寺瞻仰“江南小延安”——新四军军部所在地，今日的新四军军部旧址纪念馆。您告诉

我新四军在皖南的艰苦战斗历程，以及您早年从上海参加革命，在新四军参与医疗救护的经历……在参观新四军军部时，纪念馆墙壁上展现出新四军纵队领导名单，在陈毅的名字旁边就是刘培善——您爱人的名字，我们站在那儿，看着刘培善的名字，静默沉思着……您爱人在“文化大革命”期间被迫害致死已经 8 周年了。

您为了把我培养成为合格的党政领导干部，多次找我谈话，讲述您的革命经历，还在夜间写信到安徽省歙县我巡回医疗的岔口区卫生院，打算安排我担任第九人民医院的党政领导，您在信中写道：“……选择做党政干部，不要摇摇摆摆，要下工夫学习……”您深知我，一个三十几岁知识分子的通病，并担心我没有实践经验；您告诉我，为了帮助我工作，二医党委安排复员的解放军干部祝平同志当副手，实际上是让有经验的老干部带领我成长（图 12-14）。

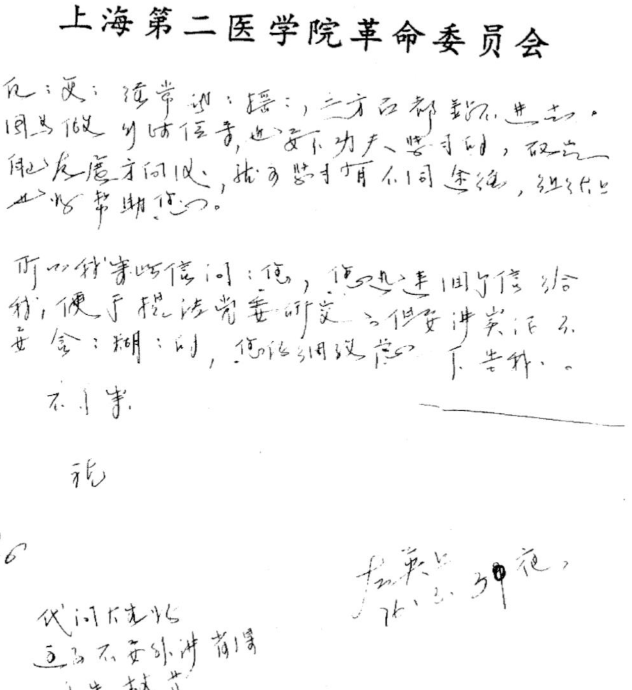

上海第二医学院革命委员会

图 12-14　左英书记在 1976 年 3 月 30 日夜间写给笔者的信

您还考虑周到地安慰我：“为了使上海九院整形外科发展，我又请他们（党委下的组室）给你们整形外科分配了多名优秀的工农兵大学毕业生，其中有二医乒乓球冠军和短跑运动员……你可以安心离开整形外科……”我经常回想起您身经百战的革命奉献，无私无畏和整个家庭为革命事业奋斗的经历，以及您总是慈祥温馨地对待周围的同志，即便如此，您还是经受了来自左和右的多方面攻击与磨难。我是一个没有经验、没有风雨磨炼的知识分子，所以要求您还是让我从事学术发展方向。当我选择从事医疗技术工作之后，二医党委和九院党委为了照顾我的家庭生活，将担任上海市第五人民医院妇产科主任的我爱人从闵行调到上海，二医和九院党委不惜请李春郊书记和简光泽副书记亲自出马，到闵行第五医院榷调动事宜……

唯物主义者认为，人民是历史前进的推动力，而拥有行政和社会资源集中支配权的领导人，对于事物的发展或阻碍有时是起决定性作用的，其推动发展或阻碍的作用也是十分显著的。

老左，现在上海第九人民医院整形外科已经享誉国内外，九院整形外科有今日，与您在担任上海第二医学院党委书记和市卫生局党委书记期间，对九院整形外科发展起决定性作用的巨大支持是分不开的。您要领导二医本部师生，还要领导5个附属医院过万名的医务人员和师生的学习、生活、工作和成长，但是您还是亲自批准笔者送审的《九院建造整复外科大楼申请书》，您又亲自向上海市政府文教办公室催促整复大楼申请报告的批准进度，您还亲自帮助安排好整形外科学术梯队的建设。大约在1974年，您曾笑嘻嘻地对仁济医院党委书记王远圃说："你就把借给九院的关文祥放走，调到九院给王炜吧！"后来事情迅速得到落实。您还直接过问并让二医将优秀毕业生分配到九院整形科，以充实医师队伍。在"文化大革命"中，认真学习知识和从事医疗业务的医务人员通常被认为是走"白专道路"而受到批判和歧视，但是您十分支持我们的工作。1972～1973年，在您和医院、医学院党委的支持下，笔者三下江西，和下放到南昌青山湖疗养院的北京整形外科医院党委孙书记协商，将黎冠瑜、孙以鲁医师和总护士长宋秀英借调到上海工作两年。事成后，他们在原伯达利别墅开设了整复外科第二病区，35张床位，缓解了患者住院难的问题。在上海户口贵过百克拉钻石的年代，在大学和九院党委历任领导的支持和具体安排下，几十名专科医师、护士从祖国各地被陆续调到上海第九人民医院整复外科，充实医师和科技队伍，使九院整形外科大树成林，造福于国内外伤病员，成为世界著名的整形外科医学中心之一。

左书记，我深深地怀念您，深深地感谢您，我要以您的人格和慈爱为榜样，继续我的人生之路。

王炜

2011年9月1日于风雨斋

《整形美容外科学全书》

·第一辑·

Vol.1 鼻部整形美容外科学

Vol.2 形体雕塑与脂肪移植外科学

Vol.3 皮肤外科学

Vol.4 乳房整形美容外科学

Vol.5 正颌外科学

Vol.6 激光整形美容外科学

Vol.7 毛发整形美容学

Vol.8 眶颧整形外科学

Vol.9 肿瘤整形外科学

Vol.10 微创美容外科学

·第二辑·

Vol.11 唇腭裂序列治疗学

Vol.12 瘢痕整形美容外科学

Vol.13 面部轮廓整形美容外科学

Vol.14 眼睑整形美容外科学

Vol.15 外耳修复再造学

Vol.16 头颈部肿瘤和创伤缺损修复外科学

Vol.17 手及上肢先天性畸形

Vol.18 面部年轻化美容外科学

Vol.19 显微修复重建外科学

Vol.20 血管瘤和脉管畸形

Vol.21 儿童整形外科学

Vol.22 整形美容外科研究和创新探索

立足创新，博采众长，

传播世界整形美容外科的理念、技艺和未来！